W0259236

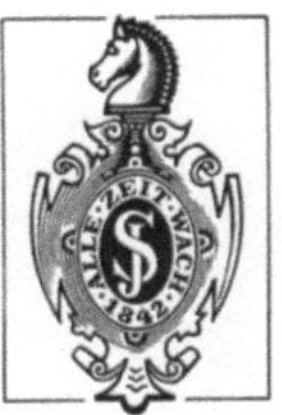

Radiologie

Herausgegeben von

Heinz Hundeshagen

Mit Beiträgen von

J. Freyschmidt · G. Hagemann · H. Hundeshagen
K. Jordan · D. Junker · G. Luska · H. Sack
H.-St. Stender · G. Thiessen · H. G. Vogelsang
H.-H. Wagner

Mit 273 Abbildungen

Springer-Verlag Berlin Heidelberg GmbH

HEINZ HUNDESHAGEN, Prof. Dr. med.
Leiter der Abteilung für Nuklearmedizin und spezielle Biophysik,
Department Radiologie, Medizinische Hochschule, 3000 Hannover

ISBN 978-3-642-66702-2 ISBN 978-3-642-66701-5 (eBook)
DOI 10.1007/978-3-642-66701-5

Library of Congress Cataloging in Publication Data. Main entry under title: Radiologie. Includes index. 1. Radiology, Medical. I. Hundeshagen, Heinz, 1928— II. Freyschmidt, J. R895.R33. 616.07'57. 77-22239

Ursprünglich erschienen bei Springer-Verlag Berlin · Heidelberg New York 1978

2127/3130-543210

Vorwort

Das Fach Radiologie, heute ein großes Fachgebiet der Anwendung ionisierender Strahlen in der Medizin, ist aus mühsamen Anfängen einer Abgrenzung gegenüber anderen Fachspezialitäten der Medizin entstanden. Kaum wohl etabliert — noch immer in Abgrenzungsschwierigkeiten der zu erbringenden Leistungen — machten sich, bedingt durch die rasanten technischen Entwicklungen, Spaltungstendenzen bemerkbar. In der Erkenntnis, daß das Gesamtgebiet der Radiologie in der täglichen Ausübung nicht mehr von einem überschaubar ist, wurde in Hannover schon von Anfang an eine Teilung in Röntgendiagnostik, Strahlentherapie und Nuklearmedizin vorgenommen. Damit war erreicht, daß die Radiologie als Ganzes, ohne die bekannten, sich hemmend auswirkenden Abgrenzungs- und Profilierungsschwierigkeiten, sich gut entwickeln konnte.

So sehen wir auch nach dem weiteren Hinzukommen von Abteilungen für Neuroradiologie, Strahlenmeßtechnik und Strahlenschutz und der Einrichtung von strahlenbiologischen Arbeitsgruppen keinerlei Schwierigkeiten in der Ausbildung, das Gebiet der Radiologie als Ganzes darzustellen und zu vertreten.

Das vorliegende Kurzlehrbuch ist ein Ergebnis dieser Bemühungen. Es wurde versucht, aus dem großen Stoffgebiet ein Grundgerüst des Wissens für den Studenten und für den nicht speziell radiologisch ausgebildeten Mediziner in einer Gesamtschau zu bringen. Wir haben uns bemüht, die Lernziele für den ersten, zweiten und dritten klinischen Studienabschnitt, die durch die Gegenstandskataloge für die Fächer der ärztlichen Prüfung gegeben sind, darzustellen.

Durch die Entwicklung der Naturwissenschaften und der Technik werden gerade die einzelnen Verfahren der Radiologie ständig weiter entwickelt und verbessert bzw. neue Techniken eingeführt. Die langjährige Erfahrung zeigt, daß sich nur das durchsetzt und bewährt, was für die Klinik im Verhältnis zum Aufwand zu tatsächlich brauchbaren Ergebnissen führt. Das besondere Augenmerk liegt dabei auf der klinischen Brauchbarkeit. Aus diesem Grunde sind die die Diagnostik und Therapie beschreibenden Teile auch umfangreicher angelegt. Den zu diesem Zeitpunkt erreichten Stand, besonders unter Berücksichtigung dieser Tatsache, haben wir in diesem Kurzlehrbuch aufgezeigt.

Daneben sind das Fundament für die Radiologie die Erkenntnisse auf dem Gebiete der Physik, Strahlenbiologie, Chemie und Ingenieurwissenschaften. Aus diesem Grunde war es wichtig, die Grundlagen zu vermitteln. Die gleichberechtigte Zusammenarbeit zwischen Naturwissenschaftler, Ingenieur und Mediziner hat die großen Fortschritte auf unserem Gebiet gebracht, und eine Förderung dieser Bemühungen und der Bereitschaft des Mediziners zu einer solchen Zusammenarbeit muß immer wieder angestrebt werden.

Naturwissenschaftler, Ingenieure und Mediziner haben die Kapitel dieses Kurzlehrbuches, welches als eine Einführung in das Fachgebiet Radiologie zu betrachten ist, geschrieben und bedanken sich beim Springer-Verlag für die Möglichkeit, ein Grundgerüst für den Unterricht auf dem gesamten Gebiet der Radiologie festzulegen.

Hannover, August 1977 HEINZ HUNDESHAGEN

Inhaltsverzeichnis

1. Physikalische Grundlagen der Radiologie.
G. HAGEMANN 1
1.1 Einleitung 1
1.2 Methoden der Strahlenerzeugung 2
1.3 Wechselwirkungen von Quantenstrahlung mit Materie 8
1.4 Wechselwirkungen von Korpuskeln mit Materie . . . 14
1.5 Messung von ionisierenden Strahlungen 17
1.6 Dosimetrische Einheiten 21
1.7 Grundbegriffe der biologischen Dosimetrie 23

2. Biologische Grundlagen der Strahlenwirkung.
G. THIESSEN 28
2.1 Strahlenchemische und strahlenbiochemische Veränderungen 28
2.2 Veränderungen der Nucleinsäuren und ihres Stoffwechsels nach Bestrahlung 35
2.3 Antikörpersynthese nach Bestrahlung 42
2.4 Permeabilität von Membranen nach Bestrahlung . . . 43
2.5 Cytologische Veränderungen 44
2.6 Strahlenwirkung auf Gewebe und Organe 47
2.7 Akute Strahlenschäden 58
2.8 Strahlenspätschäden 60
2.9 Strahlenwirkung auf die pränatale Entwicklung . . . 62
2.10 Genetisches Strahlenrisiko 63
2.11 Grundbegriffe zur Kinetik der Radionuklide 66

3. Röntgendiagnostik

3.1. Technische Grundlagen der Röntgendiagnostik.
H.-ST. STENDER 72
3.1.1 Röntgenröhre 72
3.1.2 Röntgengenerator 73
3.1.3 Röntgenuntersuchungs-Geräte 74
3.1.4 Entstehung des Strahlenbildes 75
3.1.5 Abbildungs-Systeme 76
3.1.6 Projektions-Gesetze 80
3.1.7 Detailwahrnehmung 81
3.1.8 Schärfe des Röntgenbildes 81
3.1.9 Kontrast 81
3.1.10 Spezialuntersuchungen 82

3.2 Thoraxorgane. H.-ST. STENDER 84
3.2.1 Lunge und Pleura 84
3.2.2 Zwerchfell 118
3.2.3 Mediastinum 119

3.2.4 Herz 121
3.2.5 Aorta 134

3.3 Gefäßsystem. G. Luska 136
3.3.1 Erkrankungen der Arterien 136
3.3.2 Erkrankungen der Venen 140
3.3.3 Erkrankungen der Lymphwege 141

3.4 Verdauungsorgane. H.-H. Wagner 143
3.4.1 Oesophagus 143
3.4.2 Magen 150
3.4.3 Duodenum 158
3.4.4 Dünndarm 161
3.4.5 Dickdarm 165
3.4.6 Leber 170
3.4.7 Gallenwege 174
3.4.8 Pankreas 179
3.4.9 Milz und extrahepatischer Pfortaderkreislauf 183

3.5 Harnsystem und Retroperitonealraum. G. Luska 187
3.5.1 Untersuchungs-Methoden 187
3.5.2 Röntgen-Anatomie 187
3.5.3 Congenitale Veränderungen der Nieren 188
3.5.4 Veränderungen des Parenchyms 188
3.5.5 Congenitale Veränderungen der oberen Harnwege 189
3.5.6 Gefäßanomalien 190
3.5.7 Erworbene Erkrankungen 190
3.5.8 Erkrankungen des Nierenbeckenkelchsystems und des Ureters 194
3.5.9 Nierenverkalkungen 196
3.5.10 Nephrocalcinosen 196
3.5.11 Traumatische Nierenveränderungen 196
3.5.12 Tumoren 197
3.5.13 Harnblase 198
3.5.14 Urethra 200
3.5.15 Nebennieren 200
3.5.16 Retroperitoneale Fibrose (Ormond) 200
3.5.17 Retroperitoneale Tumoren 201
3.5.18 Weibliche Geschlechtsorgane 201

3.6 Skelet. J. Freyschmidt 202
3.6.1 Untersuchungsmethoden 202
3.6.2 Peripheres Skelet 203
3.6.3 Die Gelenke 244
3.6.4 Erkrankungen des fibro-ossören Übergangsbereiches 252
3.6.5 Die Weichteile 252
3.6.6 Wirbelsäule 253
3.6.7 Becken 264

3.7 **Schädel und Gehirn.** H. G. VOGELSANG 267
3.7.1 Nativdiagnostik 267
3.7.2 Beurteilungskriterien 268
3.7.3 Pathologische Befunde 269
3.7.4 Nasennebenhöhlen 275
3.7.5 Orbita 275
3.7.6 Schläfenbein 276
3.7.7 Frakturen 276
3.7.8 Verkalkungen (endokraniell) 277
3.7.9 Computer-Tomographie (CT-Scan) 278
3.7.10 Kontrastmitteldiagnostik 279

3.8 **Weichteile und weibliche Brust.** G. LUSKA 291
3.8.1 Allgemeine Weichteilveränderungen 291
3.8.2 Veränderungen der Mamma 291

3.9 **Strahlenschutz in der Röntgendiagnostik.** H.-ST. STENDER 293
3.9.1 Allgemeine Gesichtspunkte 293
3.9.2 Vorschriften der Röntgenverordnung 294
3.9.3 Patienten-Dosen in der Röntgen-Diagnostik 294
3.9.4 Strahlenexposition des Personals 297

4. **Klinische Strahlentherapie.** H. SACK 300
4.1 Technische und methodische Grundlagen 300
4.2 Strahlentherapie gutartiger Erkrankungen 306
4.3 Allgemeine Strahlentherapie maligner Tumoren . . . 309
4.4 Spezielle Strahlentherapie bösartiger Tumoren . . . 321

5. **Meßtechnische Grundlagen der Nuklearmedizin.**
K. JORDAN 340
5.1 Allgemeine Betrachtungen 340
5.2 Die Grundbausteine der nuklearmedizinischen
Meßgeräte 340
5.3 In vitro-Meßgeräte 347
5.4 In vivo-Meßgeräte 348
5.5 Fragen zur Meßgenauigkeit 353

6. **Nuklearmedizin.** H. HUNDESHAGEN 359
6.1 Begriffsbestimmung 359
6.2 Nuklearmedizinische Diagnostik — Spezieller Teil . 364
6.3 Spezielle Verfahren zum Nachweis von Tumoren
(Onkologie) 401
6.4 Placenta-Szintigraphie und Anwendung von
Radionukliden im Säuglings- und Kindesalter 402

7. **Grundlagen des Strahlenschutzes.** D. JUNKER 405
7.1 Strahlendosen und ihre Bewertung 405
7.2 Gesetzliche Vorschriften zum Strahlenschutz 410

7.3 Zivilisatorische Strahlenexposition des Menschen . . 412
7.4 Grundlagen des praktischen Strahlenschutzes 417
7.5 Überwachungsmaßnahmen 421

Sachverzeichnis 425

Mitarbeiterverzeichnis

FREYSCHMIDT, J., Prof. Dr., Medizinische Hochschule – Dept. Radiologie - Abt. I – Klin. Radiologie, 3000 Hannover 61, Karl-Wiechert-Allee 9

HAGEMANN, G., Prof. Dr., Medizinische Hochschule – Dept. Radiologie – Arbeitsbereich Experimentelle Radiologie, 3000 Hannover 61, Karl-Wiechert-Allee 9

HUNDESHAGEN, H., Prof. Dr., Medizinische Hochschule – Dept. Radiologie – Abt. IV: Nuklearmedizin und spez. Biophysik, 3000 Hannover 61, Karl-Wiechert-Allee 9

JORDAN, K., Prof., Medizinische Hochschule – Dept. Radiologie – Abt. V: Nuklearmeßtechnik und Strahlenschutz, 3000 Hannover 61, Karl-Wiechert-Allee 9

JUNKER, D., Dr., Medizinische Hochschule – Dept. Radiologie – Abt. IV: Nuklearmedizin und spez. Biophysik, 3000 Hannover 61, Karl-Wiechert-Allee 9

LUSKA, G., Dr., Medizinische Hochschule - Dept. Radiologie – Arbeitsbereich im Krankenhaus Oststadt, 3000 Hannover 51, Pasteur-Allee

SACK, H., Prof. Dr., Universität Köln, Institut und Poliklinik für Strahlentherapie, 5000 Köln 41, Joseph-Stelzmann-Straße 9

STENDER, H.-ST., Prof. Dr., Medizinische Hochschule – Dept. Radiologie – Abt. I: Klin. Radiologie, 3000 Hannover 61, Karl-Wiechert-Allee 9

THIESSEN, G., Dr., Medizinische Hochschule – Dept. Radiologie – Abt. IV: Nuklearmedizin und spez. Biophysik, 3000 Hannover 61, Karl Wiechert-Allee 9

VOGELSANG, H. G., Prof. Dr., Medizinische Hochschule – Dept. Radiologie – Abt. II: Neuroradiologie, 3000 Hannover 61, Karl-Wiechert-Allee 9

WAGNER, H.-H., Prof. Dr., Medizinische Hochschule – Dept. Radiologie – Arbeitsbereich im Krankenhaus Oststadt, 3000 Hannover 51, Pasteur-Allee

1. Physikalische Grundlagen der Radiologie

E. HAGEMANN

1.1 Einleitung

Die vorliegende knappe Einführung behandelt das Stoffgebiet, wie es durch den Gegenstandskatalog für das Gesamtfach „Radiologie“ für den ersten Abschnitt der ärztlichen Prüfung (Stand: 13. September 1973) abgegrenzt worden ist. Die allgemeinen Grundlagen der Atom- und Kernphysik (Harten, H. U.: Physik für Mediziner. 2. Auflage. Berlin, Heidelberg, New York: Springer 1975) werden als bekannt vorausgesetzt.

1.1.1 Allgemeine Eigenschaften der Strahlungen

Gradlinige Ausbreitung ist charakteristisch für alle Strahlungen unter der Voraussetzung, daß das Ausbreitungsmedium eine räumlich homogene Struktur besitzt.

Die *Röntgendiagnostik* verwendet Röntgenstrahlen zur Erzeugung von Schattenbildern ihrer Objekte. Diese Strahlenart besitzt trotz großer Inhomogenitäten des durchstrahlten Körpers hinreichende Anteile unbeeinflußt *durchgelassener Strahlintensitäten*, die wegen ihrer geradlinigen Ausbreitung zur *Bilderzeugung durch Zentralprojektion* benutzt werden.

Die *Strahlentherapie nutzt nur die vom bestrahlten Körper absorbierte Strahlungsenergie*, während die aus dem Körper austretende Strahlung ungenutzt bleibt.

Die absorbierte, je Gramm Gewebe deponierte Strahlungsenergie wird, analog der Definition in der Pharmakologie, als *Dosis* bezeichnet (vgl. Abschnitt 1.5.1 und 1.6.1). Das Verhältnis aus der Dosis und der Bestrahlungszeit, in der die Dosis aufgenommen wurde, heißt *Dosisleistung* (vgl. Abschnitt 1.5.1 und 1.6.1).

1.1.2 Strahlenarten

Die in der Röntgendiagnostik und Strahlentherapie genutzten Arten ionisierender Strahlen lassen sich weiter in Quanten- und Korpuskular-Strahlungen unterteilen.

Quantenstrahlungen sind wie das sichtbare und ultraviolette Licht elektromagnetische Wellenstrahlungen (s. Tabelle 1.1). Die Bezeichnung Quantenstrahlung rührt daher, daß die Strahlungsquanten, die auch kürzer als *Photonen* bezeichnet werden, als Energie E ein Vielfaches ν des berühmten Planckschen Wirkungsquantums h transportieren: $E = h \cdot \nu$.

Die Zahl ν wird als Frequenz der elektromagnetischen Welle bezeichnet, die mit der Wellenlänge λ und der Wellen-(Licht-)Geschwindigkeit c zusammenhängt: $\nu = \frac{c}{\lambda}$.

Korpuskular-Strahlungen bestehen aus schnell bewegten Bestandteilen der Atome,

Tabelle 1.1. Einteilung und Bezeichnungen elektromagnetischer Wellenstrahlungen.
Einheiten: $1\ \mu m = 10^{-4}$ cm, $1\ Å = 10^{-8}$ cm, 1 Hz = 1 Schwingung/sec, $1\ eV = 1{,}6 \cdot 10^{-19}$ Ws

Wellenlänge	1 µm	0,01 µm	1 Å	0,01 Å	
Bezeichnung	Licht	Ultraviolett	Röntgen-Strahlen	γ-Strahlen	
Frequenz	10^{14} Hz	10^{16}	10^{18}	10^{20}	10^{22}
Energie	1 eV	100 eV	1 keV	100 keV	1 MeV

aus denen die Materie aufgebaut ist. Ihre Geschwindigkeit ist im Gegensatz zu derjenigen der Quantenstrahlen immer kleiner als die Lichtgeschwindigkeit. Die in der Strahlentherapie gebräuchlichsten Korpuskular-Strahlen sind die Elektronen, die aus historischen Gründen auch als β-Strahlen bezeichnet werden (vgl. Abschnitt 1.2.1).

1.2 Methoden der Strahlungserzeugung

1.2.1 Methoden der Erzeugung von Quantenstrahlungen

Forderungen an Strahlungsgeneratoren. Die Anforderungen, die die Medizin heute an die Röntgenapparaturen stellt, lassen sich in drei große Gruppen einteilen. Die *Diagnostikröhren* verlangen eine große Leistung über kurze Zeiten hinweg und sollen eine Röntgenstrahlung abgeben, die von einer möglichst *punktförmigen Quelle* ausgestrahlt wird. Röntgenapparaturen für die *Therapie* sollen über *lange Zeiten* hinweg *große Leistungen* abgeben.

Wenn nur eine kleine Fläche in geringem Abstand von der Röntgenröhre bestrahlt werden soll, sind die Bedingungen der *Nahstrahltherapie* gegeben. Man verwendet in solchen Fällen relativ kleine Röntgenröhren, die ein Beryllium-Fenster erhalten, das für Röntgenstrahlen besonders gut durchlässig ist. Bei *Teletherapieanlagen* werden über Entfernungen bis zu einem Meter *großflächige Körpergebiete* bestrahlt, wobei zusätzlich verlangt wird, daß die Strahlung in den Körper möglichst *tief eindringen soll.*

Dies setzt voraus, daß die Quantenenergie der Röntgenstrahlung so groß ist, daß 10 cm Gewebe ohne größere Schwächung der Röntgenstrahlintensität durchstrahlt werden können.

Da bei der Erzeugung von Röntgenstrahlung energieärmere Anteile geringer Durchdringungsfähigkeit bei weitem überwiegen, muß man diesen Anteil durch *Metallfilter* entfernen (vgl. Abschnitt 1.3.1). Als Filtermaterial wird gewöhnlich Kupfer oder Aluminium benutzt.

Telekobaltanlagen. Die Forderungen der Teletherapie werden von der γ-Strahlung künstlich radioaktiver Isotope, wie z. B. des ^{60}Co oder des ^{137}Cs, erfüllt (vgl. Abschnitt 1.2.4). Der Name Gamma(γ)-Strahlung wird seit Entdeckung der (α, β, γ)-Strahlung (Bequerel, 1896) radioaktiver Stoffe für die von Atomkernen emittierten Quantenstrahlen benutzt.

Die γ-Strahlung des ^{60}Co ist so durchdringend, daß hinter 15 cm Gewebeschichtdicke noch 50% der Intensität ohne Gewebeschicht vorhanden ist. Die immer noch halb so starke Aktivität nach Ablauf der großen Halbwertzeiten (HWZ) von 5,4 Jahren bei ^{60}Co oder 30 Jahren bei ^{137}Cs garantiert darüberhinaus eine ausreichend lange Gebrauchsfähigkeit der Anlagen.

1.2.2 Funktionsprinzip der Röntgenröhren

Die Röhrenkathode wird durch eine 2000° C heiße Wolframwendel gebildet, die Elektronen emittiert. Durch das *elektrische Feld* zwischen Kathode und *Anode* werden die *Elektronen beschleunigt* und erhalten eine Bewegungsenergie je nach angelegter Spannung von mindestens 10000 eV = 10 keV bis maximal 300 keV. Die beschleunigten Elektronen treffen auf die Anode. Dabei werden sie abgebremst und verlieren einen Teil ihrer Energie, die als Röntgenstrahlung („Bremsstrahlung") emittiert wird.

Die Anodenspannung wird in einem *Hochspannungstransformator* mit nachgeschaltetem *Gleichrichter* erzeugt. Die durch die hohe *Welligkeit* gleichgerichteter Wechselspannung verursachten, unerwünscht hohen *Schwankungen der Röntgenstrahlintensität* können durch Verwendung von Gleichspannungen geringer Welligkeit vermieden werden. Praktisch benutzt man in der Röntgendiagnostik Gleichspannungsgeneratoren, deren *Restwelligkeit* durch zweifache Verwendung des dreiphasigen Drehstroms und je Phase von Zweiweggleichrichtern, „Zwölf-Puls-Generator", auf wenige Prozent der erzeugten Gleichspannung reduziert ist (vgl. Abschnitt 3.1.2). In Therapieapparaten werden die pulsierenden Gleichspannungen unter Verwendung von Kondensatoren durch *Siebglieder* großer Zeitkonstanten geglättet.

Der Schalttisch enthält als wesentliche Bedienungselemente Hochspannungs- und Röhrenstromregler, Zeitschaltuhr, bei Diagnoseapparaten eine Vorwahleinstellung für das Strom-Zeit-Produkt, *„mAs-Produkt"*, und die Arbeitsplatzwahl bei Röntgenaufnahmen. Da der Strom (mA) durch Kathode und Anode der Röntgenröhre die Dosisleistung bestimmt (vgl. Abschnitt 1.1.1), ändert sich die Dosis und damit auch die Filmschwärzung proportional zum mAs-Produkt.

Bei Therapieapparaten zeigt ein Signalfeld den in den Strahlengang eingeschobenen Metallfilter an, der durch bevorzugte Schwächung der weichen Strahlenanteile zur Regulierung der Strahleneindringtiefe führt (vgl. Abschnitt 1.3.1).

Nach Austritt aus den Filterblechen wird das Röntgenstrahlenbündel durch Metallblenden eingeblendet, so daß je nach Blendenstellung ein nach Größe und Form festgelegter Strahlquerschnitt entsteht.

Ein in seiner Strahlenqualität durch Spannung (kV) und Filterung (mm Al, mm Cu) und in seiner Dosisleistung durch den Röhrenstrom (mA) definiertes Röntgenstrahlenbündel heißt Nutzstrahlung, wenn es auf eine nutzbare Feldgröße eingeblendet wird.

Alle übrigen, ungewollt auftretenden Strahlungen im Bestrahlungsraum nennt man *Störstrahlungen.* Sie setzen sich aus den vom Patienten, von Geräteteilen, von Schutzwänden oder Raumwänden ausgehenden, aus dem Nutzstrahlenbündel heraus *gestreuten Strahlungen* (vgl. Abschnitt 1.3.2) und der sogenannten *Durchlaßstrahlung* zusammen.

Die Streustrahlung ist damit von der Feldgröße des Nutzstrahlenbündels abhängig und nimmt mit der Einblendung stark ab.

Die Durchlaßstrahlung entsteht als eine von der Röhrenhaube durchgelassene Röntgenstrahlung und ist entsprechend der konstruktiven Anordnung der Röntgenröhre und der übrigen Bauteile in der Haube richtungsabhängig.

Da die Nutzstrahlung die für die Röntgen-Durchleuchtung oder -Aufnahme oder eine therapeutische Bestrahlung erforderliche Dosis liefern muß, wird Dosisleistung und Bestrahlungszeit diesen Erfordernissen entsprechend am Schalttisch eingestellt.

Die durch Nutzstrahlung und Störstrahlung dem Patienten und der Umgebung zugestrahlte Dosis wächst mit dem Produkt aus Röhrenstrom (mA) und der Bestrahlungszeit (sec) (mAs-Produkt).

In der Diagnostik ist daher das mAs-Produkt für die Aufnahmequalität entscheidend, in der Therapie wird die Dosis über die Bestrahlungszeit reguliert.

1.2.3 Intensität, Halbwertschichtdicke und Härte einer Quantenstrahlung

Zur Charakterisierung der Wirkung von Röntgenstrahlen auf Materie kann der Intensitätsverlust eines Strahlenbündels beim Durchgang durch Wasserschichten benutzt werden (Abb. 1.1a), da Wasser sich gegenüber Röntgenstrahlen ähnlich verhält wie

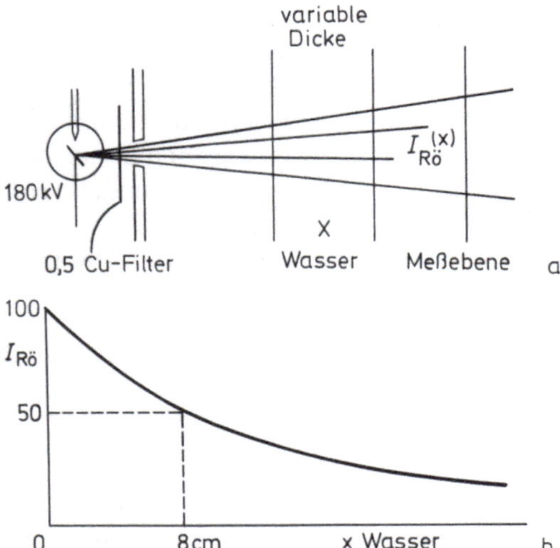

Abb. 1.1. Zur Schwächung der Intensität einer Röntgenstrahlung durch eine x cm dicke Wasserschicht. Oberer Teil der Abbildung: Schema der Meßanordnung. Unterer Teil: Änderung der Röntgenstrahlintensität mit veränderlicher Dicke der Wasserschicht für eine HWSD der Strahlung von 8 cm

Gewebe. Dabei ist die Intensität $I_{Rö}$ einer Röntgenstrahlung gleich der Zahl n der Röntgen-Quanten, die in der Zeit t (sec) die Fläche F (cm^2) durchsetzen, multipliziert mit ihrer mittleren Quantenenergie $\bar{E}$ [Ws]:

$$I_{Rö} = \frac{n \cdot \bar{E}}{F \cdot t} \left[\frac{W}{cm^2} \right].$$

Damit sind Strahlungsintensität und Dosisleistung einer Röntgenstrahlung einander proportional.

Trägt man die Strahlungsintensität der Röntgenstrahlung, die nach Durchgang durch verschieden dicke Wasserschichten übrig bleibt, gegen die Schichtdicke auf, so erhält man für Röntgenstrahlung mit einer Grenzenergie von 180 keV den Verlauf, wie er in Abb. 1.1 b dargestellt ist. In der Abbildung ist bei der Schichtdicke 0 die Röntgenstrahlintensität $I_0 = 100\%$ gesetzt. Aus dem Kurvenverlauf liest man ab:

Ist nach Durchstrahlung einer Wasserschicht noch genau *50% der Anfangsintensität* vorhanden, so bezeichnet man die zugehörige Schichtdicke als *Halbwertschichtdicke (HWSD)*, die ein einfaches Maß für die Durchdringungsfähigkeit einer Röntgenstrahlung ist.

Den Intensitätsverlauf von Röntgenstrahlen verschiedener Erzeugerspannungen zeigt Abb. 1.2. Eine Zunahme der Durchdringungsfähigkeit der Strahlungen, man sagt auch kurz „*Strahlenhärte*", ergibt sich mit zunehmender Erzeugerspannung. Dementsprechend lassen sich die harten Strahlenqualitäten *zwischen 180 und 300 kV für die Tiefentherapie*, die energieärmeren Strahlen *bis etwa 120 kV dagegen für die Diagnostik und die Oberflächentherapie* verwenden. Strahlenhärten über 300 keV werden, wie erwähnt, entweder durch Tele-γ-Strahler radioaktiver Isotope oder auch durch Elektronenbeschleuniger mit Umwandlung der Elektronenstrahlung in Quantenstrahlung erzeugt (vgl. Abschnitt 1.2.7) und therapeutisch genutzt.

1.2.4 Natürliche radioaktive Strahler

Radium und die Einheit des radioaktiven Zerfalls. Neben Röntgenapparaturen sind auch radioaktive Substanzen als therapeutisch eingesetzte Strahlenquellen in Gebrauch, am längsten das natürlich vorkommende Radium. Die von Zerfallsprodukten dieses Elements ausgehende Quantenstrahlung besitzt eine Wasser-HWSD von 16,2 cm gegenüber einem Wert von 8 cm für 180 kV-Röntgenstrahlung. Zwar konnten Teletherapie-Anlagen wegen der geringen zur Verfügung stehenden Substanzmengen nicht hergestellt werden, in speziell gekapselter Form wird Radium jedoch in der intracavitären Therapie, besonders in der Gynäkologie und Laryngologie, eingesetzt.

Man nennt radioaktive Präparate allgemein „*umschlossene*" radioaktive Strahler, wenn aus ihnen keine gasförmigen,

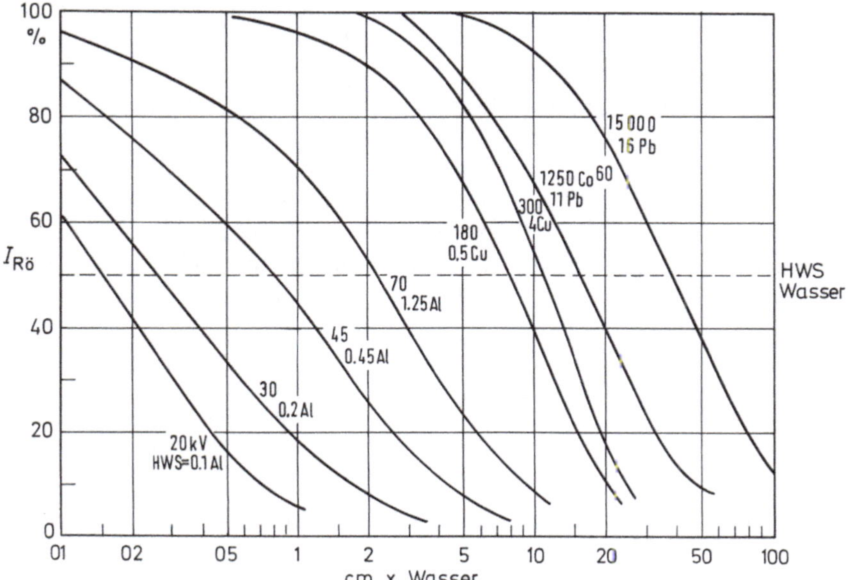

Abb. 1.2. Die Röntgenstrahlintensität in Abhängigkeit von der veränderlichen Wasserschichtdicke für Röntgenstrahlungen verschiedener Erzeugerspannungen bis 15000 kV. Die Schnittpunkte der 50%-Linie mit den Kurven geben zugleich die Wasserhalbwertssdicken auf der logarithmisch eingeteilten Abscisse an

flüssigen oder festen radioaktiven Substanzen in die Umgebung gelangen können.

Die von solchen Präparaten des Radiums abgegebene Strahlung entsteht nicht beim Zerfall des Radiums, sondern wird von Kernen ausgesandt, die in der natürlichen Zerfallsreihe dieses Elements stehen. Das Radium besitzt unter diesen Kernen die längste Halbwertzeit, $T_{1/2} = 1602$ Jahre, so daß die Aktivität der Präparate vom ^{226}Ra bestimmt wird, letztlich die Ursache für die praktische Bedeutung dieses Isotops. Die Aktivitäten des Radiums und seiner Zerfallsprodukte stehen im sogenannten *radioaktiven Gleichgewicht*, d.h. nach einer gewissen Zeit der Einstellung haben alle Folgekerne dieselbe Zerfallsrate wie das ^{226}Ra.

Die Zerfallsrate des ^{226}Ra wurde zur Definition der, nach der Entdeckerin des Radiums benannten *Einheit des radioaktiven Zerfalls* verwendet:

$$1\,\text{Curie(Ci)} = \frac{\text{Zahl der Radiumzerfälle/sec}}{1\text{ g Radium}}$$

$$= 3{,}7 \cdot 10^{10}\ \text{Zerfälle/sec}\,.$$

Jedes radioaktive Isotop mit $3{,}7 \cdot 10^{10}$ Zerfällen je sec besitzt daher die Aktivität 1 Ci. Ab 1977 gilt eine, nach dem Entdecker der Korpuskularstrahlung benannte neue Einheit:

1 Bequerel (Bq) = 1 Zerfall/sec.

Trägt man in einem rechtwinkligen Koordinatensystem die Massenzahl auf der Ordinate gegen die Ordnungszahl auf der Abscisse auf, so läßt sich die Zerfallsreihe des ^{226}Ra bekanntlich in einfacher Weise darstellen (s. Harten, H. U.: Physik für Mediziner. 2. Auflage. Berlin, Heidelberg, New York: Springer 1975). Alle Kernumwandlungen der Reihe erfolgen unter Emission von α-, β-Teilchen oder bzw. und γ-Quanten, und der therapeutisch nutzbare Anteil an der emittierten γ-Strahlung besteht aus acht γ-Linien mit einer Emissionshäufigkeit über 4%, die als Kernfluorescenz-Strahlungen des angeregten ^{214}Po beim Zerfall

$$^{214}_{83}\text{Bi (RaC)} \xrightarrow[19,7\,\text{min}]{} {}^{214}_{84}\text{Po (RaC')} + \overset{\beta^-}{3{,}26} + \overset{\gamma}{1 \ldots 8}$$

entstehen, wobei die acht γ-Linien Energien zwischen 0,6093 und 2,204 MeV besitzen. Die Gesamtheit dieser energiereichen Quantenstrahlungen zeigt eine Blei-HWSD von 12 mm und eine Wasser-HWSD von 16,2 cm.

1.2.5 Technisch hergestellte radioaktive Strahler

^{60}Co. Dieses radioaktive Isotop ist mit seiner Blei-HWSD von 11 mm nach dem Radium dasjenige mit der größten Durchdringungsfähigkeit seiner γ-Strahlung (vgl. Abb. 1.2). ^{60}Co wird aus ^{59}Co durch Neutronenbestrahlung im Reaktor hergestellt und zerfällt mit einer HWZ von 5,4 Jahren nach dem Schema in Abb. 1.3 unter Emission von zwei therapeutisch nutzbaren γ-Linien der Energie 1,33 und 1,17 MeV.

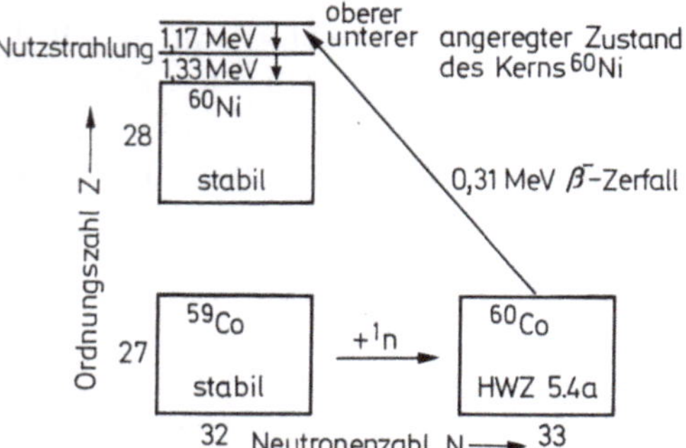

Abb. 1.3. Aus Kobalt-59 entsteht durch Neutronenbestrahlung der Kern Kobalt-60, der mit einer Halbwertzeit von 5,4 Jahren unter Elektronenemission in den oberen angeregten Zustand des Kerns Nickel-60 übergeht. Beim Übergang in den Grundzustand des Kerns Nickel-60 über einen unteren angeregten Zustand werden die therapeutisch nutzbaren γ-Linien mit der Energie 1,17 und 1,33 MeV ausgesandt

^{137}Cs emittiert mit einer HWZ = 30 Jahren β-Teilchen, die in 94% aller Zerfälle auf einen angeregten Zustand des Kerns ^{137}Ba führen, von dem der Übergang in den Grundzustand unter Emission eines γ-Quants der Energie 0,662 MeV erfolgt. Die Blei-HWSD beträgt 5,3 mm. Das Isotop entsteht bei der Spaltung des Urankerns in einem Atomreaktor und wird aus dem Abbrand der Brennelemente gewonnen.

Bei der chemischen Aufarbeitung der ausgebrannten Reaktorstäbe erhält man alle als Folge der Uranspaltung entstandenen Cäsium-Isotope, von denen jedoch das nutzbare ^{137}Cs nur einen kleinen Prozentsatz darstellt. Die herstellbare spezifische Aktivität ist darum geringer als beim ^{60}Co, so daß dieses Isotop hauptsächlich in der Halbtiefen-Therapie verwendet wird.

^{99m}Tc. Dieses vor allem in der Nuklearmedizin zu diagnostischen Zwecken häufig gebrauchte Nuklid ist ein Beispiel für eine besondere Eigenschaft eines angeregten Nukleonenzustandes. Die Rückkehr in den Grundzustand unter Emission der Kern-Fluorescenz-γ-Strahlung erfolgt erst nach längerer Lebensdauer dieses *„metastabilen"* Zustandes. Beim Kern ^{99m}Tc beträgt die HWZ 6 Std und die Quantenenergie der Kern-Fluorescenz-γ-Strahlung 0,14 MeV, *so daß auch bei wiederholter Anwendung* die kurze HWZ und gleichzeitig niedrige Quantenenergie zu *extrem geringer Strahlenbelastung* führt.

Man nennt allgemein radioaktive Stoffe, die sich in gasförmiger, flüssiger oder fester Form ausbreiten können, *„offene" radioaktive Stoffe.*

Offene radioaktive Strahler werden oft zu therapeutischen Zwecken eingesetzt: *^{198}Au* zum Beispiel kann mit einer *HWZ = 2,7 Tagen*, in Form von Goldsol oder als dünne Drahtstückchen appliziert, *im Körper verbleiben*, so daß auf diese Weise die erforderliche therapeutische Wirkung erreicht wird. Dabei kann neben der γ-Strahlung der Energie 0,41 MeV auch die β^--Strahlung der

Maximalenergie von 0,96 MeV mit einer β-Maximal-Reichweite von 4 mm genutzt werden.

1.2.6 Geometrische Bedingungen der Strahlenanwendung: Das quadratische Abstandsgesetz

Die einfachste Form der Präparation umschlossener radioaktiver Stoffe ist die Verkapselung, so daß damit eine quasi-punktförmige Strahlenquelle gegeben ist.

Dann gilt in guter Näherung, daß die Strahlungsintensität I_b in zunehmender Entfernung reziprok mit dem Quadrat des Abstandes b von der Quelle abnimmt.

Ist im Abstand a die Intensität I_a, so gilt

$$I_b = I_a \left(\frac{a}{b}\right)^2,$$

In der Praxis ist a oft der Abstand zwischen der Quelle, zum Beispiel dem Focus der Röntgenröhre, und der Hautoberfläche und $b = a + H$ der Abstand zum Herd, so daß H die Herdtiefe darstellt.

Zur Verminderung der persönlichen Exposition in Diagnostik und Therapie ist die Vergrößerung des Abstandes zum Patienten als Streustrahlenquelle am wirksamsten: Abstand ist der beste Strahlenschutz!

1.2.7 Beschleunigerprinzipien

Die Entwicklung von Elementarteilchen-Beschleunigern ist durch die Bedürfnisse der physikalischen Forschung auf diesem Gebiet vorangetrieben worden.

Für die Medizin sind vor allem drei Beschleunigertypen wichtig geworden:

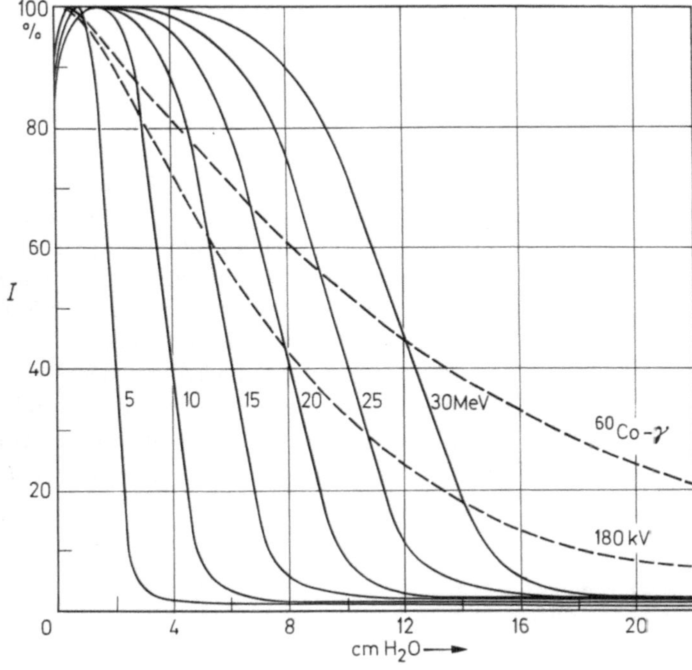

Abb. 1.4. Intensitätsverteilungen schneller Elektronen mit Energien zwischen 5 und 30 MeV in Wasser im Vergleich zu den entsprechenden Größen für Kobalt-60-γ-Strahlung und 180 kV-Röntgenstrahlung (nach Wideröe)

Linearbeschleuniger und Betatron zur Herstellung energiereicher Elektronen und Quantenstrahlungen für die Strahlentherapie und das Zyklotron zur Gewinnung positronenaktiver Isotope für die nuklearmedizinische Diagnostik sowie schneller Neutronen für therapeutische Anwendungen.

Der besondere therapeutische Vorteil energiereicher Elektronenstrahlung gegenüber einer ^{60}Co-γ- und energiereicher Quantenstrahlung ist die durch die Teilchenenergie wählbare Eindringtiefe, wie aus einem Vergleich der drei Strahlenarten (Abb. 1.4) hervorgeht.

Außer den Elektronen werden auch die von ihnen in einem Wolfram-Target ausgelösten Röntgenstrahlen (vgl. Abschnitt 1.4.3) verwendet. Vorteile solcher Bestrahlungsart sind die große Durchdringungsfähigkeit sowie die geringe Seitwärtsstreuung (vgl. Abschnitt 1.3.3.) dieser Quantenstrahlung im Körper des Patienten.

Zyklotron-Beschleuniger dienen zur Erzeugung energiereicher Atomkerne, vor allem von Protonen, Deuteronen und α-Teilchen. Damit lassen sich z.B. Protonen in Atomkerne einbauen, die dann infolge Neutronendefizits positronen(β^+)-aktiv werden.

β^+-aktive Isotope haben oft kurze HWZ, so daß im Körper hohe Aktivitäten in Form offener radioaktiver Stoffe verwendet werden können, ohne daß unzulässig hohe Strahlenbelastungen auftreten (vgl. 1.2.5. ^{198}Au).

Werden die Kerne des schweren Wasserstoffs, Deuteronen, auf Tritium-Kerne geschossen, so entstehen nach der Reaktion $^3_1\mathrm{T} + ^2_1\mathrm{D} \rightarrow ^4_2\mathrm{He} + ^1_0\mathrm{n} + 14\,\mathrm{MeV}$, abgekürzt geschrieben T(d, n)^{4}He, schnelle Neutronen, deren Energiespektrum ein Maximum bei 14 MeV besitzt und die therapeutisch genutzt werden.

1.3 Wechselwirkungen von Quantenstrahlung mit Materie

Beim Eindringen von Strahlungen in Materie treten Wechselwirkungen mit den Atomen ein, die zu einer Umwandlung der Strahlungsenergie in andere Energieformen führen: Ionisierung der Atome und Moleküle, Anregung von Atomelektronen, Bildung von chemischen Radikalen.

Die Umwandlung der Energie der Primärstrahlung in sekundäre Strahlenarten verläuft stufenweise und heißt *Energiedegradation* der Strahlung.

1.3.1 Schwächung von Quantenstrahlung

Beim Durchgang durch Materie tritt eine Schwächung der Quantenstrahlung auf, die (s. Abschnitt 1.2.3) durch die Schwächungskurven charakterisiert werden kann, und die durch eine Energiedegradation der Strahlung verursacht wird.

Dabei unterteilt man die Schwächung in Streuung und Absorption der Strahlungsenergie.

Streuung tritt durch eine Änderung der Ausbreitungsrichtung der gestreuten Strahlung gegenüber der Primärstrahlung auf. Absorption der Strahlungsenergie wird durch deren Umwandlung in andere Energieformen der Materie verursacht.

Der Verlauf der Schwächung der Strahlungsintensität als Funktion der durchstrahlten Schichtdicke läßt sich in einem linear-logarithmischen (lin-log)-Koordinatensystem darstellen.

Wenn *monoenergetische Strahlung*, zum Beispiel eine γ-Linie, vorliegt, gilt ein exponentielles Schwächungsgesetz (vgl. Abb. 1.5.(1)):

$$I(x) = I(0) \cdot \exp(-\mu x)\,.$$

Es enthält als charakteristische Zahl im Exponenten den *Schwächungskoeffizienten* μ, der mit der HWSD über die reziproke Beziehung HWSD $= 0{,}693/\mu$ zusammenhängt. Daher ist mit der Zunahme der HWSD mit wachsender Quantenenergie (vgl. Abb. 1.2) eine Abnahme des Schwächungskoeffizienten verbunden. Da die Schwächung aus Streuung und Absorption besteht, definiert man einen *Streukoeffizienten* σ und einen *Absorptionskoeffizienten* η, so daß $\mu = \sigma + \eta$ ist.

Besteht eine Quantenstrahlung aus einem *Quantenenergiespektrum*, d.h. aus einer *Mischung von Strahlungsquanten vieler verschiedener Quantenenergien* mit den zugehörigen entsprechend verschiedenen Schwächungskoeffizienten μ, so ist die zugehörige Schwächungskurve in lin-log-Koordinaten *keine* Gerade. Mit zunehmender Schichtdicke des schwächenden Materials werden die energieärmeren, „*weicheren*" Anteile des Spektrums „herausgefiltert", so daß die „*härteren*" durchdringenderen Anteile übrig

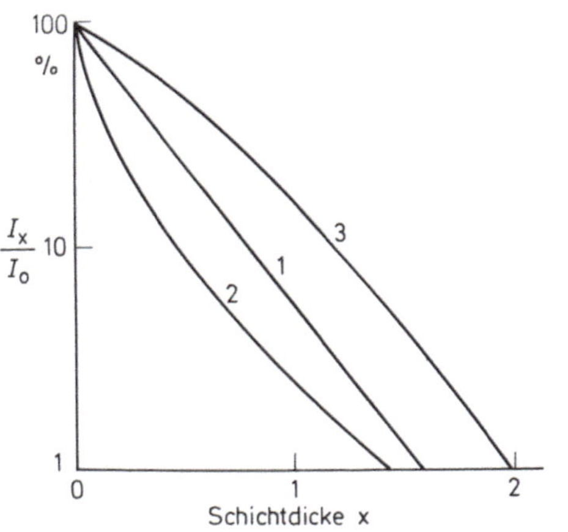

Abb. 1.5. Halblogarithmische Darstellung der Intensitätsabnahme mit der durchstrahlten Schichtdicke x. Kurve 1: Verlauf bei monochromatischer Strahlung. Kurve 2: Schwächungsverlauf für Quantenstrahlungen mit einem Energiespektrum nach Art der Abb. 1.6, ohne Al-Filter. Kurve 3: Schwächungsverlauf einer Quantenstrahlung, die mit zunehmender Schichtdicke x infolge verschiedener Wechselwirkungsprozesse einen zunehmenden Anteil energiearmer Strahlungsquanten enthält (Beispiel: ^{60}Co-γ-Strahlung)

bleiben. Es entsteht die „*durchhängende Schwächungskurve (2)*" der Abb. 1.5, gültig für Röntgenstrahlungen aller Erzeugerspannungen.

Daher werden ihre diagnostisch oder therapeutisch nutzlosen, weichen Spektralanteile durch Metallfilter herausgefiltert, die vor die Strahlenaustrittsöffnung geschoben werden (vgl. Abschnitt 1.2.1).

Das Energiespektrum der Quantenstrahlung verschiebt sich dadurch in Richtung auf ihren Maximalwert (Abb. 1.6). Auch die von Elektronenbeschleunigern erzeugten „*ultraharten*" Röntgen-Bremsstrahlen enthalten weichere Anteile, die aber durch Blei- oder Zinnfilter nur im Bereich unter etwa 3 MeV abgeschwächt werden können.

1.3.2 Streuung von Quantenstrahlung

Kohärente oder klassische Streuung. Bei diesem durch die Kohärenz von Streu- und Primärphoton charakterisierten Streuvorgang (vgl. Abschnitt 1.3.1) haben *gestreutes und primäres Strahlungsquant gleiche Quantenenergie*. Die Streuung eines Quants findet statt an einem oder, wenn die Wellenlängen der Strahlungsquanten vergleichbar werden mit dem Atomdurchmesser, an mehreren Hüllenelektronen eines Atoms. Dieser häufigere Fall gilt für Quantenenergien etwa bis 25 keV, entsprechend einer Wellenlänge von $0{,}5 \cdot 10^{-8}$ cm, die dem Durchmesser der K-Schale des H-Atoms entspricht. Daher wächst der *Streukoeffizient* σ_K *der kohärent gestreuten Strahlung* mit der Elektronendichte des streuenden Stoffes. Die Abhängigkeit der Streustrahlungsintensität vom Winkel gegen die Primärstrahlungsrichtung ist für Wasserstoff als streuendes Element in Abb. 1.7 dargestellt.

Demnach werden im Energiebereich bis 50 kV Erzeugerspannung (Oberflächentherapie) vom Patienten Primärphotonen in alle Raumrichtungen gestreut.

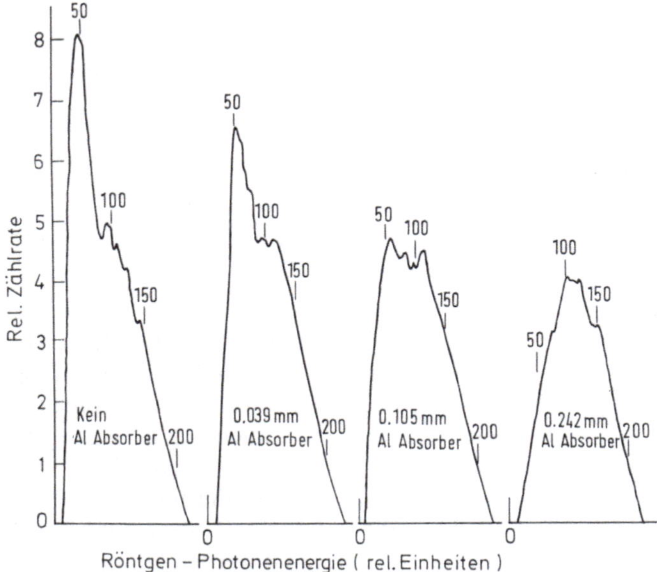

Abb. 1.6. Energiespektren einer Röntgenstrahlung bei Verwendung von 3 verschiedenen Absorberfolien. In den drei Darstellungen im linken Teil der Abbildung wird sichtbar, daß das Energiespektrum der Röntgenstrahlung zusammengesetzt ist aus dem Bremsspektrum und der nach Ionisierung auftretenden charakteristischen Strahlung (Fluorescenzstrahlung), die in Form schmaler Spitzen dem kontinuierlichen Röntgenbremsspektrum überlagert ist. Darüberhinaus wird erkennbar, daß mit zunehmender Absorberschichtdicke der intensive Spektralanteil im Bereich niedriger Quantenenergien aus dem Spektrum ausscheidet. Hier zeigt sich besonders deutlich die Filterwirkung des Absorbers. Die Erzeugerspannung bei der Aufnahme dieses Spektrums betrug 50 kV (nach Wang u. Mitarb.: Brit. J. Radiol. **30**, 70 [1957])

1.3.3 Compton-Streuung

A. H. Compton entdeckte 1923, daß *Streuphotonen geringere Quantenenergie als Primärphotonen* haben können (inkohärente Streuung). Die Energiedifferenz erklärt sich aus der Ionisations- und Bewegungsenergie eines gleichzeitig emittierten Atomelektrons, das ein ionisiertes Atom zurückläßt.

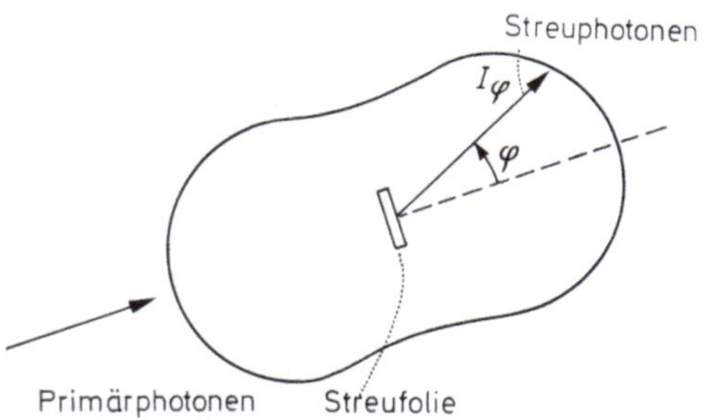

Abb. 1.7. Winkelverteilung für klassische Streuung in Wasserstoff (nach Aglinzew)

Diese als Compton-Effekt bezeichnete Wechselwirkung zwischen Atomelektron und Primärphoton ist der für den Strahlenschutz wichtigste Streuvorgang, charakterisiert durch den *Compton-Streukoeffizienten* σ_C,

weil der Quantenenergiebereich höchster Compton-Streuphotonenintensität etwa zwischen 50 keV und 1 MeV und damit im diagnostischen und strahlentherapeutischen Gebiet liegt. Die Winkelbeziehung für eine 200 kV-Röntgenstrahlung zwischen den Primärphotonen der Energie E_p, den Compton-Streuphotonen der Energie E'_p und dem Compton-Elektron der Energie E_e ist in Abb. 1.8 angedeutet. Die Winkelverteilung der Streuphotonen-Intensität für drei verschiedene Primärphotonen-Energien zeigt Abb. 1.9.

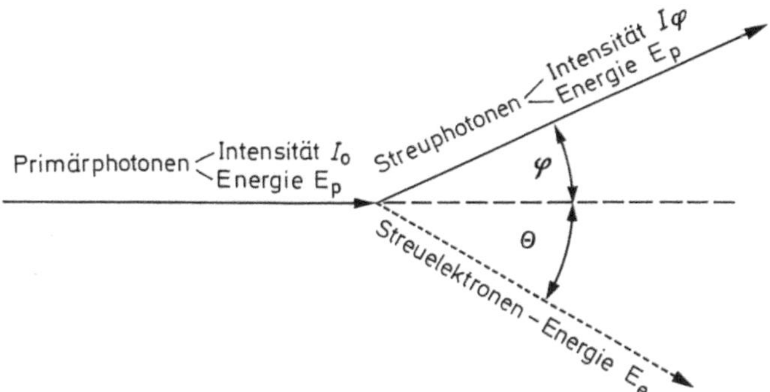

Abb. 1.8. Zeigerdiagramm und Bezeichnungen zum Compton-Effekt. Es gilt $E_e \approx E_p - E_p'$.

Danach tritt auch im diagnostischen Bereich eine erhebliche *seitwärts gerichtete Streuintensität* als Folge des Compton-Effekts auf.

Dagegen ist die Streuintensität ultraharter Quantenstrahlungen praktisch streng vorwärts gerichtet (vgl. Abschnitt 1.2.7).

Die für die Therapie wichtige Energiedeposition der Quantenstrahlung im Gewebe wird im ganzen Energiebereich zwischen etwa 50 keV und 10 MeV überwiegend durch die Compton-Elektronen, charakterisiert durch den *Compton-Absorptionskoeffizienten* η_C, vermittelt. Sie geben ihre ganze Bewegungsenergie an das Gewebe ab, da ihre Reichweite höchstens einige Millimeter beträgt. Ihr Anteil an der Umwandlung der Strahlungsenergie in die anderen Energieformen nimmt mit steigender Primärphotonenenergie steil zu und erreicht bei 10 MeV Werte um 75% (s. Abb. 1.10).

1.3.4 Photoeffekt

Ist die Quantenenergie eines Photons größer als die Bindungsenergie eines Atomelektrons, kann das Elektron das Atom unter *vollständiger Absorption des Photons* verlassen.

Die Summe aus Ablöseenergie (= Bindungsenergie) und Bewegungsenergie des Elektrons ist gleich der Photonenenergie. Maximale Energie-

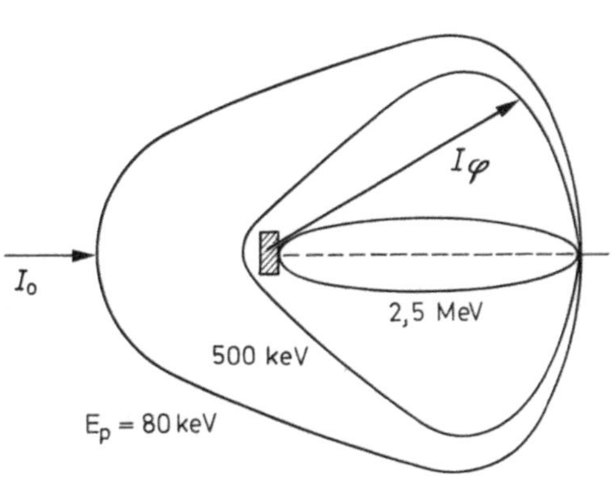

Abb. 1.9. Winkelverteilung der Streuphotonen für verschiedene Photonenenergien E_p (nach Aglinzew), Abscisse in MeV.

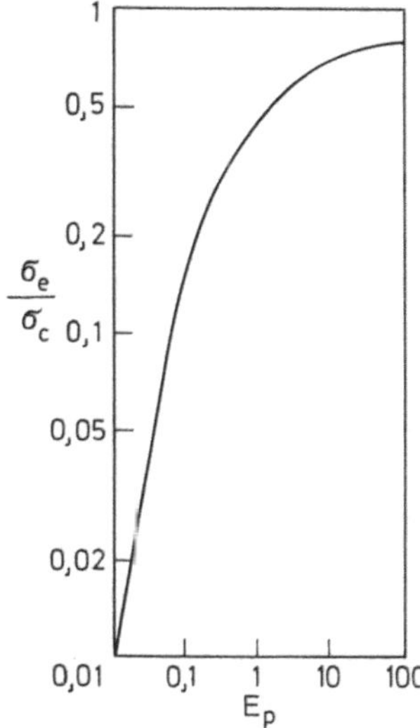

Abb. 1.10. In Sekundärelektronen umgesetzter Energieanteil beim Comptonprozeß in Abhängigkeit von der Quantenenergie E_p (nach Aglinzew), Abscisse in MeV.

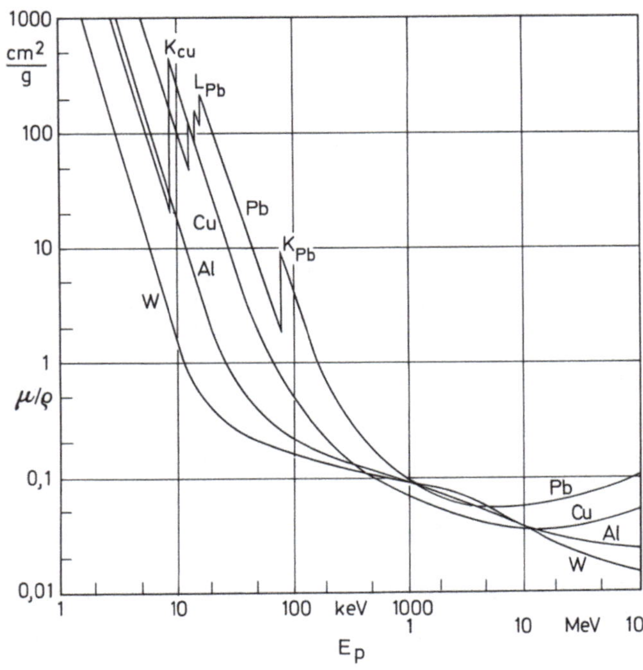

Abb. 1.11. Verlauf des Massenschwächungskoeffizienten für vier verschiedene Stoffe im Energiebereich zwischen 1 keV und 100 MeV (ICRU Report 10b, Handbook 85, Washington 1963)

absorption durch Photoeffekt tritt bei Ablösung eines K-Schalen-Elektrons auf, weil dessen Bindungsenergie in jedem Atom am größten ist. Bei Steigerung der Photonenenergie über die Elektronenbindungsenergie hinaus erhöht sich daher die Strahlungsabsorption eines Absorbers durch Photoeffekt sprungartig. Der Photoabsorptionskoeffizient τ wächst proportional zur Dichte ϱ, zum Verhältnis Z/A und zu Z^3 (Z = Ordnungszahl, A = Atomgewicht).

Die zugehörige sprungartige Zunahme des Schwächungskoeffizienten heißt *Absorptionskante.* In Abhängigkeit von Photonenenergie E_p ist für Blei, Kupfer, Aluminium und Wasser in Abb. 1.11 der Verlauf des Schwächungskoeffizienten dargestellt.

Im unteren Energiebereich ist die Schwächung durch die Photoabsorption, im Gebiet weit jenseits der K-Absorptionskanten durch den Compton-Effekt (vgl. Abschnitt 1.3.3) bestimmt.

1.3.5 Paarbildung

Dringt ein Photon einer Energie über 1,02 MeV in Materie ein, kann das Photon in ein Elektron und ein Positron umgewandelt werden. Dieser Paarbildungsprozeß gehorcht dem Prinzip der Äquivalenz von Masse und Energie nach A. Einstein. Da die Ruhemasse des Elektrons ebenso wie die des Positrons einer Energie von 511 keV entspricht, werden bei der Vereinigung eines Positrons mit einem Elektron und deren Verschwinden auch zwei Photonen dieser Energie freigesetzt, die vom Ort der Zerstrahlung in entgegengesetzter Richtung davonfliegen. Diese *„Zerstrahlung“* ist der zur Paarbildung inverse Prozeß.

Bei den von Beschleunigern erreichten Photonenenergien über etwa 10 MeV ist die Paarbildung als Quantenabsorptionsprozeß, charakterisiert durch den *„Paarbildungskoeffizienten* π“, der wichtigste Beitrag zum Schwächungskoeffizienten:

Die Quantenenergie wandelt sich in Materie und Bewegungsenergie um. Die Vernichtungsstrahlung ist wegen ihrer Durchdringungsfähigkeit einer der Gründe für den überragenden Wert von kurzlebigen Positronenstrahlern in der nuklearmedizinischen Diagnostik.

1.3.6 Strahlungsabsorption und -streuung in ausgedehnten Medien

Die vorstehend erläuterten Umwandlungen der Strahlungsenergie in andere Energieformen führen in verschiedenen Materialien zu unterschiedlichen Energieabhängigkeiten der Strahlungsabsorption. Die charakteristische Größe, durch die sich diese Abhängigkeit ausdrücken läßt, ist der Absorptionskoeffizient η. Im allgemeinen Fall setzt er sich additiv aus den drei Koeffizienten für die maßgeblichen Einzelprozesse zusammen. Man erhält $\eta = \tau + \eta_C + \pi$. Teilt man diese vier Absorptionskoeffizienten durch die Dichte ϱ des Materials, so erhält man die entsprechenden „*Massenabsorptionskoeffizienten*". In Abb. 1.12 ist ihr Verlauf für Kohlenstoff, Luft, Wasser, Aluminium, Knochen und Blei dargestellt. Auf der Abscisse ist die Quantenenergie aufgetragen, auf der Ordinate der Massenabsorptionskoeffizient η/ϱ.

Im Gebiet kleiner Quantenenergien unter etwa 100 keV sind die Absorptionskoeffizienten infolge der Wirksamkeit des Photoeffektes in der Atomhülle groß. Zwischen 100 keV und 10 MeV überwiegt die Compton-Absorption. Bei Energien über 10 MeV beginnt dann der Bereich der Absorption durch Paarbildung.

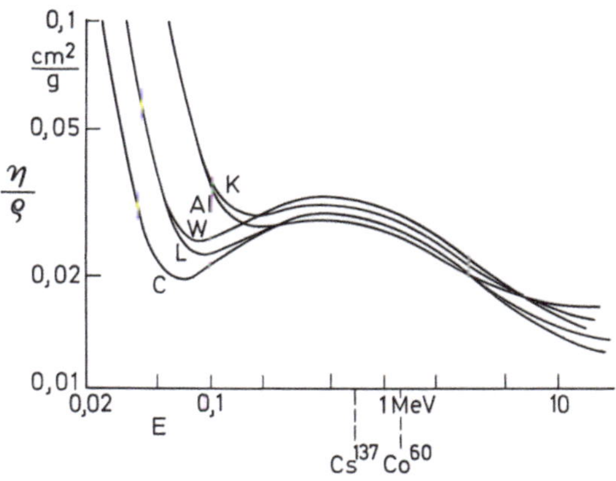

Abb. 1.12. Absorptionskoeffizient η/ϱ für Kohlenstoff, Luft, Wasser, Aluminium und Knochen in Abhängigkeit von der Quantenenergie E (ICRU Report 10b, Handbook 85, Washington 1963)

Einer relativen Darstellung von η/ϱ kann man, wenn man die Werte von Knochen, Wasser und Fett auf diejenigen für Luft bezieht und gegen die Erzeugerspannung aufträgt (Abb. 1.13), den zweckmäßigsten Arbeitsbereich für die Röntgentherapie entnehmen.

Für den Strahlenschutz ergibt sich, daß Abschirmung durch Bleigummischürzen nur bis 100 keV-Photonenenergie wirksam ist, bei höheren Energien zwingt der niedrige Wert η/ϱ zu baulichen Schutzmaßnahmen unter Berücksichtigung des quadratischen Abstandsgesetzes und hoch-dichter Baustoffe (Barytbeton).

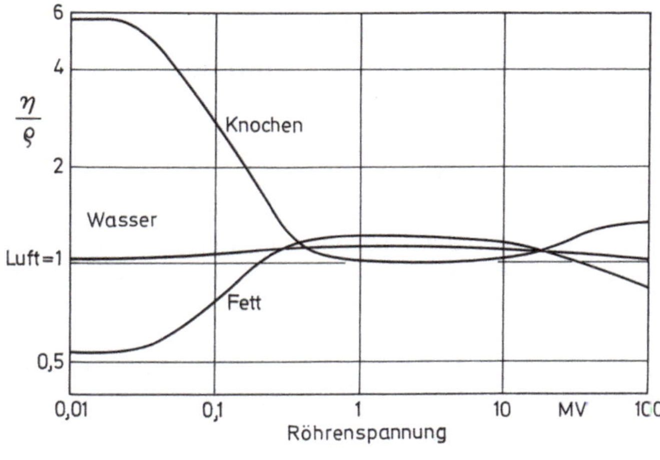

Abb. 1.13. Massenabsorptionskoeffizient η/ϱ in Abhängigkeit von der Röhrenspannung für Knochen, Wasser und Fett, bezogen auf den Massenabsorptionskoeffizient für Luft (nach Wachsmann-Dimotsis)

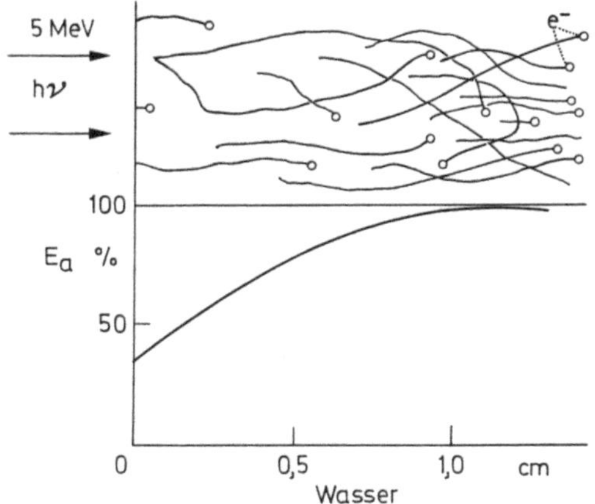

Abb. 1.14. Zur Entstehung des Aufbaueffektes: Im oberen Bildteil erkennt man die mit wachsender Eindringtiefe auftretende Summation der Sekundärelektronenspuren. Im unteren Bildteil ist der dadurch verursachte Anstieg der Energieabsorption mit der Tiefe dargestellt

Eine strahlentherapeutisch wichtige Folge der Zunahme des Anteils des Compton-Effektes an der Energieumwandlung mit der Energie der Primärphotonen ist der

„*Aufbaueffekt*": Beim Eindringen der Quantenstrahlung in Materie baut sich durch Zunahme von Compton-Streuphotonen und -Elektronen infolge Energiedegradation erst in einiger Tiefe unter der Materialoberfläche ein Elektronenmaximum auf (Abb. 1.14).

Bei ^{60}Co-γ-Strahlung liegt diese Maximum-Zone 4 mm, bei 15 MeV-Photonen 30 mm unter der bestrahlten Oberfläche.

Die Energiedegradation der Primärphotonen durch Compton-Streuung hat auch die weitere Folge der „*Aufweichung*" der ultraharten Photonenstrahlung *mit zunehmender Eindringtiefe* und mit wachsender *Feldgröße*.

Die Absorptionskurve hat deswegen den in Abb. 1.5 auch für ^{60}Co-γ-Strahlung gültigen Verlauf 3 (vgl. Abschnitt 1.3.1). Compton-Streustrahlungswirkungen stören auch die Abbildungseigenschaften von Diagnosegeräten: In der Röntgendiagnostik zwingen die im Patientenkörper erzeugten, außerhalb der Zentralprojektion ausgestrahlten Streuphotonen zum Gebrauch von *Streustrahlungsrastern*. Diese aus Bleiblech hergestellten Gitter sind, beweglich auf einem Kreisumfang um den Röhrenfocus, zwischen Patient und Filmebene eingeschoben und filtern die Streuphotonen heraus („Bucky-Blende").

In der nuklearmedizinischen Diagnostik entstehen aus einem vergleichbaren Grunde *Szintigraphie-Fehler durch Streuphotonen:* Die vom zerfallenen Nuklid im szintigraphierten Organ emittierten Primärphotonen können nach Compton-Streuung aus der „falschen" Richtung in den Kollimator eindringen.

Strahlenschutz im Röntgenstrahlungs-Bereich wäre ohne Streustrahlung einfacher, denn vor allem die

vom Patienten, vom Lagerungstisch und seinen Bauteilen, grundsätzlich von allen im Primärstrahlengang liegenden Stoffen durch Compton-Effekt in die Umgebung gestreuten Quantenstrahlungen erfordern für Patienten und Personal persönliche Schutzmaßnahmen (vgl. Abschnitt 1.2.6).

Der Primärstrahlengang ist dagegen konstruktiv gegen unbeabsichtigte Bestrahlungen gesichert.

1.4 Wechselwirkungen von Korpuskeln mit Materie

Dringt ein Elektron in Materie ein, so tritt es in Wechselwirkung mit den Elektronenhüllen und Kernen der Atome. Häufig werden die Elektronen elastisch gestreut, wobei durch Austausch von Bewegungsenergie bis zu etwa 100 eV mit dem gestoßenen Atom nur Richtung und Geschwindigkeit der Stoßpartner geändert wird. Dadurch werden Elektronenstrahlen beim Eindringen in Materie „*aufgestreut*".

Wird bei der Wechselwirkung der Elektronen mit den Atomen einem Atomelektron soviel Energie übertragen, daß es auf eine äußere Bahn gehoben wird, tritt *„Anregung durch Elektronenstoß“* ein. Bei noch größerer Energiezufuhr kommt es zur „Ionisation“, d.h. Abspaltung eines *„Sekundärelektrons“* vom Atom: Es entsteht ein *„Ionenpaar“*. Erfährt ein schnelles Elektron durch elektrostatische Ablenkung in der Nähe eines Atomkerns eine Richtungsänderung und einen Geschwindigkeitsverlust, so gibt es die Differenzenergie als *„Bremsstrahlung“* ab.

Aus diesen drei Elementarprozessen ergeben sich für die praktische Anwendung von schnellen Elektronen und für Strahlungs-Meßzwecke wichtige Folgerungen.

1.4.1 Elektronenstreuung

Die Winkelverteilung vielfach gestreuter Elektronen hängt umgekehrt von ihrer Anfangsenergie und linear von der Ordnungszahl des streuenden Mediums ab. Bei großen Energien sind die Bahnspuren in leichten Stoffen gestreckter als in schweren. In Wasser erhält man für ein Bündel schneller Elektronen der Energie über 1 MeV charakteristische *pilzförmige Verteilungen* mit abnehmender Bewegungsenergie in zunehmender Tiefe (Abb. 1.15), die eine der Grundlagen der therapeutischen Anwendung schneller Elektronen sind.

1.4.2 Elektronen-Energieverluste durch Anregung und Ionisation

Die Energie für Anregung oder Ionisation eines Atomelektrons liefert das schnelle Primärelektron, das dadurch an Geschwindigkeit verliert. Die Häufigkeit der Wechselwirkung zwischen Primärelektron und Atom nimmt mit der Zeit, die das Elektron zur Durchquerung des Atoms braucht, zu und daher mit wachsender Elektronen-Geschwindigkeit und -Energie ab. Bei Elektronen mit Energien bis 10 MeV beträgt die Zahl der Ionenpaare pro cm Primärelektro-

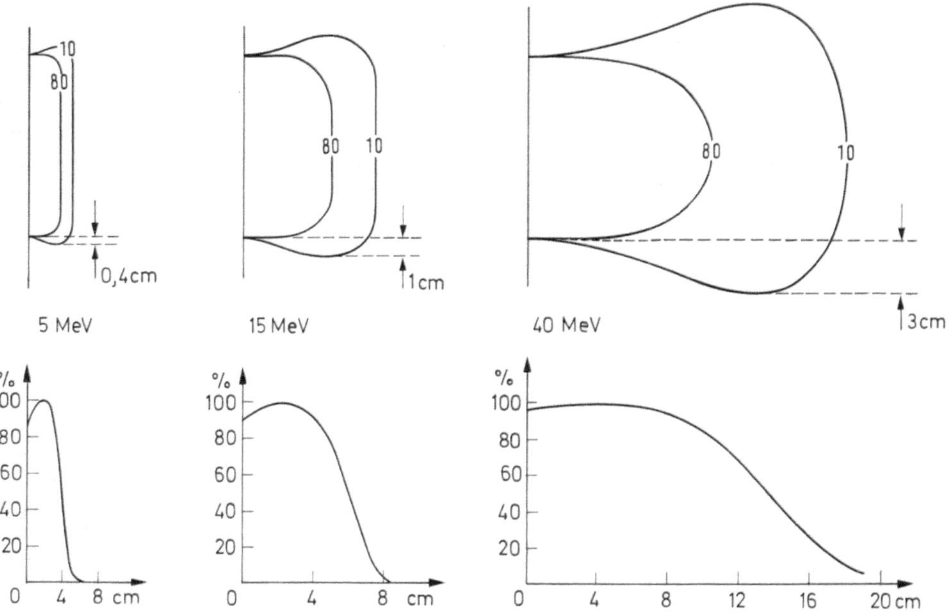

Abb. 1.15. Dosisverteilung von Elektronen verschiedener Energie in Wasser (nach Schittenhelm)

Tabelle 1.2

E(MeV)	β	β^2	n
0,018	0,25	0,0625	736
0,050	0,42	0,176	261
0,1	0,548	0,300	153
0,5	0,863	0,745	62
1	0,94	0,883	52
5	0,996	0,992	46,4
10	0,998	0,995	46

nenweg in Luft $n = 46/\beta^2$ (β = Elektronengeschwindigkeit/Lichtgeschwindigkeit). Zahlenwerte gibt Tabelle 1.2 (nach Aglinzew).

Eine wichtige Größe zur Beurteilung der Eindringtiefe schneller Elektronen in Materie ist dessen „*Massenbremsvermögen*".

Dazu multipliziert man die Zahl n der Ionenpaare pro cm Weg mit der mittleren, zur Bildung eines Ionenpaares nötigen Energie des Materials (für Luft ist $\varepsilon \approx 34$ eV) und bezieht diesen „*Energieverlust des Elektrons pro Zentimeter Weg*" auf die Dichte ϱ des Materials. Das Massenbremsvermögen nimmt mit zunehmender Elektronenenergie zunächst ab und erreicht bei 300 keV einen annähernd konstanten Wert von 2 MeV/g/cm², das einer Bahnlänge von 0,5 cm Wasser/MeV entspricht. Elektronentiefentherapie erfordert daher Elektronenenergien über etwa 40 MeV. Da die tatsächliche Reichweite infolge Aufstreuung noch etwas kleiner ist, ergibt sich für die „*Energiereichweitebeziehung*" die Abhängigkeit, wie sie in Abb. 1.16 dargestellt ist.

1.4.3 Elektronen-Energieverluste durch Bremsstrahlungserzeugung

Umwandlung der kinetischen Energie von Elektronen in Bremsstrahlen kann nur stattfinden, wenn die Elektronen von den Atomkernen abgelenkt werden.

Dabei wird ein *Bremsspektrum*, d.h. ein Energiespektrum der Bremsstrahlungsquanten emittiert, dessen Maximalwert der kinetischen Energie der Elektronen entspricht.

Dieser Maximalwert wird nur mit verschwindend geringer Häufigkeit wirklich erreicht, weil ein energiereiches Elektron vom Atomkern nur selten vollständig abgebremst wird. Der überwiegende Teil monoenergetischer Elektronen wird in größerer Entfernung um einen Atomkern herumgelenkt und strahlt Bremsphotonen geringerer Energie ab. Bei Elektronenbestrahlung dünner Folien ergibt sich für das Bremsspektrum nahezu Energieunabhängigkeit.

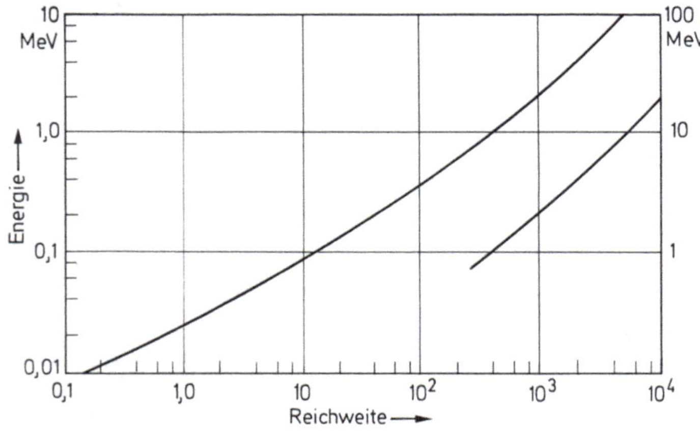

Abb. 1.16. Reichweite monoenergetischer Elektronen in Abhängigkeit von ihrer Anfangsenergie (nach Katz und Penfold). Rechte Kurve: rechte Ordinate. Abscisse in mg/cm²

Bei der in Röntgenröhren nötigen Verwendung *„dicker"* Anodenmaterialien nimmt das *Bremsspektrum linear mit zunehmender* Photonenenergie ab (vgl. Abb. 1.6).

Der Energieverlust pro cm Weg eines Elektrons durch Bremsstrahlung steigt mit der Ordnungszahl des bremsenden Elements und mit der Energie des Elektrons. In Wasser findet man für 10 MeV-Elektronen Strahlungsverluste von 0,15, in Blei 1,2 MeV pro cm Weg.

1.5 Messung von ionisierenden Strahlungen

1.5.1 Einleitung

Zur Beobachtung von Strahlungen und zur Ausmessung wird der *Energieaustausch* durch Ionisation, entweder direkt oder indirekt über Photoeffekt, Compton-Effekt oder Paarbildung benutzt.

Man bestimmt die Volumen-Konzentration entweder der entstandenen Ionen oder Elektronen und bezeichnet diese Größe als *Ionendosis*, oder der absorbierten Energie, die die Bestrahlung dem Material durch Anregung und Ionisation zuführt, und bezeichnet sie als *Energiedosis*. Der Strahlungsleistung einer ionisierenden Strahlung entsprechen dann die auf die Bestrahlungszeit bezogenen Größen *Ionendosisleistung* und *Energiedosisleistung*.

Die durch Bestrahlung entstandenen Ionen bewirken eine elektrische Leitfähigkeit des Mediums, in dem sie aufgetreten sind. Einige Meßverfahren verwenden diese *durch Strahlungen induzierte Leitfähigkeit* von Gasen, Flüssigkeiten oder festen Körpern zur Ionendosismessung.

Die nach Anregung der Atome und Moleküle durch Strahlenwirkung bei der Rückkehr in den Grundzustand des Elektrons häufig in Form von *Lichtblitzen* frei werdende Energie, als Szintillation bezeichnet, ist bereits eine sekundäre Strahlenwirkung und wird ebenfalls zum Strahlungsnachweis verwendet.

Darüber hinaus kann bei der Neutralisation der durch Strahleneinwirkung gebildeten Ionen, z.B. auf dem Umwege über die Radikalbildung, eine *chemische Wirkung* entstehen, die ihrerseits wiederum zum Nachweis der Strahlung dienen kann. Schließlich wird alle bei der Wechselwirkung der Strahlung mit Materie frei werdende Energie, die nicht erneut in gebundene Energie überführt wird, in Wärme verwandelt. Durch den Nachweis der *Wärmewirkungen* lassen sich Energiedosismessungen durchführen.

Am wichtigsten sind drei Meßmethoden: *Gasionisation, Filmschwärzung* und *Szintillationszählung*.

1.5.2 Ionisationskammern und Zählrohre

Die Zahl elektrischer Ladungsträger in Gasen ist unter normalen Bedingungen von Druck und Temperatur so gering, daß auch mit den empfindlichsten Instrumenten keine elektrische Leitfähigkeit nachweisbar ist. Werden dagegen durch die Einwirkung einer Strahlung Ladungsträger erzeugt, so wächst deren Dichte und damit die elektrische Leitfähigkeit mit der Intensität der Strahlung. Im Bereich medizinisch genutzter Strahlungsintensitäten mißt man eine lineare Beziehung zwischen der Leitfähigkeit des Gases und der Strahlungsintensität, wenn im Sättigungsbereich der zur Messung verwendeten *Ionisationskammern* gearbeitet wird.

Die von der Betriebsspannung im Sättigungsbereich unabhängigen Sättigungsströme gebräuchlicher Ionisationskammern liegen im Größenordnungsbereich von 10^{-12} A und werden nach elektronischer Verstärkung als Dosisleistungen angezeigt. Zählrohre zeigen infolge Gasverstärkung durch Lawinen-artige Elektronenvermehrung an der Drahtelektrode Sättigungsströme um 10^{-8} A.

Meßfehler bei Ionisationskammermessungen können durch Änderungen der Luftdichte, verursacht durch Änderungen von

Druck P und Temperatur T (° C) gegenüber den Normalwerten 760 mm Hg und 273,2 °K = 0° C entstehen. Durch Multiplikation mit dem Korrekturfaktor, *„Luftdichte-Korrektur“*:

$$\left(1+\frac{T}{273{,}2}\right)\cdot\frac{760}{P},$$

wird die verfälschte Messung korrigiert.

Besonderen Einfluß auf das Meßergebnis hat die Wand der Ionisationskammer. Ihre Schichtdicke richtet sich nach der Reichweite der in der Primärstrahlung durch Photo-, Compton- oder Paarbildungsprozesse bzw. von Primärelektronen durch Elektronenstoß erzeugten Sekundärelektronen. Bei Photonenstrahlungen mit Energien bis 3 MeV sind die Sekundärelektronenreichweiten so klein (vgl. Abschnitt 1.4.2), daß die Kammerwand aus *„luftäquivalentem“ Material* hergestellt werden muß, damit die im Kammervolumen und in der Wand pro Gramm Luft oder Wandmaterial vorhandene Energie der Sekundärelektronen gleich groß ist: *„Elektronengleichgewichtsbedingung“*. Andernfalls entsteht durch Energiemangel oder -überschuß der Sekundärelektronen im Meßvolumen ein Meßfehler.

Bei Energien über 3 MeV wird die Sekundärelektronenreichweite so groß, daß bei genügend dünnem Wandmaterial fast alle Sekundärelektronen im Hohlraum der Ionisationskammer aus der Umgebung stammen: *„Hohlraumbedingung“* (Bragg-Gray-Bedingung).

Aus diesen beiden Gründen müssen unter und über etwa 3 MeV zwei verschiedene Kammertypen benutzt werden:

„Fingerhutkammern“ mit luftäquivalenten Wänden unter und *„Hohlraumkammern“* mit dünnen Wänden über 3 MeV.

Das Wandmaterial solcher Kammern besteht aus verschiedenen, geeignet ausgesuchten Kunststoffen. Korpuskular-Strahlungen werden immer mit Hohlraumkammern gemessen.

1.5.3 Zählrohre

Für Strahlenschutzzwecke haben sich Zählrohrgeräte eingeführt, die ein einzelnes ionisierendes Teilchen durch ein akustisches Signal und eine Teilchenströmung durch einen Zeigerausschlag anzeigen. Die *„Impulsrate“*, d.h. die Zahl der Entladungsimpulse pro Zeiteinheit, ist ein Maß für die Teilchenstromdichte und damit bei Quantenenergien über etwa 50 keV proportional der Dosisleistung.

1.5.4 Das Filmdosimeter

ist das empfindlichste bekannte chemische Dosimeter. Durch ein einzelnes von einer ionisierenden Strahlung ausgelöstes Elektron in einem Korn einer photographischen Schicht kann dieses Korn in etwa 10^8 bis 10^{11} Silberatome übergeführt werden. Damit erreicht diese Methode denselben Verstärkungsfaktor wie das Szintillationsdosimeter.

Diese hohe Empfindlichkeit macht das photographische Dosismeßverfahren besonders geeignet für die Anwendung im Strahlenschutzbereich, wo kleinste Energiedosen nachgewiesen werden müssen (Filmplakette).

Voraussetzung für die Anwendung der Methode ist die Kenntnis der Abhängigkeit der Filmschwärzung von der Energie- oder Ionendosis, die die Filmschwärzung verursacht hat. Bezeichnet man mit I_0 die Lichtintensität eines Densitometers vor dem Film und mit I diejenige dahinter, so gilt für die Filmschwärzung S folgende Definition:

$$S=\log_{10}\frac{I_0}{I}.$$

Mißt man unter diesen Voraussetzungen die Filmschwärzungen in Abhängigkeit von der wachsenden Dosis von Quanten- oder

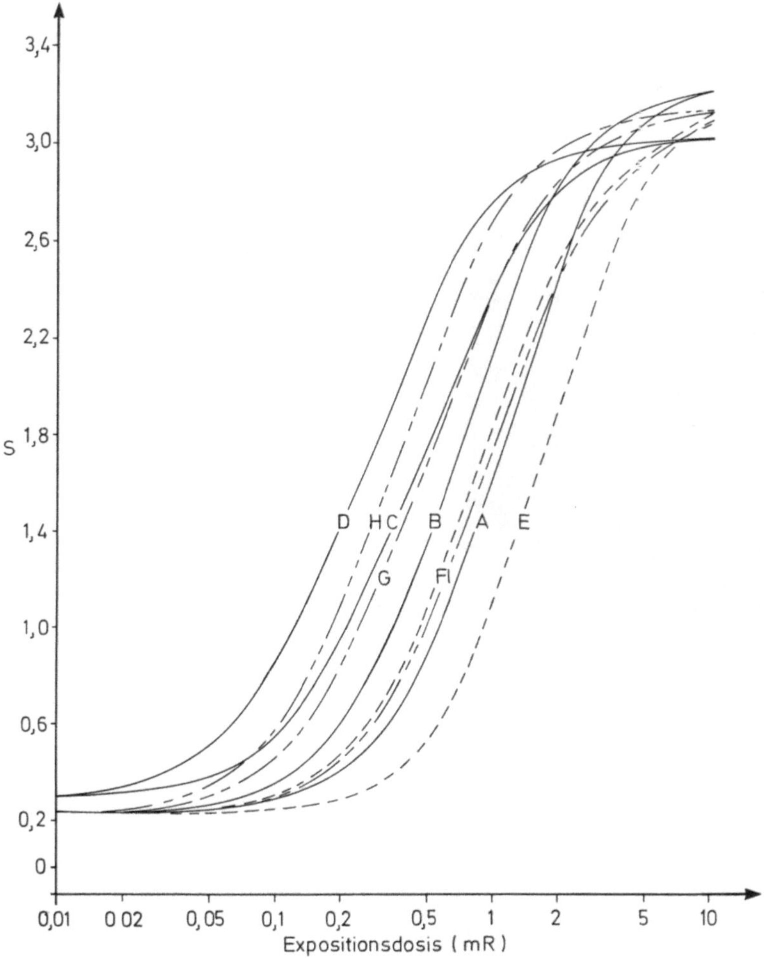

Abb. 1.17. Verlauf der Filmschwärzung S als Funktion der Ionisationsdosis D(mR) (Folien-) Filme, 80 kV, 2 mm Al-Filter; Abscisse logarithmisch), Folien-Scintillatoren: A—D: Gd_2O_2S; E,F:Ca WO_4; G—I:La O Br (vgl. Abschnitt 1.5.5.)

Korpuskular-Strahlungen, so erhält man eine Schwärzungs- oder Gradationskurve (Abb. 1.17).

Die Steilheit einer Schwärzungskurve wächst, je schmaler die *Korngrößenverteilung* der Bromsilberkörner ist und je mehr Photonen zur *Kornentwickelbarkeit* nötig sind. Bei Röntgenstrahlen genügt im allgemeinen ein absorbiertes Photon je Korn für dessen Entwicklung.

Für die praktische Anwendbarkeit von Filmen im Bereich relativer Dosismessungen ist es wichtig, daß für den Fall monoenergetischer Quanten- bzw. Korpuskular-Strahlungen das *Bunsen-Roscoesche Gesetz* gilt, nach dem immer gleiche Filmschwärzung erhalten wird, wenn das Produkt aus der Strahlungsintensität bzw. der Dosisleistung und der Bestrahlungszeit konstant gehalten wird. Gilt dieses Gesetz nicht, nimmt die Filmschwärzung nichtlinear mit diesem Produkt zu: „*Schwarzschildeffekt*".

Röntgenstrahlen verschiedener Quantenenergien erzeugen bei gleicher Dosis, wie sie mit einer Ionisationskammer gemessen wird, verschiedene Schwärzungen.

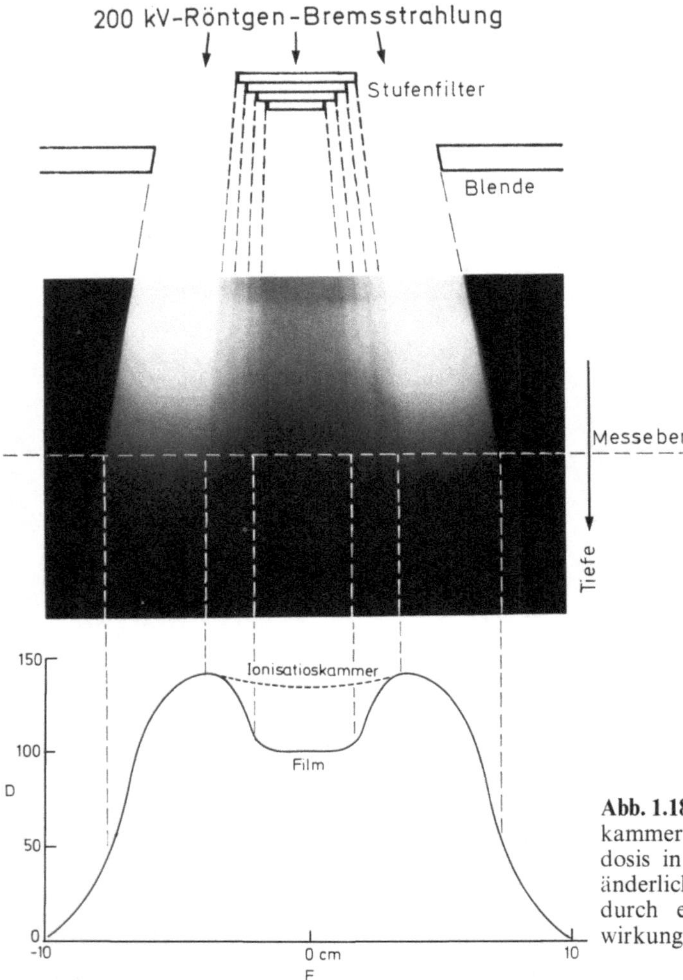

Abb. 1.18. Vergleich der mit Ionisationskammer und Film gemessenen Ionisationsdosis in einem Bestrahlungsfeld mit veränderlicher Strahlenqualität, hervorgerufen durch einen Ausgleichskeil mit Filterwirkung

Auf dieses Verhalten haben außer den schon erwähnten Faktoren auch die gegenüber Luft und Wasser stark veränderten Photoabsorptions- und Compton-Streukoeffizienten der Silberbromidkörner Einfluß.

Als Beispiel für die Fehlermöglichkeit in der Filmdosimetrie sei auf den Einfluß eines Metallstufenfilters im Röntgenstrahlengang hingewiesen, der ein *mit dem Ort veränderliches Energiespektrum der Röntgenphotonen* erzeugt (Abb. 1.18).

1.5.5 Szintillationsdosimeter

Dotierung von kristallinen anorganischen bzw. flüssigen organischen Halbleitern mit geeigneten Fremdatomen kann im Material Energiezustände schaffen, in denen nach 10^{-6} bzw. 10^{-9} sec durch Strahlung erzeugte Ionenpaare unter Lichtemission rekombinieren können: Szintillation.

Das von den Szintillatoren emittierte Licht wird auf eine *Photo-Kathode* mit äußerem lichtelektrischem Effekt gestrahlt.

Im *Röntgenbildverstärker* wird die, an Stelle des herkömmlichen Leuchtschirmes, in einer Vacuumröhre befindliche CsJ-Szintillatorfläche in direkten Kontakt mit der photoelektrischen Schicht gebracht. Die Zahl der in dieser Photokathode durch das Szintillatorlicht ausgelösten Photoelektronen entspricht in jedem Bildpunkt der Röntgenstrahlintensität. Durch elektronenoptische Verstärkung des photoelektrischen Stromreliefs um einen Faktor 3000–5000 und Umwandlung in ein Fernsehbild wird das Röntgenbild sichtbar.

Bei Verwendung des Röntgenbildverstärkers liegt die Strahlenbelastung des Patienten je nach Durchleuchtungsbedingungen um den Faktor $^1/_2$ bis $^1/_3$ unter derjenigen bei Verwendung des herkömmlichen Röntgenschirmes. Scintillierende Verstärkerfolien senken die Dosis bei Diagnostikfilmen 10- bis 50-fach.

1.6 Dosimetrische Einheiten

Der Begriff Dosis kommt aus dem Bereich der Pharmakologie und bedeutet dort die Masse eines Medikamentes, bezogen auf die Masseneinheit des Körpers, dem das Medikament verabfolgt werden soll.

Dementsprechend bedeutet Dosis in der Form der Energiedosis oder der Ionendosis den Energiebetrag oder die elektrische Ladung der Ionen oder Elektronen, die durch die Strahlung an die Masseneinheit des bestrahlten Volumens abgegeben bzw. in ihr erzeugt wird.

Die Maßeinheit der Ionendosis ist das Röntgen oder in SI-Einheiten das Coulomb/kg. Die Maßeinheit der Energiedosis ist das rad oder in SI-Einheiten das Joule/kg.

Als spezielle Einheit gilt ab 1977 für die Energiedosis 1 Joule/kg = 1 Gray (Gy).

1.6.1 Einheit Röntgen

Nachdem Behnken 1924 in Form der „*Standardionisationskammer*“ ein Meßgerät für Ionendosen entwickelt hatte, konnte von der internationalen Kommission für radiologische Einheiten eine Definition der Ionendosis festgesetzt werden, deren heutige Formulierung (Stand 1972) lautet:

Die von einer ionisierenden Strahlung erzeugte Ionendosis J ist der Quotient aus dQ und dm_L, wobei dQ der Betrag der elektrischen Ladung der Ionen eines Vorzeichens ist, die in Luft in einem Volumenelement dV durch die Strahlung unmittelbar oder mittelbar gebildet werden, und $dm_L = \varrho_L\, dV$ die Masse der Luft mit der Dichte ϱ_L in diesem Volumenelement.

Die Umrechnung der Ionendosis „Coulomb durch Kilogramm“ (C/kg) in die besondere Einheit der Ionendosis „Röntgen“ (R) lautet:

$$1\ \mathrm{C/kg} = 3876\ \mathrm{R}\,.$$

Daraus ergibt sich für die Ionendosisleistung als Differentialquotient der Ionendosis nach der Zeit die Einheit 3876 R/sec = 1 A/kg oder umgerechnet *1 R/min* $= 4{,}3 \cdot 10^{-6}$ *A/kg*.

Da die Ionisierungsenergie in Luft (vgl. Abschnitt 1.4.2) $\varepsilon \approx 34$ eV beträgt, ist die zur Erzeugung der Ionendosis 1 R erforderliche Energiedosis $n_R \cdot \varepsilon \equiv 2{,}08 \cdot 10^9 \cdot 34\ \mathrm{eV} = 7{,}07 \cdot 10^{10}\ \mathrm{eV}$ oder, da $1\ \mathrm{eV} = 1{,}6 \cdot 10^{-19}$ Joule ist: $11{,}312 \cdot 10^{-9}$ Joule je 1,293 mg Luft, d.h. $0{,}87 \cdot 10^{-2}$ Joule/kg (n_R = Zahl der Ionenpaare/R/cm^3).

Die besondere Einheit der Energiedosis ist das „rad“ (rd): 1 rd = 0,01 J/kg. Demnach ist zur Erzeugung der *Ionendosis 1 Röntgen die Energiedosis 0,87 rd erforderlich.*

Da die Energiedosis nicht direkt meßbar ist, wird der Übergang von der Ionendosis auf die Energiedosis rechnerisch durchgeführt. Die Ionendosis wird praktisch mit Fingerhut-Ionisationskammern gemessen, die von der physikalisch-technischen Bundesanstalt bundeseinheitlich geeicht werden.

Diese Eichmessungen werden mit einer Standardionisationskammer („Faßkammer“) durchgeführt.

1.6.2 Die Berechnung der Energiedosis

aus der gemessenen Ionendosis geschieht im Quantenenergiebereich bis etwa 3 MeV durch Multiplikation der Energiedosis in Luft, deren Berechnung im vorangehenden Absatz dargestellt wurde, mit dem *Verhältnis der Massenenergieabsorptionskoeffizienten für Medium und Luft* (vgl. Abschnitt 1.3.6). Man faßt die sich ergebenden Umrechnungsfaktoren zusammen und setzt sie als Proportionalitätsfaktor f in die Beziehung zwischen Energiedosis und Ionendosis ein. Für verschiedene Quantenenergien und für wichtige Materialien sind die Werte für f in Tabelle 1.3 dargestellt.

Bei Messungen im Quantenenergiebereich über etwa 3 MeV mit der Hohlraumkammer nach dem Bragg-Gray-Prinzip muß die Energiedosis in der Luft des Hohlraums mit dem *Verhältnis des Massenelektronenbremsvermögens von Medium und Luft* (vgl. Abschnitt 1.4.2) multipliziert werden. Auch in diesem Fall faßt man die Umrechnungsfaktoren zusammen und bezeichnet den Proportionalitätsfaktor zwischen Energiedosis und Ionendosis mit g. Zahlenwerte für den Faktor g sind in Tabelle 1.4 angegeben.

Beide Umrechnungsfaktoren haben die Einheit rd/R oder in SI-Einheiten: Joule/Coulomb (1 rd/R ≙ 38,76 J/C).

Die je Zeiteinheit absorbierte Strahlungsenergie wird als Energiedosisleistung bezeichnet und hat, da 1 Joule = 1 Ws ist, die Einheit 1 rd/s = 0,01 Watt/kg.

Tabelle 1.3. Umrechnungsfaktor f (Werte nach DIN 6827, Bl. 1)

Strahlenart Spannung mmCu-Filter	Luft	Wasser	Weichteil-Gewebe	Knochen
^{137}Cs und ^{60}Co	0,87	0,96	0,96	0,90
100 kV, 0,20	0,87	0,89	0,92	3,60
200 kV, 1,0	0,87	0,94	0,95	1,60
300 kV, 3,0	0,87	0,96	0,95	1,20

Tabelle 1.4. Umrechnungsfaktor g (Werte nach DIN 6827, Bl. 1)

Strahlenart	Luft	Wasser	Weichteil-Gewebe
^{137}Cs und ^{60}Co	0,87	1,00	0,99
15 MeV Röntgen	0,87	0,98	0,97
5 MeV Elektronen	0,87	0,92	0,91
10 MeV Elektronen	0,87	0,88	0,87
20 MeV Elektronen	0,87	0,84	0,83
40 MeV Elektronen	0,87	0,81	0,80

1.6.3 Flächendosisprodukt

In der Röntgendiagnostik wird durch *Einblendung* des Nutzstrahlenbündels (Durchleuchtungsfeldgröße) die *Strahlenbelastung* des Patienten und die Streustrahlenbelastung der Umgebung *reduziert.*

Wegen der Abhängigkeit dieser Belastungen von den in der Untersuchung oft wechselnden Feldgrößen mißt man das Integral der Ionendosis J_s über eine Schnittfläche F durch das Nutzstrahlenbündel und bezeichnet es als Flächendosisprodukt G:

$$G = \int_F J_s dF .$$

Die SI-Einheit des Flächendosisprodukts ist das „Coulomb mal Quadratmeter durch Kilogramm".

Die besondere Einheit des Flächendosisproduktes ist das Röntgen mal Quadratzentimeter ($R \cdot cm^2$):

$$1 R \cdot cm^2 = 2{,}58 \cdot 10^{-8} C \cdot m^2/kg .$$

Die Messung geschieht mit einer Flächendosiskammer, deren Meßquerschnitt senkrecht zum Nutzstrahlenbündel zwischen Blende der Röntgenröhre und Patient angeordnet und größer ist, als die maximal wählbare Feldgröße.

1.7 Grundbegriffe der biologischen Dosimetrie

1.7.1 „Dünn" und „dicht" ionisierende Strahlen

Röntgenstrahlen, γ-Strahlen und schnelle Elektronen sind dünn ionisierende Strahlen, weil die mittleren Abstände der von diesen Strahlenarten gebildeten Ionenpaare groß sind im Vergleich zu den mittleren Molekülabständen.

So findet man unter dem Mikroskop in extrem feinkörnigen photographischen Filmen, wie sie in der Elementarteilchenphysik in Form der *Kernspurplatten* Verwendung finden, nach γ-Strahlen-Exposition Abstände entwickelter Bromsilberkörner von 1 μm und mehr.

Protonen-, α- und alle Atomkernstrahlungen zeigen dagegen Ionisationsspuren, die durch *hohe räumliche Dichte der Ionenpaare* entlang der Teilchenbahn verursacht werden.

Besonders am Spurenende im Bereich maximalen Bremsvermögens, des sog. Bragg-Peaks wird praktisch jedes Atom in der Bahnspur ionisiert (vgl. 1.4.2).

Neutronen können wegen fehlender elektrischer Ladung nicht selbst ionisieren, übertragen aber kinetische Energie, vor allem auf Wasserstoff-Kerne des durchstrahlten Gewebes durch elastische Stöße. Die Abstände solcher Stoßprotonen liegen bei keV- und MeV-Neutronen um 0,1 cm. *Thermische Neutronen*, deren kinetische Energie im Bereich der Wärmebewegung von Atomen liegen, können Ionisationen nur auf dem Umweg über Kernreaktionen durch Neutroneneinfang hervorrufen.

Linearer Energietransfer (LET) heißt die je cm Länge vom ionisierenden Teilchen an die in der Bahnspur liegenden Atome abgegebene Energie.

Strahlenarten mit hohen LET-Werten rufen meist biologisch stärkere Wirkungen hervor als Strahlungen mit niedrigem LET, z.B. Protonen, α- und Atomkernstrahlungen (vgl. Abschnitt 1.7.2) gegenüber Röntgen- und γ-Strahlen.

Treffertheorie heißt ein Erklärungsversuch der *Strahlenbiologie* für biologische Strahlenwirkungen in Makromolekülen, Viren und Bakterien. Führt die Bahnspur eines ionisierenden Teilchens durch ein biologisches Objekt, so gibt der mathematische Formalismus der Treffertheorie die Möglichkeit zur Berechnung der *Wahrscheinlichkeit eines „Treffers"*, d.h. des Eintritts des Testeffektes. Meist benutzt man die Inaktivierung eines Virus, die genetische Mutation bei Bakterien oder die Degradation von Makromolekülen wie die DNA als Testeffekt.

Treffbereichstheorie heißt diejenige Erweiterung der Treffertheorie, die einen *strahlenempfindlichen Bereich* im biologischen Objekt voraussetzt. Das Experiment erlaubt dann mit Hilfe der Theorie die Berechnung des Durchmessers dieses Bereichs oder des Molekulargewichtes der Makromoleküle usw.

Indirekte Strahlenwirkungen müssen berücksichtigt werden, seitdem erwiesen ist, daß chemische Reaktionsprodukte ionisierender Strahlen von der Bahnspur zum Treffbereich diffundieren können. Kriterium für eine indirekte Strahlenwirkung ist bei konstanter Energiedosis ihre Abhängigkeit von der Konzentration der strahlenaktivierten Moleküle, wie z.B. Enzyme, Proteine usw.

1.7.2 Meßmethoden der biologischen Strahlenwirkungen. Das Rem

Strahlenbiologische Meßverfahren erlauben es, die Anwendung der Strahlungen sowohl *energetisch* als auch *räumlich* und *zeitlich* vorher exakt festzulegen. Auch die Strahlentherapie nutzt diesen entscheidenden Vorteil gegenüber pharmakologischen Anwendungen. Es gibt deswegen in allen medizinischen Disziplinen strahlenbiologische Methoden für theoretische, experimentelle, diagnostische und therapeutische Anwendungen. Darunter kommt besondere Bedeutung denjenigen Methoden zu, die zur biologischen Dosimetrie geeignet sind.

RBW, als Abkürzung für *Relative Biologische Wirksamkeit*, ist die Größe, welche die Verbindung zwischen der *physikalisch gemessenen Energiedosis* einer Strahlung und der *eintretenden* biologischen Wirkung herstellt (s. Abschnitt 2.4).

Die Definition leitet sich her aus der Tatsache, daß die bis dahin höchste Zahl strahlenbiologischer Untersuchungen und strahlentherapeutischer Anwendungen mit Röntgenstrahlen einer Erzeugerspannung um 200 kV durchgeführt wurde und für diese Strahlenart die physikalisch genaueste Dosismessung möglich ist:

$$\mathrm{RBW} = \left(\frac{\text{Röntgenstrahlen-Dosis}}{\text{Teststrahlen-Dosis}}\right)_{\substack{\text{Gleiche}\\ \text{Wirkung}}}$$

Man bestimmt die Dosisabhängigkeit eines biologischen Effektes, zum Beispiel die Überlebenswahrscheinlichkeit von Versuchstieren, mit der Teststrahlung im interessierenden Dosisbereich. Dann setzt man die Röntgenstrahlendosis für einen bestimmten Zahlenwert der Überlebensfraktion, zum Beispiel 50%, ins Verhältnis zu derjenigen Dosis der Teststrahlung, die dieselbe Überlebensfraktion ergibt.

Häufig wird die Überlebensfraktion nach Ablauf eines bestimmten Versuchszeitraums ermittelt, zum Beispiel nach 30 Tagen. Man bezeichnet dann die zum 50%-Wert gehörige Dosis als Letaldosis und schreibt LD_{50} (30), so daß die

$$\mathrm{RBW} = \frac{LD_{50}\,(30)\ 200\ \mathrm{kV}}{LD_{50}\,(30)\ \text{Teststrahlung}} \quad \text{ist.}$$

Die *Aufgabe der biologischen Dosimetrie* besteht daher in der Bestimmung der RBW-Werte, der Grenzen ihrer Gültigkeit und der Bedingungen ihrer experimentellen Ermittlung. Die wichtigste Anwendung finden ihre Ergebnisse im Strahlen- und Umweltschutz, wobei die RBW-Werte in definierten Gültigkeitsbereichen als Bewertungsfaktoren q bezeichnet werden (s. DIN 6814).

Die Zahlenwerte für q liegen bei schnellen Elektronen und MeV-Quantenstrahlen zwischen 0,6 und 0,8, bei Neutronen zwischen 2 und 10 und bei Protonen- und Atomkernstrahlungen bei 10 und darüber. Mit Hilfe des Bewertungsfaktors q ist eine Äquivalentdosis D_q als Produkt aus der Energiedosis D und dem Bewertungsfaktor q eingeführt worden: $D_q = q \cdot D$.

Als Einheit für die Äquivalentdosis wird die Sonderbezeichnung „Rem" (rem) (Radiation equivalent man) verwendet:

$$D_q[\mathrm{rem}] = q \cdot D[\mathrm{rd}] = 0{,}01\, q \cdot D[\mathrm{Gy}].$$

Die Rem-Einheit ermöglicht also den Vergleich der biologischen Wirkungen verschiedener Strahlenarten in verschiedenen Energiebereichen.

Nachweis überlebender Zellen in einer bestrahlten Zellpopulation, zum Beispiel in einer Lymphocytensuspension, einer Monolayer-Zellkultur oder einem Gewebe in vitro ist Voraussetzung zur

Ermittlung der *Überlebensfraktion*: Man bestimmt mit einem dem Testobjekt angepaßten Verfahren die Zahl lebender Zellen, ihrer Gewichte oder ihrer Volumina gleichzeitig in der bestrahlten Probe und einer unter exakt gleichen Bedingungen gewachsenen unbestrahlten Kontrolle. Das Verhältnis der Meßwerte wird dann als Überlebensfraktion bezeichnet,

wobei außer der Bestrahlungsdosis die Kulturbedingungen wie Temperatur und Respirationsgasgemisch, der Inkubationszeitraum, Kulturgefäße, Nährmedium usw.

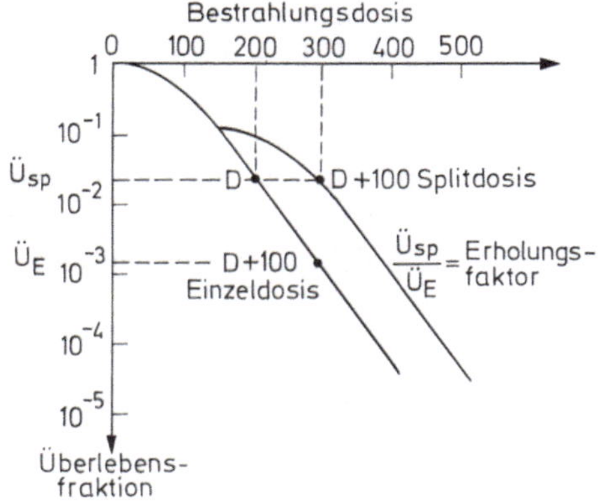

Abb. 1.19

wesentlichen Einfluß auf die Ergebnisse haben können.

Überlebensfraktionen N/N_0 nach Bestrahlung mit dünn ionisierenden Strahlen stellen sich in einem rechtwinkligen Koordinatensystem mit linear geteilten (lin-, lin-)Achsen für Makromoleküle, Viren und auch für Bakterien häufig dar als ein mit der Dosis D exponentiell abfallender Verlauf: $N/N_0 = \exp(-kD)$. *Eukaryoten* zeigen dagegen zumeist einen *sigmoidalen* Verlauf, dessen im niedrigen Dosisbereich wenig veränderlicher Wert eine geringe Strahlenempfindlichkeit anzeigt. Lin-log-Achsen erlauben eine einfachere Darstellung:

Exponentiell mit der Dosis abfallende Überlebenskurven werden Geraden, sigmoidal abfallende Überlebensfraktionen werden als „*Schulterkurven*" (s. Abb. 1.19) bezeichnet.

Überlebenskurven für dicht ionisierende Strahlen sind exponentiell dosisabhängig, wobei sich der Einfluß des biologischen Objekts nur auf die Steilheit, d.h. auf den Koeffizienten k des Exponenten auswirkt. Zur Bestimmung der RBW werden häufig die Koeffizienten k verwendet, wenn beide Strahlenarten exponentielle Überlebenskurven ergeben. Bei Schulterkurven werden die Dosiswerte gleicher Überlebensfraktion direkt aus den Kurvenverläufen abgelesen.

Methoden der Gewinnung von Überlebenskurven sind außer der Bestimmung der Anzahl überlebender Individuen, wie Viren, Bakterien, Zellen oder Tiere auch speziellere Verfahren, unter denen der

Koloniebildungstest zur Bestimmung der *Reproduktivintegrität* einzelner Bakterien, Zellen oder Tiere

besonders wichtig geworden ist. Dabei wird geprüft, wieviele unter 100 bestrahlten Individuen fähig sind, unbegrenzt Nachkommen zu bilden. Der Koloniebildungstest für Bakterien oder Zellen verwendet dabei als Kriterium die Bildung von Kolonien, die nach Fixierung und Färbung ohne optische Hilfsmittel sichtbar sind. Die einzelnen Kolonien haben dann Durchmesser von mindestens $^1/_2$ mm oder mehr. Verfeinerte Methoden verwenden die Bestimmung der Zellzahl je gebildete Kolonie oder die je bestrahlte Zelle im Verlauf des Koloniewachstums entstandenen toten Zellen.

1.7.3 Modifizierende Einflüsse

der biologischen Strahlenwirkungen sind zahlreich beobachtet worden. Die wichtigsten unter ihnen sind Fraktionierung und Protrahierung der Dosis, der Sauerstoffeinfluß sowie die sensibilisierende oder die Schutzwirkung verschiedener Pharmaka.

Fraktionierung heißt die Aufteilung der Bestrahlungsdosis auf zwei oder mehrere Teildosen, die in gleichen oder verschiedenen Zeitabständen gegeben werden.

Als Folgen dieses Vorgehens werden unterschiedliche Wirkungen auf verschiedene Zellkompartments, wie zum Beispiel Tumor- und Tumorbettgewebe beobachtet: Die Fraktionierung schont häufig das gesunde Tumorbettgewebe mehr als das Tumorgewebe. Diese *Elektivität* der Wirkung fraktionierter Bestrahlung wird daher therapeutisch genutzt.

Als Folge der Fraktionierung muß die Gesamtdosis dabei jedoch höher gewählt werden, als zur Erzielung gleicher Wirkung im Tumor bei einzeitiger Bestrahlung nötig wäre.

(Siehe Abschnitt 4.3.2.4).

Split-Dosis-Bestrahlung nennt man die Aufteilung der Dosis in nur zwei Teile.

Im Koloniebildungstest findet man gegenüber der einzeitigen Bestrahlung bei gleicher Gesamtdosis eine Überlebensfraktion, die mit wachsender Zeit zwischen den beiden Dosen — *„Split-Zeit"* — zunimmt und einem Grenzwert zustrebt, der wesentlich über dem entsprechenden Wert bei Einzeitbestrahlung liegt (s. Abb. 1.19). Man bezeichnet diesen Befund nach seinem Entdecker als *Elkind*-Erholung und nennt das Verhältnis der Splitdosis- zu Einzeitdosis-Überlebensfraktion *Erholungsfaktor*. Split-Zeiten zwischen 5 min und 48 Std und Erholungsfaktoren zwischen etwa 2 und 100 sind gemessen worden.

Protrahierung der Gesamtdosis einer Bestrahlung nennt man bei Dosis-Fraktionierung die Verlängerung der gesamten Bestrahlungsperiode.

Diese geschieht durch Verlängerung der Bestrahlungszeiten bei gleicher Dosis für die einzelnen Fraktionen. Dabei beobachtet man häufig durch Unterdrückung der Erholungswirkungen eine Verbesserung der Elektivität der Bestrahlung kompartmentreicher Gewebe.

Ursache der durch die Begriffe Fraktionierung, Protrahierung und Elektivität umschriebenen Vorgänge sind die nach *Bestrahlung veränderten Proliferationseigenschaften* der Zellkompartments.

Die *Zellpopulationskinetik* bemüht sich um das quantitative Erfassen dieser Veränderungen von Zellzahlen in den einzelnen Kompartments sowie ihrer Abhängigkeit von zeitlichen und räumlichen Parametern wie Generationszeit, Dauer der G_1- oder der Synthese-Phase im Zellcyclus, Zellvolumina, Zellmigration usw.

Hypoxie und *Hyperoxie* haben während der Bestrahlung entgegengesetzten Einfluß auf die Strahlenempfindlichkeit von Gewebezellen.

Unter Hypoxie liegen die Überlebenskurven über denjenigen, die unter Normalbedingungen erhalten werden. Darunterliegende ergeben sich für Bestrahlungen unter erhöhter Sauerstoffspannung von wenigstens 3 Atmosphären.

Dieser Effekt wird *nur bei dünn ionisierenden Strahlungen* beobachtet und mit der Theorie der indirekten Strahlenwirkung erklärt (s. Abschnitt 1.1.1 und Kap. 2.1.2). In diesem Zusammenhang sollte die Wirkung bestimmter Pharmaka auf das celluläre Proliferationsverhalten nach Bestrahlung berücksichtigt werden.

Dazu gehören die *sensibilisierend und desensibilisierend wirkenden Pharmaka*, die sinngemäß Hyperoxie und Hypoxie entgegengesetzt auf Überlebenskurven biologischer Testobjekte wirken (s. Abschnitt 1.1.2.5, 1.1.2.6 und Kap. 2.1.2).

Literatur

Angerstein, W.: Lexikon der Radiologischen Technik in der Medizin. Stuttgart: Thieme 1971.

Attix, F. H.: Radiation Dosimetry. Suppl. I. London: Academic Press 1972.

Attix, F. H., Roesch, W. C., Tochilin, E.: Radiation Dosimetry, 2nd Ed. Vol. I: Fundaments (1968), Vol. II. Instrumentation (1966), Vol. III: Sources, Fields, Measurements and Applications (1969). London: Academic Press.

Glocker, R., Macherauch, E.: Röntgen- und Kernphysik. 2. Aufl. Stuttgart: Thieme 1971.

Hanle, W., Pollmann, M. (Hrsg.): Partikelbeschleuniger. München: Thiemig 1967.

Jaeger, R. G., Hübner, W.: Dosimetrie und Strahlenschutz. 2. Aufl. Stuttgart: Thieme 1974.

Johns, H. E., Cunningham, I. R.: The Physics of Radiology, 3rd Ed. Springfield, Ill.: Thomas Publ. 1971.

Meredith, W. I., Massey, J. B.: Fundamental Physics of Radiology. 2nd Ed. Bristol: Wright & Sons 1976.

Nachtigall, D.: Physikalische Grundlagen für Dosimetrie und Strahlenschutz. München: Thiemig 1971.

Oberhofer, M.: Strahlenschutzpraxis. Bd. 6. Meßtechnik. München: Thiemig 1962.

Oberhofer, M.: Strahlenschutzpraxis. Bd. 14. Umgang mit Strahlen. München: Thiemig 1968.

2. Biologische Grundlagen der Strahlenwirkung

G. THIESSEN

Die Strahlenbiologie ist ein naturwissenschaftliches Grenzgebiet, das in die medizinische Strahlenbiologie (z.B. Strahlen-Patho-Physiologie und Strahlentherapie) und in die naturwissenschaftlich orientierten biologischen Arbeitsgebiete, wie Strahlengenetik und -cytologie, molekulare Strahlenbiologie, Photobiologie, Strahlen- und Photochemie unterteilt werden kann. Die Übergänge zwischen diesen Sachgebieten sind fließend und mannigfach miteinander verknüpft.

Das Ziel zeitgemäßer Untersuchungen sollte nicht nur die Feststellung kausaler Schädigungsergebnisse als Folge komplexer Reaktionen sein, sondern von größerer Bedeutung ist die Feststellung und Aufklärung von Einzelereignissen. Dies zu analysieren, ist selbst auf cellulärer Ebene ein umfangreiches Vorhaben.

Ionisierende Strahlen und ultraviolettes Licht als physikalische Mutagene einerseits und chemische Verbindungen verschiedenster Konstitution (chemische Mutagene) andererseits sind Agenzien-Gruppen, die die biologischen Funktionen eines Organismus effektiv beeinflussen können. Da jedes biologische Objekt durch Energieabsorption in seinen Stoffwechselfunktionen beeinflußt wird, resultiert, daß ein strahleninduzierter Mutationsvorgang bis zur endgültigen Fertigstellung der Erbänderung mindestens 3 Phasen durchläuft: Entstehungs-, Prämutations- und Perfektionsphase.

2.1 Strahlenchemische und strahlenbiochemische Veränderungen

Aufgabe der Strahlenchemie ist es, den Energieabsorptionsmechanismus und die Reaktionswege der strahleninduzierten instabilen Zwischenprodukte zu analysieren. Die biologischen Strahlenwirkungen beruhen auf strahleninduzierten intracellulären chemischen Veränderungen, die durch Ionisation, Bildung angeregter Elektronenzustände, Übertragung elektronischer Anregung von einem Molekül aufs andere, Dissoziation angeregter Schwingungszustände, Elektroneneinfang und Neutralisierung von Radikalreaktionen hervorgerufen werden.

Die Grundlage für das Zustandekommen strahlenchemischer Reaktionen bildet das von Grotthus und Drapert formulierte Gesetz, das besagt, daß lediglich der *absorbierte* Anteil einer Strahlung chemisch wirksam werden kann.

Die strahlenchemische Wirkung wird durch den G-Wert definiert. G bedeutet die Zahl der unter Wirkung von 100 eV absorbierter Strahlenenergie veränderten Moleküle:

$$G = \frac{\text{Zahl der veränderten Moleküle}}{\text{100 eV absorbierter Energie}}.$$

Der zeitliche Ablauf der Strahlenwirkung beginnend mit der Energieabsorption bis zum nachweisbaren Strahlenschaden kann in mehrere, ineinander übergreifende Abschnitte zerlegt werden (s. Abb. 2.1).

1. Physikalische Phase (Dauer: ca. 10^{-13} sec): Energieabsorption durch die cellulären Biomoleküle oder/und deren Umgebung. Durch den Primäreffekt energiereicher Strahlung entstehen unregelmäßig räumlich verteilte Strahlungsprodukte, insbesondere angeregte Moleküle AB*, Molekülionen AB^+, AB^- und freie Elektronen.

2. Physikalisch-chemische Phase (Dauer: ca. 10^{-10} sec): In Sekundärprozessen reagieren diese Primärprodukte aufgrund ihrer Instabilität sofort weiter, entweder spontan oder bei Stößen mit den Molekülen ihrer

Umgebung, was wiederum zur Anregung, Ionisierung und als Folge dessen zu Dissoziationen der Moleküle in geladene, A^+, B^+, und radikalische, $A^•$, $B^•$, Bruchstücke führt. Als wirksamste Zwischenprodukte entstehen freie, diffusionsfähige Radikale, die chemische Reaktionen auslösen können.

3. Chemische Phase (Dauer: ca. 10^{-6} sec): Die Entstehung von Bioradikalen muß man sich durch schnell ablaufende intramolekulare Energieleitung aktivierter Moleküle und durch das wechselseitige Reaktionsvermögen freier Radikale mit der Umgebung vorstellen. Es folgen Sekundärreaktionen, die zu relativ stabilen molekularen Veränderungen führen können. Bei den strahlenchemischen Prozessen unterscheidet man die beiden Reaktionswege der direkten und indirekten Strahlenwirkung.

4. Bei der direkten Strahlenwirkung finden die Energieabsorption und somit die Ionisationen in den biologischen Molekülen selbst statt, deren strahleninduzierte chemische Veränderungen zur Schädigung des Systems führen.

5. Von indirekter Strahlenwirkung spricht man, wenn die Energie von der „Umgebung" eines Biomoleküls absorbiert wird. Die aufgenommene Energie kann durch intermolekulare Energieleitung auf ein anderes Molekül übergehen oder sie führt zur Abspaltung diffusibler Radikale, die mit ungeschädigten Biomolekülen reagieren und auf diesem Umweg eine indirekte Strahlenwirkung hervorrufen. Eine exakte, getrennte Erfassung von direkter und indirekter Strahlenwirkung ist bei biologischen Objekten nicht möglich.

6. In der biologischen Phase der Strahlenwirkung tritt die Fortentwicklung des primären Strahleneffektes ein. In Abhängigkeit von der absorbierten Dosis entstehen aus den molekularen Veränderungen Mutationen, aus denen infolge physiologischer Anomalien submikroskopische und morphologisch sichtbare Schäden hervorgehen werden, die letztlich zu Strahlenspätschäden oder/und zum Zelltod bzw. zum Tode eines Organismus führen können (Abb. 2.1).

Bestrahlungen mit geladenen Teilchen (Elektronen, Protonen, α-Teilchen), mit Neutronen oder mit elektromagnetischer Strahlung haben qualitativ die gleichen chemischen Umsetzungen zur Folge. Differenzen in der Strahlenwirkung, die trotz gleicher Bestrahlungsbedingungen, d.h. bei gleicher Dosis, Dosisleistung, Temperatur usw. auftreten, können auf Unterschiede in der anregenden Wirkung und Ionisationsdichte der einzelnen Strahlenarten zurückgeführt werden.

2.1.1 Radiolyse des Wassers

Da Wasser einen wesentlichen Bestandteil des biologischen Materials darstellt, entstehen infolge Bestrahlung Radiolyseprodukte, die zu *indirekten Strahlenwirkungen* in den biologischen Objekten führen können. Durch Ionisation kommt es zur Aktivierung von Wassermolekülen. Diese zerfallen, wobei chemisch sehr aktive Radikale im Wasser entstehen, die mit den Molekülen einer gelösten Verbindung in chemische Reaktionen treten und sekundär deren Veränderung herbeiführen können. Besonders in stark verdünnten wäßrigen Lösungen, in denen die Wassermoleküle einen unvergleichlich größeren Raum einnehmen als die Moleküle einer gelösten Substanz, kann dieses Verhalten festgestellt werden. Bei der Bestrahlung entsteht die überwiegende Mehrzahl der Ionisationen im Wasser. Die Wahrscheinlichkeit, daß durch Strahlung Ionisationen in den gelösten Molekülen direkt hervorgerufen werden, ist gering. Was für die wäßrigen Lösungen gilt, muß mehr oder weniger auch für die biologischen Objekte angenommen werden, da deren Zellmasse bis zu ca. 95% aus Wasser besteht.

Welche Prozesse finden infolge Einwirkung ionisierender Strahlen im Wasser statt?

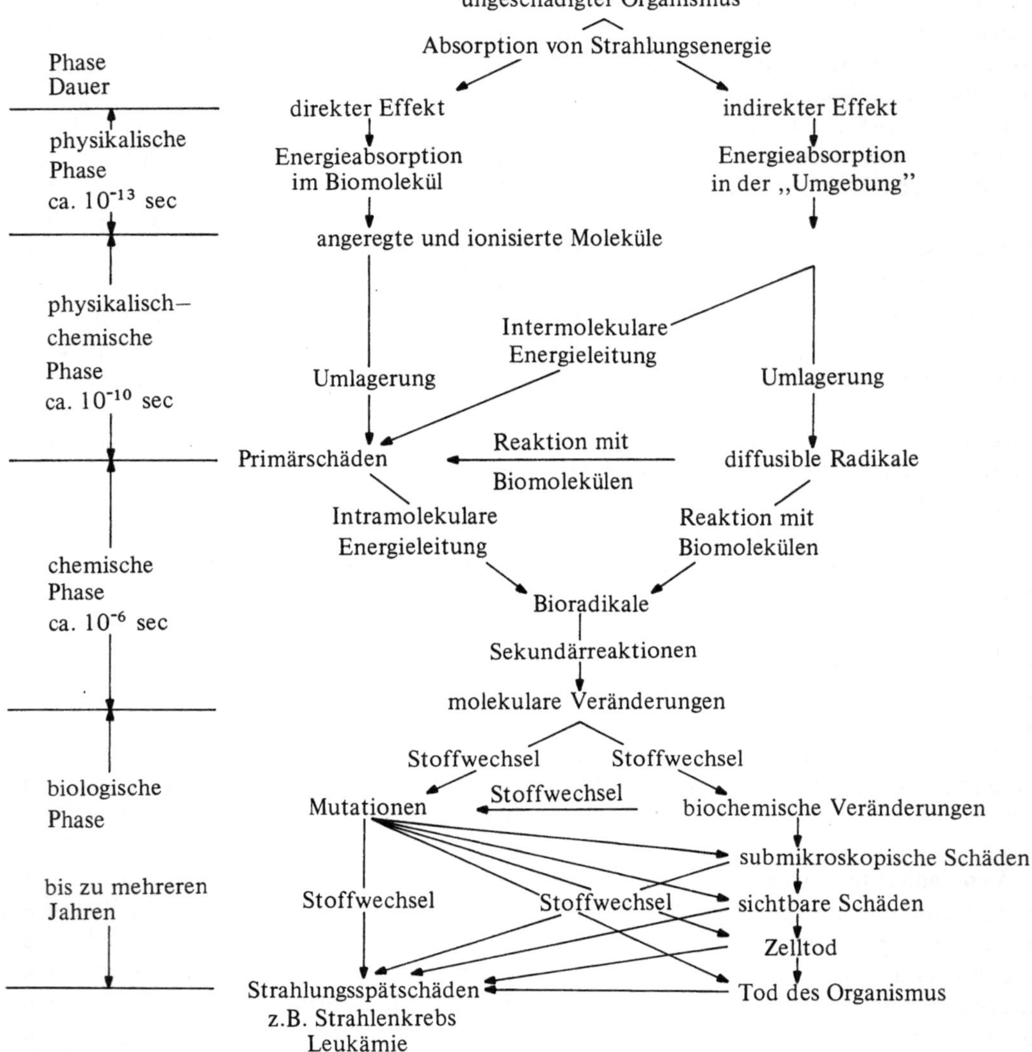

Abb. 2.1. Zeitliche Phasen der Strahlenwirkung (aus Dertinger-Jung, 1969)

Nach der Energieabsorption werden zunächst Wassermoleküle ionisiert. Vom elektroneutralen Wassermolekül spaltet sich durch Ionisation ein Elektron ab, so daß das Wassermolekül eine positive Ladung annimmt:

$$H_2O \xrightarrow{\text{Strahlung}} H_2O^+ + e^- . \tag{2.1}$$

Das gelöste Elektron bleibt nicht frei, sondern reagiert mit einem neutralen Wassermolekül, wodurch dieses zu einem negativen Ion wird. Auf diese Weise entstehen positiv (H_2O^+) und negativ (H_2O^-) geladene Wasserionenpaare längs der Bahn des ionisierenden Teilchens. Die positiv und negativ geladenen Wasserionen zerfallen sehr rasch in Wasserstoff- und Hydroxyl-Ionen sowie in freie Wasserstoff- und Hydroxyl-Radikale:

$$H_2O^+ \rightarrow H^+ + OH^{\cdot} , \tag{2.2}$$

$$H_2O^- \rightarrow H^{\cdot} + OH^- . \tag{2.3}$$

Freie Radikale entstehen auch durch intramolekularen Elektronentransport:

$$HOH \rightarrow H^{\bullet} + OH^{\bullet} . \quad (2.4)$$

Die auf diese Weise entstandenen Ionen und freien Radikale können sich zu neutralen Wassermolekülen rekombinieren, wodurch der ursprüngliche Zustand wieder hergestellt wird.

Die Rekombination ist aber auch auf anderem Wege möglich. Wirken z.B. zwei freie OH-Radikale aufeinander ein, so kann gleichfalls ein neutrales Wassermolekül entstehen, doch wird in diesem Fall ein Sauerstoffatom frei:

$$OH^{\bullet} + OH^{\bullet} \rightarrow H_2O + O . \quad (2.5)$$

Als Resultat der Ionisation von Wassermolekülen können die verschiedensten Umwandlungen erfolgen. Letzten Endes wird das Ergebnis der Ionisation die Entstehung von Wasserstoff- und Hydroxyl-Ionen sowie von Wasserstoff-, Sauerstoff- und Hydroxyl-Radikalen sein.

Ferner können die Radikale $H^{\bullet}$ und $OH^{\bullet}$ direkt durch Elektronenanregung (Gl. 2.1) und Dissoziation eines Wassermoleküls entstehen:

$$H_2O^{+} + e^{-} \rightarrow H_2O^{*} \rightarrow H^{\bullet} + OH^{\bullet} . \quad (2.6)$$

Von besonderem biologischen Interesse sind die freigesetzten Elektronen [Gl. (2.1)], die sich durch Polarisation benachbarter Wassermoleküle, als sog. hydratisierte Elektronen (e_{aq}^{-}), stabilisieren können. Aufgrund ihrer Diffusionsfähigkeit über längere Entfernungen können sie mit Biomolekülen reagieren.

Als reaktive Agenzien entstehen nach Bestrahlung von Wasser die reduzierenden e_{aq}^{-} und $H^{\bullet}$ sowie die oxidierenden OH-Radikale. Neben den genannten Wasserradikalen können molekularer Wasserstoff (H_2) und Wasserstoffperoxid (H_2O_2) als Bestrahlungsprodukte nachgewiesen werden.

2.1.2 Strahlenempfindlichkeit lebender Organismen

Die Strahlenempfindlichkeit lebender Organismen streut selbst unter konstanten Bedingungen über einen weiten Dosisbereich und kann des weiteren durch Veränderung der Bestrahlungsbedingungen variiert werden. Modifikatoren der direkten und indirekten Strahlenwirkung sind neben der Strahlenqualität und Dosisleistung insbesondere die Temperatur, die Sauerstoffspannung sowie die An- oder Abwesenheit von Sensibilisatoren bzw. Protektoren.

Zur Beurteilung der Strahlenempfindlichkeit von Organen und Geweben können morphologische und cytologische Veränderungen sowie das biochemische Verhalten des biologischen Objektes nach Strahleneinwirkung herangezogen werden. Von wenigen Ausnahmen abgesehen nimmt die Strahlenempfindlichkeit in der Reihenfolge Einzeller → Wirbellose Tiere → Kaltblüter → Warmblüter zu. Als Kenngröße für die vergleichende Beurteilung der Strahlenempfindlichkeit wird diejenige Strahlendosis ermittelt, bei der 50% der Individuen einer Population innerhalb von 30 Tagen sterben. Die sog. $LD_{50/30}$-Richtwerte liegen für die verschiedenen Säugetierarten unter 1000 R (s. Tabelle 2.1).

Während die LD_{50} für Menschen bei Ganzkörperbestrahlung auf ca. 300–400 R geschätzt wird, können bei lokaler Bestrahlung von Tumoren mehrere 1000 R verabreicht werden.

Hinsichtlich ihrer Strahlenempfindlichkeit lassen sich auch die Gewebe höherer Organismen in eine bestimmte Reihenfolge einordnen. So können aufgrund morphologischer Merkmale im Knochenmark, in den lymphatischen Geweben wie Milz und Thymus, in den Keimzellen oder in den Krypten des Duodenums bereits nach niedrigen Strahlendosen (<400 R) Veränderungen beobachtet werden, während Leber, Niere, Herz, quergestreifte Muskulatur und Nervengewebe als strahlenresistenter gelten.

Tabelle 2.1. Beispiele für die Variation der $LD_{50/30}$-Werte

Meerschweinchen	175– 490 R
Schwein	275 R
Hund	300– 430 R
Ziege	350 R
Affe	500 R
Mensch	400– 500 R
Maus	400– 650 R
Ratte	600– 970 R
Kaninchen	750– 825 R
Goldhamster	725 R
Fledermaus	15000 R
Kammolch	300 R
Goldfisch	670 R
Frosch	700 R
Schildkröte	1500 R
Schnecke	8000–20000 R
Drosophila	80000 R
Escherichia coli	5600 R
Hefe	30000 R
Amöbe	100000 R
Paramaecium	300000 R
Infusorien	350000 R

Es kann ferner eine *individuelle Strahlenempfindlichkeit* von Individuen innerhalb der gleichen Art beobachtet werden, so z.B. bei Mäusen in Abhängigkeit vom Alter (Abb. 2.2). Wie aus Abb. 2.2 zu entnehmen ist, ist die Strahlenempfindlichkeit bei 30 Tage alten Mäusen am größten, sie nimmt dann ab und steigt bei Tieren, die älter als 50 Wochen sind, wieder an.

In der Regel findet eine Abnahme der Strahlenempfindlichkeit von Zellen und Geweben mit zunehmender morphologischer und funktioneller Differenzierung sowie bei niedriger Mitoseaktivität statt. Eine absolute Strahlenresistenz ist in der Biologie unbekannt, sie ist im Verhältnis zum strahlenempfindlicheren Objekt stets relativ.

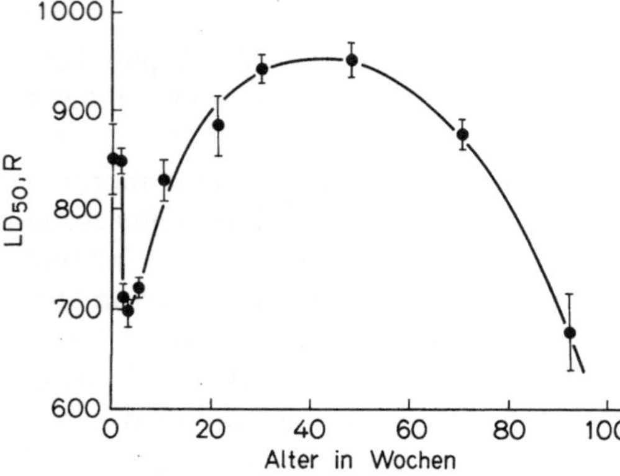

Abb. 2.2. Strahlenempfindlichkeit von Mäusen in Abhängigkeit vom Alter (aus Streffer, 1969)

2.1.2.1 Modifikatoren der Strahlenwirkung

Das Ausmaß der Strahlenwirkung ist in quantitativer Hinsicht durch zahlreiche Faktoren beeinflußbar:

1. Primäre Modifikatoren der Strahlenwirkung, zu denen die spezifischen Eigenschaften des jeweils verwendeten Mutagens (seine Effektivität, Dosiswirkungsbeziehung und Applikationsweise) ebenso zu zählen sind, wie die des Testsystems (Sensibilität und Sensibilitätsmuster der behandelten Gewebe in Abhängigkeit von den anatomischen, physiologischen, biochemischen und genetischen Besonderheiten).

2. Sekundäre Modifikatoren der Strahlenwirkung, d.h. Faktoren, deren Einflußnahme *vor*, *während* oder *nach* der Einwirkung mutagener Agenzien das Schädigungsspektrum zu verändern bzw. die Strahlenwirkung zu steigern (Sensibilisierungseffekt) oder herabzusetzen (Schutzstoffe) vermag. Hierbei handelt es sich um eine große Gruppe nach Art und Funktion recht heterogener Faktoren.

2.1.2.2 Einfluß des Zeitfaktors auf die Strahlenempfindlichkeit

Bei Untersuchungen über den Einfluß des Zeitfaktors im Hinblick auf die Induktion von Strahlenschäden wird in der Regel so verfahren, daß eine bestimmte Gesamtdosis oder -konzentration eines Mutagens in verschiedener zeitlicher Verteilung (Intensitätsexperimente) oder fraktioniert zu zwei gleich großen Teilen (Fraktionierungsexperimente) appliziert wird. Wird die Schädigungsrate bei abnehmender Dosisrate oder zunehmender Länge des Intervalls zwischen den beiden Halbdosen herabgesetzt, so ist dies als Hinweis dafür zu werten, daß zeitgebundene Revertierungsvorgänge in der induzierten Primärläsion stattfinden und infolge dessen eine Abnahme der Strahlenschäden zu beobachten ist. Das Ausmaß der bei *Protrahierung* oder *Fraktionierung* eintretenden Verminderung der Schädigung kann durch einen als „*Zeitfaktor*" bezeichneten Zahlenwert ausgedrückt werden. Er gibt an, mit welcher Zahl die Dosis oder Konzentration eines Mutagens zu multiplizieren ist, um bei einer bestimmten Größe der Intensitätsänderung die gleiche Effektivität (Dosis- bzw. Konzentrationswirkung) wie im Kontrollversuch erzielen zu können.

2.1.2.3 Sauerstoffeffekt

Neben Strahlendosis, Dosisrate und Ionisationsdichte einer Strahlung stellt der Sauerstoff den wichtigsten Modifikator der Strahlenwirkung dar.

Die Abhängigkeit der Strahlenwirkung energiereicher Strahlenarten von der Sauerstoffspannung kann wie folgt zusammengefaßt werden:

1. Die Sensibilität biologischer Systeme gegenüber Strahlenarten mit niedriger Ionisationsdichte (Röntgenstrahlen, γ-Strahlen) wird bei Applikation identischer Dosen in Gegenwart von Sauerstoff beträchtlich erhöht.

2. Es besteht eine umgekehrte Beziehung zwischen der Ionisationsdichte der verwendeten Strahlenart und der Größe des Sauerstoffeffektes. Die Wirkung von Strahlen mit niedriger Ionisationsdichte wird durch Sauerstoffanwesenheit zur Zeit der Bestrahlung am stärksten gefördert (Faktor 2,5–3,5); dieser Effekt schwächt sich mit steigender Ionisationsdichte ab.

3. Typische Sauerstoffeffekte sind an die Gegenwart des Sauerstoffs zur Zeit der Strahlenwirkung gebunden. Eine Erhöhung oder Senkung der Sauerstoffspannung während der Bestrahlung führt zu Veränderungen der biologischen Strahlenwirkung. Die Nutzung des Sauerstoffs als Modifikator der Strahlenempfindlichkeit wäre für die Strahlentherapie von größter praktischer Bedeutung.

2.1.2.4 Temperatureffekt

Als Temperatureffekt bezeichnet man die Erscheinung, daß die Strahlenempfindlichkeit vieler Biomoleküle und biologischer Objekte mit sinkender Bestrahlungstemperatur abnimmt. Durch die Temperaturkomponente findet man die Bestätigung, daß die biologische Inaktivierung mit elementaren Schäden der frühen physiko-chemischen Phase der Strahlenwirkung korreliert ist. So kann z.B. durch Temperaturerniedrigung die Diffusion der strahlenerzeugten Radikale des Wassers in die Umgebung herabgesetzt und somit die Möglichkeit einer Reaktion mit den Biomolekülen reduziert werden. Die Ergebnisse über den modifizierenden Effekt der Temperatur sind bei den einzelnen biologischen Objekten sehr verschiedenartig und lassen sich schwer in einem globalen Zusammenhang darstellen.

Die Temperaturabhängigkeit der Strahlenwirkung wird kurz an einem Beispiel erläutert: Werden unterkühlte oder in der Hibernation befindliche Tiere mit einer letalen Dosis bestrahlt, so wird ein Strahlenschaden induziert; er tritt jedoch unter Beibehaltung der zuvor genannten Bedingungen zunächst nicht in Erscheinung. Erst nach Temperaturerhöhung bzw. Beendigung der Hibernation wird die Strahlenschädigung voll wirksam. Die Tiere sterben innerhalb von 10 Tagen.

2.1.2.5 Chemische Protektoren (Schutzstoffe)

Hierbei handelt es sich um Substanzen mit unterschiedlichen chemischen und physikalischen Eigenschaften, deren Applikation vor bzw. deren Gegenwart *während* einer mutagenen Einwirkung die daraus (direkt oder indirekt) resultierenden genetischen und somatischen Effekte vermindert. Derartige Schutzeffekte chemischer Verbindungen treten in typischer Weise bei Einwirkung energiereicher Strahlenarten mit niedriger Ionisationsdichte auf.

Auf molekularer Ebene unterscheidet man den (a) *Konkurrenzschutz* (competitive protection) und den (b) *Restitutionsschutz*. Unter Konkurrenzschutz versteht man die Fähigkeit chemischer Verbindungen mit den Biomolekülen um die Reaktion mit den diffusiblen Radikalen zu konkurrieren (sog. Radikalfänger) und somit den Anteil der indirekten Strahlenwirkung zu reduzieren. Beim Restitutionsschutz ist die Zahl der primär entstehenden Schäden sowohl mit als auch ohne Schutzstoff gleich groß. Der Schutzstoff macht jedoch einen Teil dieser Schäden wieder rückgängig, so daß als Nettoeffekt eine Schutzwirkung resultiert.

Die als Protektoren wirksamen Verbindungen lassen sich nach ihrer chemischen Konstitution und ihren mutmaßlichen Hauptwirkungsmodi einteilen: 1. Cyanide und Nitrile, 2. Sulfhydrylverbindungen, 3. Amine, Aminosäuren, Peptide, 4. Anoxie hervorrufende Verbindungen, 5. Chelatbildner.

Werden die möglichen Wirkungsmodi der Protektoren als Klassifizierungskriterien betrachtet, so ergibt sich folgende Einteilung:

1. Substanzen (einfache Reduktionsmittel), die die Sauerstoffspannung in den Zellen eines Testsystems herabzusetzen vermögen und dabei die sauerstoffabhängige (indirekte und direkte) Komponente des Strahlenschadens ausschalten oder einschränken.

2. Substanzen, die strahleninduzierte Radikale abfangen können und als „Radikalfalle" wirken, weil sie leichter oxidierbar sind als die zu schützenden „biologisch wichtigen" Moleküle.

3. Substanzen, die sich mit den strahlensensiblen biologischen Molekülen verbinden und deren „Strahlenresistenz" erhöhen.

4. Substanzen, deren Gegenwart im Testsystem zur Zeit der Strahleneinwirkung die „Reparatur" strahleninduzierter Primärläsionen fördert und damit das Ausmaß der Strahlenschädigung verringert.

Substanzen mit guter Schutzwirkung in dem einen Testsystem können sich in anderen Systemen als wirkungslos oder sogar als Sensibilisatoren erweisen.

2.1.2.6 Chemische Sensibilisatoren

Im Gegensatz zu den Protektoren handelt es sich hierbei um chemische Agenzien, die die Induktion eines Strahlenschadens zu erhöhen vermögen, ohne selbst Veränderungen (Aberrationen) auszulösen. Ihre Wirkung besteht in einer Effektivitätserhöhung energiereicher Strahlenarten. Bei der Sensibilisierung ist u.a. zu berücksichtigen, daß es sich sowohl um die Blockierung eines natürlichen Schutzvorganges, als auch um eine echte Sensibilisierung, etwa durch intermolekulare Energieleitung oder durch zusätzliche Erzeugung von diffusiblen Radikalen handeln kann, d.h. um eine Erhöhung des indirekten Effektes.

Hinsichtlich ihrer Sensibilisierungspotenz können die folgenden Gruppen unterschieden werden:

1. *Schwermetallionen* bzw. *-salze* erhöhen die Effektivität ionisierender Strahlenarten, wenn sie vor der Bestrahlung auf das Testsystem zur Einwirkung kommen. Dieser Sensibilisierungseffekt kann in Abhängigkeit vom angewandten Metallsalz entweder über eine erhöhte absorbierte Strahlendosis oder auch auf indirektem Wege, etwa über den Einfluß der Metalle auf die Ansammlung und Reaktion sauerstoffhaltiger Gruppen, die durch die Bestrahlung in der Zelle entstehen, zustande kommen.

2. *Synthetische Chelatbildner* haben die Eigenschaft, Metallionen zu binden und zu inaktivieren, wenn sie vor einer mutagenen Einwirkung appliziert werden und besitzen die Fähigkeit eine für den Sensibilisierungsvorgang „kritische" Kationenspezies in ausreichendem Umfang einzufangen und biologisch zu inaktivieren. Grundlage für die

sensibilisierende Wirkung von Chelatbildnern ist deren Komplexbildung mit histologisch wichtigen Metallionen, z.B.

a) *durch direkte Einwirkung* auf die Chromosomen infolge Chelatbildung mit den in den Chromosomen enthaltenen zweiwertigen Mg^{++}- und Ca^{++}-Metallionen,

b) durch *indirekte Wirkung* in dem Sinne, daß nicht die Chromosomen selbst, sondern andere Zellfunktionen und -prozesse beeinflußt werden, die ihrerseits zu Sensibilisierungseffekten Anlaß geben.

3. Bei denen als Sensibilisatoren wirkende *Nucleinsäure-Basen*-analogen handelt es sich z.B. um 5-halogenierte Uracile bzw. Desoxyuridine, die an Stelle des Nucleosids Thymin in die DNA inkorporiert werden. Es besteht eine direkte Beziehung zwischen dem Grad der Sensibilisierung und der inkorporierten Menge an Basenanalogen. Sensibilisierend wirken ferner Chlor-Desoxyuridin (CUDR), Brom-Desoxyuridin (BUDR) und Jod-Desoxyuridin (JUDR).

2.2 Veränderungen der Nucleinsäuren und ihres Stoffwechsels nach Bestrahlung

Die Konstanz bei der Übertragung genetischer Informationen von Zellgeneration zu Zellgeneration spiegelt unter normalen Bedingungen eine materielle Stabilität jener Strukturen wider, die als Informationsträger hierfür verantwortlich sind. Dies betrifft namentlich die Nucleinsäuren und Proteine.

2.2.1 Schäden an der DNA und ihre Reparatur

Betrachtet man den Molekülaufbau, so scheinen eine ganze Reihe von strahleninduzierbaren DNA-Veränderungen möglich zu sein. Es können zwei verschiedene Treffbereiche (targets) im DNA-Molekül unterschieden werden:

a) Die Phosphatdiesterbindungen der Polynucleotidketten und

b) die Pyrimidin- und Purinbasen.

Nach Bestrahlung der DNA mit ionisierenden Strahlen entstehen in den verschiedenen Teilen des Moleküls zunächst freie Radikale. Als Folge dieser primär erzeugten reaktionsfähigen Produkte können des weiteren folgende chemische Veränderungen stattfinden; deren Ausmaß jedoch von den Bestrahlungsbedingungen mitbestimmt wird:

a) Desaminierung oder Dehydroxylierung,

b) Bruch der Basen-Zucker-Bindung,

c) Oxidation des Zuckers oder Freisetzung von Phosphatgruppen.

2.2.1.1 Chemische Veränderungen der Basen

Ultraviolettes Licht. Eine Vielzahl von Untersuchungen wurden zur Klärung der vorhandenen Wechselwirkungen zwischen UV-Licht und DNA an isolierter Substanz, an Bakterien und an Säugetierzellen durchgeführt. Wird die DNA mit UV-Licht bestrahlt, so können eine Anzahl chemischer und physikochemischer Veränderungen nachgewiesen werden. Über diejenigen Reaktionen, die zu biologischen und chemischen Veränderungen führen, sind verschiedene Mechanismen und Photoprodukte bekannt (s. Abb. 2.3–2.6). Das Ausmaß der biochemischen Veränderungen ist von der spektralen Energieverteilung der Strahlung innerhalb des Wellenlängenbereiches 240 bis 310 nm und vom Absorptionsspektrum der DNA abhängig. Das UV-Absorptionsspektrum der DNA und das UV-Wirkungsspektrum sind in chemischer und biologischer Hinsicht gleich. Findet eine Übertragung der absorbierten Energie innerhalb der Makromoleküle statt, so kann ein sensibilisierender Prozeß auf andere celluläre Verbindungen ausgelöst werden, d.h. die Zellbestandteile können durch Eigensensibilisierung selbst als Sensibilisatoren wirksam werden. UV-Strahlung des Wellen-

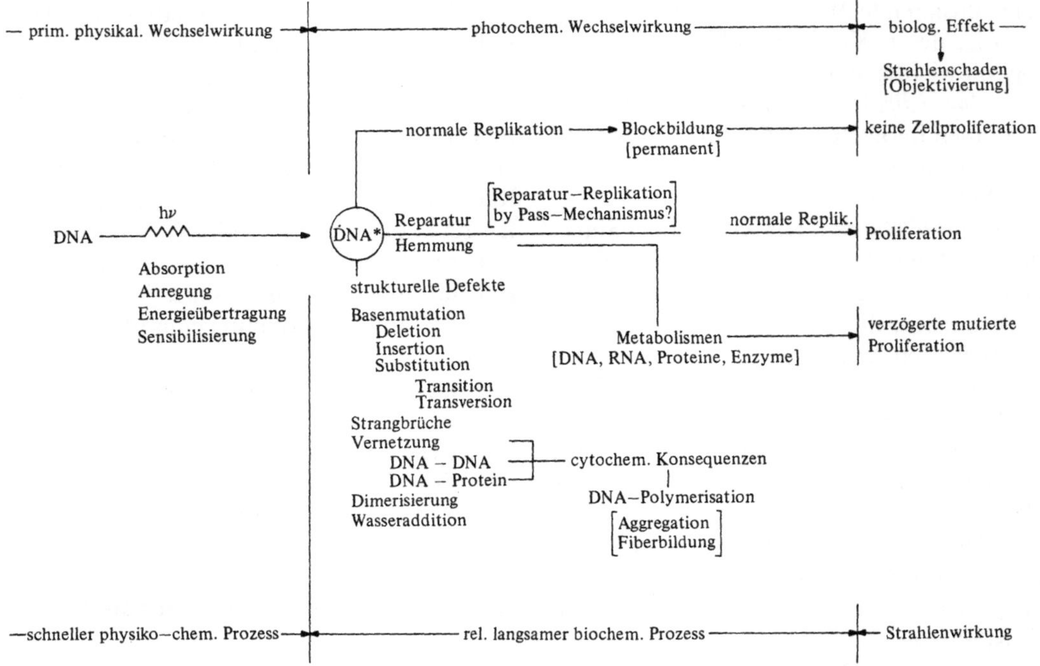

Abb. 2.3. Vereinfachte Darstellung der photochemischen DNA-Wechselwirkungen und deren biologischen Wirksamkeit

längenbereiches 255–280 nm wirkt sich hemmend auf die DNA-Synthese lebender Zellen aus.

Die absorbierenden Gruppen der Nucleinsäuren sind vornehmlich die konjugierten Doppelbindungen der Purin- und Pyrimidinverbindungen. Von den primär UV-absorbierenden Basen sind die Pyrimidine sensibler gegenüber UV-Strahlung als die Purine. Die Quantenausbeuten für Pyrimidine liegen, bezogen auf die Wellenlänge 253 nm, zwischen 10^{-2}–10^{-3}, die der Purine bei 10^{-4}. Die Tatsache, daß die 10–20fache Energieabsorption notwendig ist, um das

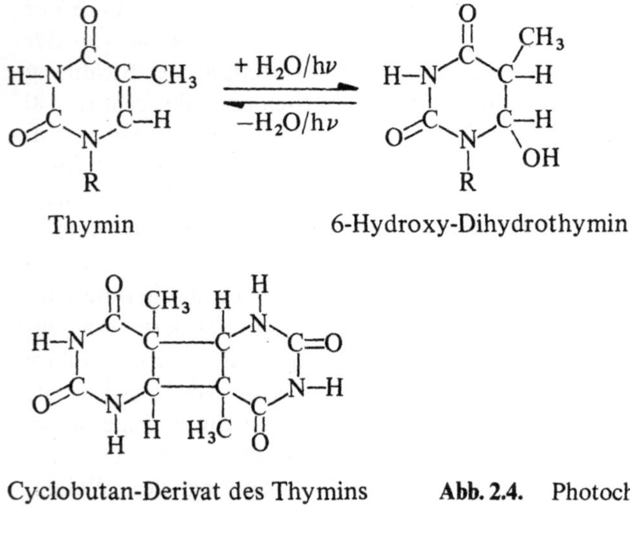

Thymin $\underset{-H_2O/h\nu}{\overset{+H_2O/h\nu}{\rightleftharpoons}}$ 6-Hydroxy-Dihydrothymin

Cyclobutan-Derivat des Thymins

Abb. 2.4. Photochemische Veränderung des Thymins

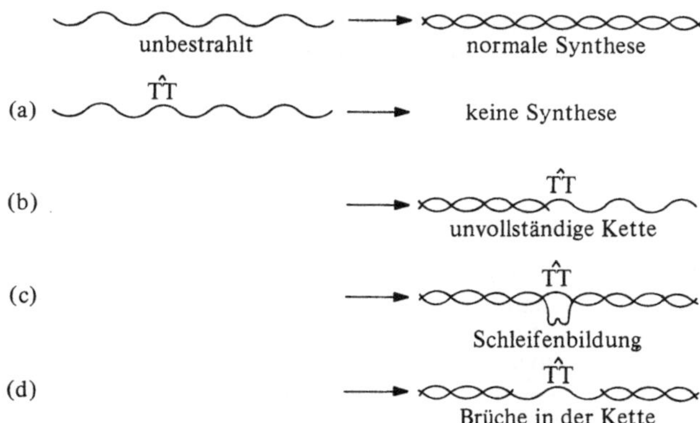

Abb. 2.5. Konsequenzen einer durch UV-Strahlung induzierten Thymidindimerisierung der DNA auf die DNA-Replikation (aus Harbers, 1969)

gleiche Ausmaß an photochemischen Veränderungen in den Purinen zu erzielen, erschwert die Untersuchungen photochemischer Purin-Reaktionen in vitro.

Die *Dimerisierung* zweier benachbarter Pyrimidinbasen ist der signifikanteste UV-Schaden. Das am häufigsten entstehende Dimer ist das Thymin-Dimer (T̂T). Die durch Absorption von UV-Energie eintretenden photochemischen Veränderungen finden an den leicht erregbaren chromophoren 5,6-Bindungen der Pyrimidinbasen statt. Die nachfolgend aufgeführten Primäreffekte der UV-Strahlenwirkung werden in den Abb. 2.4–2.6 schematisch dargestellt.

Das Thymin kann folgende Reaktionen eingehen, von denen strahlenbiologische Konsequenzen abgeleitet werden können:

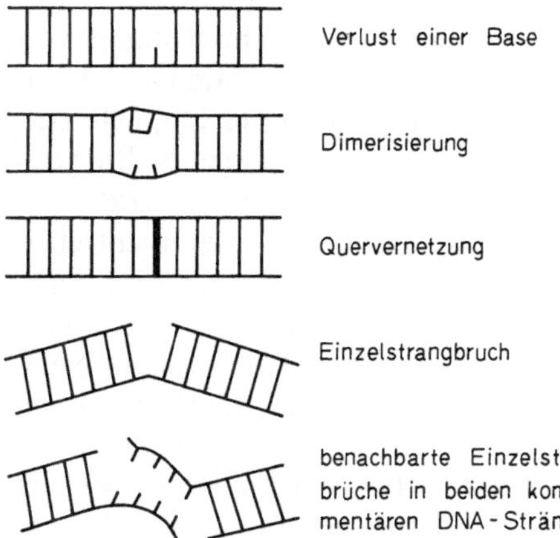

Abb. 2.6. Schematische Darstellung verschiedener DNA-Schädigungsmöglichkeiten (aus Harbers, 1969)

a) Durch photochemische Addition von Wasser an die 5,6-Doppelbindung des Thymins bilden sich die 6-Hydroxydihydropyrimidin-Derivate (reversibles Bestrahlungsprodukt, HWZ 1–2 min).

b) Durch photochemische Dimerisierung des Thymins entsteht dessen tricyclisches Cyclobutan-Derivat (thermisch irreversibles Bestrahlungsprodukt).

$$\text{Monomerisierung} \underset{\underset{\text{UV}}{\uparrow}\ 230\,\text{nm}}{\overset{\overset{\text{UV}}{\downarrow}\ 260\,\text{nm}}{\rightleftharpoons}} \text{Dimerisierung}$$

(Reaktivierung) (Inaktivierung)

Das photochemische Gleichgewicht zwischen der Dimerisierung des Thymins und dessen Monomerisierung ist wellenlängenabhängig und stets mit Energieabsorption verbunden. Die Dimerisation setzt eine sterische Umorientierung der beteiligten Basen und Rotationsänderungen der DNA-Doppelhelix voraus.

c) Andere strukturelle DNA-Photoprodukte sind:

1. Einzel- oder Doppelstrangbrüche,
2. Vernetzungen zwischen zwei oder mehreren DNA-Molekülen,
3. Veränderungen der Wasserstoffbrükken.

Um chemische Veränderungen an den Nucleinsäuren induzieren zu können, müssen wesentlich höhere Strahlendosen angewandt werden als dies zur Auslösung biologischer Effekte erforderlich ist.

2.2.1.2 Basenveränderungen durch ionisierende Strahlen

Ionisierende Strahlung wirkt unspezifischer als UV-Strahlung und führt in wäßrigen Systemen (Zelle) infolge gebildeter Radiolyseprodukte u.a. zur Hydrierung (Sättigung) der chromophoren 5,6-Doppelbindungen von Pyrimidinbasen. Durch ionisierende Strahlen ausgelöste Mutationen können u.a. auf die Bildung von 6-Hydroxy-dihydropyrimidine zurückgeführt werden. Gegenüber ionisierender Strahlung sind die Pyrimidine (G = 1,9–2,1) fast doppelt so empfindlich wie die Purine (G = 1,1–1,3). Werden die DNA-Basen gemeinsam in Lösung bestrahlt, so ist für die Pyrimidine ein um den Faktor 2 größerer Abbau als für die Purine feststellbar. Allgemein läßt sich feststellen, daß das Ausmaß der Basenzerstörung in der Reihenfolge: freie Base > Nucleosid > Nucleotid > DNA abnimmt.

In Tabelle 2.2 befindet sich eine Zusammenstellung von G-Werten, die für die Zerstörung der einzelnen Basen in bestrahlter DNA-Lösung ermittelt wurden.

Tabelle 2.2. G-Werte für die Zerstörung von Purin- und Pyrimidin-Basen bei Bestrahlung von DNA in wäßriger Lösung

Base	Zerstörung		
	aerob[a]	aerob[b]	anaerob[c]
Adenin	0,39	0,42	0,12
Guanin	0,26	0,64	0,19
Cytosin	0,38	0,54	0,27
Thymin	0,64	0,72	0,43
Summe	1,67	2,32	1,01

[a] 200-kVp-Röntgenstrahlen, Sauerstoffatmosphäre.
[b] 15-MeV-Elektronen, Sauerstoffatmosphäre.
[c] 15-MeV-Elektronen, sauerstofffrei.
(Aus Dertinger-Jung, 1969.)

2.2.1.3 Veränderungen am Zuckermolekül

Die Freisetzung unveränderter Basen ist die Folge eines chemischen Angriffs am Zucker der DNA und läßt sich wahrscheinlich auf eine hydrolytische Spaltung der N-Glykosidbindung zurückführen. Zuckerschäden führen in den meisten Fällen zu einem Bruch in der Nucleotidkette.

2.2.1.4 Brüche in den Polynucleotidketten

Veränderungen an der makromolekularen Struktur der DNA können durch MGW-Bestimmungen nachgewiesen werden. *Doppelstrangbrüche und Vernetzungen* zwischen zwei oder mehreren Molekülen beeinflussen direkt die Verteilung des MGW. *Einzelstrangbrüche* können nach enzymatischen Verfahren bestimmt werden, wirken sich jedoch erst nach der Denaturierung der bestrahlten DNA auf das MGW aus.

Bei Bestrahlung von trockener Kalbsthymus-DNA im Vakuum nimmt die Bruchhäufigkeit für Einzel- und Doppelbrüche linear mit der Dosis zu. Die G-Werte betragen für einen Einzelbruch G = 0,63 und für einen Doppelbruch G = 0,11, d.h. Einzelbrüche sind 5–6 mal häufiger als Doppelbrüche. Wird die Bestrahlung unter Sauerstoff ausgeführt, dann erhöht sich die Ausbeute an Doppelbrüchen geringfügig (G = 0,16), während die Zahl an Einzelbrüchen eine starke Zunahme erfährt (G = 3,4).

Aus dem linearen Zusammenhang von induzierten Doppelbrüchen und Dosis kann entnommen werden, daß der Doppelbruch im *Trockenen* durch ein einziges Energieverlust-Ereignis hervorgerufen wird und nicht durch ein zufälliges Zusammentreffen zweier voneinander abhängiger Einzelbrüche. Die Doppelbrüche steigen in ihrer Häufigkeit quadratisch mit der Dosis an. Nach Bestrahlung von DNA in *wäßriger Lösung* ist die Zahl der Einzelbrüche proportional zur Dosis. Ein Bruch in der Doppelhelix entsteht erst dann, wenn Brüche in beiden Einzelsträngen sich entweder genau gegenüberliegen oder nur wenig voneinander entfernt auftreten.

Mit Ausnahme der Doppelstrangbrüche können bei der einsträngigen RNA dieselben strahlenchemischen Reaktionen wie bei der DNA ablaufen. Durch Röntgenbestrahlung entstehen in der RNA (G=0,77) mehr Brüche als in einer einsträngigen DNA.

2.2.1.5 Intermolekulare Vernetzungen

Wie aus Sedimentationsdiagrammen zu entnehmen ist, bilden sich intermolekulare Vernetzungen zwischen den Molekülen bestrahlter *trockener* DNA. Kennzeichnend für Vernetzungen ist eine Molekulargewichtsverschiebung in Richtung kleiner S-Werte. Die G-Werte für Vernetzungen betragen in Sauerstoff 0,16 und im Vakuum 0,37. Die Vernetzungsrate der DNA wird durch zahlreiche Parameter beeinflußt, wie Größe, Konformation und Konzentration der Makromoleküle, Ionenstärke des Lösungsmittels u.a.

2.2.1.6 Zerstörung von Wasserstoffbindungen

Die Zahl der in einem DNA-Molekül durch Bestrahlung zerstörten Wasserstoffbindungen kann durch elektrometrische Titration der zur Denaturierung der DNA benötigten Säuremenge ermittelt werden. Außerdem benutzt man zur Bestimmung des Denaturierungsgrades der DNA den sog. „Hyperchrom-Effekt“. Das Zustandekommen dieses Effektes ist damit erklärbar, daß die optische Absorption nativer doppelsträngiger DNA geringer ist, als dies der Zahl vorhandener Nucleotide entspricht, d.h. die Extinktion der freien oder im Einzelstrang gebundenen Basen ist um ca. 30% höher als in der über Wasserstoffbrücken verknüpften funktionsfähigen doppelsträngigen DNA. Die alleinige Beurteilung der Extinktionszunahme ist jedoch noch kein Maß für das Aufbrechen von Wasserstoffbindungen, weil durch die Bestrahlung gleichzeitig ein Teil der Basen zerstört wird, wodurch sich die Absorption verringert. Diese beiden gegenläufigen Prozesse können bei Messung der Extinktion in neutraler und saurer Lösung voneinander unterschieden werden.

2.2.1.7 Reparaturvorgänge der DNA nach Bestrahlung

Eine Reparatur der DNA nach Einwirkung ionisierender Strahlen innerhalb lebender Zellen ist möglich und kann an Bakterien nachgewiesen werden. Hierbei müssen die beiden Prozesse „Photoreaktivierung und Dunkel-Repair“ unterschieden werden.

2.2.1.7.1 Photoreaktivierung. Dieser Erkenntnis liegen Beobachtungen zugrunde, die an Mikroorganismen gewonnen wurden. Es zeigte sich, daß die Überlebensrate von Sporen (Streptomyces griseus) nach UV-Bestrahlung ansteigt, wenn die Mikroorganismen *anschließend* mit sichtbaren Licht nachbehandelt wurden. Mit großer Wahrscheinlichkeit wird die Photoreaktivierung durch einen enzymatischen Prozeß hervorgerufen. Bei E. coli bildet das Enzym im Dunkeln mit der UV-bestrahlten DNA einen Komplex, der erst nach Bestrahlung mit sichtbarem Licht dissoziiert. Unbestrahlte DNA bindet das Enzym nicht. Es ist denkbar, daß alle Pyrimidin-Dimeren der DNA als Substrat dienen können. Durch die Einwirkung von Licht werden die Dimeren monomerisiert. Bei maximaler Photoreaktivierung der UV-bestrahlten DNA können etwa 90% der biologischen Schäden beseitigt werden. Solche Prozesse sind für die Reparatur UV-geschädigter RNA nicht bekannt.

2.2.1.7.2 Dunkel-Repair. Dem Dunkel-Repair kommt eine weit größere Bedeutung zu, denn nicht nur die Pyrimidindimeren, sondern auch andere Schäden an Basen und Kettenbrüchen können restituiert werden. Aus Untersuchungen, die diesbezüglich an dem Bakterium E. coli durchgeführt wurden, geht hervor, daß ein derartiger Reparaturmechanismus besteht und mehrere Enzyme vorhanden sein müssen, die eine gewisse Strahlenresistenz des Bakteriums bewirken.

Der Ablauf dieses Dunkel-Repairs (Cut and Patch) wird enzymatisch gesteuert:

a) Die Polynucleotidkette wird an dem Nucleotid, das eine strahlengeschädigte Base trägt, unterbrochen.
b) Die Nucleotide am freien Ende eines Kettenbruches des geschädigten Stranges werden freigesetzt.
c) In diese Lücken werden erneut Nucleotide nach dem Prinzip der Repair-Replikation(DNA-Polymerase-Reaktion) eingesetzt. Der ungeschädigte Strang dient dabei als Matrize.
d) Nach Ergänzung des letzten Nucleotids in der DNA-Kette werden enzymatisch durch die Polynucleotid-Ligase die beiden Ketten vereinigt und somit der Strahlenschaden beseitigt.

Obwohl bestrahlte DNA während der Reparatur erheblich abgebaut werden kann, ist eine einsträngige DNA nicht beobachtet worden. Die Lücken werden durch eine de-novo-Synthese aufgefüllt, wobei der ungeschädigte DNA-Strang für diesen Prozeß die nötige Information enthält. Die Reparaturmöglichkeiten von Doppelbrüchen werden zur Zeit noch diskutiert.

Es gibt Anzeichen dafür, daß in tierischen und menschlichen Zellen ein analoger Prozeß stattfinden könnte, der mit dem Dunkel-Repair-Mechanismus in Bakterien vergleichbar wäre.

2.2.2 Abbau der DNA, RNA und Proteine nach Bestrahlung

In den strahlenempfindlichen Organen von Säugetieren, z.B. den lymphatischen Geweben, Dünndarm und Knochenmark, kommt es bereits 24 Std nach Bestrahlung zu einer *Degradation der DNA*. Nach Ganzkörperbestrahlung von Mäusen (850 R) konnte im Milzgewebe 4 Std später bereits ein ca. 20%iger Abbau der DNA zu Polynucleotiden und eine Viscositätsabnahme festgestellt werden. Der Prozeß, der eine strahlenchemisch induzierte Degradation der DNA oder des DNP-Komplexes bewirkt, kann noch nicht als zufriedenstellend geklärt angesehen werden.

Untersuchungen über den *Abbau bestrahlter RNA* sind wegen der kürzeren biologischen Halbwertszeit, der unterschiedlichen cellulären RNA-Typen, der unterschiedlichen Molekülgrößen und Funktion viel schwieriger durchführbar. Der RNA-Abbau und dessen Geschwindigkeit steigen mit zunehmender Dosis an. Er wird offensichtlich wie bei der DNA durch einen enzymatischen Prozeß induziert. Eine Zunahme der RNAse-Aktivität um ein Vielfaches des Normalwertes konnte in den Säugetierorganen Milz, Thymus und Knochenmark bereits wenige Stunden nach Ganzkörperbestrahlung (<1000 R) beobachtet werden.

In ähnlicher Weise wie bei der DNA ist auch eine *Abnahme des Proteingehaltes* in den lymphatischen Organen und im Darm von Säugetieren nach Röntgen-Ganzkörperbestrahlung zu verzeichnen.

Bei Ratten (1000 R) und Mäusen (750 R) konnte nach Ganzkörperbestrahlung eine starke Abnahme der Histone in den Zellkernen der Thymus und Milz nachgewiesen werden. Hierbei wurde festgestellt, daß insbesondere Proteinfraktionen mit einem hohen Lysin-Gehalt erniedrigt waren. Nach Strahleneinwirkung kann sich eine Stabilisierung des DNP-Komplexes einstellen, wodurch ein vermehrter Proteinabbau in Milz und Thymus erfolgt. Die Proteinhydrolyse verläuft bei den Zellkernen der Thymocyten parallel zur Hemmung der Proteinsynthese.

Als Folge des Proteinabbaus nimmt der Gehalt an freien Aminosäuren in den strahlenempfindlichen Geweben erheblich zu, während in Leber und Niere nur geringe Veränderungen feststellbar sind. Ganz- oder Teilkörperbestrahlungen mit Neutronen, Röntgen- sowie β-Strahlen führen zu einer Vermehrung des Kreatins im Blut und Urin von Ratten, Kaninchen, Hunden, Affen und

Menschen. Als Folge dieser veränderten Ausscheidung von Metaboliten des Aminosäurestoffwechsels kommt es nach Bestrahlung zu einer negativen Stickstoffbilanz.

2.2.3 Biosynthese der DNA, RNA und Proteine nach Bestrahlung

Die Einbaurate radioaktiv markierter Vorstufen in die DNA und RNA erfolgt durch strahlenbedingte Veränderungen nicht parallel. Das Ausmaß der DNA-Synthesehemmung ist gleichermaßen in vivo und in vitro abhängig von der Strahlendosis und dem zeitlichen Intervall zwischen Strahleneinwirkung und Untersuchungstermin. Es ist allgemein bekannt, daß DNA in größeren Mengen nur in proliferierendem Gewebe synthetisiert wird. Untersuchungen über die Dosisabhängigkeit der DNA-Synthesehemmung ergaben, daß offensichtlich zwei Prozesse an diesem Vorgang beteiligt sind. Nach Strahlendosen bis zu 500 rd kann ein sehr steiler Abfall (Komponente S_1), bei höheren Dosen eine verminderte Abnahme der Syntheserate (Komponente S_2) festgestellt werden. Die Komponente S_1 kann durch die Abnahme der oxidativen Phosphorylierung im Zellkern bedingt sein, während sich S_2 auf eine verminderte Fähigkeit der DNA, als „primer" zu wirken, zurückführen läßt.

Durch Veränderungen der Faktoren 1.–4. kann eine Hemmung der DNA-Synthese erfolgen:

1. Durch die Desoxynucleotide des Adenins, Guanins, Cytosins und Thymins. Unter normalen physiologischen Bedingungen sind die Thymidindinucleotide der limitierende Faktor.
2. Durch Enzyme, die die Synthese der Triphosphate katalysieren bzw. die Synthese von TMP aus dCMP.
3. Durch die DNA-Polymerase, die den Aufbau der Nucleotidkette durchführt.
4. Durch DNA, die als „primer" dient und die Information für die zu synthetisierende Nucleinsäure enthält.

Die Biosynthese der Nucleinsäuren, d.h. der Einbau niedermolekularer Vorstufen in die DNA und RNA, wird bereits kurzfristig nach der Bestrahlung gestört.

Die Bestrahlung führt je nach Strahlenart und Dosis zu Störungen der DNA-Synthese, deren Ausmaß vom Objekt, Gewebeart, Zellcyclusphase, Proliferationsrate u.a. physiologischen Parametern abhängig ist.

Die *RNA-Synthese* in vitro ist im allgemeinen weniger strahlenempfindlich, obwohl sie im engen Zusammenhang mit der DNA steht. Die DNA fungiert nicht nur als Matrize bei der RNA-Reduplikation, sondern auch bei deren Synthese. Bei niederen UV-Strahlendosen scheinen die Schädigungen der Basen vorherrschend zu sein, während im hohen Dosisbereich zusätzliche Bindungsstellen für die RNA-Polymerase an der DNA gebildet werden. Diese neuen Bindungsstellen führen zu einer Blockierung der RNA-Synthese. Aus Inkorporationsversuchen nach Bestrahlung geht hervor, daß die Neubildung der RNA wesentlich strahlenresistenter zu sein scheint als die DNA-Synthese. Bei der Beurteilung der RNA-Synthese muß die unterschiedliche Strahlenempfindlichkeit der einzelnen Gewebe berücksichtigt werden. Aus Inkorporationsversuchen an isolierten Zellkernen der Thymusdrüse und der Kaninchen-Appendixzellen geht hervor, daß die RNA-Synthese im Kern — zumindest in vitro — strahlenempfindlicher ist als im Cytoplasma.

Im Gegensatz zur DNA-Biosynthese hat sich die *Protein-Synthese* als relativ strahlenresistent erwiesen. Bei einigen Säugetierorganen wie Darm, Niere, Schilddrüse, Nebenniere und Muskel kann nach Strahlendosen unterhalb 1000 R keine Erniedrigung der Proteinsynthese nachgewiesen werden. Nach Ganzkörperbestrahlung mit Dosen von 500–1000 R Röntgen-, Neutronen- oder β-Strahlen kann bei verschiedenen Säugetierarten eine Veränderung der Serumproteine beobachtet werden.

Da die Dosisabhängigkeit für die Hemmung der Protein- sowie RNA-Synthese nahezu identisch ist, wird angenommen, daß die strahlenbedingte Herabsetzung der Proteinsynthese durch die verminderte Bildung spezifischer RNA ausgelöst wird.

2.3 Antikörpersynthese nach Bestrahlung

Untersuchungen über die Strahlenschädigung der Immunogenese sind insofern von Bedeutung, weil sie zum Verständnis des Schädigungsmechanismus beitragen und evtl. Möglichkeiten einer therapeutischen Beeinflussung aufzeigen.

Der Prozeß der Antikörperbildung findet in drei aufeinanderfolgenden Phasen mit unterschiedlicher Strahlenempfindlichkeit statt.

1. *Präinduktionsperiode*, in welcher der antikörpersynthetisierende Mechanismus einsetzt. Sie dauert 1–4 Std und ist außerordentlich strahlenempfindlich.

2. *Induktionsperiode:* In dieser Phase entwickelt sich das antikörpersynthetisierende System. Bestrahlungen mit mittleren Letalitätsdosen sind verzögernd wirksam und führten bisweilen zu einem Anstieg des Antikörpertiters.

3. *Produktionsperiode*, in der die Immunglobuline aus den freien Aminosäuren entstehen. Dieser Prozeß ist verhältnismäßig strahlenresistent.

Typische Entstehungsorte der Antikörperbildung sind die Milz, die Lymphknoten, das Knochenmark, die subcutanen und intracutanen Lymphfollikel sowie die Lunge.

Der Antikörperbildungsprozeß besteht aus der Synthese spezieller γ-Globuline, die vom Antigen ausgelöst wird. Die Immunglobulinsynthese wird drei Zellformen zugeschrieben: Makrophagen, Lymphocyten und Plasmazellen. Die Antigene werden in den phagocytierenden Reticulumzellen aufgeschlüsselt. Diese Zellen besitzen eine hohe Strahlenresistenz und werden in ihrer Funktion erst oberhalb 3000 R partiell geschädigt. Die aufgeschlüsselten Antigene leiten eine Aktivierung der lymphatischen Reticulumzellen und die Entwicklung von Plasmazellen ein. In letzteren findet die Antikörpersynthese statt. Die Entwicklung der cellulären Vorstufen antikörperbildender Zellen wird schon ab 150 R gehemmt und somit die Antikörpererzeugung bei höheren Strahlendosen verzögert bzw. vermindert. Diejenigen Zelltypen der Vorstufen, die bereits vor der Bestrahlung aktiviert wurden, besitzen eine erhöhte Strahlenresistenz und entwickeln sich nach erfolgter Antigen-Induktion zu Plasmazellen weiter. Die unreifen Plasmazellen stellen die aktivsten antikörperbildenden Zellen dar.

Durch Strahlung induzierte Modifikationen der DNA-abhängigen Funktionen durch die sekundäre Beeinflussung der Teilungsfähigkeit der Vorstufen antikörpererzeugender Zellen erfolgen indirekte Rückwirkungen auf die Antikörpersynthese, d.h. Schädigungs- oder Erholungsvorgänge des DNA-Stoffwechsels sind mitbestimmend bei der mengenmäßigen Erzeugung von Antikörpern.

Bei Mäusen tritt nach Ganzkörperbestrahlung mit einer Röntgendosis von 200 R bereits eine signifikante Erniedrigung der Antikörperbildung gegen Schaferythrocyten ein. Allerdings ist der Zeitpunkt, zu dem das Antigen injiziert wird, entscheidend. Wird es vor der Bestrahlung oder bis zu einer Stunde nach Strahleneinwirkung verabreicht, so verläuft die Antikörpersynthese normal. Es tritt lediglich eine Verzögerung ein. Bei einer Injektion des Antigens 4 Std bis zu mehreren Tagen nach Bestrahlung ist die Bildung der Antikörper dagegen stark erniedrigt.

Wird ein Teil des lymphatischen Gewebes, z.B. Milz oder Appendix von Maus, Kaninchen oder Ratte (500–800 R), vor der ionisierenden Strahlung geschützt, so ist die Antikörpersynthese zwar verringert, aber die Fähigkeit zur Hämolysinerzeugung gegen die nach Bestrahlung i.v. injizierten roten Hammelblutkörperchen bleibt erhalten. Wird das Antigen 2 Tage vor der Bestrahlung injiziert, so verläuft die Induktionsphase wahrscheinlich unverändert, jedoch ist die Entwicklung des Synthesemechanismus verzögert. Eine schnelle funktionelle Regeneration der Antikörper erzeugenden lymphoretikulären Gewebe ist wesentlich.

Für die *fraktionierten Dosen* gilt die Feststellung, daß die Immunreaktion von den *vor* Injektion des Antigens gegebenen Bestrahlungen wirksamer gehemmt wird als von denjenigen, welche die Tiere *nach* Beginn des Immunprozesses erhalten.

Die Wirkungen *chronischer Bestrahlungen* auf den immunbiologischen Zustand des Organismus sind bisher nur wenig untersucht worden. Nach den vereinzelten Literaturangaben stimmen diese Effekte qualitativ mit den Wirkungen der einmaligen hochdosierten Bestrahlung überein, nur im Ausmaß und in der Geschwindigkeit der Wirkung ist je nach Dosisintensität ein Unterschied zu beobachten.

2.4 Permeabilität von Membranen nach Bestrahlung

Biologische Membranen sind labile Systeme, da sie Ionen (elektrische Ladungen) trennen und Anlaß zur Entstehung elektrischer Felder geben, innerhalb derer sie sich selbst befinden und denen gegenüber sie eine bestimmte Stabilität haben müssen. Eine Änderung des Membranzustandes kann zu einer Änderung der Ladungstrennung führen. Es ist eine bestimmte exogene Reizgröße erforderlich, um eine Änderung der Membranpermeabilität herbeizuführen. Eine Änderung der Membranpermeabilität in Geweben z.B. durch ionisierende Strahlung ist abhängig von der Dosisleistung und Ionisationsdichte der Strahlung und von der räumlichen und zeitlichen Energieabsorption. Neben Änderungen der Membranleitfähigkeit und solchen der Dielektrizitätskonstanten sind vermutlich auch strahleninduzierte Depolymerisationen und Denaturierungsvorgänge beteiligt. Man nimmt an, daß hohe Strahlendosen zu Ionisationsverschiebungen, unter Umständen aber auch niedere Dosen zu Änderungen des funktionellen Zustandes der Membranen führen können. Auch bei veränderten Membranpermeabilitäten können Konzentrationsgradienten erhalten bleiben, wenn die Folgen der Permeabilitätssteigerung kompensiert werden, z.B. dann, wenn bei vermehrtem K^+-Austritt verstärkt K^+-Einwanderung in die Zelle erfolgt.

Infolge Bestrahlung können celluläre Veränderungen des Kalium- und Natriumgehaltes nachgewiesen werden. Die beiden Alkalimetalle sind charakteristisch verteilt; so findet man intracellulär vorwiegend K^+-Ionen und extracellulär Na^+-Ionen. Mit dieser Verteilung steht die Ausbildung von Potentialen und Strukturen an den Zellmembranen in engem Zusammenhang. An mehreren biologischen Objekten konnte nachgewiesen werden, daß lebende Zellen nach der Einwirkung ionisierender Strahlen K^+ an die Umgebung abgeben und Na^+ aufnehmen. Einen derartigen Bestrahlungseffekt beobachtete man erstmals an Erythrocyten. In einem Dosisbereich von 2–10 kR nimmt der K^+-Gehalt der Zellen im Vergleich zu unbestrahlten Erythrocyten proportional der Strahlendosis ab und der Na^+-Gehalt zu. Bei Steigerung der Strahlendosis steigt dieser Effekt zunächst an, danach folgen Erythrocytenschwellung und Hämolyse. Bestrahlungen bei niederen Temperaturen (4° C statt 37° C) erhöhen die Strahlenwirkung auf den Elektrolytengehalt der Erythrocyten. Die Membranstruktur der Erythrocyten wird offensichtlich in der Weise geschädigt, daß einige Sulfhydrylgruppen (SH-Gruppen) der Membran durch ionisierende Strahlen oder deren Folgereaktionen oxidiert werden.

Zweiwertige Ionen (z.B. Ca^{2+}) können auch nach Bestrahlung die Erythrocytenmembran nicht passieren. Man geht bei diesem Bestrahlungseffekt von der Annahme aus, daß nach der Bestrahlung sog. „Permeabilitätsschranken“ der Erythrocytenmembran zusammenbrechen. Die Folge ist eine freie Diffusion der Alkalimetalle durch die Membran. Auch Rubidium- und Caesium-Ionen können nach Bestrahlung in die Erythrocyten eindringen.

An bestrahlten Ehrlich-Ascites-Tumorzellen von Mäusen sind bei der Untersuchung des K^+-Gehaltes ähnliche Ergebnisse wie bei Erythrocyten erzielt worden. Zellkerne von Thymus und Milz von Ratten, die in vitro oder in vivo bestrahlt wurden, zeigten kurze Zeit nach Strahlendosen <100 R Verluste von K^+ und Na^+. Würde dieser Effekt wiederholt Bestätigung finden, so könnte dies einer der frühesten und empfindlichsten biochemischen Strahlenschäden an Säugetieren sein.

Können strahlenbedingte Permeabilitätsänderungen nicht ausgeglichen bzw. die zugrunde liegende Störung nicht zurückgebildet werden, so wirken sich die unphysiologischen Stoffverschiebungen auf den weiteren Zellmechanismus aus. Nach Ganzkörperbestrahlung von Ratten (2000 R) nimmt der Na^+-Gehalt in den strahlenempfindlichen Organen, z.B. der Milz, vorübergehend zu und gleichzeitig wird der K^+-Gehalt erniedrigt. Aufgrund der vermehrten K^+-Konzentration im extracellulären Raum nimmt der K^+-Gehalt in Leber und Niere zu.

Andeutungsweise sei hier nur kurz auf die Folgen einer Änderung der Durchlässigkeit von Gefäßen, insbesondere von Capillaren, hingewiesen, die sich nach Strahleneinwirkung erweitern und eine Permeabilitätssteigerung hervorrufen (s. Abschnitt 2.6.3). Man nimmt an, daß in den Elektrolyt-Verschiebungen, die hochgradige physiologische Störungen verursachen, ein wesentlicher Grund für den Tod der Tiere nach Bestrahlung mit Dosen >1000 R zu suchen ist (z.B. “intestinal death”, „Darmtod“). Es sollte jedoch abschließend erwähnt werden, daß die bisherigen Untersuchungen über strahleninduzierte Permeabilitätsänderungen insgesamt noch nicht zu einheitlichen Vorstellungen geführt haben.

2.5 Cytologische Veränderungen

Wirken ionisierende Strahlen auf die Zelle ein, dann wird es vom Grad der strahleninduzierten Desorganisation einzelner Zellorganellen abhängen, welche morphologischen und biochemischen Veränderungen manifest werden.

2.5.1 Veränderungen der Zellorganellen nach Bestrahlung

Nach Einwirken von Röntgen- und UV-Strahlung treten lichtmikroskopisch nachweisbare morphologische *Zellkernveränderungen* in Erscheinung. Sichtbare Symptome sind: Kernschwellungen, -vacuolen, -zerstörungen u.a. Merkmale. Eine initiale Strahlenschädigung erfährt die Kernmembran, deren äußere Lamelle streckenweise abgehoben wird und so den intermembranösen Raum vacuolenartig ausweitet. Die eu- und heterochromatische Substanz zeigt teilweise eine hochgradige Kondensation und weicht an die innere Kernmembran aus. Als Folge der strahleninduzierten Kernschwellung wird eine Größenzunahme des Zellkerns bei fortschreitender DNA-Synthese beobachtet. Wird gleichzeitig eine Kernteilung verhindert, dann entstehen polyploide Kerne.

Infolge ionisierender Strahlen oder UV-Licht findet eine Beeinflussung der Nucleinsäure-Synthese statt. Aus der Bestimmung der radioaktiven Einbaurate kann eine Differenzierung zwischen strahlensensiblen Kernen (z.B. Hodenepithel-Zellen) und weniger empfindlichen (z.B. Leberepithel-Zellen) vorgenommen werden. Bei den Interphasezellkernen proliferierender Gewebe (Knochenmark, lymphoreticuläre Gewebe, Ovar, Hoden) sind morphologische Strahlenschäden schon nach 50–100 R erkennbar und Änderungen im physiko-chemischen Verhalten des DNA-Protein-Komplexes nachweisbar. Die durch Strahleneinwirkung auftretenden Schadbilder zeigen

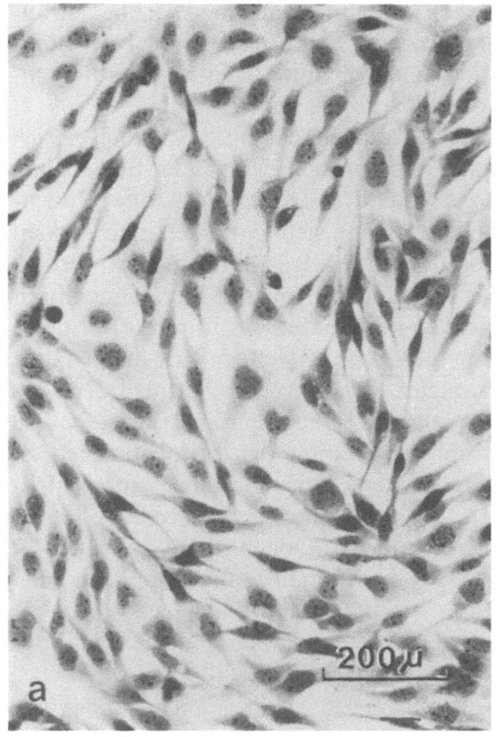

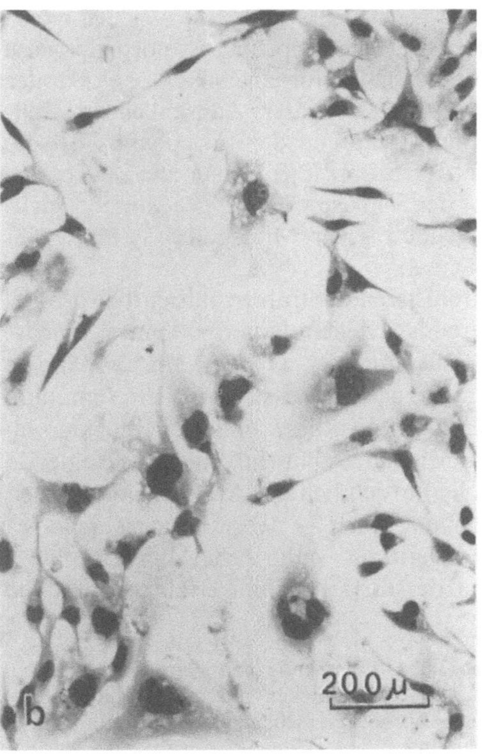

bei den verschiedenen Zellarten keine einheitliche Symptomatik und sind deshalb nur auf biochemischer Grundlage zu charakterisieren. Es hat sich gezeigt, daß die morphologisch sichtbaren Veränderungen an den Zellkernen teilweise die Folge einer gestörten Wechselbeziehung zwischen Kern und Cytoplasma sind. Im Cytoplasma kommt es frühzeitig nach Strahleneinwirkung zur Bläschen- und Vacuolenbildung, zu Dichteunterschieden der cytoplasmatischen Bauelemente sowie zu einer totalen Degeneration bzw. Abkapselung mit Membranausbildung einzelner Plasmabezirke (Abb. 2.7 und 2.8).

Pyknosen treten in strahlensensiblen Zellen schon nach wenigen R auf, bei resistenten sind mehrere 1000 R erforderlich. Die *Kernmembran* zeigt nach Strahleneinwirkung reversible Quellungserscheinungen. Mit fortschreitender Schädigung treten Substanzdefekte und ihr Zerfall auf. Aufgrund der Wechselwirkung von RNA- und Proteinsynthese sind die *Nucleoli* von zentraler Bedeutung. Bestrahlung führt zur Fragmentation, zum Mitosestopp, zur Hemmung der RNA- und Proteinsynthese.

Das *endoplasmatische Reticulum* bildet ein lipoproteidhaltiges Membrannetzwerk, das einem ständigen Umbau unterworfen ist und eine große Reaktionsfläche für den Stoffwechsel bereitstellt. Es ist z.T. mit Ribosomen besetzt und bildet das *Ergastoplasma*. Bereits 1 Std nach Bestrahlung mit 100–600 R tritt eine Erweiterung der endoplasmatischen Räume ein. Diese Erscheinung kann an den stoffwechselaktiven Granulosazellen der Follikel, in Mäuselymphocyten und Tumorzellen, in Plasmazellen und im Dünndarmepithel beobachtet werden. Der Ausweitung der endoplasmatischen Räume folgt häufig ein Abbau der endoplasmatischen Membranen, eine Verminderung des Ribosomenbesatzes und eine großräumige Vacuolisierung. Das endoplasma-

Abb. 2.7. a) Unbestrahlte Zellpopulation. b) Durch UV- bzw. Röntgenstrahlung induzierte morphologische Strahlenschäden

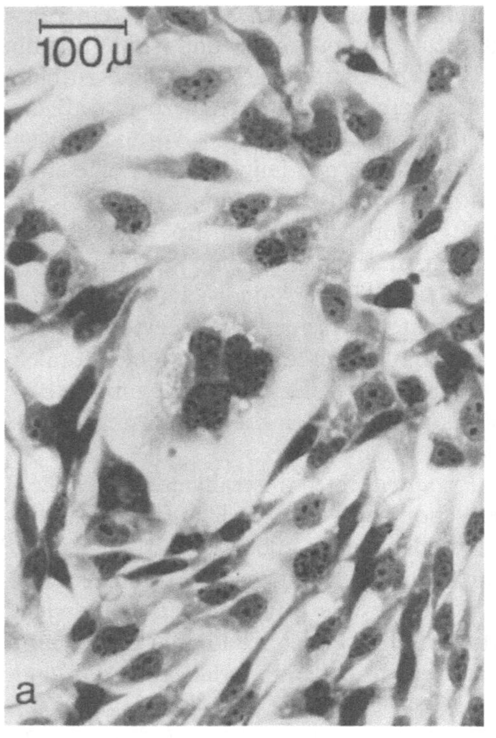

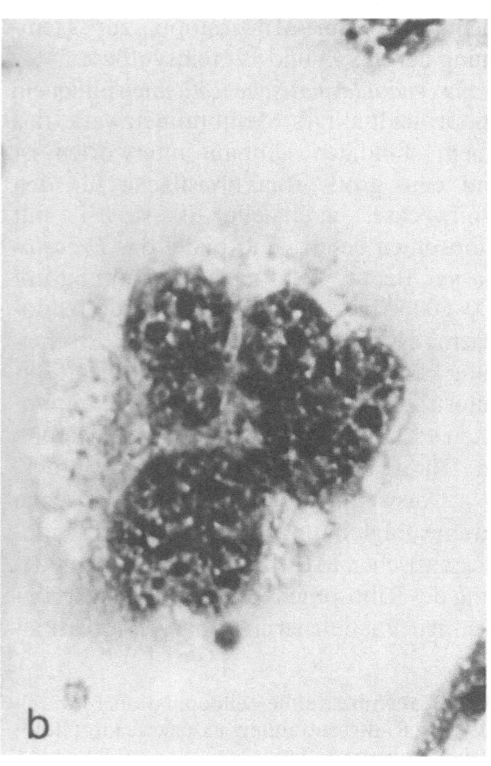

tische Reticulum zeigt meist früher strahleninduzierte Reaktionen als die Mitochondrien und scheint allgemein strahlensensibler als diese zu sein.

Bei strahlengeschädigten *Mitochondrien* findet nach primär erfolgender Schwellung ein Abbau der Cristea statt. Die Hüllenmembran kann sich verdicken, nach hohen Dosen Defekte zeigen und aufgelöst werden. Der Abstand der inneren Doppelmembran wird ungleichmäßig bis zur intracristären Vacuolisierung erweitert. In der Matrix kann eine Substanzanreicherung oder Verarmung mit Vacuolisierung eintreten. Die Strahlensensibilität der Mitochondrien ist in den verschiedenen Geweben unterschiedlich. Während die Strukturveränderungen in Thymocyten, Oocyten und z.T. auch in Leberzellen schon in den ersten 24 Std nach Dosen von 100–500 R auftreten, werden sie in den resistenten Zellen der Niere und des Gehirns erst nach 1000–10000 R deutlich.

2.5.2 Strahlenempfindlichkeit des Zellcyclus

Die DNA-Verdoppelung ist normalerweise Voraussetzung für eine sich — sofort oder erst einige Zeit später — anschließende Zellteilung. Während der Interphase wird die DNA verdoppelt (S-Phase); die Zeitspanne vor der S-Phase wird als G_1-, die ihr nachfolgende bis zur Mitose als G_2-Phase bezeichnet.

Ionisierende Strahlen führen bei proliferierenden Zellen ferner zu einer Wachstumshemmung. Dieser dosisabhängige Strahleneffekt setzt sich aus der Hemmung der DNA-Synthese und der Blockierung der Mitose zusammen. Eine entscheidende Rolle hinsichtlich der Art der biologischen Wirkung spielt — neben der Strahlendosis und -leistung — die Zellcyclusphase, während der die Bestrahlung erfolgt. So wird die

Abb. 2.8. a) Entstehung von granulärem Plasma. b) Mehrkernige Zellen mit ausgeprägter „Hofzone" als Folgeerscheinung nach Röntgenbestrahlung

DNA-Synthese am stärksten gehemmt, wenn die Strahleneinwirkung zeitlich vor Beginn der S-Phase stattfindet; eine bereits angelaufene DNA-Verdoppelung läßt sich durch ionisierende Strahlen im subletalen Dosisbereich nur bedingt beeinflussen. Die Ursache einer strahleninduzierten DNA-Synthesehemmung ist offenbar die verzögerte Bildung von Enzymen, die zur Replikation erforderlich sind. Die Mitose ist im allgemeinen deutlich strahlenempfindlicher als die S-Phase; bei manchen Zellarten läßt sich daher in einem gewissen Strahlendosisbereich ohne Hemmung der DNA-Replikation lediglich die Teilung blockieren.

Berücksichtigt man, daß die DNA in der Zelle gemeinsam mit den Histonen als Desoxyribonucleoprotein (DNP) vorliegt, so müssen hieraus Konsequenzen für die Strahlenwirkung abgeleitet werden. Durch die Histonhülle der DNA-Doppelhelix wird die Diffusion strahleninduzierter Wasserradikale zur DNA erheblich beeinflußt und damit die indirekte Strahlenwirkung auf das DNA-Molekül vermindert. Durch die Bestrahlung des DNP-Komplexes in vitro kann eine allgemeine Lockerung der Bindungsstärke zwischen Histon und DNA beobachtet werden.

Die G_1-Phase besitzt eine höhere Radiosensibilität in denjenigen Geweben, in denen bei sonst geringer Teilungsrate plötzlich ein starker Proliferationsanreiz wirksam wird, wie es in der Leber nach partieller Hepatektomie der Fall ist. Allgemein ist in Tumorzellen die G_1-Phase weitgehend resistent. Der G_1-Effekt, als dessen Folge die Zelle nicht oder verzögert in die S-Phase eintritt, ist auch bei den Zellen des Knochenmarks vorhanden. Bestrahlt man Knochenmarkzellkulturen in der G_1-Phase mit 200–300 rd, so vermindert sich die Anzahl der die S-Periode erreichenden Zellen um 40–50%. Die Abnahme der Phosphorylierung wird für die temporäre Verzögerung verantwortlich gemacht. Der G_1-Effekt ist nur in wenigen Zellen und Geweben, z.B. bei regenerierender Leber, Knochenmark und lymphoreticulärem Gewebe nachweisbar. Bestrahlungen der Zellen in der G_1- oder G_2-Phase führen, weil die Strahleneinwirkung vor bzw. nach der DNA-Replikation erfolgt, zu *Chromosomenbrüchen.* Zellen, die in der S-Phase bestrahlt werden, zeigen aufgrund der zeitweiligen Entspiralisierung der DNA *Chromatidenbrüche.*

2.6 Strahlenwirkung auf Gewebe und Organe

Zellen und Organe weisen eine unterschiedliche Strahlenempfindlichkeit auf. Ein Gewebe ist um so empfindlicher, je näher es der Embryonalphase steht.

Entsprechend ihrer Strahlenempfindlichkeit lassen sich Zellen und Gewebe wie folgt einordnen:

Embryo (bis zum 3. Schwangerschaftsmonat)
Fetus (nach dem 3. Schwangerschaftsmonat)
Lymphatische Organe
Knochenmark
Darmtrakt
Eierstock (Eizellen)
Hoden (Samenzellen)
Capillaren
Schleimhäute, Speicheldrüsen
Haarpapillaren
Knochenwachstumszonen (Epiphysenfugen)
Brustdrüsenanlage
Augenlinse
Schweiß- und Talgdrüsen
Oberhaut
Leber, Niere
Knochen beim erwachsenen Menschen
Knorpel
Seröse Häute, Lunge
Zentralnervensystem (Gehirn, Rückenmark)
Periphere Nerven
Muskelgewebe.

Neben der sich entwickelnden Frucht sind die lymphatischen Organe, das Knochenmark (unreife Blutzellen), der Darmtrakt und die Keimdrüsen als besonders empfindlich zu betrachten.

Entscheidend für die Strahlenwirkung ist neben der *Dosis*, d.h. der wirksamen Strahlenmenge, deren räumliche und zeitliche Verteilung (s. Abschnitt 2.1.2.2).

Akuter Zelltod tritt nach relativ hohen Strahlendosen ein, die zu einer Denaturierung von Zellbestandteilen führen. Die hiermit einhergehenden strukturellen Zellveränderungen sind je nach Zellart und Radiosensibilität unterschiedlich. Der *verzögerte Zelltod* oder *Interphasetod* kann verschiedene Ursachen haben. In der Zeit zwischen Strahleneinwirkung und Zelltod findet die metabolische Entwicklung des Letaleffektes statt. Mikroskopisch sichtbare Kennzeichen des Interphasetodes sind Schwellungs- und Pyknoseeffekte der Zellkerne und der Nucleoli, sowie enzymatisch und färberisch nachweisbare Abbauerscheinungen der DNA und Proteine. Die Zellen führen nach einer unterschiedlich langen, dosisabhängigen Mitosehemmung noch eine oder mehrere Teilungen durch und sterben schließlich an den Folgen metabolischer Desintegration und Chromosomenschäden ab.

In Abhängigkeit von der Strahlendosis, der Dosisleistung und den Einwirkungsbedingungen treten mehr oder weniger ausgeprägte Störeffekte in Erscheinung:

1. Hemmung des DNA-Synthese-Beginns im Interphasekern.
2. Enzymatische Depolymerisation von DNA und RNA durch die entsprechenden Nucleasen.
3. Hemmung der oxidativen Phosphorylierung und die enzymatische Zerstörung von Proteinstrukturen.
4. Zeitliche Veränderung im Beginn von Mitose bzw. Meiose (Störungen des Spindelmechanismus).
5. Chromosomale Pyknose- oder Verklebungseffekte ("Stickiness").
6. Akuter Zelltod und Interphasetod.
7. Beeinträchtigung der cellulären Reproduktionsleistung.

Der *Zellverlust* eines bestrahlten Gewebes ist außer durch den Interphasetod, den mitose-abhängigen Tod und die metabolische Desintegration durch eine progressive Differenzierung und Alterung der überlebenden Zellen bedingt. Die Teilungsbehinderung führt in proliferierenden Geweben (Dünndarm, Knochenmark, Epidermis und samenbildendem Epithel) zu vorzeitiger Reifung und Differenzierung der Zellen.

Der *primäre Zellschaden* ist bei allgemeiner und lokaler Bestrahlung gleich groß. Bei der lokalen Schädigung eines Gewebes findet eine beschleunigte Erholung statt. Etwa 90% der cellulären Bestrahlungsfolgen sind durch direkten Zellschaden bedingt.

Änderungen der *Durchblutung* und *Gefäßwandschäden* können sowohl die Entwicklung von Zellschäden begünstigen und verstärken als auch die Erholung behindern. Obliterierende Gefäßprozesse bestimmen vor allem die Spätschäden der Organe.

Die hohe Strahlenempfindlichkeit der schnell proliferierenden Gewebe (Knochenmark, lymphatische Gewebe, Dünndarm, Hoden) ist in der Regel mit einer großen Resistenz ihrer regeneratorischen Vorstufen verbunden. Die Regeneration geht hierbei von resistenteren Zellen aus, die Stammzellcharakter besitzen. In teilungsträgen Geweben, die allgemein resistenter erscheinen, manifestiert sich der Strahlenschaden in der Regel erst zu einem späteren Zeitpunkt.

2.6.1 Strahlenwirkung auf das hämatopoetische System

Die hämatopoetischen Gewebe und einzelne Formelemente des kreisenden Blutes sind außerordentlich strahlenempfindlich. Das Verhalten der blutbildenden Gewebe gegenüber ionisierender Strahlung ist insofern bedeutend, weil einerseits eine Bestrahlung höherer Säugetierorganismen mit subletalen oder letalen Dosen zum Knochenmark-Syndrom führen kann und andererseits das immunologische Reaktionsvermögen eines Organismus vom Zustand des

Knochenmarks und der Lymphgewebe abhängig ist.

2.6.1.1 Strahlenreaktion des Knochenmarks

Unter einer *akuten* Strahlenreaktion des Knochenmarks versteht man Veränderungen, die nach einmaliger, vorwiegend mit mittleren und größeren Dosen erfolgten Einwirkung ionisierender Strahlen auftreten. Die *chronische* Strahlenbelastung des Knochenmarks zeigt prinzipiell cytologisch das gleiche, jedoch überlagern sich die Reaktionen vielfältig.

Die akute Strahlenreaktion der blutbildenden Gewebe zeigt einen zweiphasigen Reaktionsverlauf, den der *Schädigung* und den der *Reparatur*. Durch die Strahlendosis wird in erster Linie der zeitliche Ablauf und das Ausmaß der Veränderungen beeinflußt, nicht jedoch das Grundsätzliche des Vorgangs selbst. Ein weiterer Faktor, der die Reaktionsintensität beeinflußt, ist die *Ausdehnung* der von der Strahlung betroffenen Markabschnitte. Gegenüber einer Ganzkörperbestrahlung zeigen Teilkörperbestrahlungen eine wesentlich schnellere Erholung der betroffenen Gebiete, was auf die Regeneration des gesunden Marks zurückzuführen ist. Die Milz andererseits hemmt, sofern sie von der Strahlung mit betroffen wird, die Restitution des Marks.

2.6.1.1.1 Histologie des bestrahlten Knochenmarks. Strahlendosen <200 R führen nach Teilkörperbestrahlung bei Tieren zu keiner Änderung der histologischen Struktur. Dosen >200 R verursachen Zellzerfall des Parenchyms, der in Abhängigkeit von der Dosis 1–6 Std nach Bestrahlung einsetzt und nach 3–5 Tagen zur vollständigen Umwandlung des roten Marks in ein Fettmark führt. Das pathogenetische Verhalten des Marksinus gegenüber Strahleneinwirkung ist wesentlich. Als erstes Symptom der beginnenden Schädigung wird eine Weiterstellung aller Marksinus beobachtet. Diese Veränderung kann nach Bestrahlung mit 1000 R bereits 60 min, bei 550 R 3–6 Std später beobachtet werden. Nach 6 Std ist eine Dissoziation des Zellverbandes feststellbar, die durch Flüssigkeitsaustritt aus dem Sinus hervorgerufen wird (sog. Marködem). Schon 12 Std nach Strahleneinwirkung sind die Marksinus völlig destruiert, das Parenchym weitgehend verschwunden und durch peripheres Blut ersetzt (bei Dosen $\leqq 1000$ R). Bei niederen Dosen hat sich die Sinusstruktur schon am 3. Tag, bei hohen Dosen am 5. Tag wieder hergestellt, womit die Voraussetzung für eine Regeneration geschaffen worden ist.

2.6.1.1.2 Primäre Zellschädigungen. Myeloblasten, Promyelocyten und Proerythroblasten verlieren ihre zarte, kaum sichtbare Chromatinstruktur, die nach Strahleneinwirkung nunmehr „reticulär" erscheint. Dieser Vorgang darf als Beginn der Kernpyknose gewertet werden, da gleichzeitig die Affinität des Chromatins gegenüber Farbstoffen zunimmt. Bei stärkeren Zellschädigungen treten Vacuolen im Kern und Plasma auf. Diesen Schädigungsgrad zeigen auch kleine lymphoide Reticulumzellen, bei denen ansonsten morphologisch wenig auffallende Veränderungen zu erkennen sind.

2.6.1.1.3 Sekundäre Zellschädigungen. Nach Aufhebung der Mitosehemmung treten weitere Schädigungsformen auf. Als Folge der Mitosestörung treten Verklebungen der Chromosomen, Chromosomenbrüche, Brückenbildung, Fragmentierungen und zwei- bis vielkernige Riesenzellen in Erscheinung.

2.6.1.1.4 Regenerationsphase. Das hochgradig strahlensensible Knochenmark verfügt über eine hohe Regenerationsfähigkeit. Eine einmalig lokal applizierte Dosis bis zu 9000 R führt nicht zu einer dauernden Atrophie. Erst eine Fraktionierung in 30×300 R verhindert die Regeneration. Auch nach Ganzkörperbestrahlung können im Knochenmark reaktionsfähige Bezirke erhalten bleiben. Im Dosisbereich von 200–500 R kann beim Menschen erholungsfähiges Knochenmark erwartet werden.

Voraussetzung für den Regenerationsbeginn ist die Wiederherstellung der Sinus und somit eine geschlossene Blutbahn.

Nach Ganzkörperbestrahlung des menschlichen Körpers (Reaktorunfälle!) im unteren Dosisbereich der LD_{50} (240–270 R) ist eine Regeneration erst nach ungefähr 3 Wochen zu erwarten.

2.6.1.2 Strahlenwirkung auf Milz und Lymphknoten

Das lymphoreticuläre Gewebe besteht aus mehreren Zellarten, deren Strahlensensibilität sehr unterschiedlich ist, so daß sich Veränderungen in der cellulären Zusammensetzung des betreffenden Organs im Verlauf der Strahlenschädigung ergeben können. Milz und Lymphknoten sind relativ sehr strahlenempfindlich. Ferner können Lymphocyten aus dem Blut in die bestrahlten Organe rezirkulieren und Zellen aus anderen Geweben (Thymus, Knochenmark, unbestrahlten, resistenten oder schneller erholten Teilen) einwandern und das Bild der Strahlenschädigung und deren Folgen verändern. Die bedeutendsten Zellarten, die im lymphoreticulären Gewebe vorkommen und durch die Strahleneinwirkung betroffen werden, sind die großen, aktiven Reticulumzellen und die Histocyten.

2.6.1.2.1 Strahlenschädigung des Milzgewebes. Das histologische Bild der weißen und roten Pulpa der Milz zeigt nach Strahleneinwirkung die ersten Veränderungen; Zelltod der Lymphocyten, Mitosehemmung sowie Änderungen und Funktionsstörungen der Reticulumzellen stehen im Vordergrund.

Nach Ganzkörperbestrahlung (600 bis 800 R) kann man 4 Phasen des Schädigungsverlaufes unterscheiden:

1. Phase der Destruktion

Nach Bestrahlung (1–3 Std) wird die Mehrzahl der Lymphocyten in den Follikeln zerstört. Mittelgroße Lymphocyten sind nicht mehr vorhanden. Eine geringe Anzahl blastischer und lymphatischer Reticulumzellen sowie basophiler Stammzellen sind nur in der weißen und roten Pulpa nachweisbar. Bei den Erythrocyten erfolgt bereits in den ersten Stunden Karyorrhexis. Die Myelocyten zeigen die ersten Schäden nach 1–2 Tagen.

2. Phase der Phagocytose

Lymphocytäre Abbauzellen und Zelltrümmer werden durch aktivierte Reticulumzellen phagocytiert. Dieser Vorgang setzt ca. 3–4 Std nach Bestrahlung ein und ist nach 24 Std beendet. Während dieser Zeit treten vermehrte Granulocyten, eosinophile und epitheloide Reticulumzellen in der Milz auf.

3. Relative Ruhephase

Die Länge dieser Phase ist dosisabhängig. Die verschiedenen Formen der Reticulumzellen des Milz-Parenchyms und der Sinuswände sind in dieser Phase vorherrschend. Erythroblasten, Myelocyten und Megakaryocyten fehlen. Einzelne lymphatische Reticulumzellen und basophile Stammzellen liegen verstreut zwischen kleinen lymphoiden und größeren Reticulumzellen sowie zwischen den wenigen Lymphocyten. Eine Zunahme der Mast- und Plasmazellen kann beobachtet werden. Man nimmt an, daß es sich bei den Plasmazellen um kleine lymphoide Reticulumzellen handelt, die den größten Teil der kleinen Lymphocyten-ähnlichen Zellen darstellen, die eine Bestrahlung mit Dosen über 400–800 R überleben. Sie sind stark an der Regeneration der bestrahlten Gewebe beteiligt.

4. Rekonstruktionsphase

Die Rekonstruktion der Milzfollikel setzt nach 8–10 Tagen ein und benötigt 2–3 Wochen. Die Lymphopoese kann schon in der 3. Woche nach Bestrahlung beginnen. Erythroblasten, Myelocyten und Megakaryocyten werden in der roten Pulpa und entlang der Kapsel gebildet.

Bei Strahlendosen $<LD_{50/30}$ wird die inaktive Phase aufgrund geringer Mitosehemmung und schnell fortschreitender Repopulation verkürzt. Eine Zunahme der blastischen Reticulumzellen und das Auftreten mittelgroßer Lymphocyten sind kennzeichnend für den Regenerationsbeginn.

Eine einmalige Ganzkörperbestrahlung mit 20–50 R führt zu direkten Strukturveränderungen der lymphocytären Zellen und zu vereinzeltem Zelltod; sie bewirkt eine Aktivierung der Reticulumzellen und löst die Bildung von Makrophagen aus. Infolge der Zellschädigung nach kleinen Strahlendosen setzt eine Proliferation im Bereich der Follikel ein. Die Regeneration erreicht solch ein Ausmaß, daß sie bei fortgesetzter fraktionierter Bestrahlung mit 20 R die Destruktion überlagert.

Während die destruktiven Veränderungen der Milzfollikel und die schnelle Zerstörung der lymphocytären Zellen nach einer allgemeinen und lokalen Bestrahlung weitgehend gleich sind, verläuft die Restitution nach *lokaler Strahlenwirkung* wesentlich beschleunigter. Setzt nach Ganzkörperbestrahlung die Repopulation in Abhängigkeit von der Dosis erst nach Tagen ein und beträgt die relative Inaktivitätsphase nach der $LD_{50/70}$ ungefähr 8 Tage, so ist nach lokaler Bestrahlung mit 600–5000 R ein Anstieg der Lymphocytenzahl bereits nach 28 Std feststellbar. Der Aufbau der Follikel vollzieht sich so schnell, daß nach 48–72 Std wieder normale Strukturen mit Keimzentren vorhanden sind. Bei der Repopulation der Follikel sind viele kleine Lymphocyten beteiligt. Man nimmt an, daß es sich hierbei um die „Einwanderung" von lymphocytären Zellen über den Blutweg aus nicht bestrahlten Teilen des lymphatischen Gewebes handelt. Unter den „eingewanderten" lymphoiden Elementen befinden sich auch teilungsfähige Zellen, die im neuen Gewebemilieu proliferieren. Hierbei kommt der kleinen lymphoiden Reticulumzelle große Bedeutung zu. Aus ihr können sich die lymphatischen Reticulumzellen und die basophilen Stammzellen entwickeln, die erst nach den kleinen lymphoiden Zellen bei der Repopulation beobachtet werden. Die Repopulation setzt verstreut ein und verläuft in allen Follikeln gleichmäßig.

2.6.1.2.2 Strahlenschädigung der Lymphknoten. Wie bereits bei der Milz beschrieben, durchlaufen die strahlenbedingten Veränderungen in den Lymphknoten ebenfalls mehrere Phasen. Die niedrigste Dosis, die zu histologischen Veränderungen führt, beträgt 50 R.

In der *Destruktionsphase* gehen nach 600–800 R die kleinen und mittelgroßen Lymphocyten und ein hoher Anteil der großen lymphatischen Reticulumzellen und basophilen Stammzellen zugrunde. Die Symptomatik der cellulären Strahlenschädigung im Lymphknoten entspricht im allgemeinen derjenigen der Milz. Die *Phagocytosephase* setzt ungefähr 3 Std nach Bestrahlung mit einer Aktivierung der Reticulumzellen und unter Beteiligung der Granulocyten ein und ist nach 15–35 Std beendet. Die Länge der relativen *Inaktivitätsphase* ist von der absorbierten Strahlendosis abhängig. Die *Regeneration* und *Repopulation* der Lymphocyten setzt in den Lymphknoten der verschiedenen Körperteile zu variablen Zeitpunkten ein und schreitet unterschiedlich schnell fort. In den Mesenteriallymphknoten vollzieht sich die Repopulation schneller als in den meisten peripheren Lymphknoten.

Die Regeneration der Lymphocyten scheint nicht nur von den überlebenden lymphatischen Reticulumzellen und Lymphoblasten auszugehen, sondern die kleinen lymphoiden Reticulumzellen stellen Stammzellen dar, die den bestrahlten Lymphknoten als Nachschubquelle für die verminderte Anzahl lymphatischer Reticulumzellen und Lymphoblasten dienen. Die Aktivierung der lymphoiden Reticulumzellen mit der Bildung von „Entwicklungsformen" geht der stärkeren Zunahme der lymphatischen Reticulumzellen und Lymphocyten in der Regenerationsphase voraus.

Nach *lokaler* Strahleneinwirkung auf den Lymphknoten setzt die Restitution ähnlich schnell ein wie bei der lokal bestrahlten Milz. Die beschleunigte Repopulation geschieht durch Zellen aus ungeschädigtem Gewebe über den Blutweg und durch eine beschleunigte Erholung der bestrahlten Lymphknoten selbst.

Beim lymphoreticulären Gewebe ist eine hohe Strahlensensibilität mit großem Regenerationsvermögen verbunden. Es besteht eine unterschiedliche Strahlenempfindlichkeit der verschiedenen Anteile des lymphoreticulären Gewebes von Milz, Lymphknoten, Thymus und Dünndarm. Die sensibelsten Lymphocyten sollen in der Darmschleimhaut, resistentere in der Thymusdrüse vorkommen. Blutlymphocyten sind allgemein weniger empfindlich als Lymphknoten-Lymphocyten. Der Grad der Schädigung (75–300 R) des lymphoiden Gewebes spiegelt sich auch im Verhalten der Zellzahl und des Anteiles an DNA-synthetisierenden Lymphocyten wider. Für die Reduktion der großen Lymphocyten ist nicht nur die direkte Strahlenschädigung, sondern auch die Behinderung der Neubildung verantwortlich.

2.6.1.3 Strahlenwirkung auf das periphere Blut

Erythrocyten. Eine Abnahme der Erythrocyten im peripheren Blut wird nach subletalen und letalen Dosen kaum beobachtet. Im peripheren Blutbild sind die Vorgänge der Erythropoese durch die Verhaltensweise der Reticulocyten erfaßbar. Durch strahleninduzierte Veränderungen des Knochenmarks fehlen die Retikulocyten zunächst völlig, steigen dann über den Normalwert hinaus an und pendeln sich wieder nach ca. 30 Tagen auf das normale Niveau ein. Durch ionisierende Strahlen erfolgt die „Hämolyse" (1400–6000 R) der Erythrocyten (s. Kap. 4).

Granulocyten. Kurze Zeit nach Bestrahlung (2–3 Std) steigt die Zahl der Granulocyten im peripheren Blutbild von Tieren stark an und zeigt anschließend einen steilen Abfall. Beim Menschen tritt diese Reaktion weniger deutlich und dann verzögert auf. Histologische Untersuchungen des Knochenmarks ergaben, daß zu gleicher Zeit eine Erweiterung des Sinus erfolgt. Ausmaß und Zeitpunkt der Leukocytenverminderung sind dosisabhängig. Beim Menschen stellen sich Minimalwerte erst nach 30–35 Tagen ein. Überleben die Individuen, so beginnt nach Erreichen des Minimalwertes eine langsame Erholung, die nach etwa 60 Tagen wieder zu Normalwerten führt.

Im peripheren Blut treten einige Zeit nach Ganzkörperbestrahlung oder auch nach therapeutischer Anwendung ionisierender Strahlen besondere leukocytäre Formen auf (sog. Abbauzellen). Je nach Herkunft werden granulo-, lympho- und monocytäre Formen unterschieden. Die granulocytäre Form ist kleiner als die normalen Zellen, ihr Kern pyknotisch oder fragmentiert. Das Zellplasma läßt Vacuolen und verklumpte Granula erkennen. Die lymphocytären und monocytären Abbauzellen sind nicht sicher von einander zu unterscheiden.

Thrombocyten. Subletale und letale Dosen vermindern die Anzahl der Thrombocyten im Verlauf von Tagen bis Wochen so stark, daß eine schwere hämorrhagische Diathese entsteht. Die etwa 10 Tage andauernde Depression der Blutplättchen wird durch einen raschen Anstieg abgelöst, der 2 Wochen nach dem Tiefpunkt wieder zu normalen Werten führt.

Zusammenfassend ergibt sich, daß die blutbildenden Gewebe einerseits durch ihre außergewöhnliche Strahlenempfindlichkeit und andererseits durch ihr ausgeprägtes Regenerationsvermögen gekennzeichnet sind. Zwischen den einzelnen Stammreihen bestehen Sensibilitätsdifferenzen. Die Erythropoese hat sich als am labilsten erwiesen. An zweiter Stelle folgt die Granulopoese, von deren Reifestufen nicht etwa die undifferenziertesten Formen, wie Myeloblast und Promyeloblast, sondern der Myelocyt am empfindlichsten ist.

Tiefgreifende Störungen der Hämatopoese zwingen den Organismus zu Reaktionen, zu denen er sonst nur im fetalen Stadium fähig ist: Das undifferenzierte Reticulum, das sich der Strahleneinwirkung gegenüber als außerordentlich widerstandsfähig erweist, nimmt seine pluripotente Funktion als Stammzelle wieder auf.

2.6.2 Strahlenwirkung auf den Verdauungstrakt

Der Magen-Darm-Trakt ist ziemlich, jedoch in seinen einzelnen Abschnitten unterschiedlich strahlenempfindlich. Am empfindlichsten ist der Dünndarm, besonders aber das Duodenum und Jejunum. In erster Linie treten Schädigungen der Schleimhäute auf.

2.6.2.1 Funktionelle Störungen

Die Strahlenempfindlichkeit der *Mundschleimhaut* stimmt weitgehend mit der der Haut überein: nach Erhöhung der Dosis entwickelt sich zunächst ein Erythem, dann folgen Epithelitis, Ödem und schließlich Ulceration. Die Schleimhaut wird trocken und unelastisch.

Am Entstehen der Mundtrockenheit ist auch die Strahlenschädigung der *Speicheldrüse* beteiligt. Im Verlauf therapeutischer Röntgenbestrahlung von Gesicht und Hals verringert sich die Speichelsekretion, so daß eine unangenehme Mundtrockenheit entsteht. Der seröse Teil der Drüse ist strahlenempfindlicher als der mucöse. Im Vergleich zu anderen Drüsenorganen sind die Speicheldrüsen besonders strahlenempfindlich.

Die Oesophagusschleimhaut ist etwas strahlenresistenter als die Mundschleimhaut, doch können höhere Dosen gleichfalls eine entzündliche Reaktion und Schluckbeschwerden hervorrufen. Nach Bestrahlung vermindert sich die Salzsäuresekretion des Magens. Nach Einwirkung einer Tiefendosis von 1000–2500 R verschwindet die Salzsäure ganz aus dem Magensaft.

Tonus und Motilität ändern sich unter Strahleneinwirkung gleichfalls. Die Tonussteigerung und lebhaftere Peristaltik der Darmwandmuskulatur sind bereits während der Bestrahlung feststellbar. Nach niedrigen Strahlendosen (100 R) kommen diese in wenigen Minuten zum Stillstand. Nach Erhöhung der Dosis über 400 R wird die Tonussteigerung stärker und prolongierter, gelegentlich sind spastische Erscheinungen zu beobachten. Die Darmmotilitätsstörungen sind demnach als Resultat der direkten Strahlenwirkung auf die cholinergischen Elemente des Dünndarms aufzufassen. Schädigungen der Dünndarmschleimhaut beeinträchtigen die Resorption aus dem Darm. Wenige Stunden nach der Bestrahlung läßt die Glucoseresorption und die Phosphorylierung der Fructose in der Darmwand bedeutend nach.

Infolge Bestrahlung können schwere Resorptionsstörungen des Elektrolythaushaltes (Darmtod) auftreten. Bei Säugetieren konnte nachgewiesen werden, daß nach Einwirkung von < 1000 R die Ausscheidung von K^+ über die Niere und von Na^+ über den Darm ansteigt. Diese strahlenbedingten Veränderungen haben hohe Elektrolyt- und Wasserverluste des Organismus zur Folge.

2.6.2.2 Histologische Veränderungen

Die mit Zylinderepithel besetzte Schleimhaut ist im allgemeinen noch erheblich resistenter als die mit Plattenepithel bedeckte (z.B. Speiseröhre). Demgegenüber sind einzelne Abschnitte des Magen-Darm-Traktes, obwohl sie Zylinderepithel aufweisen, auffallend strahlenempfindlich.

Im Magen sind die Halszellen der Fundusdrüse am strahlenempfindlichsten, dann folgen im abnehmenden Grade die Hauptzellen, die Belegzellen, die Pylorusdrüsen und das Oberflächenepithel.

Die Dünndarmschleimhaut ist wesentlich strahlenempfindlicher als die Magenschleimhaut. In den Zellen des Zottenepithels, der Lieberkühnschen Krypten und der Brunnerschen Drüsen kann man 30 min nach Ganzkörperbestrahlung (800 R) Kernschwellungen und Chromatinverklumpungen beobachten; nach 4–12 Std treten in den Lieberkühnschen Krypten, vor allem in ihrem basalen Abschnitt, zahlreiche Zellnekrosen auf. Einige Tage lang sind hier ausgedehnte Kernvacuolisierungen, Nucleolusschwellungen, Kernverfall und Karyolyse nachweisbar.

In den anderen Dünndarmabschnitten liegen ähnliche Veränderungen wie im Duodenum vor, nur leichteren Grades; ihre Regeneration geht rascher vonstatten. Der Dickdarm ist resistenter als der Dünndarm: im Falle gleicher Dosen beobachtet man nur geringe Kernschädigungen und gesteigerte Schleimhautsekretion. Die bindegewebige Substanz reagiert in sämtlichen Abschnitten des Verdauungstraktes mit Ödem. Einige Stunden nach einer Ganzkörper-Röntgenbestrahlung mit 300–1300 R zeigen die Plasmazellen der Darmwand des Meerschweinchens starke cytologische Veränderungen. Bei höheren Dosen kommt es vor, daß das ganze Epithel nach einigen Tagen zugrunde geht und desquamiert; in solchen Fällen entwickeln sich Entzündungen, Geschwüre und Blutungen.

2.6.3 Strahlenwirkung auf das vasculäre System

Hauptsächlich die kleinen Gefäße, vor allem Arteriolen und Capillaren weisen eine bedeutende Strahlenempfindlichkeit auf. In den Capillaren bewirkt die Strahlung anfangs Dilatation, dann folgen — besonders im Falle höherer lokaler Dosen — Endothelveränderungen.

2.6.3.1 Histologische Veränderungen im Gefäßsystem. Bei den *Endothelzellen* können kurzfristig nach Bestrahlung Schwellungserscheinungen und Plasmavacuolisierung beobachtet werden. Häufig desquamiert das geschädigte Endothel vollständig von der inzwischen verdickten Membrana basalis. Die ersten Regenerationserscheinungen sind am 3. Tag nach der Bestrahlung wahrnehmbar. In vielen Fällen proliferiert das Endothel, was zur totalen Obliteration der Capillaren führen kann. Möglicherweise handelt es sich hierbei nicht um eine direkte Strahlenwirkung, sondern um die Entzündung des benachbarten Bindegewebes.

In der *Intima* der kleinen Arterien kommt es zu ähnlichen Endothelveränderungen wie in den Capillaren. Subendothelial sind zuweilen sichelförmige Fibrinoidablagerungen zu beobachten, die später zu hyalinen Umbildungen neigen. Durch die Vermehrung dieser amorphen Masse lassen sich in den kleinen Arterien Verlaufsunregelmäßigkeiten durch Verengung des Gefäßlumens, ja manchmal sogar deren Verschluß feststellen. Die Media verbreitert sich anfangs; ihre Faserung wird verschwommen. Im Spätstadium einer schweren Schädigung degenerieren die elastischen Fasern. Die Strahlenempfindlichkeit der Adventitia führt zur Veränderung ihres Kollagengehaltes. Nach lokaler Röntgenbestrahlung (2000–3000 R) kommt es innerhalb von 6 Std zu einer Entzündung der Gefäßwand. Die Gefäßwand wird ödematös, das Endothel schwillt an, und nach 24 Std ist von der Gefäßwand nur noch das Endothel vorhanden. Zum Teil stehen die Strahleneffekte an Gefäßwandzellen (Lunge, Niere) am Anfang von Organschäden. Obliterierende Gefäßprozesse bestimmen vor allem die Spätschäden der Organe.

Am bestrahlten Gehirngewebe lassen sich diskrete morphologische Veränderungen im sonst nicht geschädigten Gehirn, wie kleine petechiale Blutungen, Endothelzellschwellungen an den Gefäßen, fibrinoide Nekrosen, Verdickungen der Gefäßwände und teleangiektatisch ausgeweitete Blutgefäße feststellen.

Das Herz ist in hohem Maße strahlenresistent. An den myokardialen Muskelfasern können degenerative Erscheinungen vorübergehend nur mit großen lokalen Dosen hervorgerufen werden (z.B. Muskelfaserschwellung, Myofibrillenzersplitterung).

2.6.3.2 Funktionelle Störungen. Betrachtet man die *Strahlenreaktion der Gefäße*, so ist die am gründlichsten untersuchte Strahlenreaktion des Gefäßsystems das Hauterythem (s. Abschnitt 2.6.4). Durch Erweiterung der Hautgefäße entsteht eine Rötung, die fluktuierend verläuft: sie erscheint einige Stunden nach der Bestrahlung, verstärkt sich in den ersten 24 Std, läßt dann nach und verschwindet am 4. Tag. Am 10. Tag setzt eine neue Erythemwelle ein, manchmal ist auch eine dritte und vierte zu beobachten. Der Verlauf variiert je nach Dosis und Dosisleistung. Beim Menschen ist die Reaktion nach Röntgenbestrahlung mit 600 R wahrnehmbar. Im erythematösen Hautbezirk führt der Dermographismus zu permanenter Gefäßconstriction.

Bei akuter Strahlenschädigung findet eine Erweiterung der Capillaren innerhalb weniger Stunden statt. In den nächsten 14 Tagen kann Vasolabilität und schließlich eine konstante Gefäßerweiterung beobachtet werden. Unter Wirkung lokaler Bestrahlung mit mehr als 1500 R erleiden die Gefäße morphologische Veränderungen, das Endothel proliferiert, und in manchen Fällen tritt auch Obliteration der Gefäße ein.

Als charakteristische Strahlenreaktion der Capillaren kann deren Erweiterung und eine Permeabilitätssteigerung genannt werden.

Die Permeabilitätssteigerung der Capillarwand wird hauptsächlich durch die Strahlenschädigung der Intercellularsubstanz (Hyaluronsäure) verursacht. Bei Bestrahlungen in vitro wird die Hyaluronsäure bereits durch relativ niedrige Strahlendosen depolymerisiert bzw. unter Wirkung des Enzyms Hyaluronidase in Glucuronsäure und N-Acetylglucosamin gespalten. Im Organismus ist die Hyaluronidase unter physiologischen Bedingungen nicht aktiv, sie wird aber durch die Strahlung aktiviert.

Die Permeabilitätssteigerung der Capillarwand ermöglicht den Austritt der Plasmaproteine aus dem Blutkreislauf in die Gewebe, was zum pericapillären Ödem führen kann. Permeabilitätssteigerungen der Capillarwände können die Ursache weiterer funktioneller und struktureller Veränderungen sein.

Eine weitere Steigerung der Endothelpermeabilität kann durch Histamin oder histaminähnliche Stoffe hervorgerufen werden, die unter Strahleneinwirkung in den Geweben entstehen. Histamin verursacht Capillarlähmung und Ateriolenerweiterung. Die Strahlenschädigung der Capillaren manifestiert sich nicht nur in einer Permeabilitätssteigerung, sondern auch in der Fragilität der Capillarwand. Die Fragilitätsveränderung verläuft nicht parallel zur Permeabilitätsveränderung.

2.6.4 Strahlenwirkung auf die Haut

Das Erythem ist die einfachste Strahlenreaktion der Haut. Unter „Strahlenreaktion“ sollen dabei diejenigen nach Bestrahlung auftretenden Symptome verstanden werden, die sich zurückbilden, während die Strahlenschäden durch bleibende oder länger anhaltende Veränderungen charakterisiert sind. Das Ausmaß einer lokalen Strahlenreaktion ist von der Feldgröße und der zeitlichen und räumlichen Verteilung der Strahlendosis abhängig.

Unter Hauterythem-Dosis versteht man diejenige Strahlenmenge, die nach einer einmaligen Bestrahlung zu einer Hautrötung (Erythem) und später zu einer Pigmentierung führt. Sie beträgt bei einer Spannung von 180 kV, einer Größe des Bestrahlungsfeldes von 6×8 cm und einem Focushautabstand von 25 cm etwa 550 R. Das Hauterythem verläuft in mehreren Wellen (s. Abschnitt 2.6.3.2).

Das sog. *Früherythem* beginnt 6–8 Std nach Bestrahlung, wird dann stärker und klingt nach 2–3 Tagen wieder ab. Bei sehr hohen Dosen tritt kurz nach Bestrahlung eine Rötung auf (Sofort-Erythem). Das *Haupterythmen* führt nach 6–10 Tagen nach Abklingen des Früherythems zu einer stärkeren Rötung, die sich in etwa einer Woche zurückbildet und in eine bräunliche Pigmentierung übergeht.

Bei höheren Strahlendosen kommt es zu Hautveränderungen, die denjenigen einer Entzündung ähnlich sind. Man spricht in diesem Zusammenhang von einer *Strahlendermatitis*. Die Strahlendermatitis ist durch eine tiefrote, zum Teil bläuliche Verfärbung der Haut gekennzeichnet. Zuweilen kommt es zur Abschilfung der oberen Zellschichten *(trockene Strahlendermatitis)* oder zur Abhebung der Epidermis mit Blasenbildung und Ausschwitzung von Gewebeflüssigkeit (Exsudation). Diese Erscheinung bezeichnet man auch als *feuchte Epitheliolyse* (exsudative Strahlendermatitis). Entsprechende Symptome findet man bei bestrahlten Schleimhäuten als sog. „fibrinöse Entzündungen". Innerhalb von 2–3 Wochen klingen diese Reaktionen ab, worin das Hauptziel einer „Therapie" zu liegen hat. Bei hohen Dosen kommt es infolge einer *Nekrosenbildung* zur Entstehung *tiefer Geschwüre*. Entwickelt sich ein *Röntgen-Ulcus* — sei es infolge akuter oder chronischer Bestrahlung — so bilden sich zuerst leukocytäre Infiltrationen und Ödeme in den oberflächlichen Coriumschichten. Die Epidermis zerfällt und auf der Ulcusbasis bildet sich das Bindegewebe hyalin um. Bezeichnend für das entwickelte Röntgengeschwür ist das Fehlen einer demarkierenden Granulationsgewebszone an der Grenze des nekrotischen und intakten Gewebes. Wenn keine Epithelnekrose und Geschwürbildung zustande kommt, sondern die Initialschädigung heilt, tritt keine vollständige Restitution ein. Eine unvollkommene Regeneration geht allmählich in die späte *chronische Röntgendermatitis* über, bei der die Epidermis abwechselnd Atropie und Acanthose mit Hyper- oder Parakeratose aufweist.

Zu den Reaktionen einer Bestrahlung mit energiereichen Strahlen gehört auch die *Epilation*, der Haarausfall. Die Behaarung bzw. Haarfolikel sind noch strahlenempfindlicher als die Haut. Die Epilationsdosis liegt unter 400 rd (am Haarbalg). Die Epilation beruht auf einer Wachstumshemmung der Keimschicht des Haarfollikels, die schon 30 min nach Bestrahlung mit 400–500 R wahrgenommen werden kann. Das Haar löst sich von der Papille, bleibt 8–10 Tage in einer gewissen Verbindung mit der Haut und fällt dann aus. Im Falle temporärer Epilation steht die Schädigung der Epithelelemente des Haarfollikels im Vordergrund, während bei irreversibler Epilation auch die Bindegewebspapille schwer geschädigt wird. Nachdem das Haar ausgefallen ist, dringt die an der Oberfläche befindliche Epidermis, Epithelzapfen bildend, in die Tiefe an die Stelle des Haarfollikels ein. Im Falle der reversiblen Epilation bildet sich ein neues Haarfollikel.

Nach Abklingen der akuten Reaktion können länger anhaltende Veränderungen als Strahlenschäden verbleiben. Die *Pigmentierung* ist als eine bleibende Veränderung der Haut anzusehen. Bei höheren Dosen kommt es zu Ernährungsstörungen der Haut (Atropie). In der atropischen Haut werden oft erweiterte, tiefrote Gefäße sichtbar (sog. Teleangiektasien). Dies ist als Zeichen einer verschlechterten Versorgung und Ernährung des Gewebes infolge verlangsamter Blutströmung anzusehen. In manchen Fällen steht eine Schuppung der Haut mit vermehrter Hornbildung (Hyperkeratose) im Vordergrund. Ein schwerwiegender Strahlenschaden der Haut, der aber bei manchen Bestrahlungen bösartiger Geschwülste unberücksichtigt bleiben muß, ist die Geschwürbildung (Strahlenulcus). Der schwerste Strahlenschaden der Haut ist der Strahlenkrebs.

2.6.5 Strahlenwirkung auf die Gonaden

Die Hoden und Ovarien der Säuger zählen zu den strahlenempfindlichsten Geweben. Wesentlich sind weniger die Folgen hoher einmaliger Dosen, sondern Veränderungen durch kleine, einmalige Strahleneinwirkungen und fraktionierte bzw. protrahierte Bestrahlungen mit kleinsten Dosen.

Eine physiologische Folgeerscheinung von strukturellen Strahlenschädigungen der *Hoden* ist die temporäre und definitive Sterilität bzw. gegebenenfalls nur die herabgesetzte Lebensfähigkeit oder Verminderung der Spermien.

Sterilität tritt im Anschluß an eine Bestrahlung erst nach Ablauf einer gewissen Zeit ein; bei Mäusen etwa nach 3 Wochen. Die Spermatogonien sind am strahlenempfindlichsten, die Spermatiden und Spermien verhältnismäßig strahlenresistent; wird eine Paarung nach der Bestrahlung vorgenommen, dann resultiert eine geringere Anzahl von Nachkommen als normalerweise üblich, woraus geschlossen werden darf, daß eine Strahlenschädigung auch der reifen Spermien zustande kommt.

Nach niederen Strahlendosen tritt im allgemeinen totale Restitution ein. Durch Bestrahlung der Hoden mit 250 R kann beim *Menschen* vorübergehend Sterilität (Dauer 12 Monate) induziert werden. Eine endgültige Sterilität erfolgt nach lokaler Bestrahlung mit einer Dosis von 500–600 R. Beim Menschen treten infolge strahleninduzierter Sterilität Kastrationszellen in der Hypophyse auf.

Das *Ovar* ist strahlenempfindlicher als der Hoden. Nach Bestrahlung des Ovars können folgende histologisch-morphologisch verifizierbare Schädigungen festgestellt werden: Follikelatrophie, Follikelschwund, cystische Degeneration, bindegewebiger Umbau, Sich-Einsenken epithelialer „Schläuche" vom Keimepithel in das ovarielle Stroma und Atrophie des Organs.

Die Strahlenempfindlichkeit der ovariellen Zellen und funktionellen Einheiten ist unterschiedlich. Follikelzellen sind in den meisten Stadien sensibler als Oocyten (Ausnahme: Maus).

In der Reihenfolge: Reife Follikel, reifende Follikel (Sekundär- und Tertiärfollikel), Primärfollikel, ovarielles Stroma und Corpus luteum kann eine allgemeine Abnahme der Strahlenempfindlichkeit festgestellt werden.

In der Reihenfolge: Maus — Mensch — Ratte — Meerschweinchen — Kaninchen — Hund nimmt die von den Ovarien ohne Funktionsstörungen (ohne Fertilitätsstörungen!) tolerierte Strahlendosis zu. Diese Sensibilitätsgraduierung wird durch die Rasse, das Alter und das Stadium des oestrogenen Cyclus variiert.

Nach Strahleneinwirkung werden Veränderungen am Ovar schon eine Stunde später sichtbar. In den Ei- und Follikelzellen sind infolge von Strahleneinwirkung Verlagerungen des Chromatins zur Kernmembran, Dilatationen der Kernmembran, Kernpyknose, Dilatationen des Ergastoplasmas und eine Vacuolisierung der Mitochondrien zu beobachten.

Es liegt nur eine begrenzte Anzahl von Untersuchungsergebnissen vor, in denen über die Strahlenempfindlichkeit von Menschenovarien berichtet wird.

Eine Dosis von 170 R verursacht beim *Menschen* temporäre, Dosen von 300 bis 320 R definitive Sterilität.

Die zur Auslösung definitiver Amenorrhoe erforderliche Dosis liegt innerhalb weiter Grenzen. Naturgemäß bedeutet die Amenorrhoe noch keine Konzeptionsunfähigkeit. Bei 35–40jährigen Frauen konnten ähnliche Schäden festgestellt werden wie in Tierexperimenten, wobei besonders Destruktionen der Primärfollikel, hyaline Umbildungen und Fragmentationen der Oocyten und Pyknosen der Follikelzellkerne beobachtet werden konnten. Die Bestrahlungsbehandlung der Ovarien mit 300 R bei präklimakterischen Frauen erwies sich als ausreichend zur Cyclusausschaltung. Bei jüngeren Frauen sind mindestens 360 R an den Ovarien als Kastrationsdosis notwendig. Oestrogene sind auch noch nach Applikation höherer Dosen nachweisbar. Als Kastrationsdosis wird diejenige Dosis bezeichnet, die das Heranwachsen junger Follikel verhindert.

Die kumulative Wirkung *chronischer* Bestrahlungen manifestiert sich unter sämtlichen Körpergeweben am stärksten in den Gonaden. In diesem Fall wirkt der Zeitfaktor entgegengesetzt, d.h. die biologische Wirkung wird durch die Fraktionierung der Gesamtdosis oder durch protrahierte Bestrahlung erhöht. Bei gleicher Gesamtdosis ist demnach die schädigende Wirkung der zeitlich prolongierten Bestrahlung ausgeprägter. Unter Wirkung chronischer Bestrahlung entstehen Veränderungen in den Hoden rascher als in den Ovarien; dagegen setzt in den Hoden eine schnellere Regeneration ein, während die ovariellen Veränderungen irreversibel sind.

2.7 Akute Strahlenschäden

Wird eine höhere Strahlendosis vom menschlichen Körper infolge Ganz- oder Teilkörperbestrahlung absorbiert, dann kann dies zur Entstehung einer Strahlenkrankheit (Strahlensyndrom) führen. Eine Strahlendosis, die im Falle lokaler Bestrahlung höchstens ein Hauterythem hervorruft, kann bei Ganzkörperbestrahlung zu einer schweren akuten Strahlenkrankheit und zum Tod des Organismus führen.

Ein akutes Strahlensyndrom ist durch a) allgemeine Symptome und b) durch Organ- und Organsystemstörungen gekennzeichnet.

Als Letaldosis können 600–700 R bei einmaliger Ganzkörperbestrahlung angenommen werden. Eine Sterblichkeit von 50% verursacht eine Bestrahlung mit etwa 400 R (mittlere letale Dosis). Vereinzelte Todesfälle treten bereits bei 100 R auf (kritische Dosis).

Das klinische Bild der Strahlenkrankheit ist recht mannigfaltig und hängt von der Dosis, Strahlenqualität sowie in hohem Maße davon ab, ob die Strahlenkrankheit von einer auf den Organismus von außen einwirkenden Bestrahlung oder durch die Strahlung inkorporierter radioaktiver Isotope verursacht wird. Ihr Ausmaß erstreckt sich — je nach Größe der Dosis — vom Bilde des leichten Röntgenkaters bis zur hyperakuten, in wenigen Tagen letal verlaufenden Erkrankung. Die ersten akuten menschlichen Strahlenkrankheiten traten bei den Opfern der Atombombenangriffe von Hiroshima und Nagasaki in Erscheinung.

Aufgrund der bisherigen Erfahrungen lassen sich gewisse allgemeingültige Gesetzmäßigkeiten erkennen, wobei man notwendigerweise das Bild der akuten Strahlenkrankheit schematisieren muß, um einzelne Stadien der Strahlenkrankheit differenzieren zu können.

Eine Ganzkörperbestrahlung von gesunden Erwachsenen mit 50–100 R verursacht keine ernsthaften klinischen Symptome. Es treten geringe subjektive Beschwerden und Blutveränderungen auf, die schnell vorübergehen. Nach Ganzkörperbestrahlung mit einer höheren Dosis, einigen Hundert R, entwickelt sich jedoch das Bild der akuten Strahlenkrankheit, deren Schwere und Dauer mit ansteigender Strahlendosis zunimmt. Nach höheren Strahlendosen ist auch die Latenzzeit der Krankheit kürzer. Nach dem Verlauf der unter Wirkung der LD_{50} (400–500 R) entstandenen akuten Strahlenkrankheit unterscheidet man vier Stadien:

1. Stadium. Die Initialsymptome der Strahlenkrankheit treten als Störungen des vegetativen Nervensystems in den ersten Stunden nach der Bestrahlung auf. Typische Symptome sind: Brechreiz, Erbrechen, Kopfschmerzen, Niedergeschlagenheit, Erschöpfung. In schweren Fällen ist auch in dieser Periode bereits Durchfall, nach hohen Strahlendosen ein ausgeprägter Schock zu beobachten. Je nach der Dosisgröße dauern diese — zumeist dem Röntgenkater ähnlichen — Symptome einige Stunden oder Tage an; in schweren Fällen gehen sie direkt in die Symptome des folgenden Krankheitsstadiums über.

2. Stadium. Die von der Strahlendosis abhängige Latenzperiode der Krankheit erstreckt sich von einigen Tagen bis zu 3–4 Wochen. Bei schweren Erkrankungen fällt die Latenzzeit ganz fort. Während der Latenzzeit kann sich der Patient, wie die Erfahrungen aus den Atombombenangriffen bewiesen haben, vollkommen wohl fühlen und seine Arbeit verrichten. Eine Blutbilduntersuchung zeigt aber schon in dieser Periode die schwere Strahlenschädigung an.

3. Stadium. Dieses ist die Hauptphase der Erkrankung. Die Symptome des ersten Stadiums treten wiederholt verstärkt in Erscheinung. Zu den Initialsymptomen gesellen sich gastrointestinale, hämatologische und hämorrhagische Erscheinungen. Verschiedene bakterielle Infektionen treten auf.

4. Stadium. Im Falle letaler Dosen ist dies die terminale, prämortale Phase, bei denen die Krankheit Überlebenden ist es das Rekonvaleszenzstadium, das sich über Wochen und Monate erstrecken kann.

Mit zunehmender Strahlendosis wird der ganze Krankheitsverlauf kürzer, die Stadien lassen sich nicht differenzieren. Bei Gastrointestinalsyndromen kann der Tod innerhalb weniger Tage, nach extrem hohen Dosen als Folge der primären Strahlenschädigung des Zentralnervensystems innerhalb von Stunden eintreten. Die obige Stadieneinteilung gilt demnach im wesentlichen nur für die hämatologische Form der akuten Strahlenkrankheit; die gastrointestinale und neurale Krankheitsform verlaufen stürmischer; erstere fast zu 100%, letztere 100%ig letal aus. Die nach verschieden großen Ganzkörperstrahlendosen zu erwartenden Symptome werden in *Tabelle 7.2* dargestellt. Die Schwellendosis der klinischen Erkrankung liegt zwischen 75–125 R, die des Strahlentodes bei etwa 200 R.

2.7.1 Formen des akuten Strahlentodes

Als Folge letaler Ganzkörperbestrahlung entwickeln sich drei verschiedene, gut definierbare und abgrenzbare Symptomkomplexe: Das Neuro-, Dünndarm- und Knochenmarksyndrom. Je nachdem, welcher Symptomkomplex zum Tode führt, unterscheidet man danach den *neuralen*, den *intestinalen* und den *hämatologischen* Strahlentod.

1. Der *neurale* Strahlentod tritt nach sehr hoch dosierten supraletalen Ganzkörper- oder Schädelbestrahlungen mit einigen Tausend R ein. Das Nervensystem und innerhalb dessen auch das Gehirn ist funktionell sehr strahlenempfindlich, so daß bereits relativ niedrige Dosen Funktionsstörungen des zentralen Nervensystems hervorrufen können. Nach extrem hohen Strahlendosen verläuft das Syndrom des Zentralnervensystems in 3 Phasen: In der 1. Phase ist eine Sekunden- oder Minuten-währende Inaktivität zu beobachten, die sehr schnell einer hochgradigen neuralen Erregbarkeit weicht. Gesteigerte Nervenreizbarkeit, klonische Krampfanfälle treten in der 2. Phase in Erscheinung. Starke motorische Unruhe ist wahrnehmbar. Letztlich entwickelt sich prämortal die 3. Phase, das tiefe Koma. Blutdruckabfall, Kreislaufkollaps, Herztätigkeit und Atmung verändern sich. Der Krankheitsablauf ist außerordentlich stürmisch, innerhalb von Stunden oder höchstens ein bis zwei Tagen tritt der Tod ein.

2. Der Symptomenkomplex und der *intestinale Strahlentod* beruhen auf einer direkten Strahlenschädigung des Dünndarmtraktes. Nach Ganzkörperbestrahlung führen Strahlendosen von ungefähr 1000 R bei den meisten Tieren zum Intestinaltod. Typisch für dieses Ereignis ist eine durchschnittliche Überlebensdauer von 3–5 Tagen. Es liegt eine primäre und schwere Schädigung des Dünndarmepithels vor, die

sich qualitativ von der durch niedrige Dosen verursachten Darmepithelschädigung nicht unterscheidet. Die innere Dünndarmwand wird lädiert. Es entwickeln sich Geschwüre. Die Ursachen des Intestinaltodes sind schwere Störungen im Flüssigkeits- und Elektrolytgleichgewicht, die durch den Flüssigkeits- und Elektrolytverlust in den Darmlumen entstehen und zur Dehydration des Organismus sowie zum Kreislaufkollaps führen. Bei der Auslösung des intestinalen Symptomenkomplexes sind Neutronen biologisch wesentlich wirksamer als Röntgenstrahlen. Schwere Intestinalsymptome werden bei den meisten Reaktorunfällen auch am Menschen wahrgenommen.

3. *Der knochenmarkbedingte oder späte Strahlentod* (hämatologischer Symptomkomplex) tritt bei denjenigen Patienten ein, die den ersten Symptomkomplex (intestinale Symptome) überstanden haben, aber die schwere Knochenmarkschädigung nicht zu überwinden vermochten. Im allgemeinen ist der akute Strahlentod von der zweiten Woche nach der Bestrahlung an hämatologisch bedingt. Die pathologischen Symptome stellen Folgeerscheinungen der sich infolge Knochenmarkaplasie entwickelnden Pancytopenie dar. Das Krankheitsbild ist durch Leukopenie, Thrombocytopenie, progrediente Anämie, Agranulocytose sowie hämorrhagische Diathese gekennzeichnet. Infektiöse Komplikationen rücken in den Vordergrund.

Die Therapie der akuten Strahlenkrankheit stellt eine außerordentlich schwierige Aufgabe dar. Therapeutische Probleme ergeben jene Patienten, bei denen das Überleben möglich ist, die also einer Ganzkörperbestrahlung von 200–800 R ausgesetzt waren. Einstweilen steht kein Medikament oder Heilverfahren zur Verfügung, mit dem die Strahlenkrankheit spezifisch geheilt werden könnte; eine etwaige Therapie kann daher nur symptomatisch sein. Betrachtet man die Möglichkeiten einer therapeutischen Behandlung von Strahlenkranken, so besteht ein wichtiger Unterschied darin, ob die Erkrankung unter Einwirkung äußerer Strahlung oder durch Inkorporation radioaktiver Stoffe zustande gekommen ist. Im letzteren Falle wird auch der Kranke selber zu einer Strahlenquelle, oder er entleert radioaktive Stoffe und wird daher zu einer Gefahr für die Umgebung. Nach Inkorporation radioaktiver Stoffe muß man bemüht sein, deren Ausscheidung zu beschleunigen.

2.8 Strahlenspätschäden

Durch Strahleneinwirkung auf den menschlichen Organismus können sich folgende somatische Spätschäden ergeben:

1. Verkürzung der Lebenszeit,
2. Erzeugung bösartiger Geschwülste,
3. Lokale Strahlenschäden bzw.
4. Schädigungen von Organen und Organsystemen.

Die *carcinogenen Wirkungen* der Röntgenstrahlen entdeckte man zuerst beim Menschen (Röntgencarcinom: Entwicklung der Röntgen-Dermatitis zum Hautkrebs).

Nach *lokalen* Bestrahlungen entwickeln sich vor allem Haut-, seltener Knochengeschwülste; unter Wirkung der Ganzkörperbestrahlung nimmt die Häufigkeit bösartiger Geschwülste in den verschiedenen Geweben und Organen zu.

Bei Mäusen entstehen nach *Ganzkörperbestrahlung* besonders häufig Ovarialtumoren. Werden die Weibchen im Alter von 5–12 Wochen mit hohen Einzel- und wiederholten Dosen bestrahlt, dann stellt man fest, daß Ovarialtumoren 15mal häufiger auftreten als normalerweise. Die Häufigkeit der Geschwülste nimmt mit fortschreitendem Alter zu. Chronische Bestrahlung mit niedrigen Dosen fördert ebenfalls das Vorkommen von Ovarialtumoren. Nach Bestrahlung mit täglich 0,1 R steigt die Tumorhäufigkeit bereits signifikant an. Die Ovarialtumoren induzierende Dosis wirkt kumulativ, so daß auch die niedrigste Dosisintensität eine Geschwulst hervorzurufen vermag.

Die Schwellendosis für die Induktion von Ovarialgeschwülsten liegt im Falle einmaliger Bestrahlung bei 50 R; bei fraktionierter Bestrahlung bei 90 R.

Nach Ganzkörperbestrahlung von Mäusen mit schnellen Neutronen trat bei 10% der Tiere ein Magen-Darm-Carcinom auf, das bei den unbestrahlten Tieren überhaupt nicht beobachtet werden konnte. Inkorporierte radioaktive Elemente üben eine permanente Strahlung von geringer Intensität auf die entsprechenden Gewebe und Organe aus und sind vom Gesichtspunkt der Induktion bösartiger Geschwülste her betrachtet besonders gefährlich.

In Aufzeichnungen des 15. Jahrhunderts wird bereits die in Schneeberg und Joachimsthal vorkommende „Bergkrankheit“ erwähnt. Nach Entdeckung des krebserregenden Effektes der Strahlen stellte man fest, daß der Lungenkrebs der Bergleute von der radonhaltigen Grubenluft und deren Zersetzungsprodukten hervorgerufen wurde. Zu einer ähnlichen Berufskrankheit kam es bei der Leuchtzifferblatt-Herstellung, wo radium- und mesothoriumhaltige Farbstoffe verarbeitet wurden. Gelangen diese radioaktiven Substanzen regelmäßig in den menschlichen Organismus, so werden sie in den Knochen gespeichert. Die permanente Strahlung führt zu schweren Anämien und zum Knochensarkom. In den 40er Jahren wurde die krebserregende Wirkung des Thorotrast (Thoriumdioxid), das man für diagnostische Zwecke verwandte, bekannt.

Von außerordentlicher Wichtigkeit ist die genaue Kenntnis des krebserregenden Effektes der künstlichen Isotope. Besonders gefährlich sind diejenigen Radioisotope, die sich permanent in den Organismus einbauen und gleichzeitig eine lange physikalische Halbwertszeit besitzen. Dazu gehören die sich in den Knochen ablagernden Isotope (Bone seeker), unter denen dem ^{90}Sr die größte Bedeutung zukommt.

Es ist noch nicht als endgültig geklärt zu betrachten, ob es eine Schwellendosis der krebserregenden Strahlenwirkung bzw. eine Schwellendosis der inkorporierten radioaktiven Isotope gibt. Nach vielen Anzeichen wird die Häufigkeit des Vorkommens von Tumoren auch von den kleinsten Mengen inkorporierter radioaktiver Stoffe erhöht. Die carcinogene Wirkung der Strahlen wird von verschiedenen Umständen beeinflußt. Gewisse hereditäre Faktoren fördern oder hemmen den krebserregenden Strahleneffekt. Die Strahlung kann u. U. den krebserregenden Effekt gewisser chemischer Carcinogene begünstigen, d.h. sie wirkt cocarcinogen.

Leukämieauslösende Wirkung der Strahlen. Den Anteil der ionisierenden Strahlen an der Leukämogenese erkannte man frühzeitig, insbesondere durch das Auftreten von Leukämie bei Personen, die beruflich Umgang mit ionisierenden Strahlen bzw. radioaktivem Material hatten.

Einen überzeugenden Beweis für die leukämogene Wirkung der ionisierenden Strahlen auf den Menschen lieferten die nach dem Atombombenabwurf in Japan gemachten Erfahrungen. Bei den Personen, die der Strahlung ausgesetzt waren und die die akute Strahlenkrankheit überstanden, hat die Leukämie bedeutend zugenommen. Die Leukämiehäufigkeit ist bei denjenigen, die der größten Strahlendosis ausgesetzt waren (bei 1000–2000 m Entfernung vom Hypozentrum) auf das 100fache angestiegen. Bei der Mehrzahl der Erkrankungen handelte es sich um akute myeloische Leukämie. Die noch gegenwärtig auftretenden Späterkrankungen kommen unter solchen Personen vor, die sich bei der Explosion weiter als 2000 m vom Hypozentrum entfernt befanden und einer verhältnismäßig niedrigen Strahlendosis ausgesetzt waren. Die Latenzzeit der leukämogenen Wirkung ist von der Größe der Strahlendosis abhängig. Im Falle derselben Strahlendosis ist die leukämogene Wirkung der fraktionierten Bestrahlung größer als die der einmaligen Bestrahlung. Sowohl Gamma- als auch Neutronenbestrahlung erhöhen die Häufigkeit der leukämischen Erkrankungen. Zweifellos spielt auch der Umstand eine Rolle, daß sich im Zusammenhang mit der zivilisatorischen Entwicklung die verschiedenen chemischen und physikalischen leukämogen wirksamen

Agenzien in der Umgebung des Menschen vermehrt haben, unter denen die mannigfachen, insbesondere medizinischen Anwendungen der ionisierenden Strahlen einen wichtigen Platz einnehmen. Die vom "fall out" stammenden radioaktiven Spaltprodukte, vor allem ^{90}Sr und ^{137}Cs, erhöhten gleichfalls die auf die Blutbildungsorgane wirksam werdende Strahlendosis und können an der Ausbildung von Leukämie teilhaben.

Kleinkinder reagieren gegenüber ionisierender Strahlung besonders empfindlich, vor allem aber der embryonale und fetale Organismus. Diese Feststellung gilt sowohl für die carcinogene als auch für die leukämogene Wirkung der Strahlen. Die Latenzzeit der Geschwulstentstehung variiert bei Kindern zwischen 7 und 25 Jahren, betrug aber in den meisten Fällen 7–8 Jahre. Die hochgradige Empfindlichkeit des jungen Organismus im Hinblick auf eine blastomogene Strahlenwirkung erfordert den verstärkten Schutz der intrauterinen Feten und der Kinder. Es ist deshalb angezeigt, gravide Frauen von ionisierenden Strahlenquellen fernzuhalten. Zahlreiche Mitteilungen weisen darauf hin, daß bei bestrahlten Tieren nach Überwindung einer akuten Strahlenkrankheit eine *Verkürzung der Lebensdauer* eintritt. Es wird deshalb angenommen, daß die Strahlenwirkung den allgemeinen Prozeß des Alterns beschleunigt, was jedoch nicht gleichzeitig bedeuten muß, daß das physiologische Altern mit der nach Strahlenwirkung beobachteten Verkürzung des Lebensalters übereinstimmt. Erschwert wird das Studium dieser Frage dadurch, daß nur verhältnismäßig wenige zuverlässige Angaben über das Wesen des physiologischen Alterns verfügbar sind. Gewiß ist, daß lediglich eine Ähnlichkeit zwischen dem physiologischen und dem aufgrund von Strahleneinwirkung erfolgenden Altern besteht.

Angesichts der vielfältigen Wechselwirkungen zwischen Organen und Geweben können durch die Insuffizienz gewisser Organfunktionen auch Sekundärveränderungen entstehen. Die Blutversorgung der Gewebe kann nach Bestrahlung z.B. durch Destruktion des Capillarendothels, durch konsekutive Fibrose oder durch Verstopfung kleiner Capillaren und Arteriolen mit einer mucopolysacchariden Substanz erfolgen.

Die Frage, ob die Strahleneinwirkung die Alterung des Organismus beschleunigt und damit die Lebenszeit verkürzt, bleibt dennoch schwierig zu beantworten. Eine statistische Signifikanz ist nicht nachweisbar.

2.9 Strahlenwirkung auf die pränatale Entwicklung

Wenig differenzierte und rasch wachsende Gewebe sind außerordentlich strahlenempfindlich (Bergonié-Tribondeausche Regel), d.h. die in der Entwicklung begriffenen Organismen sind im Vergleich zu den vollentwickelten Lebewesen gleichfalls sehr strahlenempfindlich. Bekannt ist, daß im frühen Schwangerschaftsstadium auch der menschliche Embryo sehr strahlenempfindlich ist und eine Bestrahlung schwere Entwicklungsanomalien verursacht. Dies bedeutet jedoch nicht, daß durch Strahleneinwirkung spezifische Mißbildungen hervorgerufen werden können.

2.9.1 Strahlenempfindlichkeit einzelner Entwicklungsstadien

Die Präimplantationsperiode ist außerordentlich strahlenempfindlich: die Zygote wird schon von verhältnismäßig niedrigen Strahlendosen zerstört. Die Embryonen, welche die Strahlenwirkung überleben und das Morula- bzw. Blastulastadium erreichen, entwickeln sich normal weiter und weisen keine Entwicklungsanomalie auf.

Die Organogenese setzt mit der Gastrulation, der Entwicklung von Keimplatten, ein.

Zu diesem Zeitpunkt ändert sich die Wirkung der Bestrahlung bedeutend. Die Mortalität der Embryonen sinkt, es entstehen aber Entwicklungsanomalien. Das Zustandekommen der einzelnen Mißbildungen hängt davon ab, in welchem Stadium sich der Embryo zur Zeit der Bestrahlung befand.

Das *Auge* ist das strahlenempfindlichste Organ des Embryos; schon nach Bestrahlungen mit 25 R entstehen Mißbildungen (Anophthalmie, Mikrophthalmie). Häufig lassen sich Entwicklungsanomalien im zentralen Nervensystem bzw. im Gehirn (Anencephalie, Hydrocephalus) nachweisen. Die primitiven Neuroblasten sind sehr strahlenempfindlich und werden schon von 40 R ernsthaft geschädigt. Nach Bestrahlung im Frühstadium der Organogenese entstehen sehr häufig viscerale Defekte im Urogenitalsystem und in der Leber. Verschiedene Störungen der Skeletentwicklung wurden nach Bestrahlung des Embryonalstadiums bei Mäusen und Ratten beobachtet. Diese Entwicklungsanomalien kamen bei 8–13 Tagen alten Mäuse- und Rattenembryonen nach Applikation einer Strahlendosis von 100–200 R zustande.

Die Fetalperiode ist strahlenresistenter als die vorangegangenen Stadien. Nekrose und Abort des Fetus sind nur nach sehr hohen Strahlendosen und nur selten zu beobachten. Entwicklungsanomalien treten in geringerem Maße auf als nach Bestrahlungen zur Zeit der Organogenese. Augenlinsen- und Retinamißbildungen, Kataraktbildung, Störungen der Hirnentwicklung und geringe Skeletanomalien sind wahrnehmbar. Die Entwicklungsanomalien werden von den im Embryo entstehenden somatischen Mutationen hervorgerufen, die mitunter zur Mosaikbildung führen.

2.9.2 Strahlenschädigung des menschlichen Embryo und Fetus

Angaben über Strahlendosen, denen Menschen ausgesetzt waren, sind mehr oder weniger unzuverlässig. Sie stammen vorwiegend aus Untersuchungen an japanischen Müttern, bei denen während der Schwangerschaft der Embryo einer intrauterinen Bestrahlung in unterschiedlicher Entfernung vom Hypozentrum ausgesetzt worden war. Sie lassen die Schlußfolgerung zu, daß eine intrauterine Bestrahlung des Embryo und Fetus schwere Entwicklungsstörungen nach sich ziehen kann. Ganz besonders strahlenempfindlich ist der menschliche Embryo vom 7.–36. Tag nach der Befruchtung, wo schon verhältnismäßig niedere Strahlendosen Entwicklungsstörungen hervorrufen können, genau so wie im ersten Schwangerschaftsdrittel.

Wie vorstehend angedeutet, sollte eine gravide Mutter vom Beginn ihrer Schwangerschaft an *vor jeder* Strahlenbelastung bewahrt werden. Dies gilt besonders für die ersten Schwangerschaftswochen, in denen der Embryo am strahlenempfindlichsten ist. Da jedoch die Mutter nicht in allen Fällen von ihrer frühen Schwangerschaft weiß, wäre es zweckmäßig, bei Frauen während der zweiten Hälfte des Ovarialcyclus keine Unterleibs-Röntgenuntersuchungen durchzuführen. Beruflich strahlenexponierte Frauen müssen während ihrer Schwangerschaft in einem strahlenfreien Arbeitsbereich eingesetzt werden. Diese im wesentlichen richtige Maßnahme vermag indessen die werdende Mutter gerade im strahlenempfindlichsten Embryonalstadium nicht in jedem Fall vor einer Strahlenbelastung zu schützen, weil eine Diagnostizierung der Gravidität in der Regel erst nach 2–3 wöchiger Schwangerschaft möglich ist. In der späteren Fetalperiode ist die Frucht wesentlich unempfindlicher.

2.10 Genetisches Strahlenrisiko

Das Auftreten von sprunghaften Erbänderungen oder Mutationen ist ein im Leben der Zelle seltenes Ereignis. Die Mutationen erfolgen immer zufällig, d.h. es besteht kein gesetzmäßiger Zusammenhang zwischen den mutationsauslösenden Ursachen und den eintretenden Mutationen. Dabei ist es gleichgültig, ob es sich um innere, aus der Zelle selbst stammende Ursachen handelt (spontane Mutation) oder ob die Mutationen durch äußere Einwirkungen hervorgebracht worden sind (induzierte Mutation). Von besonderer Bedeutung sind schließlich die *strahleninduzierten Mutationen.* Es handelt sich hierbei um Veränderungen der Erbfaktoren, die durch ionisierende Strahlen verursacht werden, wobei in bezug auf die verschiedenen Strahlenarten mit Ausnahme der Dosisabhängigkeit keine wesentlichen Unterschiede bestehen. Die durch Strahlenwirkung hervorgebrachten Mutationen unterscheiden sich in ihrer Eigenschaft nicht von den spontanen oder den durch andere Einflüsse erzeugten Mutationen. Das bedeutet also, daß durch Bestrahlungen keine Mutationen hervorgebracht werden können, die nicht grundsätzlich auch spontan entstehen könnten.

Durch äußere Einwirkungen ist es nicht möglich, dem Mutationsvorgang eine gewünschte Richtung zu geben oder gar ganz bestimmte Mutationen hervorzubringen. Es kann auf diese Weise nur die allgemeine Mutationshäufigkeit gesteigert werden. Auch können einmal eingetretene Mutationen durch Einwirkungen von außen nicht mehr zurückgebildet werden.

Die Mutation kann sowohl die Körperzellen eines Lebewesens als auch dessen Keimzellen betreffen. Die Auswirkungen sind in beiden Fällen sehr unterschiedlich. Die Erbänderungen der Körperzellen bezeichnet man als *somatische Mutationen.* Diese Änderungen des Erbgefüges können nur auf andere Körperzellen übertragen werden. In dem betroffenen Organismus bilden sich aus solchen mutierten Körperzellen begrenzte Bezirke, die das gleiche Erbgefüge haben, das sich aber von den übrigen Zellen des Organismus unterscheidet.

Die von den ionisierenden Strahlen in menschlichen Körperzellen verursachten Mutationen wirken sich wie alle Mutationen in den weitaus meisten Fällen nachteilig auf das betroffene Individuum aus. Es können auf diese Weise *Strahlenschäden* der verschiedensten Art entstehen. Die Möglichkeiten reichen von leichten, vorübergehenden Schädigungen, die der Organismus zurückbilden kann, indem er die geschädigten Zellen aus dem Körperverband ausscheidet und sie so unwirksam macht, bis zu schweren Dauerschäden, die im Laufe der Zeit sogar zum Tode führen können; es kann schließlich der Tod als unmittelbare Folge der Strahleneinwirkung eintreten. Man bezeichnet die Gesamtheit dieser Schäden als *somatische Strahlenschäden.*

Ganz anders liegen die Verhältnisse bei den Mutationen der Keimzellen, die man als *genetische Mutationen* bezeichnet. Hierbei handelt es sich um qualitative und quantitative Veränderungen im genetischen Informationsbestand eines Organismus. Durch die Keimzellen werden die Erbanlagen der Eltern an die Nachkommen weitergegeben, und damit gehen auch alle Mutationen auf diese über. Die genetischen Mutationen sind deshalb für die Entwicklung der Lebewesen und insbesondere auch für den Menschen von großer Bedeutung. Dies betrifft insbesondere die durch Strahlung induzierten genetischen Mutationen.

Zu Veränderungen des genetischen Informationsgehaltes führen die folgenden Mutationstypen:

1. Gen- oder Punktmutationen, d.h. molekulare Veränderungen im Bereich der Gene. Jedes Gen besteht aus einer linearen Folge potentiell mutabler Untereinheiten und kann durch deren Mutation in eine Vielzahl alternativer Formen überführt werden.

2. Genommutationen, d.h. quantitative Veränderungen im genetischen Informationsgehalt der Zelle und des Individuums durch Hinzufügen oder Verlust ganzer Kopplungsgruppen (Polyploidie und Aneuploidie).

3. Chromosomen-Mutationen, d.h. mit cytologischen und/oder genetischen Methoden nachweisbare Strukturumbauten (Strukturveränderungen) an den Chromosomen.

Während die somatischen Strahlenschäden mit dem Tode ihres Trägers aussterben, werden alle genetischen Schäden an die Nachkommen weitergegeben.

Nur ein kleiner Teil dieser genetischen Erbschäden tritt in der F_1-Generation der bestrahlten Person sichtbar in Erscheinung, weil die *durch Strahlung verursachten Mutationen in den meisten Fällen recessiv sind.* Sie können deshalb erst dann sichtbar werden, wenn sie bei beiden Elternteilen vorhanden sind. Die Wahrscheinlichkeit eines solchen Zusammentreffens ist um so größer, je mehr Mitglieder einer Gruppe von bestrahlten Menschen oder ihrer Nachkommen untereinander heiraten. Eine bei einem Teil der Bevölkerung vorliegende hohe Strahlenbelastung kann jedoch in ihren Auswirkungen auf die Gesamtheit durch eine entsprechend niedrige Belastung der übrigen Bevölkerungsteile ausgeglichen werden. Man erkennt aus dieser Andeutung, daß die durch energiereiche Strahlen verursachten genetischen Schäden nicht nur das betroffene Individuum angehen, sondern daß diese Schäden insbesondere ein *Kollektivproblem* darstellen. Es müssen deshalb Erkenntnisse über die Auswirkungen genetischer Strahlenschäden im Laufe vieler aufeinanderfolgender Generationen gewonnen werden, um das *Strahlenrisiko für eine ganze Gruppe* abschätzen zu können. In solchen Fällen kann es sich nur um Untersuchungen handeln, in die ganze Populationen einbezogen werden. Es erweist sich als notwendig, die an Tierpopulationen gesammelten Erfahrungen auf den Menschen zu übertragen, um erste Näherungswerte für eine Beurteilung des genetischen Strahlenrisikos bei menschlichen Populationen abschätzen zu können.

Die Gesamtmutationsrate ist auf experimentellem Wege kaum zu ermitteln. Übersichtlicher sind die Verhältnisse bei den *spontanen Mutationsraten einzelner Gene.* Diese lassen sich bei Tieren verhältnismäßig zuverlässig bestimmen, indem man die in der Natur spontan vorkommenden Mutationen beobachtet und auswertet. Auch beim Menschen sind solche Mutationsraten für einzelne Gene, die in der Regel auffällige Krankheiten bewirken, bestimmbar. Aufgrund langjähriger Beobachtungen kann man für einzelne Individuen Mutationsraten angeben.

Durchschnittliche spontane Mutationsrate je Gen und Generation:

Art der Lebewesen	Mutationsrate
Taufliege	1:100000 bis 1:200000
Maus	1: 35000 bis 1: 75000
Mensch	1: 20000 bis 1: 50000

Wenn man diese Zahlen miteinander vergleicht, so erkennt man sofort, daß die menschlichen Gene am mutationsbereitesten sind. Da der Mensch in einer durch Technik und Zivilisation beherrschten und veränderten Welt lebt, hat auch das natürliche Mutationsgeschehen eine Veränderung erfahren. Zu den spontanen Mutationen kommen die induzierten Mutationen, von denen uns hier die auf die energiereichen Strahlen zurückgehenden besonders interessieren. Für die Beurteilung des genetischen Risikos einer Population durch zivilisatorische Strahlenbelastung ist es nun von Bedeutung, daß man das Verhältnis der durch die Bestrahlung induzierten Mutationen zur natürlichen Mutationsrate zahlenmäßig abschätzen kann. Hierbei spielt der Begriff der *Verdopplungsdosis eine Rolle.*

Unter Verdopplungsdosis einer energiereichen Strahlung versteht man diejenige Strahlendosis, die die natürliche Mutationsrate einer Population innerhalb einer Generation verdoppelt. Der gegenwärtig wahrscheinlichste Wert liegt für menschliche Populationen zwischen 30 R und 80 R.

Das genetische Strahlenrisiko menschlicher Populationen bleibt innerhalb vertretbarer Grenzen, so lange die durch Zivilisation und Technik bewirkte zusätzliche Strahlenbelastung der Population 25% der Verdopplungsdosis der spontanen Gesamtmutationsrate nicht übersteigt. Wenn man also für die Verdopplungsdosis einen an der unteren Grenze des oben angegebenen Intervalls gelegenen Wert von 40 R zugrunde legt und damit noch einen gewissen Sicherheitsfaktor einhält, so ergibt sich, daß die maximale Strahlendosis, die im Durchschnitt jeder Person einer Population zugemutet werden darf, bei *5 R je Generationszeit*, d.h. bei je 30 Jahren liegt.

2.11 Grundbegriffe zur Kinetik der Radionuklide

Die relativen Gefahren, die sich für einen Organismus durch die Inkorporation radioaktiver Stoffe ergeben, sind von den Eigenschaften der verseuchenden Substanzen, von den individuellen und artbedingten Eigenschaften des verseuchten Organismus sowie von exogenen Umweltbedingungen abhängig.

Die Toxicität aufgenommener radioaktiver Stoffe wird vom Ausmaß und der Geschwindigkeit ihrer *Resorption* sowie von den quantitativen und zeitlichen Kennwerten ihrer *Verteilung* in den Geweben und Organen, von ihrer Neigung zur Kumulation, schließlich von der Geschwindigkeit und Form der *Ausscheidung*, kurz von ihren metabolischen Eigenschaften bestimmt.

2.11.1 Resorption radioaktiver Stoffe

Die Toxicität radioaktiver Stoffe wird durch die Art des Eindringens mitbestimmt und ist des weiteren von den funktionellen Eigenschaften der als Primärdepot dienenden Gewebe abhängig. Unterschiede in der Toxicität ergeben sich dadurch, weil die Resorption aus den verschiedenen Primärdepots mit unterschiedlicher Geschwindigkeit stattfindet. Am schnellsten werden die intraperitoneal injizierten, dann mit nachlassender Geschwindigkeit die inhalierten, die intramuskulär und subcutan und letztlich die oral verabreichten radioaktiven Stoffe resorbiert.

Die Resorption der verschiedenen radioaktiven Elemente entspricht ihren physikochemischen Eigenschaften und erfolgt selbst aus demselben Primärdepot unterschiedlich (Tabelle 2.3). Der Aggregatzustand und die Dispersion beeinflussen die Geschwindigkeit und das Ausmaß der Resorption und infolgedessen die Toxicität eines radioaktiven Stoffes.

Tabelle 2.3. Die Resorption verschiedener Elemente aus dem Gastrointestinaltrakt

Element	Resorption (%)
H, Alkalimetalle, Edelgase, C, N, O, Halogene, S	100
B, Se, Si, Mo	80 –90
Ca, P, Hg	60 –75
Tc, Re, Tl	45 –50
Co, Ni, Sr, Ra, Cu, Te, Rh, Pd	20 –30
Mg, Al, Mn, Fe, Zn, Au, Os, Ir	10
Pb, Po, Sn, Ba, As, Ru, Sb, Bi	1 – 8
Ge, Cr, Be, Ga	0,1 – 1
Cd, Sc, Ti	0,01– 0,03
Seltene Erden, Zr, Hf, Nb, Ta, Aktinide	0,01

Die im *gasförmigen* Aggregatzustand befindlichen radioaktiven Stoffe (z.B. Radon, Thoron, Radiokrypton, Radioxenon, Tritium) dringen leicht durch die Atemwege ein und werden rasch resorbiert.

Resorption, Wirkung und Verweildauer der radioaktiven *Aerosole* sind vom Dispersionsgrad abhängig. Je kleiner die Partikel sind, desto tiefer gelangen sie in die Atemwege und um so leichter werden sie resorbiert. Das Retentionsvermögen im Respirationstrakt hängt in erster Linie von der Größe und dem spezifischen Gewicht der

Partikel sowie von den Strömungsverhältnissen in den Atemwegen, d.h. vom respiratorischen Minutenvolumen ab.

Die Resorption wird von den chemischen Eigenschaften beeinflußt, die für die Elemente der jeweiligen Gruppe des periodischen Systems kennzeichnend sind. Diese Eigenschaften spiegeln sich in den Löslichkeitskonstanten der Elemente, im Präcipitations-pH-Wert ihrer Hydroxyde, in der Stabilitätskonstanten ihrer Komplexe usw. wider.

Von Bedeutung sind Wechselwirkungen, die zwischen den radioaktiven Isotopen, ihren Salzen und der Gewebsflüssigkeit stattfinden. Gelangen metallartige radioaktive Elemente oder radioaktive Kationen enthaltende Verbindungen in den Organismus, dann findet eine Hydrolyse statt. Diese Reaktion kann zu zwei verschiedenen Ergebnissen führen:

1. Es besteht die Möglichkeit, daß sich eine gut lösliche und vollständig dissoziierende Base bildet. Diese Reaktion ist somit reversibel und die Kationen sind im freien Zustand anzutreffen. Hierzu gehören die einwertigen Kationen der Alkalimetalle und die zweiwertigen der alkalischen Erdmetalle. Die Salze der Alkalimetalle sind fast ausnahmslos gut wasserlöslich. Sie dissoziieren im Organismus und werden entweder aus dem Gastrointestinaltrakt oder aus jedem anderen Primärdepot in Ionenform außerordentlich rasch resorbiert. Die Erdalkali-Metalle bleiben in ihrer chemischen Aktivität hinter den Alkalimetallen etwas zurück. Die Löslichkeit ihrer Hydroxyde und deren basischer Charakter nimmt im Verhältnis ihres Atomgewichtes zu. Im Gegensatz zu den Alkalimetallen sind einige Salze der alkalischen Erdmetalle, z.B. die Dicarbonate, Sulfate, Phosphate usw., bereits schlecht wasserlöslich, so daß sie durch den Darm weniger resorbiert werden.

2. Infolge der Hydrolyse kann als zweite Möglichkeit die Bildung von schlecht löslichen und weniger dissoziierenden Hydroxyden erfolgen, wie z.B. bei den drei- oder vierwertigen Metallen. Dies geschieht bei den seltenen Erden und einem großen Teil der schweren Elemente. Die Isotope dieser Elemente kommen mit verschiedener Wertigkeit vor und führen deshalb zu ungleichen Resorptionsgeschwindigkeiten. Anhand vorstehender Ausführungen macht die hydrolytische Reaktion die wesentlichen Differenzen verständlich, die bei der Resorption der verschiedenen radioaktiven Isotope aus dem Darm oder anderen Primärdepots in Erscheinung treten.

In Mikromengen neigen die radioaktiven Elemente zur *Adsorption.* Im lebenden Organismus liegen an den Oberflächen der Eiweißstoffe und anderer Makromoleküle besonders günstige Adsorptionsbedingungen vor. Als Resultat der Adsorption bilden sich Pseudokolloide. Die Adsorptionsfähigkeiten der radioaktiven Elemente hängen von der Löslichkeit ihrer Verbindungen ab. Je weniger löslich sie sind, um so größer ist ihre Neigung zur Adsorption. Die geringe Resorption der seltenen Erden und schweren Elemente aus dem Darmtrakt hängt — neben der Hydrolyse — auch damit zusammen, daß sie sich an Schleim adsorbieren und so vom Organismus mit dem Stuhl ausgeschieden werden (s. Tabelle 2.3).

2.11.2 Verteilung resorbierter radioaktiver Stoffe

Die Verteilung des resorbierten Teils eines radioaktiven Elements erfolgt in den Geweben und Organen praktisch unabhängig davon, auf welche Weise es in den Organismus gelangte. Diese Tatsache gestattet die Schlußfolgerung, daß aus jedem Primärdepot nur ein Teil mit bestimmten physikalisch-chemischen Eigenschaften ins Blut übergeht. Die Resorptionsgeschwindigkeit kann durch eine mengenmäßige Zunahme eines radioaktiven Elementes zwar verlangsamt werden, dies jedoch, ohne dabei die Verteilungsform des aus dem Depot resorbierten Anteils zu verändern. Wenn radioaktive Elemente in größerer Menge direkt in den Kreislauf gelangen, so bestimmen dieselben Faktoren ihr Verhalten und ihre Verteilung, die ihre Resorption bestimmen. Darüber hinaus fällt den Wechselwirkungen zwischen den betreffenden Elementen und den Bluteiweißstoffen sowie den verschiedenen Stoffwechselprodukten eine wichtige Rolle zu.

Die freien radioaktiven Kationen treten vor allem mit den Eiweißstoffen in Reaktion und bilden mehr oder weniger stabile Verbindungen. Während die doppelt geladenen Kationen der Erdalkalien leicht dissoziierende Verbindungen mit den Eiweißstoffen eingehen, bilden die multipel geladenen Kationen der schweren Elemente erheblich stabilere, schwer dissoziierende Verbindungen.

Ungeachtet dieser Eigenschaften ist zu beobachten, daß einzelne radioaktive Isotope, wenn man sie direkt in die Blutbahn einführt, verhältnismäßig rasch aus dem Kreislauf verschwinden: Die Erdalkalien bereits binnen 1–2 Std, aber auch die seltenen Erden und die schweren Elemente innerhalb einiger Stunden oder Tage. Diese Erscheinung basiert auf den Wechselwirkungen mit den Eiweißstoffen und den konkurrierenden Reaktionen, die zwischen den Radioisotopen und den natürlichen komplexbildenden Verbindungen im Organismus stattfinden.

So ist die Menge der in Komplex gehenden Isotope von der Konzentration der Biokomplexe abhängig. Die Umwandlungsgeschwindigkeit der einfachen Verbindungen zu einer Komplexverbindung wird von der Entstehungsgeschwindigkeit der Biokomplexe sowie von denjenigen Eigenschaften der radioaktiven Elemente bestimmt, die auch die Stabilität ihrer Bindung mit Eiweißstoffen determinieren.

Aufgrund ihrer Verteilung im Organismus pflegt man die radioaktiven Elemente in 4 Gruppen einzureihen: homogen verteilte, osteotrope, hepatotrope und in anderen Organen (Niere, Schilddrüse usw.) angesammelte Radioisotope (s. Tabelle 2.4). Bei der Einreihung der einzelnen Elemente in eine der Verteilungsgruppen handelt es sich nicht um eine allgemein gültige Feststellung. Die angegebene Aufteilung bringt nur zum Ausdruck, in welchem Organ sich das Isotop bevorzugt anreichert. In der Mehrzahl sind die Elemente nämlich nicht nur in einem einzigen Organ anzutreffen, sondern in unterschiedlichem Maße auch in anderen Geweben. Außerdem kann sich die Verteilungsform der Elemente eine gewisse Zeit nach der Intoxikation ändern. Die Metalle mit hepatotroper Verteilung reichern sich z.B. teilweise auch in den Knochen an. Da sie von der Leber späterhin rascher ausgeschieden werden als aus den Knochen, wird ihre Verteilung nach einiger Zeit ausgesprochen osteotrop.

Die einwertigen Alkalimetalle verschwinden rasch aus dem Blutkreislauf und verteilen sich ziemlich gleichmäßig. Bisweilen

Tabelle 2.4. Die Verteilung der Elemente (Hydroxydform) im Organismus

Valenzzustand	Verteilungsfaktor			
	homogen	osteotrop	hepatotrop	nephrotrop
1	Li, Na, K, Rb, Cs	—	—	—
2	—	Be, Ca, Sr, Ba, Ra	—	—
3	Ru	Y	La, Ce, Pr, Pm, Pu	Bi
4	—	Zr	Hf, Th, Pu, U, Am, Cm, Ce	—
5	Nb	P	—	Sb, As
6	Te, Po	Pu	—	S, Se, U
7	Cl, F, Br, J	—	—	—

In obiger Verteilungsform ergeben sich Verschiebungen, wenn die radioaktiven Elemente mit Trägersubstanz in den Organismus gelangen oder wenn sich eine Kolloidlösung bzw. Komplexverbindung bildet.

ist eine gewisse Kumulationstendenz von Na, K und Cs gegen den Konzentrationsgradienten des Blutes in den Muskeln, im Hoden, in der Leber und im Gehirn zu beobachten.

Die zu den Erdalkalien zählenden radioaktiven Isotope konzentrieren sich sehr schnell im anorganischen Teil des Knochengewebes. Die Elemente der dritten Hauptgruppe des Periodensystems — darunter die Lantanide, Aktinide und Transurane — verlassen den Kreislauf erheblich langsamer als die Alkalimetalle und Erdalkalien.

Aus Tabelle 2.4 ersieht man den Zusammenhang, der zwischen dem Verteilungstyp der trägerfrei in den Organismus gelangten Elemente und ihren physikalisch-chemischen Eigenschaften besteht. In obiger Verteilungsform ergeben sich Verschiebungen, wenn die radioaktiven Elemente mit Trägersubstanz in den Organismus gelangen oder wenn sie eine Kolloidlösung bzw. Komplexverbindung bilden.

2.11.3 Ausscheidung radioaktiver Stoffe aus dem Organismus

Die Ausscheidung erfolgt meist durch den Gastrointestinaltrakt. Die seltenen Erden werden überwiegend unresorbiert mit dem Stuhl ausgeschieden. Ein anderer Ausscheidungsweg führt über die Nieren. Im allgemeinen kann festgestellt werden, daß die oral in den Organismus gelangten radioaktiven Elemente im Verhältnis 9:1 mit dem Stuhl bzw. Harn abgehen. Die radioaktiven Isotope mit homogener Verteilung verlassen den Organismus überwiegend mit dem Harn. Da sich ihre Verbindungen im allgemeinen leicht lösen, geht die Ausscheidung rasch vonstatten. Die Erdalkalien werden, ihrer geringeren Löslichkeit entsprechend, langsamer ausgeschieden, obwohl sie am ersten Tage in wesentlicher Menge im Harn enthalten sind. Zu einem späteren Zeitpunkt (nach ca. 30 Tagen) übersteigt die Ausscheidung im Stuhl die Exkretion im Harn.

Ein bedeutender Teil der gasförmigen radioaktiven Elemente verläßt den Organismus über die Atemwege. Ferner werden zahlreiche radioaktive Elemente von den Speichel-, Schweiß- und Milchdrüsen, von der Haut usw. ausgeschieden.

In erheblich höherem Verhältnis als die osteotropen werden die hepatotropen Elemente mit dem Stuhl ausgeschieden, während ihre mit dem Harn abgehende Menge fast vernachlässigt werden kann. Dies hängt damit zusammen, daß sie von der Leber und der Galle direkt in den Darmtrakt ausgeschieden werden und nur einige Elemente, wie z.B. Ce, teilweise ins Blut gelangen. Charakteristisch für die hepatotropen Elemente ist ferner, daß ihr in den Knochen abgelagerter Anteil praktisch nicht mobilisiert wird.

Die Ausscheidung der radioaktiven Isotope wird durch die Zeitspanne charakterisiert, in der die Hälfte der vom Organismus aufgenommenen Menge ausgeschieden wird. Diese Größe bezeichnet man als *biologische Halbwertszeit* (T_b). Die biologische Ausscheidung ist aber nicht so konstant wie der radioaktive Zerfall.

2.11.4 Physikalische, biologische und effektive Halbwertszeit

Nach den Ergebnissen toximetrischer Untersuchungen besteht kein linearer Zusammenhang zwischen dem quantitativen Effekt und der Menge radioaktiver Stoffe. Die gleichen Mengen können, je nachdem, wie rasch sie zerfallen, d.h. wie lange ihre Strahlung anhält, ganz verschieden wirken. Die radioaktive Zerfallsgeschwindigkeit wird durch die physikalische Halbwertszeit (T_r) des Isotops charakterisiert.

Die Menge der in den Organismus gelangten radioaktiven Stoffe vermindert sich durch die Exkretion und den radioaktiven Zerfall. Die effektive Senkung der Aktivität wird demnach von diesen beiden Prozessen gemeinsam bestimmt. Zur Kennzeichnung der Abnahme ist es deshalb zweckmäßiger, die sog. *effektive Halbwertszeit* (T_{eff}) in Anspruch zu nehmen, die sowohl die physikalische als auch die biologische Halbwertszeit berücksichtigt. Man kann näherungsweise annehmen, daß die Menge eines radioaktiven Elementes im Verlauf des Stoffwechsels exponentiell abnimmt. In diesem Falle bringt nachfolgende Gleichung die nach der Zeit t im Organ anzutreffende Radioisotopenkonzentration zum Ausdruck:

$$C_{(t)} = C \cdot e^{-\Lambda t}, \qquad (2.7)$$

wo Λ der Ausscheidungskonstanten, d.h. dem in der Zeiteinheit ausgeschiedenen Teil des radioaktiven Elementes und C dem Anteil entspricht, der von der Anfangskonzentration (C_0) bis zum fraglichen Zeitpunkt noch nicht abgebaut worden ist.

$$C = C_0 \cdot e^{-\lambda t}. \qquad (2.8)$$

In dieser Formel ist λ die Zerfallskonstante des Radioisotops. Macht C_t gerade die Hälfte der Anfangskonzentration aus, so stimmt t mit der effektiven Halbwertszeit überein, d.h. nach obigen Zusammenhängen ist

$$T_{eff} = \frac{0{,}693}{\Lambda + \lambda}. \qquad (2.9)$$

In der Praxis pflegt man die effektive Halbwertszeit statt aus den Ausscheidungs- und Zerfallskonstanten eher aus der biologischen und physikalischen Halbwertszeit zu errechnen:

$$T_{eff} = \frac{T_r \cdot T_b}{T_r + T_b}. \qquad (2.10)$$

Die biologische Halbwertszeit müßte im Grunde, da sie in Abhängigkeit von den individuellen Eigentümlichkeiten des Organismus ziemlich großen Schwankungen unterliegt, in jedem Falle experimentell festgestellt werden. Zur beiläufigen Orientierung genügen aber Werte, die aufgrund von tierexperimentellen Angaben und früheren Humanbeobachtungen tabellarisch zusammengestellt wurden.

In toxikologischer Beziehung sind im allgemeinen die Radioisotope mit längerer effektiver Halbwertszeit gefährlicher. Aus diesem Grunde benutzt man in der klinischen Diagnostik Isotope mit kurzer Halbwertszeit (^{24}Na, ^{131}J, ^{32}P usw.). Diese allgemeine Regel gilt aber nur dann, wenn die Halbwertszeit nicht wesentlich länger ist als das durchschnittliche Lebensalter des Menschen. Andernfalls muß in Betracht gezogen werden, daß die Halbwertszeit im umgekehrten Verhältnis zur Aktivität steht.

Literatur

Bacq, Z. M., Alexander, P.: Grundlagen der Strahlenbiologie. Stuttgart: Thieme 1958.

Bacq, Z. M., Alexander, P.: Fundamentals of Radiobiology. Oxfort: Pergamon Press 1966.

Beukers, R., Berends, W.: The effect of UV-irradiation of nucleic acids and their components. Biochim. biophys. Acta (Amst.) **49**, 181–189 (1961).

Bresch, C.: Klassische und molekulare Genetik. Berlin-Göttingen-Heidelberg-New York: Springer 1964.

De Roberts, E. D. P., Nowinski, W. W., Saez, F. A.: Cell Biology, 4. Ed. London: Saunders 1965.

Dertinger, H., Jung, H.: Molekulare Strahlenbiologie. Berlin-Heidelberg-New York: Springer 1969.

Esser, K., Kuenen, R.: Genetik der Pilze. Berlin-Heidelberg-New York: Springer 1965.

Fahr, E.: Chemische Untersuchungen über die molekularen Ursachen biologischer Strahlenschäden. Angew. Chem. **81**, 581–632 (1969).

Fahr, E.: Die molekularen Ursachen biologischer Strahlenschäden. Studia Biophysica **19**, 1–20 (1970).

Fahr, E.: Physikalische, chemische und molekularbiologische Vorgänge bei der UV-Bestrahlung biologischer Objekte. Strahlentherapie **141**, 6, 718–727 (1971).

Grundmann, E.: Allgemeine Cytologie. Stuttgart: Thieme 1964.

Hanle, W.: Isotopentechnik. München: Thiemig 1964.

Harbers, E.: Einführung zur Molekularbiologie. Nukleinsäuren-Biochemie und Funktionen. Stuttgart: Thieme 1969.

Rieger, R., Michaelis, A.: Chromosomenmutationen. Jena: VEB G. Fischer Verlag 1967.
Scherer, E., Stender, H.: Strahlenpathologie der Zelle. Stuttgart: Thieme 1963.
Scherer, M.: Strahlentherapie. Stuttgart: Thieme 1967.
Schlungbaum, W.: Medizinische Strahlenkunde, 4. Aufl. Berlin: De Gruyter 1970.
Streffer, C.: Strahlen-Biochemie. Berlin-Heidelberg-New York: Springer 1969.
Thiessen, G.: Physiologische und mikrospektrophotometrische Analytik bestrahlter Gewebekulturzellen. Progress in Histo- und Cytochemistry **4**, 2 (1972).
Vårterész, V.: Strahlenbiologie. Budapest: Akadémiai Kiadó 1966.

3. Röntgendiagnostik

3.1 Technische Grundlagen der Röntgendiagnostik

H.-St. Stender

Die röntgendiagnostischen Einrichtungen sind aufgebaut aus

1. dem Röntgengenerator mit Transformator, Hochspannungsgleichrichtern, Schalt- und Meßeinheiten,
2. der Röntgenröhre und
3. dem Röntgenuntersuchungsgerät mit Zubehör.

3.1.1 Röntgenröhre

Die Röntgenstrahlen entstehen durch die Abbremsung beschleunigter Elektronen in der Anode der Röntgenröhre (s.a. Abschnitte 1.2.2 und 1.4.3). Damit die Elektronen möglichst gebündelt die Anode treffen, ist an der Kathode eine Elektronensammelvorrichtung (Wehneltzylinder) angebracht. Die Auftreffstelle der Elektronen auf der Anode heißt Brennfleck oder Focus. Die Bewegungsenergie der Elektronen wird in Bremsstrahlung (<1%) und Wärme (>99%) umgesetzt. Wegen der starken Wärmeentwicklung muß das Anodenmaterial einen hohen Schmelzpunkt haben. Zusätzlich soll es aber auch die Voraussetzung einer guten Strahlenausbeute bieten (hohe Ordnungszahl). Hierzu eignet sich besonders Wolfram.

Röntgenstrahlen mit *stehender Anode* haben heute nur noch die fahrbaren Röntgengeräte. Um eine höhere Wärmebelastung zu ermöglichen, wird bei den modernen Diagnostikröhren eine *Drehanode* angewandt (Umdrehungszahl 3000 oder 9000 Touren/min), sodaß eine Brennfleckbahn entsteht. An der Oberfläche der Bahn kommt es mit der Zeit infolge der Erwärmung zu Aufrauhungen, aus der eine Dosisminderung resultiert. Dieser Alterungsvorgang ist bei der heute verwandten Rhenium-Wolfram-Legierung wesentlich vermindert.

Die Anodenfläche ist schräggestellt (10–18°), um bei einer verhältnismäßig großen Auftrefffläche der Elektronen (elektronischer Brennfleck) mit hoher thermischer Belastbarkeit einen kleinen optisch wirksamen Brennfleck (*Strichfocus*) zu erhalten (Abb. 3.1). Der senkrecht zum Elektronenbündel verlaufende Strahl wird *Zentralstrahl* genannt. Die *Focusgrößen* der heute eingesetzten Diagnostikröhren haben 0,6–2,0 mm Kantenlänge. Bei Fein-Focusröhren beträgt sie 0,1–0,3 mm. Die Größe des Focus ist entscheidend für die geometrische Unschärfe. Je kleiner der Brennfleck ist, desto geringer ist seine Belastbarkeit, was in der Praxis zu längeren Expositionszeiten führt.

Eine Röntgenröhre wird charakterisiert durch Focusgröße (0,1–2,0 mm), Focusbelastbarkeit (3–100 kW). Anodenneigungswinkel (10–18°), Anodentellerdurchmesser (um 10 cm) und Umdrehungszahl der Anode (2800–9000 U/min).

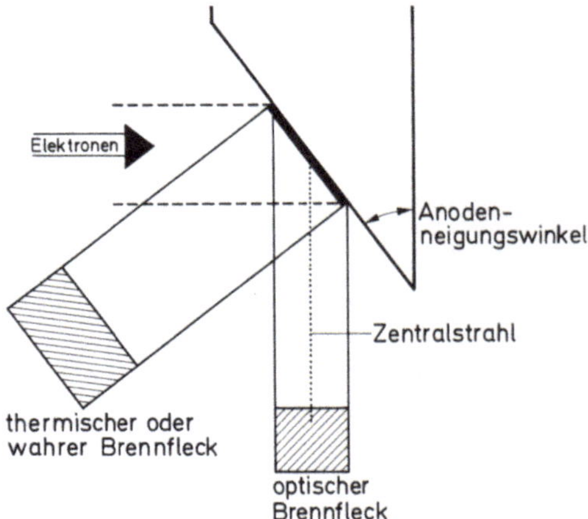

Abb. 3.1. Schräganode mit thermischem (elektronischem) und optischem Brennfleck sowie Zentralstrahl

3.1.1.1 Röhrengehäuse

Die Röntgenröhre befindet sich in einem *Röhrenschutzgehäuse.* Der Raum zwischen beiden ist mit Öl zur Kühlung und Isolation gefüllt. Das Röhrengehäuse dient dem Strahlenschutz, der Begrenzung des Nutzstrahlenbündels durch das Strahlenaustrittsfenster, dem Hochspannungsschutz und der Anbringung von Tubus, Tiefenblende und Lichtvisier.

Am *Strahlenaustrittsfenster* soll die Filterung der Strahlung durch die Wände (Eigenfilter) und ein zusätzliches Aluminiumfilter mindestens 2 mm Aluminium betragen. Hierdurch wird der weiche Strahlenanteil stärker geschwächt und die Strahlenexposition des Patienten verringert. Bei der *Hartstrahltechnik* (> 100 kV) kann die Filterung auf 4 oder 6 mm Al erhöht werden.

Beim Betrieb einer Röntgenröhre tritt eine *Durchlaßstrahlung* auf. Diese darf in der Röntgendiagnostik bei geschlossenem Strahlenaustrittsfenster und den Höchstbetriebswerten in 1 m Abstand vom Focus nicht höher als 100 mR/Std sein.

3.1.1.2 Leistung der Röntgenröhre

Der Wirkungsgrad der Röntgenröhre ist gering. Nur 1% der Bewegungsenergie der Elektronen wird in Röntgenquanten umgesetzt und hiervon gelangen wiederum nur 10% in das *Nutzstrahlenbündel.*

Allgemein bestimmt die Anzahl der auf der Anode auftreffenden Elektronen die Strahlenmenge und ihre Geschwindigkeit die Strahlenqualität. Die *Röhrenspannung (kV)* beeinflußt die Intensität der Strahlung im diagnostisch genutzten Spannungsbereich von 25–150 kV in der 3. bis 5. Potenz. Außerdem nimmt mit der Höhe der Röhrenspannung die Härte und Durchdringungsfähigkeit der Strahlung zu. *Röhrenstrom und Zeit* (mAs) ändern nur die Zahl der Röntgenquanten.

Hohe Kilovoltwerte bedeuten: Schnelle Elektronen, hohe Strahlenenergie, kurze Wellenlänge, große Durchdringungsfähigkeit.

Niedrige Kilovoltwerte bedeuten: Langsamere Elektronen, geringere Strahlenenergie, große Wellenlänge und geringere Durchdringungsfähigkeit.

3.1.2 Röntgengenerator

Ein Röntgengenerator umfaßt die Gesamtheit aller dem Betrieb der Röntgenröhre dienenden elektrischen Teile der Röntgeneinrichtung (Hochspannungs-Erzeuger und -Gleichrichter, zugehörige Schalt-, Regel- und Meßvorrichtungen sowie Verbindungskabel).

3.1.2.1 Transformator

Der Transformator erzeugt die für den Röhrenstromkreis nötige Hochspannung (25–150 kV) und für den Heizstromkreis die Niederspannung (12–20 V).

3.1.2.2 Gleichrichter

Da für das Betreiben der Röntgenröhre ein Gleichstrom erforderlich ist, regeln *Hochspannungsgleichrichter* den Stromfluß in einer Richtung. Hierzu werden Gleichrichterröhren oder Sperrschichtgleichrichter aus den Halbleitern Selen oder Silicium eingesetzt.

Beim *Einpulsgenerator*, der nur noch in den Kleinapperaturen verwandt wird, wirkt die Röntgenröhre selbst als Gleichrichter, wobei nur eine Halbwelle der Wechselspannung genutzt wird. Bei zu hoher thermischer Belastung kann es zur Rückzündung mit Zerstörung der Kathode kommen. Daher sind Pausen zwischen den einzelnen Aufnahmen erforderlich.

Die *2-Pulsgeneratoren* nutzen durch die Verwendung von 4 Gleichrichtern beide Halbwellen. Die Strahlung besitzt eine große Welligkeit.

Bei den *6- und 12-Pulsgeneratoren* werden, vom dreiphasigen Drehstrom ausgehend, durch eine entsprechende Zahl von Gleichrichtern 6 oder 12 Spannungsimpulse gegeben, die zu einer guten Spannungsglättung an der Röhre führen. Die Restwelligkeit beträgt beim 6-Pulsgenerator 13% und beim 12-Pulsgenerator 3%. Hierdurch wird eine hohe Dosisausbeute erreicht, und der Wert der Effektivspannung ist dem Scheitelspannungswert angenähert. Das mAs-Produkt wird reduziert, die Aufnahme-Zeit ist kurz, die Patienten-Dosis entsprechend niedrig.

Durch zusätzliche Verwendung von Kondensatoren und Regeltrioden läßt sich eine reine Gleichspannung an der Röntgenröhre mit einer maximalen Dosisausbeute erreichen.

3.1.2.3 Schalteinheiten

Die Schalteinrichtungen befinden sich am Schalttisch der Steueranlage der Röntgeneinrichtung. Es handelt sich dabei um:

1. Netzschalter, der die Stromzufuhr zum Generator herstellt,
2. Arbeitsplatz- und Focuswähler,
3. Schalter für die Einstellung der Aufnahme-Daten (kV, mA und sec. oder: kV, mAs oder: kV, Belichtungsautomat mit Wahl der Kammer und Empfindlichkeit),
4. Betriebsschalter, der in einer 1. Stufe die Röhre heizt und die Drehanode anlaufen läßt und dann in einer 2. Stufe die Aufnahme schaltet,
5. Zeituhr zum Ablesen der Durchleuchtungszeit.

3.1.2.4 Belichtungsautomatik

Die Meßkammer des Belichtungsautomaten mißt während der Aufnahme filmnah die Dosis und schaltet bei Erreichen des voreingestellten Wertes ab. Der Abschaltwert ist auf die gewünschte Filmschwärzung kalibriert. Die Messung kann durch 1, 2 oder 3 wählbare Meßkammern erfolgen, die hinter den interessierenden Objekt-Teilen (Dominanten) plaziert werden. Die Messung der gewünschten Strahlenmenge erfolgt meist durch Ionisationskammern, seltener durch Phototimer (Photoelektrische Messung).

Folienart, Filmempfindlichkeit, Kassettentyp und Filmverarbeitung sind bei der Festlegung der Schaltdosis zu berücksichtigen. Sie müssen konstant gehalten werden. Die unterschiedliche Objektdichte oder die Änderung eines der genannten Faktoren können durch die Wahl (meist 3 Möglichkeiten) einer geänderten Meßkammerempfindlichkeit (Schwärzungs-Korrektur) berücksichtigt werden.

3.1.3 Röntgenuntersuchungs-Geräte

Aufnahme- und Durchleuchtungsgeräte sind zu unterscheiden. Bei Spezialgeräten sind vielfältige Kombinationen und technische Besonderheiten möglich.

Die Röntgenröhre ist mit einem *Säulenstativ oder Deckenstativ* verschiebbar befestigt oder in ein Untersuchungsgerät mit Durchleuchtungsmöglichkeit eingebaut.

Der Patient wird auf einen *Aufnahme-Tisch* gelagert oder vor ein *Wandstativ* gestellt. Beide enthalten einen *Kassettenwagen* mit einem *Streustrahlenraster.*

Das *Durchleuchtungsgerät* besteht aus einer kippbaren Lagerungsplatte, mit der *Röntgenröhre und Zielgerät zusammen mit Durchleuchtungsschirm oder Bildverstärker* fest verbunden sind. Der Zentralstrahl ist fest auf die Mitte des Bildes zentriert. Diese Durchleuchtungseinheit ist über dem Patienten in allen 4 Richtungen in unterschiedlichem Ausmaß zu verschieben. Während der Durchleuchtung können Zielaufnahmen verschiedener Größe auf unterteilten Kassetten-Filmen angefertigt werden. Vom Bildverstärkerausgang können im Indirektverfahren Bilder im Format 70 × 70 mm oder 100 × 100 mm gemacht werden. Die Röntgendurchleuchtungen sind mit einem *Bildverstärker-Fernsehsystem* auch von einem *Fernbedienungspult* aus durchzuführen.

3.1.3.1 Geräte-Zubehör

Das Geräte-Zubehör dient vor allem der Streustrahlenbekämpfung, der genauen Einstellung von Zentralstrahl und Feld sowie der stabilen Lagerung des Patienten und dem Strahlenschutz.

3.1.3.2 Streustrahlen-Bekämpfung

Die Streustrahlung wird durch focusnahes Einblenden des Nutzstrahlenbündels mittels eines *Tubus oder einer Tiefenblende mit Lichtvisier* auf die Grenzen des abzubildenden Objektes vermindert.

Das Lichtvisier leuchtet dabei das ausgestrahlte Feld aus und markiert den Zentralstrahl.

Die Verminderung der Objektdicke durch ein *Kompressorium* führt zur Abnahme der Streustrahlung. Einblenden und Kompression verringern auch deutlich die Patienten-Belastung.

Die aus dem durchstrahlten Körper austretende Streustrahlung, die infolge Richtungsänderung Bildgebung und Kontrast stört, wird durch filmnahe, stehende oder bewegliche *Streustrahlenraster* abgefangen. Im Raster sind zwischen focussiert angeordneten Bleilamellen feine Schichten eines strahlendurchlässigen Schachtmediums gefügt. Die gradlinig vom Focus durch das Objekt zum Film gehenden Strahlen passieren das Schachtmedium, während die in ihrer Richtung abgelenkten Streustrahlen in den Bleilamellen absorbiert werden. Die Wirksamkeit des Rasters hängt vom Verhältnis der Lamellenhöhe zum Lamellenabstand, d.h. vom *Schachtverhältnis*, ab (Normalraster 8:1, Hartstrahlraster 12–15:1). Bei hohem Schachtverhältnis (Hartstrahlraster) ist der Anteil der durchgelassenen Primärstrahlen zu den Streustrahlen groß (große *Selektivität*). Durch die Raster ist ein Dosisverlust unvermeidlich. Die Röhrenbelastung muß daher erhöht oder die Expositionszeit verlängert werden.

Alle Maßnahmen zur Streustrahlenverringerung verbessern die Bildqualität durch eine Anhebung der Kontraste und Steigerung der Detailerkennbarkeit.

3.1.3.3 Filter

Filter, die der *Eigenfilterung* von Röhren- und Gehäusewand im Bereich des Strahlenaustrittsfenster zugefügt werden, härten die Strahlung auf, erhöhen relativ den Anteil der höherenergetischen Röntgenstrahlen, die für die Bildgebung verantwortlich sind, und vermindern die weichen Strahlen, die im Körper absorbiert werden und so die Strahlenbelastung des Patienten erhöhen.

Bei Nennspannungen bis 70 kV muß die Filterung mindestens 1,5 mm Al, bei Nennspannungen über 70 kV mindestens 2,0 mm Al, bei Nennspannungen um 125 kV sollte eine Filterung von 4–6 mm Al angestrebt werden. Bei fahrbaren Röntgengeräten mit Bildverstärkern muß die Filterung mindestens 3 mm Al betragen.

3.1.4 Entstehung des Strahlenbildes

Die Röntgenstrahlen werden bei der Durchstrahlung eines Objektes geschwächt. Das Verhältnis von Absorption und Streuung hängt dabei von der Strahlenenergie und den Eigenschaften des Gewebes ab.

Bei weichen Strahlen überwiegt die Absorption und bei harten die Streuung.

3.1.4.1 Schwächungsfaktoren

Das Ausmaß der Schwächung wird bestimmt durch Dicke, Dichte und Ordnungszahl der Materie.

Die Summe der Schwächungsvorgänge der im Objekt hintereinander liegenden Teile ergibt im Bereich des Strahlenaustritts unterschiedliche Strahlungsintensitäten, die das *Strahlenrelief* oder *Strahlenbild* als Information über das Objekt bestimmen.

Die benachbarten Dosisunterschiede ergeben den *Strahlenkontrast*, der im Röntgenfilm die Schwärzungsunterschiede (Schwärzungskontrast) bedingt.

Die *Schichtdicke* von Weichteilgewebe, die die Strahlung auf die Hälfte schwächt, beträgt in der Diagnostik in Abhängigkeit von der Strahlenqualität 2–3 cm.

Mit der *Dichte* (Zahl der Atome pro Volumen) steigt die Absorption linear. Dadurch sind lufthaltige Organe von Weichteilen und der Knochen von beiden gut zu unterscheiden. Die relativen Dichtewerte sind in der Tabelle 3.1 aufgeführt.

Die Schwächung der Strahlung steigt annähernd mit der 3. Potenz der *Ordnungszahl des Gewebes*, dabei nimmt die Absorption relativ stärker als die Streuung zu. Während die effektive Ordnungszahl von Wasser, Weichteilen und Luft zwischen 7 und 7,6 liegt, beträgt sie bei Knochen etwa 12–14 und führt so zu einer deutlich stärkeren Schwächung. Die starke Absorption durch Atome höherer Ordnungszahl wird bei den KM-Untersuchungen mit Jod (53) und Barium (56) diagnostisch genutzt.

Tabelle 3.1a. Relative Dichte der wichtigsten Substanzen und Gewebe

Stoff	Relative Dichte
Luft	0,0013 (negatives Kontrastmittel!)
lufthaltige Lunge	0,2
Fett	0,92
Wasser	1,0
Blut, Galle, Serum, Harn, Weichteile	1,01 bis 1,06
Knorpel	1,09
Knochen	1,9

Tabelle 3.1b. „Effektive Ordnungszahlen" verschiedener Stoffe und Gewebe, die sich aus den Ordnungszahlen der beteiligten Elemente ergeben

Stoff	Effektive Ordnungszahl
Luft	etwa 7,6
lufthaltige Lunge	etwa 7,7
Fett	etwa 6,0
Blut, Galle, Serum, Harn, Weichteile	7,4 bis 7,5
Knorpel	etwa 13,0
Knochen	etwa 14,0

3.1.4.2 Einfluß der Strahlenqualität

Die *Energie der Röntgenstrahlen (kV)* beeinflußt in sehr starkem Maße die Schwächung der Strahlung im Gewebe. Energiereichere Strahlen werden wesentlich geringer geschwächt als energieärmere. Hierdurch sind die Strahlenkontraste bei hoher Spannung deutlich geringer als bei niedriger.

Weichstrahltechnik = kV < 70, großer Kontrast. *Hartstrahltechnik* = kV > 100, geringer Kontrast, flaches Strahlenrelief.

Bei der Durchstrahlung von Gewebe entsteht stets *Streustrahlung*, die durch Richtungsänderung eines Teiles der Primärstrahlung hervorgerufen wird.

Die Streustrahlung beträgt um so mehr, je größer das durchstrahlte Volumen und je härter die Strahlung (kV) ist. Die Streustrahlung verschlechtert die Bildqualität durch Erhöhung des Grauschleiers und vermindert die Strahlen- und Schwärzungs-Kontraste. Sie kann durch Einblenden des Nutzstrahlenbündels, Verwenden eines Rasters, Kompression und Bleiabdeckung vermindert werden.

3.1.5 Abbildungs-Systeme

Das Strahlenbild kann mit verschiedenen Verfahren sichtbar gemacht werden:

1. Durch Aufleuchten von bestimmten Metallsalzen (Zink-Cadmiumsulfid im Durchleuchtungsschirm und Caesiumjodid im BV-Eingangsschirm).

2. Durch Schwärzen von photographischen Schichten (Bromsilberemulsionen) und
3. Durch Ladungsänderung in photoelektrischen Halbleiterplatten (Selenbeschichtete Aluminumplatte = Xeroradiographie).

3.1.5.1 Der Röntgenfilm

Der Röntgenfilm besitzt 2 Emulsions-Schichten aus Silber-Halogeniden (AgBr), die durch Röntgenstrahlen und Licht geschwärzt werden können. Die Strahlung induziert in den belichteten Bromsilberkörnern Veränderungen (*latentes Bild*), die durch den chemischen Entwicklungsprozeß zur Reduktion von metallischem Silber führen. Hierbei wird das latente Bild um das 1 bis 100 Millionenfache zum manifesten Bild verstärkt.

Das Schwärzungsrelief gibt in seinen Intensitätsunterschieden das Strahlenrelief wieder.

Das Durchleuchtungsbild ist ein Positiv, die Röntgenaufnahme ein Negativ.

Objekte, die die Strahlung weniger schwächen, stellen sich in der Röntgenaufnahme dunkel dar (sog. Aufhellungen nach dem positiven Durchleuchtungsbild) und Objekte mit starker Schwächung erscheinen hell (sog. Verschattungen).

3.1.5.1.1 Schwärzungskurve des Films

Der Röntgenfilm besitzt eine Filmcharakteristik, die als Schwärzungskurve, Kontrastkurve oder Gradationskurve dargestellt werden kann. Diese gibt die Beziehung zwischen der Dosis am Film und der dadurch hervorgerufenen Schwärzung wieder. Dabei wird auf der Abszisse die Dosis in mR oder bei gleicher Spannung das mAs-Produkt und auf der Ordinate die Schwärzung S aufgetragen (Abb. 3.2).

Die Schwärzungskurve verläuft S-förmig. Der gerade Anstieg des Mittelteiles der Kurve gibt dabei den Kontrast des Filmes wieder. Je steiler der Anstieg und je größer der Tangens des Anstiegswinkels α (auch Gradationsgrad oder γ-Wert) ist, desto größer ist der Kontrast, d.h. der Schwärzungsunterschied bei kleinen Dosis-Differenzen.

Die Verwendung von Film-Folien-Kombinationen führt zur deutlichen Vergrößerung des Anstiegswinkels und des γ-Wertes, was eine erhebliche Steigerung des Kontrastes mit sich bringt.

Bei Aufnahmen mit hoher Spannung (*Hartstrahltechnik*) sind die Strahlenkontraste vermindert. Diese Kontrastherabsetzung ist bei Stoffen mit hoher Ordnungszahl (Knochen) höher als bei solchen mit niedriger Ordnungszahl (Lunge, Weichteile). Filme mit großem γ-Wert können die Minderung des Kontrastes abschwächen. Der Vorteil der hohen Spannung liegt in der herabgesetzten Strahlenbelastung, der kürzeren Belichtungszeit und der Verringerung der Bewegungsunschärfe.

3.1.5.1.2 Verstärkerfolien

Da die Silberhalogenidemulsionen des Filmes für Röntgenstrahlen weniger emp-

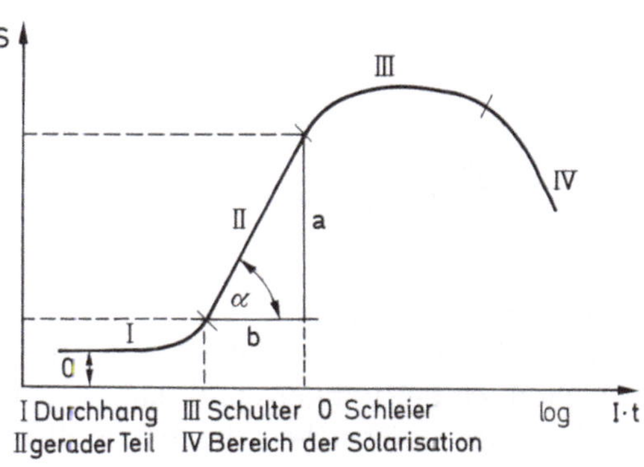

Abb. 3.2. Die Schwärzungskurve des photographischen Filmes. *0* Schleier, *I* Durchhang, *II* gerader Teil, *III* Schulter, *IV* Solarisationsbereich. Schwärzung als Funktion des Produktes aus Intensität mal Zeit. Ein Unterschied in der Belichtung *b* wird in einen Schwärzungsunterschied (Kontrast) *a* auf dem Film umgewandelt. $\tan \alpha = \gamma = a/b$, $S = \log J_0/J_1$.

findlich sind als für energieärmeres sichtbares Licht, wird mit Verstärkerfolien gearbeitet, die einen strahlenempfindlichen luminescenzfähigen Stoff enthalten (Calcium-Wolframat oder seltene Erden). Durch die Absorption der Röntgenstrahlen in den fluorescierenden Stoffen wird die photographische Wirkung um das 5–50fache verstärkt. Hierbei wird der Röntgenfilm zu ungefähr 95% durch das Fluorescenzlicht (Blaulicht) und nur zu 5% durch Röntgenstrahlen exponiert. Die Folien reduzieren die Strahlenexposition des Patienten in gleicher Weise, wie sie durch vermehrte Empfindlichkeit die Herabsetzung der Dosis und eine Verkürzung der Belichtungszeit ermöglichen.

Röhrenstrom (mA) und Belichtungszeit beeinflussen die Schwärzung in gleicher Weise. Demgegenüber ergeben eine Spannungserhöhung oder Spannungserniedrigung eine wesentlich größere Änderung der Schwärzung, die bei Folienfilmen in der 5. Potenz der Röhrenspannung erfolgt.

Da die Folienkristalle größer sind als die AgBr-Körner des Films, in Abhängigkeit von ihrer Schichtdicke einen bestimmten Abstand zum Film haben und zusätzlich Reflexionseffekte auftreten, verursachen die Verstärkerfolien eine Unschärfe bei der Bildgebung.

Der Verstärkungsfaktor der Folien ist spannungsabhängig.

Man unterscheidet aufgrund unterschiedlicher Folienkristallgröße und Schichtdicke neben einer Universalfolie feinzeichnende und hochverstärkende Folien.

Die Empfindlichkeit der verschiedenen Systeme gibt die Tabelle 3.2 wieder.

3.1.5.2 Durchleuchtung

Der Leuchtschirm enthält als fluorescierenden Stoff Zink-Cadmiumsulfid und ist auf der Seite des Untersuchers durch eine Bleiglasscheibe abgeschirmt. Die Helligkeit nimmt durch Erhöhung der Spannung wesentlich stärker zu als durch Steigerung des Röhrenstromes.

Tabelle 3.2. Dosisbedarf für eine Schwärzung = 1 bei verschiedenen Aufnahmesystemen

Indirektaufnahme mit 70/100 mm-Einzelbildkamera	0,05– 0,1 mR
90 s-Film + hochverstärkende Folie	0,2 – 0,3 mR
90 s-Film + Normal-Folie	0,5 – 0,7 mR
90 s-Film + feinzeichnende Folie	1 – 1,4 mR
Folienloser Film	8 – 10 mR
Xeroradiographie	30 – 60 mR
Folienloser Mammographiefilm	100 –250 mR

Objekte, die die Strahlung wenig schwächen, erscheinen hell (Lunge), die stärker Schwächenden wie Knochen dunkel. *Das Durchleuchtungsbild ist im Gegensatz zum Röntgenfilm ein Positiv.*

Die Leuchtdichte des Leuchtschirmbildes ist gering und kann im dunklen Raum nur mit den Stäbchen des Auges erfaßt werden. Daher ist eine Adaptationszeit von 15–20 min erforderlich.

Die *Nachteile der Fluoroskopie* sind infolge des Leuchtschirmes und des Stäbchensehens mangelnde Ausnutzung der Röntgenquanten (nur 1% werden zur Bilderkennung genutzt), geringe Empfindlichkeit gegenüber Helligkeitsunterschieden, herabgesetzte Wahrnehmungsgeschwindigkeit, verminderte Sehschärfe und rasche Ermüdbarkeit des Auges.

Die Information durch die Röntgenleuchtschirm-Durchleuchtung ist gegenüber der Aufnahme verhältnismäßig gering, während die Strahlenexposition des Patienten hoch ist. Günstiger sind die Verhältnisse mit der Röntgenbildverstärker-Fernsehdurchleuchtung.

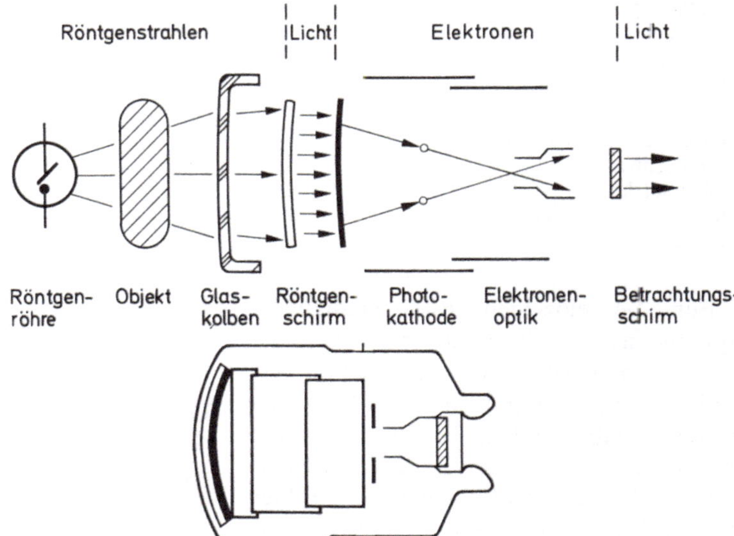

Abb. 3.3. Elektronenoptischer Röntgenbildverstärker (Aufbau)

3.1.5.3 Röntgenbildverstärker-Fernsehen

Das Strahlenrelief wird am BV-Eingang von einem Leuchtschirm (CsJ) in einer Hoch-Vakuum-Röhre aufgenommen und das Fluorescenzbild über eine Photokathode in ein Elektronenbild umgewandelt (Abb. 3.3). Die Elektronen treffen stark beschleunigt und durch eine Elektronen-Optik gebündelt auf einen verkleinerten Betrachtungsschirm am BV-Ausgang auf, wo ein umgekehrtes, helles Bild mit dem Auge zu sehen ist oder von einer Fernsehkamera aufgenommen und auf einen Monitor übertragen werden kann.

Das BV-Bild kann nicht nur mit einem Okular betrachtet oder über eine Fernsehkamera auf einen Monitor oder ein Magnetband übertragen werden, sondern auch mit einer Filmkamera (*Kinematographie*) oder einer 70 oder 100 mm Einzelbildkamera photographisch aufgezeichnet werden.

Die große Steigerung der Helligkeit gegenüber dem Leuchtschirm um einen Faktor ($3\text{–}8 \times 10^3$) ist die Folge der hohen Elektronen-Beschleunigung (25 KeV) und der Bildverkleinerung mit der Erhöhung der Zahl der Elektronen pro Flächeneinheit.

Die Vorteile der Untersuchung mit dem Bildverstärker-Fernsehsystem sind:

1. Große Helligkeit des Bildes bei Untersuchung im nicht verdunkelten Raum.
2. Erhöhung der Bildqualität (erhöhte Kontraste und bessere Detailerkennbarkeit).
3. Herabsetzung der Strahlenbelastung des Patienten (bis ca. 25%) und des Untersuchers (vor allem durch automatische Helligkeits- oder Dosis-Leistungs-Regulierung) und
4. Übertragung des Bildes auf entfernte Monitore, Bandspeichergerät oder Kinoeinrichtung.

3.1.5.4 Bildgüte (Modulations-Übertragungs-Funktion)

Die Güte der verschiedenen Abbildungs-Systeme kann durch die Modulations-Übertragungs-Funktion beurteilt werden. Zur Messung kann ein Blei-Raster mit zunehmender Strichzahl und abnehmender Strichbreite verwandt werden. Die Breite eines Striches mit einer anliegenden Lücke bildet eine Periode. Die Anzahl der Perioden pro mm heißt Ortsfrequenz (Per/mm).

Tabelle 3.3. Bildübertragungsfunktion verschiedener Abbildungssysteme

Abbildungssystem	Per/mm
Röntgenfilm mit Universalfolie	4
Leuchtschirm	0,3
Bildverstärker	2,5–4,0
Bildverstärker-Fernsehen	1 –2

Für die einzelnen Bildübertragungs-Systeme lassen sich die abgebildeten Ortsfrequenzen messen. Einen Vergleich für verschiedene Systeme gibt die Tabelle 3.3. Es zeigt sich dabei, daß ein Teil der durch den Bildverstärker erreichten Bildgüte im Fernsehbereich wieder verloren geht. Die Bilder vom Bildverstärkerausgangsschirm erreichen die Güte der Röntgenaufnahmen mit Universalfolie, benötigen aber nur 1/5–1/10 der Dosis.

3.1.5.5 Das gute Röntgenbild

Im „guten" Röntgenbild sind die interessierenden Objekte zu erkennen und nach Größe, Form und Schwächungsverlauf zu beurteilen. Eine möglichst wirklichkeitsgetreue Wiedergabe in ausreichenden Schwachkontrasten und mit geringer Unschärfe wird angestrebt. Eine befriedigende Bildqualität soll mit möglichst geringer Dosis erreicht werden.

3.1.6 Projektions-Gesetze

Die Stellung des Zentralstrahls zur Bild- und Objektebene bestimmt die Abbildung des Objektes. Senkrechte Zentralprojektion = Zentralstrahl steht senkrecht zur Bildebene. Schiefe Zentralprojektion = Zentralstrahl steht schräg zur Bildebene.

3.1.6.1 Vergrößerung

Die Röntgenstrahlen, die von einer kleinen Quelle (Focus) ausgehen, breiten sich gradlinig nach den Gesetzen der Zentralprojektion aus. Hierdurch werden alle Objekt-Teile, die dem Film nicht direkt anliegen, vergrößert. Das Ausmaß der Vergrößerung wird durch das Verhältnis von Focus-Film-Abstand zu Focus-Objekt-Abstand bestimmt.

Je weiter das Objekt vor dem Film liegt, desto stärker ist seine Vergrößerung.

3.1.6.2 Verzeichnung

Gleichgroße Objekt-Teile, die verschiedenen Abstand vom Film haben, werden bei senkrechter Zentralprojektion unterschiedlich groß abgebildet. Bei senkrechter Zentralprojektion bilden sich schräg zur Bildebene angeordnete Objekte verkürzt ab. Die schiefe Zentralprojektion führt zur Verzeichnung der Objekte.

3.1.6.3 Superposition

Objekt-Teile, die im Strahlengang räumlich hintereinander liegen, überlagern sich im 2 dimensionalen Röntgenbild und sind nicht als Einzelheiten erkennbar.

Durch Aufnahmen in verschiedenen Projektionen wird eine getrennte Abbildung möglich. Alle Schrägprojektionen zeigen eine deutliche Verzeichnung. Bei filmnahen Objekt-Teilen ist eine große, bei filmfernen eine kleine parallaktische Verschiebung zur Auflösung der Überlagerung erforderlich.

3.1.6.4 Hochkanteffekt

Sehr feine Objekt-Teile können abgebildet werden, wenn sie orthograd zum Strahlengang verlaufen (z.B. interlobäre Pleura, kleine Lungengefäße, Gefäßkanäle und Fissuren im Knochen).

3.1.7 Detailwahrnehmung

Bild-Details sind nur zu erkennen, wo ein Kontrast als Unterschied zwischen hellen und dunklen Gebieten besteht. Objekt-Feinheiten müssen eine bestimmte Größe überschreiten und zur Umgebung einen ausreichenden Kontrast geben, um wahrgenommen zu werden. Detailgröße und Detailkontrast beeinflussen die Wahrnehmbarkeit. Kleine Details mit hohem Kontrast können sichtbar sein, während größere mit geringem Kontrast nicht erkannt werden.

3.1.8 Schärfe des Röntgenbildes

Benachbarte scharf begrenzte Objekt-Teile, die die Röntgenstrahlen unterschiedlich schwächen, führen zu Schwärzungsunterschieden (Kontrasten) auf dem Film. Die Kontraste können auch bei scharf konturierten Objekten *Unschärfen* im Sinne von Kontrastübergangszonen oder Kontrastgradienten zeigen. Diese sind photometrisch meßbar. Ihre Breite wird als Unschärfe aufgeführt. Wenn keine Kontrast-Übergangszone zu messen ist, besteht keine Unschärfe.

3.1.8.1 Geometrische Unschärfe

Die geometrische Unschärfe wird bestimmt durch die Größe des Focus (0,1–2,0 mm) und die dadurch bedingten Halbschatten sowie durch die Abstandsverhältnisse.

Sie steigt proportional zur Focusgröße und zum Objekt-Filmabstand und nimmt proportional ab mit dem Focus-Objekt-Abstand.

Ein kleiner Focus und großer Focus-Objekt-Abstand vermindern die Unschärfe. Grenzen sind aber dadurch gegeben, daß ein kleiner Focus weniger belastbar ist, und die Intensität der Strahlung mit dem Quadrat der Entfernung abnimmt (*Abstand-Quadrat-Gesetz*). Beide Faktoren verlängern die Belichtungszeit stark und erhöhen damit die Bewegungsunschärfe.

3.1.8.2 Bewegungsunschärfe

Bewegungen des Objektes oder einzelner Teile (Herz, Magen, Darm, Harnwege) rufen eine Bewegungsunschärfe hervor. Die Expositionszeiten sollten daher kurz sein, und eine stabile Lagerung des Patienten sowie der Röhre und des Films durchgeführt werden.

3.1.8.3 Materialunschärfe

Die Größe und Verteilung der Halogenidkörner im Film und der Folienkristalle bedingen eine gewisse Unschärfe. Eine Steigerung des Folienverstärkungsfaktors und der Empfindlichkeit des Films erhöhen die Unschärfe.

3.1.8.4 Gesamtschärfe

Sie faßt alle 3 Unschärfen zusammen. Wenn alle Unschärfe-Anteile gleich groß sind, ist die Gesamtunschärfe am geringsten.

3.1.9 Kontrast

Unter Kontrast wird der Unterschied zwischen den Intensitäten der Strahlung im Strahlenbild, der Schwärzung im Röntgenbild und der Helligkeit im Durchleuchtungsbild (Leuchtschirmbild oder BV-TV) verstanden.

Der *Strahlenkontrast* hängt ab von der Schwächung durch die atomare Zusammensetzung, die Dichte und Dicke des Objektes, von der Röhrenspannung und der Streustrahlung.

Die regionale Verteilung der Strahlenkontraste am Austritt aus dem durchstrahlten Objekt ergibt das *Strahlenbild*.

Bei Verwendung niedriger Spannung (30–80 kV) treten die Strahlenkontraste stärker hervor, während sie bei der Hartstrahltechnik (über 100 kV) verringert sind.

Die *Streustrahlen* vermindern die Kontraste und verschlechtern so die Detail-Auflösung. Sie sind durch Einblenden,

Kompression und Verwendung von Rastern erheblich herabzusetzen.

Die Strahlenkontraste werden als Schwärzungs- oder Helligkeitskontraste in Abhängigkeit vom Kontrastfaktor des abbildenden Systems wiedergegeben.

Da die Röntgenquanten diskontinuierlich die Abbildungs-Systeme (Film-Folie, Leuchtschirm, BV-Eingang) erreichen, kann es bei niedriger Dosis zum *Quantenrauschen* kommen, das als Körnelung des Bildes in Erscheinung tritt. Die Körnigkeit des Bildes hängt auch von den Eigenschaften der Körner in Folie und Film ab.

3.1.9.1 Simultankontrast (Grenzkontrast)

Das Auge nimmt an Kontrast-Übergangszonen höhere Schwärzungen dunkler und geringere Schwärzungen heller wahr (*Mach-Effekt*). Es handelt sich um eine optische Täuschung, die zu diagnostischen Fehlinterpretationen führen kann (z.B. Pseudofrakturen).

3.1.10 Spezialuntersuchungen

3.1.10.1 Schirmbildphotographie

Ein Leuchtschirmbild wird mit Spiegel- und Linsensystemen verkleinert und auf einem Film der Größe 70 oder 100 mm abgebildet. Die Detail-Auflösung ist geringer als beim normalen Universalfolienfilm; die Dosis 2–3 mal größer.

Das Schirmbildverfahren wird vor allem bei Thorax-Reihenuntersuchungen eingesetzt.

3.1.10.2 Stereoaufnahmen

2 Röntgenaufnahmen von einem Objekt werden mit einer Röhrenverschiebung von 7 cm (Pupillen-Abstand) bei sonst gleicher Geometrie angefertigt. Durch die Betrachtung mit einem speziellen Binokular kann die räumliche Lage einzelner Bilddetails beurteilt werden (Fremdkörper, Verkalkungen).

3.1.10.3 Vergrößerungsaufnahmen

Voraussetzung ist ein Focus von 0,3 mm Kantenlänge oder kleiner. Bei der Vergrößerungs-Aufnahme wird der Abstand vom Objekt zum Film bei gleichbleibendem Focus-Film-Abstand vergrößert. Schon auf der normalen Aufnahme erfaßbare Details werden durch die Vergrößerungstechnik deutlicher und leichter erkennbar. Durch Verminderung der Streustrahlung wird der Kontrast angehoben. Auch die Schärfe kann verbessert werden, da Details, die kleiner als die Unschärfe der Verstärkerfolie sind, durch die 2–3fache Vergrößerung sichtbar gemacht werden.

3.1.10.4 Tomographie (Schichtuntersuchung)

Die Tomographie ermöglicht eine überlagerungsfreie Abbildung von Objekt-Teilen in einer bestimmten Objekt-Tiefe. Die Technik der Schichtuntersuchung beruht darauf, daß von 3 Gliedern des Systems, d.h. Röhre, Objekt und Film, je 2 sich bewegen und eines stillsteht. Die Bewegungen der 2 Glieder erfolgen so, daß ein bestimmter vorgewählter Tiefenbereich des Objektes auf derselben Stelle des Filmes abgebildet wird, während die höher und tiefer gelegenen Objekt-Teile über den Film wandern und verwischt werden (Abb. 3.4).

Bei den heute meist eingesetzten Schichtgeräten bewegen sich Röhre und Film gegensinnig um einen bestimmten Drehpunkt des ruhenden Objektes (*Schichttiefe*).

Nur die Objekt-Teile in der Drehpunktebene (Schichtebene) werden scharf abgebildet. Die *Schichtdicke* ist die Scheibe des Objektes, in der die Objekt-Teile scharf abgebildet werden und die Detailunschärfe nicht mehr als 1 mm beträgt. Die *Schärfezone oder Schärfentiefe* hängt vom *Schichtwinkel* oder *Pendelwinkel* (Ausmaß der Bewegung von Röhre und Film) ab. Großer Schichtwinkel (30–40°) bedeutet dünne Schicht und kleiner Schichtwinkel (4–8°)

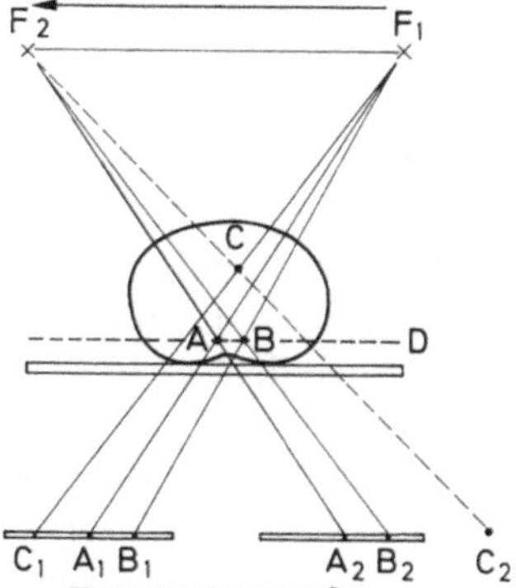

Abb. 3.4. Prinzip der Schichtuntersuchung. Gegenläufige Bewegung von Röntgenröhre und Film um einen höhenverstellbaren Drehpunkt. Die in der Drehpunktebene gelegenen Punkte A und B werden während der Schichtbewegung auf dieselbe Stelle des Filmes projiziert und scharf abgebildet. Punkt C und alle anderen, die ober- oder unterhalb der Drehpunktebene liegen, werden verwischt

dicke Schicht (*Zonographie* mit Schichtdicken von mehreren cm).

Außer der linearen Verwischung sind mehrdimensionale Verwischungen möglich (kreisförmig, elliptisch, spiralförmig und hypocycloidal). Diese vermindern vor allem die Störschatten durch stark absorbierende Objekt-Teile wie Knochen. Eine besonders feine Detailwiedergabe ermöglicht die hypocycloidale und spiralige Verwischung (Mittel- und Innenohr).

Mit dem *transversalen Schichtverfahren* werden Körperquerschnitte abgebildet. (s. 3.1.10.7. Computertomographie).

3.1.10.5 Kymographie

Die Flächenkymographie ermöglicht die Darstellung von Bewegungsvorgängen (Herzrand, Zwerchfell, Magen, Darm).

Zur Kymographie wird eine Bleiplatte mit einer bestimmten Anzahl von parallelen Schlitzen verwandt, die im gleichen Abstand angeordnet sind und durch die die Röntgenstrahlen hindurchgehen. Die Schlitze sind 12 mm voneinander entfernt und 0,5 mm breit. Während der Untersuchung läuft dieses Schlitzraster zwischen Objekt und Film horizontal um die Höhe des Schlitz-Abstandes ab. Die Ablaufgeschwindigkeit kann auf die Organbewegung abgestimmt werden. Die Belichtungszeit entspricht der Ablaufzeit.

Die Randbewegung eines Organs, z. B. des Herzens und der Gefäße, bilden sich als Randzacken ab. Die Analyse der Randbewegung gibt Hinweise auf die Wandfunktion, den anatomischen Zustand, Pendelbewegungen und Überlagerungen (Erguß, Tumor).

3.1.10.6 Funktionsdiagnostik

Die Funktionsdiagnostik stellt Bewegungsvorgänge von Organen, den Kontrastmitteltransport in Herz und Gefäßen und Volumenänderungen von schnellbeweglichen Organen und Organteilen (z. B. einzelner Herzhöhlen) durch schnelle Bildfolgen dar.

Zur Herstellung von schnellen Serienaufnahmen stehen verschiedene technische Verfahren zur Verfügung:

1. Blattfilmwechsler mit bis zu 6 Aufnahmen/sec. im Format 35 × 35 cm oder 24 × 30 cm.
2. Rollfilmwechsler bis zu 12 Aufnahmen/sec. im Format 35 × 35 cm oder 24 × 24 cm.
3. Indirekt-Aufnahmen vom Bildverstärkerausgang mit 70 mm Rollfilm oder 100 mm Einzelblatt bis 6 Aufnahmen/sec.
4. Röntgenkinematographie bis zu 200 Aufnahmen/sec.

3.1.10.7 Computertomographie

Die transversale axiale Computertomographie stellt ein elektrisches Röntgenschichtverfahren dar, bei dem die lokalen Absorptionswerte der Röntgenstrahlung in einer

Körperquerschnittebene durch einen Computer errechnet werden. Die Strahlenquelle mit stark eingeblendetem Strahlenbündel und ein mit ihr fest verbundenes, hinter dem Patienten gelegenes Strahlenmeßsystem, das aus einem oder mehreren Detektoren besteht, werden in kleinen Winkelschritten um die Körperschicht des Patienten bewegt. Aus den einzelnen gemessenen Transmissionswerten errechnet der Computer die örtlichen Dichteunterschiede. Die Querschnittsbilder werden in einem vorgegebenen Raster in Grau- oder Farbstufen ausgedruckt oder auf einen Monitor übertragen. Absorptionsunterschiede von 0,5% in der abgebildeten Objektschicht können erfaßt werden. Die Auflösung liegt zur Zeit bei ~2 mm. In die Schädeldiagnostik hat die Computertomographie breiten Eingang gefunden. Die Ganzkörperuntersuchungen bringen auch in der jetzigen Entwicklungsphase schon einen bedeutenden diagnostischen Gewinn im Bereich des Abdomens und des Thorax.

Literatur

Angerstein, W.: Lexikon der radiologischen Technik in der Medizin. Stuttgart: Thieme 1975.

Laubenberger, Th.: Leitfaden der medizinischen Röntgen-Technik. Köln: Deutscher Ärzteverlag 1975.

Poppe, H.: Technik der Röntgendiagnostik. Stuttgart: Thieme 1972.

Zimmer, E. A., Brossy, M.: Lehrbuch der röntgendiagnostischen Technik für Röntgenassistenten und Ärzte. Berlin, Heidelberg, New York: Springer 1974.

3.2 Thoraxorgane

H.-St. Stender

3.2.1 Lunge und Pleura

3.2.1.1 Untersuchungsmethoden

Die Thoraxaufnahme *im sagittalen (pa) und frontalen (seitlichen) Strahlengang* gibt als Standardmethode ein Übersichtsbild der Thoraxorgane.

Die Bilder werden in aufrechter Körperhaltung in 1,5 m FFA in mittlerer Inspirationsstellung angefertigt. Die Aufnahmen in 2 Ebenen gestatten allgemein eine räumliche Zuordnung der abgebildeten Strukturen. Durch Aufnahmen in Lordosehaltung können die Lungenspitzen übersichtlich abgebildet werden.

Schrägaufnahmen zur genaueren Lokalisation oder Abgrenzung bestimmter Thoraxteile oder pathologischer Veränderungen werden zur optimalen Darstellung als ausgeblendete Zielaufnahmen unter Durchleuchtungskontrolle am stehenden oder liegenden Patienten hergestellt.

Die Thoraxdurchleuchtung liefert eine geringere Information als die Aufnahme und bringt eine höhere Strahlenbelastung für den Patienten. Sie sollte als BV-Fernsehdurchleuchtung wegen der besseren Auflösung und geringeren Strahlenexposition erfolgen.

Die Durchleuchtung wird erst eingesetzt, wenn die Aufnahmen in 2 Ebenen eine weitere Abklärung oder Zielaufnahmen, z. B. von überlagerten pulmonalen, pleuralen oder mediastinalen Veränderungen, Hohlräumen, Verkalkungen in Herz oder Pleura, freien oder abgekapselten Pleuraergüssen, erforderlich machen.

Die *fließende Durchleuchtung*, bei der der Patient um 180° gedreht wird, ermöglicht die Auflösung ungeklärter Überlagerungen und die Zuordnung einer Veränderung zu einem bestimmten Organ oder Organteil (Lunge, Pleura, Mediastinum, Herz, Thoraxwand, Rippen, BWS). Sie gibt Auskunft über die Beweglichkeit der Zwerchfellhälften, atemabhängige Verlagerungen des Mediastinums, die Verschieblichkeit von Pleuraergüssen und über die Bewegung einzelner Herzteile.

Aufnahmen in In- oder Exspiration halten Unterschiede in den verschiedenen Atemphasen fest (z.B. bei Lungenemphysem, Lungenfibrose, einseitiger Belüftungsstörung, in- oder exspiratorischen Stenosen).

Tomographie: Die *Schichtuntersuchung* dient der isolierten Abbildung umschriebener Lungenprozesse, der Feststellung von zusammenhängenden oder sich überlagernden Thoraxveränderungen, der Erfassung und Abgrenzung von Hohlraumbildungen, der Darstellung des zentralen Bronchialbaums und seiner Wandverhältnisse (Stenose, Verschluß) sowie peripherer Bronchialerweiterungen (Bronchiektasen), der Erkennung und Lokalisation von Lymphknotenvergrößerungen in den Hili und im Mediastinum, der Analyse der Lungengefäße (Erweiterung, Einengung, Rarifizierung, Verlagerung und Verziehung), der Zuordnung der einzelnen Gefäße zu den Arterien und Venen und der Erfassung von Knochenveränderungen an den Rippen, dem Sternum und der Brustwirbelsäule.

Bronchographie:

Bei der Bronchographie, die in der Regel mit einer Bronchoskopie kombiniert werden sollte, wird der Bronchialbaum durch ein wasserlösliches, jodhaltiges Kontrastmittel, das durch einen über Mundhöhle und Trachea geführten Katheter injiziert wird, dargestellt.

Die Kontrastmittelauffüllung wird meist auf die Bronchusbereiche beschränkt, in denen eine Einengung durch Tumor, Entzündung, Lymphknoten oder Narben, eine Erweiterung durch Bronchiektasen oder eine Verlagerung durch raumfordernde Prozesse erwartet wird.

Oesophagusdarstellung: Die Oesophagusdarstellung durch Kontrastmittel (Bariumsulfat oder bei Perforationsverdacht jodhaltiges Gastrgrafin) deckt Verlagerungen durch vergrößerte Lymphknoten, Mediastinaltumoren, erweiterte Herzteile (linker Vorhof, linker Ventrikel), dilatierte Gefäße (Aorta, rechter Pulmonalisast), anormal verlaufende und aberrierende Gefäße (Rechtslage der Aorta, doppelter Aortenbogen, Arteria lusoria) auf.

Pulmonalisangiographie: Die Darstellung der Pulmonalarterien und -venen erfolgt durch die Injektion eines jodhaltigen Kontrastmittels über einen Katheter, der in den Stamm der Pulmonalarterie gelegt ist. Im Übersichtsangiogramm sind die Gefäßkaliber in den einzelnen Lungenzonen, Verlagerungen, Verziehungen, Einengungen, Rarifizierung (Emphysem) und Verschlüsse (Embolie) zu beurteilen. Im *selektiven Angiogramm* ist nicht nur der Zustand der großen und mittelgroßen Arterien und Venen zu erkennen, sondern durch die Art der Darstellung während der kapillaren Kontrastmittelpassage sind bei verminderter Kontrastierung des Capillarschleiers Rückschlüsse auf eine herabgesetzte Funktion im veränderten Bereich möglich.

3.2.1.2 Das normale Röntgenbild der Lunge

Lungengefäßbild

Das Röntgenbild der Lunge ist gestaltet durch das Verhältnis von lufthaltigem zu weichteildichtem Gewebe. Die bestimmenden Elemente des *normalen Lungenbildes* sind die Gefäße (Abb. 3.5).

Die Arterien verjüngen sich nach ihrem Abgang aus der linken und rechten Pulmonalarterie im Hilus harmonisch zur Peripherie. Sie verlaufen dabei mit den Bronchien zentral in den Segmenten, Subsegmenten und Lobuli. Die Venen ziehen in den interlobulären und intersegmentalen Scheiden unter Erweiterung zur Lungenwurzel, wobei sie auf den mittleren und unteren Hilus ausgerichtet sind und in den linken Vorhof münden.

Die unterschiedliche *Blutfüllung der Lungengefäße* und damit ihre Weite in den cranialen und caudalen Lungenabschnitten hängt unter normalen Bedingungen vom hydrostatischen Druck ab. Die Aufnahme im Stehen zeigt daher in den cranialen Lungenpartien schmale Gefäßschatten, die bei der Untersuchung im Liegen besser gefüllt werden und breiter erscheinen.

Im Liegen erfolgt eine Cranialisation der Lungendurchblutung mit Erweiterung der Gefäße in der oberen Lungenhälfte.

Bronchialbaum und bronchopulmonale Einheiten. Der *Tracheobronchialbaum* ist im Mediastinum und Hilus bis zum Abgang der Segmentäste auf Hartstrahlaufnahmen zu erkennen. Durch Schichtaufnahmen werden Kehlkopf, Trachea, *Trachealbifurcation* und die Bronchien bis in die Subsegmentäste dargestellt.

Die *Verzweigung des Bronchialbaumes* in Segmente und Subsegmente und die Nomenklatur dieser Äste zeigen die Schemen (Abb. 3.6, Tabelle 3.4).

Die Lunge ist in *bronchopulmonale Einheiten*, die Lappen, Segmente (Abb. 3.7), Subsegmente, Lobuli und Acini, gegliedert. Die *Segmente und Subsegmente* stellen Kegel dar, die mit ihrer Spitze im Hilus stehen. Sie setzen sich aus würfelförmigen Lobuli zusammen, deren Kantenlänge zwischen 1–3 cm schwankt. Ein Lobulus wird von 8–16 Acini gebildet, die einen Durchmesser von 4–6 mm besitzen. Verdichtungen von Lungeneinheiten dieser Größe können im Röntgenbild direkt erkannt werden.

In den bronchopulmonalen Einheiten werden die peripheren Abschnitte eines 3–5 cm breiten *Lungenmantel* von den zentralen Arealen, dem *Lungenkern*, unterschieden (Abb. 3.8).

Der Kern zeigt einen unterschiedlichen anatomischen Bau der Alveolen und kleinen Gefäße und ein abweichendes pathologisches Verhalten, z. B. beim zentralen Lungenödem.

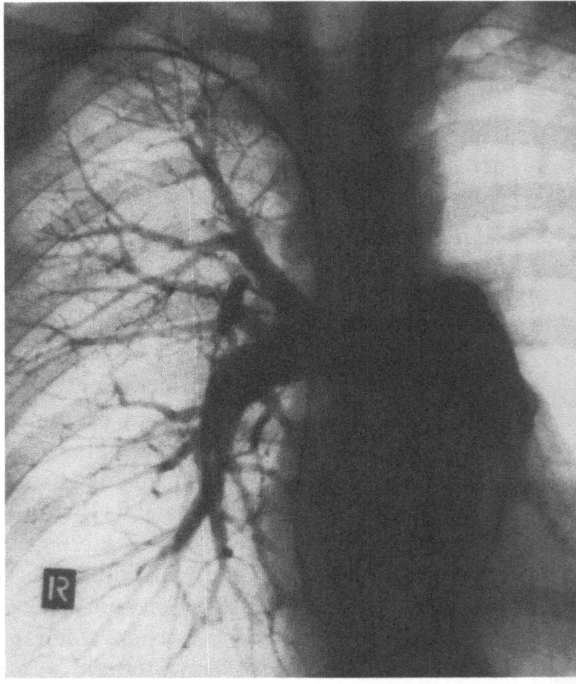

a

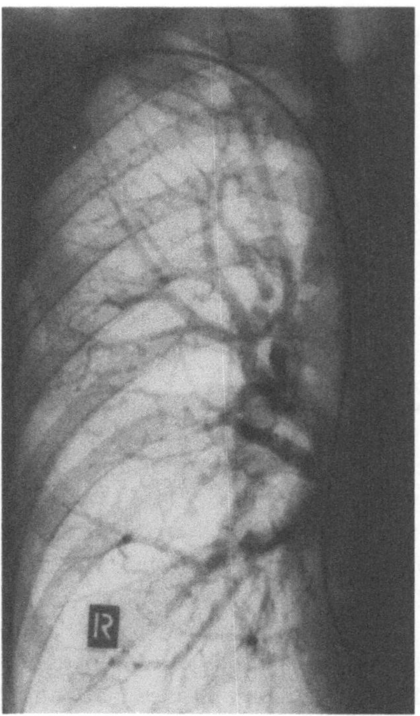

b

Abb. 3.5 a u. b. Angiogramm der A. pulmonalis. Verschluß des li. Hauptastes. Darstellung der Arterien (a) und Venen (b) der re. Lunge

Tabelle 3.4a. Bronchien der rechten Lungenseite

ROB Br. lobi superioris dextri	
B 1.	B. apicalis
	a) R. apicalis
	b) R. anterior
B 2.	B. posterior
	a) R. apicalis
	b) R. lateralis
B 3.	B. anterior
	a) R. lateralis
	b) R. anterior
RMB Br. lobi medii dextri	
B 4.	B. lateralis
	a) R. posterior
	b) R. anterior
B 5.	B. medialis
	a) R. superior
	b) R. inferior
RUB Br. lobi inferioris dextri	
B 6.	B. apicalis (superior)
	a) R. medialis
	b) R. superior
	c) R. lateralis
B 6^{+}.	Br. subapicalis (subsuperior)
B 7.	B. basalis medialis (cardiacus)
	a) R. anterior
	b) R. posterior
B 8.	B. basalis anterior
	a) R. lateralis
	b) R. basalis
B 9.	B. basalis lateralis
	a) R. lateralis
	b) R. basalis
B 10.	B. basalis posterior
	a) R. laterobasalis
	b) R. mediobasalis

Tabelle 3.4b. Bronchien der linken Lungenseite

LOB Br. lobi superioris sinistri	
B 1.	B. apicalis
	a) R. apicalis
	b) R. anterior
B 2.	B. posterior
	a) R. apicalis
	b) R. lateralis
B 3.	B. anterior
	a) R. lateralis
	b) R. anterior
Bronchus lingularis	
B 4.	B. lingularis superior
	a) R. posterior
	b) R. anterior
B 5.	B. lingularis inferior
	a) R. superior
	b) R. inferior
LUB Br. lobi inferioris sinistri	
B 6.	B. apicalis (superior)
	a) R. medialis
	b) R. superior
	c) R. lateralis
B 6^{+}.	B. subapicalis (subsuperior)
B 7.	B. basalis medialis
	a) R. antero-lateralis
	b) R. antero-medialis
B 8.	B. basalis anterior
	a) R. lateralis
	b) R. basalis
B 9.	B. basalis lateralis
	a) R. lateralis
	b) R. basalis
B 10.	B. basalis posterior
	a) R. latero-basalis
	b) R. medio-basalis

Lungeninterstitium

Das interstitielle Lungengewebe (Lungengerüst) kommt unter normalen Bedingungen im Röntgenbild nicht zu Darstellung.

Erst durch pathologische Prozesse erhält es eine Ausdehnung, die zur Abbildung führt. Das Interstitium besteht aus den Alveolarsepten mit dem Zwischengewebe der kleinen Arterien und Bronchien, dem perivasculären, peribronchialen, perihilären und subpleuralen Gewebe und den interlobulären Septen (*A-, B- und C-Linien nach Kerley*). Im interstitiellen Gewebe um die Bronchien und Gefäße sowie in den interlobulären Septen verlaufen Lymphgefäße.

Beim interstitiellen Lungenödem führt die Flüssigkeitsanreicherung im Interstitium zur Darstellung seiner charakteristischen Strukturen (Abb. 3.9).

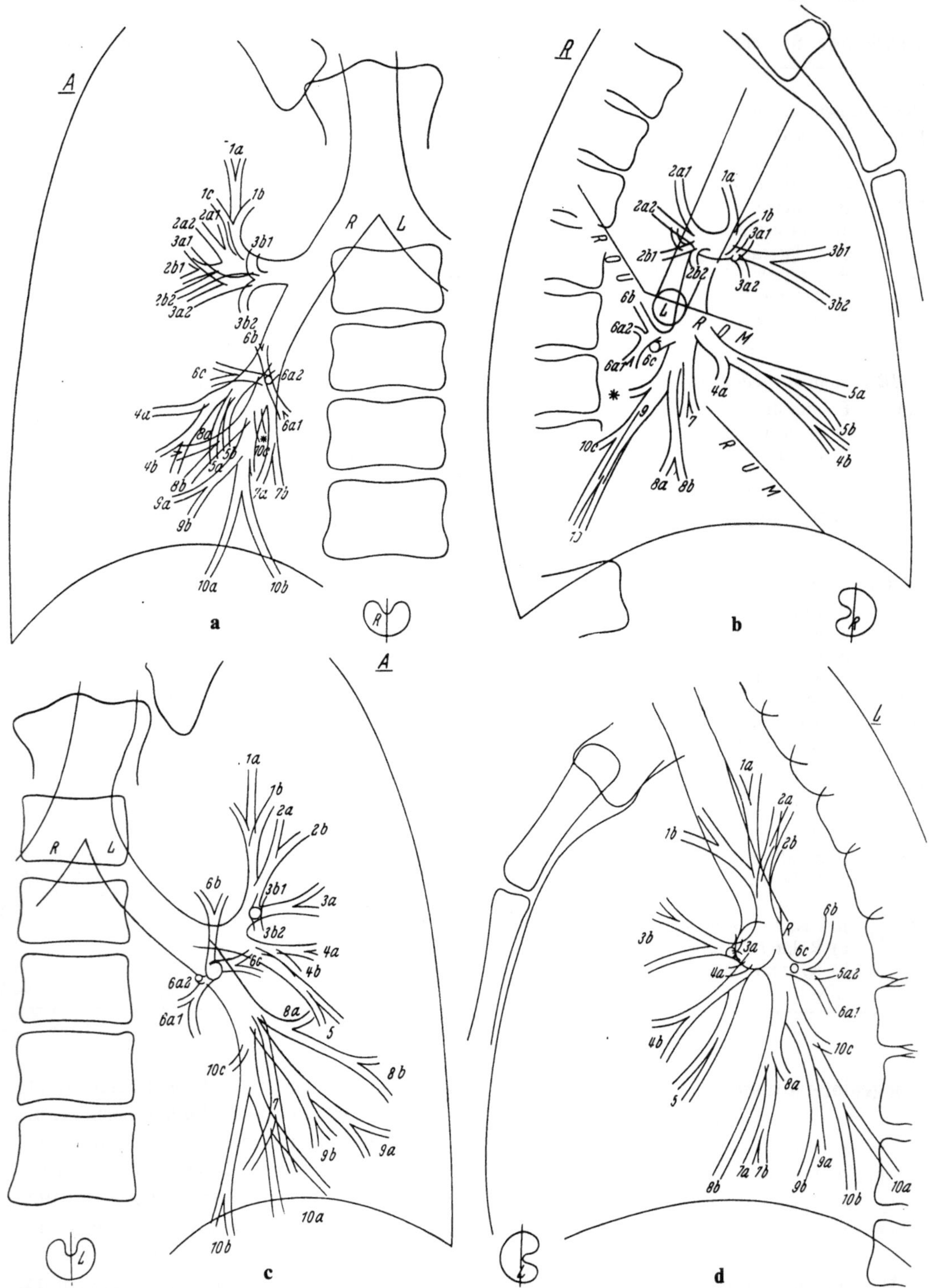

Abb. 3.6a—d. Schema des Bronchialbaumes mit Numerierung der Segment- und Subsegmentäste (nach ESSER). **(a)** Rechter Bronchialbaum im sagittalen Strahlengang. **(b)** Rechter Bronchialbaum im frontalen Strahlengang. **(c)** Linker Bronchialbaum im sagittalen Strahlengang und **(d)** linker Bronchialbaum im frontalen Strahlengang

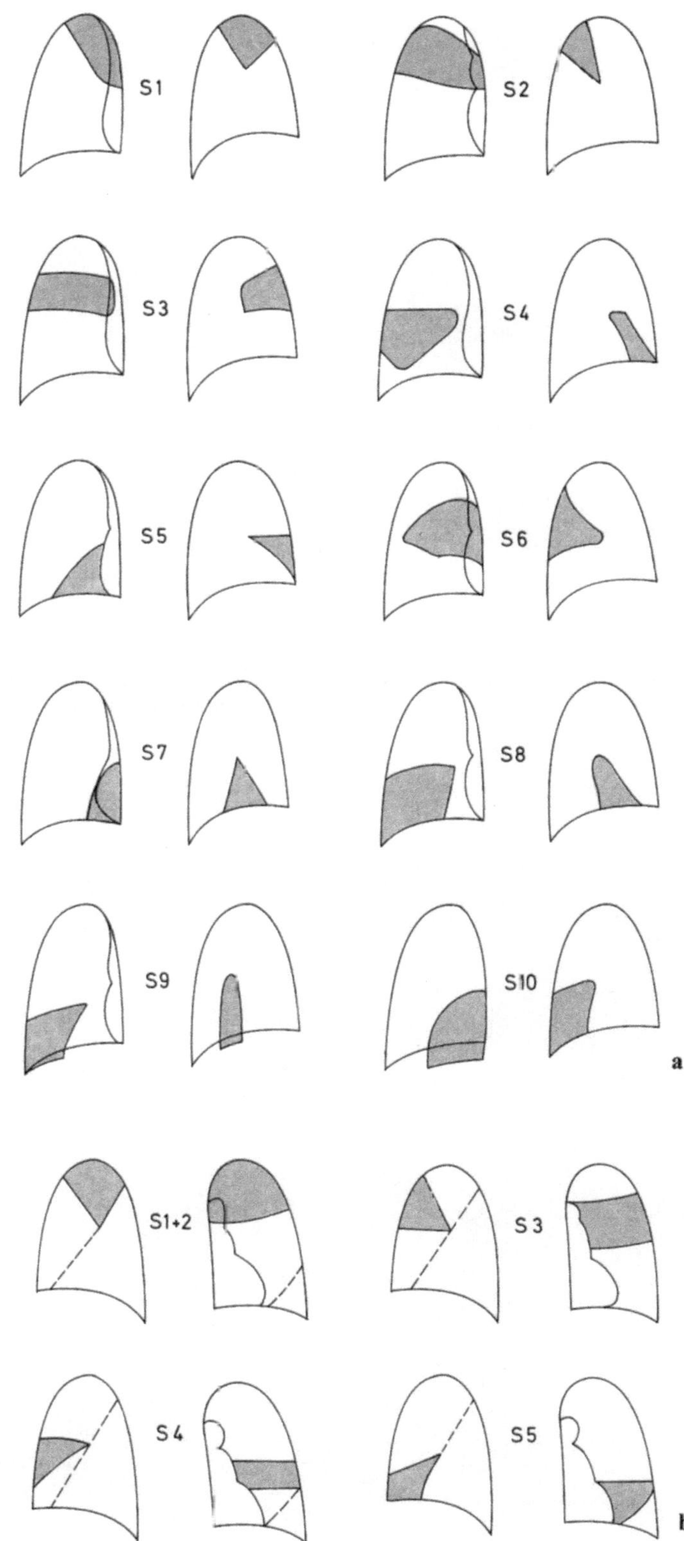

Abb. 3.7a u. b. Segmente der rechten Lungenseite und des linken Oberlappens (Unterlappen links wie rechts). Nomenklatur der Segmente entspricht den Segmentbronchien

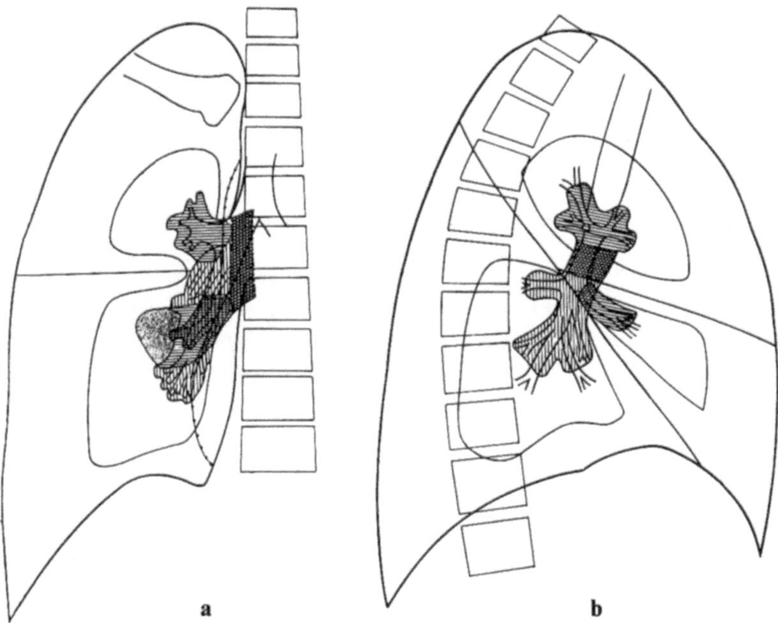

Abb. 3.8a u. b. Einteilung der Lunge in Lungenwurzel, Lungenkern und Lungenmantel nach Felix und Herrnheiser

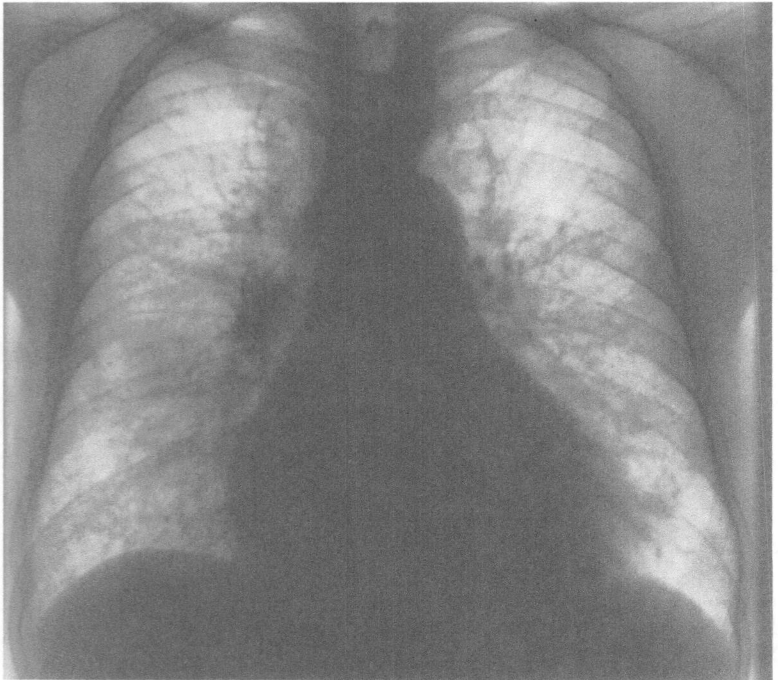

Abb. 3.9. Interstitielles Lungenödem bei akuter Herzinsuffizienz

Lungenhilus

Das Bild des Lungenhilus ist geprägt durch die starken Stämme der rechten und linken Pulmonalarterie, von denen kräftige Äste schon im oberen Hilusbereich abgehen.

Der rechte Arterienstamm überschreitet in Hilusmitte in Höhe des Mittellappenbronchus normalerweise einen *Durchmesser von 1,5 cm* nicht. Die großen Venenstämme kreuzen im Hilus die Arterien und ziehen durch den mittleren und unteren Hilus zum linken Vorhof.

Die Haupt-, Lappen- und Segmentbronchien sind zum Teil im Übersichtsbild, allgemein aber im Schichtbild zu erkennen.

Die Lymphknoten stellen sich nur dar, wenn sie pathologisch vergrößert sind oder Verkalkungen enthalten. Das hilär und perihilär vermehrt vorhandene interstitielle Gewebe kommt ebenfalls nur bei pathologischen Prozessen zur Abbildung (Ödem, Lymphstauung, Entzündung, maligne Infiltration).

3.2.1.3 Befundung und Beurteilungskriterien des Lungenbildes

Der Befund gliedert sich in die *Beschreibung* der wesentlichen Bildinformationen und die anschließende *Beurteilung.*

Aus dem objektiv prüfbaren Inhalt der Beschreibung werden in der Beurteilung auf Grund der subjektiven Erfahrung diagnostische und differentialdiagnostische Hinweise gegeben. Die Beurteilung gewinnt durch die Verlaufsbeobachtung der Lungenprozesse erheblich an Treffsicherheit.

Zur Beschreibung wird das Flächenbild der Lunge in Felder eingeteilt (Spitzenfeld, Oberfeld, Mittelfeld, Unterfeld). Wenn Bilder in 2 Ebenen vorliegen oder eine Durchleuchtung durchgeführt wurde, ist auch eine räumliche und anatomische Zuordnung (Lappen, Segment, Subsegment) möglich.

Lungenbefunde

Die Begriffe „Verschattung“ und „Aufhellung“ sind vom Durchleuchtungsbild abgeleitet, das ein Positiv-Bild darstellt. Da es sich bei der Röntgenaufnahme aber um ein Negativ handelt, erscheinen die Verschattungen hell und die Aufhellungen dunkel. Bei der *Beschreibung von Lungenverschattungen* werden in Anlehnung an die ILO-U/C-Klassifikation von 1971 (Tabelle 3.5) Schatten, die größer als 1 cm sind, als flächenhaft, und kleiner als 1 cm als fleckig bezeichnet. Fleckige Schatten können regelmäßig rundliche Form oder unregelmäßige Gestalt haben. Rundliche Fleckschatten werden bis zu einer Größe von 1,5 mm feinfleckig, bis 3 mm kleinfleckig und von 3–10 mm grobfleckig genannt. In Anlehnung an die Bezeichnung der regelmäßigen Schatten werden bei den unregelmäßigen, die klecksig, sternförmig, streifig, retikulär oder wabig erscheinen, die Bezeichnungen fein-, mittelgrob und grob hinzugefügt. Die Dichte der Fleckschattenanordnung (Streuung) wird in den Kategorien 0–3 angegeben. Ihre Verbreitung über die Lunge ist durch die Felderangabe zu bezeichnen. Die flächenhaften Schatten werden entsprechend ihrer Größe und Anzahl in die Kategorie A, B und C eingeordnet, wobei zusätzlich die Art ihrer Begrenzung (scharf — unscharf) angegeben wird. Bei umschriebenen flächenhaften Verschattungen sollen die Felder aufgeführt werden, in denen die Veränderungen liegen. Hier ist auch eine Zuordnung zu den Subsegmenten, Segmenten oder Lappen möglich.

Aufhellungen im Lungenbild werden in ihrer Ausdehnung und Lage unter Angabe der Begrenzung, der umgebenden Struktur und der Änderung des Gefäßbildes beschrieben. Sie können die gesamte Lunge, eine Lungenseite, Lappen, Segmente und kleinere Einheiten als umschriebenen Hohlraum betreffen. Die Größe und Form der Aufhellungen ermöglichen in Verbindung mit den Veränderungen der Umgebung die Beurtei-

Tabelle 3.5. ILO U/C 1971 Internationale Klassifikation radiographischer Staublungenbefunde (aus Med. Radiogr. Photogr. **48**, 109 [1972])

Röntgenzeichen	Code			Definition
Kleine Schatten				
Rundlich				
Typ				Die Herde werden eingeteilt nach dem ungefähren Durchmesser der vorherrschenden Schatten.
	p	q(m)	r(n)	p = rundliche Schatten bis zu einem Durchmesser von 1,5 mm. q(m) = rundliche Schatten von 1,5 bis 3 mm Durchmesser. r(n) = rundliche Schatten von 3 bis 10 mm Durchmesser.
Streuung				Die Kategorie der Streuung beruht auf der Beurteilung der Schattenkonzentration in den betroffenen Lungenfeldern. Die Standardfilme sind Beispiele aus Kategoriemitte (1/1, 2/2, 3/3).
	0/—	0/0	0/1	Kategorie 0 = kleine rundliche Schatten fehlen oder sind weiter gestreut als in Kategorie 1.
	1/0	1/1	1/2	Kategorie 1 = kleine rundliche Schatten eindeutig vorhanden, aber gering an Zahl. Die normale Lungenzeichnung ist gewöhnlich sichtbar.
	2/1	2/2	2/3	Kategorie 2 = zahlreiche kleine rundliche Schatten. Die normale Lungenzeichnung ist gewöhnlich noch sichtbar.
	3/2	3/3	3/4	Kategorie 3 = sehr zahlreiche kleine rundliche Schatten. Die normale Lungenzeichnung ist teilweise oder ganz verdeckt.
Verbreitung	RO LO	RM LM	RU LU	Anzugeben sind die Felder, in denen die Schatten auftreten. Jede Seite wird in Ober-, Mittel- und Unterfeld geteilt.
Unregelmäßig				
Typ				Da die Schatten unregelmäßig sind, können die Maße für die kleinen rundlichen Schatten nicht angewandt werden. In grober Entsprechung werden 3 Typen unterschieden.
	s	t	u	s = feine unregelmäßige oder lineare Schatten. t = mittelgroße unregelmäßige Schatten. u = grobe (klecksige) unregelmäßige Schatten.

lung, ob eine regionale Überblähung, eine lokale Destruktion oder ein „wabiger" Umbau vorliegt.

Gefäßbefunde. Das *Gefäßbild* wird in den verschiedenen Lungenzonen analysiert. Dabei werden Änderungen der Stärke, Dichte und Regelmäßigkeit des peripheren Gefäßnetzes und von Weite, Lage und Verlauf der Gefäße im Lungenmantel und Lungenkern in den einzelnen Lungenfeldern aufgeführt. Im Lungenkern und Hilus wird auf Grund von Lage und Verlauf eine Zuordnung der größeren Gefäße zu den Arterien oder Venen angestrebt. Besonders werden die Anordnung der großen Hilusgefäße und ihre Form, Weite und Lage untersucht (pulmonale Hypertonie, vermehrtes oder vermindertes Zirkulationsvolumen, akute Lungenstauung, chronische Stauungslunge, Lungenembolie, generelles oder umschriebenes Emphysem, Minderbelüftung, Pneumothorax, Schrumpfung großer Lungenteile).

Änderungen des Luftgehaltes (Vermehrung oder Verminderung) in den Lungen zeigen ein verändertes Gefäßbild.

Pleurabefunde. Bei den *Pleuraveränderungen* sind aufzuführen:

Tabelle 3.5. (Fortsetzung)

Röntgenzeichen	Code			Definition
Streuung				Die Kategorie der Streuung beruht auf der Beurteilung der Schattenkonzentration in den betroffenen Lungenfeldern. Die Standardfilme sind Beispiele aus Kategoriemitte (1/1, 2/2, 3/3).
	0/—	0/0	0/1	Kategorie 0 = kleine unregelmäßige Schatten fehlen oder sind weiter gestreut als in Kategorie 1.
	1/0	1/1	1/2	Kategorie 1 = kleine unregelmäßige Schatten eindeutig vorhanden, aber gering an Zahl. Die normale Lungenzeichnung ist gewöhnlich sichtbar.
	2/1	2/2	2/3	Kategorie 2 = zahlreiche kleine unregelmäßige Schatten. Gewöhnlich ist die normale Lungenzeichnung teilweise verdeckt.
	3/2	3/3	3/4	Kategorie 3 = sehr zahlreiche kleine unregelmäßige Schatten. Die normale Lungenzeichnung ist nicht mehr sichtbar.
Verbreitung	RO	RM	RU	Anzugeben sind die Felder mit kleinen unregelmäßigen Schatten.
	LO	LM	LU	Jede Seite wird in Ober-, Mittel- und Unterfeld geteilt wie bei den kleinen rundlichen Schatten.
Gesamtstreuung	1/0 2/1 3/2	1/1 2/2 3/3	1/2 2/3 3/4	Wenn beide Typen der kleinen Schatten eindeutig vorhanden sind, wird die Streuung für jeden getrennt angegeben. Danach wird die Gesamtstreuung für die kleinen Schatten so festgelegt, als ob sie nur einem Typ, entweder den rundlichen oder den unregelmäßigen, entsprächen. Die Angabe ist freigestellt, wird aber nachdrücklich empfohlen.
Große Schatten				
Größe	A	B	C	Kategorie A = Schatten von 1 bis 5 cm Durchmesser oder mehrere solche Schatten, deren größte Durchmessersumme 5 cm nicht überschreitet. Kategorie B = ein oder mehrere Schatten, größer und zahlreicher als A, deren Summe das Flächenäquivalent des rechten Oberfeldes nicht überschreitet. Kategorie C = ein oder mehrere Schatten, deren Flächensumme das Äquivalent des rechten Oberfeldes überschreitet.
Typ		wd	id	Neben der Größenangabe A, B oder C werden die Abkürzungen „wd“ und „id“ zur Kennzeichnung benutzt, ob die Schatten scharf (wd) oder unscharf (id) begrenzt sind.

Pleuraerguß: Lage (costal, subpulmonal, interlobär, mediastinal, apical), Größe und Verschieblichkeit.

Pleuraverdickung an Brustwand: Lokalisation, Dicke und Verbreiterung.

Pleuraverdickung am Zwerchfell: Costophrenischer Winkel, Zwerchfellunschärfe.

Pleuraverdickung an Herzkontur: Ausziehung an Herzrand.

Pleuraverdickung interlobär: Lage, Ausdehnung und Dicke.

Pleuraverkalkungen an Zwerchfell, Brustwand, Interlobium (Durchmesser und Breite).

3.2.1.4 Allgemeine Erscheinungsformen pathologischer Lungenprozesse

Pathologische Lungenprozesse können den Luftgehalt der Alveolen sowohl vermindern als auch vermehren.

Der *Ersatz der Luft* durch Flüssigkeit oder weichteildichte Elemente führt zur verstärkten Schwächung der Strahlen und im Lungenbild zu Verschattungen. Eine *Zunahme des Luftgehaltes* vermindert die Strahlenabsorption, die Transparenz ist erhöht und die betroffenen Bildteile sind aufgehellt. Diese Art der Beschreibung geht

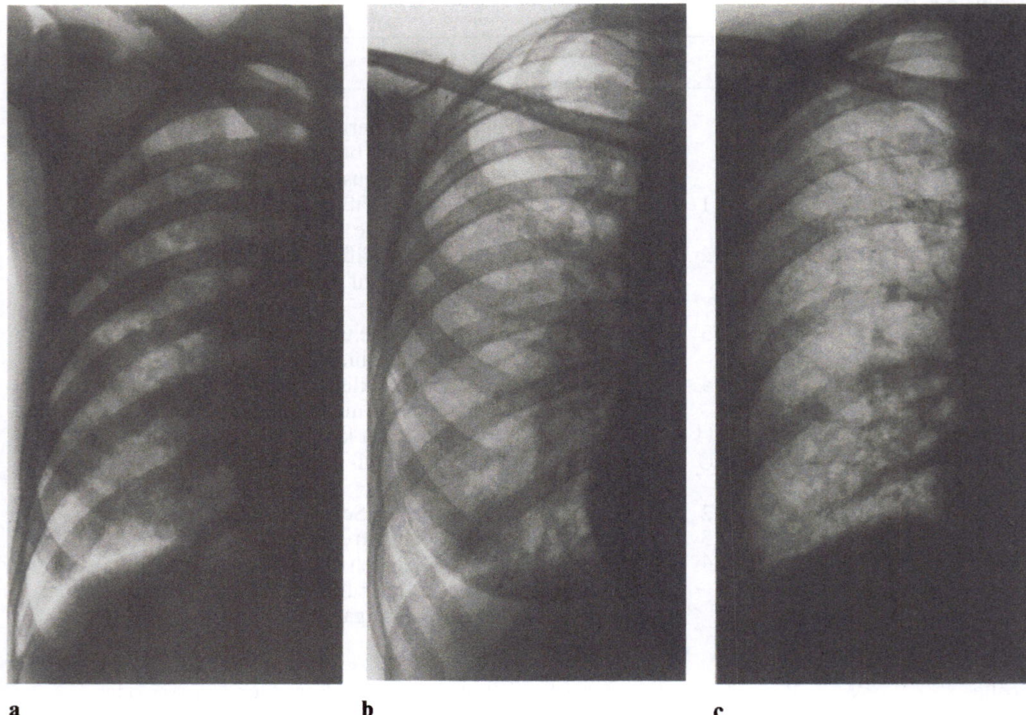

a b c

Abb. 3.10 a—c. (a) Intraalveoläres Ödem (konfluierende Verschattungen). **(b)** Interstitielles Ödem (A-, B- und C-Linien, perivasculäre Verdichtungen). **(c)** Interstitielle Fibrose (Wabenlunge)

vom Durchleuchtungsbild aus, das ein positives Abbildungsverfahren darstellt.

3.2.1.4.1 Verminderter Luftgehalt der Lunge

Die Luft wird in den Alveolen durch Exsudate (Pneumonie, TBC), Transsudate (Ödem, Abb. 3.10), Hämorrhagie (Infarkt, Trauma, Stauung), Infiltrationen (Tumoren, lymphoretikuläre Prozesse, Leukämie) oder Bindegewebsbildung (Narbenbildung, Fibrose) ersetzt. Der Luftgehalt der Alveolen kann durch Verbreiterung der Alveolarsepten (Alveolitis, interstitielle Pneumonie, Proliferation und Fibrose), granulomatöse Prozesse (Sarkoidose, Histiocytose X), Staublungen und Lungenfibrosen vermindert werden.

Tabelle 3.6. Röntgenologische Zeichen alveolärer Erkrankungen

Acinöse und lobuläre Herde
Segmentale und lobäre Verschattungen
Unscharfe Herdbegrenzung
Neigung zum Konfluieren
Pneumobronchogramm

Das Bild intraalveolärer Veränderungen

Veränderungen, die in den Alveolarinnenräumen die Luft ersetzen, erscheinen im Röntgenbild als fleckige oder flächenhafte Verschattungen (Tabelle 3.6).

Acinöse Herde haben dabei einen Durchmesser von 4–6 mm, lobuläre von 1–3 cm. Herde mit einem Durchmesser von 5 mm sind unter günstigen Abbildungsverhältnissen gerade noch erkennbar. Kleinere Lungenveränderungen, die zur Darstellung kommen, bilden sich nur auf Grund von

Summationseffekten ab (z.B. Miliartuberkulose).

Ausgedehnte Prozesse der Alveolarinnenräume treten als größere flächenhafte Verschattungen von Lappen, Segmenten oder Subsegmenten in Erscheinung (Pneumokokkenpneumonie, Klebsiellen-Pneumonie, Virus-Pneumonie, Lungeninfarkte) oder als kleinere flächenhafte oder fleckig-konfluierende Verschattungen mehrerer Lobuli oder zahlreicher Acini (bakterielle Pneumonie, Tuberkulose, Hämorrhagie, Alveolarzellcarcinom). Die Verschattungen zeigen eine *unscharfe Begrenzung*, neigen zum *Konfluieren* und in ihnen ist der Bronchialbaum lufthaltig als *Pneumobronchogramm* zu erkennen. Sie liegen bevorzugt im Lungenmantel. Flächenhafte oder fleckig-konfluierende Verschattungen in beiden Lungenhälften finden sich beim Lungenödem (Abb. 3.10), bei Überwässerung oder bei der fortgeschrittene Schocklunge. Die häufigsten disseminierten alveolären Lungenerkrankungen sind in Tabelle 3.7 aufgeführt.

Im Verlauf der *Rückbildung* entzündlicher und ödematös alveolärer Erkrankungen kommt es zu einer Auflockerung der Verschattungen. Wieder lufthaltige Alveolarbezirke dürfen dabei nicht mit Einschmelzungen von Lungengewebe verwechselt werden. Die Resorption in den bronchus- und gefäßnahen Alveolen sowie im Lungenkern erfolgt langsamer. Hierdurch erhalten die Verschattungen einen *mehr streifigen Charakter*. *Schrumpfungen*, die zu einer Verkleinerung des erkrankten Lungenteiles führen, zeigen Verziehungen der Gefäße und Bronchien, des Hilus und der interlobären Pleura.

Tabelle 3.7. Disseminierte alveoläre Lungenerkrankungen

1. *Akute Formen*
   Lungenödem
   Pneumonie
   Atemmotsyndrom (Schocklunge)
   Lungenhämorrhagie
   Goodpasture-Syndrom
2. *Chronische Formen*
   Chronische Pneumonie
   Tuberculöse Streuung
   Pilzerkrankung
   Atemnotsyndrom
   Alveolarzellcarcinom
   Lungenmetastasen
   Lymphogranulomatose
   Alveolare Proteinose

Das Bild interstitieller Veränderungen

Interstitielle Prozesse führen zu einer Vermehrung der unregelmäßigen Schatten der Lunge. (Tabelle 3.8).

Tabelle 3.8. Röntgenologische Zeichen interstitieller Erkrankungen

Retikuläre Strukturvermehrung
Interlobuläre Septumlinien
Wabenstrukturen
Peribronchiale und perivasculäre Verdichtungen
Perihiläre unscharfe Verschattungen
Subpleurale Verdichtungen

Die Veränderungen der Alveolarsepten und des Zwischengewebes der kleinen Gefäße und Bronchien rufen mit den verdickten, intrapulmonal gelegenen interlobulären Septen eine *grobreticuläre Strukturvermehrung* hervor (interstitielle Pneumonie, Alveolitis). Prozesse im peribronchialen und perivasculären Gewebe zeigen *verbreiterte und unscharf begrenzte Gefäßschatten* und im perihilären Zwischengewebe eine hilusnahe verwaschene Verdichtung. In der Regel sind auch die interlobulären Septen verdickt, die sich im Oberlappen als zarte, zum Hilus ausgerichtete Streifenschatten (*A-Linien*) und in den basalen Unterlappen als horizontale streifige Verdichtungen, vorwiegend in und oberhalb des Zwerchfellrippenwinkels (*B-Linien*) abbilden (Lymphstauung, interstitielles Ödem (Abb. 3.10), interstitielle Pneumonie, Fibrose, Lymphangiosis maligna, interstitielle Narbe). Diffus in der Lunge ausgebreitete feingezeichnete oder grobgeprägte Wabenstrukturen (honeycomb-lung), die über beide Lungenhälften mehr oder minder regelmäßig verteilt sind,

Die unterschiedliche *Blutfüllung der Lungengefäße* und damit ihre Weite in den cranialen und caudalen Lungenabschnitten hängt unter normalen Bedingungen vom hydrostatischen Druck ab. Die Aufnahme im Stehen zeigt daher in den cranialen Lungenpartien schmale Gefäßschatten, die bei der Untersuchung im Liegen besser gefüllt werden und breiter erscheinen.

Im Liegen erfolgt eine Cranialisation der Lungendurchblutung mit Erweiterung der Gefäße in der oberen Lungenhälfte.

Bronchialbaum und bronchopulmonale Einheiten. Der *Tracheobronchialbaum* ist im Mediastinum und Hilus bis zum Abgang der Segmentäste auf Hartstrahlaufnahmen zu erkennen. Durch Schichtaufnahmen werden Kehlkopf, Trachea, *Trachealbifurcation* und die Bronchien bis in die Subsegmentäste dargestellt.

Die *Verzweigung des Bronchialbaumes* in Segmente und Subsegmente und die Nomenklatur dieser Äste zeigen die Schemen (Abb. 3.6, Tabelle 3.4).

Die Lunge ist in *bronchopulmonale Einheiten*, die Lappen, Segmente (Abb. 3.7), Subsegmente, Lobuli und Acini, gegliedert. Die *Segmente und Subsegmente* stellen Kegel dar, die mit ihrer Spitze im Hilus stehen. Sie setzen sich aus würfelförmigen Lobuli zusammen, deren Kantenlänge zwischen 1–3 cm schwankt. Ein Lobulus wird von 8–16 Acini gebildet, die einen Durchmesser von 4–6 mm besitzen. Verdichtungen von Lungeneinheiten dieser Größe können im Röntgenbild direkt erkannt werden.

In den bronchopulmonalen Einheiten werden die peripheren Abschnitte eines 3–5 cm breiten *Lungenmantel* von den zentralen Arealen, dem *Lungenkern*, unterschieden (Abb. 3.8).

Der Kern zeigt einen unterschiedlichen anatomischen Bau der Alveolen und kleinen Gefäße und ein abweichendes pathologisches Verhalten, z. B. beim zentralen Lungenödem.

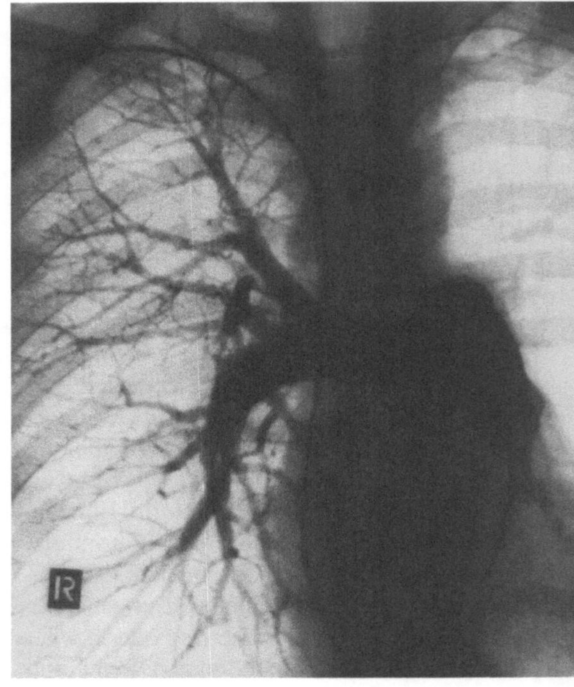

a

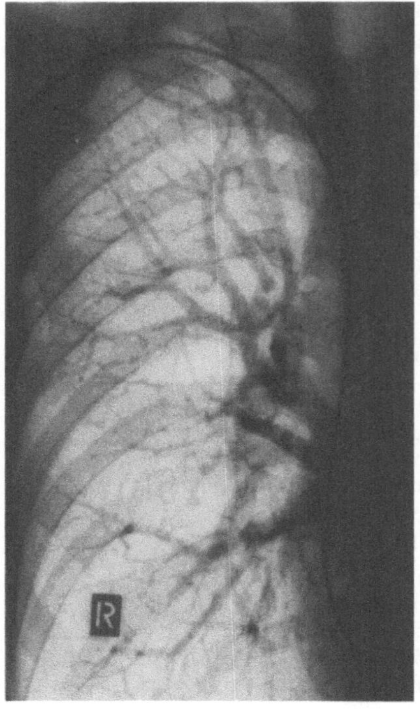

b

Abb. 3.5a u. b. Angiogramm der A. pulmonalis. Verschluß des li. Hauptastes. Darstellung der Arterien (a) und Venen (b) der re. Lunge

Infolge Volumenminderung der Lunge steht das Zwerchfell höher und ist vermindert beweglich. Im Schnupfversuch kann es eine geringe paradoxe Beweglichkeit zeigen. Das Mediastinum pendelt inspiratorisch leicht zur erkrankten Seite und exspiratorisch in die gesunde.

Der Verschluß eines Hauptbronchus führt zur Atelektase einer ganzen Lungenhälfte mit Totalverschattung, Mediastinalverlagerung und Engstellung der Intercostalräume.

Eine Atelektase kann ganz oder teilweise ausbleiben, wenn über Kohnsche Poren eine *Collateralventilation* erfolgt, die auch zwischen 2 Lappen über Lungenparenchymbrücken, die die Pleura unterbrechen, zu beobachten ist.

Eine *elastische Bronchialstenose*, bei der inspiratorisch noch Luft in den eingeengten Bronchus eintritt, exspiratorisch aber gefangen bleibt, wirkt als *Ventilstenose* und führt zur Überblähung des der Stenose vorgelagerten Lungenteiles (bei aspiriertem Fremdkörper, Emphysemblase, Riesenblasenemphysem).

Atelektatische Lungenbezirke retrahieren sich und schrumpfen. Der Hilus wirkt als Fixpunkt für die Retraktion, die auf das

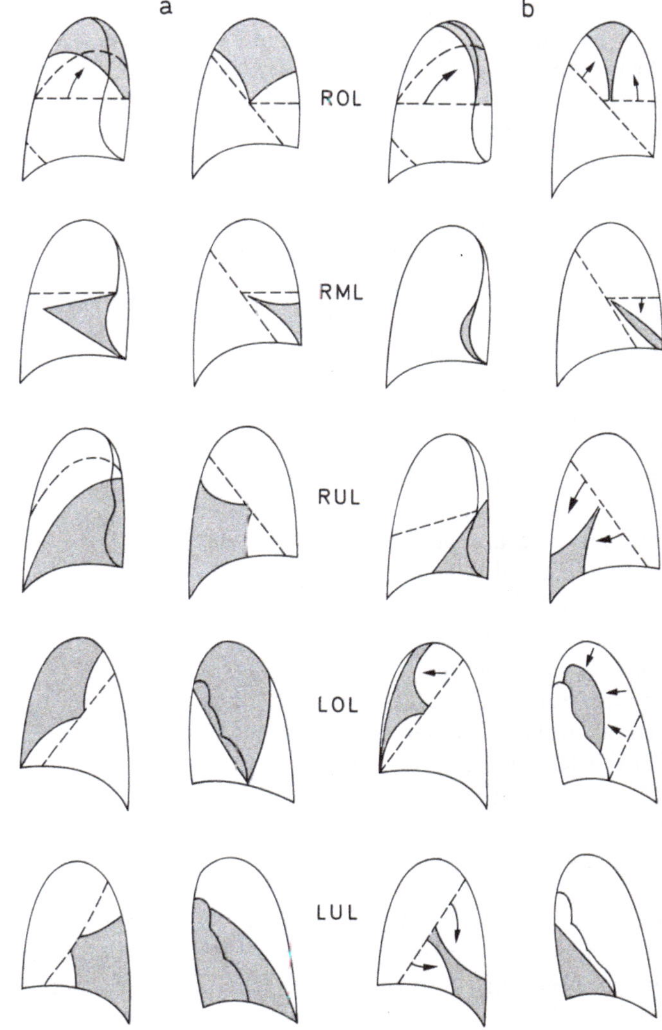

Abb. 3.12 a u. b. Lappenatelektasen mit geringer **(a)** und starker **(b)** Retraktion

Mediastinum oder das Interlobium hin erfolgt. Pleuraverwachsungen können die Schrumpfungsrichtung verändern. Der rechte Oberlappen wandert bei der Schrumpfung in apico-mediastinaler, der Mittellappen in mediastino-hilärer und beide Unterlappen in mediastino-dorsobasaler Richtung. Der linke Oberlappen mit der Lingula wird vorwiegend hiluswärts verzogen (Abb. 3.12).

Mittellappenatelektasen durch Bronchusstenose (Bronchialcarcinom, Entzündung, Narben) werden *Mittellappensyndrom* genannt.

Atelektasen von Subsegmenten und Segmenten schrumpfen zu dreiecks- und bandförmigen Gebilden und lagern sich an das Mediastinum oder Interlobium. Geschrumpfte Lappen und Segmente legen sich als schmale, kaum erkennbare Verdichtungen an das Mediastinum, teils verschwinden sie hinter dem Herzen. Die *Veränderungen des Gefäßbildes*, besonders der Gefäßanordnung und -dichte, weisen auf das Ausmaß der Lungenschrumpfung hin. Der *Interlobärspalt* ist entsprechend verlagert. Das Bild des Hilus wird verändert. Bei Unterlappenschrumpfungen erscheint er amputiert (*Amputationsphänomen*). Die Zahl der Gefäße in der Lunge ist vermindert und die Transparenz der Lungenhälfte erscheint durch ein kompensatorisches Emphysem der beatmeten Teile bei kaum vermindertem Volumen und nur gering höherstehendem Zwerchfell erhöht (*einseitig helle Lunge*).

Der Verschluß von kleineren Bronchien unter der Subsegmentgrenze führt zu *Plattenatelektasen*, die im Unterlappen vorwiegend horizontal angeordnet sind, aber auch vertikal stehen können. Sie werden vor allem bei Kranken mit verminderter Zwerchfellbeweglichkeit und Sekretstau, z. B. nach Operationen oder bei Oberbauchprozessen, beobachtet.

Rundherde. Die rundlichen, kugeligen Verschattungen, die größer als 1 cm sind, müssen wegen ihrer diagnostischen Besonderheiten hervorgehoben werden, da sie eine schnelle diagnostische Klärung fordern. Ihnen liegt bei mehr als *80%* ein peripheres *Bronchialcarcinom* oder ein *tuberkulöser Prozeß* zugrunde. Ein frühzeitiges operatives Vorgehen ist daher geboten. Größe, Begrenzung, Lokalisation, Kalkgehalt und Veränderungen in der Umgebung können diagnostische Hinweise geben. Tuberkulöse Veränderungen (*Tuberculome*) liegen meist in den Segmenten 1, 2 und 6. Häufig finden sich kleinere Herde in ihrer Umgebung. *Carcinome* haben oft eine leicht wellige oder unscharfe Begrenzung und zeigen feine Ausläufer. Verkalkungen schließen ein Malignom nicht aus. Isolierte Metastasen, Sarkome und benigne Tumoren sind glatt begrenzt und unterscheiden sich nicht von einer gefüllten Lungencyste, einem Teratom oder Echinococcus. Neurinome liegen dorsal und paravertebral. Pneumonie und Hämatom bilden sich zurück. Beim *Aspergillom* besteht eine sichelförmige, randständige Aufhellung.

3.2.1.4.2 Vermehrter Luftgehalt der Lunge

Die Zunahme des Luftgehaltes kann die gesamte Lunge oder umschriebene Lungenteile betreffen.

Die vermehrte Luft führt zu einer erhöhten Strahlendurchlässigkeit, die durch überblähte Alveolen, einen diffusen oder umschriebenen Verlust an Lungenstruktur und eine verminderte Vascularisierung bedingt ist.

Bei der Bewertung des Röntgenbildes müssen Dickenänderungen der Thoraxwand, Pleura und Weichteilüberlagerungen sowie technische Überstrahlungseffekte als Täuschungsmöglichkeiten berücksichtigt werden. Zur Erfassung der dynamischen Atemvorgänge soll eine *Lungendurchleuchtung* eingesetzt werden.

Die *diffuse Vermehrung des Luftgehaltes der Lunge* kann durch reversible oder irreversible Veränderungen bedingt sein.

Volumen pulmonum auctum. Ein reversibles Volumen pulmonum auctum ist gekennzeichnet durch einen Zwerchfelltiefstand, weite ICR, feine gestreckte Gefäße im Lungenmantel und Lungenkern, deren Verzweigungswinkel harmonisch vergrößert sind.

Die feinen Gefäße in der Peripherie können infolge vermehrten Luftgehaltes überstrahlt und infolge ungleichmäßiger

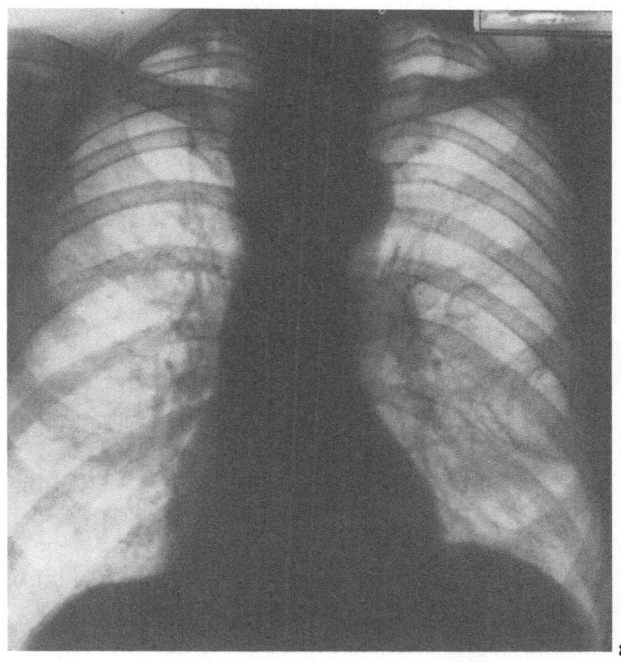

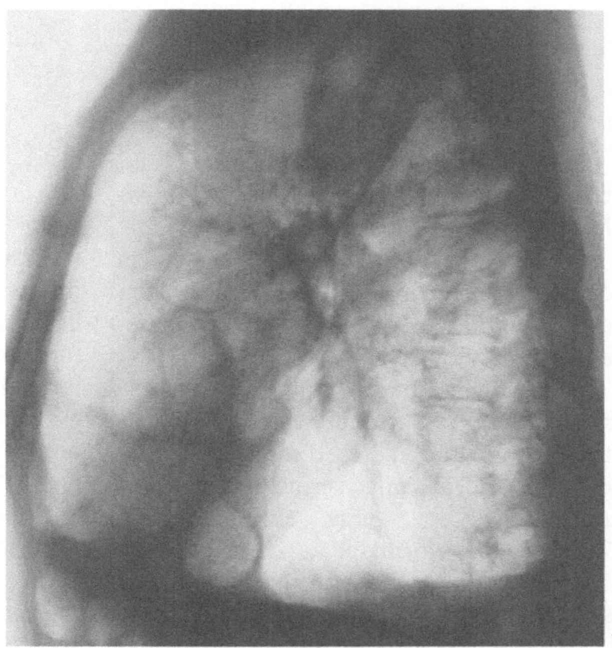

Abb. 3.13a u. b. Lungenemphysem mit mehreren Emphysemblasen

Überblähung Unregelmäßigkeiten in der Gefäßanordnung zeigen. Das Bild der bronchialen Obstruktion tritt auf im akuten Asthmaanfall und bei einer akuten Bronchiolitis.

Emphysem. Der reversiblen Lungenblähung stehen die Krankheitsbilder gegenüber, die mit einem irreversiblen Schwund von Alveolarstruktur und einer Zunahme des Luftgehaltes einhergehen: *Die atrophische Alterslunge* und *das destruktive Emphysem.*

Die frühen Zeichen eines obstruktiven Emphysems sind Veränderungen an den peripheren Lungengefäßen, die verschmälert sind und deren Zahl vermindert ist. Infolge ventilatorischer Verteilungsstörungen erscheinen sie unregelmäßig angeordnet.

Die Verminderung und Verengerung der peripheren Pulmonalarterien ist der wichtigste Hinweis auf ein Emphysem (Abb. 3.13). Die zunehmende Lungenblähung führt zu einem vergrößerten Lungenvolumen, Tiefstand und Bewegungseinschränkung des Zwerchfells sowie einer Erweiterung des Retrosternal- und Retrokardialraumes. Vergleichende Aufnahmen in In- und Exspiration lassen die Veränderungen deutlicher hervortreten.

Die Störungen der diaphragmalen und costalen Atemdynamik sind bei der Durchleuchtung zu beobachten.

Die zentralen Pulmonalarterien treten bei dem schlanken, median gestellten Herzen deutlicher hervor. Ihre Erweiterung kann auf eine pulmonale Hypertonie hinweisen.

Neben dem Lungenemphysem mit verminderter Gefäßstruktur und Zwerchfelltiefstand (panlobuläres Emphysem) gibt es eine Form mit vermehrter Gefäßzeichnung und wenig eingeschränkter Zwerchfellbeweglichkeit (zentrilobuläres Emphysem). Die meist unregelmäßig verstärkte periphere Lungenstruktur (dirty chest) kann dabei unscharfe streifige Elemente zeigen, die auf eine chronische Bronchitis hinweisen. Die meist vorhandene pulmonale Hypertonie führt zu einer Erweiterung der Hilusarterien. Klinisch haben diese Patienten frühzeitig eine Cyanose, während bei den Patienten mit panlobulärem Emphysem und verminderter Gefäßzeichnung die Dyspnoe im Vordergrund steht.

Einseitig helle Lunge. Einseitig aufgehellte Lungenfelder bestehen bei lobulärem Emphysem, kompensatorischem Überdehnungsemphysem infolge von Schrumpfung eines größeren Lungenteiles (Lappenschrumpfung), Riesenblasenemphysem, überblähter Lungencyste, bullösen Emphysemblasen, Ventilstenosen eines Bronchus durch Tumor, Fremdkörper oder Lymphknoten, Hypo- und Aplasie einer Lungenarterie, Lungenembolie und -thrombose, zentraler Gefäßeinengung durch Tumoren oder Narbenstrikturen, nach Lappenresektion und funktioneller Engstellung der Gefäße infolge einer Minderbelüftung.

Umschriebene Lungenpartien mit vermehrtem Luftgehalt (Hohlräume)

Eine umschriebene Lungenpartie mit vermehrtem Luftgehalt beruht auf einem Gewebsverlust oder einer Überblähung. Sie zeigt eine erhöhte Strahlentransparenz.

Bei Überlagerung ist sie durch Schichtuntersuchungen darzustellen. Sie hebt sich im Röntgenbild besser ab, wenn das Gewebe in der Umgebung verdichtet ist. Die Strukturveränderungen der angrenzenden Lunge geben Hinweise auf Ätiologie und Pathologie. Offene *Lungencysten*, *Emphysemblasen* und *Pneumatocelen* besitzen eine zarte, lineare Begrenzung. *Tuberkulöse Kavernen*, die zunächst als zentrale unregelmäßige Aufhellung in einem Infiltrat in Erscheinung treten, glätten ihren Rand sehr schnell. *Lungenabscesse* (Abb. 3.15) *und eingeschmolzene Tumoren* haben meist eine unregelmäßige Begrenzung und zeigen Spiegelbildung. Kleine Lungenareale mit erhöhtem Luftgehalt können auch aus einer Vielzahl kleiner, gegliederter Hohlräume bestehen, die sich in Abhängigkeit von der Dichte des umgebenden Gewebes im Röntgenbild abheben. Hierzu gehören die multiplen Lungencysten und die angeborenen *cystischen Bronchiektasen*. Auch *erworbene Bronchiektasen* können sich als ein System grobwabi-

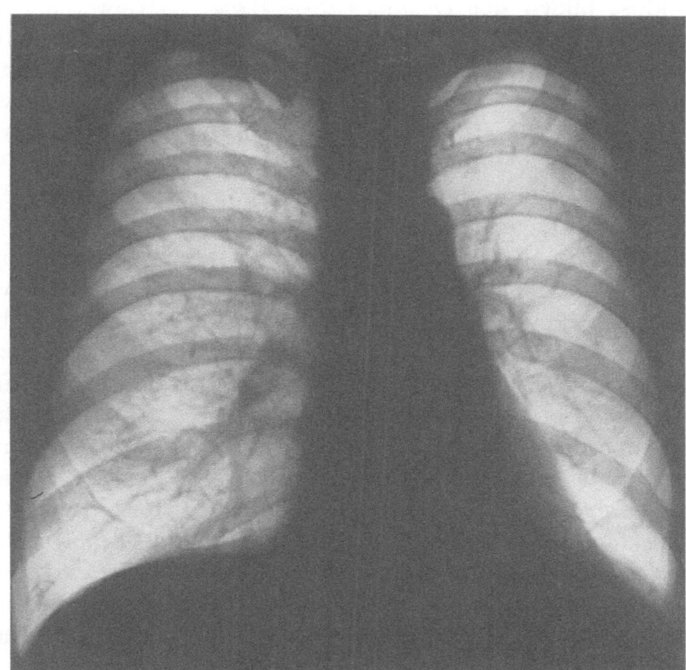

Abb. 3.14. Schrumpfung des linken Unterlappens mit einseitig heller Lunge

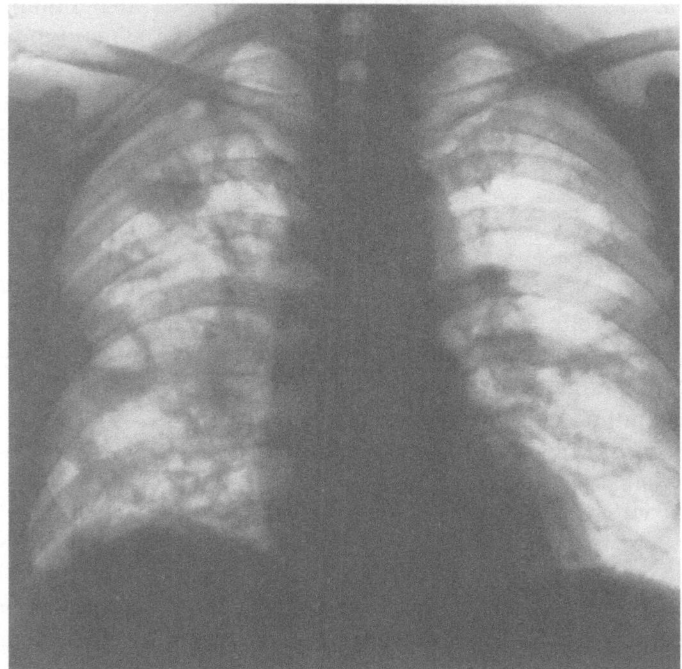

Abb. 3.15. Lungenabscesse in der rechten Lunge

ger oder zylindrischer Aufhellungen darstellen.

Um schrumpfende periphere Lungenveränderungen bei Tuberkulose, chronischer Pneumonie, Pneumokoniose und Sarkoidose bilden sich *emphysematöse Randzonen* mit Überblähungen unterschiedlicher Größe und Ausdehnung als *Narbenemphysem.*

In interstitiellen Fibrosen tritt ein *kleincystischer Umbau* ein, der zu einem System wabiger Aufhellungen in bindegewebig veränderten Lungenbezirken führt (emphysematöse Lungensklerose). Das Röntgenbild zeigt eine *Wabenlunge (honey-comb lung)* (s. Abb. 3.10).

Beim *interstitiellen Lungenemphysem* stellen sich bläschenartige Aufhellungen peribronchial und subpleural dar. Wenn ein Trauma die Ursache ist, besteht häufig gleichzeitig ein *Mediastinalemphysem oder ein Pneumothorax.* Ein interstitielles Emphysem kann auch bei künstlicher Beatmung, nach Tauchen und Explosionen, bei Bronchiolitis, interstitieller Fibrose und bronchialer Fremdkörperstenose auftreten.

3.2.1.4.3 Veränderungen der Lungengefäße

Das normale Strukturbild der Lunge ist bestimmt durch Form, Lage und Anordnung der Arterien und Venen. Das Gefäßbild wird durch anatomische und funktionelle Veränderungen der Gefäße selbst, des Lungenparenchyms und des Herzens beeinflußt.

Die Weite der Gefäße hängt ab vom intravasalen Druck, der Stärke der Blutfüllung, dem Luftgehalt der Gesamtlunge und der Beatmung einzelner Abschnitte sowie von den intrathorakalen Druckverhältnissen.

Änderungen der Gefäßfüllung. Die oberen Lungenpartien werden *im Liegen* besser als im Stehen durchblutet und die Gefäße sind dadurch weitlumiger. Eine Herabsetzung des intrathorakalen Druckes führt zu einer vermehrten Blutfüllung. Im Gegensatz dazu nimmt die Gefäßfüllung bei intrathorakaler Drucksteigerung ab und die Gefäße erscheinen schmäler (Valsalva-Versuch). In den Lungenbezirken mit verminderter Belüftung sind die Gefäße in der Regel engergestellt (Hinweis auf Bronchusstenose durch Bronchialcarcinom). Obstruktionen der Bronchiolen führen zu einer verminderten Blutfüllung mit verengten Gefäßen (Asthma bronchiale, Emphysem). Die vermehrte Blutfüllung bei Polycythaemia vera ruft im Röntgenbild eine Verstärkung der kleinen Lungengefäße hervor.

Eine harmonische Erweiterung der Pulmonalgefäße vom Hilus zur Peripherie besteht bei erheblichen *Steigerungen des Zirkulationsvolumens im kleinen Kreislauf,* wie sie bei congenitalen Herzfehlern mit Kurzschlußverbindungen (Vorhofseptumdefekt, Kammerseptumdefekt, aorto-pulmonale Fenster, offener Ductus Botalli, Lungenvenentransposition) und bei AV-Fisteln im großen Kreislauf vorhanden sind. *Die erweiterten Lungengefäße erscheinen dabei scharf begrenzt.* Bei pulmonal-arterieller Drucksteigerung mit *Shunt-Umkehr* werden die peripheren Äste verengt und die zentralen Stämme erweitert.

Die Lungengefäße sind verschmälert, wenn das Durchflußvolumen vermindert ist (Pulmonalstenose, Tricuspidalklappenanomalie, Ebstein-Anomalie). Einseitige oder umschriebene Verschmälerungen finden sich bei Gefäßhypoplasien, Embolien oder umschriebenen Emphysemen.

Drucksteigerung in den Lungengefäßen

Eine *Drucksteigerung in der Pulmonalarterie* führt zu einer Engstellung der Arterien im Lungenmantel und -kern, während die zentralen Hilusäste und das Pulmonalissegment erweitert sind. Vom Hilus zum Lungenkern zeigen die Arterien einen Kalibersprung.

Eine *Stauung in den Lungenvenen* bei einer Insuffizienz des linken Ventrikels, bei Veränderungen an der Mitralklappe und bei

Vorhofstumoren verursacht eine Erweiterung der Venen und Arterien.

Diese Gefäßdilatation ist im Röntgenbild zuerst an einer Verbreiterung der Gefäße im Oberlappen zu erkennen. Mit zunehmender Lungenstauung tritt eine Flüssigkeitsanreicherung im interstitiellen Gewebe ein. Die dilatierten Gefäße werden hierdurch unscharf begrenzt.

Akute Stauungszustände (s. Abb. 3.9) zeigen das Bild eines interstitiellen Ödems (Septumlinien und perihilären Verdichtungen) oder auch eines alveolären Ödems (fleckige oder flächenhafte Verschattungen).

Eine längere Zeit bestehende *Lungenstauung* führt zu einer weiteren Steigerung des pulmonalarteriellen Druckes. Während die Oberlappengefäße erweitert bleiben, erfolgt eine *Engstellung der Pulmonalgefäße in den basalen Partien* (s. Abb. 3.35), wobei neben der höheren hydrostatischen Druckkomponente eine basale Hypoxämie infolge Diffusions- und Ventilationsstörung bei Stauungsinduration eine Rolle spielt. Im weiteren Verlauf der chronischen Stauungslunge kann bei zunehmender arterieller Drucksteigerung auch eine Engstellung der cranialen Gefäße erfolgen, während die zentralen Hilusgefäße zunehmend erweitert werden.

Häufige kleine alveoläre Blutungen in der chronischen Stauungslunge führen zum Bild der *Hämosiderose* mit feinherdigen Schatten (Abb. 3.36) und einzelnen kleinen, verstreuten, rundlichen Verkalkungen (*Pneumopathia osteoplastica*).

Permeabilitätsstörungen. *Permeabilitätsstörungen der Lungencapillaren* infolge Drucksteigerung, toxischer oder allergischer Schädigung verursachen ein intraalveoläres Ödem oder eine Hämorrhagie mit grobfleckig-konfluierenden Verschattungen (*toxisches und allergisches Ödem, hyperergische Angiitis, Panarteriitis, Goodpasture-Syndrom, essentielle Lungenhämosiderose*). *Lungenblutungen* bei Gerinnungsstörungen und Thrombopenien zeigen ein ähnliches Bild. Die Verschattungen bei *Kontusionen* und *traumatischem Hämatom* sind meist umschrieben und mehr flächenhaft.

3.2.1.4.4 Veränderungen der Bronchien

Die Trachea, die Trachealbifurkation und die zentralen Bronchusaufzweigungen sind im *Hartstrahlbild* bis in die Subsegmentäste zu verfolgen. Eine bessere Beurteilung ist durch *Schichtaufnahmen* möglich, die eine Darstellung im Lungenkern bieten. Zur Abbildung der Bronchiallumina bis in die Mantelzone ist die *Bronchographie* erforderlich (Abb. 3.16). Die Bronchographie gestattet auch eine Analyse der Dynamik der großen Bronchien und der Trachea in den verschiedenen Atemphasen und beim Husten. Exspiratorische Stenosen der Bronchien infolge von Wandinstabilitäten (chronische Bronchitis, *Bronchusmalacie*) sind so bildlich darzustellen.

Allgemein gestatten die Schichtuntersuchung und mit einer besseren Auflösung die Bronchographie eine Beurteilung von Veränderungen des Lumens und der Wand der Bronchien, von Einengungen (Stenose und Verschluß) und Erweiterungen (Bronchiektasen) sowie von Dislokationen (Tumor, Emphysemblase), Spreizungen (Emphysem) und Raffungen (Schrumpfung).

Bei chronischer Bronchitis können durch Beteiligung des peribronchialen Gewebes und der Lymphbahnen die Bronchuswände verdickt sein und Doppelkonturen oder Streifenschatten in Erscheinung treten. Eine *Bronchopathia osteoplastica* mit Kalkeinlagerungen im Bronchialknorpel findet sich zentral bei älteren Leuten.

Bronchographische Veränderungen. Das Bronchogramm zeigt bei *akuter Bronchitis* eine funktionelle Engstellung und bei *chronischer* unregelmäßige Bronchuskonturen mit wechselnder, teils rosenkranzartiger Weit- und Engstellung, sackförmigen Erweiterungen der Schleimdrüsen (Divertikel), Sekretverstopfungen, peripheren kreisförmigen Ausweitungen von Bronchiolen (peri-

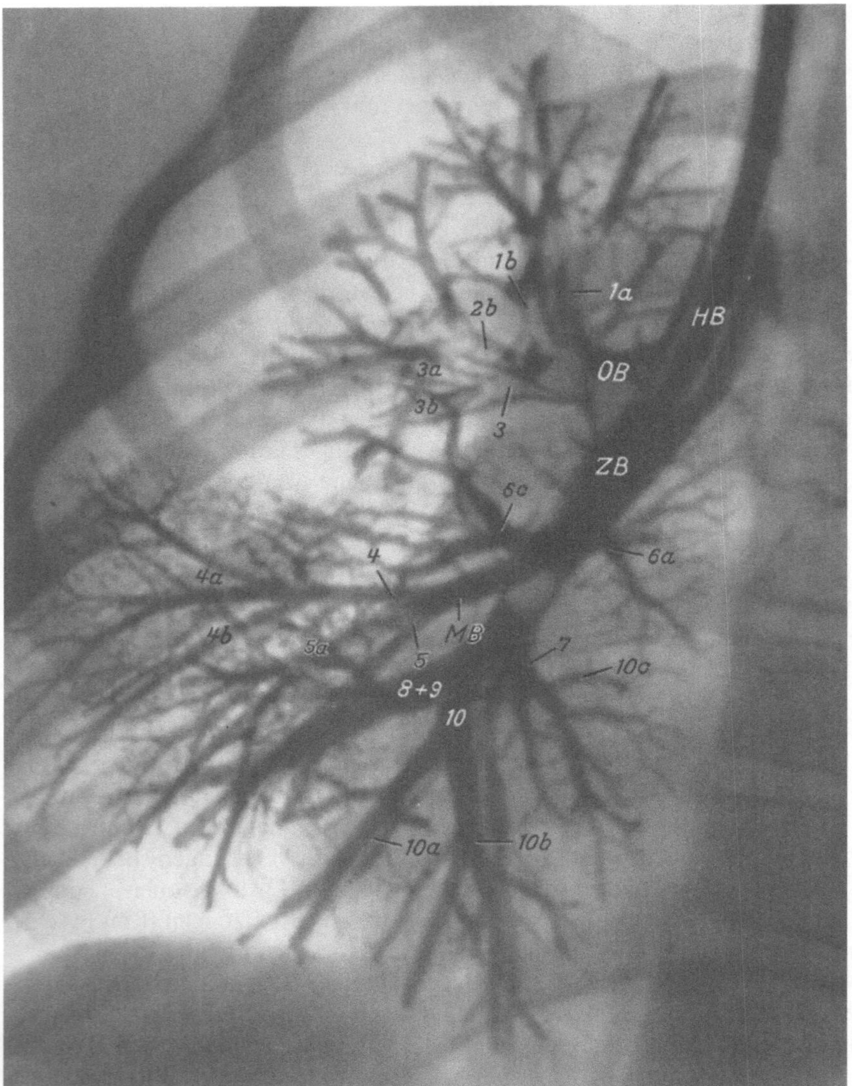

Abb. 3.16. Bronchogramm der rechten Lunge mit Bezeichnung der Bronchien (Nomenklatur siehe Tab. 3.4)

pheral pooling) und spinnenartigen Ausläufern bei verschlossenen Bronchiolen. In pneumonischen Prozessen sind die Bronchien lufthaltig (Pneumobronchogramm) und zum Teil funktionell weitgestellt. Eine Bronchustuberkulose führt zur unregelmäßigen Einengung und narbigen Bronchusstenose.

Bronchiektasen stellen sich als zylindrische oder sackförmige Ausweitungen dar. Das Volumen des zugehörigen Lungenabschnittes ist meist verkleinert.

Bei Cysten und angeborener Wabenlunge füllen sich meist kugelige Hohlräume auf.

Der Stenose oder dem Verschluß eines größeren Bronchus liegt meist ein Carcinom, seltener ein Bronchusadenom, ein Lymphogranulom, eine Tuberkulose oder eine narbige Schrumpfung zugrunde.

3.2.1.4.5 Veränderungen des Lungenhilus

Das Bild des normalen Hilus ist geprägt durch die großen Arterienstämme und die zum linken Vorhof ziehenden Venen. Die Bronchien scheinen als Aufhellungsbänder bis in die 1. oder 2. Aufzweigung durch. Die Lymphknoten und das interstitielle Gewebe bilden sich im Normalzustand nicht ab.

Veränderungen des Hilusbildes werden durch Variationen von Größe, Form und Lage der Gefäße, Lymphknotenvergrößerungen, Ödeme, Entzündungen und tumoröse Infiltrationen des interstitiellen Gewebes und expansive Prozesse der Bronchien hervorgerufen.

Die Arterien und Venen des Hilus sind bei vermehrtem pulmonalen Zirkulationsvolumen erweitert (s. Abb. 3.38). Bei pulmonalem Hochdruck sind nur die zentralen Arterien dilatiert und zum Lungenkern wird ein Kalibersprung deutlich (s. Abb. 3.36).

Auch eine *altersbedingte Pulmonalsklerose* kann zu einer Erweiterung der zentralen Pulmonalarterien führen. Eine umschriebene Ektasie des linken Haupt- und Hilusastes besteht bei einer valvulären Pulmonalstenose. Dabei sind die übrigen Lungengefäße aber verschmälert. *Aneurysmen* der Hilusäste und des Pulmonalisstammes selbst sind selten.

Die stärkere *Venendilatation* bei einer kardialen Stauung führt zu einer allgemeinen Hilusvergrößerung.

Mit zunehmender Stauung kommt es infolge einer Flüssigkeitsanreicherung im perihilären Interstitium zu einer unscharf begrenzten Hilusverbreiterung, die in ein zentrales oder interstitielles Lungenödem übergehen kann (s. Abb. 3.39). Verziehungen der Hilusgefäße sind vor allem Folge von schrumpfenden Lungenprozessen. Besonders Unterlappenschrumpfungen zeigen das Bild des *einseitig kleinen Hilus* (s. Abb. 3.11 u. 3.14) und führen zur Asymmetrie und *Verziehung der Trachealbifurkation.* Eine einseitige Engstellung der Hilus- und Lungengefäße kann bei stenosierenden Bronchusveränderungen (Carcinom) auftreten. Der Hilus und die Gefäße der Gegenseite sind dann verbreitert.

Vergrößerte Lymphknoten (bronchopulmonale und tracheobronchiale) erscheinen als halbbogige und knollige Verdichtungen, die den Gefäßen und Bronchien aufsitzen. Lymphknotenvergrößerungen in der Trachealbifurkation können diese aufweiten und zu einer Impression an der Speiseröhre führen (Differentialdiagnose: Vergrößerung des linken Vorhofes).

Doppelseitige Vergrößerungen der Hiluslymphknoten finden sich meist bei der Sarkoidose (Abb. 3.17), die mediastinalen Lymphknoten sind dabei im Gegensatz zur Lymphogranulomatose nur gering beteiligt. Bevorzugt einseitige Lymphknotenvergrößerungen bestehen bei Bronchialcarcinom, Lymphogranulom, Lympho- und Retothelsarkom, Metastasen und auch Tuberkulose. Endobronchiale Einbrüche von Lymphknoten führen zu Atelektasen, ein infiltrierendes Wachstum in die Umgebung zu unscharfen perihilären Verschattungen oder auch einer Lymphstauung im Interstitium. Kalkeinlagerungen krümeliger oder scholliger Art finden sich nach Tuberkulose, Toxoplasmose, Histoplasmose und behandelter Lymphogranulomatose. Schalenförmige Verkalkungen (Eierschalenhili) treten meist bei Staublunge und selten Sarkoidose auf.

3.2.1.5 Spezielle Erkrankungen der Lunge

3.2.1.5.1 Pneumonien

Die Pneumonien laufen vorwiegend im Alveolarinnenraum ab, weniger häufig sind sie auf das Interstitium beschränkt. Beim

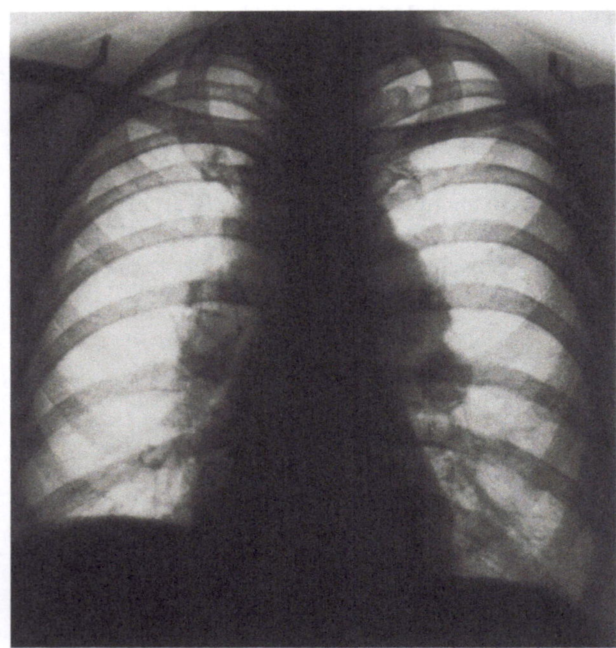

Abb. 3.17. Vergrößerte Lymphknoten in beiden Hili und geringer im Mediastinum bei Sarkoidose

Kind kommen rein interstitielle Prozesse häufiger vor und zeigen Hilusreaktionen. Den alveolären Entzündungen liegen meist bakterielle Infektionen zugrunde (Pneumokokken, Streptokokken, Staphylokokken, Klebsiellen, Enterokokken, E. coli, Pseudomonas, Pyocyaneus). Sie werden durch Vorschädigungen der Lunge begünstigt. Diese sekundären Pneumonien treten auf bei pulmonalen Kreislaufstörungen (Stauung, Infarkt), bei Bronchusveränderungen (Bronchiektasen, Bronchusstenose), bei toxischer Schädigung durch Reizgase, nach Aspiration und Contusion sowie Schäden und Erkrankungen des Interstitiums. Die Schwächung der Immunitätslage durch Cytostatica, Antibiotica und Cortison begünstigt bakterielle Infektionen.

Die Antibioticabehandlung hat das Erscheinungsbild der bakteriellen Pneumonie geändert. Gegenüber den Pneumokokken nehmen die Staphylokokken, Klebsiellen und gramnegativen Erreger zu.

Aus der Erscheinungsform und dem Verlauf einer Pneumonie ist ein verbindlicher Schluß auf die Ätiologie kaum möglich.

Die lobäre Pneumokokkenpneumonie mit der Verschattung ganzer Lappen ist selten geworden. *Segmentprozesse* (Abb. 3.18) *und Herdpneumonien* Abb. 3.19) mit grobfleckig-konfluierenden Schatten (Bronchopneumonie) sind die häufigsten Veränderungen bei Pneumokokkeninfektion.

Klebsiellenpneumonien zeigen meist sehr dichte Verschattungen in größeren Lungenbezirken, die eine Volumenzunahme und Einschmelzungen zeigen. Sie bilden sich langsam über streifige Verdichtungen zurück und können bisher nicht befallene Areale ergreifen.

Staphylo- und Streptokokkenpneumonien sind oft herdförmig über beide Lungenfelder verstreut und neigen zur Abscedierung.

Pneumonien durch Viren (Influenza-, Parainfluenza-, Adeno-, Rhino- und RS-Viren, Ornithose) und **Mycoplasmen** beginnen meist im Interstitium.

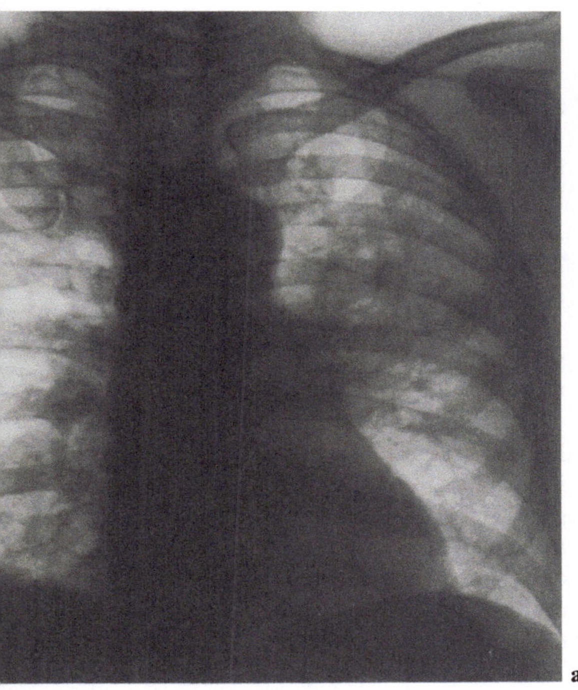

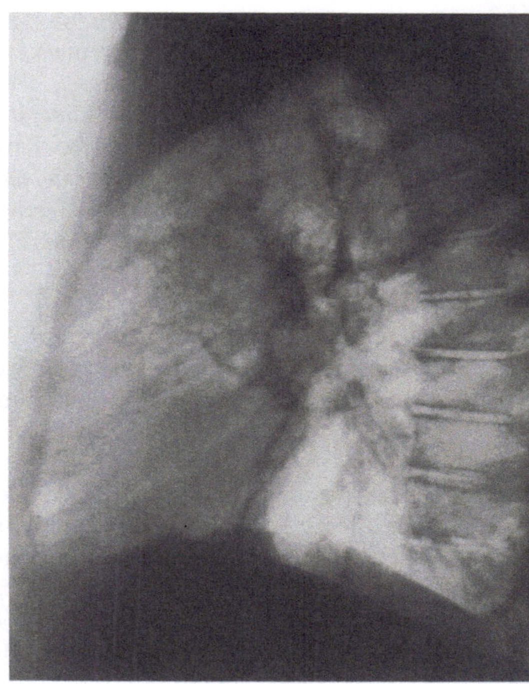

a b

Abb. 3.18a u. b. Segmentpneumonie in S 3 und 4 li.

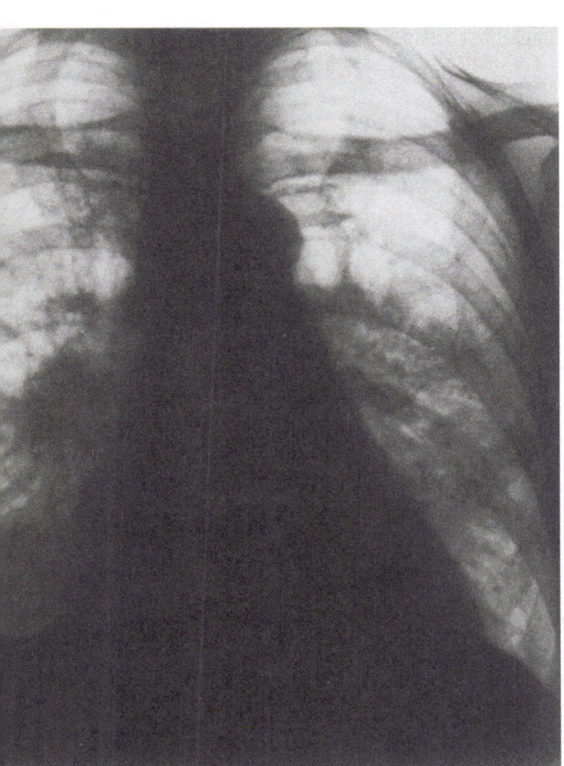

Bei einem Teil greifen sie selbst oder durch bakterielle Sekundärinfektion auf die Alveolen über.

Bei den röntgenologischen Veränderungen stehen auffallend transparente, homogene Trübungen oder vorwiegend grobretikuläre und streifig erscheinende peribronchiale Verdichtungen im Vordergrund.

Ein Teil der Viruspneumonien bildet sich im Gegensatz zu den klinischen Erscheinungen auffallend verzögert zurück. Virusbedingte Pneumonien können zu ausgedehnten, vorwiegend interstitiellen Veränderungen mit grobretikulären und streifigen Verdichtungen im Röntgenbild führen. Die interstitiellen Prozesse können direkt in eine progressive Fibrose übergehen. Der Verlauf ist durch Cortison günstig zu beeinflussen.

Abb. 3.19. Bronchopneumonie beiderseits mit konfluierenden Verschattungen

Rickettsien-Pneumonien (Q-Fieber) zeigen ebenfalls vorwiegend transparente Verdichtungen.

Bei Säuglingen tritt die *interstitielle plasmacelluläre Pneumonie* und bei Kindern *die Masern- und Keuchhustenpneumonie* auf, die neben fleckförmigen und streifigen Lungenveränderungen deutliche hiläre und perihiläre Verschattungen zeigen.

Allergische Pneumonien, die mit einer Bluteosinophilie einhergehen, zeigen weiche Verschattungen meist in mehreren Lungenfeldern.

Die exogene allergische Alveolitis, die auf einer Allergie gegen pflanzliche und tierische Eiweiße oder Arzneimittel beruht und zu einer Präcipitationsreaktion mit vorwiegend interstitieller, in der akuten Phase aber auch alveolärer Exsudation führt, zeigt 6–10 Std nach der Allergenexposition reticuläre und grobstreifige oder auch homogene Flächenschatten meist in den Unter- und Mittelfeldern (*Farmerlunge*, *Vogelhalterlunge*, *Arzneimittellunge*). Bei chronischer Exposition geht der interstitielle Prozeß in eine Lungenfibrose (fibrosierende Alveolitis) über.

Pilzpneumonien haben vorwiegend durch Candida und Aspergillus zugenommen. Im Röntgenbild bestehen peribronchiale und grobfleckig-konfluierende bis zu flächenhaften Verschattungen. Bei hämatogener Ausbreitung zeigt das Röntgenbild eine feinherdige Dissimination.

Die **Aktinomykose** führt zu flächenhaften Schatten, die an der costalen oder interlobulären Pleura entlangkriechen und einschmelzen können. Ihre Rückbildung erfolgt unter starker Fibrosierung und Schrumpfung mit Pleuraverziehungen.

3.2.1.5.2 Tuberkulose

Die Röntgenbefunde der Lungentuberkulose können der Entwicklungsphase der Krankheit nur in der Verlaufsserie (primäre und postprimäre Tuberkulose) zugeordnet werden (Abb. 3.20).

Exsudative Herde stellen sich als weiche, fleckige und konfluierende Schatten dar. Eine umschriebene exsudative Reaktion (Infiltrat) zeigt eine unscharfe homogene Verschattung. Ausgedehntere Flächenschatten von Segmenten und Lappen finden sich bei käsiger Pneumonie. Sie sind von einer Atelektase bei bronchusstenosierender Lymphknotentuberkulose mit oder ohne Bronchusfistel zu trennen.

Die *exsudativen Prozesse* neigen zur Einschmelzung und Kavernenbildung, die sich meist als glatt begrenzte Aufhellungszone oder Ringschatten darstellt. Bei günstiger Reaktionslage gehen die exsudativen Herde in produktive über. Die Einzelherdgröße geht zurück, die Begrenzung wird schärfer und der Herd dichter. Die Regression ist in den caudalen Partien besser als in den cranialen. Bei der Rückbildung ausgedehnter Prozesse in den Oberlappen tritt eine stärkere Bindegewebsbildung und Schrumpfung mit Verziehung von Gefäßen und Bronchien ein (*indurativ-cirrhotische Tuberkulose*). Die Veränderungen erscheinen als derbstreifige Verschattungen.

Primärtuberkulose

Die *Primärtuberkulose*, die heute überwiegend ins Erwachsenenalter verschoben ist, führt nur bei einem Teil zu einer röntgenologisch faßbaren Veränderung.

Ein kleiner Herdschatten (5–20 mm) findet sich als Primärherd in der Lungenperipherie. Eine deutliche Bevorzugung einer Lungenregion besteht nicht. Im Hilus kann eine Lymphknotenvergrößerung erkennbar sein (Primärkomplex). Sie ist bei Jugendlichen und Erwachsenen aber seltener als bei Kindern. Eine Kavernisierung des Primärherdes und bronchogene Streuung mit Fleckschatten in der Umgebung, in der gleichen und Gegenseite ist möglich. Meist erfolgt eine *Vernarbung zum Teil mit Verkalkung* (Kalkherd in Lunge und Hilus).

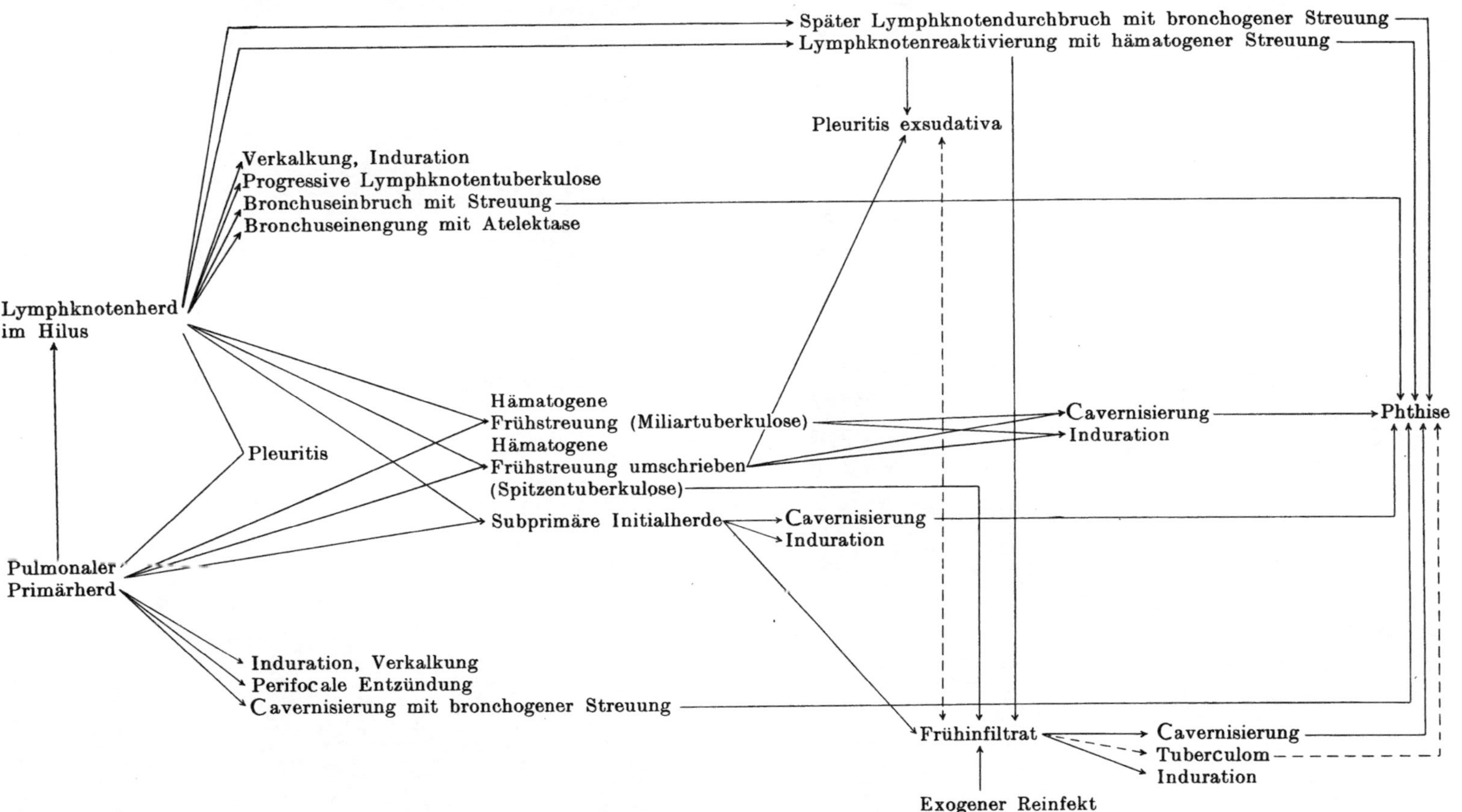

Abb. 3.20. Schematische Darstellung der Entwicklungsmöglichkeiten der Lungentuberkulose.

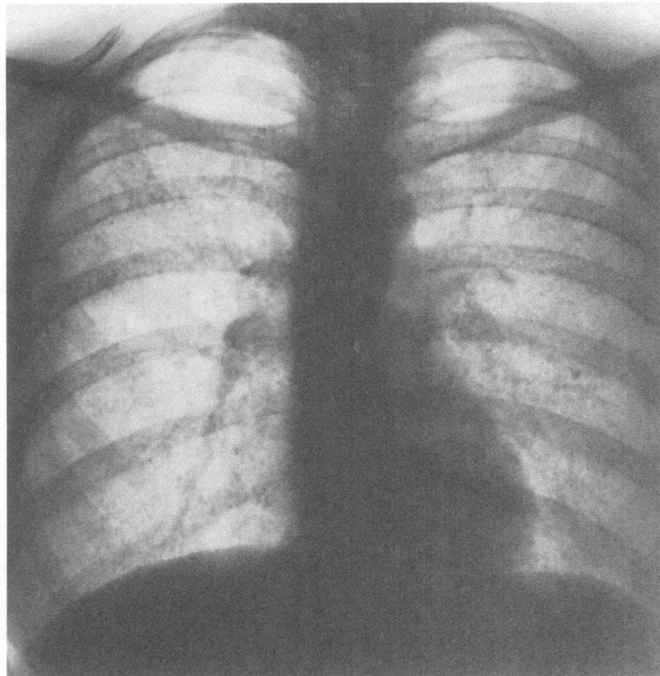

Abb. 3.21. Miliartuberkulose

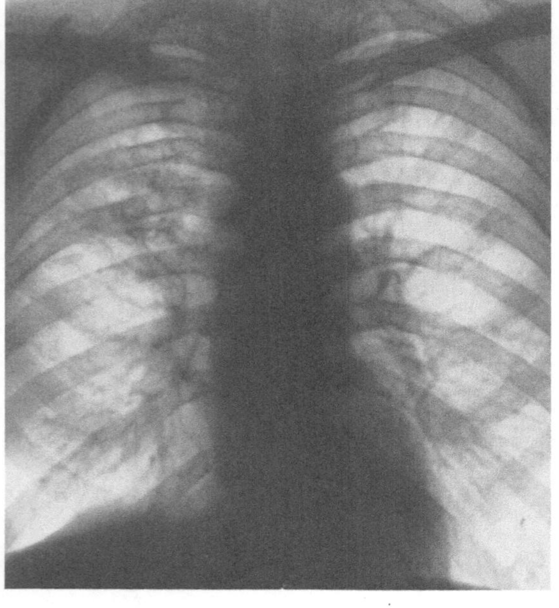

a

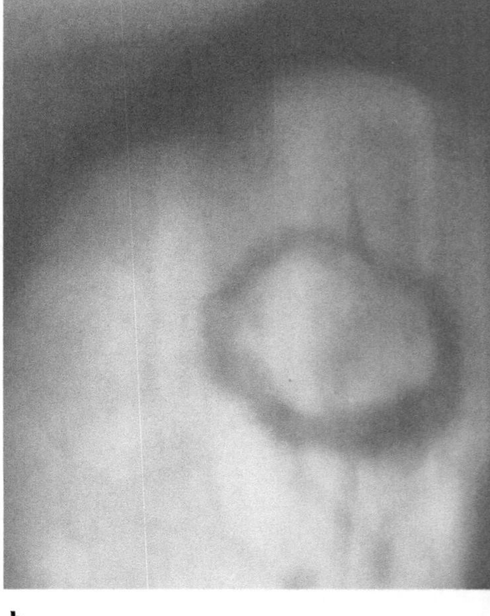

b

Abb. 3.22 a u. b. (a) Infiltrat mit Kaverne im rechten Oberlappen. (b) Schichtaufnahme: Kaverne

Der Einbruch eines Lymphknotens in einen Bronchus führt zur Bronchustuberkulose, häufig mit Atelektase oder bronchogener Streuung.

Hämatogene Streuung

Die hämatogene tuberkulöse Aussaat erfolgt

a. als *Miliartuberkulose* (Abb. 3.21) mit feinherdigen Schatten in beiden Lungenseiten.

b. als *fein- oder grobfleckige Lungenstreuung*, wobei die Herde in den Oberfeldern dichter stehen und meist größer sind als in den Unterfeldern, oder

c. als *Spitzenstreuung* mit lange Zeit persistierenden Spitzenherden, von denen später eine Reaktivierung mit apicocaudaler Entwicklung ausgehen kann.

Lungenphthise

Beim „Reinfekt" tritt eine rundliche, weiche, homogene oder fleckig konfluierende Verschattung im Segment 1, 2 oder 6 auf (*Frühinfiltrat*).

Eine Einschmelzung führt zur Kaverne und bronchogenen Streuung (Abb. 3.22). In der Umgebung des Hilusraumes und bevorzugt in den Mittel- und Unterfeldern beiderseits treten weiche Fleckschatten auf. Die Lungenphthise ist angelaufen.

Frühinfiltrat, Primärherd oder isolierter Streuherd können sich zu einem weitgehend isoliert gelegenen, scharf begrenzten Rundherd, einem *Tuberculom*, entwickeln. Dieser enthält häufig Verkalkungen, kann aber sequestrieren, einen Hohlraum bilden und bronchogen streuen.

Reaktivierungen können nach vielen Jahren von älteren tuberkulösen Herden ausgehen und eine fortschreitende Phthise einleiten.

3.2.1.5.3 Tumoren

Zentral gelegene Bronchialcarcinome engen das Bronchuslumen ein oder verschließen es. Stenosen können eine Minderbelüftung mit enggestellten Gefäßen oder eine Ventilstenose mit exspiratorischer Überblähung hervorrufen. Bronchusverschlüsse führen zu Atelektasen der betroffenen Lungenseite, von Lappen, Segmenten oder Subsegmenten mit typischen Verschattungen und Schrumpfungen.

Wenn das zentrale Bronchialcarcinom zerfällt und die Luftpassage wieder möglich wird, kann sich trotz Fortbestehens des Tumors die Atelektase und Obturationspneumonie zurückbilden. Schichtuntersuchung und Bronchographie stellen die Bronchuswandveränderungen dar. Zur histologischen Klärung wird die Bronchoskopie mit Biopsie eingesetzt. Der Hilus und das Mediastinum müssen auf Metastasen untersucht werden (auch gezielte perbronchiale Lymphknotenpunktion).

Bronchialadenome sitzen gern im zentralen Bronchialbaum und führen zu Atelektasen mit Lappenschrumpfung und Bronchiektasen.

Das periphere Bronchialcarcinom stellt sich als Rundherd mit mehr oder minder unregelmäßiger Begrenzung dar (Abb. 3.23). Selten erkennt man peripher vom Tumor eine Atelektase. Wenn das periphere Bronchialcarcinom in der Lungenspitze wächst, greift es auf Thoraxwand, Rippen und Wirbel über und führt zur schmerzhaften Knochendestruktion (*Pancoast-Tumor*).

Das Alveolarzellcarcinom entwickelt sich mit multiplen Herden entweder in einer Lungenregion oder ist über beide Lungenseiten verstreut.

Gutartige Tumoren stellen sich meist als glatt begrenzte Rundherde dar (Hamartom,

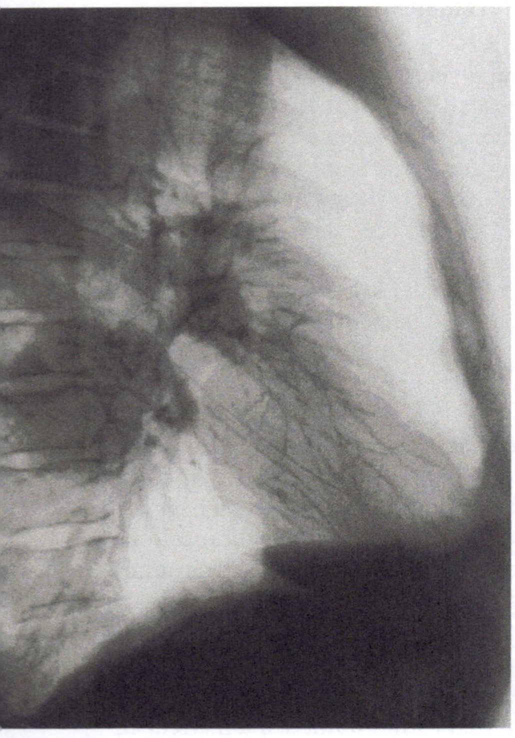

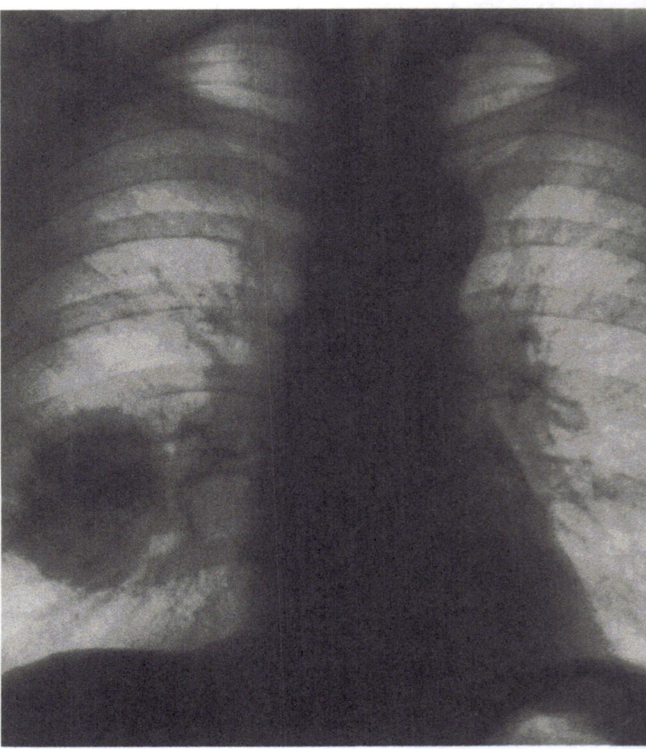

a b

Abb. 3.23a u. b. Peripheres Bronchialcarcinom im rechten Unterlappen

Fibrom, Neurinom, Chondrom, Cylindrom, Myom).

Sarkome und Retothelsarkome nehmen als Rundherde oder knollige Verdichtungen schnell an Größe zu.

Lungenmetastasen bilden sich als Rundherde ab. Am häufigsten liegt ein *Mammacarcinom*, *Nierencarcinom*, *Schilddrüsencarcinom* (sehr dichte Herde) oder ein maligner *Hodentumor* (weiche Herde) vor. Die Metastasen sind caudal meist größer als cranial. Rundliche Verschattungen mit eher unregelmäßiger Begrenzung finden sich beim Lymphogranulom und Lymphosarkom. Differentialdiagnostisch ist an die *Wegener-Granulomatose* und *Paragonimiasis* zu denken. *Pleurametastasen* ragen halbbogig in die Lunge. Bei ihnen muß eine Rippendestruktion beachtet werden. Das gleiche Bild zeigt das Pleuramesotheliom.

3.2.1.5.4 Interstitielle Prozesse

Tabelle 3.9 zeigt einen Überblick über die interstitiellen Lungenprozesse, deren röntgenologische Erscheinungsformen schon beschrieben sind.

Das interstitielle Ödem und die interstitielle Entzündung sind in anderem Zusammenhang besprochen.

Die *Sarkoidose* beginnt mit hilären Lymphknotenvergrößerungen, die beidseitig, aber rechts häufig deutlicher als links nachzuweisen sind. Mit Verkleinerung der Lymphknoten treten Lungenveränderungen auf, bei denen sich 4 Erscheinungsformen in der akuten Erkrankungsphase unterscheiden lassen.

Die Lungen zeigen
a. retikulär-streifige,
b. feinherdig-miliare,
c. grobfleckige (Abb. 3.24) oder

Tabelle 3.9. Disseminierte interstitielle Lungenerkrankungen

I. *Akute Formen*
Interstitielle Pneumonie
Interstitielles Ödem
Atemnotsyndrom (Schocklunge)
Allergische Alveolitis
Bronchiolitis

II. *Chronische Formen*
Sarkoidose
Tuberkulose
Fibrosierende Alveolitis
Pilzerkrankung
Lymphangiosis maligna
Pneumokoniose
Sklerodermie
Rheumalunge
Histiocytose X
Hämosiderose
Lymphogranulomatose
Mucoviscidose

d. grobknotige Verschattungen, die diffus über die Lungenfelder verteilt sind, rechts aber häufig deutlicher ausgeprägt erscheinen.

Die Rückbildung erfolgt in den verschiedenen Abschnitten unregelmäßig, so daß ungleichmäßig verteilte fleckige und streifige Veränderungen fortbestehen. Der Übergang in eine Fibrose ist am Auftreten netzförmiger und grobstreifiger Strukturen und von Schrumpfungen und Verziehungen des Hilus und der interlobären Pleura zu erkennen. Es können sich auch flächenhafte Conglomerate bilden.

Interstitielle Prozesse bei Kollagenosen. Interstitielle Veränderungen treten bei der *Sklerodermie* (Fibrose mit fein- bis grobwabigen Verschattungen vorwiegend caudal), dem *Lupus erythematodes* (interstitielle Pneumonie mit vorwiegend grobstreifigen Schatten) und *chronische Polyarthritis* (retikulär-streifige Schatten meist mit Septumlinien) auf.

Idiopathische interstitielle Prozesse. Interstitielle Prozesse vom Alveolitistyp ohne oder mit proliferativen Veränderungen zeigen grobretikuläre, streifige und herdförmige Verschattungen, die bei progressiv-*proliferativem* Prozeß konfluieren können. Unter frühzeitiger Cortisontherapie bilden sie sich zurück.

Gleiche Erscheinungen ruft die allergische Alveolitis (Allergie vom Typ III) bei Sensibilisierung gegen organische oder Arznei-

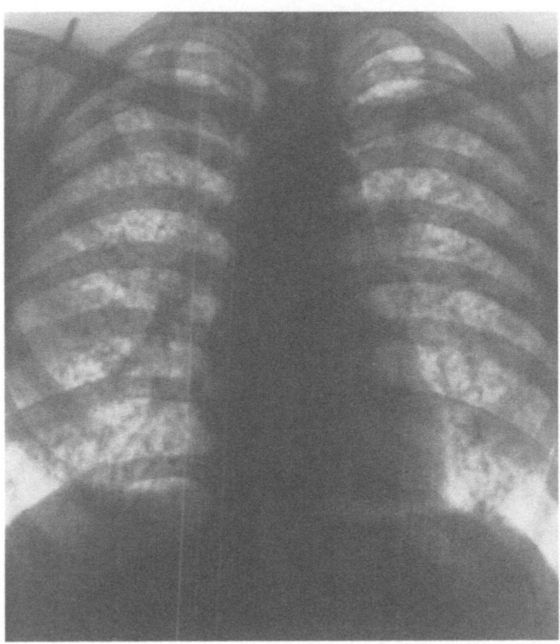

Abb. 3.24. Sarkoidose mit disseminierten grobfleckigen Verschattungen beider Lungen

mittel-Allergene hervor und kann in eine fibrosierende Alveolitis übergehen.

3.2.1.5.5 Pneumokoniosen

Auf die Inhalation von anorganischen Stauben entwickeln sich Pneumokoniosen.

Die Reaktion auf Kieselsäureeinatmung führt zur *Silicose* mit fein- bis grobfleckigen Schatten, die je nach Schwere der Erkrankung in unterschiedlicher Streudichte über die Lungenfelder verteilt sind. Zur Klassifikation radiographischer Staublungenbefunde (ILO/UC 1971) siehe Tabelle 3.5.

Anfangs besteht eine Bevorzugung der Mittelfelder. Schrumpfungen entwickeln sich meist in den dorsalen Oberlappen oder in der Spitze des Unterlappens. Bei reiner Steinstaubinhalation zeigen die Fleckschatten Kalkeinlagerungen (*Schrotkornlunge*; Abb. 3.25), bei Mischstauben sind die Herde weniger dicht und unscharf. Es kommt in fortgeschrittenen Fällen zu *Schwielenbildungen und Ballungen* mit erheblichen Hilusverziehungen und Narbenemphysem.

Eine *zusätzliche Tuberkulose* begünstigt Asymmetrien der Anordnung der Verschattungen. Weiche Fleckschatten und Kavernenbildung weisen auf die Tuberkulose hin.

Eine stärkere Belastung des rechten Herzens ist an erweiterten zentralen Pulmonalarterien und einer Rechtsbetonung des Herzens zu erkennen.

Die *Asbeststaubexposition* führt bei Arbeitern und auch in der Umgebung der Werke zur *Asbestose* mit Zunahme von unregelmäßigen Strukturelementen im Lungenbild. In den Unterfeldern und anschließenden Mittelfeldern finden sich unregelmäßig streifige und feinwabige Verschattungen, die zum Hilus an Dichte zunehmen und mit Fortschreiten in flächenhafte Verdichtungen übergehen. Auffallend sind plaqueartige Pleuraverkalkungen, die schon vor erkennbaren Lungenveränderungen bestehen können. Mit zunehmender Lebensdauer treten Pleuramesotheliome und Bronchialcarcinome auf.

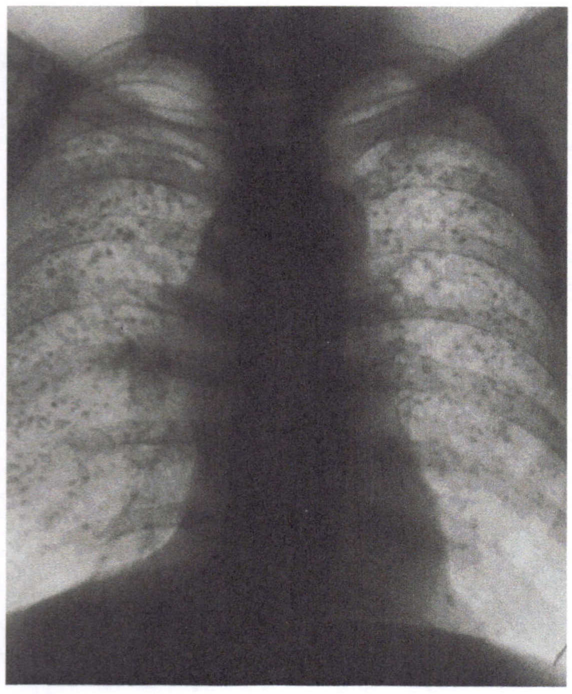

Abb. 3.25. Silicose bei Steinbrucharbeiter

Weitere Pneumokoniosen sind die *Talcumlunge*, *Berylliumlunge*, *Aluminiumlunge* und *Hartmetall-Lunge*.

3.2.1.5.6 Granulomatosen

Die dissiminierten *Granulomatosen* nehmen ihren Ursprung im Interstitium. Sie führen zu feinherdigen und mit fortschreitender interstitieller Fibrose zu wabigen Verschattungen (HistiocytoseX, eosinophile Granulome — Differentialdiagnose: Miliartuberkulose, fibrosierende Alveolitis, Hämosiderose, Sarkoidose, hämatogene Pilzaussaat, Sklerodermie).

3.2.1.5.7 Strahlenreaktion der Lunge

In bestrahlten Lungenpartien bildet sich aus einer Strahlenpneumonie mit dichten flächenhaften Schatten, die scharf zur nichtbestrahlten Umgebung abgegrenzt sind, unter erheblicher Schrumpfung das streifig gezeichnete Bild der Strahlenfibrose.

Tabelle 3.10. Differentialdiagnostik der Flächenschatten

Erkrankung	Größe	Dichte	Begrenzung	Zahl der Schatten	Sonstiges
Pneumonie	Lappen Segment Subsegment	Dicht	Am Lappenrand scharf, sonst unscharf	Meist einzeln	Cave: Ca. mit Atelektase
Atelektasen	Lappen Segment Subsegment	Transparent oder dicht	Glatt, meist eingezogen	Meist einzeln	Bronchusverschluß
Virusinfektion	Oft ein oder mehrere Subsegmente	Transparent oder inhomogen	Unscharf	Einer bis mehrere, teils wandernd	Hilusreaktion
Broncho-pneumonie	Ein – mehrere Zentimeter	Dicht	Unscharf	Mehrere, teils verstreut	Konfluierend
Tuberkulöses Infiltrat	1–5 cm	Dicht	Unscharf	Meist einzeln	Bevorzugt S 1, 2 und 6, Kaverne
Pilzpneumonie	1–8 cm	Dicht	Unregelmäßig	Mehrere	Teils konfluierend, teils streifig
Lungenödem	Flächenhaft ausgedehnt	Dicht	Unscharf	Homogen oder fleckig konfluierend	Schnelles Erscheinen, schnelle Rückbildung
Sarkoidose IIIa	1–8 cm	Dicht	Unregelmäßig	Mehrere	Schrumpfungszeichen an Hilus und Gefäßen
Silicose mit Schwielen	1–10 cm	Dicht	Unregelmäßig	Beide OF, seltener UF	Fleckschatten, Randemphysem, Hilusverziehung
Peripheres Carcinom	1–10 cm	Dicht	Unregelmäßig	Ein	Teils Abscedierung
Gutartige Tumoren und Cysten	1–15 cm	Dicht	Glatt	Meist einzeln	Neurinom – paravertebral, Cysten-MF, Echinococcus-basal
Metastasen	1–8 cm	Dicht	Glatt	Meist mehrere, selten einzeln	Schnelle Vergrößerung
Lungeninfarkt	1–6 cm	Dicht	Unscharf	Oft mehrere	MF und UF, Pleuraerguß

Für die **Beurteilung einer Lungenfibrose** ist es wichtig zu wissen, daß eine Fibrose mit deutlicher Einschränkung der Atemfunktion vorhanden sein kann, ohne daß im Lungenbild ein Befund zu erheben ist und daß die Ausdehnung der röntgenologischen Veränderungen nur begrenzt mit den Funktionsausfällen parallel geht.

3.2.1.5.8 Traumatische Veränderungen
Lungenkontusionen und traumatische Haematome zeigen fleckig-konfluierende oder homogene Flächenschatten. Eine traumatische Pneumatozele bildet sich als zart begrenzte ringförmige Aufhellungszone ab. Fremdkörperaspiration, Schleim und Blut können sowohl Über-blähungen als auch Atelektasen verursachen.

Die „*Schocklunge*" ist im Röntgenbild zunächst an paravaskulären Verdichtungen zu erkennen. Es folgen ein interstitielles und alveoläres Ödem.

Rippenfrakturen können einen Haematothorax oder Pneumothorax teils mit Hautemphysem oder Pneumomediastinum hervorrufen. Eine Bronchusruptur führt zu einem Pneumothorax mit Kollaps der Lunge.

3.2.1.6 Differentialdiagnostisch wichtige Befunde
Die *differentialdiagnostisch wichtigen Befunde* der Flächenschatten und fleckigen Verschattungen sind in Tabelle 3.10 und 3.11 zusammengefaßt.

Tabelle 3.11. Differentialdiagnostik fleckiger Verschattungen

Erkrankung	Größe (mm)	Form	Begrenzung	Anordnung	Sonstiges
Hämatogene Tuberkulose	Bis 3	Regelmäßig	Unscharf	Beide Lungen	Ev. Hiluslymphknotenvergrößerung
Sarkoidose IIb	Bis 6	Regelmäßig sternförmig	Scharf	Dichter in MF, UF rechts mehr links	Ev. Hiluslymphknoten
Miliare Bronchopneumonie	2– 8	Unregelmäßig	Unscharf	Mehr in MF, UF	Teils konfluierend teils Pleuraerguß
Carcinose	2–10	Unregelmäßig	Wechselnd	Mehr in MF, UF	Bei Lymphangiosis streifig, ev. Pleuraerguß
Silicose	1–10	Unregelmäßig	Scharf, sternförmig	Bd. Seiten	Neigung zur Schwielenbildung im OF
Bronchiolitis	1– 3	Unregelmäßig	Unscharf	Über beide Seiten verstreut	Teils Emphysem, teils große Hili
Miliare Pneumomykose	1–10	Unregelmäßig	Unscharf	Ungleichmäßig verteilt	Konfluenz zu Flächenschatten
Granulomatosen	1– 8	Regelmäßig	Unscharf	Caudal dichter stehend	Retikuläre Strukturverstärkung
Lungenhämosiderose	1– 3	Regelmäßig	Scharf	Hilusnahe MF u. UF	Chronische Stauungslunge
Panarteriitis	1–10	Unregelmäßig	Unscharf	Caudal dichter stehend	Rechtsbetontes Herz
Asbestose	1– 3	Unregelmäßig	Unscharf	MF, UF	Pleuraverdickung und Verkalkung
Alveolitis	1– 3	Unregelmäßig	Unscharf	MF, UF	Retikuläre Struktur-Vermehrung, Septumlinien
Lungenfibrose	1– 6	Unregelmäßig	Unscharf	MF, UF	Wabenstrukturen konfluierende Schwielen

3.2.1.7 Pleura

Die Pleura bildet sich unter normalen Bedingungen nur ab, wenn sie in einem längeren Abschnitt orthograd getroffen wird, z.B. am orthograd getroffenen kleinen Lappenspalt oder an kleinen Zusatzspalten, sowie am großen Lappenspalt im Seitenbild. Erst Pleuraverdickungen führen zur Schattengebung im Röntgenbild. Der Pleuraraum wird durch Flüssigkeit (Exsudat, Transsudat, Blut, Lymphe) oder Luft (*Pneumothorax*) dargestellt.

Ein Erguß kann sich auf tuberkulöser, rheumatischer, parapneumonischer Grundlage oder bei Stauung bilden. Hämorrhagisch ist er bei Bronchialcarcinom, Metastasen, Infarkten und nach Traumen.

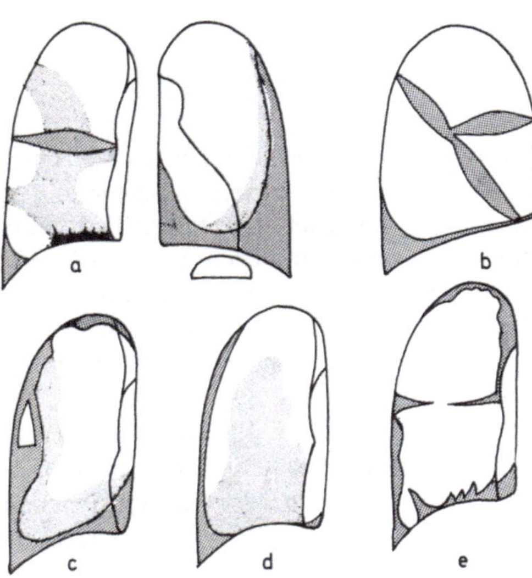

Abb. 3.26 a–e. Schematische Darstellung der Pleuraveränderungen. (a) links: Pleuraerguß costal, subpulmonal, paravertebral, rechts: Interlobulärerguß im großen und kleinen Lappenspalt und kleiner Erguß im Zwerchfell-Rippenwinkel. (b) Seitenbild: Interlobulärerguß im großen und kleinen Lappenspalt und Erguß dorso-costal. (c) Wandständiger Pleuraerguß mit Verschwartung und costo-lateral gelegenem Seropneumothorax nach Punktion. (d) Darstellung im Liegen: Pleuraerguß, der im Liegen dorsal ausgelaufen ist. (e) Pleuraschwarten an der diaphragmalen, costalen, mediastinalen und interlobulären Pleura

Pleuraerguß. Ein Erguß kann sich costal, costodiaphragmal, subpulmonal, mediastinal und interlobär ansammeln (s. Abb. 3.26).

Der freie Erguß ruft eine lateral ansteigende Verschattung hervor. Die Flüssigkeit sammelt sich zunächst im dorsalen Phrenicocostalwinkel an und ist im Seiten- und Schrägbild frühzeitig zu erfassen.

Kleine Winkelergüsse begleiten oft einseitige Pulmonalprozesse. Ein Erguß muß größer als 200 ml sein, um eindeutig erfaßt zu werden. Die freien Ergüsse passen sich der Körperlage an und laufen dorsal oder lateral aus.

Interlobärergüsse führen zu diffusen Verschattungen ohne Pneumobronchogramm, sie sind vor allem im Seitenbild zu erkennen. Bei Verklebungen haben sie Spindelform. Sie rezidivieren oft bei kardialen Stauungszuständen.

Subpulmonale Ergüsse täuschen leicht einen Zwerchfellhochstand vor (links großer Abstand zur Magenblase). Abgekapselte Ergüsse müssen unter Durchleuchtungskontrolle im Stehen und Liegen optimal dargestellt werden.

Teils verbirgt sich hinter dem Ergußschatten ein Empyem.

Die abgekapselten Ergüsse zeigen eine scharfe, meist konvexbogige Begrenzung, ein Pneumobronchogramm fehlt. Mediastinale Ergüsse liegen meist dorsobasal; cranial sind sie eine Seltenheit (*Differentialdiagnose*: Thymusvergrößerung, Lymphknotenvergrößerung, Struma, geschrumpfte Segment- und Lappenatelektase).

Pleuraschwarten führen zu Verklebungen der Phrenicocostalwinkel, unscharfer Zwerchfellbegrenzung und zipfliger Ausziehung sowie lateraler Zwerchfellhochziehung, Verdickungen der costalen und mediastinalen Pleura, Verbreiterungen des

Interlobärspaltes sowie unscharfer Begrenzung und Ausziehung am Herzrand. *Pleuraverkalkungen* finden sich nach Pleuraempyemen und bei Asbestose (oft plaqueartig) (s. auch Abb. 3.26).

Pleuratumoren (Pleuramesotheliom) zeigen halbbogige, ins Thoraxlumen hineinragende Verdickungen. Sie müssen tangential abgebildet werden. In orthograder Darstellung können sie Lungenverschattungen vortäuschen. Da sie frühzeitig einen Erguß bilden, bereitet ihre Erfassung Schwierigkeiten. *Pleurametastasen* machen die gleichen Erscheinungen. Mit der Klärung durch Punktion, Nadelbiopsie, Thorakoskopie oder Thorakotomie sollte nicht gewartet werden.

Pneumothorax

Beim Pneumothorax findet sich zwischen parietaler und pulmonaler Pleura Luft. Die Lunge retrahiert sich auf den Hilus hin. Hierdurch wird die Strahlendurchlässigkeit erhöht und die Grenze der Lunge ist als zarte Grenzlinie zu erkennen.

Die Retraktion der Lungenteile, in denen Veränderungen im Parenchym oder am zuführenden Bronchus bestehen, ist stärker ausgeprägt.

Ein *Spontanpneumothorax* tritt durch Einriß kleiner subpleuraler Emphysemblasen auf. Als Komplikation wird ein Pneumothorax nach Punktion der Pleura, der Lunge und der Vena subclavia sowie bei Rippenfrakturen und Überdruckbeatmung beobachtet. Eine Flüssigkeitsansammlung im Pleuraraum mit horizontaler Spiegelbildung entspricht dem Bild eines *Seropneumothorax*. Wenn inspiratorisch durch ein bestehendes Pleuraleck zunehmend Luft in den Pleuraraum eindringt, bildet sich ein *Spannungspneumothorax* mit Totalkollaps der Lunge und Verlagerung des Mediastinums zur gesunden Seite. *Posttraumatisch* muß ein Pneumothorax mit Totalkollaps der Lunge ohne oder mit Erguß an einen *Bronchusabriß* denken lassen.

3.2.2 Zwerchfell

Die gewölbten Zwerchfellhälften zeigen eine seitengleiche Beweglichkeit. Parakardial kann der Herzzwerchfellwinkel ventral durch Fett dreiecksförmig ausgefüllt sein. Bei Zwerchfelltiefstand infolge Lungenblähung kommen die Insertionen des Zwerchfells lateral sichtbar zur Darstellung.

Verminderte Lungenentfaltung bei Fibrosen führt zu mäßigem *Zwerchfellhochstand* mit herabgesetzter Beweglichkeit. Das Zwerchfell wird hochgedrängt bei Ascites, Schwangerschaft und großen Abdominaltumoren.

Ein *einseitiger Zwerchfellhochstand* findet sich bei Lappenatelektasen, subphrenischen Abscessen, Lebervergrößerung und Pankreaspseudocysten.

Ein deutlicher Hochstand besteht bei einer *Relaxatio* und *Phrenicusparese*, die mit einer paradoxen Beweglichkeit einhergeht. Rechts tritt das Zwerchfell durch raumfordernde Leberprozesse (Metastasen, Echinokokkus, Hepatom) und subphrenische Abscesse, links durch Magen- und Colonblähung sowie Milzvergrößerung höher.

Eine *umschriebene Relaxatio* führt zur glatt begrenzten Buckelbildung, ein partieller Muskelschwund zur umschriebenen Hernie. *Hernien* bilden sich *parasternal* als Morgagni-Hernie, die zu einer rundlichen Verschattung rechts vorn parakardial führt und in der lufthaltiges Colon nachgewiesen werden kann, und *lumbocostal* als Bochdaleksche Hernie.

Die *Hiatushernien* sind beim Oesophagus beschrieben. Sie erscheinen im Übersichtsbild als rundliche retrokardiale Schatten, teils mit Spiegelbildung. Sie können den Herzrand lateral überragen.

Traumatische Zwerchfellbrüche führen zur Verlagerung größerer Abdominalteile in den Thorax (rechts der Leber und des Dickdarms, links von Magen, Dünn- u. Dickdarm sowie Milz). Im oberen Teil der Hernie sind die Ränder der verlagerten Abdominalorgane meist abzugrenzen. Eine Kontrastmittelauffüllung (Magen, Kolon) kann die Differenzierung erleichtern.

Primäre *Tumoren und Cysten* des Zwerchfells sind sehr selten.

3.2.3 Mediastinum

3.2.3.1 Lageverhältnisse und Gefäßanomalien

Das Mediastinum besteht aus einem vorderen und hinteren Teil, die durch die Hinterwand der Trachea und des Perikards begrenzt werden.

Im oberen vorderen Mediastinum liegt ventral der Thymus, der vor allem beim Kleinkind nach beiden Seiten weit in den Thoraxraum hineinragen kann und dessen unterer Rand in der Regel durch eine kleine Kerbe oder Stufe abgesetzt ist. Es schließt sich nach dorsal die Venenplatte mit der V. cava superior, den Vv. brachiocephalicae und ihren Ästen an. Als Anomalie kann eine V. cava superior sinistra oder duplex vorliegen, die zu einer Linksverbreiterung des Mediastinums beitragen. Dorsal der Venenplatte finden sich die Stämme der Aorta und der A. pulmonalis.

Zu röntgenologischen Veränderungen führen von den *Anomalien* eine hohe Rechtslage der Aorta (rechts gelegener Aortenbogen), eine Aortenisthmusstenose (links schmale Aorta descendens und teils nach cranial erkennbare breite A. subclavia), ein Doppelaortenbogen, der als Arterienring Oesophagus und Trachea einengen kann, und eine A. lusoria, die als rechte A. subclavia von der Aorta descendens abgeht, den Oesophagus unterkreuzt und hierdurch zu einer Impression der Speiseröhre mit Dysphagie führen kann.

3.2.3.2 Mediastinale Lymphknotengruppen

Folgende Gruppen sind zu unterscheiden: Lymphonoduli parasternales (meist nur in Höhe des 1., 2. und 6. ICR), Lymphonoduli mediastinales anteriores (an der V. cava superior und Aorta), Lymphonoduli tracheobronchiales superiores (an den Hauptbronchien und der unteren Trachea), Lymphonoduli paratracheales (Fortsetzung der tracheobronchialen Lymphknoten nach cranial), Lymphonoduli tracheo-bronchiales inferiores (im Bereich der Trachealbifurkation und der Unterlappenbronchien), außerdem die Lymphonoduli paraoesophageales und intercostales.

3.2.3.3 Untersuchungsmethoden

Als zusätzliche röntgenologische *Untersuchungsmethoden* des Mediastinums stehen zur Verfügung: Oesophagusdarstellung, mediastinale Phlebographie (gleichzeitige Injektion von 60 ml Kontrastmittel in beide Armvenen), Aortenbogendarstellung, Pneumomediastinum (Insufflation von bis zu 400 ml O_2 retro- oder prätracheal.

Verlagerungen des Mediastinums erfolgen a) *zur gesunden Seite* durch einen großen Pleuraerguß, Tumoren, exspiratorische Ventilstenose mit Mediastinalpendeln und teils mit vorderer Mediastinalhernie sowie einen Spannungspneumothorax und

b) *zur kranken Seite* bei Atelektasen, inspiratorischer Bronchusstenose, pleuralen Schwielen, Lungenagenesie, nach Lob- und Pneumonektomie und bei Thoraxmißbildungen.

3.2.3.4 Pathologische Mediastinalveränderungen

Eine *Mediastinitis*, ein *Mediastinalabsceß* und eine Blutung (Trauma, Operation) zeigen eine Mediastinalverbreiterung. Eine idiopathische oder rheumatische *Mediastinalfibrose* kann zum Verschluß der V. cava superior und der Ausbildung eines Umgehungskreislaufes führen.

Mediastinale Emphyseme (Abb. 3.27) finden sich nach Traumen, Tracheotomien,

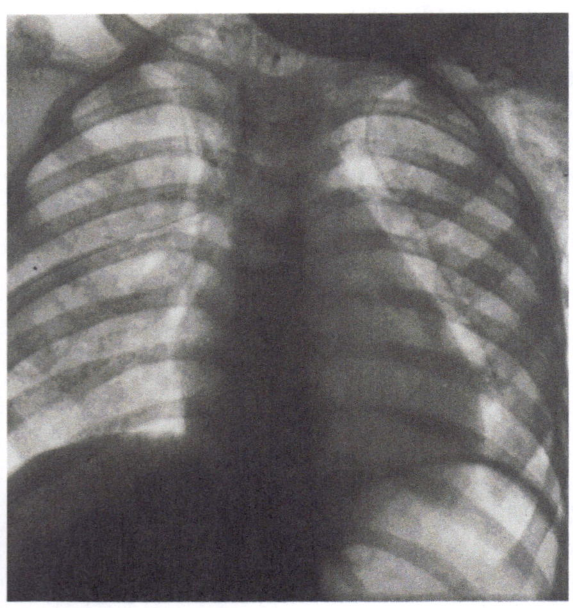

Abb. 3.27. Mediastinales Emphysem bei Beatmungslunge. Hautemphysem

bei künstlicher Beatmung und broncho-obstruktiven Prozessen (vor allem bei Kindern, teils mit interstitiellem Emphysem).

Am häufigsten geht eine Verbreiterung des oberen Mediastinums auf eine substernale oder aberrierende Struma zurück (Szintigraphie!).

Bei *Mediastinaltumoren* erleichtern die Lokalisation und Form die diagnostische Zuordnung (Abb. 3.28).

Im *vorderen Mediastinum* liegen die Thymustumoren (teils lappenförmig), Teratome (teils höckrig mit feinkörnigem Kalk) und Dermoide (teils mit Knochen

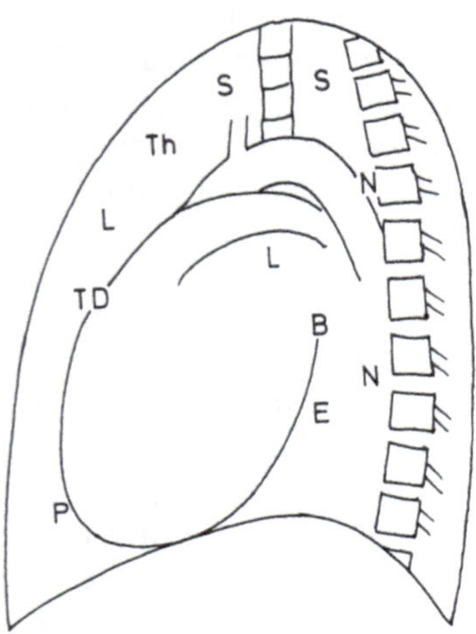

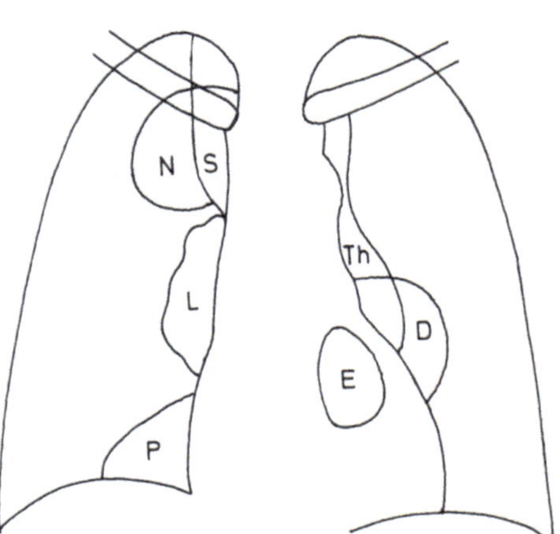

Abb. 3.28. Schematische Darstellung der Mediastinaltumoren. *S* Struma, *Th* Thymus, *L* Lymphoretikuläre Prozesse, *T* Teratom, *D* Dermoid, *P* Perikardcyste, *B* Bronchogene Cyste, *E* Enterogene Cyste, *N* Neurinom

und Zähnen), am Herzrand vorn zwerchfellnahe die Perikardcysten, in *mittlerer Tiefe* die vom lymphoreticulären Gewebe ausgehenden Prozesse (Lymphogranulom, Lymphosarkom, Retothelsarkom, großfolliculäres Lymphoblastom) und *praevertebral* die glattbegrenzten runden oder ovalen bronchialen und enteralen Cysten, sowie *paravertebral* die rundlichen neurogenen Tumoren (Neurinom, Ganglioneurom, teils sanduhrförmig mit erweitertem Foramen intervertebrale).

Mediastinale Lymphknotenvergrößerungen treten oft bei Bronchialcarcinom, Mammacarcinom, Hypernephrom, Seminom und anderen Tumoren auf.

Paravertebrale halbbogige Verdichtungen finden sich bei Weichteilmetastasen, expansiven Wirbelmetastasen, peripherem Ausbrechercarcinom der Lunge, paravertebralen Abscessen und abgekapselten mediastinalen Pleuraergüssen und beim Neuroblastom der Kinder.

Eine *schnelle Größenzunahme bei Mediastinaltumoren* ist nachzuweisen bei Thymuscarcinomen und Thymussarcomen, malignen Lymphomen, malignen Neuroblastomen und Sympathicogoniomen, Struma maligna, malignem Teratom und eitriger Einschmelzung eines Dermoid. Neben einem schnellen Wachstum weist eine Phrenicusparese oder Recurrensparese meist auf eine Malignität des Prozesses hin.

Pseudotumoren durch *Aortenaneurysmen, Blutungen ins Mediastinum* und Gefäßanomalien müssen durch Angiographie geklärt werden.

Prozesse im oberen Mediastinum können zur *Stenose oder Obliteration der Vena cava superior* führen. Je schneller die Cavaeinengung erfolgt, desto deutlicher treten Schwellungen im Kopf-Hals-Bereich auf. Sitz und Ausdehnung der Cavastenose und des Kollateralkreislaufs werden durch Phlebographie mittels Kontrastmittelinjektion von beiden Armen aus dargestellt. Ursache sind maligne Tumoren, vor allem rechtsseitige Bronchialcarcinome, Aortenaneurysmen, Mediastinalfibrosen sowie iatrogen bedingte oder idiopathische Thrombosen. Das Oesophagogramm kann bei Verschluß der V. cava superior im oberen Drittel Varicen (Downhild-Varicen) zeigen.

3.2.4 Herz

3.2.4.1 Untersuchungsmethoden

Zur Röntgenuntersuchung des Herzens werden *Übersichtsaufnahmen in posteroanteriorem und seitlichem Strahlengang* in 2 m FF-Abstand angefertigt, wobei die linke Thoraxseite filmnahe und die Speiseröhre mit Kontrastmittel dargestellt ist.

Zur Ergänzung dienen *Schrägaufnahmen* in rechter-vorderer (1.) und linker-vorderer (2.) Schrägstellung.

Die *rotierende Durchleuchtung* ermöglicht eine gute Orientierung über die einzelnen randbildenden Herzteile, eine Beobachtung der Bewegungsphänomene und die Erfassung von Verkalkungen im Herzen und Perikard.

Flächenkymographie, Elektrokymographie und Densitometrie zeichnen die Herzrandbewegungen auf.

Die *Angiokardiographie* stellt nach Katheterisierung die einzelnen Herzteile mit Kontrastmittel dar (Laevokardiogramm, Dextrokardiogramm) und gibt einen Einblick in die Größe und Form der Herzhöhlen, die Muskelfunktion, die Veränderungen an den Klappen und die Mißbildungen des Herzens und der großen Gefäße.

Die *Coronarographie* als Übersichtsdarstellung von der Aorta, meist aber durch selektive Katheterisierung der rechten und linken Coronararterie von der A. brachialis oder A. femoralis aus, zeigt Ursprung, Zahl, Verlauf und Wandveränderungen der Coronararterien.

Durch die *Herzkatheteruntersuchung* werden nicht nur die Drucke und Sauerstoffwerte in den einzelnen Teilen bestimmt, sondern auch anatomische Varianten sondiert und selektiv mit Kontrastmittel dargestellt.

3.2.4.2 Darstellung in typischen Aufnahmeprojektionen

Die Übersichtsaufnahmen des Thorax geben nur ein Gesamtbild vom Herzen. Die einzelnen Herzteile sind in vielen Fällen durch Beurteilung der Randkonturen des Herzens und ihrer Änderungen in den verschiedenen Durchmessern indirekt zu erfassen. Eine direkte Beurteilung ist nur durch Kardiographie möglich.

In den einzelnen Aufnahmeprojektionen sind randständig von cranial nach caudal (Abb. 3.29):

a) Im *posteroanterioren Bild* am li. Herzrand: Aortenbogen, Pulmonalarterie (Pulmonalsegment), linkes Herzohr, linke Kammer,
und am re. Herzrand: V. cava superior (im Alter Aorta ascendens), rechter Vorhof und im unteren Abschnitt teils die rechte Kammer.

b) Im *linksanliegenden Seitenbild* vorn (Retrosternalraum): Aorta ascendens, Stamm der Pulmonalarterie, rechte Kammer,
und hinten (Retrokardialraum): Arcus aortae und Aorta descendens, Pulmonalgefäße, linker Vorhof, linker Ventrikel.

c) Im *rechten vorderen Schrägbild* (45°) — gute Beurteilung des li. Vorhofs — am Vorderrand: Aorta ascendens, Pulmonalisstamm, Conus pulmonalis, linke Kammer (oder rechte Kammer) und hinten (Retrokardialraum) rechter Pulmonalisast, linker Vorhof, rechter Vorhof und V. cava inferior.

d) Im *li. vorderen Schrägbild* (45°) — gute Beurteilung von rechter und linker Kammer — vorn: Aorta ascendens, rechter Vorhof, rechte Kammer, und hinten (Aortenfenster): Aorta descendens, Pulmonalgefäße, linker Vorhof, linke Kammer.

3.2.4.3 Beurteilung des Herzens

Lage, Form und Größe des Herzens und einzelner Herzteile sowie die Randbewegungen werden beurteilt.

Herzlage. Die Lage des Herzens ist durch die Konstitution bestimmt. Sie wird durch den Winkel angegeben, der von der Verbindungslinie, die von der Herzspitze zum oberen Rand des rechten Vorhofes führt, mit der Horizontalen gebildet wird. Er beträgt bei Schrägstellung des Herzens um 45°, bei Steilstellung ist er größer als 50° und bei Querlagerung kleiner als 40°. Die *Herzlage* wird durch den Zwerchfellstand (Querlagerung bei Hochstand, Steilstellung bei Emphysem), Thoraxform und Deformität, schrumpfende und raumfordernde Lungen- und Pleuraprozesse beeinflußt.

Die **Herzform** ändert sich durch die Vergrößerung einzelner Herzteile.

1. *Ausfüllung der Herzbucht* bei Rechtsbelastung: Cor pulmonale, Pulmonalklappenvitien und Vitien mit Links-Rechts-Shunt, Vergrößerung des li. Vorhofes bei Mitralvitien und Linksherzversagen;

2. *Vertiefung der Herzbucht* bei Linksbelastung: Aortenvitien, infundibuläre Pulmonalstenose, Fallot-Tetralogie, Tricuspidalatresie).

Eine *Lageanomalie des Herzens* liegt bei Dextrokardie vor. Zu unterscheiden sind 1. die *Inversion* mit spiegelbildlicher Anordnung von Herz und großen Gefäßen, 2. die *Dextroversion*, bei der das Herz nach rechts gedreht ist, mit Verlagerung des re. Ventrikels nach rechts oben und des li. Ventrikels nach vorn unten und normal gelegenem Aortenbogen, sowie 3. die *Dextroposition* durch Rechtsverlagerung des Herzens.

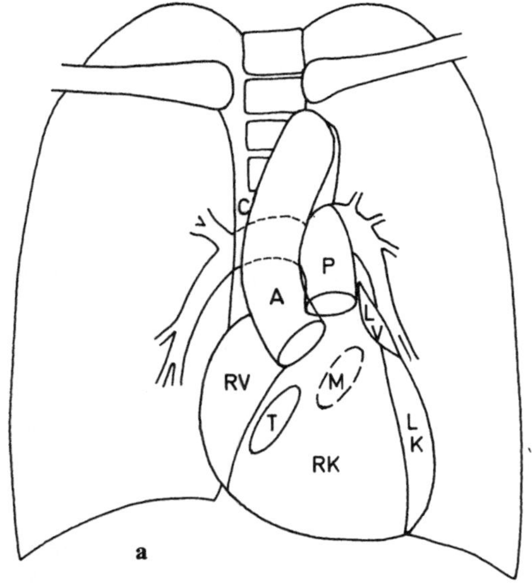

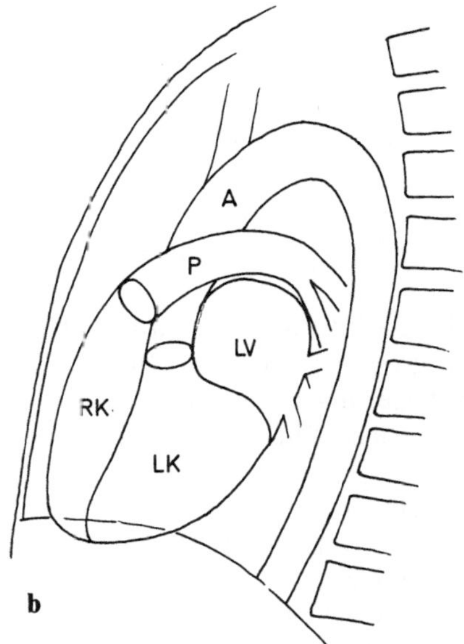

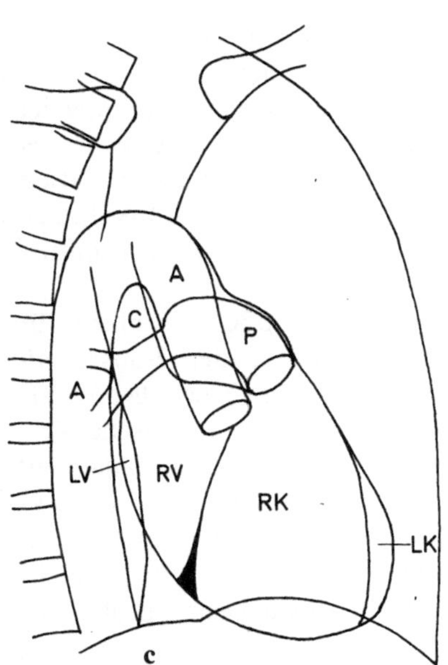

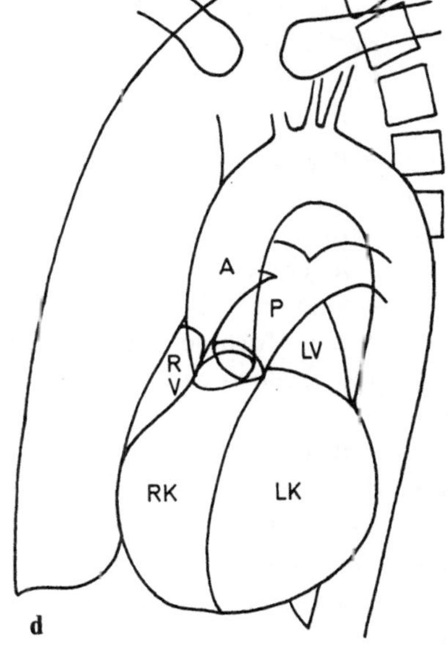

Abb. 3.29a–d. Standardprojektionen des Herzens. (a) Postero-anteriores Bild, (b) linksanliegendes Seitenbild, (c) rechtes vorderes Schrägbild (1.), (d) linkes vorderes Schrägbild (2.), *RV* rechter Vorhof, *RK* rechte Kammer, *LV* linker Vorhof, *LK* linke Kammer, *A* Aorta, *P* A. pulmonalis, *M* Mitralklappe, *T* Tricuspidalklappe, *C* V. cava superior

Herzgröße. Änderungen der Herzgröße können alle oder nur einzelne Herzteile betreffen. Muskelmasse und Füllungsvolumen (Schlagvolumen und Restblut) bestimmen die Größe. Vor allem Änderungen des Restvolumens beeinflussen sie.

Im Liegen ist das Herz infolge stärkerer Füllung größer als im Stehen. Intrathorakale Drucksteigerungen und ein verminderter peripherer Rückfluß können das Herz verkleinern.

Die Vergrößerung des *Sportherzens* beruht auf einer vermehrten Restblutmenge in allen Herzteilen.

Volumenbelastete Herzen können groß oder vergrößert sein, ohne daß eine Kontraktionsinsuffizienz besteht.

Die *musculäre Kontraktionsinsuffizienz* wird bei normal großem oder vergrößertem linken Herzen durch eine vermehrte Gefäßfüllung der Lunge als Lungenstauung angezeigt.

Die Vergrößerung des linken Ventrikels kann Ausdruck einer aktuellen Kontraktionsinsuffizienz sein oder der Restzustand abgelaufener Insuffizienzen mit ihren Schädigungsfolgen am Herzen. Die Vergrößerung des li. Vorhofes und die Stauungslunge sind Zeichen einer aktuellen Insuffizienz.

Bei der *Kontraktionsinsuffizienz des rechten Ventrikels* zeigen die zusätzliche Vergrößerung des rechten Vorhofs und die Stauungszeichen im großen Kreislauf mit kleinen Pleuraergüssen die Dekompensation an.

Die wahre Herzgröße ist am liegenden Patienten durch Aufnahmen in 2 Ebenen zu bestimmen.

Herzvolumen = 0,4 × Längsdurchmesser × Breitendurchmesser × max. Tiefendurchmesser (s. Abb. 3.30).

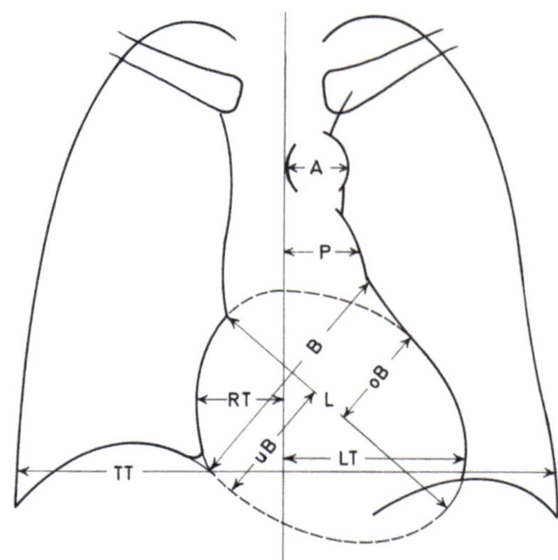

Abb. 3.30. Schematische Darstellung der Herzmaße. $RT + LT$ Transversaldurchmesser, L Längsdurchmesser, B Basaldurchmesser, $uB + oB = Br$ Breitendurchmesser, P mittlerer Abstand des Pulmonalissegmentes von der Medianlinie, A Aorta, TT Thoraxtransversaldurchmesser

Normalwerte: Männer 800 ± 200 ml,
Frauen 600 ± 150 ml.

Wegen der individuellen Schwankung der Absolutwerte können pathologische Abweichungen sicherer durch die Korrelation des Herzvolumens mit dem Blutvolumen oder dem maximalen O_2-Puls ermittelt werden.

Als orientierende Maße, vor allem für Vergleichszwecke, dienen der *Transversaldurchmesser des Herzens* (Werte größer als 15 cm = Verdacht auf pathologische Vergrößerung) und der *Herz-Lungenquotient* (Herztransversaldurchmesser zu Thoraxtransversaldurchmesser, gemessen vom inneren Rippenrand in Höhe des li. Zwerchfells. Werte beim Erwachsenen größer 0,5 = Verdacht auf Herzvergrößerung. Wichtig ist der Vergleich mit früheren Röntgenbildern.

Herzrandbewegungen. Die Beobachtung der Bewegungsphänomene der Herz- und Gefäßränder bei der Durchleuchtung oder im *Kymogramm* zeigt an der li. unteren Herzhälfte charakteristische systolische Einwärts- und diastolische Auswärtsbewegung der linken Kammer, die teils durch Umform- und Pendelbewegungen des Herzens entstellt werden. Am rechten Herzrand herrschen Mischbewegungen vor, nur im unteren Teil können typische Kammerbewegungen erscheinen. Im Gegensatz dazu sind an der Aorta und A. Pulmonalis gegensinnige systolische Auswärts- und diastolische Einwärtsbewegungen zu erkennen (Abb. 3.31).

Vergrößerte Restvolumina in den Ventrikeln führen zu einer vorwiegend im caudalen Teil des linken Herzrandes herabgesetzte Bewegungsamplitude. Stumme akinetische Zonen und Bezirke mit einer systolischen Lateralbewegung finden sich bei und nach Myokardinfarkten und Herzwandaneurysma. Durch große Schlagvolumina sind die Herzrandbewegungen verstärkt. Bei der Aorten- und Pulmonalinsuffizienz zeigen sie spitze Schleuderzacken. Größere *Perikardergüsse* setzen die Herzrandbewegungen meist stark herab.

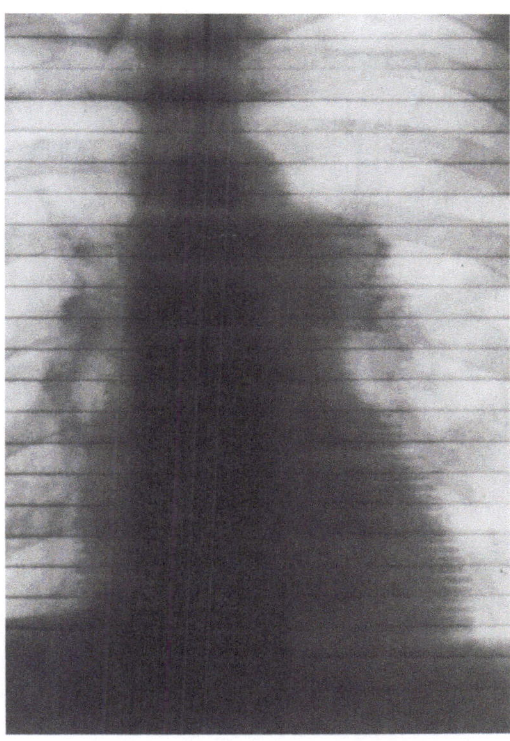

Abb. 3.31. Flächenkymogramm bei Pulmonalstenose mit poststenotischer Erweiterung

3.2.4.4 Verhalten des druckbelasteten Herzens

Eine Druckbelastung des linken oder rechten Ventrikels führt zu einer konzentrischen Hypertrophie.

Das Herz ist dabei im Röntgenbild eher verkleinert. Erst die exzentrische Hypertrophie eines Ventrikels mit einer Verlängerung der Ausflußbahn zeigt eine asymmetrische Umformung des Herzens als Links- oder Rechtsbetonung.

Bei Druckbelastung des rechten Ventrikels ist das Herz zunächst klein (*Cor pulmonale I*), nur die Pulmonalarterie kann dilatiert sein, wie Aufnahmen im ersten schrägen Durchmesser zeigen.

Bei exzentrischer Hypertrophie des rechtsbelasteten Herzens (*Cor pulmonale II*) wird die Ausflußbahn in Richtung Herzbucht verlängert, das Pulmonalsegment springt stärker vor, der rechte Ventrikel lädt stärker in den Retrosternalraum aus und der Tiefendurchmesser wird vergrößert. Die Gesamtgröße des Herzens liegt aber noch im Normbereich (Abb. 3.32a). Durch die Kontraktionsinsuffizienz nimmt das Restblut zu, die Einflußbahn wird verlängert und der rechte Ventrikel im ganzen vergrößert (*Cor pulmonale III*). Die Größenzunahme erfolgt nach links, wobei der linke Ventrikel durch den vergrößerten rechten nach dorsal verlagert wird (Abb. 3.23b). Die Herzspitze erscheint dabei angehoben. Bei Zunahme der Insuffizienz erfolgt durch eine relative Tricuspidalklappeninsuffizienz eine Vergrößerung des rechten Vorhofes und eine Verbreiterung des Herzens zusätzlich nach rechts (*Cor pulmonale IV*).

Durch einen Zwerchfelltiefstand wird das Bild des Cor pulmonale wesentlich beein-

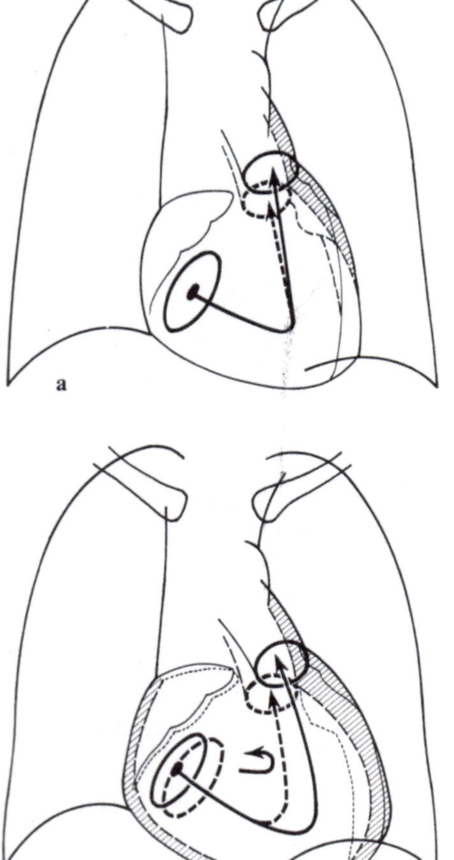

Abb. 3.32 a u. b. (a) Druckbelastung des rechten Herzens mit Verlängerung der Ausflußbahn des rechten Ventrikels. (b) Druckbelastung des rechten Herzens mit Verlängerung der Ein- und Ausflußbahn des rechten Ventrikels. (Aus Zdansky)

flußt. Es rotiert nach rechts und die Verlängerung der Aus- und Einflußbahn entwickelt sich nach caudal. Das Herz erscheint median gestellt und auch bei der Vergrößerung der Einflußbahn wird es kaum nach links verbreitert. Im Röntgenbild bleibt typisch die vergrößerte Prominenz des Pulmonalsegmentes auf der Aufnahme im 1. schrägen Durchmesser.

Die *Insuffizienz des Cor pulmonale* ist weniger aus der Größe des rechten Herzens zu schließen als an den Dekompensationszeichen im großen Kreislauf zu erkennen: Pleuraerguß, vor allem rechts, Erweiterung der V. cava superior und ein evtl. Rückgang einer bestehenden Lungenstauung.

Ursachen der Rechtsbelastung sind eine Widerstandserhöhung im kleinen Kreislauf bei pulmonalen Gefäßprozessen, multiple Mikroembolien, interstitielle Fibrosen und eine Minderbelüftung bei bronchialer Obstruktion und Emphysem.

Die **Druckbelastung des linken Herzens** kann bei konzentrischer Hypertrophie zu einer stärkeren Rundung des linken Ventrikels bei nichtvergrößertem Herzen und elongierter oder breiter Aorta führen. Die exzentrische Hypertrophie zeigt eine Verlängerung der Ausflußbahn mit im Röntgenbild verlängertem linken unteren Herzrand (Abb. 3.33a). Mit zunehmender Kontraktionsinsuffizienz wird der linke Ventrikel vergrößert und lädt stärker gerundet nach links aus (Abb. 3.33b). Die Insuffizienz führt zu einer Vergrößerung des linken Vorhofs und zu einer deutlichen Lungenstauung. Die verminderte Leistungsbreite des linken Ventrikels spiegelt sich in der vermehrten Gefäßfüllung und im interstitiellen oder alveolärem Lungenödem.

Ursachen der Druckbelastung des linken Herzens sind eine periphere Hypertonie oder ein Aortenvitium.

3.2.4.5 Volumenbelastung des Herzens

Das volumenbelastete Herz bei Klappen-Insuffizienzen, congenitalen Kurzschlußanomalien, arteriovenösen Fisteln, chronischen Anämien und Thyreotoxikosen ist in der Regel groß oder schon vergrößert, ohne daß eine Kontraktionsinsuffizienz oder eine Schädigung des Myokards vorliegt.

Die *Volumenbelastung des rechten Ventrikels* bei Shuntvitien und Pulmonalinsuffizienz führt zu einer Vergrößerung des

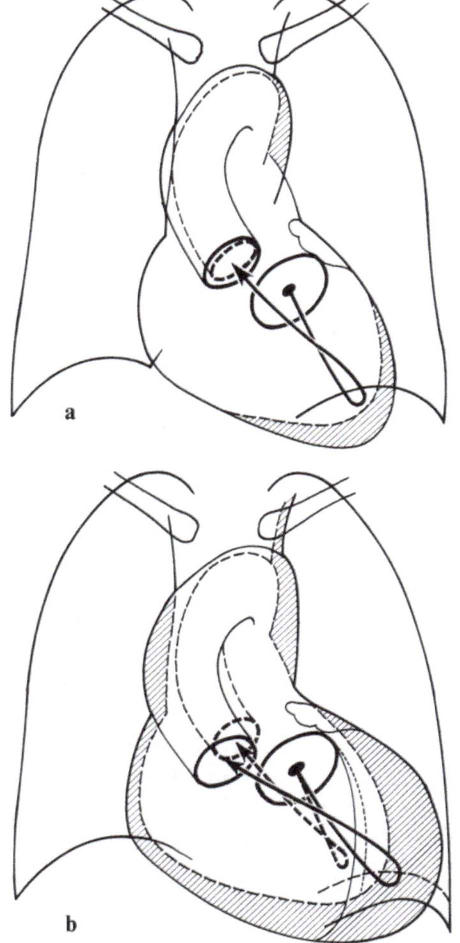

Abb. 3.33 a u. b. (a) Druckbelastung des linken Herzens mit Verlängerung der Ausflußbahn des linken Ventrikels und Verbreiterung der Aorta (Hochdruck). (b) Druckbelastung des linken Herzens mit Vergrößerung der Ein- und Ausflußbahn des linken Ventrikels bei muskulärer Insuffizienz. (Aus Zdansky)

Ventrikels nach links mit Linksrotation des Herzens und Prominenz des Pulmonalsegmentes.

In der Insuffizienzphase ist der rechte Vorhof vergrößert.

Die *Volumenbelastung des linken Ventrikels* bei Aorteninsuffizienz, Mitralinsuffizienz und Shuntvitien zeigt eine Vergrößerung des Ventrikels nach links und dorsal und meist eine Drehung der Herzspitze nach ventral.

Bei Insuffizienz wird der linke Vorhof vergrößert, die Herzbucht verstrichen, der Hinterherzraum eingeengt und bei starker Vergrößerung des linken Vorhofs dieser an der rechten oberen Herzkontur randbildend. Das Ausmaß der Lungenstauung gibt den verminderten Leistungsstand des linken Ventrikels wieder.

Häufig sind Druck- oder Volumenbelastung *beider* Ventrikel kombiniert. Dabei bestimmt der vergrößerte Ventrikel Form und Rotation des Herzens.

Verlaufsbeobachtungen tragen zur diagnostischen Klärung bei und ermöglichen eine Beurteilung der Therapie.

3.2.4.6 Erworbene Herzklappenfehler

3.2.4.6.1 Aortenklappenfehler

Die *Aortenklappenfehler* zeigen eine Vergrößerung der linken Kammer mit Vergrößerung zunächst der Ausfluß- und später auch der Einflußbahn, durch die die Herzbucht vertieft wird (Abb. 3.34).

Der linke Ventrikel lädt dabei im linken vorderen Schräg- u. Seitenbild stärker nach dorsal aus.

Bei der Aortenstenose besteht eine Druckbelastung des linken Ventrikels. Die valvulären Formen zeigen eine poststenotische Erweiterung der Aorta ascendens. Diese fehlt bei den sub- und supravalvulären Stenosen. Der Nachweis von Klappenkalk beweist in der Regel die Stenose, zeigt aber gleichzeitig auf eine vorhandene Schlußunfähigkeit der Klappe infolge Schrumpfung.

Die Aorteninsuffizienz hat bei der starken Volumenbelastung durch Pendelblut schon frühzeitig einen vergrößerten linken Ventrikel. Am linken Herzrand und an der Aorta sind verstärkt Randbewegungen in Form

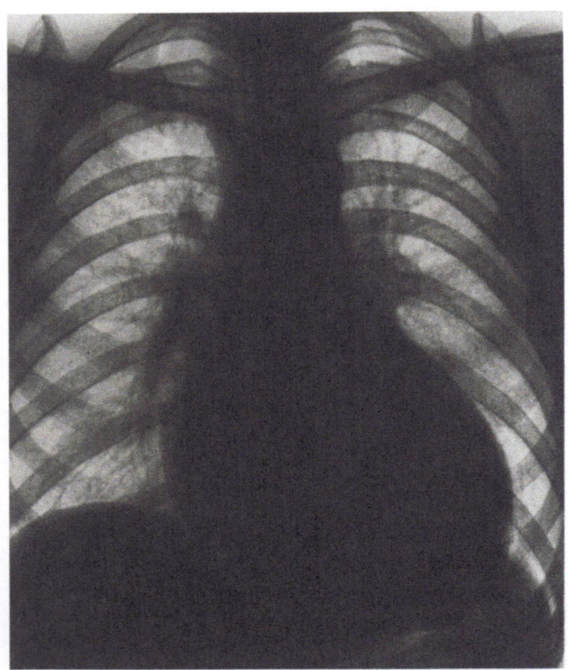

Abb. 3.34. Linksbetontes, linksvergrößertes Herz bei kombiniertem Aortenfehler (Insuffizienz und Stenose) Lungenstauung

von „Schleuderzacken" nachzuweisen. Eine Insuffizienz des linken Ventrikels führt zu einer Vergrößerung des linken Vorhofes und den Zeichen einer venösen Lungenstauung (Abb. 3.34).

3.2.4.6.2 Mitralfehler

Mitralfehler, bei denen die Mitralstenose und die kombinierten Mitralvitien am häufigsten vorkommen, zeigen eine Herzkonfiguration, die durch den vergrößerten linken Vorhof, ein vorspringendes Pulmonalissegment, einen vergrößerten rechten Ventrikel und eine schmale Aorta gekennzeichnet ist. Die Gefäßfüllung der Lunge ist vorwiegend in den oberen Bereichen vermehrt.

Bei der Mitralstenose ist vor allem der linke Vorhof vergrößert. Die nach cranial verlängerte Ausflußbahn des rechten Ventrikels mit dem dilatierten und vorspringenden Pulmonalisstamm füllt die Herzbucht aus (Abb. 3.35). Eine Vergrößerung des rechten Ventrikels verbreitert das Herz nach links und verdrängt den linken Ventrikel nach dorsal. Die Erweiterung des rechten Vorhofes führt zu einer Rechtsdilatation des Herzens. Bei der *kompensierten Mitralstenose* ist die Größe des Herzens meist im Normbereich.

Die Mitralinsuffizienz geht mit einer Vergrößerung des linken Ventrikels einher. Der dilatierte rechte Ventrikel entwickelt sich mehr nach rechts. Eine Abgrenzung beider Kammern ist im Übersichtsbild meist nicht möglich. Die Herzbucht ist weniger deutlich ausgefüllt und der linke Vorhof häufig nicht so stark vergrößert wie bei der Mitralstenose. *Verkalkte Mitralklappen* (10–20%) weisen auf eine Stenose und Insuffizienz hin. Sie sind durch gezielte Röntgenaufnahmen darzustellen.

Eine *akute venöse Drucksteigerung* im kleinen Kreislauf ruft das Bild eines interstitiellen Ödems mit paravasculären und perihilären Verdichtungen sowie costodiaphragmalen Septumlinien (Kerley-

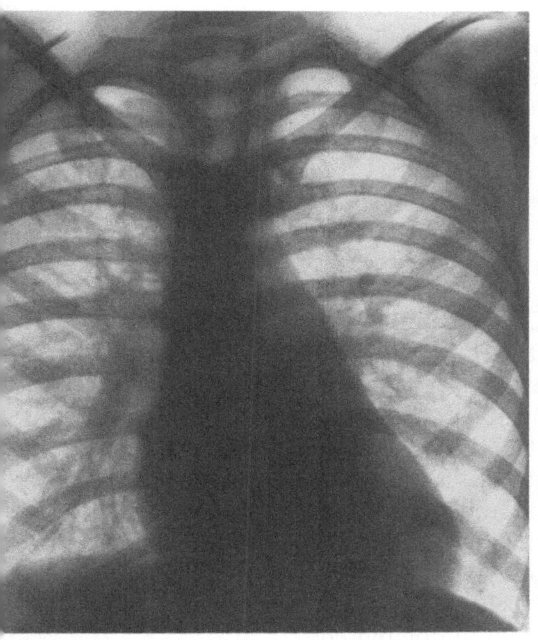

a

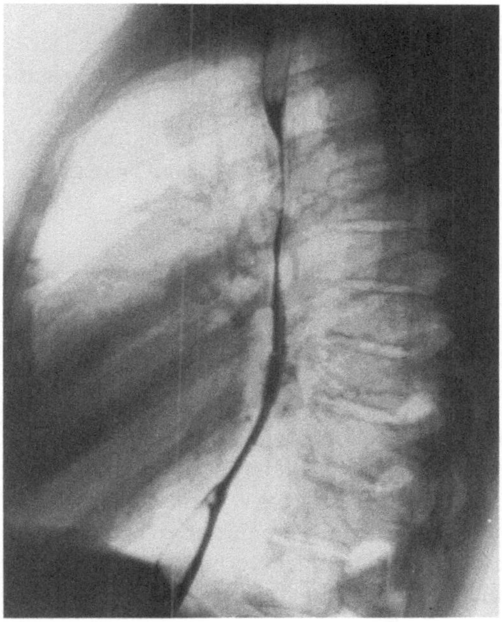

b

Abb. 3.35 a u. b. (a) Mitralstenose mit chronischer Stauungslunge (Cranialisation der Lungendurchblutung). (b) Seitenbild mit Kontrastmitteldarstellung der Speiseröhre. Mäßige Vergrößerung des linken Vorhofes

Linien) hervor. Die *chronische Druckerhöhung und Stauung* im kleinen Kreislauf zeigen im Gefäßbild der Lunge eine Dilatation der zentralen Arterien und eine Engstellung der basalen Pulmonalgefäße sowie eine Erweiterung der cranialen Gefäße (Cranialisation). Zusätzlich können sich in den Mittel- und Unterfeldern härtere Herde mit Kalkeinlagerungen durch eine *Hämosiderose* abbilden (Abb. 3.36).

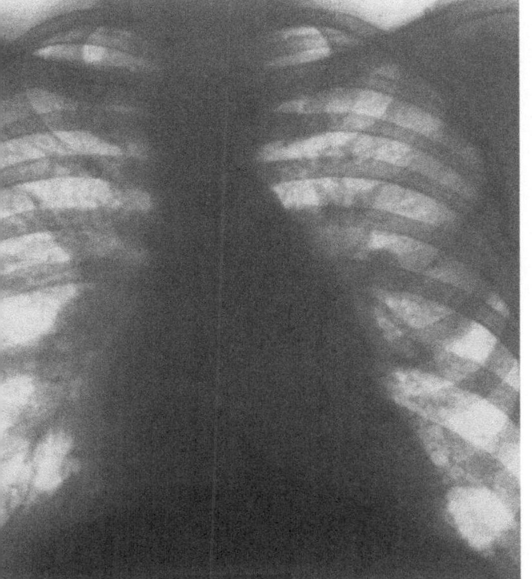

Abb. 3.36. Mitralstenose mit erheblicher pulmonaler Hypertonie. Stark dilatierte zentrale Pulmonalarterien, Engstellung der peripheren Lungengefäße, Lungenhämosiderose, kleine Pleuroergüsse

3.2.4.6.3 Tricuspidalfehler

Bei den erworbenen *Tricuspidalfehlern* (Stenose und Insuffizienz) ist das Herz nach rechts verbreitert und die Lungengefäßzeichnung vermindert (Differentialdiagnose: Perikarderguß, kombinierte Mitral-Tricuspidal-Aortenvitien, Ebstein-Anomalie).

3.2.4.6.4 Pulmonalfehler

Die Pulmonalinsuffizienz hat ein stark vorspringendes Pulmonalsegment mit schleudernden Pulsationen und einen vergrößerten rechten Ventrikel.

Bei der valvulären Pulmonalstenose besteht ein rechtsbetontes Herz mit einem poststenotisch dilatierten Pulmonalisstamm, einem kleinen Pulmonalarterienast im rechten Hilus und einer verminderten Gefäßzeichnung der Lunge.

3.2.4.7 Myokarderkrankungen

Schädigungen des Herzmuskels rufen eine Leistungsminderung hervor, die mit einer Vergrößerung eines oder beider Ventrikel durch eine Steigerung des Restblutes einhergeht. Die Vergrößerung des li. Vorhofes und die Lungenstauung sind Zeichen einer muskulären Insuffizienz des linken Ventrikels. Die Aorta ist dabei nicht verbreitert im Gegensatz zur Linksherzinsuffizienz bei einem peripheren Hochdruck. Die Leistungsminderung des rechten Ventrikels führt zur Vorhofsvergrößerung rechts und Stauung im großen Kreislauf.

Die Herzmuskelschädigungen durch Infektionen (Viren, Diphterie, Bakterien) und rheumatisches Fieber können eine Herzvergrößerung hervorrufen. Endokrine und metabolische Störungen, toxische und alkoholische Schäden, Kollagenkrankheiten und Granulomatosen, neuro-musculäre Erkrankungen, Amyloidose und Hämosiderose können zu einer sekundären Kardiomyopathie mit Störungen der Herzmuskelkontraktion führen.

3 hämodynamische Typen der *primären Kardiomyopathie* sind cardiographisch zu unterscheiden:

1. Die *congestive Form* mit verminderter myokardialer Kontraktion und erheblicher Größenzunahme der betroffenen Herzteile, meist des linken Ventrikels mit deutlichen Zeichen einer chronischen Lungenstauung (Abb. 3.37).

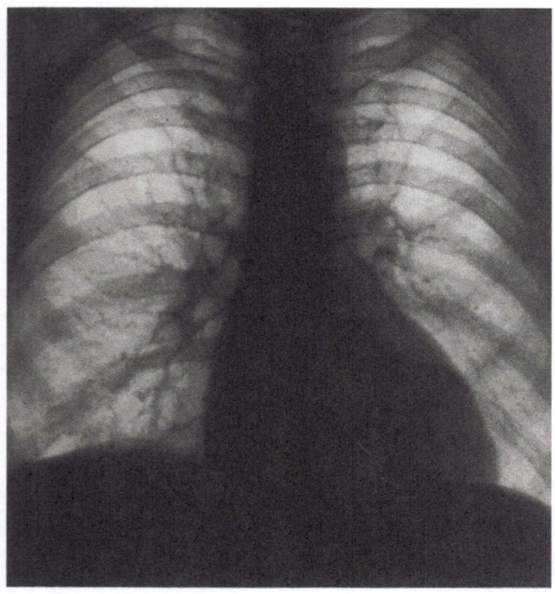

Abb. 3.37. Congestive Kardiomyopathie. Linksvergrößertes Herz, nicht verbreiterte Aorta, gering vermehrte Lungengefäßfüllung

2. Die *hypertrophische Form* mit behinderter diastolischer Füllung, bei der eine obstruktive Ausflußstörung fakultativ bestehen kann. Die Herzgröße bleibt lange Zeit normal. Klinisch fällt ein systolisches Geräusch auf. Durch Veränderungen des li. Ventrikels treten bei nur mäßiger Herzvergrößerung eine Vorhof- und Lungenstauung auf.

3. Die *restriktive Form* mit eingeschränkter diastolischer Füllung des li. oder re. Ventrikels durch endokardiale oder endomyokardiale Verdickungen und Fibrosen. Die Schwere der Veränderungen bestimmt die Größe der betroffenen und sekundär beeinflußten Herzteile, wie der Vorhöfe, und die Stauung im kleinen oder großen Kreislauf.

3.2.4.8 Ischämische Herzerkrankungen

Die Veränderungen der Coronargefäße sind bei congenitalen Anomalien und erworbenen coronararteriellen Erkrankungen (Arteriosklerose, Thrombose, Arteriitis, Ostienstenose, Embolie) *coronarographisch* darzustellen.

Nach akutem *Myokardinfarkt* stehen bei häufig normal großem Herzen die Erscheinungen der Lungenstauung oder eines interstitiellen oder alveolären Ödems röntgenologisch im Vordergrund. Bei ausgedehnten Infarkten nimmt die Herzgröße schnell zu.

Chronisch ischämische Herzerkrankungen können bei normal großem oder vergrößertem Herzen im gezielten Durchleuchtungsbild, im Flächenkymogramm und densitometrisch dyskinetische, akinetische oder Bezirke mit systolischer Lateralbewegung zeigen, die Folge verminderter Durchblutung, eines Infarktes, einer Narbe oder eines Aneurysmas sind. Größere *Herzwandaneurysmen* stellen sich besonders am linken und dorsalen Herzrand als deutliche Vorbuckelungen dar. *Zur genauen Diagnostik sind die selektive Coronarangiographie und Ventriculographie erforderlich.*

3.2.4.9 Congenitale Herzanomalien

Die häufigsten angeborenen Vitien sollen vom röntgenologischem Bild her aufgrund des vermehrten oder verminderten Lungendurchflusses unter Berücksichtigung einer fehlenden oder vorhandenen Cyanose aufgeführt werden. Differenzierende Untersuchung erfolgt durch Herzkatheter und Angiocardiographie.

3.2.4.9.1 Congenitale Herzanomalien mit vermehrtem Lungendurchfluß ohne Cyanose

Vorhofseptumdefekt. Rechtsbetontes Herz mit vergrößertem rechtem Ventrikel, der links randständig ist, vorspringendem Pulmonalsegment, erweiterten Pulmonalarterien und -venen, schmaler Aorta (Abb. 3.38). Zusätzlich kann eine *Fehleinmündung von Pulmonalvenen*, vor allem rechts, bestehen. Eine Einmündung der Lungenvenen in eine beiderseitige obere Hohlvene zeigt die typische Achterform durch die entsprechende Venenerweiterung.

Vorhofseptumdefekt kombiniert mit Mitralstenose = *Lutembachersyndrom.* Der linke Vorhof ist meist nicht vergrößert.

Ventrikelseptumdefekt. Teils über dem Defekt reitende Aorta. Bei größerem Defekt Pulmonalsegment prominent. Aorta normal. Linker Vorhof häufig vergrößert. Pulmonalgefäße erweitert.

Offener Ductus arteriosus Botalli. Herz oft gering nach links verbreitert, Pulmonalsegment vorspringend, linker Vorhof teils mäßig vergrößert, Aorta normal bis gering verbreitert. Dilatierte Lungengefäße.

Fehlmündende Lungenvenen in den rechten Vorhof oder die V. cava. Rechtes Herz meist vergrößert, Pulmonalsegment vorgewölbt, Lungengefäße erweitert, teils atypische Venenanordnung in der Lunge nachzuweisen.

3.2.4.9.2 Congenitale Herzanomalien mit vermehrtem Lungendurchfluß und Cyanose

a) Alle Anomalien mit Links-Rechts-Shunt, bei denen es infolge eines sekundären, er-

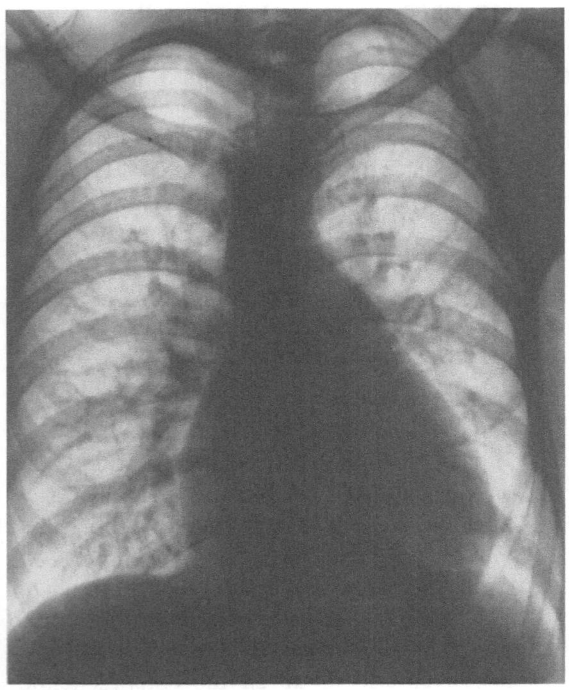

Abb. 3.38. Vorhofseptumdefekt

heblichen pulmonalarteriellen Hochdruckes zu einem *Rechts-Links-Shunt* kommt. Das Pulmonalsegment wird stärker vorgewölbt, die zentralen Pulmonalarterien im Hilus sind erheblich erweitert, die peripheren Gefäße werden schmäler. Es besteht ein Bild des *Eisenmengersyndroms*, das bevorzugt beim Ventrikelseptumdefekt mit reitender Aorta vorkommt.

b) *Die Transposition der großen Gefäße*, in ihrer kompletten oder partiellen Form, ist mit Septumdefekten und einem offenen Ductus arteriosus verbunden. Beide Ventrikel sind meist vergrößert. Das Herz dabei nach links verbreitert. Das Gefäßband ist schlank. Aorta und Truncus pulmonalis liegen meist hintereinander. Die Lungengefäße sind erweitert.

c) Der *Truncus arteriosus communis*, bei dem die Pulmonalarterien aus einem gemeinsamen Gefäßstamm mit der Aorta entspringen, hat häufig auch eine vermehrte Lungengefäßzeichnung. Das Herz ist rechtsbetont, die Pulmonalarterie kräftig und die Aorta ascendens verbreitert.

3.2.4.9.3 Congenitale Herzanomalien mit vermindertem Lungendurchfluß ohne Cyanose

Pulmonalstenose. Bei valvulärer Stenose großer nach ventral ausladender rechter Ventrikel, vorspringendes Pulmonalsegment durch poststenotische Erweiterung. Gefäße im rechten Hilus verschmälert und in der Lungenperipherie beiderseits vermindert. Die poststenotische Erweiterung fehlt bei subvalvulärem Sitz der Stenose.

Ebstein-Anomalie. Fehllage der Tricuspidalklappe im rechten Ventrikel mit starker Vorhofsvergrößerung. Nach beiden Seiten hin kugelig vergrößertes Herz mit ausgefüllter Herzbucht. Insgesamt schmale Lungengefäße.

3.2.4.9.4 Congenitale Herzanomalien mit vermindertem Durchfluß und Cyanose

Fallotsche Tetralogie (Infundibuläre Pulmonalstenose, hoher Ventrikelseptumdefekt, reitende Aorta, rechtsventriculäre Hypertrophie). Das Herz ist quergelagert, der rechte Ventrikel links randbildend, dabei die Herzspitze angehoben. Die Herzbucht stark ausgebildet. Mittelständige oder auch rechtsliegende Aorta (Oesophagogramm). Helles Aortenfenster. Enge Lungengefäße.

Fallotsche Trilogie (meist valvuläre Pulmonalstenose, Vorhofseptumdefekt, Rechtsherzhypertrophie). Rechtsbetontes Herz, poststenotische Dilatation der Pulmonalarterie, schmale Lungengefäße.

Tricuspidalatresie mit Vorhof- oder Ventrikelseptumdefekt, offenem Ductus arteriosus, Pulmonalstenose, vergrößertem linken Ventrikel. Quergelagertes nach links vergrößertes Herz, tiefe Herzbucht, schmale Lungengefäße.

Transposition der großen Gefäße mit Pulmonalstenose. Das Röntgenbild ähnelt dem bei Fallotscher Tetralogie.

Eine exakte Analyse der Herz- und Gefäßanomalien ist nur durch eine Angiokardiographie möglich.

3.2.4.10 Tumoren des Herzens

Intracavitäre und intramurale Geschwülste des Herzens sind selten. *Intracavitäre Formen* finden sich meist in den Vorhöfen. Überwiegend handelt es sich um Myxome. Wenn sie sich im linken Vorhof entwickeln, rufen sie Veränderungen wie bei einer Mitralstenose hervor. Im rechten Vorhof wirken sie wie eine Tricuspidalstenose oder auch Insuffizienz. Das Röntgenbild zeigt eine Vergrößerung des rechten Vorhofes und kann dem einer Ebstein-Anomalie ähneln.

Intramurale Tumoren sind Rhabdomyome, Rhabdomyosarkome oder Angiosarkome. Sie führen zu uncharakteristischen Herzvergrößerungen und Perikardergüssen.

Tumoren des rechten Herzens können Lungenembolien hervorrufen. Metastasen siedeln sich in der Herzwand bevorzugt im Stromgebiet der linken Coronararterie an.

Lungen- und Mediastinalgeschwülste können in das Herz einwachsen.

3.2.4.11 Perikarderkrankungen

Das epi- und perikardiale Blatt des Perikard umschließen den perikardialen Raum, der nach Punktion oder Operation mit Luft als *Pneumoperikard* aufgefüllt sein kann. In den Herzzwerchfellwinkeln liegen ventral zwischen Perikard und Pleura Fett- und Bindegewebe, die den Herzrand als „Perikardiale Fettbürzel" überlagern.

Ein *Perikarderguß* entzündlicher, toxischer, transsudativer oder hämorrhagischer Genese (größer als 300 ml) führt zu einer schnellen Vergrößerung des Herzschattens vorwiegend im anterioren und lateralen, weniger im posteriorem Bereich (Abb. 3.39). Die normale Herzkontur wird dabei aufgehoben. Die Lungenzeichnung ist normal.

Im Liegen läuft der Erguß nach cranial aus und führt zu einer zunehmenden Verbreiterung der oberen Teile des Herzschattens. Bei geringem Druck liegt das Herz dem Zwerchfell breit auf, bei großem Druck nimmt es mehr kugelige Form an (Bocksbeutelform). — *Differentialdiagnose:* Kardiomyopathie, Ebstein-Anomalie, Mehrklappenvitium.

Nach Ergüssen kommt es zu Verschwielungen der Perikardblätter *(constrictive Perikarditis)*. Die Herzrandbewegungen sind eingeschränkt, die diastolische Entfaltung des Herzens ist herabgesetzt.

Perikardschwielen sind gut zu erkennen, wenn sie verkalkt sind, sonst können sie sich im Flächenkymogramm als diastolisches Plateau darstellen. Verschwielungen, die das Herz ummauern *(Panzerherz)*, verursachen eine Einflußstauung. Bei linkskardialem Sitz tritt eine Lungenstauung oder ein Lungenödem, bei rechtskardialem Sitz eine Stauung im großen Kreislauf mit kleinen Pleuraergüssen auf. Eine *nichtverkalkte Perikardschwiele* kann röntgenologisch nicht von einer *Endokardfibrose* oder *restriktiven Kardiomyopathie* des rechten Herzens unterschieden werden.

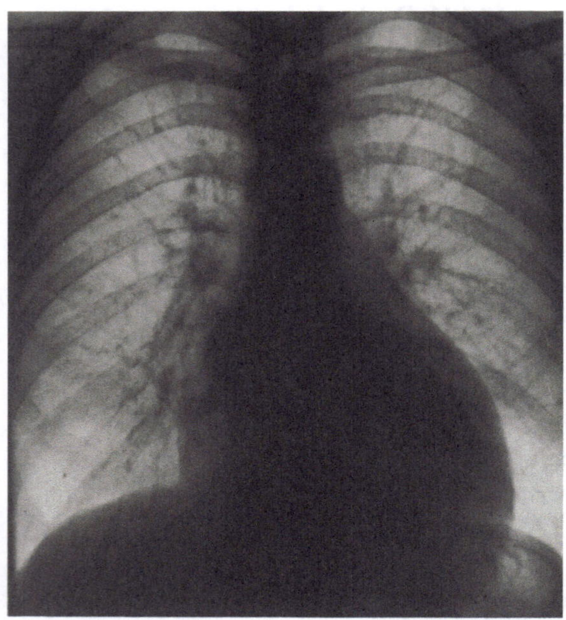

Abb. 3.39. Perikarderguß

Schwarten des Perikards *(Accretio)* zur mediastinalen und interlobären Pleura sind an Ausziehungen und unscharfer Begrenzung zu erkennen. Sie sind klinisch ohne Bedeutung.

Perikardcysten sitzen dem Herzen vorwiegend im ventro-lateralen Abschnitt auf. Sie zeigen eine geringe Umformung mit der Atmung. Sie müssen von den mehr im mittleren Mediastinum gelegenen enterogenen Cysten und den Parasternalhernien unterschieden werden.

3.2.5 Aorta

3.2.5.1 Untersuchungsmethoden

Die thorakale Aorta ist in den 4 Standardprojektionen bei gleichzeitiger Kontrastmitteldarstellung der Speiseröhre übersichtlich dargestellt. Besonders aussagekräftig ist das Bild in linker vorderer Schrägstellung, das den von rechts vorn nach links hinten ziehenden Aortenbogen und den descendierenden Teil übersichtlich darstellt.

Zu beurteilen sind Verlauf, Lage, Weite, Wandverhalten, Pulsation und Beziehungen zu den Nachbarorganen wie Speiseröhre, Trachea, Zwerchfell und mediastinalen Tumoren.

Die *Weite der Aorta* im Arcusabschnitt ist bei zusätzlicher Oesophagusdarstellung in orthograder Position zu bestimmen. Sie beträgt normalerweise 2–3 cm, kann im hohen Alter aber bis 4 cm erreichen.

Die *Kontrastmitteldarstellung* der thorakalen Aorta und ihrer Äste erfolgt durch Katheter, die über die A. femoralis oder A. brachialis eingeführt werden.

3.2.5.2 Aortenerkrankungen

Die Aorta wird infolge altersbedingter Elastizitätsminderung und Atherosklerose verlängert, reicht bis in Höhe der Clavicula und ist geschlängelt. Sie kann dabei in einem linkskonvexen Bogen im Descendensteil prä- und paravertebral in den linken Thorax vorspringen.

Die *diffuse Aortendilatation* ist mit einer Elongation verbunden. Die Aorta ascendens lädt stärker nach rechts vorn und die Descendens nach links hinten aus. Sie ist links paravertebral zu erkennen. Die verbreiterte Aorta führt zu stärkerer Impression der Speiseröhre im Arcusbereich und zur Verlagerung und Impression durch die Descendens. Das Herz ist quergelagert und linksbetont. Häufig besteht eine Hypertonie und eine Atheromatose, selten eine Lues.

Erweiterungen der Aorta ascendens bestehen bei valvulärer Aortenstenose, weniger deutlich bei Aorteninsuffizienz, außerdem bei Aortenisthmusstenose, Aortenaneurysma, Marfansyndrom, cystischer Medianekrose und congenitalen Herzanomalien (Tetralogie, Truncus arteriosus).

Die *Aortensklerose* ist an umschriebenen oder flächenhaften Verkalkungen zu erkennen. Lokale schalenförmige Kalkablagerungen stellen sich häufig im Arcusabschnitt dar (Kalksichel). Verkalkungen im Ascendensbereich weisen oft auf eine luetische Aortitis hin.

Aortenaneurysmen bilden eine sackförmige, bogige oder spindelige Ausweitung der Hauptschlagader. Bei Sitz in der Aortenwurzel besteht meist eine Lues oder ein Marfansyndrom, in der Ascendens eine Arteriosklerose, Lues oder Marfansyndrom, im Arcus und proximaler Descendens eine Aortensklerose oder ein posttraumatisches Aneurysma. Die Aneurysmen haben meist eine glatte Begrenzung, selten mit flacher Buckelung. Sie vergrößern sich nur langsam und zeigen oft Pulsationen, soweit sie nicht thrombosiert sind. Flächenhafte Verkalkungen finden sich bei Lues, aber auch Aortensklerose. *Große Aneurysmen* verlagern Oesophagus, Trachea und Hauptbronchien. Sie arrodieren Wirbelkörper, Rippen und Sternum.

Aneurysmen der Sinus Valsalvae aortae führen nur selten zu kugeligen Vorwölbungen am vorderen rechten Herzrand. Bei einer Perforation in das rechte Herz oder die A. pulmonalis treten Zeichen des Links-Rechts-Shunt mit schneller Herzvergrößerung auf.

Dissecierende Aneurysmen haben ihren Ursprung häufig im Arcus aortae oder in der proximalen Aorta descendens und reichen bis in die Aorta abdominalis. Die Aorta ist dabei diffus mäßig verbreitert. Die Diagnose ist nur mit der *thorakalen Aortographie* zu stellen.

3.2.5.3 Aortenanomalien

Die häufigste Anomalie ist die hohe *Rechtslage der Aorta*, bei der der Aortenbogen rechts liegt und die Aorta descendens in der rechten Thoraxseite nach caudal zieht. Im Röntgenbild fehlt bei normaler Herzlage der Schatten des Arcus aortae links, dafür ist er im rechten oberen Mediastinum als Vorwölbung vorhanden. Das Oesophagogramm zeigt die Aortenimpression von rechts. Die unterschiedlichen Abgänge der Arterien aus der Aorta sind nur angiographisch zu klären. Als weitere Anomalie kann ein *Arcus aortae circumflexus dexter* mit links oder rechts absteigender Aorta descendens und ein *doppelter Aortenbogen* vorkommen, deren beide Bogenteile Trachea und Speiseröhre schlingenförmig umfassen und zu Schluck- und Atemstörungen führen.

Die *Aortenisthmusstenose* geht mit einer Hypertonie an der oberen und Hypotonie an der unteren Extremität einher. Eine zirkuläre oder sanduhrförmige Stenose der Aorta besteht in Höhe des Abganges des Ductus arteriosus. Dabei kann der Ductus offen (Typ 1) oder geschlossen (Typ 2) sein. Das Herz ist linksbetont und teils vergrößert. Die Aorta ascendens ist erweitert, Aortenknopf atypisch oder fehlt. Das linke obere Mediastinum ist durch die linke erweiterte Arteria subclavia verbreitert. Usuren bestehen an den Unterflächen der Rippen, vor allem der 3. bis 8., durch dilatierte Intercostalarterien. Fehlende Usuren links weisen darauf hin, daß die A. subclavia distal der Stenose liegt oder in sie einbezogen ist. Die Angiographie stellt die anatomischen Verhältnisse mit dem Collateralkreislauf übersichtlich dar.

Literatur

Bohlig, H.: Lunge und Pleura. 2. Auflage. Stuttgart: Thieme 1975.
Felson, B.: Chest Roentgenology. London: Saunders 1973.
Haubrich, R.: Klinische Röntgendiagnostik innerer Erkrankungen. Bd. I Thorax. Berlin-Heidelberg-New York: Springer 1963.
Jefferson, K., Rees, S.: Clinical Cardiac Radiology. London: Butterworths 1973.
Schinz, H. R., Baensch, W. E., Frommhold, W., Glauner, R., Uehlinger, E., Wellauer, J.: Lehrbuch der Röntgendiagnostik. Bd. IV/1, Herz und große Gefäße. Stuttgart: Thieme 1968.
Schinz, H. R., Baensch, W. E., Frommhold, W., Glauner, R., Uehlinger, E., Wellauer, J.: Lehrbuch der Röntgendiagnostik. Bd. IV/2, Pleura, Mediastinum, Lunge. Stuttgart: Thieme 1973.
Simon, G.: Principles of Chest X-Ray Diagnosis 3rd. Ed. London: Butterworths 1971.
Zdansky, E.: Röntgendiagnostik des Herzens und der großen Gefäße. 3. Aufl. Wien: Springer 1962.

3.3 Gefäßsystem

G. LUSKA

3.3.1 Erkrankungen der Arterien

3.3.1.1 Untersuchungs-Methodik

Zur Angiographie werden wasserlösliche, nierengängige, jodhaltige Kontrastmittel verwendet, die mit Hilfe einer Hochdruckspritze in die zu untersuchenden Gefäßbahnen injiziert werden. Mit Hilfe direkter Aufnahmeverfahren (Kassettenwechselgeräte, Blattfilmwechselgeräte, Rollfilmgeräte) oder indirekter Aufnahmeverfahren (Filmkamera) werden Serienaufnahmen des schnell in den Gefäßen ablaufenden Kontrastmittels angefertigt.

Die gezielte Arteriographie erfolgt mit Hilfe von Kunststoff-Kathetern nach percutaner Arterienpunktion. Typische Punktionsstellen sind die A. femoralis, oder wenn dieser Zugang nicht möglich ist, die A. axillaris, eventuell A. brachialis. Wenn das transfemorale oder transaxilläre Vorgehen nicht gelingt, kann eine translumbale Aortographie erforderlich sein.

Zur kontrastreicheren Darstellung peripherer Gefäßabschnitte der unteren Extremität wird ein Katheter antegrad von der A. femoralis in die Peripherie vorgeschoben.

3.3.1.2 Chronische arterielle Verschlußkrankheiten

Die Arteriosclerosis obliterans ist in über 90% der Fälle die Ursache für chronische arterielle Verschlüsse, gefolgt von wesentlich selteneren entzündlichen Arteriopathien.

Angiographisch ist die Erkrankung gekennzeichnet durch unregelmäßige Begrenzung der Arterienwand, Stenosen und Verschlüsse sowie Collateralkreislauf. Es werden symmetrische und asymmetrische ringförmige Stenosen mit oder ohne verrucöser Oberfläche, zylindrische langstreckige und sanduhrförmige Stenosen unterschieden.

Als besondere Stenoseformen gelten Knick- (Kinking) und Schleifenbildung (Rotating). Die ektatische Form der Arteriosklerose weist eine unregelmäßig begrenzte Ausweitung des Lumens, begleitet von Stenosen, auf. Angiographische Hinweise auf hämodynamisch wirksame Stenosen sind Collateralkreislauf, post-stenotische Dilatation, unterschiedliche Abflußgeschwindigkeit des KM und Einengung des Lumens über 50% bei Aufnahmen in 2 Ebenen.

Die chronische arterielle Verschlußkrankheit kann in folgenden Lokalisationen auftreten:

a) *Am Aortenbogen (Aortenbogensyndrom).* Die arteriosklerotischen oder entzündlichen Gefäßwandveränderungen können die vom Aortenbogen abgehenden Gefäßstämme einzeln oder in verschiedener Kombination befallen. Sie sind in der Regel segmental angeordnet und liegen unmittelbar am Gefäßabgang.

b) *An der oberen Extremität.* Es wird ein Schultergürtel-, Oberarm- und peripherer Typ entsprechend des befallenen Gefäßabschnittes unterschieden. Zu erwähnen ist das Kompressions-Syndrom der oberen Tho-

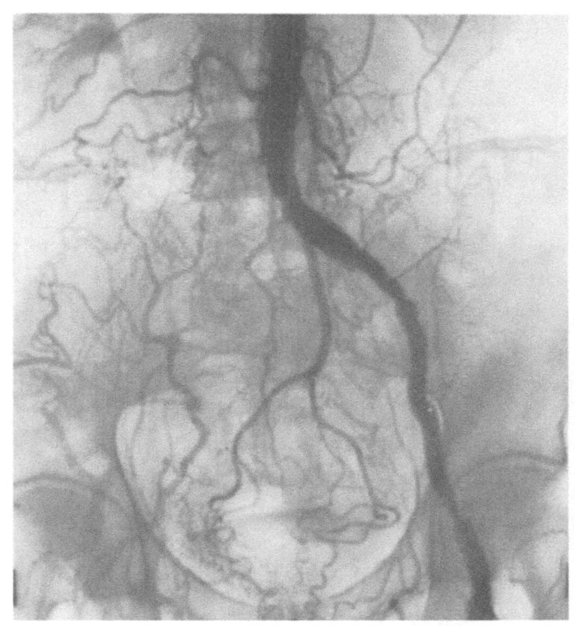

Abb. 3.40. Arteriovenöse Verschlußkrankheit vom Beckentyp mit Verschluß der rechten Arteriailiaca communis und externa, gute Collateralisation

raxapertur. Hierbei wird die A. subclavia durch den Musculus scalenus anterior oder eine Halsrippe eingeengt.

Folgen können Durchblutungsstörungen der Extremität, Aneurysmen mit Thrombenbildung und Mikroembolien in den Fingern sein.

c) *An der unteren Extremität* (Abb. 3.40, 3.41). Die Obliterationen der unteren Extremität werden in einen Becken-, Oberschenkel-, Unterschenkel- und gemischten Typ unterteilt.

d) *An den visceralen Bauchaortenästen. Nierenarterienstenosen* stellen sich am besten im Etagen-Aortogramm dar. Der röntgenologische Nachweis einer Stenose sagt nichts über die funktionelle Wirksamkeit aus.

Stenosen des Truncus coeliacus und der A. mesenterica superior machen sich als Angina abdominalis bemerkbar. Klinische Symptome rufen vor allem die Veränderungen am Ostium und Stamm dieser Gefäße hervor. Die periphere Strombahn ist im allgemeinen nicht verändert. Gelegentlich rufen Aortenaneurysmen mit Einbeziehung der A. mesenterica superior ähnliche Erscheinungen hervor.

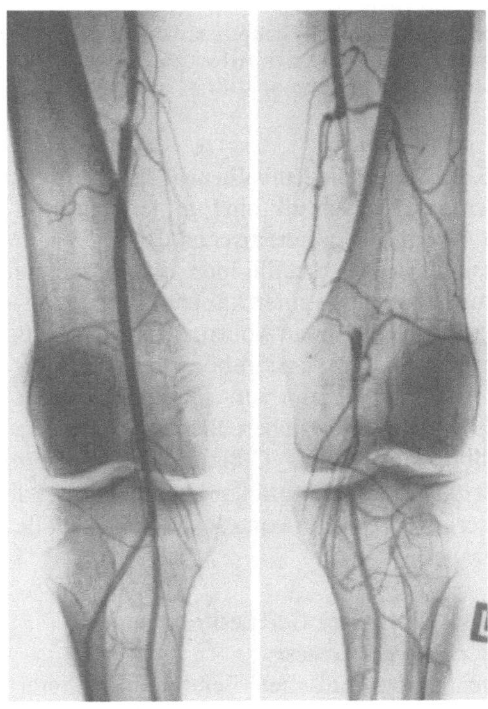

Abb. 3.41. Arteriovenöse Verschlußkrankheit vom Oberschenkeltyp. Segmentverschluß der distalen Arteria femoralis superficialis links und der Arteria poplitea links. Zylindrische Stenose der Arteria femoralis superficialis rechts

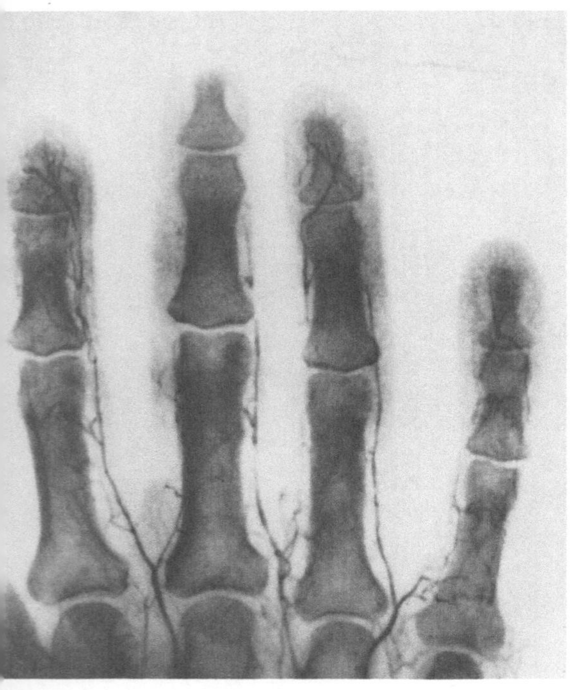

Abb. 3.42. Raynaud-Symptomatik bei Sklerodermie. Engstellung der Arterien mit segmental fehlender Darstellung. Spärliche Collateralisation

3.3.1.3 Arterielle Embolie und Thrombose

Der Gefäßverschluß führt im Angiogramm zu einem charakteristischen Bild. Der in das proximale Gefäßlumen hineinragende Embolus bewirkt einen kappenartigen, konvexbogig begrenzten Abbruch der Kontrastmittelsäule. Um den Embolus oder Thrombus herum kann ein schlierenförmiger Wandbeschlag bestehen. Beim frischen Verschluß fehlt die Collateralisation zur Peripherie. Die arterielle Thrombose setzt arteriosklerotisch vorgeschädigte Gefäße voraus.

3.3.1.4 Periphere Gefäßerkrankungen verschiedener Genese

Die angiographischen Befunde peripherer Gefäßerkrankungen sind sich sehr ähnlich. Es ist nicht möglich, anhand angiographisch dargestellter Veränderungen ohne anamnestische Angaben und weitere Untersuchungen eine Diagnose zu stellen.

Im einzelnen lassen sich bei der unten aufgeführten Auswahl dieser Erkrankungen folgende Befunde erheben:

Thrombangiitis obliterans: Jugendliche Patienten, multiple meist symmetrisch auftretende Verschlüsse, Beteiligung mittelgroßer Arterien, stark geschlängelte Collateralarterien.

Raynaud-Syndrom: Engkalibrige periphere Gefäße mit verzögertem KM-Fluß, keine Collateralisation, fehlende Terminalgefäße.

Sklerodermie (Abb. 3.42): Segmentale oder komplette Verschlüsse der engkalibrigen Arterien, Gefäße verdämmern in der Peripherie, meist keine Collateralisation.

Periarteriitis nodosa: Abrupte Gefäßverschlüsse mit guter Collateralisation, kleine Aneurysmen.

Chronische Arthritis: Vermehrte Gefäßanfärbung im Bereich befallener Gelenke. Verlagerung von Kapselarterien, Arterienstenosen, hyperämische Bezirke, häufig Collateralnetze, allgemein degenerative Gefäßveränderungen.

3.3.1.5 Aneurysmen

Je nach Lokalisation werden Aneurysmen der thorakalen und abdominalen Aorta und der peripheren Gefäße unterschieden. Pathogenetisch unterteilt man sie in wahre, falsche und dissecierende Formen.

Aorta thoracica. Die nicht dissecierenden, meist arteriosklerotischen, seltener entzündlichen (luisch) oder traumatisch bedingten Aneurysmen der A. thoracica können

zwischen Aortenklappe und Truncus brachiocephalicus (Abschnitt 1),

zwischen Truncus brachiocephalicus und A. subclavia sinistra (Abschnitt 2),

zwischen A. subclavia sinistra und Zwerchfelldurchtritt (Abschnitt 3) gelegen sein.

Die röntgenologische Symptomatik wird im wesentlichen durch Mediastinalverbreiterung und Kompressionserscheinungen bestimmt. Thoraxaufnahmen in 2 Ebenen, Durchleuchtung und Zielaufnahmen zeigen eine Mediastinalverbreiterung überwiegend nach re. und ventral (Abschnitt 1), nach beiden Seiten (Abschnitt 2) und nach li. und dorsal (Abschnitt 3). Wird die Mediastinalverbreiterung durch eine Kalkschale begrenzt, ist die Diagnose fast sicher.

Wichtige indirekte Hinweise sind Oesophagus-Verlagerung, Verdrängung und Kompression von Trachea und Bronchien mit oder ohne Atelektase, Zwerchfellparese durch Phrenicus-Kompression, Einflußstauung und Knochenusuren an Wirbelkörpern, Rippen, Sternum.

Bei allen Patienten, die operiert werden sollen, ist eine Aortographie erforderlich, um die genaue Ausdehnung und Einbeziehung der vom Aortenbogen abgehenden Gefäße zu klären.

Aneurysma dissecans. Das Aneurysma dissecans nimmt unter den Aorten-Aneurysmen eine Sonderstellung ein. Ätiologisch spielt die Medianecrosis idiopathica cystica (Gsell-Erdheim) die größte Rolle. Der Einriß der inneren Wandschicht liegt kurz oberhalb der Aortenklappe oder unterhalb des Abganges der A. subclavia sinistra. Distal der Eintrittsstelle des Blutes kann es durch einen weiteren Intimariß zur Reperforation kommen. Nach *De Bakey* werden entsprechend Intimariß und Ausdehnung der Perforation 3 Formen unterschieden (Abb. 3.43).

Auf Thoraxaufnahmen stellt sich in den meisten Fällen eine gleichförmige Verbreiterung des Mediastinums dar.

Mit Hilfe der Angiographie lassen sich Ein- und Austrittsstelle des Blutstroms lokalisieren. Wahres und falsches Lumen sind an einer bandförmigen Aufhellung zwischen den Kanälen sowie unterschiedliche Flußgeschwindigkeiten erkennbar.

Aneurysmen der Aorta abdominalis. Die Aorta abdominalis ist der häufigste Sitz von Aneurysmen überhaupt. Sie entwickeln sich überwiegend auf arteriosklerotischer Basis. In der Regel beginnen sie unterhalb der Nierenarterien und dehnen sich bis zur Bifurkation oder auch auf die Iliacal-Arterien aus.

Röntgenologisch können Weichteilschatten, eine weit ausladende para-vertebrale Kalkschale oder Wirbelkörperarosionen Hinweise auf das Bauchaorten-Aneurysma sein.

Die Aortographie kann für die Wahl des operativen Verfahrens notwendig sein, wenn eine supra-renale Ausdehnung vermutet wird.

Aneurysmen der peripheren Gefäße. Distal der Aorta auftretende Aneurysmen sind

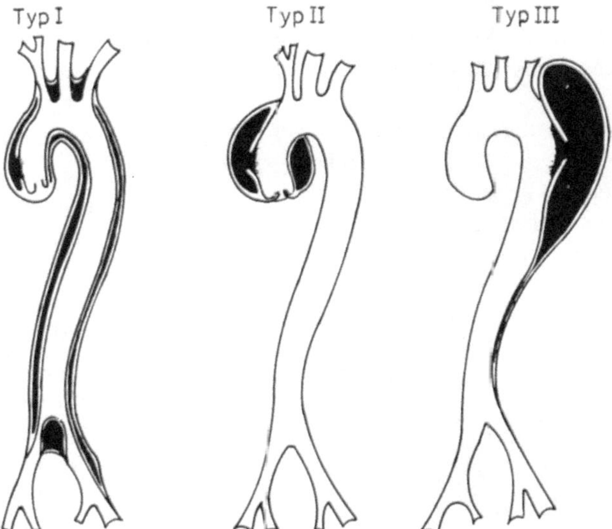

Abb. 3.43. Dissektionstypen nach De Bakey

selten. Sie werden der Häufigkeit nach im Bereich der A. poplitea, A. femoralis, A. subclavia, A. lienalis, A. renalis und A. mesenterica superior gefunden.

3.3.1.6 Arterio-venöse Fisteln

Es sind angeborene und erworbene Formen zu unterscheiden. Klinisch deuten umschriebene juvenile Varicosis, isoliertes vermehrtes Längenwachstum und umschriebene Erhöhung der Hauttemperatur auf eine *congenitale AV-Fistel hin.*

Beim W. P. Weber-Syndrom werden Naevus flammeus, Weichteil- und Knochenhypertrophie und Varicen durch AV-Kurzschlüsse gefunden.

Bei beiden Formen führt die gestörte Hämodynamik zu einer Atrophie der zuführenden Arterie (Venifikation) und einer Hyperplasie der Vene (Arterialisation). Durch chronisch vermehrte Volumenbelastung des Herzens kann es zu einer funktionellen Herzvergrößerung mit späterer myogener Dilatation kommen. Im Angiogramm sind vorzeitige venöse Füllung sowie erweiterte und elongierte Arterien zu beobachten. Weiterhin lassen sich Lokalisationen und Zahl der Kurzschlußverbindungen erfassen.

3.3.2 Erkrankungen der Venen

3.3.2.1 Untersuchungs-Methoden

Die Darstellung der Venen kann auf indirektem Wege über eine intraarterielle KM-Injektion erfolgen.

Die Venen der unteren Extremität werden durch die *ascendierende Venographie* von einer Vene des Fußrückens bei weitgehend aufgerichtetem Patienten dargestellt. Durch Stauung oberhalb des Sprunggelenkes werden die tiefen Venen und ohne Stau vor allem die oberflächlichen aufgefüllt. Der KM-Fluß wird unter Durchleuchtung verfolgt und in sagittalem und frontalem Strahlengang werden Bilder vom Unter- und Oberschenkel in typischen Füllungs-Phasen angefertigt.

Häufig gelingt auf diesem Wege auch eine ausreichende Darstellung der V. iliaca externa. Durch Betätigen der Muskelpumpe können die Abflußverhältnisse und Klappeninsuffizienzen kontrolliert werden.

Die *retrograde descendierende Venographie* ermöglicht vor allem eine Kontrolle der Schließfunktion der Venenklappen.

Die *Darstellung der Beckenvenen und der Vena cava inferior* erfolgt durch Punktion der V. femoralis und simultane KM-Injektion.

Durch gleichzeitiges Pressen kann die Funktion der oberen Klappen der Vena saphena und V. femoralis geprüft werden. Durch Einführen eines Katheters gelingt es die Vena lumbalis ascendens mit dem sich nach cranial anschließenden Venen abzubilden.

Durch die *intraspongiöse Technik* können vom Trochanter major aus die Beckenvenen einschließlich von Ästen der Vena iliaca interna dargestellt werden.

Die Venen der oberen Extremität, vor allem des Oberarmes und der Axilla werden von der Vena mediana, besser der Vena basilica dargestellt.

Die *Vena cava superior* ist durch gleichzeitige schnelle KM-Injektion in beide Ellenbeugen abzubilden.

3.3.2.2 Veränderungen der Venen

An den Extremitätenvenen besitzt vor allem die Erkennung von Thrombosen und ihrer Folgen, Stenosen, Klappeninsuffizienzen und Varicen Bedeutung.

Eine Achselvenenthrombose oder Stenose tritt bei axillären Lymphknotenprozessen und beim Paget-v. Schrötter-Syndrom auf. Stenose und Verschlüsse der Vena cava superior sind vor allem die Folge von mediastinalen Lymphknotenprozessen und Metastasen.

An der unteren Extremität soll die Venographie vor allem Aufschluß über die tiefen

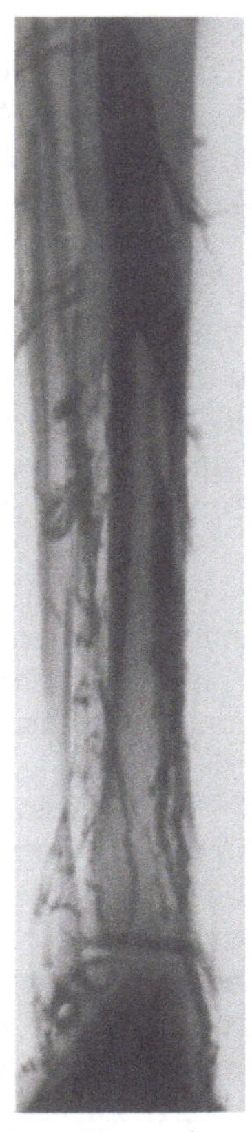

Abb. 3.44. Venographie des rechten Unterschenkels. Die V. v. peronaeae zeigt im ganzen Verlauf eine Aussparung zentral mit feiner wandständiger Kontrastmittelspur bei frischer Thrombose

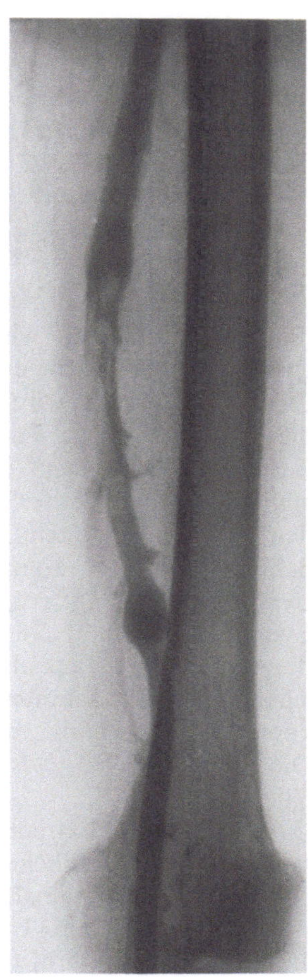

Abb. 3.45. Ascendierende Venographie der V. femoralis superficialis. Wandständige Aussparung bei Thrombose

Venengruppen geben. Frische Thrombosen (Abb. 3.44, 3.45), die Folgen thrombotischer Prozesse, Insuffizienzen der Venae perforantes und primäre sowie sekundäre Varicen stellen sich dar. Der Abfluß über das Saphena-System, eine Stromumkehr von den tiefen zu den oberflächlichen Venen und die Funktion der Venenklappen an der oberen Vena saphena magna und V. femoralis im Preßversuch sind zu verfolgen. Für die Therapie ist vor allem der Nachweis von Bedeutung, ob die tiefen Venen durchgängig sind.

Beckenvenenthrombosen finden sich bei Tumoren in diesem Bereich und nach Geburten. Verlagerungen und Thrombosen der Vena cava superior finden sich vor allem bei großen retroperitonealen Lymphknotenprozessen und Nierentumoren.

3.3.3 Erkrankungen der Lymphwege

3.3.3.1 Untersuchungs-Methoden

Durch die Injektion eines öligen jodhaltigen KM lassen sich bestimmte Lymphbahnen und Lymphknoten darstellen.

Als Injektionsort für die untere Extremität wird der Fußrücken in Höhe der 1. Interdigitalfalte gewählt. Für die obere Extremität eignet sich die radiale und volare Seite des Unterarmes dicht oberhalb des Handgelenkes.

Durch die Injektion eines Farbstoffes (Patent-Blau-Violett) wird ein größeres Lymphgefäß angefärbt und frei präpariert. Eine feine Kanüle wird eingelegt, durch die das KM (max. 7 ml je Seite) über 2 Std mit Hilfe einer Injektionsmaschine einläuft. Nach Ende der Infusionszeit werden je nach Fragestellung Übersichtsaufnahmen von den kontrastmittelgefüllten Lymphbahnen angefertigt (Einlaufbilder-Lymphangiogramm). 24 Std später zeigen die Aufnahmen im a.p. und schrägen Strahlengang die kontrastmittelhaltigen Lymphknoten (Speicherbild-Lymphadenogramm). Die Speicherung hält zwischen 4 und 12 Monate an.

An der unteren Extremität fließt das KM meist über oberflächliche mediale Lymphbahnen zu den inguinalen Lymphknoten. Von hier wird es über 3 Lymphketten durch die Lnn. iliacae externi und communes zu den Lnn. aortici weitergeleitet. Die Lymphketten vereinigen sich meist in Höhe des 2. LW über die Trunci lumbales zur Cysterna chyli und den D. thoracicus. Dieser ist auf seitlichen Thoraxaufnahmen zu verfolgen. Wichtig ist, daß die Lymphknoten im Stromgebiet der A. iliaca interna (Lnn. glutaei superiores und inferiores, obturatorii und sacrales) nicht oder nur ausnahmsweise über Collateralgefäße dargestellt werden.

Beurteilt werden bei der Lymphographie:

1. Form, Weite und Lage der Lymphbahnen
2. Lymphpassage
3. Größe der Lymphknoten
4. Muster der KM-Speicherung
5. Darstellung der Randkonturen

3.3.3.2 Veränderungen der Lymphwege

1. Die Lymphbahnen können hypoplastisch, durch Entzündungen deformiert, dilatiert oder verödet sein und Lymphcysten vor allem vor Abflußhindernissen zeigen. Abbrüche und Verlagerungen bestehen bei Malignomen.

2. Degenerative Veränderungen in den Lymphknoten vor allem der Leiste führen zu bevorzugt zentralen Speicherdefekten, die die diagnostische Aussagekraft der Lymphknotenveränderungen in dieser Gegend erheblich einschränken.

3. Entzündlich veränderte Lymphknoten sind vergrößert, ihr Speichermuster ist großtropfig oder aufgelockert bei erhaltenem Randsinus.

4. Bei lymphoreticulären Systemerkrankungen (Lymphogranulom, Lymphosarkom, Retothelsarkom, großfolliculäres Lymphoblastom, chronische lymphatische Leukämie) sind die Lymphknoten vergrößert (Abb. 3.46). Das Speichermuster ist unregelmäßig oder lakunenartig aufgelockert. Die Strukturen erscheinen grobfleckig verwaschen. Die Randkontur bleibt meist erhalten, soweit nicht randständige Lakunen sie unterbrechen. Totale Lymphblokaden sind selten. Eine ätiologische Differenzierung unter den Systemerkrankungen ist meist nicht möglich. Der Wert der Lymphographie besteht in der Feststellung der Ausdehnung und der Reaktion auf die Therapie.

5. Lymphknotenmetastasen sind vor allem bei Abdominaltumoren zu erfassen (Uterus, Vagina, Vulva, Ovar, Niere, Blase, Hoden, Rectum, Prostata). Die untere Grenze der Erkennbarkeit einer Metastase liegt bei 3 × 3 mm. Der tumorbedingte Speicherdefekt sitzt bevorzugt randständig. Er kann zur Zerstörung des ganzen Lymphknotens mit Speicherausfall führen. Die Lymphknoten sind dabei mehr oder minder vergrößert. Die Lymphgefäße werden verlagert oder

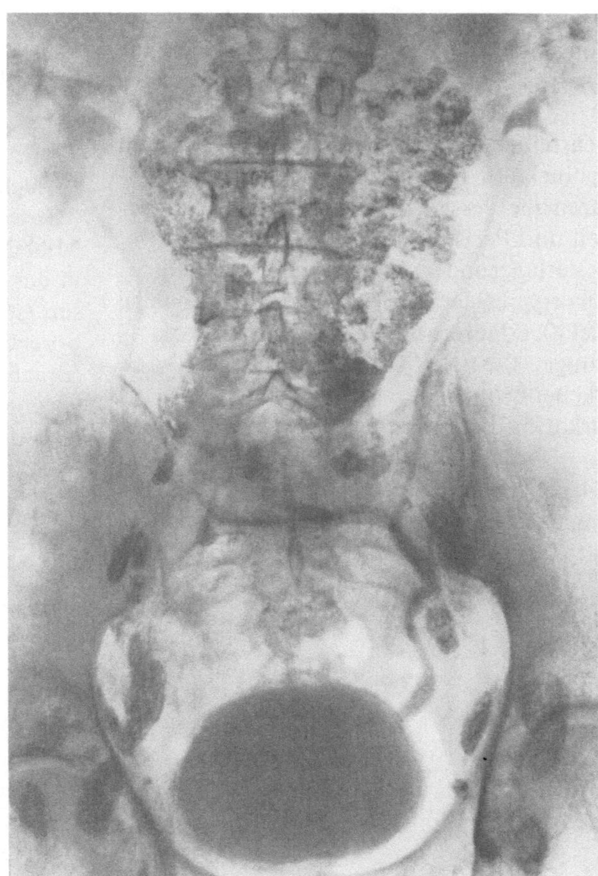

Abb. 3.46. Lymphographie-Speicherbild. Paraaortale erhebliche Lymphknotenvergrößerungen, aufgelockerte Speicherung des KM, umschriebene Speicherdefekte, Randsinus größtenteils erhalten. Iliacal nur geringe Lymphknotenvergrößerungen. Im gleichzeitigen Urogramm erkennt man die Verlagerung der Ureteren durch die Lymphknotenvergrößerungen. Diagnose: Lymphgranulomatose

brechen ab. Vor der Lymphblockade kann sich eine Stauung zeigen oder der Abfluß erfolgt über Collateralgefäße. Ein Übertritt des KM in den Peritonealraum ist möglich. Tumorinfiltrationen des umgebenden Lymphgewebes führen zur Verdrängung von Lymphbahnen und -knoten.

Literatur

Fuchs, W.A.: Lymphographie und Tumor-Diagnostik. Berlin-Heidelberg-New York: Springer 1965.
Heberer, G., Rau, G., Schoop, W.: Angiologie, 2. Aufl. Stuttgart-Berlin: Thieme 1974.
May, R., Nißl, R.: Beinphlebographie, 2. Aufl. Stuttgart-Berlin: Thieme 1973.
Sieber, F.: Die Lymphographie in der klinischen Praxis. Leipzig: Edition Leipzig 1966.
Wenz, W.: Abdominale Angiographie. Berlin-Heidelberg-New York: Springer 1972.
Wenz, W., Beduhn, D.: Extremitätenarteriographie mit phlebo- und lymphographischen Untersuchungen. Berlin-Heidelberg-New York: Springer 1976.

3.4 Verdauungsorgane

H.-H. Wagner

3.4.1 Oesophagus

3.4.1.1 Untersuchungsverfahren

1. Orale Kontrastmittelpassage mit Bariumsulfat-Suspension, 2. orale Kontrastmittelpassage mit Gastrografin (wasserlösliches

Kontrastmittel) bei Verdacht auf Perforation, 3. Kymogramm des Oesophagus zur Analyse des Bewegungsablaufs.

Beurteilungskriterien: Verhalten beim Schluckakt, Passagezeit, Faltenrelief, Konturen der Oesophaguswand, Wanddehnbarkeit und Peristaltik.

Verlagerung und Verziehung durch Nachbarorgane (Herz, Aorta, Arteria pulmonalis, Gefäßverlaufsanomalie—Arteria lusoria—, Lunge, Pleura) bzw. Impressionen durch tracheobronchiale, mediastinale oder Bifurkationslymphknoten und Tumoren.

3.4.1.2 Normalbefunde (Abb. 3.47)
Passagezeit normal 5 bis 7 sec, zartes, parallel verlaufendes Faltenrelief, glatte Konturen der Oesophaguswand, gute Umformung aller Wandabschnitte, normal ablaufende Peristaltik.

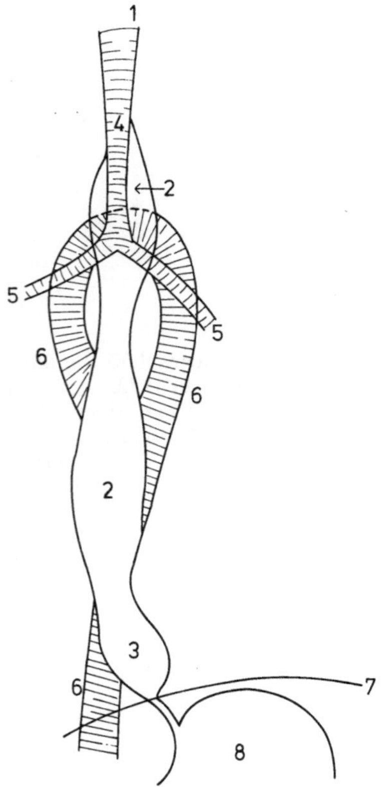

Abb. 3.47. Der normale Oesophagus, dorsoventrale Ansicht.
1 Parynx, *2* Oesophagus, *3* Supraphrenische Ampulle, *4* Trachea, *5* Hauptbronchus, *6* Aorta, *7* Zwerchfell, *8* Magen

3.4.1.3 Pathologische Veränderungen am Oesophagus

Mißbildung. Oesophagusatresie (Entstehung in der frühen Fetalzeit), congenitale Stenosen (selten), komplette Fehlbildung, angeborene Verkürzung des Oesophagus (Brachy-Oesophagus), angeborene Verlängerung (Dolicho-Oesophagus), Verdoppelung des Oesophagus (Bi-Oesophagus).

3.4.1.4 Dilatation des Oesophagus
Sie kann den ganzen oder nur einen Teil des Oesophagus betreffen:

1. Diffuse Dilatation,
a) Megaoesophagus,
b) Atonie des Oesophagus,
c) Ausweitung bei Achalasie,
d) Organische Striktur an der Kardia,
e) bei der Sklerodermie.

2. Lokalisierte Form unmittelbar vor einer Verengung durch
a) Oesophagustumor,
b) Narbenbildung nach Verschlucken ätzender Substanzen,
c) Narbenbildung oder Spasmus bei Ulceration,
d) Fremdkörper mit Verlegung des Lumens oder durch Verursachung eines Spasmus,
e) Striktur.

3.4.1.5 Lageveränderung des Oesophagus
Der Oesophagus ist mit dem Mediastinum locker verbunden. Er macht daher alle Lageänderungen des Mediastinums (Oesophaguspendeln) mit, zum Beispiel beim Mediastinalpendeln.

Ursache der Oesophagusverlagerung sind die unterschiedliche Entfaltung und der unterschiedliche Kollaps der beiden Lungenhälften durch einseitige Ventilstenose und einseitige Lungenüberblähung sowie einseitigen Pneumothorax. Morphologische Substrate sind:

Bronchostenose, Atelektase, schrumpfende Lungenprozesse, Cystenlunge, Pleuraschwarte, Pneumothorax und Pleuraerguß.

Folgende Ursachen kommen für die mehr umschriebene Verlagerung, Verziehung oder Kompression des Oesophagus in Frage:

Aortendilatation, Aneurysma, Herzvergrößerung, Vergrößerung des linken Vorhofes, congenitale rechtsseitige Aorta und andere Anomalien der großen Blutgefäße.

Große Pericardergüsse, vergrößerte Schilddrüse, vergrößerter Thymus, vergrößerte Halsdrüsen, Absceß oder Tumor des Halses, Mediastinaltumoren, Lungentumoren, Pleuratumoren, Lungenfibrose, massiver Pleuraerguß, pleurale bzw. pleuromediastinale Adhäsionen, paraoesophageale Entzündung, Zustand nach Thorakoplastik, Pneumonektomie, Bronchialstenose, obstruktives Emphysem, Zwerchfellhernie.

3.4.1.6 Funktionelle und nervale Störung des Oesophagus

führen zur Kräuselung des Oesophagus mit wellenförmigen sowie großen und kleinen Einschnürungen (meist beim älteren Menschen).

Die Schlucklähmung. Störung der Auslösung und im Ablauf des Schluckaktes. „Verschlucken" von Kontrastmittel mit Übertritt in die Luftröhre.

Ursache: Bulbärparalyse und Apoplexie.

Schluckstörungen. Nerval bedingte Dysphagien, bei denen keine organische Oesophagusveränderung nachweisbar ist. Verlangsamter und unkoordinierter Schluckakt, auch bei Gefäßmißbildungen, Thoraxerkrankungen und Oesophagusstenosen, Strumen.

3.4.1.7 Achalasie

Das Fehlen des Kardiaöffnungsreflexes ist die Ursache des Leidens. Nervale, entzündliche oder psychogene Faktoren werden diskutiert.

Röntgensymptomatik. Konische, fadenförmige kurze Stenose des kardianahen Oesophagus mit glatter Kontur der Oesophaguswand und erhaltenem Faltenrelief. Starke Erweiterung des Oesophagus mit Sekret- und Speiseresten. Geschlängelter Verlauf. Stenoseperistaltik. Schubweise verzögerte Entleerung. Normale Konturen der Kardiaregion.

Komplikationen. Oesophagitis, Ulcus oesophagi. Der Mega-Oesophagus ist im Gegensatz zur Achalasie angeboren.

3.4.1.8 Entzündliche Erkrankungen des Oesophagus

Als entzündliche Erkrankungen kommen vor: akute katarrhalische Oesophagitis, Oesophagitis dissecans superficialis, Oesophagitis phlegmonosa.

Die chronisch unspezifische Oesophagitis. Nach Lokalisation und Ausdehnung werden 3 Gruppen unterschieden:

1. Die diffuse Oesophagitis, 2. die prästenotisch lokalisierte Oesophagitis, 3. die präkardiale im unteren Oesophagusdrittel lokalisierte Oesophagitis (häufigste Form).

Oesophagitis und Begleiterkrankungen: (nach Cross u. Gerein).

Hiatushernie	153
Gastroduodenalulcus	24
Megaoesophagus	13
Oesophagusdivertikel	12
Akutes Erbrechen	7

Reflux und Refluxoesophagitis. Bei Reflux von saurem Mageninhalt in den Oesophagus (z.B. bei Kardiainsuffizienz, Hiatushernien, nach Kardia-Operation, bei Kardia-Carcinom).

Röntgenologische Symptome. In der unteren Hälfte, teils auch in Höhe des linken Vorhofes, zunächst feingezähnelte Kontur, unregelmäßige Schleimhautzeichnung, Falten-

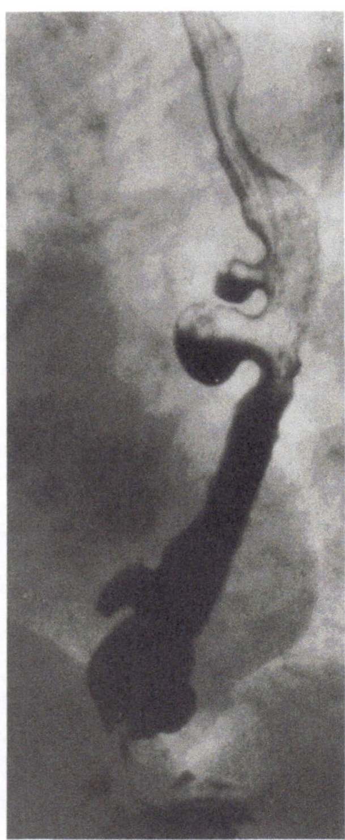

Abb. 3.48. Oesophagusdivertikel

verbreiterung und Atonie, dann zunehmende Einengung durch Schleimhaut- und Wandschrumpfung nach Erosionen und Ulcera.

Die spezifische Oesophagitis (tuberkulöse Oesophagitis) mit flachen Ulcera und Stenosen ist sehr selten (bei 0,14% obduzierter Tbc-Patienten).

Der Soor der Speiseröhre zeigt feinknotige diffus verteilte Defekte.

Die *Aktinomykose des Oesophagus* (durch Übergreifen von Lunge und Halsorganen) und die *Lues des Oesophagus* sind sehr selten.

3.4.1.9 Oesophagusdivertikel (3%)

Umschriebene sackförmige oder zipfelige Ausstülpung der Oesophaguswand. Die Innenfläche ist mit Schleimhaut ausgekleidet. Nach dem Entstehungsmechanismus unterscheidet man folgende Formen:

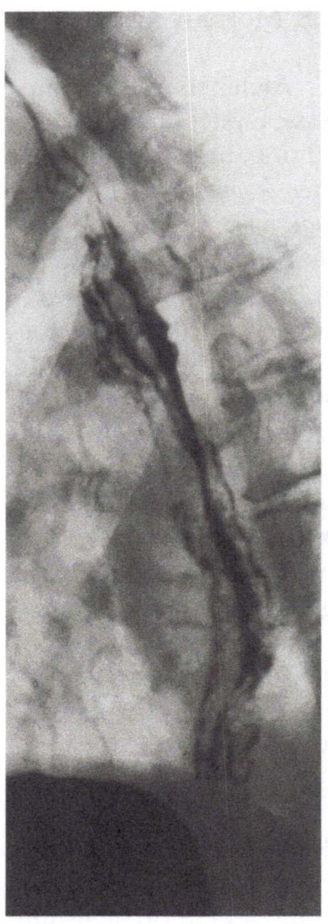

Abb. 3.49. Ausgeprägte Oesophagusvaricen, vorwiegend im mittleren und unteren Oesophagusdrittel

1. Pulsationsdivertikel,
2. Traktionsdivertikel,
3. funktionelle Divertikel.

Benennung nach topographischen Gesichtspunkten. 1. Pharyngeale Divertikel, 2. Pharyngo-oesophageale Divertikel (Grenzdivertikel, Zenkersches Divertikel), 3. Oesophagusdivertikel (epibronchiale Divertikel, epiphrenale Divertikel und hypophrenale Divertikel) (Abb. 3.48).

3.4.1.10 Oesophagusvaricen

Entstehung überwiegend durch portale Hypertension bei Strömungshindernis im

Pfortaderkreislauf (s. Pfortaderkreislauf) (Abb. 3.49). Die seltenen, idiopathischen Oesophagusvarizen werden als angiomatöse Mißbildungen angesehen.

Röntgensymptome. 1. Bogig begrenzte geschlängelte Aussparungen, 2. kreis- und wurmartige Aufhellungen, 3. verlangsamte Entleerung der Speiseröhre, 4. Haften von Kontrastmittelbelägen an der Speiseröhrenwand.

3.4.1.11 Hiatushernie (24%) (Abb. 3.50a–c)

1. Gleitbruch (axiale Gleithernie),
2. paraoesophageale Hernie,
3. Mischhernie,
4. congenital kurzer Oesophagus.

1. Axiale Gleithernie. Die häufigste Form. Darstellung und Aufweitung des Bruches bei Lagewechsel vom Stehen zum Liegen.

Untersuchungstechnik und Röntgensymptomatik. Kopftieflage, Oesophagus-Kardiapassage mit dosierter Auffüllung unter Pressen. Auffüllung des Bruches vom Magen aus ist möglich. Die Kardia ist oberhalb des Hiatus darstellbar. Magenschleimhautfalten sind im Bruch nachweisbar.

2. Paraoesophageale Hernie. 10% aller Hiatushernien. Die Kardia liegt unterhalb des Zwerchfelles. Der Bruch entwickelt sich paraoesophageal nach oben in das Mediastinum.

Röntgensymptome. Magenausstülpung epiphrenal neben dem unteren thorakalen Oesophagus. Die Kardia bleibt meist unter dem Zwerchfell, kann aber bei schmalem Zwerchfellsegment höher treten, ihr Verschlußmechanismus ist nicht gestört.

3.4.1.12 Traumatische Veränderungen des Oesophagus

a) Die traumatische Ruptur. Nach stumpfen und lokalen Thoraxtraumen.

Durch ärztliche Maßnahmen (Oesophagoskopie, Gastroskopie, Bougierung, Kardiadehnung).

b) Die idiopathische, spontane Ruptur. Ruptur der gesunden Speiseröhre durch banale Traumen (heftiges Erbrechen, kräftiges Pressen).

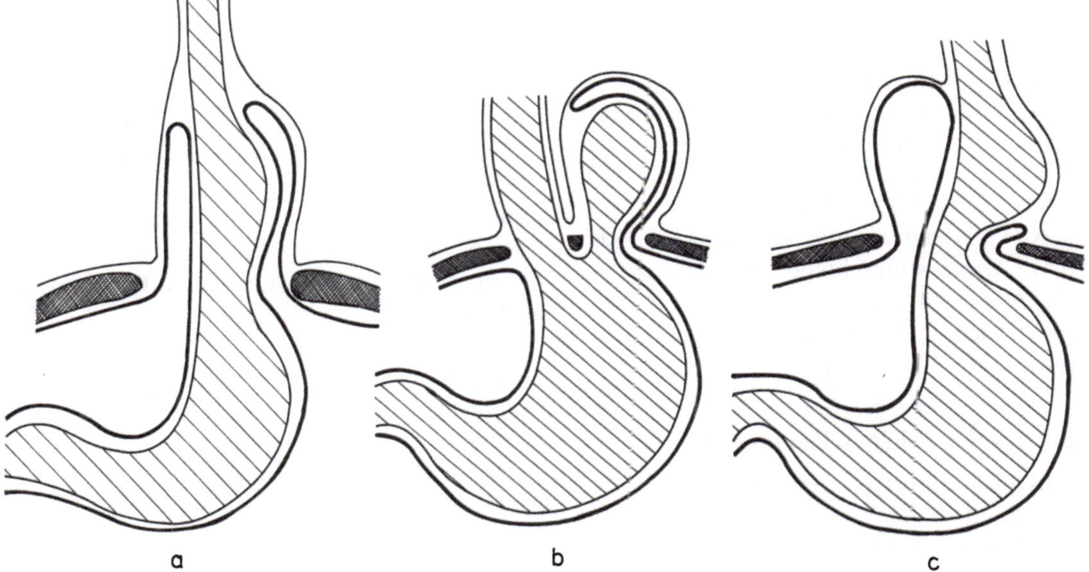

Abb. 3.50a–c. Schema der Hiatus-„Brüche“, modifiziert nach Sweet. a) Congenital kurzer Oesophagus mit Thorax-Magen. b) Paraoesophageale bzw. hiatale Hernie. c) Gleitbruch (axiale Gleithernie)

Ätiologisch weitere Möglichkeiten einer Ruptur: Tumor, Entzündung, Verätzung, Verbrennung und Aneurysmaerosion.

Längsrisse in der Hinter- und Seitenwand, selten Vorderwand.

Röntgensymptome. Pneumomediastinum, Pneumothorax ohne oder mit Mediastinalverdrängung oder Pleuraerguß. Die Kontrastmitteluntersuchung ist kontraindiziert! Eventuell Gastrografindarstellung.

c) Verätzung und Verbrennungen des Oesophagus. Das Röntgenbild der frischen Verätzung entspricht dem Bild der akuten Oesophagitis. Je nach Schwere der Läsion finden sich alle Grade der Reliefveränderungen, dicke, wulstige und starre Schleimhautfalten bis zu tumorartigen Füllungsdefekten durch entzündliche Schleimhautverdickungen. Wandständige Füllungsdefekte und Nischen. Schleimbelag und Sekret führen zu einer Schummerung des Reliefs. Spastische Engstellung.

Folgezustand sind Narbenstrikturen und Stenosen, Verkürzung.

Sie liegen meist an den physiologischen Engen der Speiseröhre, meist im unteren Drittel; Prädilektionsstelle ist an der Höhe der Tracheabifurkation.

3.4.1.13 Ulcus pepticum oesophagi

Stets im unteren Oesophagus lokalisiert, fast nie höher als 5 cm oberhalb der Kardia. Häufig mit Hiatushernie kombiniert. Das hochsitzende Ulcus ist sehr selten.

Röntgensymptomatik. Konstante Nische bzw. Kontrastmitteldepot. Schwellungshof als Ausdruck entzündlicher Umgebungsreaktionen. Wulstig verbreitertes Faltenrelief in der Umgebung.

3.4.1.14 Oesophagus-Tumoren

3.4.1.14.1 Gutartige Tumoren

Es handelt sich meist um Myome, Leiomyome, Fibrome, Lipome, Angiome, Neurinome sowie um Cysten. Sie können bis zu Apfelgröße erreichen. Die bevorzugte Lokalisation der Fibrome ist das obere Drittel, der Myome, Leiomyome und Cysten das untere Oesophagusdrittel. Sie kommen sowohl in der Einzahl als auch multipel bis zur völligen Verlegung des Lumens vor. Nach ihrer unterschiedlichen Wachstumstendenz werden folgende Gruppen unterschieden:

a) Intraoesophageale Tumoren wachsen als gestielte Polypen oder als breitbasig aufsitzende Tumoren. Lipome wachsen oft submucös.

Röntgensymptomatik. Im allgemeinen keine Behinderung der Passage.

Bei flüchtigem Aufstau wird der Tumor umflossen und stellt sich als glatte oder runde Aussparung dar. Bei mehr oder weniger deutlicher Passagebehinderung kommt es zur zentralen Kontrastmittelaussparung mit Stenosezeichen. Nekrosezeichen des Tumors gestalten die Oberfläche unregelmäßig. Reflux- oder Begleitoesophagitis führen zur unscharfen Kontur der Tumoroberfläche.

Differentialdiagnose: gegenüber Speiseresten (Fleisch) vor Stenosen als glatte Aussparung im Oesophaguslumen.

b) Intramural wachsende Tumoren. Sie führen zur spindeligen oder buckeligen Verbreiterung des Oesophagusschattens.

c) Extraoesophageal wachsende Tumoren. Sie liegen überwiegend im mittleren und unteren Drittel und imponieren als mehr oder weniger stark ausgeprägte „Mediastinaltumoren“ und führen zu Verlagerung und Lumeneinengung.

Differentialdiagnose. Die endgültige Beurteilung der Genese der Oesophagustumoren ist aufgrund der KM-Passage nicht möglich.

Die histologische Abklärung sichert die röntgenologische Verdachtsdiagnose.

3.4.1.14.2 Maligne Tumoren des Oesophagus

Sie kommen als Carcinome, Mischtumoren und Sarkome vor.

Das Oesophagus-Carcinom. Ist zahlenmäßig die häufigste Oesophagusstenose (4% aller Carcinome).

Es tritt meist im 6. Lebensjahrzehnt oder später auf.

70 bis 90% finden sich im mittleren bis unteren Oesophagusdrittel. Makroskopisch unterscheidet man 3 verschiedene Wachstumsformen.

1. Polypös-expansive Wachstumsform mit früh beginnendem Zerfall der polypösen Tumormassen.
2. Die medulläre, beetartige Form mit zirkulärem Wachstum, zentraler Kraterbildung und höckerigem Randwall.
3. Der Scirrhus mit anfangs submucösem Wachstum, über größere Strecken zirkulär stenosierend. Wandstarre, fehlende Peristaltik. Später Durchbruch des Tumors mit weitgehender Stenosierung des Oesophaguslumens.

Röntgensymptom (Abb. 3.51). Das *polypös wachsende Carcinom* stellt sich als rundlicher oder länglicher zerklüfteter Füllungsdefekt dar. Früher Zerfall mit zentraler Kraterbildung. Ränder unregelmäßig und zerklüftet. Wächst nicht zirkulär. Geringe Neigung zur Stenose. Passagebehinderung durch Nahrungsteile.

Das medulläre Carcinom erscheint als schüsselförmiger Defekt mit zirkulärer Stenose und prästenotischer Erweiterung. Charakteristisches Röntgenzeichen ist die Nische.

Der Scirrhus. Allmähliche trichterförmige Einengung des Oesophaguslumens, anfangs intakte Schleimhaut, Wandstarre. Im fortgeschrittenen Stadium wird die Schleimhaut infiltriert.

Komplikationen. Penetration in die Nachbarorgane (Mediastinum, Pleura, Lunge, Perikard). Perforation mit Fistelbildung (Oesophago-Trachealfistel), Ummauerung der Gefäße, Stenose der Atemwege.

Metastasierung. In die regionalen Lymphknoten des Oesophagus, des Mediastinums und der Trachea sowie in die epigastrischen Lymphknoten beim caudalen Sitz des Tumors.

Differentialdiagnostische Abgrenzung gegen 1. Entzündliche Prozesse spezifischer und unspezifischer Ätiologie mit ihren Folgezuständen, 2. Fremdkörper, 3. Oesophagusspasmus, 4. Gutartige Tumoren des Oesophagus, 5. Lymphogranulomatose, 6. Entzündliche Schleimhauthyperplasien, 7. Ätz-

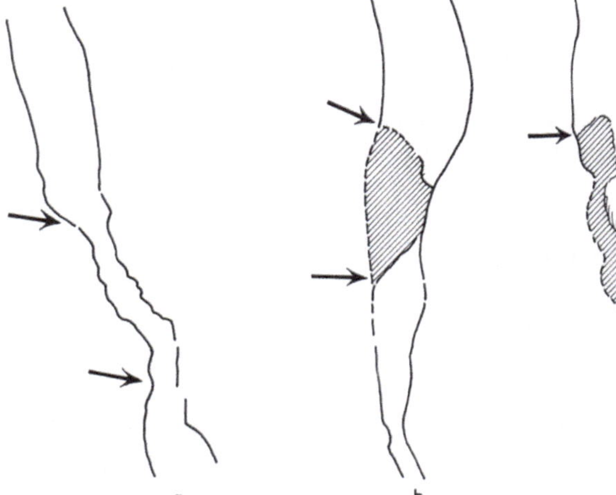

Abb. 3.51a—c. Schematische Darstellung des Oesophagus-Carcinoms. a) Scirrhus. b) Polypös wachsendes Carcinom. c) Medulläres Carcinom.

Differentialdiagnose

Achalasie	Oesophagus-Carcinom	Refluxoesophagitis
Glatte Konturen	Eingekerbte, unregelmäßige Konturen	Fein gezähnelte Kontur
Einengung der Kontrastmittelstraße	Unregelmäßige Aussparungen des Kontrastmittels	Unregelmäßige Begrenzungen, langsam zunehmende Einengung
Prädilektionsstelle Kardia	Mittleres und unteres Oesophagusdrittel	Prädilektionsstelle unteres Oesophagusdrittel
Konische Einengung	Aussparung ringförmig oder polypoid	Längliche Einengung
Mehr oder weniger starke Dilatation über der Stenose	Trichterförmiger oder stumpfrandiger Defekt mit proximaler Dilatation	Nur mäßige Erweiterung oberhalb der Veränderungen
Verzögerte Entleerung in Intervallen	Das Kontrastmittel wandert vom breiteren Teil in einem dünneren Strom nach unten durch eine unregelmäßige Enge. Dann besitzt der Kontrastmittelschatten wieder eine normale Breite	Erst später eintretende Behinderung der Passage
Die Peristaltik ist normal oder gesteigert. Fehlende Wellen an der Enge	Die Peristaltik ist an der Erkrankungsstelle unterbrochen. Außerhalb dieser Stelle normal	Bei fortgeschrittenen Veränderungen fehlende Peristaltik
Regurgitation von flüssigen und kompakten Speisen	Regurgitation meist von kompakten Speisen	Regurgitation erst bei weitgehender Stenosierung durch Sklerose
Die Stase besteht nach Atropin oder Papaverin-Gaben weiter	Komplikationen sind häufiger, Stase, Perforation	Komplikationen durch zunehmende Stenosierung

stenosen und Strikturen, 8. Oesophagusvaricen, 9. Wandveränderungen durch extraoesophageale Prozesse.

Sarkome des Oesophagus sind äußerst selten. 0,5% aller Oesophagusneubildungen sind Sarkome. Sie kommen überwiegend beim älteren Menschen vor. Lymphosarkome werden auch im jüngeren Alter beobachtet. Sie metastasieren regional oder ubiquitär.

Röntgensymptomatik. Rundliche oder länglich zerklüftete Füllungsdefekte. Die polypöse Form ist von gutartigen Veränderungen nicht zu unterscheiden. Expansives Wachstum mit partieller Behinderung der Passage. Bei nekrotischem Zerfall besteht Ähnlichkeit mit dem Oesophagus-Carcinom.

3.4.1.15 Differentialdiagnose

Nur durch die histologische Sicherung.

Literatur

Handbuch der Medizinischen Radiologie, Bd. XI/1. Berlin-Heidelberg-New York: Springer 1969.

Haubrich, R. (Hrsg.): Klinische Röntgendiagnostik innerer Krankheiten, Bd. II. Berlin-Heidelberg-New York: Springer 1966.

Schinz, H. R., Baensch, W. E., Frommhold, W.: Lehrbuch der Röntgendiagnostik, Bd. V: Abdomen. Stuttgart: Thieme 1965.

3.4.2 Magen

3.4.2.1 Untersuchungsverfahren

1. Abdomenübersichtsaufnahme ohne Kontrastmittel:

Im Liegen zur Beurteilung von Konturen und Größe der einzelnen Organe (Leber, Milz, Nieren, Psoasrand) und zum Nachweis von Verkalkungen.
Im Stehen mit Abbildung des Zwerchfelles zum Nachweis von Luft (Perforation) oder Dünn- und Dickdarmspiegeln bei Ileusverdacht.

2. Kontrastmitteluntersuchungen:

a) Orale Passage mit Bariumsulfat-Suspension.

b) Orale Passage mit wasserlöslichem Kontrastmittel, Gastrografin bei Verdacht auf Perforation (z.B. Ulcus-Perforation, postoperativ).

3. Magen-Doppelkontrastverfahren: Kombination von Bariumsulfat und Luft zur Erzielung eines Wandbeschlages und optimaler Wanddehnung.

4. Pharmakoradiographie: Einsatz von Pharmaka zur Analyse und Behandlung von Funktionsstörungen (Paspertin, Atropin, Buscopan, Glucagon).

5. Arteriographie (Cöliacographie oder selektive Darstellung ihrer Äste) bei Verdacht auf blutendes Ulcus.

Beurteilungskriterien. Tonus, Formvarianten, Lageanomalien, Verhalten des Faltenreliefs und Feinreliefs, Konturen der Magenwand, Wanddehnbarkeit und Peristaltik, Entleerungsfunktion.

3.4.2.2 Normalbefunde

Normaler Tonus. Regelrechte Form und Lagebeziehung zu den Nachbarorganen. Zartes, geordnetes Faltenrelief. Normale Darstellung des Feinreliefs im Doppelkontrastbild.

Glatte Konturen der Magenwand. Gute Wanddehnbarkeit und Umformung. Normale Peristaltik und Entleerungsfunktion des Magens (Abb. 3.52a u. b).

Haupttypen. Hakenmagen, Langmagen, Stierhornmagen, Kaskadenmagen.

3.4.2.3 Pathologische Veränderungen am Magen

Form und Lage werden beeinflußt durch die Konstitution, den Füllungszustand, die Körperlage und die Lage der Nachbarorgane.

3.4.2.4 Ursache von Lage- und Formveränderungen sind

1. Impressionen der Magenwand durch meteoristischen Dickdarm und raumfordernde Prozesse im Abdomen (vergrößerte Leber, Tumoren des Pankreas, Pankreascysten, Tumoren oder Cysten der linken Niere, vergrößerte Milz).

2. Adhäsionen durch entzündliche Erkrankungen benachbarter Organe, postoperative Strangbildung, maligne Wandinfiltrationen.

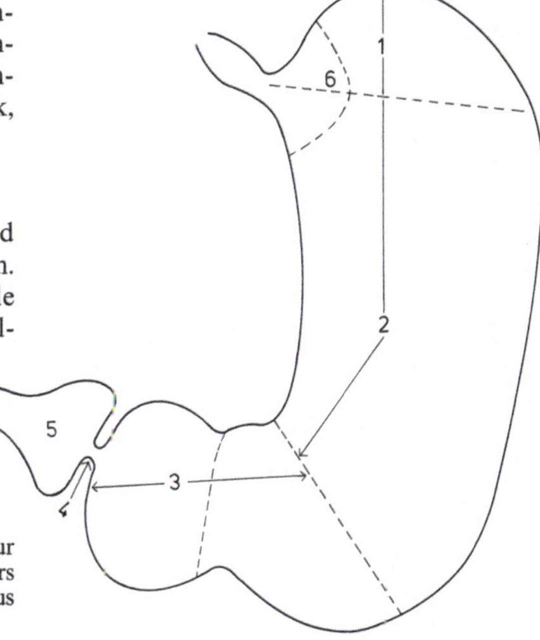

Abb. 3.52a. Röntgenanatomie und Nomenklatur des Magens nach Makrovits. *1* Fundus, *2* Pars media ventriculi, *3* Antrum, *4* Pylorus, *5* Bulbus duodeni, *6* Kardiaregion

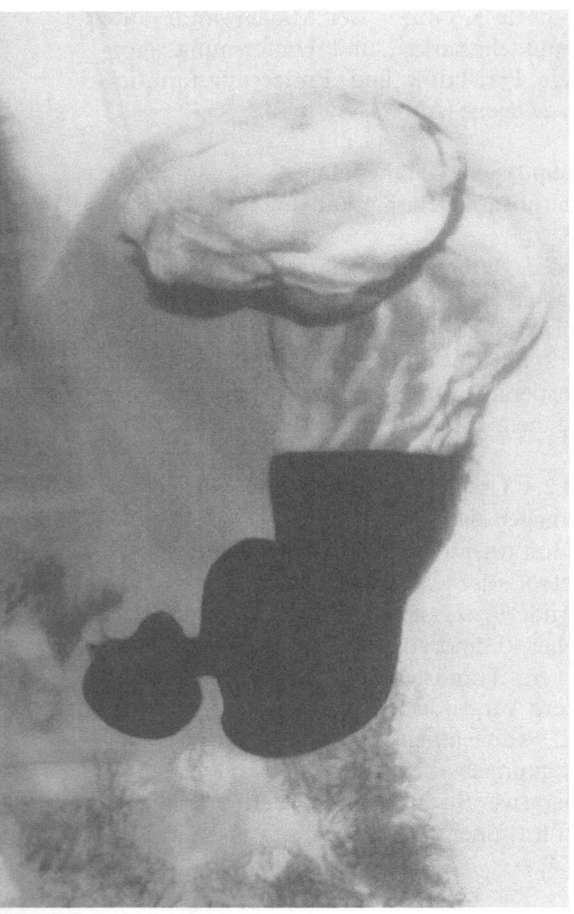

Abb. 3.52b. Normaler Magen im Füllungsbild

3. Zwerchfellhochstand infolge Phrenicusparese, Zwerchfellruptur oder Hernie.
4. Situs inversus.
5. Volvolus des Magens (organo-axiale Form, mesenterico-axiale Form).

3.4.2.5 Funktionsstörungen des Magens

1. Der spastische Magen (lokaler oder totaler Spasmus).
2. Magenatonie (bei Coma diabeticum oder hepaticum). Differentialdiagnose: Gastrektasie bei Pylorusstenose.

3.4.2.6 Gastritis

ist eine klinische Diagnose. Die Sicherung erfolgt durch den gastroskopischen und bioptischen Befund (Oberflächen- und atrophische Gastritis). Röntgenologisch ist eine Aussage und Zuordnung zum bioptisch-histologischen Bild nicht möglich.

Chronische Gastritis. Entstehung nach akuter Gastritis oder primär chronische Form. Schubweiser Verlauf. Endogene oder exogene Entstehungsursachen. Gastroskopische Klärung!

Röntgensymptomatik. Der röntgenologische Nachweis von groben Faltenwulstungen, einer erhöhten Rigidität, vermehrtem Nüchternsekret und Störungen der Motilität kann als pathologischer Befund aufgefaßt werden. Sie weisen auf Funktionsstörungen, aber nicht auf eine Gastritis hin. „Der Reizmagen" zeigt ein irritiertes Relief mit aufgeworfenen Falten, einer vermehrten Saftbildung (Supersekretion) oder einer Hypermotilität.

Als Veränderungen im Sinne einer Gastritis können gewertet werden:

1. Erhebliche Reliefvergröberung.
2. Granuliertes Relief. Darstellung unter dosierter Kompression.
3. *Akute Magenerosionen:* Oberflächliche Schleimhautläsionen, die gelegentlich einen gering ausgeprägten Schwellungshof aufweisen. Der nur flache Oberflächendefekt entzieht sich meist dem röntgenologischen Nachweis.
4. *Chronische oder komplette Magenerosion.* Sie ist histologisch durch Rundzellinfiltration, Bindegewebsproliferation, interstitielles Ödem und foveoläre Pseudohyperplasie gekennzeichnet. Meist 2–5 mm großer Defekt. Er erreicht nicht die Muscularis mucosa. Stecknadel- bis bohnengroße Schleimhauterhebung mit zentraler Delle, vereinzelt oder beetartig. Sie läßt sich bei dosierter Kompression und im Doppelkontrastbild darstellen.

3.4.2.7 Gutartige Pylorushypertrophie

Ursachen: 1. Verdickung sämtlicher Magenwandschichten, 2. der Muscularis propria und 3. der Mucosa im Pylorusbereich.

Folge. Sie kann zur erheblichen Einengung des Magenlumens im präpylorischen Antrum führen. Bei gutartiger Pylorushypertrophie ist die Einengung harmonisch. Die Differentialdiagnose zwischen einer gutartigen Lumeneinengung und malignen Wandinfiltration kann röntgenologisch schwierig sein.

Pelotteneffekte: Bedingt durch entzündliche Vergrößerung der perigastrischen Lymphknoten, bei Netzmetastasen oder Tumoren der Umgebung.

3.4.2.8 Gastropathia gigantea (Ménétrier-Syndrom)

Nichtentzündliche Umwandlung des Drüsenkörpers.

Dickenzunahme der Schleimhautfalten auf ca. 5 mm und mehr mit ödematösen und polypösen Schleimhautwulstungen im Corpus ventriculi.

Röntgensymptomatik. Ausgedehnte, von polypösen Gebilden durchsetzte breite Schleimhautfalten. Meist im Bereich der Kardiaregion, aber auch im gesamten Magen.

3.4.2.9 Ulcus ventriculi

Peptische Läsion der Wand an umschriebener Stelle. Die häufigste Lokalisation ist die kleine Kurvatur des Magens. Ihre Verteilung nach Bücker ergibt sich wie folgt:

Kleine Kurvatur	72,8%
Hinterwand	19,5%
Kardia-Fornixbereich	3,9%
Vorderwand	1,3%
Große Kurvatur	0,2%
Zentral im Pylorus	2,2%

Röntgensymptomatik. Die kontrastmittelgefüllte Nische ist im Profilbild und en face darstellbar. Die Röntgencharakteristika des Magengeschwüres sind:

Das Nischensymptom,
das Hervorragen des Nischengrundes über die Magenkontur,
Faltenraffung in der Umgebung der Nische mit Faltenverbreiterung,
breite Falte an der Nischenbasis als Hinweis auf die Benignität (Hamptonsches Zeichen).

Nischenformen können sein: Die pilzförmige oder divertikelartige Nische, die zylindrische Nische, die trichter- oder dornförmige Nische.

Das frische Ulcus hat einen flachen, harmonisch auslaufenden Schwellungshof und ist frei von Faltenzügen. Die Falten in der Umgebung des Schwellungshofes sind nicht gestört.

Das *Ulcusalter* läßt sich röntgenologisch nicht aus Form und Größe, sondern aus der Umgebung der Ulcusnische bestimmen. Folgende Kriterien sprechen für das abheilende, *ältere Ulcus:*

die Trichterform,
radiäre Konvergenz und strahlenförmiger Verlauf der Schelimhautfalten,
narbige Veränderungen seiner Umgebung,
Verlaufsbeobachtung mit Ulcusverkleinerung und Rückbildung des Schwellungshofes.

Chronisches Ulcus ventriculi (Abb. 3.53a–d). Umwandlung in ein Ulcus callosum mit derbem und starrem Randwall oder stärkere Faltenraffung mit Wandstarre und Wandschrumpfung.

Jedes Ulcus bei einem Alter des Patienten über 40 Jahre muß gastroskopiert werden, um ein Früh-Carcinom auszuschließen.

Funktionelle Ulcuszeichen sind: Spasmus an der gegenüberliegenden Magenwand, der Major-Kontur (Ulcusfinger). Starke spastische Kontraktion mit Unterteilung des Magens im Sinne eines „Spastischen Sanduhrmagens".

3.4.2.9.1 Ulcus-Komplikationen

Ulcus-Komplikationen sind:

1. Penetration mit sehr tiefer Nische.

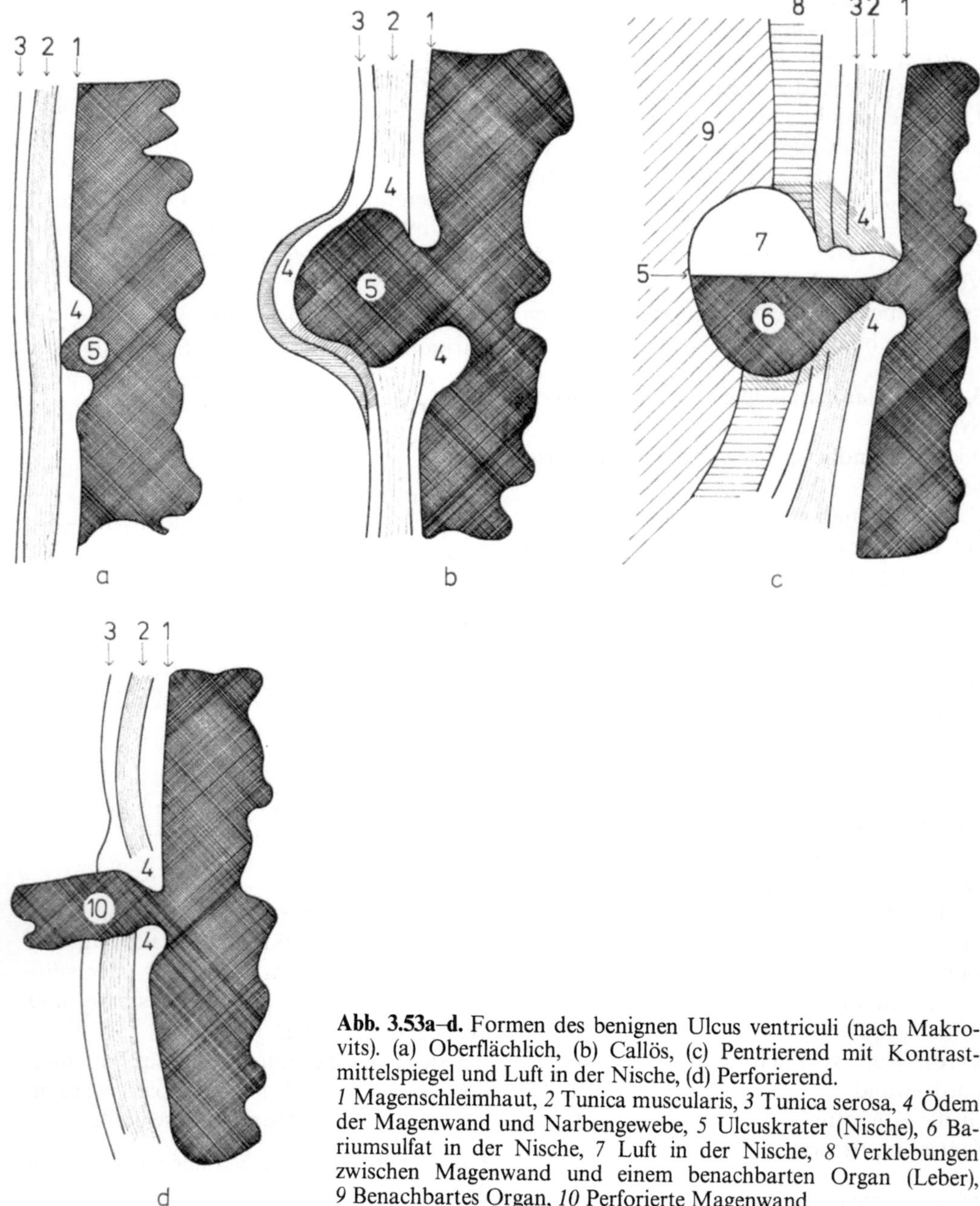

Abb. 3.53a–d. Formen des benignen Ulcus ventriculi (nach Makrovits). (a) Oberflächlich, (b) Callös, (c) Pentrierend mit Kontrastmittelspiegel und Luft in der Nische, (d) Perforierend. *1* Magenschleimhaut, *2* Tunica muscularis, *3* Tunica serosa, *4* Ödem der Magenwand und Narbengewebe, *5* Ulcuskrater (Nische), *6* Bariumsulfat in der Nische, *7* Luft in der Nische, *8* Verklebungen zwischen Magenwand und einem benachbarten Organ (Leber), *9* Benachbartes Organ, *10* Perforierte Magenwand

2. Perforation: Sie kann offen oder gedeckt sein. Bei freier Perforation in die Bauchhöhle ist Luft unter dem Zwerchfell nachweisbar. Die Kontrastmitteluntersuchung ist kontraindiziert.

3. Blutung: Schonende Untersuchung des Patienten im Liegen ohne Palpation mit Bariumsulfat oder Gastrografin. Bei starker Blutung (mindestens 2 ml/min) Lokalisation der Blutungsquelle über die Ge-

fäßdarstellung (Cöliacographie). Die bevorzugte Untersuchungsmethode ist die Gastroskopie.

Ulcusfolgezustand (narbige Deformierungen)

1. Organischer Sanduhrmagen
2. Beutelmagen (Einrollung der Minorseite und Durchhängen der großen Kurvaturseite).
3. Antrumeinengung (Differentialdiagnose = Magencarcinom).
4. Magenausgangsstenose; bei benigner Stenose = konisches Zulaufen bei glatten Wandkonturen und intakten Schleimhautfalten. Erforderlich ist die genaue Analyse der Peristaltik.

Magen-Divertikel. Meist in Kardianähe an der Magenhinterwand lokalisiert. Charakteristika: Enger Divertikelhals, langer Stiel mit nachweisbarem Faltenrelief.

3.4.2.9.2 Maligne Ulcusentartung — Ulcuscarcinom

Der röntgenologische Hinweis auf ein „Ulcuscarcinom" kann sein:

1. Umschriebene oder vollständige Wandstarre des Kraterrandes;
2. Höckerige und unregelmäßige Erhebungen am Ulcusrand oder Ulcusgrund;
3. Faltenabbruch oder Unregelmäßigkeiten nahe dem Ulcus;
4. Unregelmäßige Form des Kraters;
5. Großer Durchmesser, mehr als 2,5 cm.

Die Klärung der röntgenologischen Verdachtsdiagnose erfolgt nur histologisch!

3.4.2.10 Gutartige Tumoren des Magens

Hyperplastische Pseudopolypen, adenomatöse Polypen, Polyposis adenomatosa intestini, Neurinome, Fibrome, Lipome, Carcinoide, eosinophiles Granulom.

Andere gutartige Magenveränderungen sind: Varicöse Fornixveränderungen, Magenwandcysten, Mycosis fungoides, Lues des Magens.

3.4.2.11 Das Magen-Carcinom (Abb. 3.54)

Es steht an erster Stelle der Carcinomsterblichkeit. Erkrankungsmaximum zwischen 50 und 70 Jahren. Nach den morphologischen Gesichtspunkten und dem Verhalten im Röntgenbild sind folgende Formen zu unterscheiden:

Klassische Symptome des Magen-Carcinoms, Einteilung in 4 Gruppen nach Borrmann und Konjetzny:

Typ I: Exophytisch-polypös wachsende, der Magenwand breitbasig aufsitzende Tumoren mit nur geringer Ulceration oder zentralem Zerfall und scharfer Begrenzung der Basis gegen das umgebende Gewebe.

Typ II: Geschwürig zerfallende Carcinome mit aufgeworfenem Randwall („Ringwall-Carcinom"), deren Rand auch die Grenze der Geschwulst darstellt.

Typ III: Flach ulcerierende Carcinome mit weitgehend unscharfer Randbegrenzung und vorwiegend intra- und submucöser Ausbreitungstendenz.

Typ IV: Flächenhafte, diffuse, wandinfiltrierend wachsende Carcinome ohne wesentliche Schleimhautulceration mit konsekutiver Starre und Schrumpfung der Magenwand (Abb. 3.55).

Das Frühcarcinom des Magens. Die Lokalisation des Frühcarcinoms ist über den ganzen Magen verteilt, mit Bevorzugung der kleinen Kurvatur von Corpus und Antrum. Nach der endoskopischen Einteilung der japanischen Gesellschaft für Endoskopie unterscheidet man 5 Grund- und außerdem Mischformen des Magen-Frühcarcinoms (Abb. 3.56).

Die Hauptlokalisation des Magen-Carcinoms entspricht der Lage des Magengeschwürs. Die Differenzierung an der kleinen Kurvaturseite ist deshalb oft schwierig. Die Ulcuslokalisation an der großen Kurvaturseite ist selten. Wandveränderungen sind hier immer suspekt auf einen malignen Prozeß.

Röntgen-Symptomatologie. Die klassischen Symptome des großen Magen-Carcinoms sind:

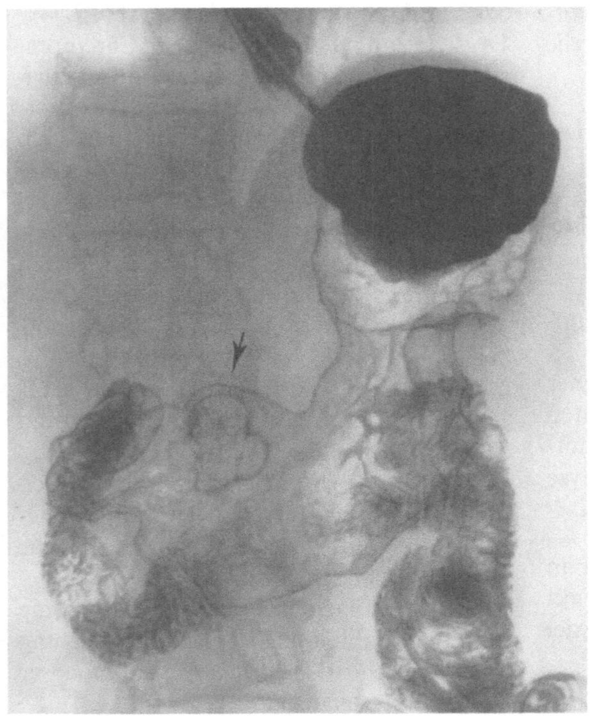

Abb. 3.54. Magen-Doppelkontrastbild. Exophytisch-polypös wachsender Prozeß im Antrum ventriculi mit scharfer Begrenzung gegen das umgebende Gewebe (Carcinom) (Borrmann, Typ I)

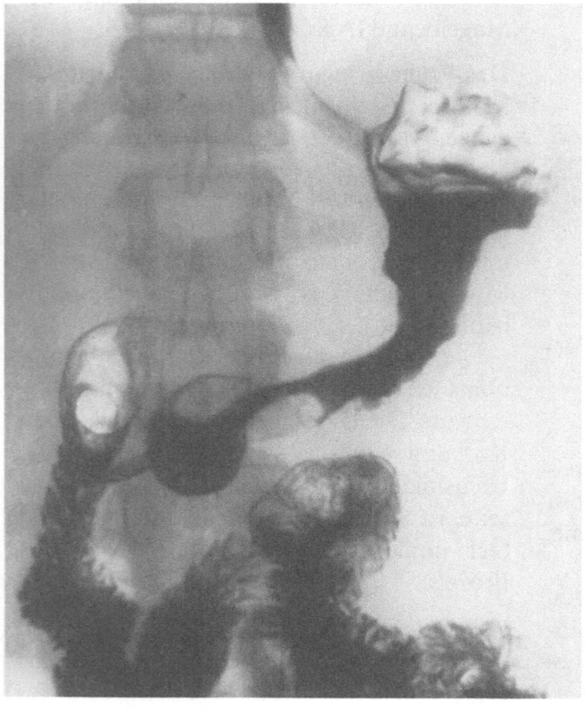

Abb. 3.55. Scirrhöses Carcinom des Corpus und Antrum ventriculi

1. Füllungsdefekt mit unregelmäßig, höckerig-knotiger Formation und Aussparung an der angrenzenden Wand.
2. Wandstarre, Unregelmäßigkeit und Einengung.
3. Verkleinerung des Magenlumens im fortgeschrittenen Stadium.
4. Stufenbildung am Rand der Carcinom-Infiltration (Haudecksche Stufe).
5. Wulstige Reliefformation, Carcinomwall und Faltenabbruch.
6. Zirkuläre Einengung des Lumens auf größerer Strecke und Wandstarre.

Metastasen des Magen-Carcinoms. Häufig frühe Metastasierung in: regionale Lymphknoten (retroperitoneal, mesenterial, periportal), Fernmetastasen, z.B. Virchowsche Drüse supraclavicular links, Metastasierung in die Ovarien (5%), sogenannter Krukenberg-Tumor, über Ductus thoracicus = generalisierte lymphogene Aussaat, hämatogene Aussaat (Knochen, Haut, Muskulatur, Meningen usw.).

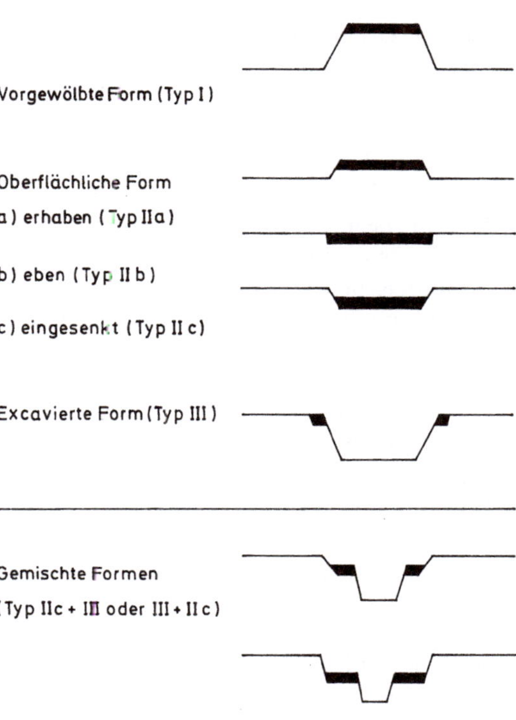

Abb. 3.56. Schematische Darstellung der Klassifikation des Magen-Frühcarcinoms

3.4.2.12 Sarkome des Magens

Sarkome des Magens sind selten. Sie kommen vorwiegend im mittleren Lebensalter vor. Histologisch: Lympho- und Reticulosarkom.

Röntgensymptomatik der lokalen und diffusen Form: Ausgedehnte Infiltrierung der Magenwand, grobwulstige Reliefformationen mit polypösen Füllungsdefekten. Wandstarre und Wandunregelmäßigkeit.

Differentialdiagnose

	Magen-Carcinom	Magenulcus
Schatten	Defekt der Magenwand	Nische
Konturen	Unregelmäßig, gezähnelt	Glatt, rund
Magenwand	Starr	Weich, elastisch
Motilität	Verstärkt, starre Infiltration	Verzögert
Sitz	In jedem Teil des Magens	Bevorzugt an der kleinen Kurvatur
Peristaltik	Fehlt am Sitz des Herdes	Oft tiefe Wellen
Magenkapazität	Deutlich verringert	Etwa normal
Sanduhrform, wenn vorhanden	Gewöhnlich gering	Gewöhnlich stark
Ausdehnung der Magenwand	Starre Wände, besonders bei szirrhösem Ca.	Weichere Wände, sie können gedehnt werden
Dauer der Erkrankung	Eher kurz, fortschreitende Tendenz	Lange, mit akuten Erscheinungen

3.4.2.13 Der operierte Magen

Das Ziel der Magenoperation bestand zunächst in der Entfernung der erkrankten Magenabschnitte und der Wiederherstellung der Passage. Gegenüber diesen rein mechanischen Problemen gewannen besonders in bezug auf die Ulcusbehandlung Überlegungen über die physiologischen und pathologischen Grundlagen der Ulcuserkrankung immer mehr an Bedeutung und bestimmten in zunehmendem Maße das chirurgische Vorgehen. So entwickelten sich im Laufe der Zeit die wichtigsten und typischen Operationsmethoden.

1. *Die Magenresektion nach Billroth I.* Teilresektion des Antrums und des Bulbus duodeni. End-zu-End-Anastomose zwischen Restmagen und dem suprapapillären Duodenum.

2. *Resektion nach Billroth II (2/3-Resektion).* Die Größe des Restmagens ist abhängig von der notwendigen Ausdehnung der Resektion. Anastomose zwischen Restmagen und einer oberen Jejunumschlinge.

Röntgenologische Beurteilungskriterien: Größe des Restmagens, Funktion der Anastomose, Entleerungszeit des Magenstumpfes (Reservoirfunktion), Wand- und Reliefverhältnisse, peptisches Ulcus an der Anastomose.

Spätkomplikation ist das Stumpf-Carcinom.

Nach Schreiber und Mitarbeiter tritt das Magen-Stumpf-Carcinom frühestens 2, im Durchschnitt aber 17 Jahre nach der Resektion auf.

3. *Die subtotale Magenresektion.* Modifikation der Resektion nach Billroth II.

Nur der Fundusbereich bleibt erhalten.

4. *Totale Gastrektomie* mit oesophagojejunaler Anastomose.

Die Bestrebungen zu möglichst schonender Operation mit einer weitgehenden Erhaltung der Funktion und der Sekretionsleistung führten über die selektive Vagotomie zur form- und funktionsgerechten Operation im Sinne des Billroth I mit selektiver proximaler Vagotomie.

3.4.3 Duodenum

3.4.3.1 Untersuchungsverfahren

1. Orale Kontrastmittelpassage mit Bariumsulfat-Suspension.

2. Hypotone Duodenographie (Doppelkontrastdarstellung unter i.v. Gabe von Buscopan oder Glucagon).

Beurteilungskriterien. Verlauf und Weite der C-Schleife, Verdrängung oder Impression durch Nachbarorgane, Wandkonturen und Faltenrelief, Füllungsdefekte.

3.4.3.2 Normalbefunde

Länge 25–30 cm. Retroperitoneale Lage, an der Ventralseite vom Peritoneum überzogen. Bulbus und Flexura duodeno-jejunalis liegen z.T. intraperitoneal. Es besteht eine enge topographische Beziehung zu mehreren Organen, teils retroperitoneal, teils intraperitoneal (Pankreas, Gallenblase, Leber) (Abb. 3.57).

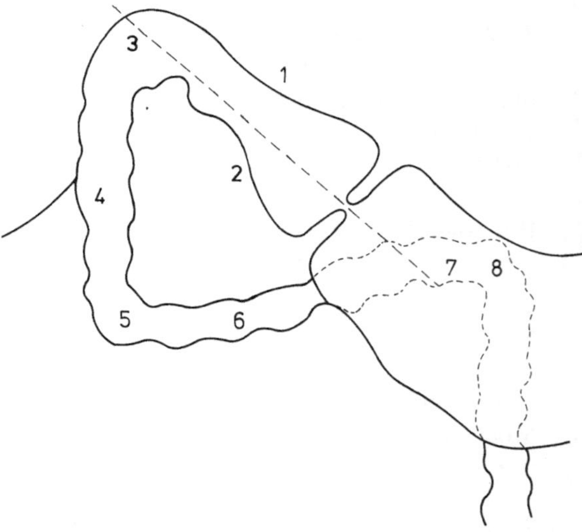

Abb. 3.57. Röntgenanatomie und Nomenklatur des Pylorus und des Duodenums (nach Markovits).
1 Minorseite des Bulbus duodeni, *2* Majorseite des Bulbus duodeni, *3* Pars superior duodeni, *4* Pars descendens duodeni, *5* Unteres Duodenalknie, *6* Pars inferior duodeni, *7* Pars ascendens duodeni, *8* Flexura duodeno-jejunalis

3.4.3.3 Pathologische Veränderungen am Duodenum

1. Angeborene Lageanomalien

Vollständiges Fehlen der Darmdrehung, Nonrotation, Malrotation I u. II, Mesenterium ileocolicum commune, Duodenum inversum.

2. Der transpylorische Schleimhautprolaps

Pilzförmige Kontrastmittelaussparung an der Bulbusbasis durch die in die Basis des Bulbus verlagerte präpylorische Schleimhaut.

3. Das Ulcus duodeni

Lokalisation und Häufigkeit des Ulcus duodeni:

Vorderwand	41%
Hinterwand	10%
Kleine Kurvaturseite	23%
Große Kurvaturseite	6%
Multipel	14%
Postbulbär	6%

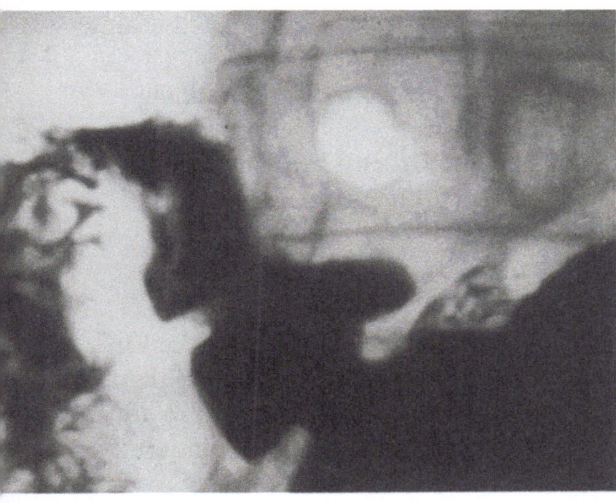

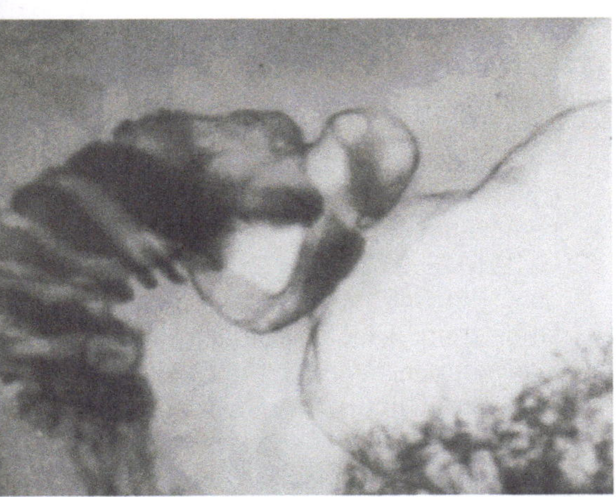

Abb. 3.58. Ulcus duodeni. Kontrastmitteldepot mit Faltenraffung. Deformierter Bulbus duocloni

Komplikationen. Blutung, Penetration und Perforation.

Die maligne Entartung des Ulcus duodeni ist nicht bekannt. Hinterwandulcera neigen zur Penetration in Nachbarorgane (Pankreas, Leber).

Röntgensymptomatik (Abb. 3.58)

Morphologisch besteht eine Ähnlichkeit mit dem Magenulcus. Runde, ovale, lineare oder irreguläre Nische. Schwellungshof in der Umgebung. Sternförmige Schleimhautraffung bei älteren Ulcera. Begleitende Funktionsstörung des Duodenums.

Folgezustand. Narbige Abheilung mit dem Bild eines Faltensternes und einer Deformierung. Die extreme Schrumpfung führt zur völligen Aufbrauchung des Bulbus mit Stenose. Schrumpfung der kleinen Kurvaturseite mit taschenförmiger Ausweitung des Major-Recessus.

Hartsche Tasche als Ausstülpung im Zentrum einer Narbenplatte. Sie verändert im Gegensatz zum Ulcus nicht die Form (Abb. 3.59).

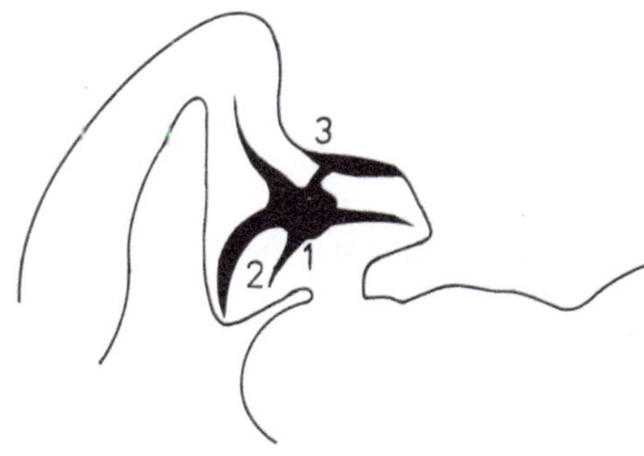

Abb. 3.59. Schemazeichnung. *1* Ulcusnische, *2* Schleimhautfalte, *3* Einziehung der Minorseite des Bulbus duodeni

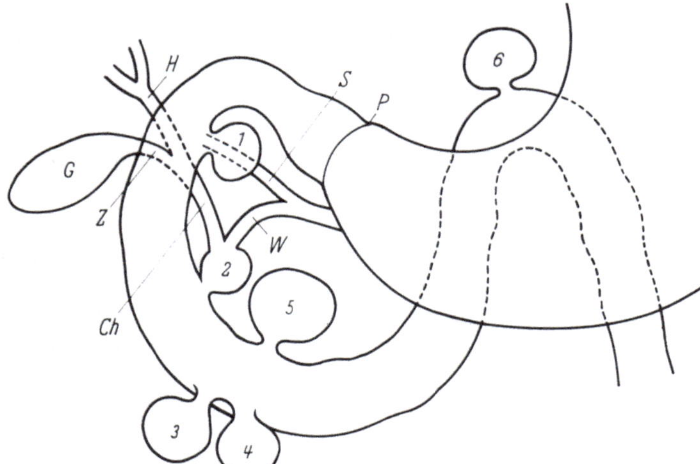

Abb. 3.60. Schematische Darstellung der „Duodenaldivertikel“. *1* Hohes Duodenaldivertikel neben der Einmündung des accessorischen Pancreasganges (S), *2* Divertikelartige Erweiterung der Ampulla Vateri, *3*, *4*, *5* Divertikel am Pars inf., *6* Divertikel der Flexura duodeno-jejunalis, *P* Pylorus, *H* Ductus hepaticus, *G* Gallenblase, *Z* Ductus cysticus, *CH* Ductus choledocchus, *W* Ductus pancreaticus

3.4.3.4 Divertikel des Duodenums

Sie sind meist erworben, selten angeboren. Keine wesentliche klinische Bedeutung (Abb. 3.60).

Röntgensymptomatik. Runder, ovaler oder pilzförmig kontrastmittelgefüllter Sack, steht mit kürzerem oder längerem Stiel mit dem Duodenum in Verbindung.

Rarität. Intraduodenales Divertikel, Entstehung durch angeborene, inkomplette membranöse Septierung des Duodenums, Komplikationen im Gegensatz zum extraduodenalen Divertikel: Blutung und Stenosierung.

3.4.3.5 Tumoren des Duodenums

Gutartige Tumoren des Duodenums sind histologisch: Fibrome, Lipome, Myome, Hämangiome, Papillome und Fibroadenome. Morphologisch finden sich die Zeichen eines gutartigen Tumors.

Duodenal-Sarkome sind besonders selten.

Primär maligne Tumoren des Duodenums sind selten. Histologisch sind es in 2/3 der Fälle Carcinome.

Röntgensymptomatik. Gewulstetes, höckeriges Relief, unregelmäßige Kontur, Wandinfiltration mit Stenose und zunehmender Passagebehinderung, Fistelbildung.

3.4.3.6 Das Duodenum bei Erkrankung der Nachbarorgane

1. Bei entzündlichen, benignen und malignen Veränderungen des Pankreas:

Röntgensymptomatik

Vergrößerung und Ausweitung der C-Schlinge. Mehr oder weniger starke Einengung des Duodenums. Maligne Pankreaskopfprozesse führen zur Wandinfiltration mit Stenose und Behinderung der Passage im Duodenum.

2. Veränderungen am Duodenum bei Erkrankung der Gallenblase und des Gallengangsystems:

1. Entzündliche Veränderung der Gallenblase mit Übergreifen auf das Duodenum.
2. Gallensteinperforation mit Fistelbildung zwischen Gallenblase und Duodenum — Gallensteinileus!
3. Gallenblasen-Carcinom mit Infiltration der Duodenalwand und Einbruch in das Duodenum (selten).
4. Bandförmige Impression der Pars superior duodeni bei Abflußstörung mit Erweiterung der Gallenwege.

Literatur

Handbuch der Medizinischen Radiologie, Bd. XI/1. Berlin-Heidelberg-New York: Springer 1969

Haubrich, R. (Hrsg.): Klinische Röntgendiagnostik innerer Krankheiten, Bd. II. Berlin-Heidelberg-New York: Springer 1966

Schinz, H. R., Baensch, W. E., Frommhold, W.: Lehrbuch der Röntgendiagnostik, Bd. V: Abdomen. Stuttgart: Thieme 1965

3.4.4 Dünndarm

3.4.4.1 Untersuchungsverfahren

1. Orale (fraktionierte) Kontrastmittelpassage.
2. Gefäßdarstellung (selektive Darstellung der Arteria mesenterica cranialis).
3. Darstellung via Jejunalsonde (mit Doppelkontrast) nach Sellink.

Beurteilungskriterien: Tonus und Passagezeit, Verhalten des Faltenreliefs, Konturen im Füllungsbild.

3.4.4.2 Normalbefunde

Die Passagezeit für Bariumsulfat-Suspension beträgt 1–2 Std. Zartes Faltenrelief mit quergestellten Kerckringschen Falten. Gute Umformung mit durchschnürender Transportbewegung, Pendel- und Mischbewegung. Regelmäßige Randkonturen (Abb. 3.61).

3.4.4.3 Pathologische Veränderungen am Dünndarm

Verlagerungen erfolgen durch intraabdominelle Tumoren, Narben oder Hernien.

3.4.4.3.1 Funktionelle Störungen

Tonus- und Motilitätsstörungen mit verlangsamter oder beschleunigter Passage. Grob-klecksige Kontrastmittelbeschläge mit dem Bild des „Schneegestöbers". Segmental unregelmäßiges Füllungsbild.

a) *Funktionelle Störungen mit beschleunigter Passage:* beim Ulcus duodeni,

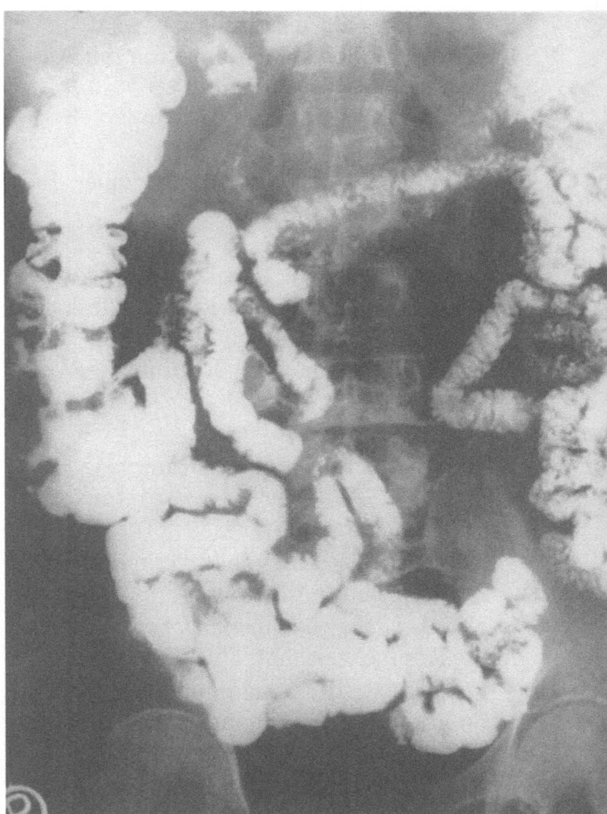

Abb. 3.61. Orale Darmpassage. Normales Füllungsbild von Jejunum, Ileum und Colon ascendens

bei vegetativen Störungen, Hyperthyreose und Basedow.

b) *Funktionelle Störungen mit verlangsamter Passage:* bei Ulcus ventriculi, Erkrankungen der Gallenblase und Gallenwege sowie komplexen vegetativen Störungen.

c) *Funktionelle Störungen mit Weitstellung:* bei Pankreatitis.

3.4.4.3.2 Dünndarmallergie
Wandödem, Hypersekretion, Spasmen im Wechsel mit Atonie.

Röntgensymptome. Beschleunigte Passage, Tonusstörungen mit Faltenvergröberung und Segmentierung, zerrissenes, klecksiges Füllungsbild.

3.4.4.3.3 Blutung in die Dünndarmwand (Marcumar und Trauma) erscheint als Füllungsdefekt oder größere Aussparung.

3.4.4.3.4 Parasitäre Erkrankung
Ascariden, Bandwürmer, Oxyuren mit Aussparungen im Kontrastmittel.

3.4.4.3.5 Sprue
(Steatorrhoe, Coeliakie) = Folge einer Ernährungsstörung.

Röntgensymptomatik. Funktionelle Störungen, Hypotonie, träge Peristaltik, klecksig-segmentaler Kontrastmittelbeschlag, beschleunigte Passage im Jejunum — verlangsamt im Ileum.

3.4.4.3.6 Malabsorptionssyndrom
a) *Primäre Ernährungsstörungen* (unspezifische Zeichen),

1. Intestinale Schleimhautveränderung,
2. Mangelhafte Verdauung;

b) *Sekundäre Steatorrhoeformen* (spezifische Röntgenzeichen),

1. Lokalisierte Schädigung (regionale Enteritis (Crohn, Jejunitis, Strikturen, Zollinger-Ellison-Syndrom)
2. Toxische und parasitäre Erkrankungen,
3. Chirurgische Ursachen (Dünndarmresektion, Blind-loop-Syndrom).

3.4.4.3.7 Enteritis (akute, subakute und chronische Form)

Röntgensymptomatik. Je nach der Schwere der Veränderungen Verbreiterung und Streckung der Falten, plumpe, breite und starre Falten bei ödematöser Schwellung. Tonusstörung, klecksiger Kontrastmittelbelag.

3.4.4.3.8 Regionale Enteritis (Ileitis terminalis, Crohnsche Krankheit) Abb. 3.62.

Pathologische Anatomie. Ödem der Submucosa, entzündlich granulomatöse Zellinfiltration, polypöse Schleimhautformationen und Ulceration, fibroblastische Umwandlung. Wandstarre und Stenose.

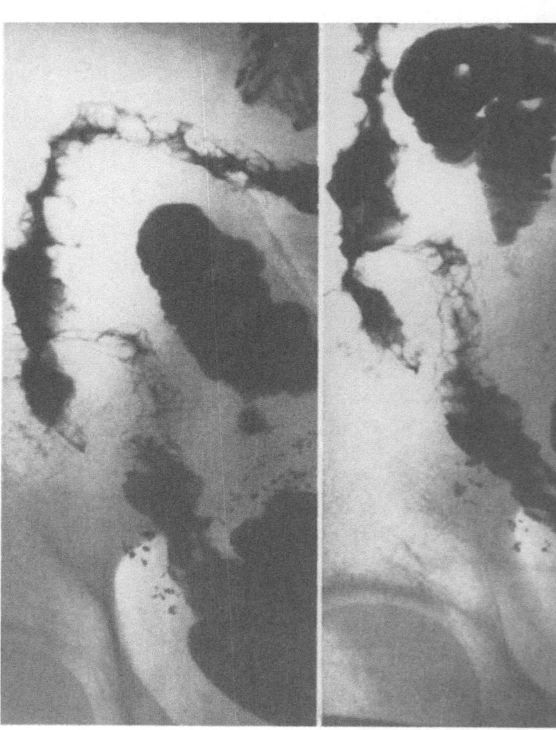

Abb. 3.62. Regionale Enterocolitis (Crohn'sche Krankheit). Sklerosierende Veränderungen des terminalen Ileums und des Colons bis zum mittleren Colon transversum. Wandunregelmäßigkeiten, segmentale Weitstellung und wulstig bis pflastersteinartig gestaltetes Relief

Röntgensymptomatik

Frühes Stadium: Faltenverbreiterung und Pflastersteinrelief, Konturunregelmäßigkeit, Lumeneinengung mit geraffter Wand am Mesenterialansatz und pseudodivertikelartiger Ausstülpung der gegenüberliegenden Seite.
Spätstadium: Ulceröse Wandveränderungen, polypöse Aussparungen, segmental angeordnete Wandstarre und Stenose. Spastik der benachbarten Schlingen.

Komplikationen: Fistelbildung und Perforation.

Nichtsklerosierende Ileitis (Golden). Auftreten im Kindesalter, fein-polypöses Schleimhautrelief im terminalen Ileum (lymphoplastische Hyperplasie).

Röntgensymptomatik. Granuläre Aussparungen durch

1. Vergrößerung der Lymphfollikel und Peyerschen Plaques im terminalen Ileum.
2. Verdickung der terminalen Ileumschlinge und verminderte Kontraktion.
3. Schwellung und Schmerzhaftigkeit der Ileocöcalklappe.
4. Vergrößerung der regionalen Lymphknoten, die zu Pelotteneffekten führen können.

3.4.4.3.9 Enteritis necroticans (nekrotisierende Entzündung)

Röntgensymptomatik. Unregelmäßig zerfetztes Relief mit wulstig-rigiden Falten, Stenose mit prästenotischer Erweiterung, Gefahr der Perforation, Kontrastmitteluntersuchung im frühen Stadium kontraindiziert!

3.4.4.3.10 Tuberkulose des Dünndarms

a) Primäre Darmtuberkulose. Die röntgenologischen Untersuchungsmethoden sind erfolglos und nicht indiziert.

b) *Tertiäre Darmtuberkulose.* Ausschließlich im unteren Ileum an der Ileocöcalklappe lokalisiert. Die Infektion beginnt meist im terminalen Ileum. Im fortgeschrittenen Stadium Übergreifen auf das Coecum und Colon ascendens.

Frühzeichen sind korn- bis erbsgroße rundliche Füllungsdefekte im Ileum, die dem Bild der Pseudopolyposis lymphatica ilei ähneln.

Röntgensymptome. Es werden 3 Formen unterschieden:

a) *Ulceröse Form.* Vergröbertes Relief mit starren quergestellten Falten, unregelmäßig gezähnelte oder gezackte Kontur der Darmwand. Verengtes und im fortgeschrittenen Stadium auch verkürztes Darmlumen. Gewulstete oder verdickte Ileocöcalklappe mit „portioähnlichem" Bild.

Differentialdiagnose: Ileitis regionalis, Colitis, Lymphogranulomatose.

b) *Hyperplastische Form.* Klein-polypös körniges Reliefbild ohne Neigung zur Ulceration. Verdickung der Ileocöcalklappe.

Differentialdiagnose: Polyposis lymphatica (Golden).

c) *Tumoröse Form.* Tumorartige Vorwölbung der Schleimhautinfiltrate in das Darmlumen mit mehr oder weniger starker Einengung des Lumens, vor allem des Coecum und Colon ascendens.

Differentialdiagnose: Maligner Ileocöcaltumor.

3.4.4.3.11 Meckelsches Divertikel

Rest des nicht obliterierten Ductus omphalo-entericus. Länge 1–8 cm, ca. 10–100 cm oralwärts der Bauhinschen Klappe. Als echtes Divertikel lebhafte Peristaltik, synchrone Bewegung mit dem benachbarten Darmabschnitt.

Röntgensymptomatik. Schwer nachweisbar. Kleiner, kuppenförmiger, fingerförmiger oder strangförmiger Blindsack, teils mit Luft gefüllt. Wandknickung oder Fixierung des Ileums an der Abgangsstelle.

3.4.4.3.12 Dünndarmdiverticulose

1. *Angeborene, echte Divertikel.* Sie kommen selten vor und sind vorwiegend im Jejunum lokalisiert. Histologisch bestehen sie aus

allen Wandschichten des Dünndarms. Sie können einzeln oder in großer Zahl auftreten.

2. *Erworbene, falsche Divertikel.* Sie unterscheiden sich histologisch von den angeborenen Divertikeln durch das Fehlen der Muskulatur.

Vorkommen in unterschiedlicher Größe, einzeln und in großer Zahl. Vorwiegende Lokalisation im oberen Jejunum und terminalen Ileum.

Röntgensymptomatik. Rundliche bis längliche, glatt konturierte, gestielte Ausstülpungen des Dünndarms unterschiedlicher Größe. Im Divertikelstiel ist Dünndarmschleimhaut nachweisbar. Angeborene Divertikel zeigen wegen ihrer muskulären Elemente eine bessere Entleerung.

Komplikationen können sein: Die Diverticulitis unter Mitbeteiligung benachbarter Dünndarmabschnitte und die seltenere Perforation.

3.4.4.3.13 Dünndarmtumoren

1. Benigne Tumoren

Fibrome, Lipome, Neurofibrome, Leio-Fibromyome, Adenomyome, Hämangiome, Neurinome, Carcinoide (semimaligne).

Röntgensymptomatik. Die Zeichen des gutartigen Tumors.

2. Dünndarm-Carcinom

Die häufigste Lokalisation ist das Duodenum und der Bereich der Flexura duodenojejunalis.

Pathologisch-anatomisch. Meist Adeno-Carcinom.

Röntgensymptomatik. Zerklüftete, höckerig-polypöse Aussparung mit Randwall, Kraterbildung, langstreckige Stenose mit prästenotischer Erweiterung, Behinderung der Passage.

Komplikationen. Ileus, Volvolus, Perforation und Fistelbildung (Abb. 3.63).

Dünndarmsarkome sind selten. Röntgenologisch sind sie vom Carcinom nicht zu unterscheiden.

Literatur

Handbuch der Medizinischen Radiologie, Bd. XI/I 2. Berlin-Heidelberg-New York: Springer 1969.

Haubrich, R. (Hrsg.): Klinische Röntgendiagnostik innerer Krankheiten, Bd. II. Berlin-Heidelberg-New York: Springer 1966.

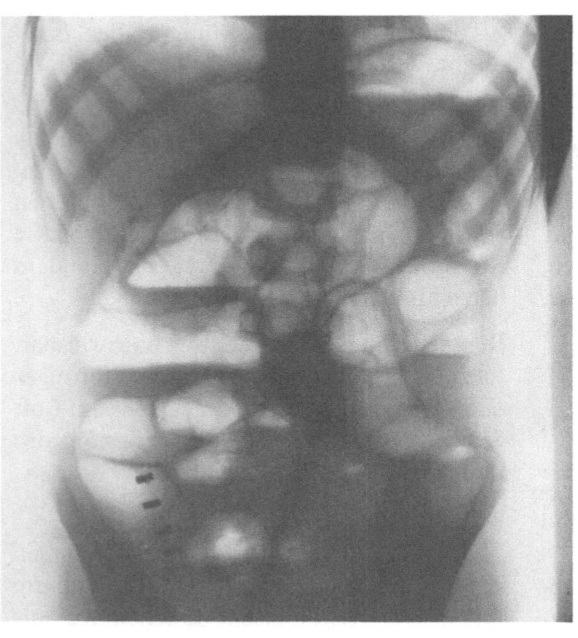

Abb. 3.63. Dünndarm-Ileus

Schinz, H. R., Baensch, W. E., Frommhold, W.: Lehrbuch der Röntgendiagnostik, Bd. V: Abdomen. Stuttgart: Thieme 1965.
Wenz, W.: Abdominelle Angiographie. Berlin-Heidelberg-New York: Springer 1972.

3.4.5 Dickdarm

3.4.5.1 Untersuchungsverfahren

1. Retrograde Colondarstellung mit Bariumsulfat-Suspension
   a) Prallfüllung
   b) Entleerungsbild (Reliefbild)
2. Colon-Doppelkontrastdarstellung
3. Orale Passage mit Darstellung des Colons nur zum Ausschluß eines groben Passagehindernisses (unzuverlässige Untersuchung!)

Beurteilungskriterien: Lumenweite, Konturen der Darmwand und Wanddehnbarkeit, Faltenrelief, Haustrierung, Tonus und retrograde Passage, Lageveränderung (Anomalie oder Verdrängung), Wandbeschlag im Doppelkontrastbild.

3.4.5.2 Normalbefunde

Normale Wanddehnbarkeit und Haustrierung. Glatte Konturen, zartes, regelmäßiges Faltenrelief. Gleichmäßiger Wandbeschlag im Doppelkontrastbild.

3.4.5.3 Pathologische Veränderungen am Dickdarm

Als Mißbildungen und Lageanomalien kommen vor: angeborene Atresie und Stenose, Mikrocolon, Megacolon, Lageanomalien, Interposition zwischen Leber und Zwerchfell (Chilaiditi), Coecum mobile.

Verlagerung von Teilen des Dickdarmes bei Leistenhernie, Schenkelhernie, Hernia obturatoria, Hernia ischiatica (selten), Nabelbrüche, Narbenbrüche, Hernia diaphragmatica (Hiatushernie, Bochtalecksche Hernie und Morgagnische Hernie), retroperitoneale Hernien (Treitzsche Hernie).

3.4.5.4 Colitis ulcerosa

Schwere entzündliche Prozesse in der Schleimhaut mit ulcerativen und narbigen Veränderungen.

Röntgensymptomatik

1. *Akutes Stadium.* Aufgehobene Haustrierung, vermehrter Sekret- und Schleimbelag, Schleimhautverdickung (Ödem), Konturunregelmäßigkeit durch Ulcerationen in der ganzen Darmschleimhaut.

2. *Fortgeschrittenes Stadium.* Unregelmäßig, wulstige Falten, tiefe und breite Ulcerationen und Unterminierungen der Wand mit beginnender Wandstarre.

3. *Chronisches Stadium.* Rigide Darmwand mit fehlender Elastizität, atrophische Schleimhaut, Wandunregelmäßigkeit mit segmentaler Stenosierung, allgemeine Schrumpfung und Verkürzung des Darmes.

Komplikationen. Blutung, Perforation und Striktur, narbig-atrophische Veränderungen und das Colitis-Carcinom (Abb. 3.64).

Differentialdiagnose. Colon-Carcinom. Morbus Crohn.

Differentialdiagnose

Colitis ulcerosa	Morbus Crohn
Zunahme im Schweregrad von cöcal nach rectal oder auf die untersten Colonabschnitte beschränkt	Obere Colonabschnitte am stärksten betroffen, die unteren oft völlig frei. Die Grenze häufig im mittleren Colon transversum oder linke Colonflexur
Vorwiegend Schleimhaut und Mucosa betroffen	Tiefere Wandschichten (Submucosa und Mesenterium) stärker betroffen
Engstellung und Starre im Spätstadium	Starke Neigung zur Engstellung und Raffung mit pflastersteinähnlichen Veränderungen der Darminnenfläche
Flächenhafte Ulcerationen	Mehr lokalisierte Ulcerationen

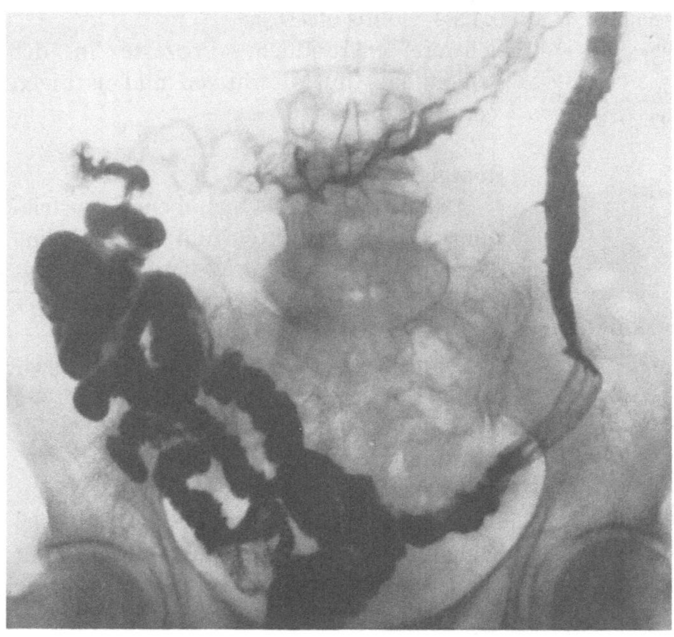

Abb. 3.64. Retrograde Colonfüllung: Ausgedehnte Veränderungen im Sinne einer Colitis ulcerosa. Sklerosierende Veränderungen mit Unterminierung der Colonwand, vorwiegend im aboralen Colonabschnitt

Colitis ulcerosa	Morbus Crohn
Seltene Beteiligung des terminalen Ileums (Backwash-Ileitis)	Bei Ileocolitis häufiger Befall des unteren Ileums. Dann Engstellung im Wechsel mit Weitstellung, girlandenförmige Ausbuchtungen und Nachweis von „Skip lesions“
Wenig Neigung zur Fistelbildung	Neigung zur Fistelbildung
Keine Rezidivneigung	Neigung zu postoperativem Rezidiv

3.4.5.5 Regionale Enterocolitis (Crohnsche Krankheit)

Bei der bevorzugten Lokalisation im unteren Ileum häufiges Übergreifen auf das Coecum und Colon ascendens. Der bevorzugte Befall bei primärer Erkrankung des Colons ist das Colon ascendens und transversum.

Röntgensymptomatik. Im Anfangsstadium Tonusstörungen mit Schleimhautschwellung und feiner Zähnelung der Colonwand. Im fortgeschrittenen Stadium kommt es zu tieferen, teils kurz, teils langstreckigen Ulcerationen mit der Neigung zur Schleimhautunterminierung in Form intramuraler Absceßbildungen. Zunehmende entzündliche Schleimhautveränderung mit Verengung des Darmlumens und Verkürzung des befallenen Segmentes. Wandstarre. Im fortgeschrittenen Stadium kann sich die Krankheit auf größere Darmabschnitte ausdehnen.

Komplikationen sind die fortschreitende Schrumpfung, Fistel-, Absceßbildung und Perforation.

3.4.5.6 Colon irritabile

Chronische Darmerkrankung auf nervöser, oder psychosomatischer Grundlage ohne entzündliche Erscheinungen.

Röntgensymptomatik. Schleimhautirritation mit schlechtem Haften des Kontrastmittels. Vermehrter Schleimbelag, Engstellung, Spasmen.

3.4.5.7 Divertikel des Dickdarms

Keine echten Divertikel. Ausstülpungen von Submucosa und Mucosa. Sie kommen vorwiegend beim älteren Menschen nach dem 60. Lebensjahr vor. Die Häufigkeit liegt zwischen 0,2 bis 8%.

Prädilektionsstelle = Sigma und unteres Colon descendens. Zahlreiche Divertikel = Diverticulose.

Röntgensymptomatik

Ausstülpungen der Darmwand unterschiedlicher Größe und Form. Meist kurzer Divertikelhals mit glatter Basis des Divertikels. Die Kontrastmittelfüllung ist oft unvollständig durch die Füllung des Divertikels mit Stuhlresten. Lang anhaltende Restfüllung.

Komplikationen: Diverticulitis, Peridiverticulitis, Perforation (Peritonitis), daher Doppelkontrastuntersuchung bei Diverticulose nicht indiziert, Blutung.

3.4.5.8 Tumoren des Dickdarmes

Gutartige Tumoren des Dickdarmes sind: Lipome, Myome, Fibrome, Neurinome, Hämangiome und Lymphome.

Besonderes Interesse. Der Dickdarmpolyp (nicht familiäre und familiär angeborene Adenombildung).

Bei einer Größe über 1 cm besteht die Gefahr der malignen Entartung. Form und Größe der Polypen geben gewisse Hinweise auf eine maligne Degeneration. Die Abklärung soll stets durch die Coloskopie mit Abtragen und histologischer Untersuchung erfolgen (Abb. 3.68).

Die Polyposis diffusa familiaris (Peutz-Jeghers-Syndrom) ist eine dominante Erkrankung belasteter Familien.

Die maligne Entartung beträgt nach Reifferscheid 59%. Colonbeteiligung in 40%. Sie ist eine echte Präcancerose. Sie wird im 2. bis 4. Lebensjahrzehnt manifest.

Röntgensymptomatik (Nachweis im Doppelkontrastverfahren). Flache, meist scharf abgrenzbare Wandauflagerungen, z.T. gestielt. Unregelmäßige, angenagte Oberfläche mit zentraler Kraterbildung spricht für die Malignität.

Maligne Tumoren des Dickdarms. Sie sind eine Erkrankung des höheren Lebensalters.

Bevorzugter Sitz ist das Rectum.

Die Erkrankung kommt bei Männern in 62% und bei Frauen in 38% vor (Abb. 3.65).

Histologie

83% Adeno-Carcinome
11% Gallertkrebs
6% Scirrhus

Röntgenmorphologie (3 Gruppen):

1. Schüsselförmiges Carcinom
2. Circulär wachsendes Carcinom
3. Polypös wachsendes Carcinom

Röntgensymptomatik

Frühstadium: Segmentale Wandunregelmäßigkeit, grobwulstige Faltenformationen, beginnende Wandstarre

Fortgeschrittenes Stadium: Stenose mit wulstigen Rändern und höckerigen Konturen, wulstig-polypöse Erhabenheiten, Randwall, zentrale Kraterbildung mit Füllungsdefekten, scharf abgegrenzt zu den benachbarten Darmabschnitten.

Differentialdiagnose. Ileocöcal-Tuberkulose. Morbus Crohn, segmentale Stenose bei fortgeschrittenem Stadium der Colitis ulcerosa und Diverticulitis. Sekundäre Wandveränderungen bei Tumoren der Nachbarorgane (z.B. gynäkologischer Tumor), strahlenbedingte Colonwandveränderungen (Abb. 3.66 und 3.67).

Komplikationen. Blutung, Stenose und Perforation mit Fistelbildung, Entzündungsreaktion in der Umgebung des Tumors.

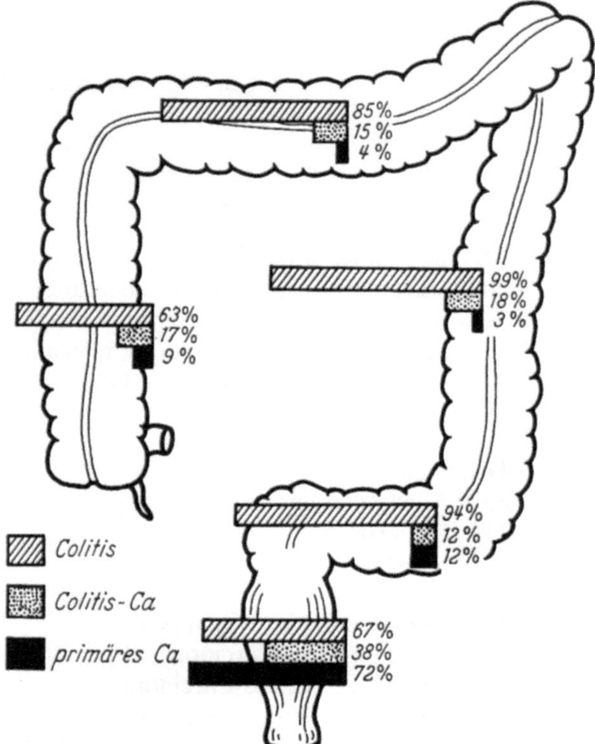

Abb. 3.65. Schematische Darstellung der Lokalisation von Colitis, Colitis-Carcinom und primärem Carcinom im Colon und Rectum nach Reifferscheid

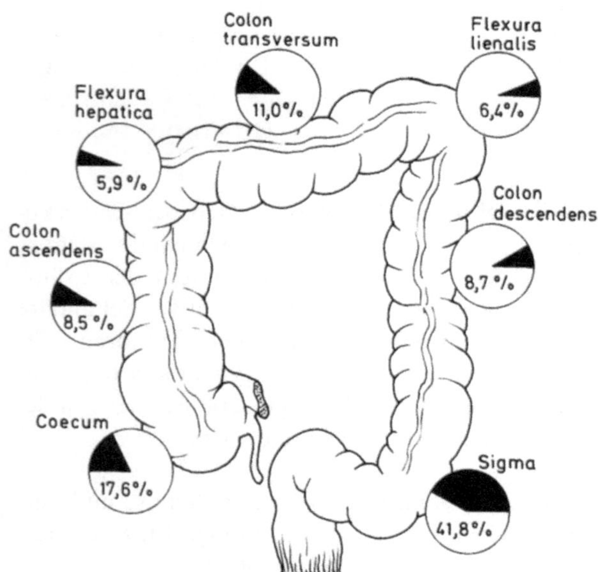

Abb. 3.66. Schematische Darstellung der Lokalisation des Colon-Carcinoms ohne Berücksichtigung des Rectum-Carcinoms (nach Reifferscheid)

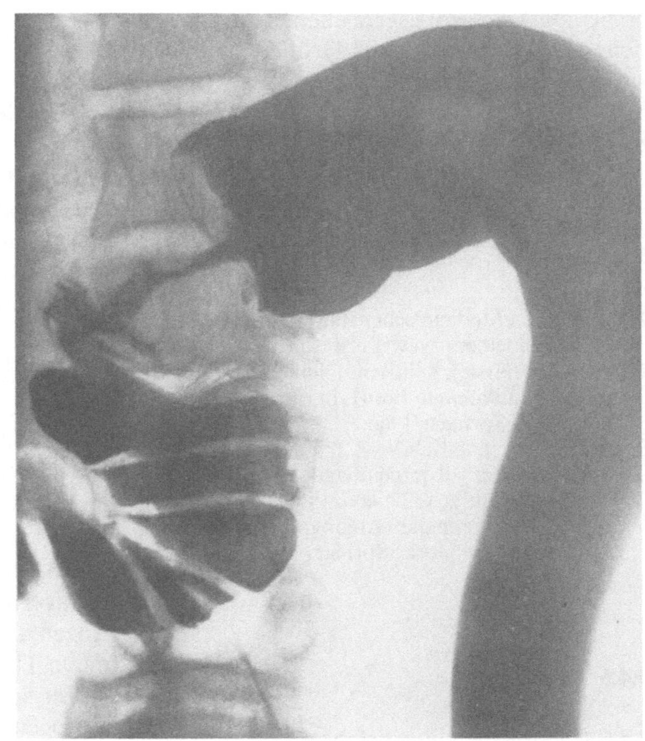

Abb. 3.67. Stenosierendes Colon-Carcinom

Sarkome des Dickdarms sind selten. Wachstum intramural infiltrierend oder extramural.

Am häufigsten ist das Melano-Sarkom.

3.4.5.9 Endometriose

Zeichen sind: Menses-synchrone Darmblutung.

Schmerzen während der Menses mit Obstipation und Diarrhoe.

Röntgensymptomatik. Flacher Füllungsdefekt oder auch größerer Knoten, tumorartige Aussparung, Obstruktion des Darmlumens, erhaltenes Faltenrelief.

3.4.5.10 Carcinoid des Dickdarms

Lokalisation

Appendix	34%
Rectum	27%
Sigma	5,9%

Röntgensymptomatik. Meist kleiner Tumor von nur Erbsgröße, in der Appendix kann

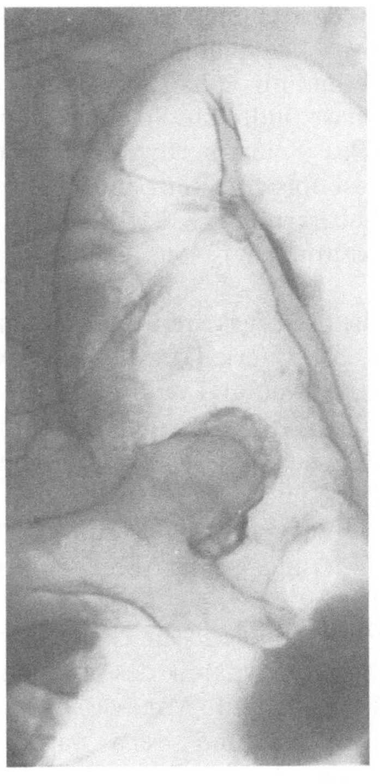

Abb. 3.68. Colonpolyp

er bis zu Apfelgröße erreichen. Oberflächlicher Defekt mit rascher Größenzunahme spricht für die Malignität.

Charakteristikum. Hormonausschüttung (5-Oxyindol-essigsäure) mit Flush.

Literatur

Handbuch der Medizinischen Radiologie, Bd. XI/2. Berlin-Heidelberg-New York: Springer 1969.

Haubrich, R. (Hrsg.): Klinische Röntgendiagnostik innerer Krankheiten, Bd. II. Berlin-Heidelberg-New York: Springer 1966.

Schinz, H. D., Baensch, W. E., Frommhold, W.: Lehrbuch der Röntgendiagnostik, Bd. V: Abdomen. Stuttgart: Thieme 1965.

Wenz, W.: Abdominelle Angiographie. Berlin-Heidelberg-New York: Springer 1972.

3.4.6 Leber

3.4.6.1 Untersuchungsverfahren

Übersichtsaufnahme des Oberbauches. Gefäßdarstellung [Cöliacographie bzw. selektive Darstellung der Arteria hepatica communis mit Darstellung der venösen Phase (indirekte Splenoportographie)]. Direkte Splenoportographie (percutan, laparoskopisch). Retrograde Darstellung der Lebervenen von der V. cava caud. Pneumoperitoneum (selten).

Beurteilungskriterien. Größe und Form der Leber, Verkalkungen. Gefäßbild in der arteriellen und venösen Phase:

a) Gefäßspreizung, Zusammenrückung der Gefäße, Gefäßverdrängung, gefäßfreie Zone mit Parenchymdefekt;

b) Hypervascularisation, Gefäßwandveränderungen und Abbrüche mit verstärkter Parenchymzone;

c) Pathologische Gefäße.

Hämodynamik des portalen Kreislaufs: Weite und Wandverhältnisse der Vena lienalis und Vena portae. Durchflußverhalten, Collateralkreislauf.

Leberkonturen im Pneumoperitoneum.

3.4.6.2 Normalbefunde.

Normale Form und Größe der Leber,
keine Verkalkungen,
normales arterielles und venöses Gefäßbild,
normale Wandverhältnisse und Weite der Vena portae und lienalis,
normale Hämodynamik im portalen Kreislauf mit normaler Milz-Leberhiluszeit, homogene Leberparenchymstruktur.

3.4.6.3 Pathologische Erkrankungen der Leber

3.4.6.3.1 Anomalien und Mißbildungen

Angeborene Hypoplasie, accessorische Spalten und abnorme Leberlappen.

3.4.6.3.2 Hernien und Prolaps der Leber

Verlagerung von Teilen der Leber oder der ganzen Leber durch die Zwerchfell-Lücke in den Thoraxraum.

Morgagnische Hernie mit Leberinhalt als homogene, weichteildichte Verschattung, die breitbasig am rechten Herzrand, ventral dem Zwerchfell aufsitzt. Zwerchfellbuckel mit reduzierter oder paradoxer Atemverschieblichkeit.

3.4.6.3.3 Verletzung der Leber

Bei stumpfen Bauchtraumen (Verkehrsunfall), Schuß- oder Stichverletzung.

Röntgensymptomatik. Lebervergrößerung durch zentrales oder subcapsuläres Hämatom. Im Gefäßbild (Cöliacographie) Gefäßverdrängung mit gefäßfreier Zone, verminderte Parenchymanfärbung oder auch Blutaustritt ins Parenchym.

3.4.6.3.4 Lebercyste und Cystenleber

Selten. Echte und falsche Zysten.

Röntgensymptomatik. Lebervergrößerung und Verdrängung der Nachbarorgane. Bei Verkalkung der Cystenwand stellt sich ein zarter Kalkringschatten dar. Im Gefäßbild = Gefäßverdrängung, Einengung und gefäßfreie Zone.

3.4.6.4 Entzündliche Veränderungen der Leber

3.4.6.4.1 Leberabsceß

Die Diagnose ist schwierig. Parasitäre und nichtparasitäre Abscesse (z.B. pyogen u. Amöbenabsceß), rechter Leberlappen bevorzugt.

Röntgensymptomatik. Lebervergrößerung und teils Verlagerung der Nachbarorgane. Zwerchfellbuckelung oder Zwerchfellhochstand mit verminderter oder paradoxer Verschieblichkeit. Im Stehen kann oft ein Spiegel mit Luftsichel nachweisbar sein. Im Gefäßbild (Cöliacographie oder selektive Hepaticographie) Verdrängung und Spreizung mit Einengung und mit gefäßfreier Zone. Verminderte Parenchymanfärbung. Komplizierende Thrombose mit Gefäßverschluß.

Differentialdiagnose. Subphrenischer Absceß.

3.4.6.4.2 Granulome der Leber

Granulomatöser Befall bei Tuberkulose, Lues, Aktinomykose und Lymphogranulomatose.

Röntgensymptomatik. Eine Artdiagnose ist nicht möglich. Bei der Tuberkulose sind selten kleinfleckig disseminierte, verkalkte Herde nachweisbar. Sonst ist der Nachweis von Granulomen schwierig.

3.4.6.4.3 Hepatitis

Die verschiedenen Formen im frühen Stadium sind ohne charakteristische Veränderungen.

Spätstadium. Häufig große, aber auch verkleinerte Leber. Einengung und Verschlüsse im Bereich der intrahepatischen portalen Strombahn. Spreizung, Engstellung und Rarefizierung der intrahepatischen Gefäße und Erweiterung der extrahepatischen Äste der Vena portae bei portaler Drucksteigerung (über 30 cm/H_2O). Stase mit Kontrastmittelreflux in die Zubringervenen und den Umgehungskreislauf.

Lebercirrhose. Wichtigste Folgeerscheinungen sind der portale Hochdruck und der Leberzelluntergang mit Organverkleinerung.

Röntgensymptomatik. Lebergröße im Weichteilbild vermindert. Indirekte Zeichen des portalen Hochdrucks durch den Nachweis des Umgehungskreislaufs über Oesophagus- und Fornixvaricen.

Veränderungen im Splenoportogramm (Abb. 3.69)

Strömungsverlangsamung (verlangsamte Milz-Leber-Hiluszeit). Rückstau in die Zubringervenen der Vena portae (V. gastricae breves, V. coronaria). Verkleinerung des porto-vertebralen Winkels, Einengung, Schlängelung und Rarefizierung der Lebergefäße. Gefäßverschlüsse durch komplizierende Thrombosen.

Veränderungen im Arteriogramm (Abb. 3.70)

Im frühen Stadium normal. Im fortgeschrittenen Stadium Erweiterung der großen Gefäße, Schlängelung, Verengung und Rarefizierung der Arterien 2. Grades. In Regenerationsbezirken können die kleinen Gefäße vermehrt sein.

Im atropischen Stadium

Zunahme der Verengung und Rarefizierung sowie der Schlängelung, jetzt auch der großen Gefäße. Die Bindegewebsvermehrung mit der zunehmenden Schrumpfung führt zur arteriellen Stase.

Veränderungen in der retrograden Venographie. Engstellung der großen Venen, Spreizung und Rarefizierung des venösen Schenkels in der Peripherie.

3.4.6.4.4 Parasitäre Lebererkrankungen

Malaria, Trematoden, Leptospirosen führen lediglich zur allgemeinen Lebervergrößerung. Der Echinococcus spielt die größte Rolle.

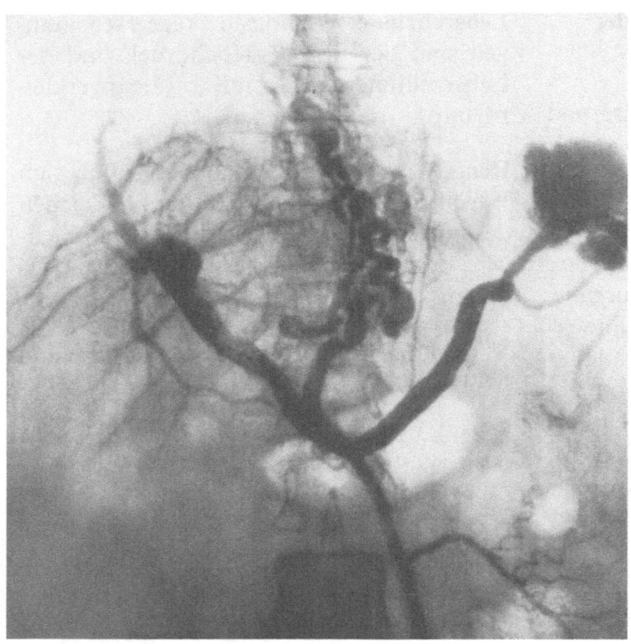

Abb. 3.69. Splenoportogramm. Intrahepatischer Block bei Lebercirrhose. Collateralkreislauf nach cranial über die V. coronaria und nach caudal über die V. mesenterica superior

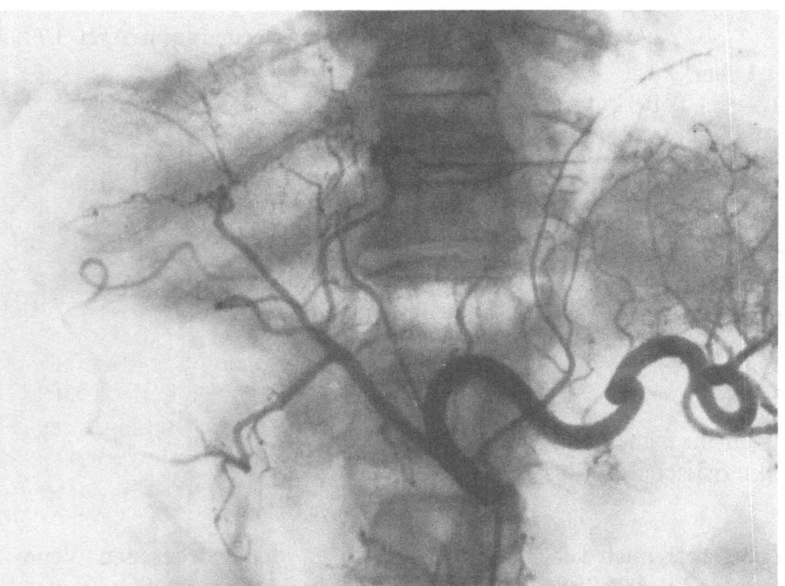

Abb. 3.70. Arterielles Gefäßbild bei Lebercirrhose. Hochgradige Rarefizierung der intrahepatischen arteriellen Strombahn. Einengung und Schlängelung, besonders in den Endaufzweigungen

Es sind 2 Formen zu unterscheiden:

a) Echinococcus cysticus, am häufigsten. Solitäres und multiples Vorkommen. Umgebende Bindegewebskapsel mit sekundärer Fibrose und Verkalkung.

Röntgensymptomatik. Im Übersichtsbild Vorwölbung an der Leberoberfläche, z.T.

verkalkt. Bei entsprechender Größe Zwerchfellhochstand mit eingeschränkter Verschieblichkeit.

Im Angiogramm: Gefäßverdrängung und Stenosierung bis zum Verschluß. Avasculäre Zone. Kompression und Atrophie des Leberparenchyms in der Umgebung.

b) Echinococcus alveolaris
Fast immer solitär, wächst ohne Kapsel infiltrierend.

Im Röntgenbild imponiert der mehr schollig-krümelige Verkalkungstyp, Vorbuckelung der Leberoberfläche und bei entsprechender Größe Zwerchfellhochstand mit eingeschränkter Verschieblichkeit.

3.4.6.5 Tumoren der Leber
Gutartige Tumoren der Leber sind: das cavernöse Hämangiom, Adenome und knotige Hyperplasien. Im Übersichtsbild nur bei oberflächlicher Lage und Vorwölbung abgrenzbar.

Darstellung im Gefäßbild. Expansives Wachstum mit Verdrängung, Verlagerung und Lumeneinengung der Gefäße. Gefäßkonturen glatt und scharf, große Tumoren führen zur Verdrängung, Gefäßeinengung bis zum völligen Verschluß. Gefäßfreie Zone mit Parenchymdefekt. Hämangiome sind als arterio-venöse Anastomosen mit fleckiger Kontrastmittelansammlung in der arteriellen und venösen Phase nachweisbar.

Maligne Lebertumoren. Primäres Lebercarcinom (Häufigkeit 0,11%). Man unterscheidet 3 Formen:
a) Solitär massiver Knoten
b) Viele kleine Knoten
c) Diffuse Infiltration.

Röntgensymptomatik. Allgemeine Lebervergrößerung. Gefäßverdrängung, Einengung und Arrodierung mit Verschluß. Gefäßneubildung (Tumorgefäße). Vascularisierte und avascularisierte Zonen treten im Wechsel auf. Die Parenchymphase zeigt Zonen mit verminderter und vermehrter

Differentialdiagnose

Cavernöses Hämangiom	Hypervascularisiertes Carcinom
Kaliber der zuführenden Arterien normal weit	Kaliber der zuführenden Arterien erweitert
Sehr lange Stase des Kontrastmittels	Gelegentlich unregelmäßige Kontrastmitteldeponierung mit schnellem Abfluß. Homogene Kontrastmitteldepots
Keine Tumorgefäße	Typische Tumorgefäße
Keine AV-Fisteln	Zahlreiche AV-Fisteln
Häufig relativ scharfe Begrenzung	Keine scharfe Begrenzung
Verdrängung von Arterien in toto	Verdrängung von einzelnen Arterien

Kontrastdichte. Große Metastasen und Leberhilusmetastasen beeinträchtigen die Pfortaderströmung mit den Zeichen der Obstruktion und Thrombose.

Folge: Portale Hypertension und Rückstau in die Zubringervenen. Bei ausgedehntem Prozeß in der Leber ist das i.v. Cholangiogramm negativ.

Differentialdiagnose. Bei dem Sitz am Leberrand muß an das infiltrierend wachsende Carcinom der Gallenblase und Gallenwege gedacht werden.

Lebermetastasen. Es finden sich die gleichen Kriterien wie beim primären Lebercarcinom. Durch die in der Regel schlechte Vascularisation der meisten Lebermetastasen ist ihr Nachweis im Angiogramm erschwert. Gefäßreiche Absiedlungen gehören zu den Ausnahmen. Zu ihnen zählen die hormonal aktiven Tumoren, z.B. Insulinom, Carcinoid, Nebennieren- und Schilddrüsentumoren. Auch Hypernephrommetastasen können ebenfalls kontrastreich dargestellt werden. Angiographische Kriterien im Häufigkeitsvergleich zwischen Röntgensymptomen im postmortalen Angiogramm der Arteria hepatica und den histologischen Veränderungen am Gefäßsystem sind folgende:

Röntgenkriterien	Röntgenbefund	Histologischer Befund
Gefäßabbrüche	18	18
gefäßfreie Zonen	16	16
enge Gefäße	14	14
Kontrastmittel-Pool	8	17
pathologische Gefäße	9	20

Vorkommen und Häufigkeit von Lebermetastasen sind bei den einzelnen Organ-Carcinomen nach Kaufman u. Keppler sehr unterschiedlich:

1. Pankreascarcinom 50,5%
2. Gallenblasencarcinom 39,5%
3. Magen- und Darmcarcinom 33 %
4. Bronchialcarcinom 24 %
5. Oesophaguscarcinom 23 %
6. Schilddrüsencarcinom 18 %
7. Mammacarcinom 32 %
8. Uteruscarcinom 12 %

Literatur

Abrahams, H.L.: Angiographie, Vol. II. Boston: Little, Brown & Comp. 1971.
Otto, P.: Die Ultraschalldiagnostik bei Erkrankungen des Abdominal- und Retroperitonealraumes. Bern-Stuttgart-Wien: Huber 1973.
Schinz, H.R., Baensch, W.E., Frommhold, W.: Lehrbuch der Röntgendiagnostik, Bd. V: Abdomen. Stuttgart: Thieme 1965.
Wenz, W.: Abdominale Angiographie. Berlin-Heidelberg-New York: Springer 1972.
Zöckler, C.E., Gheorghiu, Th.: Die portale Hypertension. Baden-Baden-Brüssel-Köln: Witzstrock 1975.

3.4.7 Gallenwege

3.4.7.1 Untersuchungsverfahren

Übersichtsaufnahme des rechten Oberbauches,
orale Cholecystographie,
intravenöse Cholecysto-Cholangiographie,
Infusions-Cholecysto-Cholangiographie,
Retrograde Cholangiographie über die Duodenoskopie,
Gefäßdarstellung (Cöliacographie bzw. selektive Darstellung der Arteria hepatica communis),
percutane Cholangiographie (nur nach strenger Indikationsstellung),
percutane transvenöse Cholangiographie, meist über die Vena jugularis.

Beurteilungskriterien. Funktionsstörungen der Gallenblase: a) Entleerungsstörungen, b) Kontraktionsfunktion der Gallenblase, c) Dyskinesien von Gallenblase und Gallenwegen.

Lage, Form und Größe der Gallenblase, Steine im Bereich der Gallenblase und Gallenwege, Entzündungszeichen im Bereich der Gallenblase und Gallenwege, Abflußverhältnisse im Bereich der Gallenwege, Wandveränderungen der Gallenblase und Gallenwege.

a) Gutartige Tumoren, b) bösartige Tumoren, c) chronische Entzündung, teils mit Verkalkung.

3.4.7.2 Normalbefunde der Gallenblase und Gallenwege (Abb. 3.71)

3.4.7.3 Pathologische Veränderungen der Gallenblase und Gallenwege

Angeborene Mißbildung und Anomalien. Congenitale Agenesie und Atresie der intrahepatischen oder extrahepatischen Gallenwege (sehr selten), pseudocystische Choledochusdilatation (Choledochuscyste, Megacholedochus), Abweichungen von der normalen Form und Länge der Gallenwege (relativ häufig, klinisch bedeutungslos).

Anatomische Varianten der Gallenblase: Agenesie, Verdoppelung, Gallenblasendivertikel, Septenbildung, congenitale Lageanomalien.

3.4.7.4 Funktionsstörungen der Gallenblase und Gallenwege

Das harmonische Zusammenspiel von Füllung, Entleerung und Abfluß ist gestört.

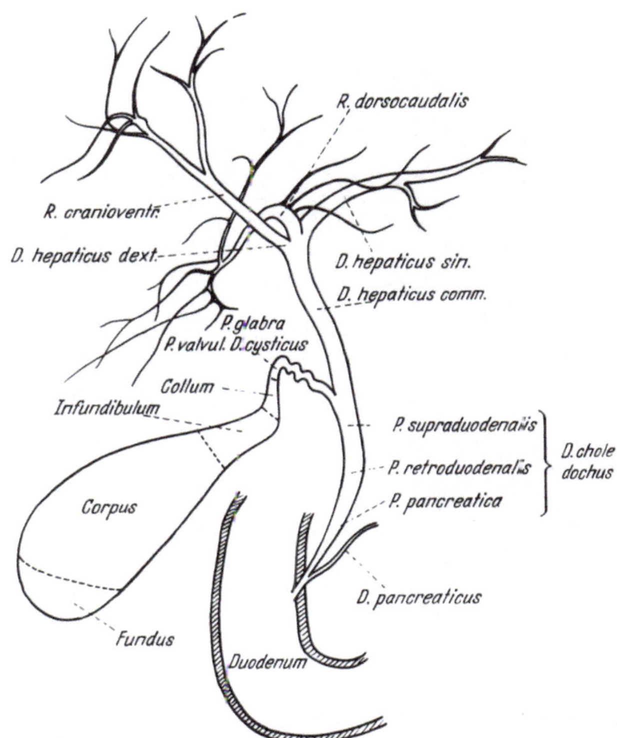

Abb. 3.71. Schematische Darstellung der Gallenblase und Gallenwege nach Anacker

3 Formen: Hypotone Form (große Gallenblase mit verminderter Kontraktion auf Reiz).

Hypertone Form: a) des D. cysticus mit Entleerungsstörung und mit geringer Verkleinerung auf Reiz, b) Hypertonie des Sphincter Oddi mit behindertem Abfluß aus dem Ductus choledochus in das Duodenum (Kolik möglich).

Hyperkinetische Form (schnelle Entleerung in das Duodenum, sehr starke Verkleinerung auf Reiz).

3.4.7.5 Entzündliche Erkrankungen der Gallenblase

Fehlende Darstellung der Gallenblase, meist nur kontrastschwache Gangdarstellung. Fehlende Ausscheidung des intravenös verabreichten Kontrastmittels kann als Hinweis auf eine erhebliche Schädigung des Leberparenchyms gewertet werden. Die fehlende Gallenblasenfüllung liegt auch vor bei stark pathologischen Enzymwerten und bei Serumbilirubinwerten über 3 mg-%.

Die acute Cholecystitis. Meist bedingt durch Steinverschluß mit bakterieller Besiedlung der Gallenblase. Entzündungen ohne Steine kommen vor bei funktionellen Störungen mit Besiedlung von Lamblien und Amöben.

Röntgensymptomatik

Fehlende oder kontrastschwache Füllung der Gallenblase. Mangelhafte oder fehlende Kontraktionsfähigkeit. Eventuell Steindarstellung, schlechte Durchmischung von Kontrastgalle mit Gallenblaseninhalt.

Entzündliche Veränderungen der Gallengänge. Keine charakteristischen Veränderungen im Röntgenbild, häufig Übergreifen von der Gallenblase, hervorgerufen durch Steine, benigne oder maligne Papillenstenosen.

Folgeerscheinungen. Narbige Obliteration bis zur Stenose, Verziehung oder Striktur, mäßige Erweiterung.

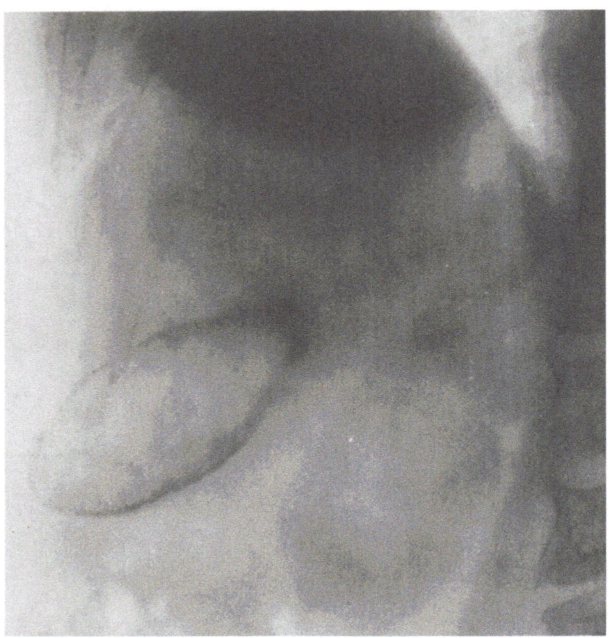

Abb. 3.72. Übersichtsaufnahme des rechten Oberbauches, Porzellan-Gallenblase

Die chronische Cholecystitis. Zunehmende bindegewebige Verdickung der Gallenblasenwand mit pericholecystitischen Verwachsungen und späterer Schrumpfung.

Röntgensymptomatologie

Ausbleibende oder kontrastschwache Füllung bei wiederholter Untersuchung mit fehlender Kontraktionsfunktion. Vergrößerung des Organs nach intermittierendem Cysticusverschluß (Hydrops).

Folgezustand kann sein:

1. Kalkinkrustation der Gallenblasenwand (Porzellan-Gallenblase), meist bei Steinverschluß des Ductus cysticus (Abb. 3.72).
2. Kalkmilchgalle (zäh-grauweiße Ansammlung von Calciumcarbonat und Gallensäureseifen). Stellt sich als schattengebendes, lageabhängiges Sediment dar.
3. Cholecystitis emphysematosa. Selten. Gasansammlung im Lumen der Gallenblase oder Gallenblasenwand.
4. Pericholecystitische Adhäsionen und Verdickung der Gallenblasenwand.

3.4.7.6 Cholelithiasis

Differenzierung der Steine nach Röntgendichte, Form und chemischer Zusammensetzung. Es lassen sich 6 Arten von Gallensteinen unterscheiden:

Cholesterinsteine, Cholesterinkalksteine, Cholesterinbilirubinkalksteine, Bilirubinkalksteine, Bilirubinsteine (Pigmentsteine) und Kalksteine.

Röntgensymptomatik

1. Direkter Nachweis von kalkhaltigen Gallensteinen im Übersichtsbild des rechten Oberbauches ohne Kontrastmittel.
2. Indirekter Nachweis von Steinen der Gallenblase und der Gallenwege durch orale oder intravenöse Gabe von trijodierten Kontrastmitteln. Verlegung des Ductus cysticus = Cysticusverschlußsyndrom (in 90% Ursache aller Verschlußmechanismen). In den übrigen Fällen sind Entzündung, Tumor, Lymphknoten und Adhäsionen Ursache des Verschlußsyndroms (Abb. 3.73).

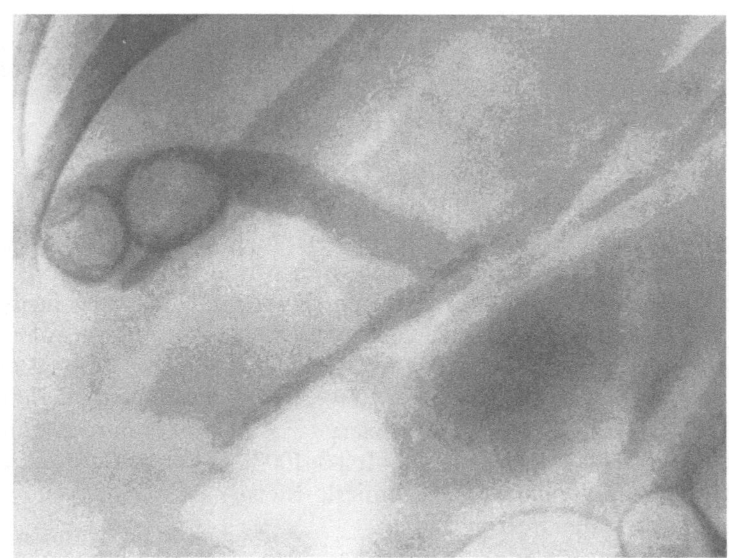

Abb. 3.73. Intravenöses Cholecysto-Cholangiogramm. 2 größere Gallensteine

Komplikationen. Erweiterung der extrahepatischen Gallenwege (über 7 mm) mit Sphincterhypertonie.

Differentialdiagnose. Ausschluß von Polypen und Papillomen, Tumoren, deren Sitz und Lage im Vergleich zu den Steinen sich nicht verändert. Parasiten (Ascariden) und Blutcoagel können Steine vortäuschen.

Komplikationen bzw. sekundäre Veränderungen bei Cholecysto- und Choledocholithiasis: 1. Gallensteinperforation in Duodenum, Colon oder Magen (Gallensteinileus), 2. Durchwanderungsperitonitis, 3. Ulceration, Gangrän, 4. Hydrops, Empyem, 5. Ascendierende Cholangitis, 6. Chronische Entzündung, Verschwielung, 7. Pankreatitis, 8. Pericholecystitis und Hepaticusstenose (Mirizzi-Syndrom), 9. Primär sklerosierende Cholangitis.

3.4.7.7 Veränderungen des terminalen Choledochus

1. Stenose am distalen Choledochus (Entzündung, Steine, Papillencarcinom, Erkrankung des Pankreas und des Duodenums), 2. Papilläre und suprapapilläre Stenose (Papillitis stenosans), Abflußbehinderung und häufig Einengung des präpapillären Ductus choledochus mit Erweiterung der Gallenwege, 3. Papilleninsuffizienz (chronische Entzündung nach Steinabgang, Sphincterotomie, Tumor, Sphincterhypotonie).

Röntgendiagnostik. Lufthaltige Gallenwege, Kontrastmittelübertritt in den Ductus choledochus, fehlende Kontrastmitteldarstellung der Gallenwege, aber Kontrastmittelnachweis im Dünndarm.

3.4.7.8 Fehlende Gangdarstellung bei der i.v. Cholangiographie

Ursachen sind: 1. Erhöhter Druck in den Gallenwegen, 2. Verminderter Tonus oder Offenstehen des Sphincter Oddi, 3. Ikterus mit Bilirubinwerten über 3 mg-%, 4. Leberzellschädigung, 5. Störung der Transportfunktion der Serumeiweißkörper, 6. Zustand nach Choledochoduodenostomie.

3.4.7.9 Cysten und gutartige Tumoren

Die gutartigen Tumoren der Gallenblase und Gallenwege (8,5% eines operativen Materials) sind selten.

Am häufigsten sind Polypen (histologisch Adenome, Fibrome, Myome, Myxome oder Mischtumoren).

Röntgensymptomatik. Rundliche, ovale fixierte oder gering bewegliche Kontrastmittelaussparung. Keine Lageveränderung bei der Kompression und Umlagerung. Wandständiger Sitz.

Bei der **Cholesterose** der Gallenblase (Stippchengallenblase, Lipoidose) handelt es sich nicht um eine echte Neubildung. Einlagerung von Cholesterinestern in die Schleimhaut und Submucosa. Röntgenologisch zeigen sie die gleichen Charakteristika wie die Polyposis.

3.4.7.10 Das Gallenblasencarcinom

Unter allen Carcinomen 4–7%. In 80–100% mit einem Steinleiden kombiniert. Meist ältere Patienten über 60 Jahre.

Pathologisch-anatomisch. Infiltrierende Form und knollig-knotig wachsende Form. Im Spätstadium Einwachsen in Nachbarorgane (Leberhilus, Duodenum, Pankreaskopf und Colon).

Röntgensymptomatik

Sehr schwierig!
Eine gezielte Diagnostik ist nicht möglich.
Sehr häufig besteht ein Cysticusverschlußsyndrom.
Eine gezielte Aussage ist teilweise durch die Gefäßdarstellung (Cöliacographie oder selektive Darstellung der Arteria hepatica communis) möglich.

Röntgenologische Zeichen können sein

1. Negatives Cholecystogramm
2. Stenosierung der Gallengänge und unregelmäßige Konturen der Gallenblasenwand
3. Gefäßarmer verdrängender Prozeß oder stark vascularisierter Prozeß mit pathologischer Gefäßneubildung im Gallenblasenbereich bei der Gefäßdarstellung
4. Infiltration in die Nachbarorgane (Leber, Duodenum, Colon) mit Fistelbildung
5. Vergrößerung der Leber

3.4.7.11 Das Carcinom der extrahepatischen Gallenwege

Man unterscheidet 2 Formen: Infiltrierend-intramural wachsend und knotig-polypöse Form. Häufigster Sitz an der Cysticusmündung oder im Leberhilus. Das Papillencarcinom tritt in 5% aller Tumoren des Verdauungstraktes auf (Hess).

Röntgensymptomatik

1. Segmentale Stenose und Wandunregelmäßigkeit mit Erweiterung der prästenotischen Abschnitte.
2. Bei kompletter Stenose fehlende Darstellung der Gallenwege.
3. Stenose nachweisbar über
   a) die retrograde Darstellung über die Duodenoskopie,
   b) die percutane transvenöse oder transhepatische Cholangiographie.

Differentialdiagnose des stenosierenden Gallengangsprozesses: 1. Narbige Stenose nach Operationen, 2. Entzündliche Stenosen, 3. Stenosierung durch übergreifende tumoröse Prozesse der Nachbarorgane (Pankreas, Duodenum, Lymphknoten).

Literatur

Haubrich, R. (Hrsg.): Klinische Röntgendiagnostik innerer Krankheiten, Bd. II. Berlin-Heidelberg-New York: Springer 1966.

Schinz, H.R., Baensch, W.E., Frommhold, W.: Lehrbuch der Röntgendiagnostik, Bd. V Abdomen. Stuttgart: Thieme 1965.

Wenz, W.: Abdominelle Angiographie. Berlin-Heidelberg-New York: Springer 1972.

3.4.8 Pankreas

3.4.8.1 Untersuchungsverfahren

1. Indirekte Untersuchungsverfahren: a) Darstellung des Magens und Duodenums, b) Hypotone Duodenographie (s. Abb. 3.75), c) Cholangiographie, d) Splenoportographie, e) Cavographie.

2. Direkte Untersuchungsverfahren: a) Abdomenübersichtsaufnahme zum Nachweis von Verkalkungen im Pankreasbereich, b) Selektive Darstellung der Arteria coeliaca und Arteria mesenterica superior (einschließlich der superselektiven Gefäßdarstellung der Arteria lienalis und Arteria gastroduodenalis und der Pharmakoradiographie), c) Pneumotomographie des Pankreas, d) Transduodenale Darstellung des Ductus pancreaticus, e) Intraoperative Pankreaticographie.

Beurteilungskriterien. Verlauf und Weite des Duodenums, Konturen des Duodenums, Lumenweite des Ductus choledochus, Abflußverhältnisse im Bereich der Gallenwege, Verhalten des Gefäßbildes in der arteriellen und venösen Phase:

a) der großen benachbarten Gefäße,

b) der kleinen intrapankreatischen Gefäße.

Weite und Konturen des Ductus pancreaticus und der Rami pancreatici sowie Gangverlagerung oder Abbruch.

3.4.8.2 Normalbefund (Anatomie)

(Abb. 3.74)

3.4.8.3 Pathologische Veränderungen des Pankreas

Anomalien und Mißbildungen: Pancreas anulare (Einengung der Pars descendens duodeni) (Abb. 3.75), Cysten bzw. Cystenpankreas, Cystische Pankreasfibrose.

3.4.8.4 Akute Pankreatitis und Pankreasnekrose

Komplexes Krankheitsbild (Ödem, Hämorrhagie, Nekrose, Fistel).

Röntgensymptomatik. In schweren Fällen ist jede Röntgenuntersuchung kontraindiziert. Indirekte Zeichen können sein: 1. Pleura-

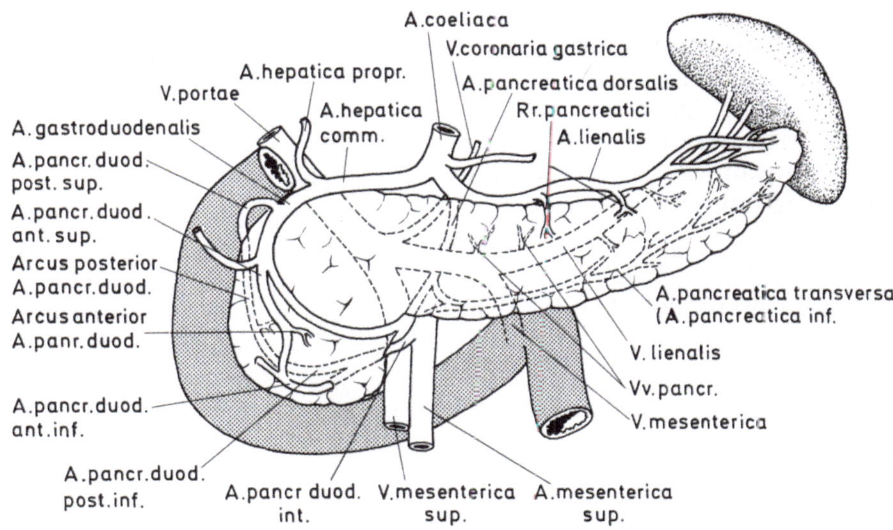

Abb. 3.74. Arterielle und venöse Gefäßversorgung des Pankreas. Lage des Pankreaskopfes zum Duodenum (schematische Darstellung nach Oedmann)

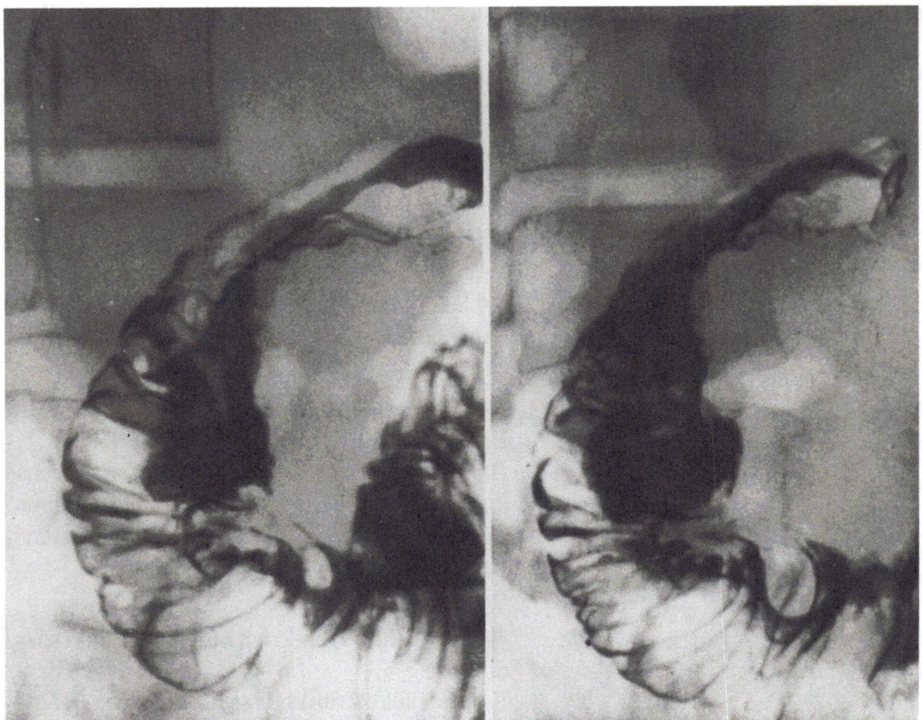

Abb. 3.75. Hypotone Duodenographie. Pankreaskopf-Tumor mit Impression und Einengung des Pars descendens duodeni

erguß links. 2. Plattenatelektase und Zwerchfellhochstand. 3. Dünn- und Dickdarmmeteorismus, paralytischer Ileus. 4. Funktionelle Zeichen mit Tonus- und Motilitätsstörungen am Duodenum. 5. Die intravenöse Cholangiographie ist in vielen Fällen negativ. 6. Die retrograde Darstellung des Pankreasganges ist in der akuten Phase kontraindiziert. 7. Zeichen der Raumverdrängung mit Vergrößerung der C-Schleife. Impression der Duodenalwand und des Magens, sowie Verlagerung der Flexura duodeno-jejunalis bei Pankreasnekrose.

3.4.8.5 Chronische Pankreatitis

Das pathologische Bild ist vielgestaltig. Verkalkungen liegen oft vor. Das Organ kann vergrößert und knotig verdickt, aber auch verkleinert und fibrös-narbig verändert sein.

Röntgensymptomatik (Abb. 3.76)

1. Übersichtsaufnahme des Oberbauches zum Nachweis von Verkalkungen.
2. Impression und Pelottierung des Duodenums und des Magens mit Ausweitung der C-Schlinge als Zeichen einer Vergrößerung des Pankreaskopfes und der Corpusregion.
3. Bandförmige Impression am oberen Duodenalknie durch den aufgestauten und erweiterten Hepatocholedochus.
4. E-Zeichen (Frostbergsches Zeichen) der Pars descendens duodeni durch segmentale knollige Impression oder Verziehung durch tumoröse Veränderungen bzw. Schrumpfung des Pankreaskopfes.
5. Negatives Cholangiogramm oder eingeengter Ductus choledochus.

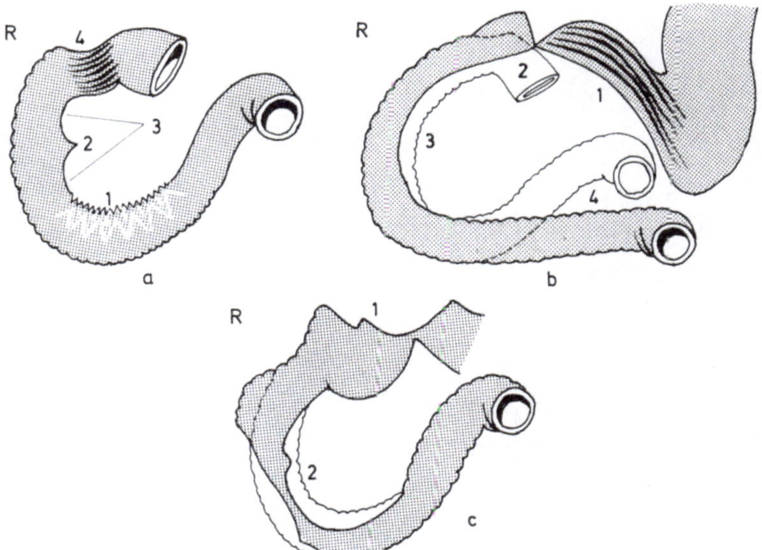

Abb. 3.76a–c. Veränderungen der Nachbarorgane (Magen und Duodenum) bei verdrängendem Pankreasprozeß. (a) *1* Wandunregelmäßigkeit im Bereich der Pars inferior und ascendens duodeni, *2*, *3* Verziehung der Papillenregion und knollige Impression der benachbarten Abschnitte der Pars descendens duodeni (Frostbergsches Zeichen), *4* Impression der Pars superior duodeni durch den gestauten Gallengang. (b) *1* Impression und Pelottierung des Antrum ventriculi, *2–4* Ausweitung, flache Impression der C-Schleife mit Abdrängung der Flexura duodeno-jejunalis nach caudal. (c) *1* und *2* Hochgradige knollige Impression, Infiltration und Ummauerung des Duodenums bei Pankreaskopftumor

6. Impression oder völlige Stenose der Vena lienalis und Vena portae im Splenoportogramm (Thrombose der Gefäße).
7. Im Angiogramm Hypervascularisation mit Deformierung der Gefäße, aber auch Gefäßarmut. Ungleichmäßige Kontrastierung im Parenchymbild.
8. Erweiterung und Deformierung des Hauptganges bis zur subtotalen Stenose mit segmentalen Wandunregelmäßigkeiten im retrograden Füllungsbild.

3.4.8.6 Pseudocysten des Pankreas

Röntgensymptomatik: 1. Ausweitung der C-Schlinge mit Pelottierung. 2. Bei Lage im Pankreaskörper Verdrängung der Flexura duodeno-jejunalis und Impression der Magenhinterwand (der Magen ist segelförmig über die Cyste gespannt). 3. Bei der Lage im Pankreasschwanz = Verdrängung der linken Niere nach caudal, Verlagerung und Impression des Quercolons, Pleuraerguß links. 4. Gefäßverdrängung, Einengung mit gefäßfreier oder gefäßarmer Zone im Arteriogramm. Auch unregelmäßige segmentale Stenosen können vorkommen. In der venösen Phase findet sich eine Abflußbehinderung der Vena mesenterica superior und Impression oder Verlagerung der Vena portae. Typisch für die Lage in der Corpus-Schwanzregion ist die Impression, Stenose oder Verschluß der Vena lienalis mit Ausbildung eines Collateralkreislaufs. 5. Verlagerung und Stenose oder Verschluß des Hauptganges bei der retrograden Füllung. Bei Verbindung mit dem Gangsystem = Kontrastmittelauffüllung der Cysten, möglicherweise mit Kontrastmittelaustritt in die Umgebung (Abb. 3.77).

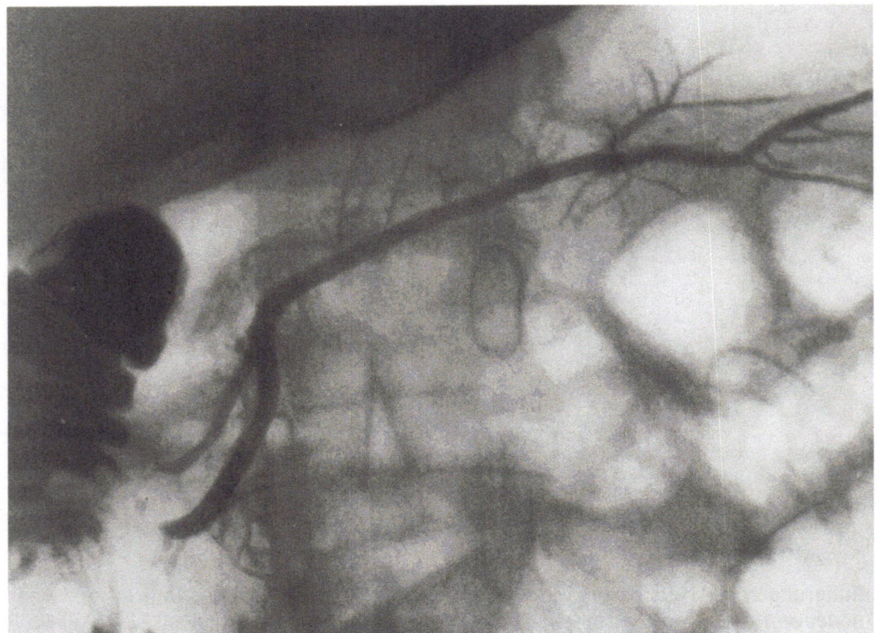

Abb. 3.77. Retrograde Darstellung des Ductus pancreaticus. Parenchymfüllung

Weitere cystische Veränderungen kommen vor: Congenitale Cysten, Cysten bei der cystischen Pankreasfibrose, Retentionscysten, Cystadenome, parasitäre Cysten und pseudocystischer Tumorzerfall.

3.4.8.7 Gutartige Tumoren

Gutartige Tumoren des Pankreas sind sehr selten.

Inseladenome mit Hyperinsulinismus und hormonell aktive Adenome (Gastrin) mit Magen- und Duodenalgeschwüren sowie Diarrhoen (Zollinger-Ellison-Syndrom).

Röntgensymptomatik. Sie führen meist zu keiner Organvergrößerung. Sind daher mit den indirekten Methoden nicht zu erfassen.

Bei der selektiven Angiographie sind sie teilweise als vascularisierte Zonen mit verstärkter Parenchymanfärbung in der Capillar- und Parenchymphase nachweisbar. Tumoren bis zur Größe von 2 cm im Durchmesser sind meist zu erfassen. Nicht vascularisierte Tumoren sind im Angiogramm schwer darzustellen. Größere, maligne Tumoren zeigen Gefäßverdrängung, Einengung und pathologische Gefäße.

3.4.8.8 Maligne Geschwülste des Pankreas

Pankreascarcinome machen 1 bis 4% aller Carcinome aus. Häufiger Sitz ist der Pankreaskopf.

Röntgensymptomatik

Die Frühdiagnose ist mit allen verfügbaren Methoden nur selten möglich. Zeichen sind:

1. Verdrängung, Pelottierung und Infiltration des Duodenums und des Magens (Abb. 3.75).
2. Verlagerung oder Einengung des Ductus choledochus oder Obstruktion mit negativem Cholangiogramm.
3. Stärker vascularisierte, aber auch wenig gefäßreiche Zonen im Angio-

gramm mit Gefäßverdrängung, segmentaler Wandunregelmäßigkeit und Stenosen. Obstruktion und Verlegung der größeren Arterien und Venen mit Ausbildung eines Collateralkreislaufes. Pathologische Gefäßbildung.
4. Infiltratives Wachstum mit Einwachsen in Nachbarorgane (Duodenum, Magen, Milz-Hilus, Colon).
5. Stenose oder Abbruch des Ductus pancreaticus bei der retrograden Füllung.
6. Pleuraerguß links.

Bevorzugte Symptome beim Sitz des Tumors im Corpus-Schwanzbereich. Impression und Infiltration der Magenhinterwand, des Colons und des oberen Nierenpoles links. Verdrängung der Flexura duodeno-jejunalis. Kompression und Verschluß der Milzvene mit Ausbildung collateraler Gefäße (Abb. 3.78).

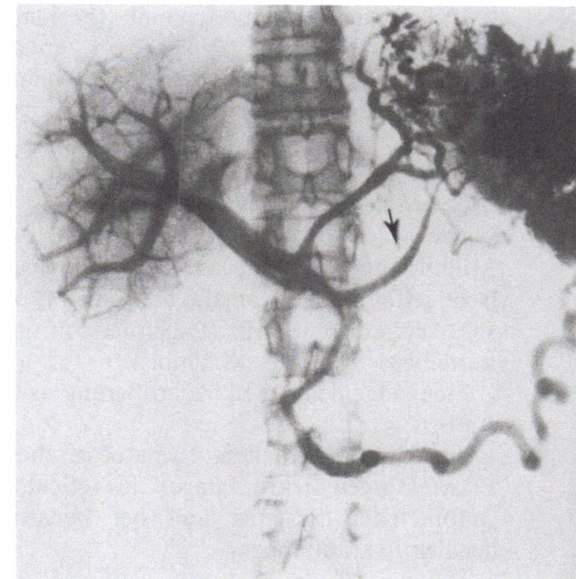

Abb. 3.78. Splenoportogramm. Milzvenenthrombose mit schmalem Restlumen. Hepatopetaler Collateralkreislauf über die Vv. gastricae breves und die V. coronaria zur V. portae sowie kräftige Collateralvene nach caudal

Literatur

Abrahams, H.L.: Angiographie, Boston: Little, Brown & Comp. 1971.
Handbuch der Medizinischen Radiologie: Bd. XII/2. Berlin-Heidelberg-New York: Springer 1969.
Haubrich, R. (Hrsg.): Klinische Röntgendiagnostik innerer Krankheiten, Bd. II. Berlin-Heidelberg-New York: Springer 1966.
Otto, P.: Die Ultraschalldiagnostik bei Erkrankungen des Abdominal- und Retroperitonealraumes. Bern-Stuttgart-Wien: Huber 1973.
Schinz, H.R., Baensch, W.E., Frommhold, W.: Lehrbuch der Röntgendiagnostik, Bd. V. Abdomen. Stuttgart: Thieme 1965.
Wenz, W.: Abdominale Angiographie. Berlin-Heidelberg-New York: Springer 1972.

3.4.9 Milz und extrahepatischer Pfortaderkreislauf

3.4.9.1 Untersuchungsverfahren

Übersichtsaufnahme des linken Oberbauches, Pneumoperitoneum oder Retropneumoperitoneum, Gefäßdarstellung: a) Indirekte Splenoportographie (Cöliacographie oder selektive Lienographie), b) Percutane Splenoportographie.

Beurteilungskriterien. Milzgröße und -form, Verdrängungserscheinungen der Nachbarorgane (Magen, Colon, linke Niere). Weite und Verlauf der Arteria und Vena lienalis und der Vena portae. Konturen der großen Venen, Strömungsverhältnisse im prähepatischen Kreislauf. Collaterale Zirkulation, Milzvenenverschluß oder portale Hypertension.

3.4.9.2 Normalbefunde

Milzgröße Längsdurchmesser 8–14 cm
(abhängig von der Projektion)
Querdurchmesser 3– 7 cm
Harmonische intralienale Gefäßaufzweigung
Gefäßweite a) Vena lienalis 7–11 mm
b) Vena portae 11–16 mm
Glatte Wandkonturen, normaler Gefäßverlauf.

Unbehinderte Hämodynamik (normale Milz-Leber-Hiluszeit). Im Alter zunehmende Verkalkung der Wand der geschlängelt verlaufenden Milzarterie.

3.4.9.3 Pathologische Veränderungen der Milz und des extrahepatischen Pfortadersystems

Mißbildungen und Lageanomalien: Aplasie (sehr selten). Lageanomalie bei Situs inversus. Accessorische Milz (Lage meist in unmittelbarer Nähe des Milzhilus).

Eine allgemeine Milzvergrößerung tritt auf bei:

Infektionskrankheiten, hämatologischen Erkrankungen, Erkrankungen des reticuloendothelialen Systems und bei hepatolienalen Erkrankungen.

3.4.9.4 Traumatische Milzveränderung

Nach stumpfem Bauchtrauma (Autounfall) mit ein- oder zweizeitiger Milzruptur.

Differentialdiagnose. Spontanruptur bei pathologisch veränderter, vergrößerter Milz.

Röntgensymptomatik. Vergrößerter Milzschatten mit Verdrängung der Nachbarorgane (Magen, linke Colonflexur, linke Niere). Zwerchfellhochstand links, Bewegungseinschränkung des Zwerchfells und Pleuraerguß links.

Darstellung der Arteria lienalis. Gefäßverdrängung und Spreizung mit gefäßfreier Zone als Hinweis auf ein Hämatom. Verminderte Parenchymanfärbung oder Kontrastmittelaustritt im Traumabereich oder der Umgebung.

3.4.9.5 Cysten der Milz mit Vergrößerung und Verdrängung der Nachbarorgane.

Im Gefäßbild zeigt sich die Verdrängung und Spreizung mit gefäßfreier Zone und verminderter Parenchymanfärbung (Abb. 3.79).

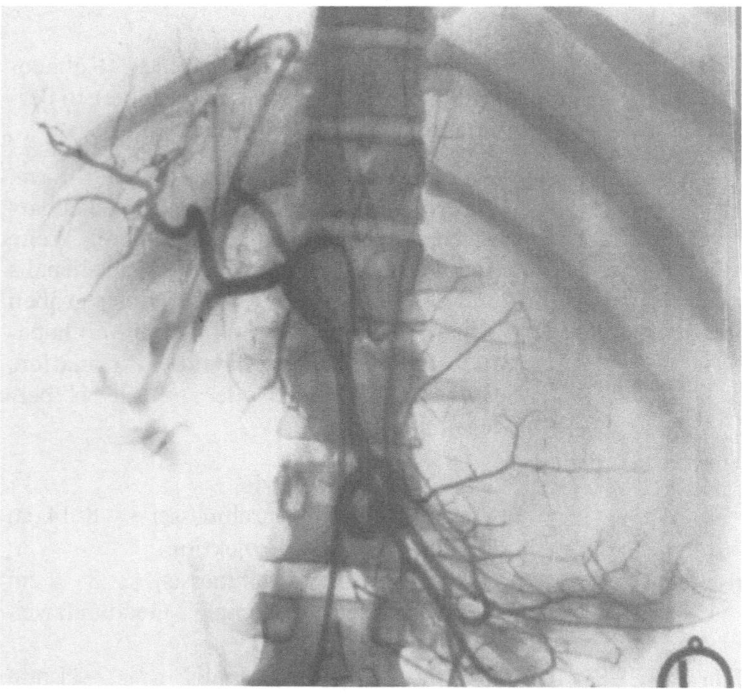

Abb. 3.79. Cöliacographie. Große Milzcyste. Gefäßverdrängung und hochgradige Gefäßarmut mit Gefäß-Summation im Bereich des vergrößerten unteren Milzpoles, Abdrängung der A. lienalis nach medial und caudal

3.4.9.6 Entzündliche Veränderungen der Milz führen zu Organvergrößerung, Pleuraerguß und einer späteren eventuellen Verkalkung!

3.4.9.7 Echinococcus-Cyste
Je nach Lage (zentral oder oberflächlich) Verformung und Vergrößerung des Milzschattens, schalenförmige Verkalkung.

Das Gefäßbild zeigt die Gefäßverdrängung und Spreizung mit gefäßfreier Zone ohne hyperämischen Rand.

3.4.9.8 Gefäßbedingte Milzerkrankungen
1. Milzinfarkt mit Gefäßverschluß und avasculärer Zone.
2. Aneurysma der Milzarterie. Ursächlich handelt es sich um arteriosklerotische, mykotische, traumatische oder angeborene Aneurysmen. Nachweis eines verkalkten, sackförmigen Aneurysmas im Milzhilus (rund-ovaler, glatt konturierter Ringschatten). Sicherer Nachweis durch die selektive Angiographie.

3.4.9.9 Tumoröse Prozesse
Primär gut- oder bösartige Milztumoren sind selten. Sie kommen vor als 1. Vaskulärer Tumor: Lymphangiom, Hämangiom, Hämangio-Sarkom, 2. Lymphatische Tumoren: Lymphadenom, Lymphosarkom, 3. Reticulo-endotheliale Tumoren: Endotheliom, Reticulosarkom, 4. Bindegewebige Tumoren: Fibrom, Fibrosarkom.

Röntgensymptomatik. Vergrößerte Milz im Übersichtsbild mit Verdrängung der Nachbarorgane. Im Angiogramm finden sich die Zeichen gut- oder bösartiger Tumoren.

Metastasen führen nur selten zur stärkeren Milzvergrößerung.

3.4.9.10 Die portale Hypertension
Pathophysiologisch und hämodynamisch folgende Ursachen:

1. Volumenhochdruck (bzw. Überfüllungshochdruck) durch vermehrten Zufluß vom Splanchnicusgebiet.

2. Widerstandshochdruck bei erhöhtem Widerstand im Abflußgebiet der Vena portae.

Nach dem Sitz des Strombahnhindernisses ist eine partielle oder eine generalisierte portale Hypertension mit unterschiedlichem Umgehungskreislauf zu unterscheiden.

Die portale Hypertension wird durch die Ausbildung des Collateralkreislaufs, die Dislokation vorgeschalteter Gefäßabschnitte vor dem Hindernis und eine verminderte Strömungsgeschwindigkeit angezeigt. Das Ausmaß der dargestellten Collateralisation gibt nur einen groben Hinweis auf die Druckhöhe im Pfortadersystem (Abb. 3.80).

Ursachen im extrahepatischen Pfortadersystem können sein:

1. Angeborene Stenose der Vena portae und Vena lienalis
2. Thrombose (häufigste Ursache der Strömungsbehinderung)
3. Bei frühkindlicher Pfortaderstenose angiomatöse Erweiterung der Venen des Ligamentum hepato-duodenale
4. Entzündliche und neoplastische Prozesse der benachbarten Organe

Röntgensymptomatik
1. *Beim prähepatischen Block:* a) Peripher lienaler Block, b) Zentraler Block des Pfortaderstammes

2. *Beim intrahepatischen Block:* Meist durch Lebercirrhose mit ausgedehnter Gefäßobliteration, selten durch Tumorinfiltration oder angeborene Leberfibrose.

3. *Beim posthepatischen Block* (Budd-Chiari-Syndrom): Verursacht durch die Verlegung und Einengung der Lebervenen und deren Abfluß in die Vena cava inferior.

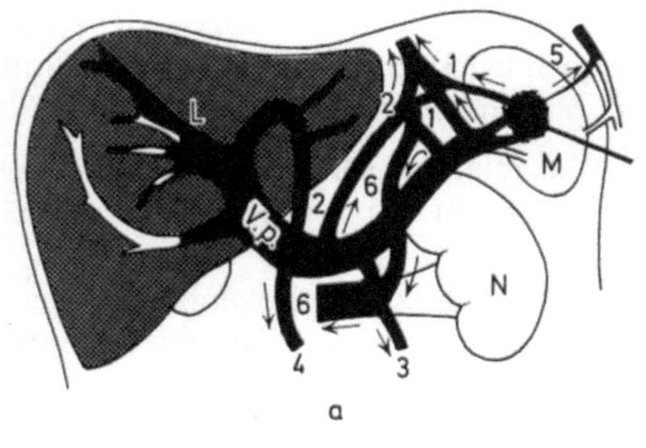

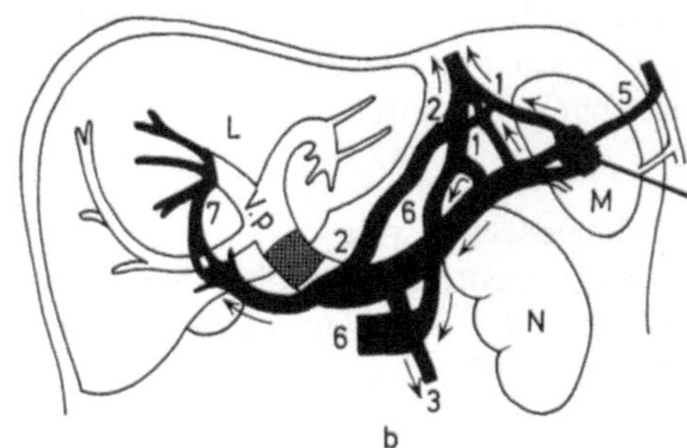

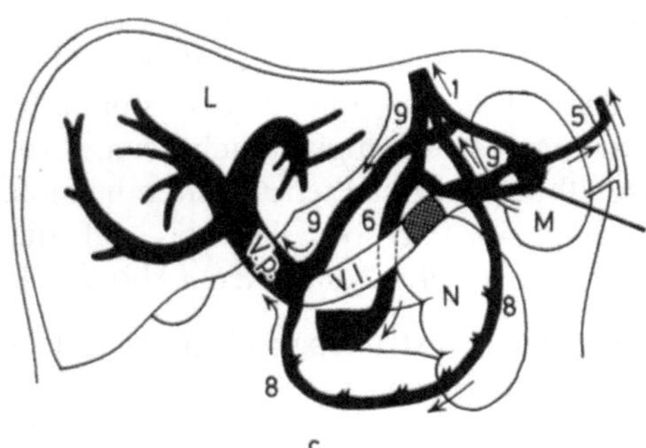

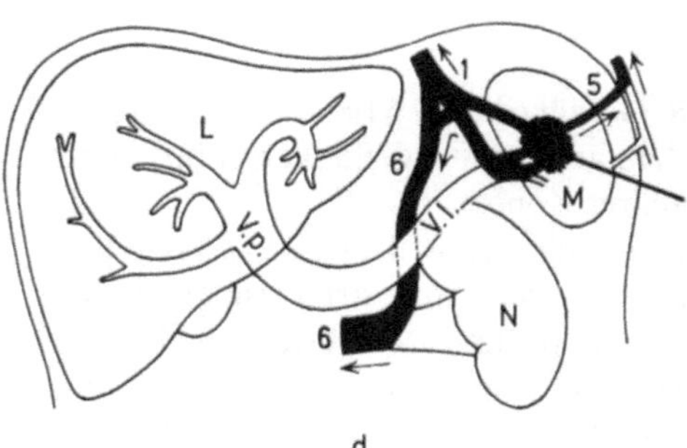

Abb. 3.80 a-d. Verschiedene Typen der Collateralisation bei portalem Hochdruck nach Bergstrand. (a) Hepatofugale Collateralzirkulation bei einem interhepatischen Hindernis. (b) Hepatofugale und hepatopetale collaterale Zirkulation bei einem extrahepatischen Hindernis (Verschluß der Pfortader). (c) Hepatofugale und hepatopetale Collateralzirkulation bei einem extrahepatischen Hindernis (Verschluß der Milzvene). (d) Hepatofugale Collateralzirkulation ohne Darstellung der Milzvene oder der Pfortader. Der Verschluß kann in diesem Falle intra- oder extrahepatisch liegen.

Hepatofugale Collateralgefäße: *1* Vv. gastricae breves, *2* V. coronaria, *3* V. mesenterica inferior, *4* V. parumbilicalis, *5* Milz, Bauchhöhlenwandgefäße, *6* Verbindungen Milzvene — linke Nierenvene.
Hepatopetale Collateralverbindungen: *7* Pfortader — Leber über Venen der Gallenblase, *8* Milzvene — Pfortader über Gastroepiploica-Venen, *9* Milzvene—Pfortader über Vv. gastricae breves und V. coronaria

Klärung der Ursache durch die retrograde Lebervenendarstellung.

Eine präoperative Klärung der Gefäßsituation im prähepatischen Kreislauf ist Voraussetzung für jede Shunt-Operation.

Sie erfolgt zunächst über die indirekte Splenoportographie oder über die percutane Splenoportographie.

Funktion und hämodynamische Verhältnisse nach durchgeführter Shunt-Operation werden über die selektive Cöliacographie oder Mesentericographie mit Darstellung der venösen Phase kontrolliert.

Literatur

Abrahams, H.L.: Angiographie, Vol. II. Boston: Little, Brown & Comp. 1971.

Haubrich, R. (Hrsg.): Klinische Röntgendiagnostik innerer Krankheiten, Bd. II. Berlin-Heidelberg-New York: Springer 1966.

Schinz, H.R., Baensch, W.E., Frommhold, W.: Lehrbuch der Röntgendiagnostik, Bd. V, Abdomen. Stuttgart: Thieme 1965.

Wenz, W.: Abdominelle Angiographie. Stuttgart: Springer 1972.

Zöckler, C.E., Gheorghiu, Th.: Die portale Hypertension. Baden-Baden-Brüssel-Köln: Witzstrock 1975.

3.5 Harnsystem und Retroperitonealraum

G. LUSKA

3.5.1 Untersuchungs-Methoden

Die wichtigsten röntgenologischen Verfahren zur Darstellung der Harnwege sind

1. Ausscheidungs-Urographie
2. Retrograde Pyelographie und Cystourethrographie
3. Angiographie.

Übersichtsaufnahmen geben orientierende Aufschlüsse über Lage, Form und Größe der Nieren, da sie sich vom umgebenden vermehrt strahlendurchlässigen Gewebe abgrenzen lassen. Im Leerbild können sich schattengebende Konkremente darstellen.

Zur Ausscheidungs-Urographie werden wasserlösliche nierengängige Jodsalzverbindungen verwendet, die nach intravenöser Applikation nach wenigen Minuten im Harn ausgeschieden werden.

Die Injektions-Methode ist wegen der kontrastreicheren Darstellung zugunsten der Infusions-Urographie weitgehend verlassen (Infusion von 2 ml pro kg eines 60%igen in 250 ml physiologischer NaCl-Lösung verdünnten Kontrastmittels). In der Regel werden nach 5 min, 10 min und 20 min Röntgenbilder angefertigt. Abflußhindernisse können Spätaufnahmen erforderlich machen. Die Nephrozonographie oder Tomographie verbessert die Erfassung von kleineren Veränderungen am Hohlsystem und von Cysten.

Eine Modifikation ist das *Früh-Urogramm* nach Schnell-Injektion (Aufnahmen nach 1, 2, 3 und 5 min) zum Nachweis einer seitendifferenten Ausscheidung bei Verdacht auf eine Nierenarterienstenose oder zur Differenzierung von Calixcysten von Kavernen. Mit der Veratmungs-Urographie lassen sich Rückschlüsse auf peri- und paranephritische Prozesse bei verminderter respiratorischer Beweglichkeit der Nieren ziehen.

Die retrograde Pyelographie wird zur Ergänzung der Urographie durchgeführt, wenn die Abklärung der anatomischen Verhältnisse des NBKS nicht gelingt oder mangelhaft ist. Das Kontrastmittel wird über einen cystoskopisch in den Harnleiter eingeführten Katheter appliziert.

Die Angiographie der Nieren wird zur Differenzierung raumfordernder Prozesse und Erkennung von Gefäßveränderungen durchgeführt. In der Regel wird transfemoral ein Katheter in die Aorta bis in Höhe der Nierenarterienabgänge geschoben. Bei Verschluß der Beckengefäße wird der transaxilläre oder translumbale Weg erforderlich. Zur überlagerungsfreien Detaildarstellung erfolgt die selektive Renovasographie. Mit Hilfe von Serienaufnahmen werden nach Kontrastmittelinjektion Bilder der arteriellen, nephrographischen und venösen Phase gemacht. Bei infiltrierend wachsenden Prozessen sollte eine *Cavographie* vorgenommen werden, um einen Tumoreinbruch mit oder ohne Thrombose auszuschließen.

Weitere Untersuchungs-Möglichkeiten der Harnwege und des Retroperitonealraumes sind Cysto-Urethrographie, Lymphangiographie und Pneumoretroperitoneum. Bei der letztgenannten Untersuchung wird Gas, das Nieren und Nebennieren umfließt, präsacral in den Retroperitonealraum insuffliert (1000 bis 1400 ml O_2). In Kombination mit der Tomographie ist eine überlagerungsfreie Darstellung der Nebennieren erreichbar. Zusätzlich erfolgt zur besseren Kontrastierung der Niere eine Ausscheidungs-Urographie.

3.5.2 Röntgen-Anatomie

Die Größe der Nieren schwankt um 13 × 6,5 cm, wobei sie bei Frauen etwas kleiner sind als bei Männern. Die Medialkontur verläuft parallel dem Psoasrand. Die Nierenoberfläche ist glatt. Die respiratorische Beweglichkeit beträgt 2 bis 3 cm, im Stehen können die Nieren 4 bis 5 cm nach caudal sinken (Steh-Urogramm). Man unterscheidet Nierenrinde, -Mark und Nierenbeckenkelchsystem.

Das Nierenbecken bildet einen zwischen die Papillen des Markes und den Ureter geschalteten Sammelraum des Harnes.

Bei der linearen Form des Nierenbeckens ragen die Papillen in die Nierenkelche (Calices minores). Die die Papillen umgebenden Abschnitte heißen Fornices, der nierenbeckenwärtsgerichtete Anteil Kelchhals.

Mehrere Nierenkelche bilden eine Kelchgruppe (Calices majores), meist kann man eine obere, mittlere und untere Kelchgruppe unterscheiden. Die Kelchhälse der Kelchgruppen münden ohne nennenswerte Erweiterung bei der linearen Form des Nierenbeckens in den Ureter.

Bei der ampullären Form des Nierenbeckens münden die Calices minores direkt in einen sackförmig erweiterten Sammelraum, der sich verjüngt und in den Ureter fortsetzt.

Der Harnleiter läuft auf dem Muskulus psoas, medial von den Ileosacralgelenken und mündet in lateral-konvexem Bogen in die Harnblase.

3.5.3 Congenitale Veränderungen der Nieren

Nierenzahl und Größe

Agenesie: Fehlende Organanlage.

Aplasie: Rudimentär ausgebildetes Organ, nur bei Verkalkung im Röntgenbild sichtbar. Bei beiden Formen kann der Ureter fehlen oder blind endend vorhanden sein.

Überzählige Nieren: Von normal vorhandenen Nieren völlig getrennte Organe, häufig caudal-dystop gelegen.

Hypoplasie: Verkleinerung aller Anteile des Organs, das meist nahe der Wirbelsäule liegt.

Nierenform

Verschmelzungsnieren. Parenchymbrücke, meist am unteren Pol der Nieren (Hufeisenniere).

Persistierende Lappung. Über das 4. Lebensjahr hinaus bestehende, noch beim Erwachsenen nachweisbare unregelmäßig konvexbogige Nierenbegrenzung.

Lageveränderungen

Dystopien. Bezogen auf die normale Organlage unterscheidet man caudale, craniale laterale, gekreuzte Dystopien.

Fehlrotation. Ausbleibende, ungenügende oder zu starke Links-Rotation. Entsprechend weist das Nierenbeckenkelchsystem nach ventral, ventro-medial oder dorsomedial.

3.5.4 Veränderungen des Parenchyms

Markschwammniere. Dieser Entwicklungsstörung liegen diffus erweiterte oder cystischveränderte Sammelröhren der Nierenpyramiden zugrunde. Sie können einzeln oder bilateral symmetrisch betroffen sein. Im Leerbild kann verkalkter Zelldetritus in den Pyramiden sichtbar werden. Das Urogramm zeigt eine fächerförmige, radiär vor den Kelchen gelegene streifige Kontrastmittel-Anordnung in den Markpyramiden. Hämaturien, Infektionen, Konkrementabgänge veranlassen die Nierenuntersuchung.

Cystennieren. Diese werden in einer *kleincystischen Form* (Honigwabenniere) bei Neugeborenen und Kleinkindern beobachtet und sind mit einem längeren Leben nicht vereinbar.

Die grobcystische Form tritt im Erwachsenenalter in Erscheinung. Sie ist meist bilateral ausgebildet. Radiologisch stellen sich Cystennieren als diffus-vergrößerte Organe mit polycyclisch begrenzten Konturen dar. Veränderungen am Nierenbeckenkelchsystem sind ausgezogene bogig verdrängte Kelchhälse, Abplattung der Kelche und Verdrängungserscheinungen am Nierenbecken.

Im Stadium der Dekompensation ist die Ausscheidung verzögert und der nephrographische Effekt verlängert, dabei können

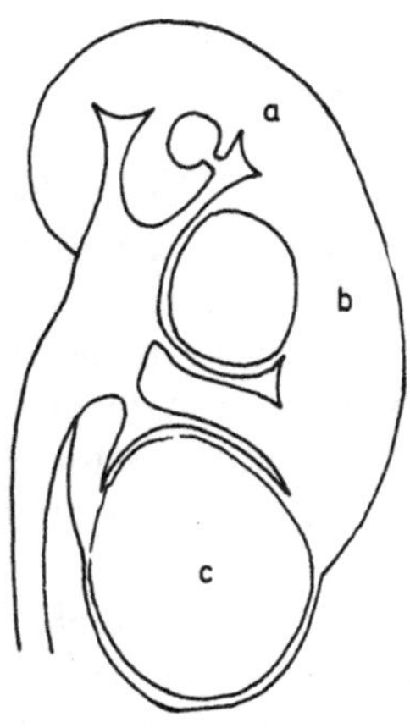

Abb. 3.81. Nierencysten. *a* Pelvine Cyste, *b* Parenchymcyste, *c* Perirenale Cyste

sich Cysten als nicht angefärbte Bezirke abheben. Angiographisch stellen sich elongierte enge und bogig-verlaufende Gefäße dar. In der Parenchymphase ergibt sich das Bild einer durchlöcherten Niere mit Inseln von funktionstüchtigem Parenchym.

Nierencysten (Abb. 3.81). Diese sind von Cystennieren, wenn sie solitär auftreten, leicht zu differenzieren. Wenn sie multipel vorliegen, können fließende Übergänge zu Cystennieren bestehen. Je nach Lokalisation und Genese unterscheidet man auf degenerativ traumatischer Basis entstandene Parenchymcysten, unter der fibrösen Kapsel gelegene perirenale, außerhalb der Kapsel gelegene pararenale, mit dem Nierenbecken in Verbindung stehende pelvine und vom Becken getrennte parapelvine Cysten.

Im Urogramm imponieren Cysten als solitäre expansive Prozesse mit Vergrößerung des Organs und buckeliger Oberflächenkontur. Die Verdrängungserscheinungen am Nierenbeckenkelchsystem gleichen denen bei Cystennieren. Ebenso ähneln sich die Verdrängungen im Renovasogramm. Ein charakteristisches Symptom ist der „Parenchymsporn", der sich in der nephrographischen Phase darstellt. Er wird durch eine Unterbrechung der Oberflächenkontur der Niere durch subcapsulär reichende Cystenanteile hervorgerufen.

Pelvine Cysten sind oft nur urographisch erfaßbar und angiographisch stumm.

Solitäre Cysten lassen sich angiographisch nicht von einem gefäßarmen infiltrierend wachsenden Prozeß trennen.

3.5.5 Congenitale Veränderungen der oberen Harnwege

Agenesie und Aplasie treten bei entsprechenden Veränderungen der Nieren auf.

Blind endender Ureter. Bei blind endendem Ureter ist meist eine hypoplastische Niere vorhanden.

Gedoppeltes Nierenbeckenkelchsystem. Eine Niere mit 2 Nierenbeckenkelchsystemen und eigenem Ureter. Bei getrennter Mündung in die Harnblase liegt ein Ureter duplex, bei Vereinigung oberhalb des Blasen-Ostiums ein Ureterfissus vor.

Mikrocalices. Verkleinerte Kelche und Pyramiden ohne pathologische Bedeutung.

Kelchcysten. Cystische Hohlräume, in die Sammelröhren münden und die mit dem Nierenbeckenkelchsystem über einen eigenen Hals in Verbindung stehen. Klinisch bedeutungslos.

Ureterocele. Sackförmige Erweiterung des distalen Ureterendes, das ins Blaseninnere vorspringt. Im Urogramm ist sie vom Blasenlumen durch einen nicht kontrastierten Saum umgeben, der der Ureterocelenwand entspricht.

Retrocavaler Ureter. Der re. Harnleiter zieht schlingenförmig um die Vena cava inferior.

Fehlmündungen des Ureters. Sie kommen in Form von Ektopien bei Mündung außerhalb der Blase und als Dystopien bei Mündung außerhalb des Trigonum vesicae vor.

Erweiterungen der oberen Harnwege können durch Stricturen, Klappen, Falten, Knickbildungen, uretero-pelvine Adhäsionen, accessorische und aberrante Gefäße bedingt sein. Congenital bedingte Erweiterungen werden bei neuromuskulären Dysplasien als *Megaureteren* bezeichnet.

3.5.6 Gefäßanomalien

Accessorische und aberrante Gefäße können furchenförmige Impressionen oder Stenosen am Nierenbeckenkelchsystem hervorrufen. Kreuzen die Gefäße den Nierenbecken-Ureterübergang, können bei ptotischen Nieren Abflußhindernis und Pyelektasie resultieren.

3.5.7 Erworbene Erkrankungen

3.5.7.1 Nephroptose

Die abnorm bewegliche Niere ist nur dann von klinischer Bedeutung, wenn durch aberrierende Gefäße ein Abflußhindernis auftritt oder die Gefäßelongation und Einengung eine Minderdurchblutung mit renalbedingter Hypertonie bewirkt.

Zur Diagnose der Nephroptose sind Aufnahmen im Liegen und Stehen erforderlich. Man sollte erst dann von einer abnormen Beweglichkeit sprechen, wenn die Caudalverlagerung zwei Wirbelkörper überschreitet.

Durch die Rotation um die Querachse erscheint die Niere verkleinert und das Nierenbeckenkelchsystem durch Stauchung verplumpt. Der Ureter ist im Gegensatz zur caudal-dystopen Niere geschlängelt.

3.5.7.2 Gefäßerkrankungen

Gefäßstenosen

Fibromusculäre Hyperplasie. Diese Erkrankung tritt bevorzugt bei weiblichen und jüngeren Patienten auf. Angiographisch haben die Gefäße häufig die Form einer Perlenkette durch hintereinandergeschaltete Einengungen. Es können mehrere Nierenäste betroffen sein. Die fortschreitende Erkrankung führt schließlich zum Gefäßverschluß.

Arteriosklerose. Bei zentralem Typ wird vorwiegend die A. renalis und beim peripheren intrarenalen Typ werden die großen Äste und Arcualgefäße befallen. Verschlüsse peripherer Äste führen zu umschriebenen Durchblutungsstörungen und infarktähnlichen Einziehungen der Nierenoberfläche.

Nierenvenenthrombose. Im akuten Stadium ist die Niere vergrößert und ohne Ausscheidung. Im retrograden Pyelogramm können Füllungsdefekte am Nierenbeckenkelchsystem auffallen. Später kann sich ein Collateralkreislauf ausbilden. In diesem chronischen Stadium ist die Ausscheidung verzögert, die Niere und die Nierenbeckenkelchsysteme sind durch Infarcierung und Schrumpfung verkleinert.

Seltene Gefäßerkrankungen sind Arteriolosklerose, Thrombangiitis obliterans, Periarteriitis nodosa, arterielle Aneurysmen, arteriovenöse Kurzschlüsse.

3.5.7.3 Entzündliche Erkrankungen im Bereich der Nierenkapsel

Es werden innerhalb der Capsula fibrosa gelegene peri-nephritische oder außerhalb der Kapsel gelegene para-nephritische Abscesse unterschieden. Die Ursache für peri-nephritische Abscesse ist überwiegend die Ausbreiterung einer intrarenalen Entzündung, während para-nephritische Abscesse häufig durch fortgeleitete Prozesse der Nachbarorgane (Pleura, Gallenblase, Leber, Pancreas, Wirbelsäule und andere bedingt sind).

Beim peri-nephritischen Absceß ist die Niere vergrößert. Bei beiden Prozessen sind Nieren und Psoasschatten unscharf begrenzt.

Verdrängungen am Nierenbeckenkelchsystem und Verlagerung der Nieren können raumfordernde Prozesse vortäuschen. Im Veratmungs-Pyelogramm fällt die verminderte Nierenbeweglichkeit auf.

Angiographisch deuten Hypervascularisation und erweiterte Kapselgefäße auf die Entzündung hin. Beim peri-nephritischen Absceß besteht eine Diskrepanz zwischen der Nierengröße im Übersichts- und renovasographischen Bild.

3.5.7.4 Entzündliche Erkrankungen des Nierenparenchyms

3.5.7.4.1 Pyelonephritis (Abb. 3.82)

Die Pyelonephritis entsteht als herdförmige Entzündung des Nierenmarkes bevorzugt in kelchnahen Papillenabschnitten. Da diese allgemein durch Harnstau begünstigt wird, tritt sie im Kindesalter (congenitale Anomalien, vesicoureteraler Reflux), während der Schwangerschaft und im Alter (Prostatahypertrophie und Tumor, Uterusprolaps) gehäuft auf.

Im akuten Stadium ist die Röntgensymptomatik uneinheitlich. Im Übersichtsbild können die Nieren infolge Ödem vergrößert und unscharf begrenzt sein. Die Kelche und die Kelchhälse können im Urogramm durch ödematöse Kompression oder funktionell diffus verengt sein. Andererseits werden auch hypotone Zustände mit verminderter Motilität des Nierenbeckenkelchsystems, weitgestelltem Kelchsystem und Ureter sowie Impression des Nierenbeckens am Psoasrand beobachtet. Im destruktiven Stadium sind erste Defekte an den Papillenspitzen zu sehen.

Chronische Pyelonephritis. Dieses Stadium ist radiologisch gekennzeichnet durch Kelchveränderungen (Abb. 3.83) und später durch kleine Nieren, die im Urogramm eine ausreichende Ausscheidung zeigen. *Das Hohlsystem* zeigt durch demarkierte Papillen verplumpte deformierte Kelche, die Kelchhälse können durch narbige Schrumpfung verzogen und unterschiedlich weit sein. *Narbige Parenchymveränderungen* bewirken Einziehungen der Nierenoberfläche, über den verplumpten Kelchen kann der insgesamt verschmälerte Parenchymsaum nur wenige mm betragen.

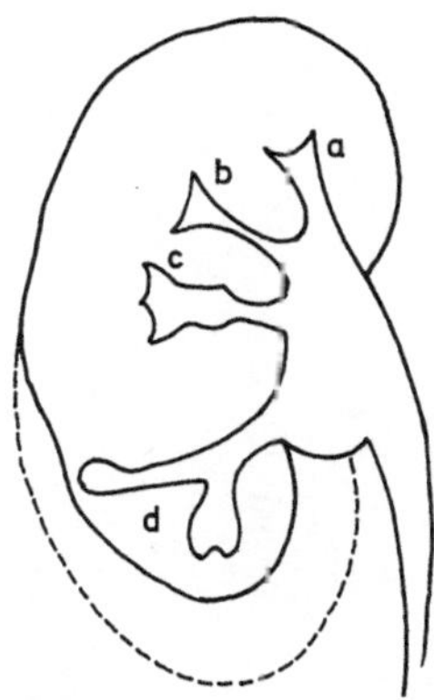

Abb. 3.82. Veränderungen des Nierenbecken-Kelchsystems und des Parenchyms bei Pyelonepritis. *a* Normal. *Akute Pyelonephritis: b* Enggestellte Kelche, *c* Hypotone Kelche, *Chron. Pyelonephritis: d* Verplumpung der Kelche, Schrumpfung des Parenchyms

Das Endstadium der Erkrankung ist die *pyelonephritische Schrumpfniere.*

Im Angiogramm ist in den narbig veränderten Regionen der Gefäßbaum rarifiziert und unregelmäßig angeordnet (Abb. 3.84). In der nephrographischen Phase läßt sich die Breite des noch vorhandenen Parenchymmantels besonders gut beurteilen. Pyelonephritische Schrumpfnieren können weitgehend vom Kreislauf abgeschaltet sein.

Wie bei anderen parenchym-reduzierenden Erkrankungen wird bei der chronischen Pyelonephritis besonders häufig eine *Fibrolipomatose* gefunden. Es handelt sich um eine diffuse Binde- und Fettgewebszunahme um das Hohlsystem bei Parenchymschrumpfungen. Kelche und Kelchhälse erscheinen elongiert und verlagert. Angiographisch grenzt sich der verbreiterte Sinus renalis deutlich von den besser durchbluteten Parenchymregionen ab.

3.5.7.4.2 Papillennekrosen. Diese werden häufig im Gefolge einer Pyelonephritis gefunden. Als Ursache werden bacterio-toxische Wirkungen und gefäßbedingte Ernährungsstörungen angesehen. Pathogenetisch

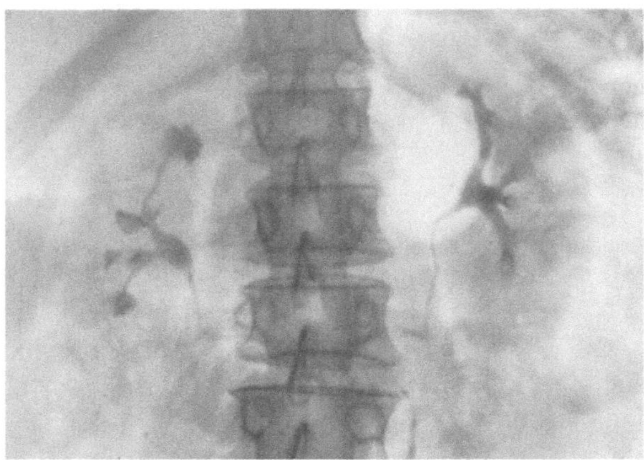

Abb. 3.83. Chronische Pyelonephritis rechts, normales Nierenbeckenkelchsystem links

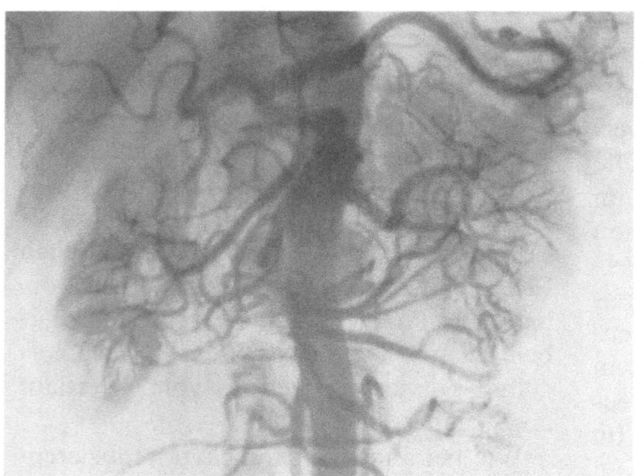

a

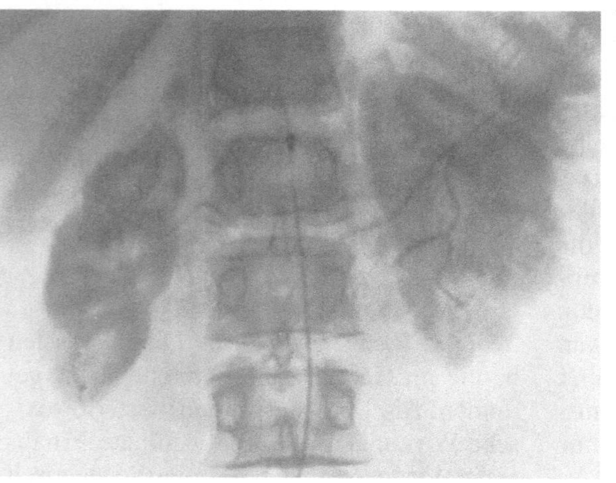

b

Abb. 3.84 a u. b. Renovasographie. (a) Arterielle Phase, (b) Nephrographische Phase. Pyelonephritische Schrumpfniere rechts

Tabelle 3.12. Papillennekrosen

Typ	Grunderkrankung	Radiologische Befunde
Bakteriell	Häufig in Kombination von Pyelonephritis mit Diabetes mellitus oder Harnstau	Bürstenform der Papille unregelmäßige Oberflächenkontur Mottenfraßnekrose bei Tuberkulose Ringschatten um die demarkierte Papillenspitze Kolbenförmige Defekte nach Abstoßung Verkalkte sequestrierte Papillen im NBKS und Harnblase
Angiopathisch	Arterienthrombose Arteriosklerose Arteriitis Nierenvenenthrombose	
Kompressiv	Akute und chronische interstitielle Nephritis chronische Pyelonephritis Phenacetinniere Bestrahlung	
Allgemeine Kreislaufstörungen (Neugeborene)	Geburtsblutung Asphyxie Congenitale Herzvitien und Morbus haemolyticus neonatorum	

lassen sich 4 Typen von Papillennekrosen unterscheiden. Diese sind in Tabelle 3.12 zusammengestellt.

3.5.7.4.3 Pyonephrose. Bei entzündlichen Erkrankungen der ableitenden Harnwege und zusätzlicher Obstruktion kommt es zu Pyonephrosen.

Die Obstruktionen können entzündlich bedingt sein (Pyelonephritis, Tuberkulose, Absceß), oder es kann zur Infektion einer congenitalen oder erworbenen Hydronephrose kommen. Bei der Pyonephrose liegen neben Eiteransammlungen im Nierenbeckenkelchsystem zusätzliche Parenchymdestruktionen vor (Eitersackniere). Radiologisch besteht eine vergrößerte stumme Niere oft mit unscharf abgesetztem Parenchymschatten und verstrichenem Psoasrand. Steinschatten können auf die Ursache der Abflußbehinderung hinweisen. Eine wichtige Untersuchung zur Klärung der Diagnose ist eine Angiographie. Die A. renalis und ihre Äste sind dünnkalibrig, gespreizt und gestreckt, während bogig verlaufende Kapselgefäße erweitert sind.

3.5.7.4.4 Interstitielle, nicht destruierende abakterielle Nephritis. Diese Nephritis fällt radiologisch im chronischen Stadium durch kleine Nieren, Papillennekrosen und verkalkte demarkierte Papillenspitzen auf. Gehäuft wird sie bei chronischem Phenacetinabusus gefunden.

Ähnliche Veränderungen finden sich bei einer anderen Form der interstitiellen abakteriellen Nephritis, der *Gichtniere.* Hierbei können zusätzlich Uratsteine gefunden werden.

3.5.7.4.5 Glomerulonephritis

Da im akuten Stadium meist eindeutige klinische Symptome vorliegen, werden radiologische Untersuchungen selten notwendig.

Chronische Glomerulonephritis. In der Übersichtsaufnahme sind die Nieren diffus verkleinert, urographisch besteht eine Ausscheidungsstörung mit verminderter Konzentrationsfähigkeit, das Hohlsystem ist entsprechend der Organschrumpfung verkleinert. Im Renovasogramm stellen sich engkalibrige Gefäße dar, die in der Peripherie rarefiziert sind. Weiter werden KM-Stase, verzögerte nephrographische Phase, Verschmälerung der Rinde beobachtet.

3.5.7.4.6 Tuberkulose

Auf hämatogenem Weg oft Jahre nach einem Lungenbefall bilden sich zunächst miliare Herde im Markgebiet. Die Infektion der Papillen erfolgt über Markkavernen oder über die durch Harnkanälchen ausgeschiedenen Tuberkelbazillen. Nach Läsion der Pyramidenspitzen ist der Anschluß an das Nierenbeckenkelchsystem hergestellt. Ohne Behandlung wechseln im weiteren Verlauf destruktive und fibrös-schrumpfende Veränderungen an Nieren, Ureteren, Harnblase und Genitalorganen. Im Endstadium entwickelt sich die Mörtel- oder Kittniere oder die tuberkulöse Schrumpfniere. Die Diagnose der Nierentuberkulose wird durch den Nachweis von Tuberkelbazillen gestellt.

Es werden 4 Stadien der Nierentuberkulose unterschieden:

1. Miliare Herde — radiologisch stumm.

2. Rinden-Markkavernen ohne Anschluß an das Nierenbeckenkelchsystem. Radiologisch nur an Gefäßveränderungen und nicht kontrastierten Parenchymzonen im Angiogramm nachweisbar.

3. Fibro-ulceröse bis cavernöse Form — frische Papillennekrosen in Form von mottenfraßähnlichen oder pinselförmigen Destruktionen der Papillenspitzen.

An das NBKS angeschlossene Markkavernen haben kolbenförmiges Aussehen. Durch fibrotische Stenosen der Kelchhälse kommt es entweder zur sekundären Erweiterung der Kelche oder Verschluß der Hauptkelche (partielle Selbstamputation mit Fehlen der peripheren Kelchgruppen).

4. Phitisis renis: Mörtelniere, tuberkulöse Schrumpfniere. Angiographisch hochgradige Gefäßrarefizierung, unregelmäßige Parenchymreste.

3.5.8 Erkrankungen des Nierenbeckenkelchsystems und des Ureters

3.5.8.1 Entzündungen

Die radiologische Diagnostik *akuter katarrhalischer Entzündungen* ist schwierig und nur im Zusammenhang mit der klinischen Symptomatik möglich. Es werden Dyskinesien an Nierenbecken und Ureter beobachtet.

Eine regionale Ureteritis wird bei retroperitonealen Prozessen (Appendicitis), eine *ulceröse* bei Tuberkulose gefunden.

Chronische Entzündungen. Ursachen hierfür sind meist entzündliche Erkrankungen des Nierenparenchyms oder der Harnblase, oder sie entstehen fortgeleitet durch entzündliche Erkrankungen im Retroperitonealraum. Durch Wandfibrose und Periureteritis kann es zu umschriebenen Stricturen kommen. Bei Erschlaffung der Wand und herabgesetzter Motilität treten Hydroureter und Hydronephrose auf.

Eine seltene Form der Entzündung ist die *Pyeloureteritis cystica.* Zahlreiche stecknadel- bis erbsgroße Cysten des Nierenbeckens und des proximalen Ureters führen im Urogramm zu scharf begrenzten Füllungsdefekten unterschiedlicher Größe.

3.5.8.2 Urolithiasis

Wichtige Ursachen für eine Steinbildung sind *endogene Faktoren* (Hyperuricämie, Hypercalciurie, Cystinurie, Oxalosen), *exogene Faktoren* (Traumen, Fremdkörper) und *lokale Faktoren* (chronische Stauung und Entzündung).

Steine im Bereich der ableitenden Harnwege sind in 90 bis 95% d.F. schattengebend, es handelt sich um Oxalat-, Phosphat- und Cystinsteine.

Nicht schattengebende Steine mit einem spezifischen Gewicht unter 1 sind Urat- und Xanthinsteine. Reine Kristalle sind selten, meistens liegen sie in gemischter Form vor.

Je nach Lage unterscheidet man Parenchym-, Papillen-, Kelch-, Nierenbecken-, Ureter-, Blasen- und Urethrasteine.

Zum radiologischen Steinnachweis sind unbedingt Übersichtsaufnahmen erforderlich, da durch Kontrastmittel-Überlagerungen im Urogramm kleine Konkremente verdeckt werden können. Überlagerungen durch Skeletanteile, Darminhalt, Verkalkungen anderer Genese, Steine anderen Ursprungs können die Diagnose erschweren.

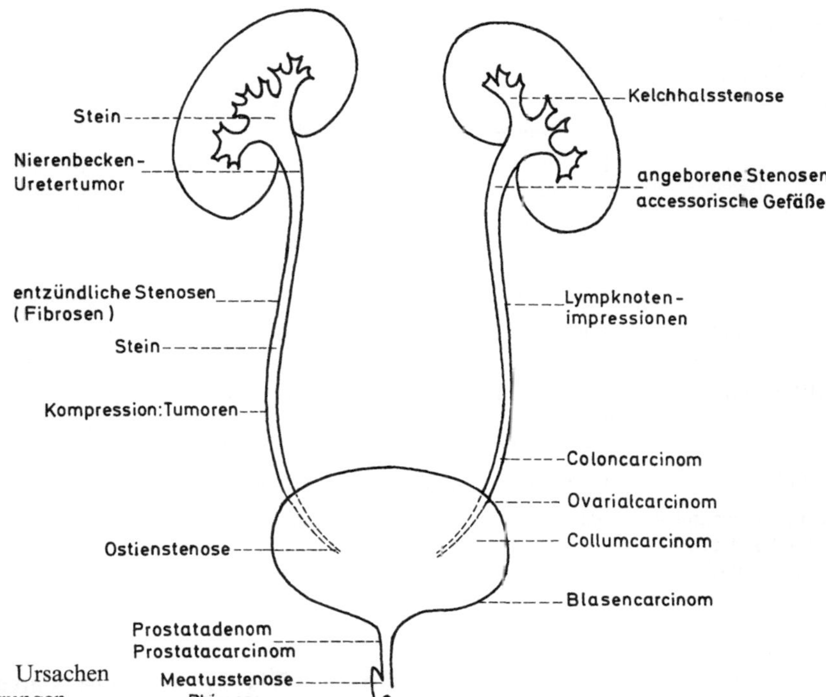

Abb. 3.85. Häufige Ursachen für Harnabflußstörungen

Die Urolithiasis kann unter dem Bild der *akuten Harnstauung* in Erscheinung treten. Dabei können im Übersichtsbild Meteorismus und konvexe Haltungs-Skoliose zur gesunden Seite hin auffallen.

Urographisch bewirkt eine *fast komplette Occlusion* eine Erweiterung des vorgeschalteten Hohlsystems (Pylektasie), wobei der Grad der Erweiterung um so größer ist, je höher der Stopp liegt. In Höhe des Verschlusses erfolgt der Abbruch der KM-Säule. Durch die hochgradige Ausscheidungsverzögerung mit starker Parenchymanfärbung ist das Hohlsystem häufig erst auf Aufnahmen nach mehreren, teilweise 12 bis 24 Std beurteilbar dargestellt.

Bei inkompletter Occlusion sind Erweiterung des Harnsystems, Ausscheidungsverzögerung und verstärkte Parenchymanfärbung nicht obligat. Spindelförmige Kontraktionen in der Umgebung des Konkrementes können auf den Sitz des Abflußhindernisses hindeuten. Nierenbeckenkelchsystem und Ureter sind nach Steinabgang in der Regel noch einige Zeit erweitert. Chronische Harnstauungen führen im Endstadium zum Bild der Hydronephrose.

3.5.8.3 Hydronephrose

Wichtigste Ursachen sind angeborene Abflußhindernisse und erworbene Abflußbehinderungen (Konkremente, narbige Stenosen, Tumoren des Nierenbeckens, des Ureters, der Blase und Prostata, Lymphknoten-Impressionen, tumoröse oder narbig-entzündliche Prozesse der Nachbarschaft wie beim Collum-Carcinom oder als Folge einer Strahlenbehandlung) (Abb. 3.85).

Da die Ausscheidung verzögert ist oder fehlt, sind Spätaufnahmen obligat. Im Urogramm ergibt sich infolge des erhöhten Druckes eine Atrophie des Parenchyms mit Verschmälerung des Parenchymsaumes, Abflachung der Papillen und Erweiterung des Nierenbeckenkelchsystems.

Eine entscheidende Untersuchung ist die Angiographie. Die A. renalis ist eng, die intrarenalen Arterien verlaufen gespreizt

Tabelle 3.13. Verkalkungen im Bereich der Nieren

Lokalisation			
Parenchym	*Entzündungsfolge*	*Raumforderungen*	*Sonstige*
	Tuberkulose Pyelonephritis Chronische Nephritis Abscesse Brucellosen	Hypernephroide Carcinome Wilms-Tumoren Cysten Echinococcuscysten Fibrome Hämangiome	Markschwammnieren Nephrocalcinosen Papillennekrosen Traumafolgen nach akuten beiderseitigen Rindennekrosen
Nierenhüllen	Nach perinephritischen und paranephritischen Abscessen Nach Traumen durch subcapsuläre und retroperitoneale Hämatome		
NBKS und Ureteren	Konkremente, Ausgußsteine, verkalkte Papillenspitzen nach Papillennekrosen, Pyelitis und Ureteritis calcificans nach chronischen Entzündungen, verkalkte organisierte Blutcoagel, Fremdkörper (retrograde Thorotrastpyelographie)		
Gefäße	Arteriosklerose und Aneurysmen der Nierenarterien, Phlebolithen		
Kalkablagerungen, die sich auf die Nieren projizieren können	Gallenwege, Leber, Nebennieren, Milz, Pankreas, Appendix, Rippenknorpel		

und bogig ausgezogen. In der nephrographischen Phase können sich fleckige verwaschene Parenchymreste anfärben.

3.5.9 Nierenverkalkungen

Verkalkungen im Bereich der Nierenschatten können durch Kalkablagerungen im Nierenparenchym, in der Kapsel, im Nierenbeckenkelchsystem und Ureter und im Gefäßsystem bedingt sein. Kalkablagerungen außerhalb der Nieren, die sich auf die Nierenschatten projizieren, lassen sich durch Aufnahmen in mehreren Ebenen von der Niere trennen. In der Tabelle 3.13 sind die wichtigsten Verkalkungen zusammengestellt.

3.5.10 Nephrocalcinosen

Unter diesem Begriff werden aufgrund von Stoffwechselstörungen der Niere entstandene, metastatische Verkalkungen und aufgrund nekrotischen Nierengewebes entstandene dystrophische Verkalkungen zusammengefaßt. Auf Übersichtsaufnahmen findet man sie am häufigsten in der Markregion.

3.5.11 Traumatische Nierenveränderungen

Rupturen des Nierenparenchyms. Die meisten Rupturen verlaufen quer zur Nierenachse und können zur Abtrennung eines Nierenpols, Sequestration eines Parenchymteils und Einriß eines Kelches mit Hämatopyelon führen. Bei Veränderungen größeren Ausmaßes sind Nieren- und Psoasschatten im Übersichtsbild durch retroperitoneales Hämatom nicht abgrenzbar.

Im Urogramm fehlt entsprechend dem Ausmaß der Traumatisierung die Ausscheidung einer Niere ganz, oder es stellen sich einzelne Kelchgruppen nicht dar.

Nur wenn eine Angiographie unmittelbar nach dem Trauma durchgeführt wird, lassen sich KM-Extravasate erfassen. Da die Blutung zur Zeit der Angiographie meist schon steht, sind der Rupturspalt an einem gefäßlosen Areal und die Parenchymruptur nur an einer Minderdurchblutung erkennbar.

Rupturen am Nierenbeckenkelchsystem und Ureter. Verletzungen am Nierenbeckenkelchsystem können an fehlender Auffüllung des Hohlsystems bei funktionslosem Paren-

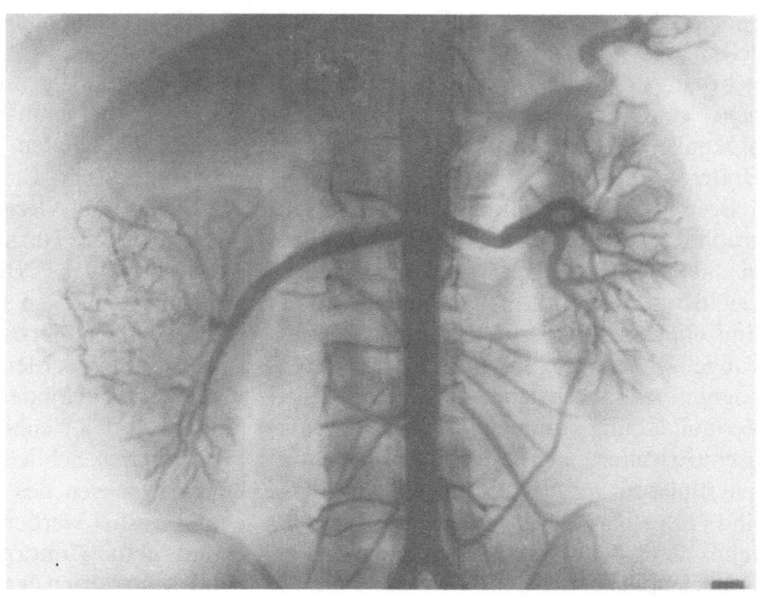

Abb. 3.86. Renovasographie: Hypernephrom rechts mit unscharf begrenzter und vorgebuckelter Nierenkontur. Pathologische Gefäße

chym oder Tamponade durch Blutcoagel zu erkennen sein. Einrisse des Beckens oder Ureters führen zu Kontrastmittel-Extravasaten in das retroperitoneale Gewebe.

Verletzungen von Gefäßen. Der Abriß der Nierenhauptarterie hat eine Nierennekrose, die Ruptur von Segmentarterien Infarkte der entsprechenden Region und Schrumpfung zur Folge.

3.5.12 Tumoren

3.5.12.1 Tumoren des Nierenparenchyms

Benigne mesenchymale Tumoren. Von diesen sind Hämangiome und Hamartoblastome erwähnenswert. *Hämangiome* haben bevorzugten Sitz in den Papillen, bei Blutungen finden sich temporäre Defekte und Harnstau durch Coagel in den ableitenden Harnwegen. Das Angiogramm ist häufig negativ, selten stellen sich kleine, zentral gelegene Gefäßconvolute unter Umständen mit arterio-venösen Kurzschlüssen dar.

Hamartoblastome können einzeln oder in der Mehrzahl oder in Gesellschaft von Cystennieren vorkommen. Das radiologische Bild gleicht dem anderer expansiv wachsender Prozesse. Angiographisch lassen sich diese gefäßreichen Tumoren nicht eindeutig von malignen epithelialen Tumoren unterscheiden.

Benigne epitheliale Tumoren. Diese sind Adenome und embryonale Mischtumoren.

Maligne epitheliale Tumoren. Der wichtigste maligne epitheliale Tumor ist das *Hypernephrom* (Grawitz-Tumor, Nieren-Carcinom, Abb. 3.86).

Im Übersichtsbild führt es zu einer Vergrößerung des Nierenschattens.

Im Urogramm werden bei *expansivem Wachstum* Verdrängungserscheinungen an den Kelchen in Form von Abplattung, Ausziehungen, Auftreibung und fehlender Füllung, an den Hauptkelchhälsen in Form von bogigen Verlagerungen, Elongation, Spreizung, Einengung, fehlender Füllung, und am Nierenbecken in Form von Eindellungen, Verlagerung und Erweiterung sichtbar. Folge des *destruierenden Wachstums* sind Füllungsdefekte am Nierenbeckenkelchsystem und an den oberen Ureteranteilen.

Besondere Bedeutung kommt der Angiographie zu, da hypernephroide Carcinome in 80% ein ausgeprägtes tumoreigenes Gefäßsystem besitzen. Die Tumorgefäße sind charakterisiert durch Kaliberschwankungen und irregulären, gestreckt und bogig, oft korkenzieherartig gewundenen Verlauf. Häufig kommen kleine aneurysmatische Erweiterungen in Form von sogenannten Blutseen vor. In der arteriellen Phase sind vorzeitige KM-Übertritte über arteriovenöse Kurzschlüsse in Venen nachweisbar. In der nephrogenen Phase ist das normale Parenchym durch fleckige Tumoranfärbung ersetzt. Größere Tumoren haben Anschluß an extra-renale Gefäße wie Lumbalarterien, Intercostalarterien, Nebennierenarterien, Mesenterialarterien. Da die epithelialen Tumoren zum Einbruch in das Venensystem neigen, ist eine renale Phlebographie angezeigt, wobei Tumorzapfen allein oder mit appositionellen Thromben in die Nierenvene, aber auch in die Vena cava inferior hineinragen.

Maligne embryonale Mischtumoren (Wilms-Tumor). Der Wilms-Tumor ist der häufigste maligne Nierentumor bei Kindern, deren Durchschnittsalter bis zum Zeitpunkt der Erkrankung 3,2 Jahre beträgt.

Im Übersichtsbild ist ein großer Weichteilschatten mit Verdrängung von Nachbarorganen erkennbar. Im Urogramm fehlt die Ausscheidung, wenn die Nierenvenen verlegt sind. Das NBKS kann je nach Lokalisation und Wachstumsrichtung des Tumors verlagert sein. Grob-knotige Formen können Veränderungen wie bei Cystennieren hervorrufen. *Angiographisch* entsprechen sie dem Bild maligner epithelialer Tumoren. Im renalen Phlebogramm läßt sich der häufig frühzeitige Einbruch in die Vene nachweisen.

3.5.12.2 Tumoren des Nierenbeckenkelchsystems

Von den gutartigen mesenchymalen Tumoren sind die Hämangiome, von den gutartigen epithelialen Tumoren die Papillome erwähnenswert. Ein besonderes Interesse verdienen *die Nierenbecken-Carcinome.* Sie führen durch Harnrückstau zu einer Erweiterung des NBKS, bei chronischer Stauung verbergen sie sich hinter dem Bild einer Hydronephrose. Durch infiltrierendes Wachstum werden Veränderungen im Parenchym gefunden, hierbei kann ein Verschluß von Kelchhälsen eine Tuberkulose vortäuschen. Schließlich kann bei stärkerem Durchwachsen des Parenchyms die Niere funktionslos werden. In der Angiographie kann man Tumorgefäße nachweisen, die von den Arterien des Nierenbeckens und des Ureters versorgt werden. Nephrographisch setzt sich das Carcinom relativ scharf vom normal durchbluteten Parenchym ab.

3.5.13 Harnblase

3.5.13.1 Mißbildungen

Die wichtigsten mit dem Leben zu vereinbarenden Mißbildungen sind: a) *die Kloakenbildung*, bei der eine offene Verbindung zwischen Harnblase und Darm besteht, b) *der persistierende Urachus*, der als sack- oder divertikelförmige Ausweitung der Harnblase mit oder ohne vesicoumbilicale Fistel ausgebildet ist, c) *die Vesica bipartita*, d) *die Ecstrophia vesicae*, eine Spaltbildung der vorderen Blasenwand und der Bauchdecken, e) *die Ectopia vesicae*, bei der die Blase im Lückengebiet einer Bauchmuskeldiastase liegt.

3.5.13.2 Vesico-ureteraler Reflux

Der Vesico-ureterale Reflux ist bei Kindern häufiger als im Erwachsenenalter und wird bei Kindern als die häufigste Ursache der Pyelonephritis angesehen. Bei dieser Erkrankung kommt es zu einem Rückfluß des Harns aus der Blase über ein offenstehendes Ureterostium in die oberen Harnwege. Die röntgenologische Diagnostik besteht in der Miktionscystourethrographie, dem Refluxcystourogramm und der Anfertigung eines Ausscheidungs-Urogramms.

Pathologische Befunde im Urogramm beim Kind sind schon für sich ein Hinweis auf das Bestehen eines Refluxes. Das Auftreten des Refluxes in Abhängigkeit vom Blasenvolumen und Druck hat zu folgender Gradeinteilung geführt:

Grad 1: Leichter Reflux auf pelvine Ureterabschnitte beschränkt, nur bei Miktionsdruck nachweisbar, Kaliber- und Verlauf der Ureteren normal.

Grad 2: Reflux bei niedrigem Blasendruck und großem Blasenvolumen. Während der Miktion dringt Refluxharn in das Nierenbecken vor. Geringe oder keine Ausweitung des Nierenbeckens, Ureter mäßig ausgeweitet, prompte Urinentleerung.

Grad 3: Reflux bei niedrigem Druck und kleinem Blasenvolumen permanent nachweisbar, beträchtliche Ausweitung der oberen Harnwege während der Miktion, verzögerte Entleerung nach Beendigung der Miktion.

3.5.13.3 Erworbene Erkrankungen

Harnblasenprolaps. Infolge Beckenbodeninsuffizienz treten bei Frauen Teile der Blase im Stehen und bei Betätigung der Bauchpresse tiefer und führen zu Inkontinenz und Entleerungsstörungen. Röntgenologisch kann man nach Auffüllen der Blase mit KM den Blasenprolaps sichtbar machen.

Divertikel. Angeborene oder bei Entleerungshindernissen durch Erhöhung des Blaseninnendruckes erworbene Divertikel lassen sich mit der Cystographie am besten während der Miktion erfassen. Hierbei wird das KM durch den Divertikelhals ins Divertikel gepreßt. Divertikel kommen meist multipel vor, große Divertikel können die Blase verdrängen.

Balkenblase. Die bei chronischen Entleerungshindernissen hervorgerufene Hypertrophie der Blasenmuskulatur zeigt sich cystographisch durch glatte Aussparungen der Oberflächenkontur der Blasenwand im Füllungsbild.

Cystitis. Der Nachweis einer Harnblasenentzündung bleibt der Cystoskopie vorbehalten. Unregelmäßige Wandkonturen durch Schleimhautschwellung, Blutgerinsel, Granulations-Gewebe können im Cystogramm nachweisbar sein. Im chronischen Stadium kann eine entzündliche Schrumpfblase resultieren. Die Blase ist dann klein, die Wand ist starr, während der Miktion tritt keine Formänderung auf, mitunter sind Kalkinkrustationen der Wand vorhanden.

Blasensteine. Harnblasensteine stammen entweder aus den oberen Harnwegen oder sind primär in der Harnblase entstanden. Sie sind transparent oder schattengebend, einzeln oder multipel. Nicht schattengebende Konkremente sind im Cystogramm als Aussparungen sichtbar, große schattengebende Konkremente sind häufig geschichtet. Durch chronischen Reiz der Schleimhaut und Infektion führen Steine zu Cystitiden und schließlich zu Schrumpfblasen.

Prostataverkalkungen, die meist traubenförmig erscheinen und medial liegen, sind von Blasensteinen zu unterscheiden.

Tumoren. Auch zum Nachweis von Tumoren hat die Cystographie gegenüber der Cystoskopie eine untergeordnete Bedeutung. Im Cystogramm werden Tumoren hin und wieder als Zufallsbefund entdeckt. Die Urographie gibt Hinweise auf die Beteiligung der prävesicalen Ureterabschnitte. Als primäre Tumoren der Harnblase sind gutartige Papillome, papilläre oder solide Carcinome zu nennen. Als sekundäre von den Nachbarorganen übergreifende maligne Prozesse werden unter anderem Uterus- und Cervix-Carcinome, Rectum-Carcinome, Prostata-Carcinome, Samenblasen-Carcinome gefunden. Blasenimpressionen durch

Uterus myomatosus oder Prostata-Adenome sind, insbesondere beim älteren Patienten ein häufiger Befund.

3.5.14 Urethra

Mißbildungen. Als Mißbildungen treten Klappen- und Faltenbildungen, Stenosen, Divertikel, Doppelbildungen, accessorische Gänge, abnormale Einmündungen oder Ausmündungen (Epispadie und Hypospadie) und speziell bei Mädchen die wide bladder neck anomaly auf.

Erworbene Erkrankungen. Unter den erworbenen Erkrankungen werden Entzündungen (Urethritis) als nekrotisierende ulceröse Formen mit Abscessen und Fistelgängen im peri-urethralen Gewebe oder Anhangsorganen gefunden. Entzündliche Stricturen treten insbesondere nach Gonorrhoe auf. Primär und sekundär auf die Urethra übergreifende Tumoren treten ebenfalls meist als umschriebene Einengung in Erscheinung.

Eine Prostatitis kann die Pars prostatica der Urethra einengen und verlagern. Bei chronischen Entzüngen füllen sich bei der Urethrocystographie fächerförmig die erweiterten Ausführungsgänge dieser Drüse auf. Bei Schrumpfung der Prostata und chronisch-entzündlichen Veränderungen ist die Pars prostatica starr und erweitert.

3.5.15 Nebennieren

Anatomie. Die Nebennieren sind pyramidenförmig gestaltet und sitzen dem oberen Nierenpol kappenförmig auf. Arteriell werden sie meist von 3 Gefäßen, die von der A. phrenica, der Aorta und der Nierenarterie ausgehen, versorgt.

Röntgenuntersuchung. Röntgenologisch erfolgt die Darstellung durch *das Pneumoretroperitoneum.*

Die Arteriographie in Form der Etagenaortographie ist zur Erfassung von Nebennieren-Tumoren gut geeignet; normale Nebennieren werden nur in geringem Prozentsatz dargestellt. Häufig lassen sich Veränderungen der Nebennieren durch eine selektive Phlebographie erkennen.

Erkrankungen der Nebennieren. Der häufigste entzündliche Prozeß ist die Nebennieren-Tuberkulose, die bei hormoneller Insuffizienz zum Symptomenkomplex des Morbus Addison führt. Im Röntgenübersichtsbild lassen sich kleinfleckige oder der Form der Nebenniere entsprechende Verkalkungen nachweisen. Tumoren der Rinde (Adenome, Carcinome), des Markes (Sympathicoblastome des Kindesalters und Phäochromocytome) sowie Hyperplasien der Nebennierenrinde führen zur Vergrößerung des Organs.

Röntgenologisch können sie zu weichteildichten Schatten der Nebennierenregion mit Verlagerung der Niere nach caudal und Impression der oberen Kelchgruppe im Urogramm führen. Mit Hilfe des Pneumoperitoneums kann die Ausdehnung des Prozesses erfaßt werden. *Durch die Angiographie* erhält man Aufschlüsse über Gefäßversorgung und Lokalisation. Da die Gefäße meist zart und engkalibrig sind, ist die Parenchymanfärbung nur wenig intensiv.

3.5.16 Retroperitoneale Fibrose (Ormond)

Es handelt sich um eine chronisch-proliferative sklerosierende abakterielle Entzündung des retroperitonealen Gewebes, gewöhnlich zwischen Nierengefäßen und oberem Beckenrand lokalisiert.

Im Urogramm fallen die bogige Medialverlagerung des Ureters, Hydroureter im proximal der Veränderung gelegenen Abschnitt des Harnleiters und Pyelektasie auf. Im fortgeschrittenen Stadium können die Nieren funktionslos werden. Weitere Aufschlüsse können Aortographie, Lymphographie und Cavographie bringen.

3.5.17 Retroperitoneale Tumoren

Tumoren, die nicht primär von Organen des Retroperitonealraumes ausgehen, sind oft als palpabler Tumor nachweisbar, wenn sie zur diagnostischen Abklärung kommen. Sie sind in der Tabelle 3.14 zusammengestellt.

Tabelle 3.14. Retroperitoneale Tumoren (außer NN-Tumoren)

Benigne	Maligne
Chondrome	Sarkome
Fibrome	Neuroblastome
Hämangiome	Maligne entartete embryonale Tumoren
Lipome	
Lymphangiome	lymphoreticuläre Tumoren
Myome	Metastasen
Myxome	
Neurofibrome	
Schwannome	
Ganglioneurome	
Teratome	
Dermoidcysten	

Aus differentialdiagnostischen Gründen sind lympho-retikuläre Systemerkrankungen und Metastasen in den iliacalen und para-aortalen Lymphbahnen abzutrennen. Diese lassen sich durch die Lymphographie direkt erfassen.

Maligne lympho-retikuläre Prozesse (Morbus Hodgkin, Lymphosarkom, Reticulosarkom, Brill-Symmers, chronische lymphatische Leukämie) treten durch folgende Zeichen in Erscheinung: 1) Schwellung der befallenen Lymphknotengruppen, 2) Speicherphänomene (großtropfig, netzartig, blasig), 3) Zerstörung der Lymphknotengruppen im Spätstadium.

Sekundäre Lymphknoten-Tumoren. Diese kommen bei weiblichen oder männlichen Genital-Carcinomen, Carcinomen des Dickdarms, der Niere und der Blase vor.

Zeichen eines metastatischen Lymphknotenbefalls sind: Randständige, meist scharf abgesetzte Speicherdefekte, Lymphknotenvergrößerung, fehlende Lymphknotengruppen, Verdrängungserscheinungen von Lymphbahnen, Lymphblock, Collateralkreislauf und KM-Austritte.

3.5.18 Weibliche Geschlechtsorgane

Untersuchungs-Methoden. Strenge Indikationsstellung ist bei Frauen im gebärfähigen Alter notwendig. Vor der Untersuchung fragen, ob eine Schwangerschaft besteht.

Übersichtsaufnahmen des Beckens zeigen krümelige Verkalkungen bei Myomen, schalenförmige bei Ovarialcysten, Knochenstrukturen und Zähne bei Dermoiden und Teratomen sowie Verlagerungen durch Tumoren vom Uterus oder Ovar.

Durch die intravenöse *Urographie* können Verlagerungen und Stenosen der Ureteren durch gynäkologische Prozesse erfaßt werden. Die Harnblase kann Impressionen oder Verdrängungen zeigen. Bei cystovaginalen Fisteln tritt das KM in die Scheide über.

Eine retrograde *Cystokolpographie*, bei der jodhaltiges Kontrastmittel durch zwei Katheter injiziert wird, klärt besonders bei Neugeborenen und Kleinkindern die anatomischen Verhältnisse bei angeborenen Anomalien.

Die *Hysterosalpingographie*, bei der über ein spezielles, durch die Vagina in die Cervix eingeführtes Injektionsgerät das Cavum uteri sowie die Tuben mit wasserlöslichem KM dargestellt werden, zeigt Veränderungen im Innenraum des Uterus und der Passageverhältnisse der Tuben.

Die *Lymphographie* wird zur Erfassung von inguinalen, iliacalen und para-aortalen Lymphknotenmetastasen durchgeführt.

Die *Arteriographie der A. iliaca interna* und ihrer Äste kann bei gynäkologischen Tumoren oder Rezidiven zusätzliche Informationen über Sitz, Art und Ausdehnung liefern. Das gleiche gilt für die *transtrochantäre Phlebographie.* Die *transfemorale Beckenphlebographie* stellt Verlagerungen, Thrombose und Verschluß der großen Beckenvenen dar.

Bei unklarem Tastbefund im kleinen Becken sollte retrograd Sigma und Rectum dargestellt werden, um zu klären, ob Sigmadivertikel mit Peridiverticulitis und Fisteln oder auch Sigmatumoren vorliegen, die eine gynäkologische Erkrankung vortäuschen.

Das *Pneumopelviperitoneum*, bei dem ein Pneumoperitoneum durch Insufflation von O_2 angelegt wird und das Gas durch Beckenhochlagerung zur Abgrenzung der Beckenorgane im Übersichts- oder Schichtbild führt, kann in günstigen Fällen zur Erkennung von Vergrößerungen und Verlagerungen der Beckenorgane beitragen.

Befunde bei der Hysterosalpingographie
Die Hysterosalpingographie gibt Auskunft über a) Anatomische Situation des Cavum uteri (Hypoplasie, Doppelbildung) b) Füllungsdefekte in der Cervix oder im Corpus: unregelmäßig begrenzt bei Cervix- und Uterus-Carcinom, glatt begrenzt bei Myomen, Polypen, Fibromen (Frühschwangerschaft), c) Wandzerstörung und Ausweitung des Cavum bei Carcinomen, stärkere Ausweitung des Cavum uteri durch Stenosen in der Cervix, d) Passageverhältnisse durch die Tuben: Stenose und Verschluß durch Entzündungen, Narben und Adhäsionen (Cave: Spasmus des Tubensphincters). Ausweitung der Ampulle als Hydro- oder Pyo-Salpinx.

Geburtshilfe. Aufnahmen aus geburtshilflicher Indikation bedürfen einer besonders kritischen Indikationsstellung.

Sie sind geeignet für die Feststellung von Beschaffenheit, Alter und Entwicklung des fetalen Skeletes, der Bestimmung der Lage des Fetus und der Bestimmung der Beckenmaße.

Literatur

Löhr, E., Mellin, P., Rodeck, G., Rohen, J. W.: Atlas der urologischen Röntgendiagnostik. Stuttgart-New York: Schattauer 1976.

Vogler, E. (Hrsg.): Radiologische Diagnostik der Harnorgane. Stuttgart: Thieme 1974.

3.6 Skelet

J. Freyschmidt

3.6.1 Untersuchungsmethoden

3.6.1.1 Nativdiagnostik

Jede Röntgenuntersuchung eines Skeletabschnittes sollte in 2 Ebenen erfolgen, da pathologische Befunde bei Aufnahmen in nur 1 Ebene verdeckt werden können. Die Abb. 3.87a und b gibt die Begründung anhand einer distalen Radiusfraktur.

Über die Aufnahmen in 2 Ebenen hinaus sind gelegentlich *Ziel- bzw. Drehaufnahmen* oder Aufnahmen im schrägen, tangentialen oder axialen Strahlengang erforderlich, die die Freiprojektion von Knochenveränderungen zum Ziel haben. In der Abb. 3.88a erkennt man eine unregelmäßige Auflockerung in Projektion auf die Spongiosa eines Röhrenknochens, auf der Drehaufnahme in Abb. 3.88b (Knochen wurde um seine Längsachse gedreht) ist diese Auflockerung randständig, tangential getroffen oder freiprojiziert und eindeutig als umschriebener Compactadefekt anzusprechen.

Bei feineren Veränderungen in dickeren Knochenabschnitten mit entsprechender Überdeckung durch die gesunden Knochenpartien und durch die Weichteile kann die *Tomographie*, die einzelne Schichten mehr oder weniger überlagerungsfrei darstellt, von Vorteil sein. Um sehr feine Details zur Darstellung zu bringen, empfiehlt sich als Zusatzuntersuchungstechnik die *direkte geometrische Röntgenvergrößerung* mit Feinstfocusröhren, die feinere Details primär vergrößert und in veränderter räumlicher Projektion zur Darstellung bringt.

Auch kann *die Betrachtung* eines Bildes *mit der Lupe* von Vorteil sein.

Das *Harmonisierungsverfahren* kann dann eingesetzt werden, wenn es gilt, interessierende Details, z.B. feine Strukturauflockerungen, betont zur Darstellung zu bringen. Dabei werden durch technische Kunstgriffe nicht interessierende großflächige

Kontraste eliminiert und die feinen interessierenden Details zur Darstellung gebracht.

Bei Fremdkörpersuche im Skelet kann man sich *stereoskopischer Methoden* bedienen, die über die Aufnahmen in 2 Ebenen hinaus eine exakte räumliche Lokalisation ermöglichen.

Zur *Bestimmung des Kalksalzgehaltes* in einem bestimmten Knochenabschnitt werden verschiedene Methoden, wie die Densitometrie oder die Absorptionsmessung bei Durchstrahlung eines Knochens mit einer monochromatischen Strahlung (z.B. von einem Radionuclid) angegeben.

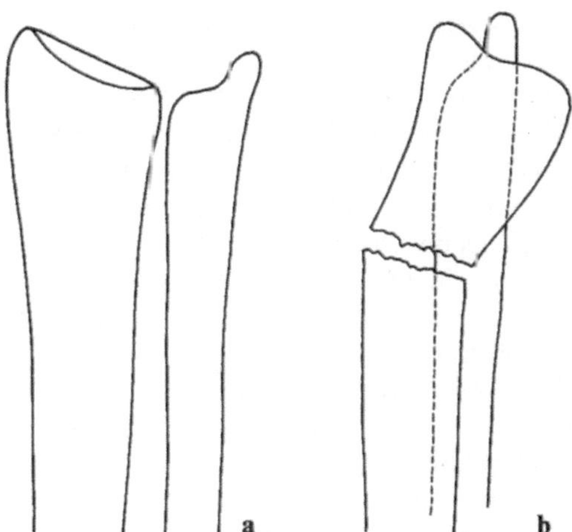

Abb. 3.87 a u. b. Aufnahmen in zwei Ebenen. Bei der Aufnahme im dorso-volaren Strahlengang regelrechte Achsenverhältnisse. Bei seitlichem Strahlengang (medio-lateral) hingegen kommt die Achsenabknickung der gelenkbildenden Radiusabschnitte nach dorsal infolge Fraktur gut zur Darstellung

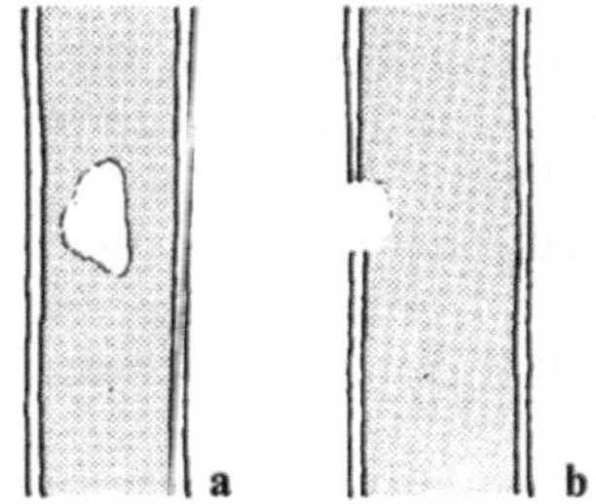

Abb. 3.88 a u. b. Bedeutung der Zielaufnahmetechnik

3.6.1.2 Kontrastmitteldiagnostik

Zur Darstellung nicht absorbierender Skeletabschnitte, wie z.B. des wahren Gelenkspaltes, des Gelenkinnenraumes, des Gelenkknorpels und der Menisci, benutzt man jodhaltige Kontrastmittel oder auch Luft, die durch Injektion eingebracht werden (*Arthrographie*).

Fisteln in Knochen oder in Weichteilen lassen sich in ihrer Ausdehnung ebenfalls gut mit Kontrastmitteln darstellen.

Vielfach hilft die Darstellung der arteriellen und venösen Gefäße bei der Differenzierung und der Festlegung der Ausdehnung eines Knochenprozesses. Das gilt besonders für maligne Knochentumoren, bei deren Diagnostik grundsätzlich eine *Arteriographie* durchgeführt werden sollte.

3.6.2 Peripheres Skelet

3.6.2.1 Einführung
Allgemeine Beurteilungskriterien

Will man pathologische Veränderungen an einem Skeletabschnitt im Röntgenbild erkennen, so setzt das die Kenntnis der einem bestimmten Alter entsprechenden röntgenanatomischen Normalbefunde und deren Varianten voraus. Bei der Beurteilung der Frage, ob sich ein Skeletabschnitt im Röntgenbild „normal“ darstellt, muß man folgende grobe Beurteilungskriterien anlegen:

1. *Größe, Form*
2. *Lagebeziehung* zu den umgebenden Skeletabschnitten
3. *Dichte des Knochens,* d.h. Kalksalzgehalt
4. *Relation von Compacta zu Spongiosa*
5. *Gleichmäßigkeit der Knochenfeinstruktur* (trabeculäres Netzwerk)
6. *Schärfe,* in der sich die feineren Details darstellen.

Bei symmetrisch angelegten Skeletabschnitten kann ein *Seitenvergleich* mit der contralateralen Seite Auskünfte über Abweichungen von der Norm geben.

Bei Abweichungen von der Norm bzw. pathologischen Veränderungen eines Knochens muß festgestellt werden, ob

1. ein oder mehrere Bauelemente des Knochens befallen sind,
2. nur ein umschriebener Bereich, mehrere Bereiche oder der ganze Knochen beteiligt sind und
3. ob die Veränderungen nicht nur einen Knochen, sondern mehrere oder das ganze Skeletsystem erfassen.

Da sich viele Erkrankungen des Knochens nur auf bestimmte Abschnitte beschränken, kann die Lokalisation des Befundes diagnoseweisend sein. So muß man feststellen, ob eine Veränderung *epiphysär*, *metaphysär* oder *diaphysär* gelegen ist und sie sich in der *Spongiosa* oder *Corticalis* und dabei *supra-* oder *subcortical* bzw. *periostal* ausbreitet.

Pathologische Veränderungen des Knochens drücken sich im Röntgenogramm entweder durch eine Zunahme oder durch eine Abnahme der Dichte aus. Dabei sind die Form der Dichteab- oder -zunahme und die Schärfe oder Unschärfe ihrer Begrenzung oft von pathognomonischer Bedeutung.

Erhebliche Hilfestellung bei der Diagnostik von Knochenerkrankungen gibt die *Verlaufsbeobachtung.*

Die Weichteilumgebung des Knochens muß ebenfalls exakt mitbeurteilt werden, denn nicht wenige Veränderungen des Knochens sind sekundär durch Weichteilprozesse bedingt, oder es bestehen Begleitreaktionen im Weichteilgewebe, wie z.B. Verkalkungen.

Bauelemente und Nomenklatur eines peripheren Knochens

Am peripheren Skelet unterscheidet man Röhrenknochen, runde Knochen (z.B. Os lunatum) und Sesambeine. Entsprechend dem Wachstum setzt sich ein langer Röhrenknochen (z.B. Femur, Tibia, Humerus) aus einer Diaphyse, den paarigen Metaphysen und Epiphysen an jeder Seite der Diaphysen zusammen. Darüber hinaus gibt es Apophysen, die von der Hauptachse der Diaphyse auswachsen und zum Längenwachstum keinen Beitrag leisten (z.B. die Apophyse der Tuberositas tibiae).

Röntgenologisch lassen sich zwei Bauelemente am Röhrenknochen unterscheiden:

1. Die *Compacta*, deren einfachstes Formelement das sog. Osteon oder die Haverssche Säule bildet, in deren Mitte ein Blutgefäß läuft. Die Osteone verlaufen in der Längsrichtung des Knochens und parallel zueinander, sie sind durch die Volkmannschen Kanäle miteinander verbunden. Nach außen und nach innen zum Markraum hin finden sich die sog. Grundlamellen.

International wird die Compacta auch als *Corticalis* bezeichnet, im älteren deutschen Schrifttum versteht man unter Corticalis die äußere Knochenschicht, die unter dem Periost von runden Knochen und unter dem Gelenkknorpel von Röhrenknochen eine dünne knöcherne Außenschicht bildet und den spongiösen Knochen umgibt. Sie ist ähnlich aufgebaut wie die Compacta.

2. Die *Spongiosa*, die aus einem Maschenwerk von Knochenbälkchen und -plättchen besteht, die wiederum aus Lamellen zusammengesetzt sind.

Die beschriebenen Knochenelemente sind normalerweise scharf im Röntgenbild gezeichnet, wobei die filmnahen Partien schärfer und die filmfernen größer und etwas unschärfer dargestellt werden.

Eine Unschärfe der Bauelemente im Knochen wird entweder durch einen pathologischen Prozeß hervorgerufen, oder sie beruht auf technischen Mängeln bei der Röntgenaufnahme. Diese Differenzierung ist von größter Wichtigkeit.

Alterbestimmung des Skelets

In jeder Phase des Heranwachsens gibt der Entwicklungsstand des Skelets Auskunft über die Reife des Gesamtorganismus. Es besteht eine gesetzmäßige Korrelation des Auftretens neuer Ossifikationszentren zu

Alters- und Gesamtentwicklung. Die sekundären Ossifikationszentren in den Epiphysen der kurzen und langen Röhrenknochen sowie den Kernen der Hand- und Fußwurzelknochen treten bei Mädchen früher als bei Jungen auf.

Die Röntgenuntersuchung des Skelets ermöglicht durch das Vorhandensein bzw. durch das Fehlen bestimmter sekundärer Ossifikationszentren die *Festlegung des Knochenalters*. Dazu ist es eigentlich erforderlich, Aufnahmen des gesamten Skelets anzufertigen, wobei allerdings wegen der nie fehlenden Symmetrie eine Seite genügt. Die sog. „*Halbseitendiagnostik*" ist jedoch aus Gründen des Strahlenschutzes und der Kosten nur für wissenschaftliche Fragestellungen vertretbar. In der täglichen Praxis genügt die *Röntgenaufnahme einer (der linken) Hand*, da hier eine Vielzahl (29) sekundärer Ossifikationszentren auf engem Raum beieinander liegen (Abb. 3.90). Ausführliche Abhandlungen und Atlanten liegen hierzu vor.

Normvarianten

Die Kenntnis der Normvarianten ist von großer Wichtigkeit, da man sie nicht mit pathologischen Veränderungen verwechseln darf. Das gilt bereits für zahlreiche Gefäßkanäle in der Wirbelsäule, im Schädel und in den Beckenknochen. Man kann sich bezüglich der Gefäßkanäle z.B. an den Röhrenknochen von Hand und Fuß zur Regel machen, daß sie immer von der Corticalis ausgehend schräg nach *distal* zur Knochenmitte hin verlaufen. Eine Verlaufsrichtung von distal-lateral nach proximal-medial ist sehr selten und immer suspekt auf eine Fraktur oder Fissur. Viele Skeletvarianten treten symmetrisch auf, so daß ein Seitenvergleich bei der Differenzierung weiterhelfen kann.

Die bekanntesten Skeletvarianten sind:

a) Accessorische Knöchelchen, z.B. das Os subtibiale, das Os supratalare oder das Os Vesalianum

b) Knochenfortsätze, z.B. das Os supracondylicum humeri

c) Zusätzliche Sesambeine in Sehnen, z.B. die Fabella im Kniebereich, das Os peronaeum, usw.

d) Verknöcherungen an Sehnenansatzstellen, z.B. der Olecranonsporn

e) Persistierende Apophysen, die als isolierte Knochen auftreten (z.B. Os acetabuli, Os trigonum tarsi)

f) Wachstumslinien, die das schubweise Längenwachstum des Knochens widerspiegeln und besonders bei pathologischen Knochenprozessen, wie z.B. der Rachitis, auftreten. Sie sind quer zur Längsachse des Knochens im Metaphysenbereich gelegene scharfe Verdichtungslinien (s. Abb. 3.89).

3.6.2.2 Pathologische Befunde am peripheren Skelet

Im folgenden werden nach röntgenmorphologischen Gesichtspunkten Befundgruppen (z.B. Form- oder Dichteveränderungen) zusammengestellt und die wichtigsten dazu passenden Krankheitsbilder zugeordnet. (Tabelle 3.15, 3.18, 3.19). Die Tabellen 3.15 und 3.19 dienen dazu, einen Krankheitsbefund vom morphologischen her zunächst grob systematisch zu erfassen, ohne sich dabei von klinischen oder pathologisch-anatomischen Befunden leiten zu lassen. Eine weitere Einkreisung der wahrscheinlichsten Diagnose kann dann durch das Studium der bei den einzelnen Krankheitsbildern ausführlicher beschriebenen Röntgenzeichen und anderen Daten erfolgen.

3.6.2.2.1 Formveränderungen des Knochens

Es werden angeborene und erworbene Knochenveränderungen unterschieden. Die *angeborenen*, meist erblichen *Formveränderungen* bieten ein sehr breites Spektrum. Im folgenden werden nur die wesentlichsten bzw. bekanntesten Krankheitsbilder erwähnt. Bei den erblichen Formveränderungen oder Fehlbildungen können die Feinstruktur des Knochens und der Kalksalz-

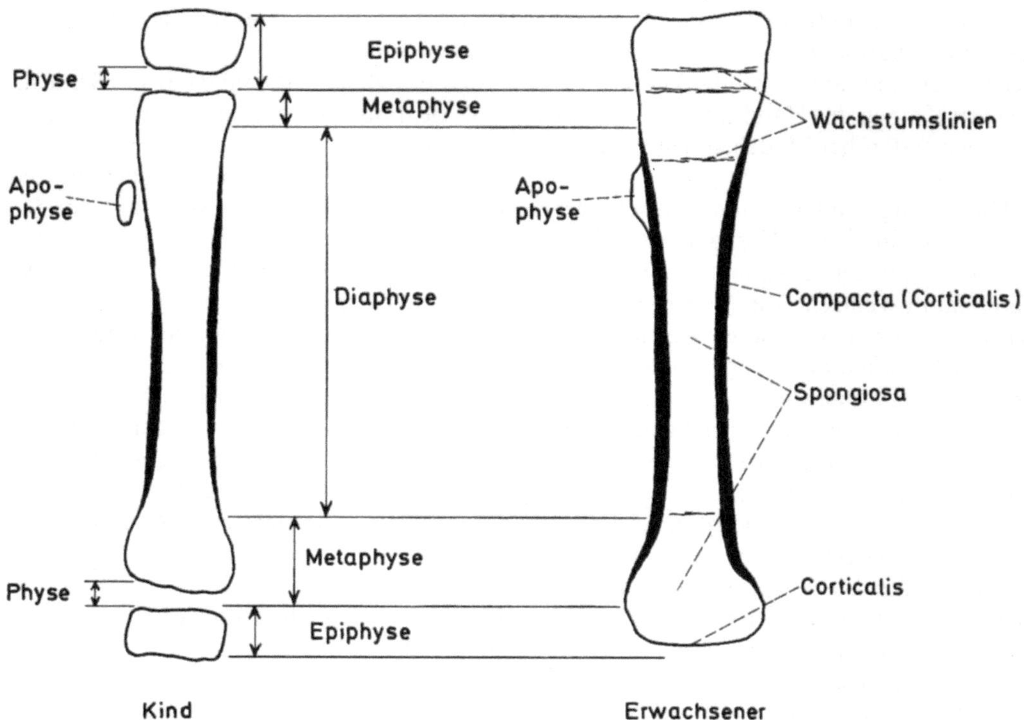

Abb. 3.89. Aufbau eines Röhrenknochens

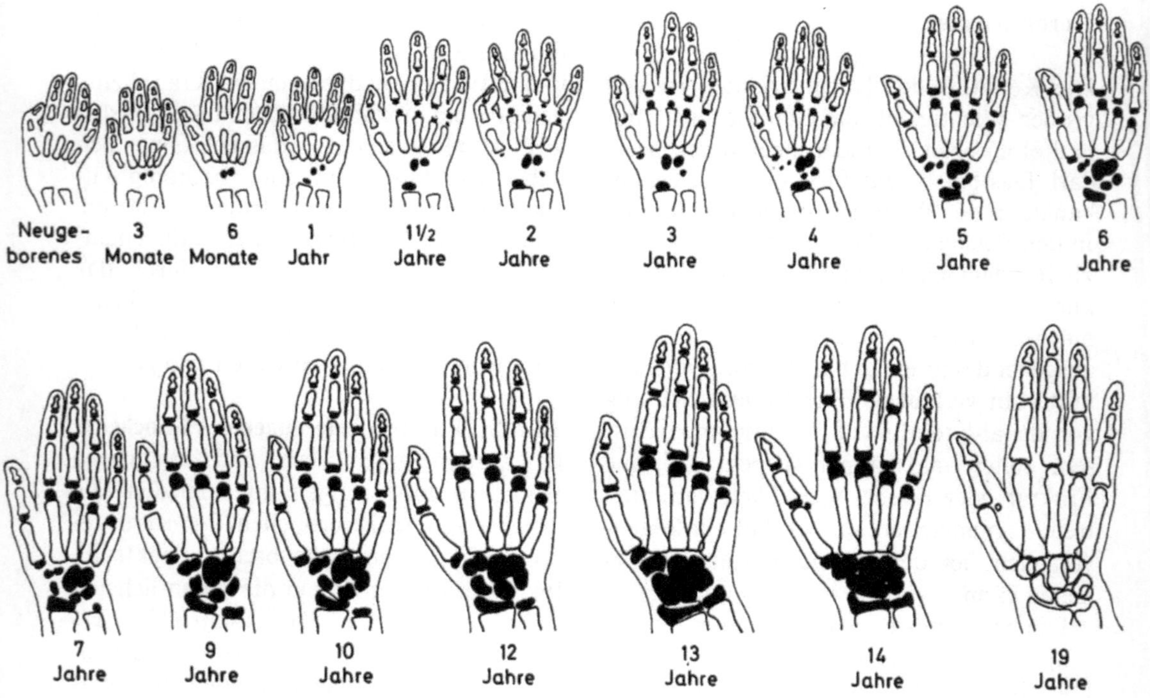

Abb. 3.90. Grobes Schema der Knochenentwicklung an der Hand (♀)

gehalt normal sein. Im Vordergrund steht eine erbliche Störung, z. B. des Längenwachstums einzelner oder mehrerer Knochen infolge einer enchondralen Ossifikationsstörung. Zur Diagnosestellung einer solchen Erkrankung ist eine sorgfältige Anamnese erforderlich. *Erworbene Formveränderungen* des Knochens basieren auf einem pathologischen Prozeß, der sich im Knochen abspielt. Dabei kann der Knochen seine normale Festigkeit verlieren und durch Überlastung oder Muskelzug seine Form verändern. Andererseits können auch produktive Knochenprozesse die Form des Knochens verändern (z. B. Akromegalie). Erworbene Formveränderungen ohne primär pathologischen Prozeß am Knochen selbst ergeben sich durch Traumen mit Kontinuitätstrennung und Verheilung in Fehlstellung. Infolge der veränderten statischen Verhältnisse kann es im weiteren Gefolge zu einer Transformation einzelner Knochenabschnitte, z. B. an der Konvex- oder Konkavseite eines in Fehlstellung verheilten Röhrenknochenschaftbruches kommen.

3.6.2.2.1.1 Angeborene Formveränderungen

Achondroplasie (Chondrodystrophie): Autosomal dominante Knorpelverknöcherungsstörung mit Verkürzung der Röhrenknochen und plump verbreiterten Metaphysen sowie unregelmäßig begrenzten Metaphysenabschlußplatten. Compacta bzw. Corticalis zeigen Unregelmäßigkeiten der Form und Auflockerungen besonders im Bereich der Muskelansätze, die deutlich verstärkt sind. Spongiosa oft weitmaschig verändert. Wirbelsäule mit normaler Länge, dabei aber Deformierungen der Wirbelkörper durch Ossifikationsstörungen.

Chondrodystrophia calcificans congenita (Conradi-Hünermann, "stippeld epiphyses"): Seltene angeborene Entwicklungsstörung des Skeletsystems mit Verkürzung einer oder mehrerer Extremitäten, Kurzfingrigkeit und kleinen, unregelmäßig begrenzten kalkspritzerartigen Einlagerungen im Bereich der knorpelig präformierten Skeletabschnitte.

Polytope enchondrale Dysostosen
Dysostosis Typ Léri: Dominant-vererbliche Knochenentwicklungsstörung ab 2.–6. Lebensjahr mit Verplumpung und Verbiegung der Röhrenknochen, der Metacarpalia und -tarsalia, Veränderungen an den Hand- und Fußwurzelknochen. Deformierungen großer Gelenke mit frühzeitiger Arthrose.
Dysostosis Typ Morquio: Recessiv-erbliche Knochenentwicklungsstörung, beginnend um das 6. Lebensjahr mit Zwergwuchs. Wirbelsäulendeformierung mit flachen und verbreiterten Wirbelkörpern, Keil- und Halbwirbeln, Kartenherzbecken, sehr langen Extremitäten, aber plumpen Händen und Füßen. Genu valgum.
Dysostosis multiplex Pfaundler-Hurler (Gargoylismus, Wasserspeiergesicht): Recessiv-erbliche Knochenentwicklungsstörung mit Hornhauttrübung, beginnend ab 1.–2. Lebensjahr. Dysproportionierter Minderwuchs. Großer Schädel mit hervortretenden Stirn- und Scheitelbeinen, vergrößerter Sella. Unregelmäßig geformte Epiphysenkerne, verbogene und verplumpte Knochen in Gelenknähe.
Dysostosis cleido-cranialis: Genetisch bedingte Knochenentwicklungsstörung, vorwiegend an den bindegewebig präformierten Knochen (Schädel, Schlüsselbein).

Mißbildungen der Fuß- und Handknochen: Zahlreiche Formen, z. T. erblich bedingt: Kurzfingrigkeit (Brachydactylie, Brachymetacarpie), zuviel oder zuwenig Finger- oder Zehenknochen (Poly- oder Hyperdactylie bzw. Oligodactylie), Verschmelzung von Hand- oder Fußknochen (Syndactylien).

Mißbildungen der proximalen Extremitätenabschnitte: Aplasien oder Hypoplasien, z. B. der Patella, des Radius.

Madelungsche Deformität: Erbleiden mit starker Neigung der Radius- und Ulna-

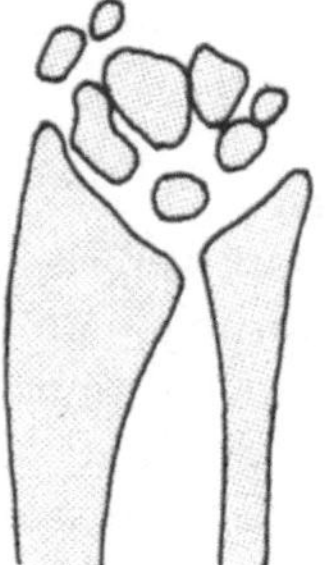

Abb. 3.91. Madelung'sche Deformität

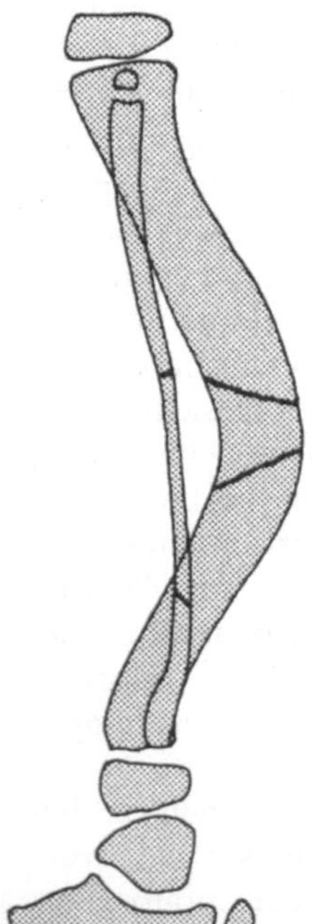

Abb. 3.92. Osteogenesis imperfecta: seitl. Unterschenkel: dünne Compacta, glasiges Aussehen, Verbiegung, alte Frakturen in Tibiamitte

gelenkflächen zueinander mit sekundärer Verbiegung der Radiusdiaphyse, Teilluxation des Os lunatum mit spitzwinkliger Stellung der proximalen Handwurzelreihe (Abb. 3.91).

Arachnodactylie (Marfan-Syndrom): Erblich bedingte Störung des mesenchymalen Gewebes mit verlängerten, grazilen Extremitäten, Metacarpalia und Metatarsalia. Hinzu kommen Schlottergelenke, Linsenektopie, schlaffe Haut, Trichterbrust, Aortenaneurysma.

Osteogenesis imperfecta: Erblich bedingte Erkrankung des Skelets mit mangelhafter periostaler und enostaler Knochenbildung (Osteoblastenstörung). Durch die sehr dünne und porotische Compacta der Röhrenknochendiaphysen kommt es zu einer abnormen Knochenbrüchigkeit mit sekundären Verformungen, Verbiegungen und Minderwuchs. Die Spongiosa zeigt eine Rarefizierung und sehr zarte Knochenbälkchen, daher mutet der Knochen „glasig" an. Neben Knochenveränderungen kommen blaue Scleren und Innenohrschwerhörigkeit (Otosklerose) vor. Man kennt verschiedene Typen, je nach Zeitpunkt des Auftretens von Frakturen:

Osteogenesis imperfecta congenita (Typ Vrolik): Frakturen treten schon intrauterin auf, die Kinder sind nicht lebensfähig.

Osteogenesis imperfecta tarda (Typ Lobstein): Durch die zahlreichen Knochenbrüche kommt es zum Minderwuchs (Abb. 3.92).

Osteogenesis imperfecta levis (Typ Seedorff): Wenig ausgeprägtes Krankheitsbild, selten mit Frakturen.

Multiple Knochenenchondromatose: Angeborene multiple Chondrome mit Wachstumsstörungen und Formveränderungen. Die Halbseitenform wird Olliersche Wachstumsstörung genannt (weiteres s. unter „Knochentumoren").

Multiple cartilaginäre Exostosenkrankheit (s. unter „Knochentumoren").

3.6.2.2.1.2 Erworbene Formveränderungen

Alle Prozesse, die die Festigkeit der Knochenbauelemente reduzieren oder produktiver Natur sind, können zu Formveränderungen führen. Bei der Einordnung dieser Formveränderungen, z.B. Verbiegungen, Verplumpungen und Verbreiterungen sowie Verlängerungen, sind die Grob- und Feinstrukturen des Knochens im formveränderten Gebiet sowie in der näheren und weiteren Umgebung mit zu beurteilen. Ein systematisches Skeletstudium zur Aufdeckung der Ursache des Befundes ist notwendig. Man kann folgende Ursachen für erworbene Formveränderungen des Knochens annehmen:

a) Traumen mit Fehlverheilung. Bei Traumatisierung der Epiphysen im Wachstumsalter (s. dort) kann es zu einer Hemmung des Längenwachstums kommen. Bei Traumatisierung der Diaphysenregion hingegen zu einem verstärkten Längenwachstum.

b) Entzündliche, tumoröse Knochenprozesse und Osteodysplasien (z.B. M.Paget).

c) Produktive Prozesse (cartilaginäre Exostosen, Hyperostosen usw.).

d) Muskellähmungen mit sekundären Arthropathien und Unterentwicklung infolge verminderter oder falscher mechanischer Beanspruchung (z.B. bei Poliomyelitis, spastischen Lähmungen usw.). Die Compacta wird dünn, die Spongiosa glasigsträhnig, Verbiegungen und Verkrümmungen besonders der Gelenke können eintreten.

e) Durchblutungsstörungen des Knochens mit Knochennekrose.

f) Ernährungs- und Stoffwechselstörungen (z.B. Rachitis).

g) Endokrine Störungen (z.B. Akromegalie, Osteoporose mit Spontanfrakturen).

Akromegalie: Es handelt sich um eine hypophysäre, meist durch ein Adenom bedingte, vermehrte Produktion von Wachstumshormon.

Röntgenzeichen: Am Schädel (s. Abb. 3.93a) findet sich meist eine Ausweitung der Sella turcica (*a*) durch ein verdrängendes Wachstum des Adenoms. Die Calotte wird dicker (*b*), der Occipitalsporn (*c*) betonter, es bilden sich Supraorbitalwülste (*d*) aus. Die Mandibula vergrößert sich (*e*), es kommt zu einer Progenie. *Am Handskelet* (s. Abb. 3.93b) findet sich eine Verbreiterung der Metacarpalia und der Phalangen (*a*) bei gleichzeitiger Weichteilverdickung (*b*). Fernerhin findet man Randosteophyten an den Metacarpophalangeal- und an den Interphalangealgelenken (*c*), die Proccessus unguiculares

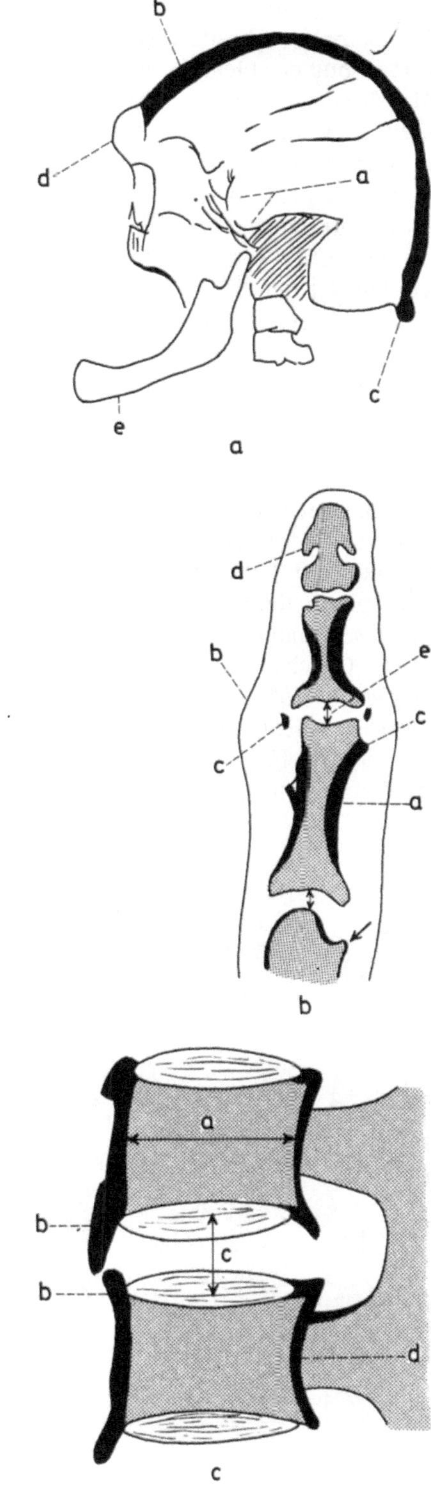

Abb. 3.93a–c. Röntgenzeichen Akromegluie

bekommen eine sog. Ankerform (*d*). Der Gelenkspalt verbreitert sich infolge einer Verdickung des Gelenkknorpels (*e*). An der *Wirbelsäule* (s. Abb. 3.93c) nimmt der Sagittaldurchmesser der Wirbelkörper zu (*a*), der Wirbelkörper bekommt quadratischen Aspekt. Man findet stärkere Spondylophyten (*b*), die Intervertebralräume können weiter werden (*c*). Die dorsale Konkavität der Wirbelkörper wird betont (*d*) (Scalloping-Phänomen).

Osteochondrom (cartilaginäre Exostose): Primär gutartiger Knochentumor, der überall dort auftreten kann, wo eine enchondrale Ossifikation vorkommt. Kombinationen mit enchondralen epi- und metaphysären Wachstumsstörungen sind häufig. Multiples Auftreten ist familiär (einfach dominant), man spricht dann von einer *cartilaginären Exostosenkrankheit*. Entartung in eine bösartige Geschwulst in weniger als 5%. *Häufigkeit:* 45% aller gutartigen Knochentumoren. *Geschlecht:* Männer etwas häufiger als Frauen. *Alter:* in allen Altersgruppen, am häufigsten 2. Dekade. *Lokalisation:* vor allem Röhrenknochen metaphysär, selten weiter diaphysär; Beckenbereich.
Röntgenzeichen: Breitbasig oder gestielt dem Knochen aufsitzendes Gebilde mit Spongiosastruktur. Die Spongiosa des befallenen Knochens geht in die Exostose über. An der Spitze oft unregelmäßige Knorpelverkalkung, die bei größerer Ausdehnung Hinweise auf Malignität geben kann. Befallener Knochenabschnitt oft verplumpt und erweitert, im Wachstumsalter Verkürzung der Extremitäten und z.T. schwere Verbiegungen (u.a. mechanisch bedingt) (Abb. 3.94).
Differentialdiagnose: Echte Knochenenchondromatose.

3.6.2.2.2 Abnahme der Knochendichte

Die Abnahme der Dichte des Knochens im Röntgenbild wird immer durch eine Minderung des Kalksalzgehaltes hervorgerufen. Die Ursachen können mannigfaltig sein. Aus der Art der Dichteabnahme, ob umschrieben oder generalisiert, mit scharfen oder unscharfen Konturen, lassen sich Rückschlüsse auf die Ursache ziehen. In diesem

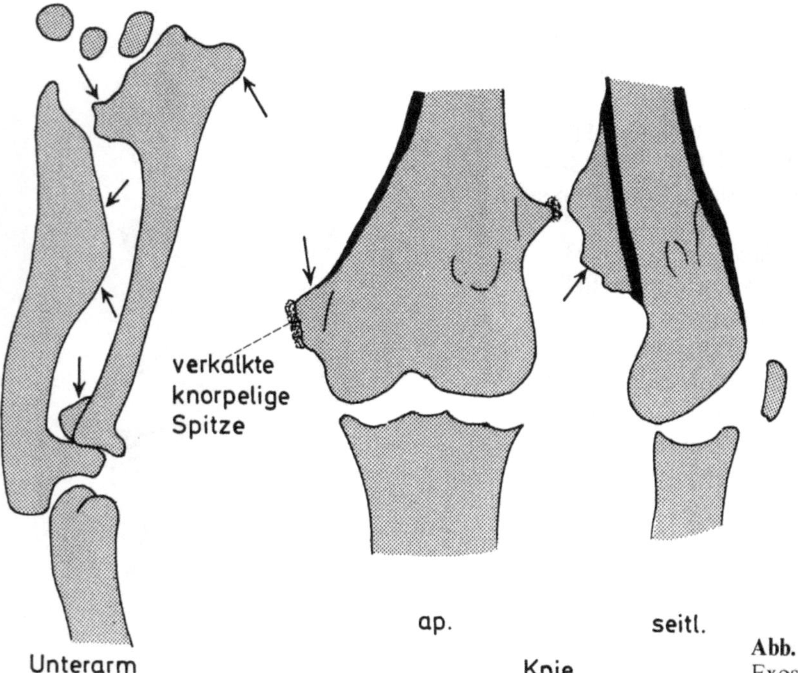

Abb. 3.94. Kartilagninäre Exostosen

Zusammenhang gilt im allgemeinen folgende Regel: *Umschriebene Dichteabnahme mit scharfen Grenzen oder dichteren Konturen* zur gesunden Umgebung hin wird zumeist durch einen langsam verlaufenden Prozeß verursacht, der der Umgebung des Prozesses Gelegenheit läßt, sich abzugrenzen. *Dichteabnahme mit unscharfen Konturen* zur Umgebung weist hingegen auf einen rasch verlaufenden aggressiven Prozeß hin. Eine der Compacta von außen aufliegende Verdichtung zeugt von einer Beteiligung des Periostes am Krankheitsgeschehen mit reaktiver Verkalkung. Für eine Dichteabnahme des Knochens sind im wesentlichen folgende Ursachengruppen verantwortlich:

Frakturen
Entzündlich-infektiöse und parasitäre Knochenerkrankungen
Angeborene und erworbene Osteopathien
Osteodysplasien
Geschwülste des Knochens.

Tabelle 3.15. Abnahme der Knochendichte

1.	Generalisiert, systemisch, das ganze Skelet erfassend		
1.1.	*gleichmäßig*	Mit scharfen Strukturen und normal dicker Compacta	Plasmocytom
		Mit scharfen Strukturen und Verdünnung der Compacta	Osteoporose
		Mit unscharfen Strukturen und Konturen	Osteomalacie, Hyperparathyreodismus (primär und sekundär), generalisierte Metastasierung
1.2.	*Feinfleckig*	Mit scharfen Strukturen und Konturen	Plasmocytom, Anämien, Histiocytose X
		Mit unscharfen Strukturen und Konturen	Hyperparathyreoidismus (primär und sekundär)
1.3.	*Grobfleckig*	Mit scharfen Strukturen und Konturen	Plasmocytom, Histiocytose X
		Mit unscharfen Strukturen und Konturen	Generalisierte Metastasierung
2.	Einen oder mehrere Knochen erfassend, nicht systemisch		
2.1.	*Scharfe, cystisch-blasige Aufhellungen, vorwiegend zentral*		Enchondromatose, M. Boeck, Echinococcus
2.2.	*Grobmaschige, wabige Aufhellungen mit scharfen Konturen*		Fibröse Dysplasie, primärer Hyperparathyreoidismus
2.3.	*Unregelmäßige Aufhellungen mit streifig-strähnigen Verdichtungen*		Ostitis deformans Paget
2.4.	*Unscharf begrenzte Aufhellungen*		M. Hodgkin, Leukämie
3.	Vorwiegend einen Knochen erfassend		
3.1.	Röhrenknochen, keine Bevorzugung eines bestimmten Abschnittes		
3.1.1.	*Scharf begrenzte Aufhellung in skleorsierter Umgebung*		Totenlade bei Osteomyelitis
3.1.2.	*Wabig-strähnige Strukturauflockerung*		Hämangiom
3.1.3.	*Unscharfe fleckige Entkalkung*		Osteomyelitis (Frühstadium), Osteonekrose (Frühstadium) Osteoradiodystrophie und -nekrose, Knochensyphilis
3.1.4.	*Unscharf begrenzte Defektbildung mit unscharfem sklerosiertem Randsaum*		Hämangiom
3.1.5.	*Unscharfe fleckige Entkalkung mit Periostbeteiligung*		Osteomyelitis, Ewing-Sarkom, Osteonekrose
3.1.6.	*Grobe Strukturauslöschung*		Lepra, progressiv-osteolytische Hämangiomatose

Tabelle 3.15 (Fortsetzung)

3.2. Röhrenknochen, vorwiegend epiphysär	
3.2.1. *Scharf begrenzter Defekt 3–6 cm*	Codman-Tumor
3.2.2. *Defekt an den Acren*	Akroosteolyse, Kollagenosen, PVC-Vergiftung, renale Osteopathie
3.2.3. *Scharf begrenzter Defekt ohne Zerstörung der subchondralen Grenzlamelle*	Signalcyste, Geröllcyste, Cyste bei Gichtarthrose
3.2.4. *Scharf begrenzter gelenkrandständiger Defekt*	Usur
3.2.5. *Scharf begrenzter Defekt mit Zerstörung der subchondralen Grenzlamelle*	Osteochondrosis dissecans
3.2.6. *Mehr oder weniger scharf begrenzte Aufhellung mit abgestufter Dichteabnahme zum Zentrum hin*	Riesenzelltumor
3.3. Röhrenknochen, vorwiegend metaphysär	
3.3.1. *Scharf begrenzte Aufhellung mit Randsaum, exzentrisch gelegen, in und unter der Compacta*	Nicht ossifizierendes Knochenfibrom
3.3.2. *Scharfe, cystisch-blasige Aufhellung*	Aneurysmatische Knochencyste
3.3.3. *Unscharf begrenzte grobe Strukturauslöschung*	osteolytisches osteogenes Sarkom, Fibrosarkom
3.3.4. *Unscharf begrenzte grobe Strukturauslöschung, daneben unscharfe Sklerosierungen mit Periostbeteiligung (Spiculae)*	Osteogenes Sarkom, gemischter Typ
3.4. Röhrenknochen, vorwiegend diaphysär bis auf das Ewing-Sarkom, das gehäuft diaphysär auftritt, kein Prädilektionsbereich für Knochenläsionen. Grundsätzlich können aber die meisten Knochenläsionen mit Befall eines Knochens auch diaphysär auftreten, bzw. stärker auf die Diaphyse übergreifen.	
3.5. Röhrenknochen, epi-metaphysär	
3.5.1. *Fleckige, unscharf begrenzte Aufhellung mit wolkigen Verdichtungen*	Chondrosarkom
3.5.2. *Fleckige, unscharf begrenzte Aufhellung mit unscharfer Randsklerose*	Reticulosarkom (malignes Lymphom)
3.6. Röhrenknochen, meta-diaphysär	
3.6.1. *Scharf begrenzter Defekt von ca. 2–10 cm Durchmesser*	Chondromyxoidfibrom, juvenile Knochencyste
3.6.2. *Scharf begrenzter blasig gekammerter Defekt*	Chondrom
3.7. Platte Knochen (Wirbelsäule, Becken, Schädel, Rippen)	
3.7.1. *Unscharf begrenzte grobe Strukturauslöschung*	Metastasen, Fibrosarkom, Hämangiopericytom, Osteomyelitis, Ewing-Sarkom
3.7.2. *Unscharf begrenzte Aufhellung mit unscharfen Umgebungssklerosen*	Chronische Osteomyelitis
3.7.3. *Wabig-strähnige Strukturauflockerung mit streifiger Sklerose*	Hämangiom
4. Aufhellungen bzw. Strukturauslöschung mit Periostbeteiligung (grundsätzlich bei allen Prozessen möglich, die von der Compacta auf das Periost übergreifen)	
Besonders typisch bei:	Osteomyelitis oder Ostitis, Scorbut, Syphilis, osteogenes Sarkom, Ewing-Sarkom

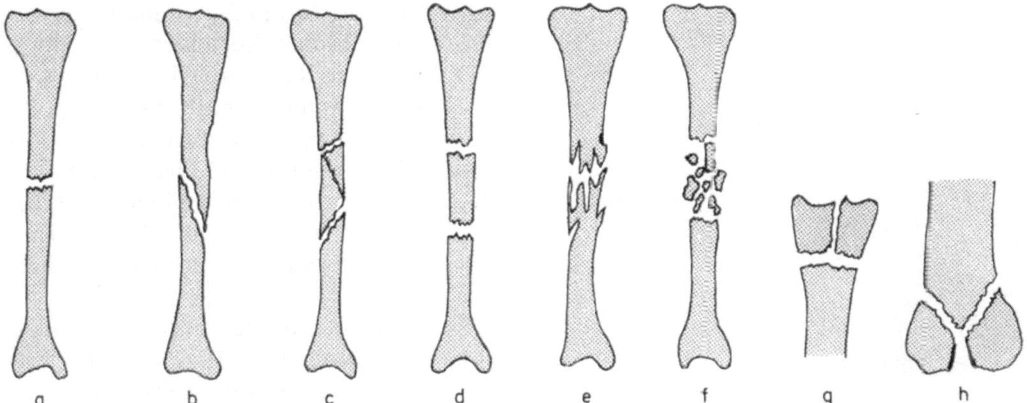

Abb. 3.95a–h. a) Querfraktur, b) Schrägfraktur, c) Spiralfraktur, d) Stückfraktur, e) Splitterfraktur, f) Trümmerfraktur, g) T-Fraktur, h) Y-Fraktur

3.6.2.2.2.1 Frakturen

Man unterscheidet folgende Bruchformen:

Komplette Brüche mit vollständiger Kontinuitätstrennung: Quer-, Schräg-, Längs- und Spiralfrakturen. Bei Heraustrennung eines oder mehrerer isolierter Fragmente spricht man von Stück- bzw. Trümmer- oder Splitterfraktur. Bei Gelenkbeteiligung können sich T- oder Y-Formen der Frakturen einstellen (Abb. 3.95a–h).

Je nach Art der Gewalteinwirkung kann es zu Biegungsbrüchen mit Aussprengung eines Biegungskeiles, zu Stauchungsbrüchen mit Verkeilung der Fragmente, zu Kompressionsfrakturen (Zunahme der Dichte) kommen. Die röntgenologische Befundbeschreibung muß die Art der Dislokation nach Möglichkeit metrisch-exakt festhalten. Bei der Beschreibung einer Dislokation wird immer das proximale Fragment als Bezugspunkt genommen. Man unterscheidet (Abb. 3.96a–e):

a) Dislocatio ad latus (seitliche Verschiebung der Fragmente)

b) Dislocatio ad axim (Winkelbildung bzw. Achsenabknickung der Fragmente mit Varus- oder Valgusfehlstellung, in Ante- oder Retroflexion).

c) Dislocatio ad longitudinem cum contractione (Längsverschiebung der Fragmente mit Verkürzung infolge Verkeilung oder Überlappung)

d) Dislocatio ad longitudinem cum distractione (Verlängerung der fraktuierten Knochen infolge Klaffens des Frakturspaltes)

e) Dislocatio ad peripheriam (Drehung der Fragmente um die Längsachse)

Inkomplette Brüche. Nur ein Teil des Knochens ist frakturiert, es besteht noch eine

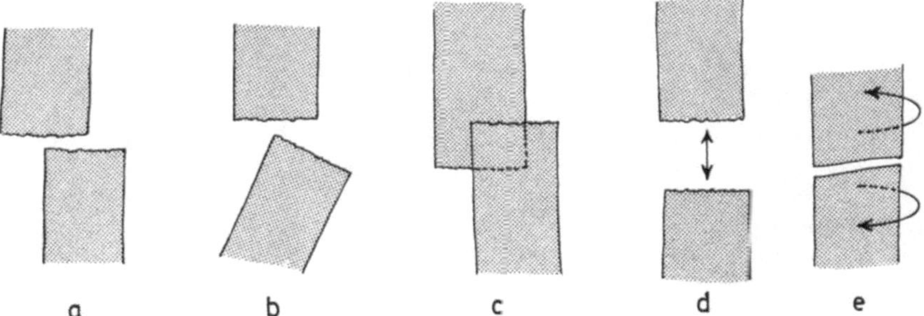

Abb. 3.96a–e. Möglichkeiten von Frakturdislokationen (s. Text)

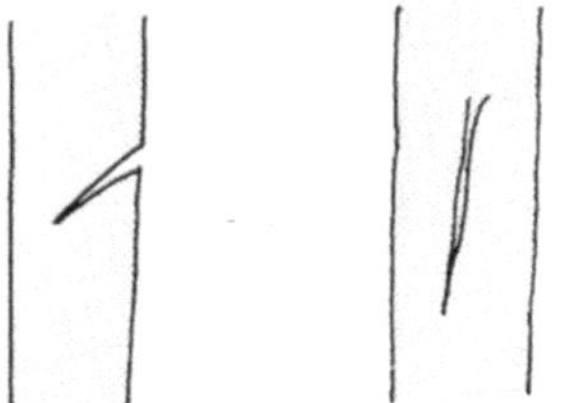

Abb. 3.97. Fissur

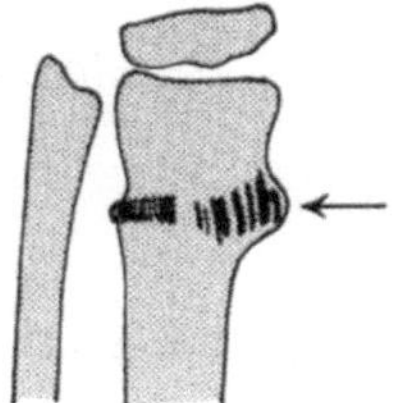

Abb. 3.98. Grünholzfraktur

Kontinuität. Man spricht von *Infraktion* bzw. *Fissur* (Abb. 3.97).

Eine Sonderform der inkompletten Brüche stellt die **Grünholzfraktur** dar, die nur im Kindesalter vorkommt. Die Compacta bricht meist einseitig, der Periostschlauch bleibt in der Regel intakt. Es bildet sich ein Wulst oder eine Falte an der Konkavseite (Abb. 3.98).

Frakturen des Epi-Metaphysenbereiches im Wachstumsalter. Bei diesen Verletzungen muß wegen der unterschiedlichen Prognose streng zwischen **Epiphysenlösungen** und **Epiphysenfugenfrakturen** unterschieden werden (Abb. 3.99). Bei den Epiphysenlösungen ist das für das Wachstum entscheidende Stratum germinativum der Epiphysenfuge nicht verletzt, bei den Epiphysenfugenfrakturen hingegen liegt immer eine Läsion des Stratum germinativum vor. Bei nicht absolut korrekter Reposition („wasserdichter Reposition") kommt es in der Regel zu einer Wachstumsstörung, da im verletzten Epiphysenfugenbereich das weitere Wachstum sistiert. Daraus resultiert eine meist dauerhafte Fehlstellung (in Varus- oder Valgus), weil die unverletzten Epiphysenfugenabschnitte normal weiterwachsen.

Eine von Aitken angegebene Klassifikation der Epiphysenverletzungen berücksichtigt die unterschiedliche Prognose:

Bei der *Aitken I-Fraktur* liegt eine partielle Epiphysenlösung mit Absprengung eines metaphysären Keiles vor, das Stratum germinativum wird nicht berührt (Epiphysenlösung!), bei der *Aitken-II-Fraktur* liegt eine partielle Epiphysenlösung mit einem am Periost hängenden epiphysären Fragment vor, bei der *Aitken-III-Fraktur* besteht ein epi-metaphysäres Fragment. Aitken-II- und III-Frakturen sind Epiphysenfugenfrakturen und in Abhängigkeit vom Repositionsergebnis prognostisch dubios. Bei Epiphysenquetschungen, die durch einen reinen Stauchungsmechanismus zustande kommen sollen, wird die Prognose als absolut infaust angesehen.

Eine besondere Form der Epiphysenverletzung stellt der sog. *knöcherne Band- oder Kapselausriß* an Gelenken dar, wobei Anteile des Stratum germinativum vom peri-epiphysären Ring verletzt werden. An dieser Stelle sistiert dann das Weiterwachstum, woraus eine Fehlstellung resultieren kann.

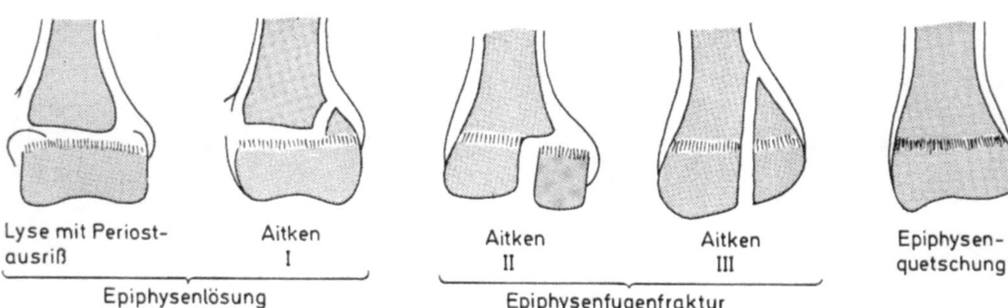

Abb. 3.99. Formen von Epiphysenverletzungen

In bezug auf den Zustand eines gebrochenen Knochens unterscheidet man:

a) **Gewalt- oder Momentbrüche:** Der Knochen war zum Zeitpunkt des Bruches gesund. Es können dann die oben beschriebenen Bruchformen entstehen.

b) **Pathologische Frakturen (Spontanfrakturen)** (Abb. 3.100): Der gebrochene Knochen ist vorgeschädigt. Durch Minderung der Festigkeit können schon Mikrotraumen oder spontane Belastungen zu einer Fraktur führen. Als Ursache kommen alle Erkrankungen in Frage, die die normale Architektonik des Knochens zerstören (Osteoporose, Osteomalacie, Tumoren, Osteogenesis imperfecta, Osteodysplasien, Infektionen usw.). *Röntgenologisch* (s. Zeichnung) erkennt man pathologische Frakturen an der Umgebung der Fraktur, wo zumeist eine Minderung des Kalksalzgehaltes vorliegt. Die Frakturenden sind unscharf begrenzt, zumeist liegen Quer-, Schräg- oder Kompressionsfrakturen (Erhöhung der Dichte) vor. Die Bruchheilung (s.u.) ist verzögert mit schwacher, strukturloser Callusbildung oder tritt überhaupt nicht ein.

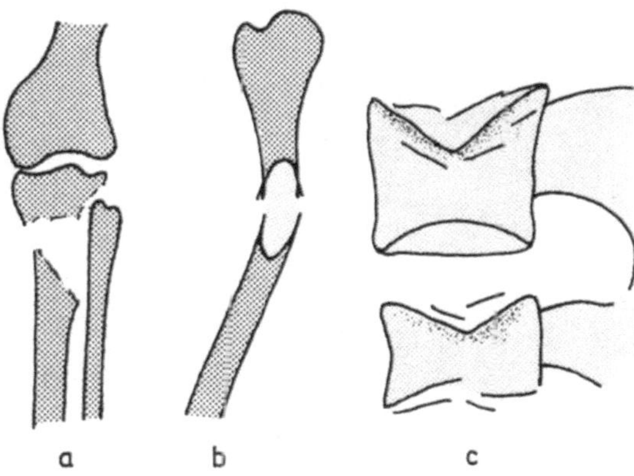

Abb. 3.100 a–c. Pathologische Frakturen: a) durch Metastase, b) durch Knochencyste, c) durch Osteoporose

c) **Ermüdungsbrüche (Dauerbrüche, schleichende Frakturen)** (Abb. 3.101): Sie entstehen durch ein Mißverhältnis zwischen der Festigkeit des Knochens und der chronisch-mechanischen Beanspruchung. Das Mißverhältnis kann sich ergeben aus 1. normal festem Knochen/chronischer Überbeanspruchung (z.B. Marschfraktur am Metatarsale II–IV), 2. herabgesetzter Festigkeit des Knochens, z.B. durch Ernährungsstörungen, und normaler Dauerbelastung, 3. verbogenem Knochen (z.B. Tibia nach Rachitis).

Prädilektionsstellen für Ermüdungsbrüche sind: Tibia, Fibula, Femur, Os pubis (z.B. bei Osteomalacie), Metatarsalia. Die Frakturen beginnen immer an den spannungsreichsten Abschnitten des belasteten Knochens.

Röntgenbild (Abb. 3.101): Band- oder keilförmige Aufhellungen im Knochen (sog. Loosersche Umbauzonen) quer zur Längsachse des Knochens, oft von dichteren Zonen umgeben. Strukturloser wollartiger Callus.

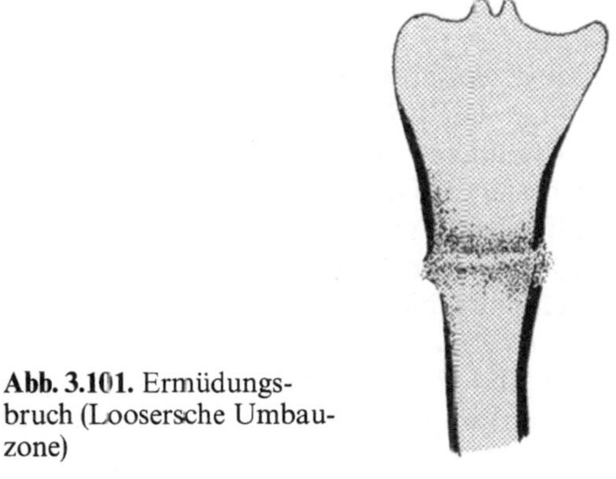

Abb. 3.101. Ermüdungsbruch (Loosersche Umbauzone)

Frakturheilung im Röntgenbild

Der röntgenologischen Beurteilung des Heilverlaufes einer Fraktur kommt große Bedeutung zu. Neben klinischen Kriterien kann mit Hilfe des Röntgenbildes der Zeitpunkt der Erstbelastung bestimmt und ein gestörter Heilverlauf rechtzeitig erkannt werden. Seit der Einführung der Osteosynthese unterscheidet man röntgenologisch die direkte (primäre) von der indirekten (sekundären) Knochenheilung.

a) *Direkte Knochenbruchheilung* (Abb. 3.102): Sie kommt ausschließlich bei absoluter mechanischer Stabilität einer perfekt

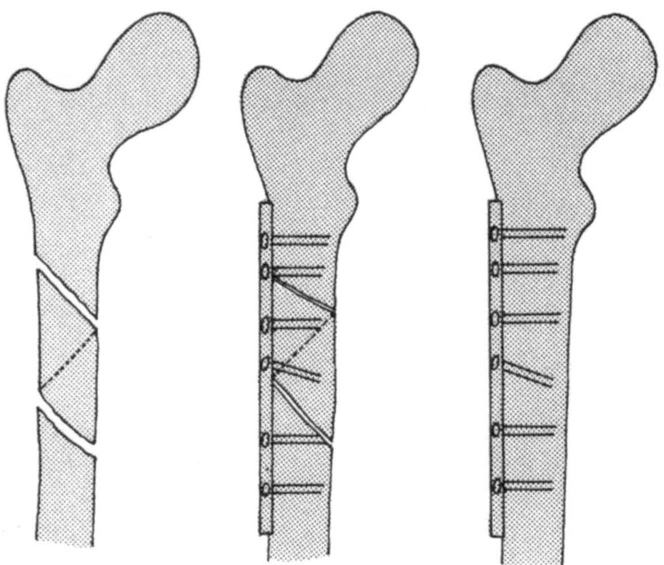

Abb. 3.102. Direkte Bruchheilung bei Plattenosteosynthese

reponierten, osteosynthetisch versorgten Fraktur (z.B. Platten- oder Schraubenosteosynthese) vor und geht allein vom regenerierten Osteon durch Kontakt- und Spaltheilung aus. Röntgenologisch zeigt sich eine zunehmende Verdichtung im Bruchspaltgebiet, man findet keine *resorptiven Veränderungen* (breiter werdender Bruchspalt) und *keine Callusbildung*. Ein breiter werdender Bruchspalt, Callusbildung (sog. strukturloser Reizcallus) und Aufhellungen (Lysezonen) um die Schrauben oder Nägel herum weisen auf eine Störung des Heilverlaufes hin (z.B. fehlerhaft angelegte Osteosynthese ohne Übungsstabilität, zu frühe Belastung, Infektion).

b) *Indirekte oder sekundäre Knochenbruchheilung* (Abb. 3.103): Sie kommt bei konservativer oder funktioneller Frakturbehandlung, aber auch bei Marknagelung und Adaptationsosteosynthese vor. In der 1. Phase der Frakturheilung erfolgen durch Osteoclastentätigkeit um den Frakturspalt herum Resorptionen bzw. röntgenologisch Aufhellungszonen, die meist unscharf begrenzt sind. Gleichzeitig beginnt, entfernt vom Bruchspalt, die Callusbildung, die vom parossalen Gewebe (Periost, Markgewebe, Inhalt der Haversschen Kanäle) ausgeht. Allmählich wird der Bruchspalt im Compactabereich röntgenologisch dichter, der Callus breiter und strukturiert. Im

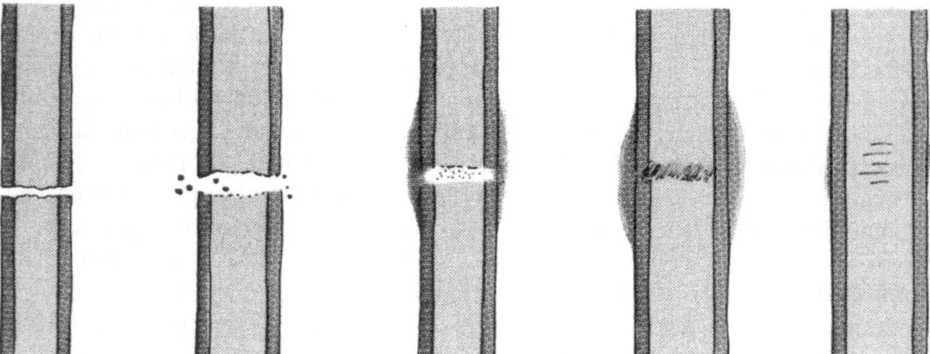

Abb. 3.103. Indirekte Bruchheilung bei konservativer Behandlung

Spongiosabereich der Fraktur finden sich nach dem Stadium der Resorption unregelmäßige fleckförmige Verdichtungen. Erst wenn diese Strukturen dichter sind, durchgehende Züge zeigen, kann die Fraktur als geheilt betrachtet werden. Eine fehlende oder nur geringe strukturlose Callusbildung weist auf eine verzögerte Bruchheilung hin.

Von einer **verzögerten Bruchheilung** spricht man, wenn eine Fraktur nach 3 Monaten noch nicht geheilt ist, von einer **Pseudarthrose,** wenn eine Fraktur nach 6 Monaten noch nicht knöchern durchbaut ist.

Man unterscheidet **hypertrophe Pseudarthrosen:** starke Verbreiterung und Verdichtung der Frakturenden durch überschießende Knochenablagerung bei erhaltenem, glatt begrenztem Frakturspalt (die Fragmente „deckeln" sich ab).

Atrophe Pseudarthrose: Abnahme der Dichte um die Fragmentenden mit unscharfer Begrenzung, Erweiterung des Bruchspaltes. Sie kommt bei Ernährungsstörung des Knochens (z.B. durch starke Periostzerreißungen) oder bei Infektionen vor.

Während des Heilverlaufes kommt es bei a) und b) in der betroffenen Extremität, besonders distal von der Fraktur, nach etwa 3 Wochen zu einer *gleichmäßigen Entkalkung*, die Ausdruck verstärkter Resorptionsvorgänge und der Inaktivität ist.

Röntgenologische Beurteilungskriterien bei osteosynthetisch versorgten Frakturen. Achsenstellung, Bruchspaltweite, Lockerungszeichen an den Metallteilen (Aufhellungen um Schrauben und Nägel). Mögliche Infektion (s. unter „Osteomyelitis").

Röntgenologische Beurteilungskriterien bei konservativ behandelten Frakturen. Achsenstellung, zeitlicher Verlauf der Resorptionsvorgänge und der Callusbildung.

Komplikationen bei der Bruchheilung. Sudecksche Knochenatrophie, Infektion (s. unter „Osteomyelitis").

3.6.2.2.2.2 Entzündliche Knochenveränderungen

Entzündliche Knochenerkrankungen durch pathologische Keime (z.B. Staphylokokken, Typhusbakterien) können ihren Ausgang nehmen vom Periost (Periostitis), von der Compacta (Ostitis) oder vom Knochenmark (Osteomyelitis). Durch Ernährungsstörungen des Knochens infolge von Gefäßverschlüssen wird er, meist nach einer Latenzzeit von 2–3 Wochen, nekrotisch. Die pathologischen Keime können über die Blutbahn (sog. hämatogene Osteomyelitis) oder direkt an den Knochen gelangen (z.B. durch Traumen).

Akute hämatogene Osteomyelitis

Lokalisation: uncharakteristisch, häufig aber metaphysär.

Röntgenzeichen: Zunächst unscharfe, fleckige, verwaschene Entkalkung durch Knochenabbau infolge eines entzündlichen Marködems und Eiteransammlung (Drucknekrose). Compacta „spongiosiert". Periost wird abgehoben. Erfolgt in diesem Stadium keine Ausheilung, so breitet sich der entzündliche Prozeß mehr und mehr in den Markraum aus, die Spongiosastruktur wird fleckig ausgelöscht. Compacta- und Spongiosaareale werden abgestoßen, von Eiter umspült, es entstehen **Sequester** und Fisteln nach außen.

Chronische Osteomyelitis

Neben Destruktion mit Sequesterbildung kommt es zu reaktiven Veränderungen des Endosts und Periosts mit Knochenneubildung und Sklerosierungen, die Sequester werden demarkiert, es bilden sich **„Totenladen"** aus.

Röntgenzeichen (Abb. 3.104): Bei der klassischen chronischen Osteomyelitis finden sich meist ausgedehnte Sklerosierungen von Compacta und Spongiosa mit ungeordneter trabeculärer Struktur, der Knochen wird sehr dicht. Daneben bestehen oft gut begrenzte Aufhellungen, die Höhlen bzw. Totenladen entsprechen. Der Knochen ver-

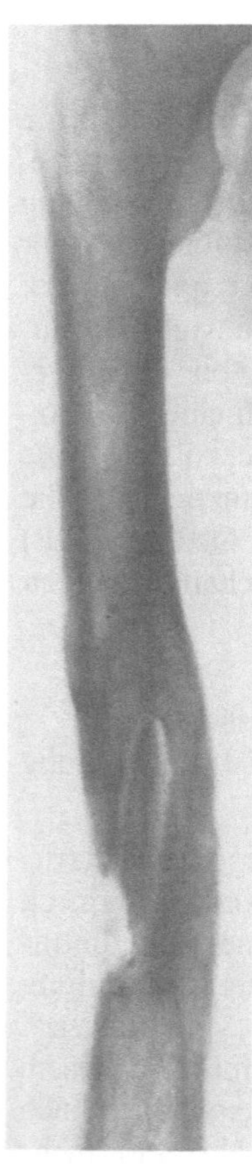

Abb. 3.104. Chronische Osteomyelitis: Totenlade mit Sequester

biegt und verformt sich, es kann zu Dauerbrüchen oder Spontanfrakturen kommen.

Sonderformen

Broodie-Absceß: Chronisch-entzündlicher Knochenabsceß bei jungen Menschen. Häufigste Lokalisation: proximale und distale Tibia- und Radiusepi- und -metaphyse.

Röntgenzeichen: Zentrale Aufhellung, umgeben von deutlicher Sklerose.

Differentialdiagnose: Osteoid-Osteom.

Panaritium ossale: Osteomyelitis der Finger- und Zehenknochen, meist durch direkte Infektion, mit Zerstörung der Knochensubstanz.

Röntgenzeichen: Unscharf begrenzte Osteolysen der Endphalangen mit Weichteilschwellung.

Differentialdiagnose: Metastatische Destruktion.

Osteomyelitis bei Morbus Bang. Häufigste Lokalisation Wirbelsäule, IS-Gelenke, selten Extremitätenknochen.

Knochentuberkulose. Hämatogener Befall des Knochens bei postprimärer Lungen- oder Lymphknotentuberkulose.

Lokalisation: Wirbelsäule, IS-Gelenke, Hüft-, Knie-, Ellenbogengelenke. Bei Kindern: Handskelet, besonders der 1. Strahl.

Röntgenzeichen: Erstes Zeichen ist eine umschriebene Osteoporose, weniger eine fleckige Knochenatrophie. Die Compacta grenzt sich meist gut ab. In späteren Stadien finden sich neben stärkeren Osteolysen und auch Sequesterbildungen reaktive Sklerosen und Periostverkalkungen (mottenfraßähnliches Bild). Bei Durchbruch der Compacta am Handskelet kommt es zu einer stärkeren Periostreaktion, es entsteht die sog. *Spina ventosa.*

Differentialdiagnose: Ostitis fibrosa generalisata, fibröse Dysplasie, Broodie-Absceß, parasitäre Knochenerkrankungen.

Morbus Boeck. Epitheloidzellige Granulomatose mit Hauptlokalisation im reticuloendothelialen System sowie in den Lungen.

Röntgenzeichen: Vorwiegend scharf begrenzte umschriebene cystische Aufhellungen, besonders im Hand- und Fußskelet, daneben auch diffuse kleincystische Veränderungen, z.B. in einem Fingerendglied (Ostitis cystoides multiplex Jüngling). Insgesamt kann der Knochen ein wabiges Aussehen erlangen.

Knochensyphilis

Congenitale Syphilis: Infolge einer Entwicklungsstörung der primären Spongiosa bei ungehindertem Knorpelwachstum entstehen eine Verbreiterung der präparatorischen Verkalkungszone, diaphysenwärts davon unregelmäßige Aufhellungen. Wachstum erfolgt schubweise, daher Verkalkungsringe und Verkalkungslinien in den Meta-Diaphysen. An den Diaphysen Periostitis mit dem typischen Aussehen der *geschichteten Compacta.*

Knochensyphilis beim Jugendlichen: Ossifizierende Periostitis mit dichten Auflagerungen auf die Compacta, Destruktionen im Knochen durch Gummen.

Erworbene Knochensyphilis: Vorwiegend osteolytische Herde durch Gummen, daneben Periostverkalkungen und diffuse Knochenverdichtungen. Bei Neurolues kann es zum Bild der neurogenen Arthropathie kommen.

Parasitäre Knochenerkrankungen

Knochenechinococcose. Direkter Befall des Knochens durch die Finnen des Hundebandwurmes.

Röntgenzeichen: Infolge der Entwicklung von Cysten kommt es zu einer Druckatropie des Knochens, der blasige Aufhellungen, z.T. mit scharfen Grenzen, gelegentlich mit Verschmälerung der Compacta ohne Periostreaktionen zeigt. Spontanfrakturen kommen vor.

Differentialdiagnose: Ostitis fibrosa, Riesenzellgeschwülste, Enchondrome, Plasmocytom, Osteosarkom, Metastasen.

3.6.2.2.2.3 Osteopathien

Osteopathien mit einer Abnahme der Knochendichte können verschiedene Ursachen haben, die von congenitalen Störungen bis zu endokrinen, metabolischen und gastrointestinalen Ursachen reichen.

Von pathogenetischer und pathomorphologischer Seite unterscheidet man verschiedene *Grundformen.*

Knochenatrophie

Dabei kommt es zu einem verminderten Knochenanbau bei gleichbleibendem oder verstärktem Knochenabbau. Möglich ist auch ein normaler Anbau bei stärkerem Abbau. Die Knochenmatrix ist verringert oder fehlt. Man unterscheidet:

Diffuse Strukturatrophie — Osteoporose
Formatrophie — Osteolyse

Osteoporose

Sie tritt, je nach Ursache, generalisiert oder umschrieben an einer oder mehreren Extremitäten oder an der Wirbelsäule auf. Infolge der reduzierten Knochenmatrix kommt es zu einer *Strukturabnahme ohne Formveränderung.* Röntgenologisch sichtbar wird die Osteoporose erst, wenn der Krankheitsprozeß etwa 3–4 Wochen angedauert hat und der Knochenschwund, z.B. an der Wirbelsäule, mehr als 30% beträgt.

Röntgenzeichen (Abb. 3.105 und 3.106): Die Corticalis, besonders an den Handknochen, ist verdünnt aufgrund der reduzierten Anzahl der Knochenlamellen.

Die Spongiosa wird infolge Schwundes der Sekundärtrabekel und Verdünnung der Primärtrabekel strähnig, glasig-durchsichtig. Dabei treten die Primärtrabekel oder Knochenbälkchen *scharf gezeichnet* hervor. Auch die Corticalis ist immer scharf gezeichnet. An der Wirbelsäule zeichnen sich die knöchernen Abschlußplatten scharf ab, während die Struktur der Wirbelkörper selbst rarefiziert ist.

Ursachen: Die Osteoporose ist *Leitsymptom* mit einheitlichem Röntgenbild bei verschiedenen Ursachen:

Senile Osteoporose; präsenile Osteoporose in der Postmenopause; Inaktivitätsosteoporose, z.B. nach Frakturen, bei längerem Krankenlager; Querschnittslähmung; neurogene Osteoporose; chronischer Eiweißmangel durch Hunger; Malabsorption; Stoffwechselstörungen; Anacidität; operative Veränderungen des Digestionstraktes; Laxantienabusus; konsumierende Erkrankungen (Carcinome); hormonelle Störungen (Morbus Cushing, Hypo- oder Hyperthyreose, Steroidlangzeitbehandlung).

Osteolysen

Röntgenzeichen: Umschriebener Knochenstrukturverlust (Defekt) an der Corticalis oder Spongiosa meist mit scharfen Konturen, oft umgeben von osteoporotischem Knochen. Der Strukturverlust kann bedingt sein durch destruktive Veränderungen, wie z.B. beim Plasmocytom, oder durch eine Druckatrophie bei z.B. granulomatösen Veränderungen des reticuloendothelialen

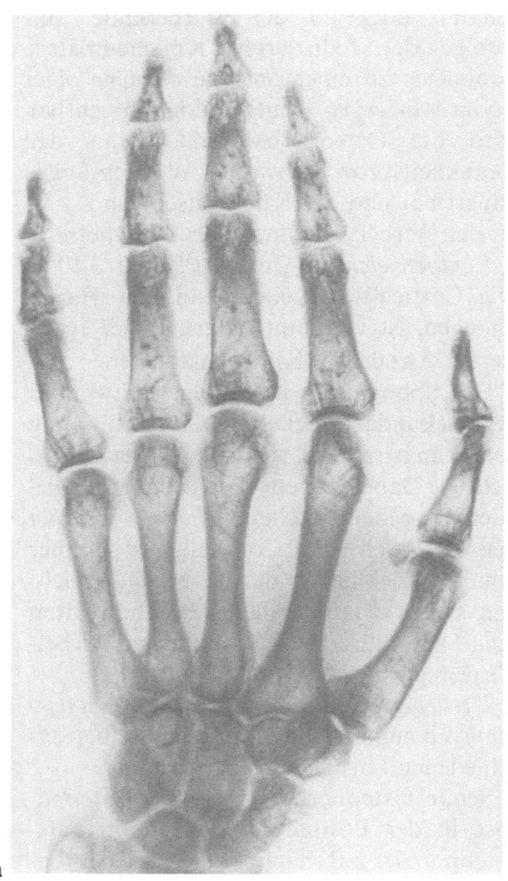
a

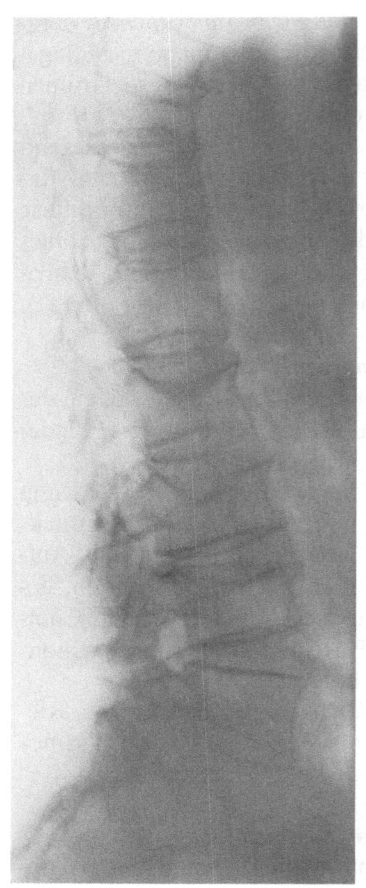
b

Abb. 3.105a u. b. Osteoporose

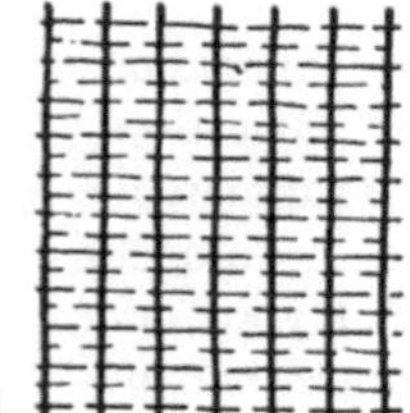
a

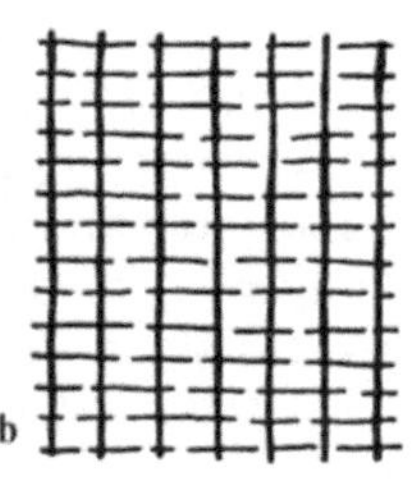
b

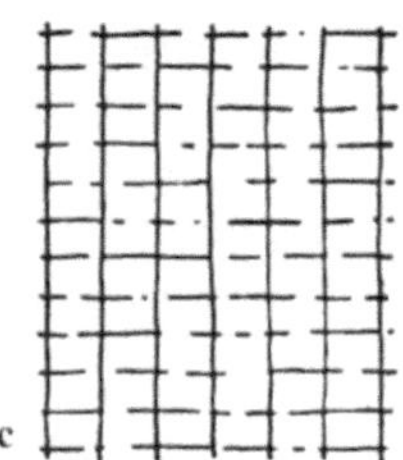
c

Abb. 3.106a–c. Schematische Darstellung der Entwicklung einer Osteoporose (a: Normalzustand)

Systems. Bei Sitz an den Acren spricht man von *Akroosteolyse* (z.B. bei der Sklerodermie, bei PVC-Vergiftungen). Bei Sitz an der Außenkontur des Knochens spricht man von *Usuren* oder *Arrosionen* (z.B. Gefäßeneurysmen), bei zentralem Sitz auch von *Cysten*. Arrosionen und Cysten können sich vom gesunden Knochen durch Sklerosesäume abgrenzen.

Knochendystrophie

Der normale Knochen wird umschrieben oder generalisiert durch osteoplastisch oder osteoclastisch tätiges Bindegewebe ersetzt, er wird umgebaut.

Ursachen: Die bekanntesten Bilder kennen wir von der Osteodystrophia fibrosa generalisata Recklinghausen oder der Ostitis deformans Paget (s. dort).

Röntgenzeichen (s. Schema): Die Knochenstrukturen werden oft verwaschen und unscharf, es finden sich neben unregelmäßigen Aufhellungen zum Teil strähnige Verdichtungen, gelegentlich bekommt der Knochen ein wabig-cystisches Aussehen.

Osteomalacie

Sie entsteht durch eine mangelhafte Mineralisation des Osteoids bei normaler Knochenmatrix, gelegentlich auch bei überschießender Osteoidproduktion. Der Knochen verliert dadurch seine Festigkeit, er kann sich verbiegen, es stellen sich Umbauzonen *(Loosersche Umbauzonen)* oder *Dauerbrüche* ein.

Ursachen: Z. B. angeborene oder erworbene Störungen des Calcium- und Phosphatstoffwechsels unabhängig oder im Zusammenhang mit endokrinen Störungen (Produktion von 1,25 — Cholecalciferol, Parathormonregulation) primärer oder sekundärer Art.

Röntgenzeichen (Abb. 3.107): Die Dichte des Knochens im Röntgenbild ist herabgesetzt, er mutet milchglasartig an, die Strukturen sind im Gegensatz zur Osteoporose unscharf und verwaschen, wie mit einem Radiergummi behandelt. Die Compacta ist oft verschmälert, die Markräume sind erweitert. Man findet Loosersche Umbauzonen.

Osteonekrose

Sie kommt durch Störungen der Blutversorgung des Knochens zustande. Durch mangelnden Antransport von Nährstoffen entkalkt der Knochen, die Knochenmatrix geht unter. Mehr zentral ist der Abtransport von Stoffwechselprodukten und Kalksalzen gestört, daraus resultiert eine Zunahme der Dichte.

Ursachen: Idiopathische Knochennekrose: Morbus Perthes, Morbus Schlatter, Morbus Köhler.

Posttraumatisch: Verletzung größerer oder kleinerer Arterien, besonders des Periosts (z. B. Lunatummalacie).

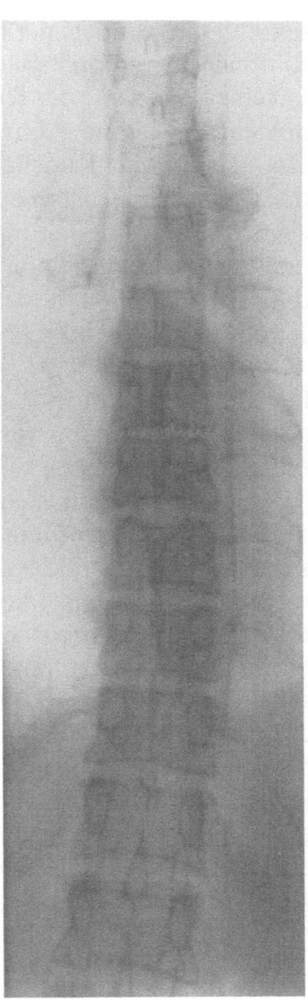

Abb. 3.107. Osteomalcie. Unscharfe, verwaschene Strukturen, keine Trabekelzeichnung

Infektiöse Knochennekrosen: Sequester bei Osteomyelitis.

Knocheninfarkt.

Neurogene Ursachen: z. B. bei Tabes dorsalis, Syringomyelie.

Röntgenzeichen: Der Knochen lockert sich in seiner Struktur unregelmäßig auf, er fragmentiert, sintert und verdichtet sich dabei teilweise, besonders zentral. Gelegentlich kommt es auch zum völligen Schwund eines Knochenabschnittes.

Krankheitsbilder bei Osteopathien mit verminderter Knochendichte

Erkrankungen des Blutes und der blutbildenden Organe. Unter diese Gruppe von sekundären Knochenerkrankungen fallen zahlreiche Krankheitsbilder, die z.T. auch mit einer Zunahme der Knochendichte oder mit einer Zu- und Abnahme einhergehen. Die Abnahme der Knochendichte ist zumeist durch eine Hyperplasie der Knochenmarkselemente mit Ausweitung der Markräume und Abnahme der Spongiosabälkchen bedingt. Im folgenden werden die bekanntesten Krankheitsbilder kurz beschrieben:

Hereditäre Anämien (Cooley-Lee-Anämie oder Thalassaemia major et minor, Sichelzellanämie).

Röntgenzeichen: Osteoporose mit Ausweitung der Markräume, daneben Sklerosierungen, insbesondere der Compacta, gelegentlich auch mit Markraumeinengung. Fisch- und Plattwirbelbildungen. Verformung der Extremitätenknochen infolge statischer Insuffizienz. Gelegentlich Knocheninfarkte im Epi- und Metaphysenbereich mit sekundären aseptischen Knochennekrosen, besonders am Humerus- und Femurkopf. „Bürstenschädel", der durch Spiculabildungen der Tabula ext. entsteht. Wabenartige Erweiterung des Markraumes zwischen verdünnter Tabula int. und ext.

Erworbene Anämien
Röntgenzeichen: Osteoporose.

Leukämien
Röntgenzeichen: Fleckförmige Osteolysen der Spongiosa, auch Compacta, Verdickungen der Compacta, insbesondere durch Periostauflagerungen.

Plasmocytom
Es bestehen Wucherungen myeloischer Plasmazellen, wobei es im Knochen infolge einer Druckatrophie zu einer Zerstörung des Knochengewebes kommt.

Röntgenzeichen (Abb. 3.108): *„Diffus osteoporotische Form"*, wobei es generalisiert zu einer feinfleckigen Entkalkung besonders der Wirbelsäule und des Beckens sowie des Schädels kommt. *„Umschriebene osteolytische Form"* mit osteolytischen, scharf abgegrenzten Herden besonders am Schädel, aber auch am Becken und in den Röhrenknochen. Die einzelnen Herde reichen von Linsen- bis Apfelgröße. Gelegentlich kommt es zur Destruktion einer ganzen Beckenschaufel. An den Röhrenknochen häufig seifenblasenähnliche Aufhellungen durch konfluierende Herde. Spontanfrakturen sind häufig, besonders an der Wirbelsäule, mit keilförmiger Sinterung. Gelegentlich Weichteilbeteiligung, die sich durch eine homogene Dichtezunahme um den Knochen herum erkennen läßt. Sehr selten ist eine Plasmocytomform, die mit einer Dichtezunahme des Knochens in Form einer Osteosklerose einhergeht.

Histiocytose X
Unter diese Bezeichnung fallen Krankheitsbilder mit unterschiedlicher klinischer Ausprägung, aber gleicher Pathogenese. Zugrunde liegt eine granulomatöse Wucherung von Reticulumzellen, in die in unterschiedlicher Ausprägung Lipide (hauptsächlich Cholesterol und seine Ester) eingelagert werden, wobei besonders die Histiocyten betroffen sind. Bei der *Letterer-Siweschen-Erkrankung* liegt eine generalisierte Lipideinlagerung vor, bei der *Hand-Schueller-Christianschen Erkrankung* und beim *Eosinophilen Granulom* bestehen fokale Granulome mit fettspeichernden und nicht fettspeichernden Histiocyten und eosinophilen Zellen. Durch die granulomatöse Zellproliferation kommt es im Knochen zu einer Druckatrophie, die sich als mehr oder weniger umschriebene Aufhellung im Röntgenbild zeigt. *Letterer Siwesche* und *Hand-Schueller-Christiansche Erkrankung* treten im Säuglings- und Kindesalter, das *Eosinophile Granulom* auch im Erwachsenenalter auf.

Röntgenzeichen: Bei der Letterer-Siweschen und Hand-Schueller-Christianschen Erkrankung sind Knochenmanifestationen nicht obligat.

Im Vordergrund der röntgenologischen Veränderungen steht bei allen drei Krankheitsbildern die in der Regel scharf begrenzte Strukturauslöschung mit meist unregelmäßiger Form. Fließen die Herde am Schädel zusammen, so resultiert das Bild des Landkartenschädels. An der Wirbelsäule kann es zu pathologischen Frakturen kommen, nach Ausheilung resultieren glatt begrenzte Plattwirbel mit normal weiten Intervertebralräumen. Am Becken finden sich die Veränderungen oft oberhalb der Hüftregion. Die Herde zeigen nach cranial zu häufig eine Sklerose. An den Röhrenknochen werden keine bestimmten Abschnitte bevorzugt, die Herde können intracortical oder in der Spongiosa liegen aber auch beide Bauelemente erfassen. Erreichen sie die Knochengrenzen, so kann es auch zu ausgedehnten reaktiven periostalen Verkalkungen wie bei malignen Knochentumoren kommen.

Es sind auch corticale Sklerosen beobachtet worden, die das Bild eines Osteoid-Osteoms vortäuschen. Gelegentlich finden sich unscharf begrenzte Strukturauslöschungen, die das Bild einer Osteomyelitis vortäuschen können.

Die röntgenologische Differentialdiagnose ist also umfangreich. Eine Abgrenzung gegen primäre Knochentumoren oder entzündliche Prozesse läßt sich in der Regel durch die multilokuläre Ausbreitung der Histiocytose erreichen.

Hormonal bedingte Osteopathien

Hyperparathyreoidismus: *Parathormon, Calciumspiegel im Serum und die Bildung der α-1-Hydroxylase in den Nierenmitochondrien stehen in einer gegenregulatorischen Wechselbeziehung.*

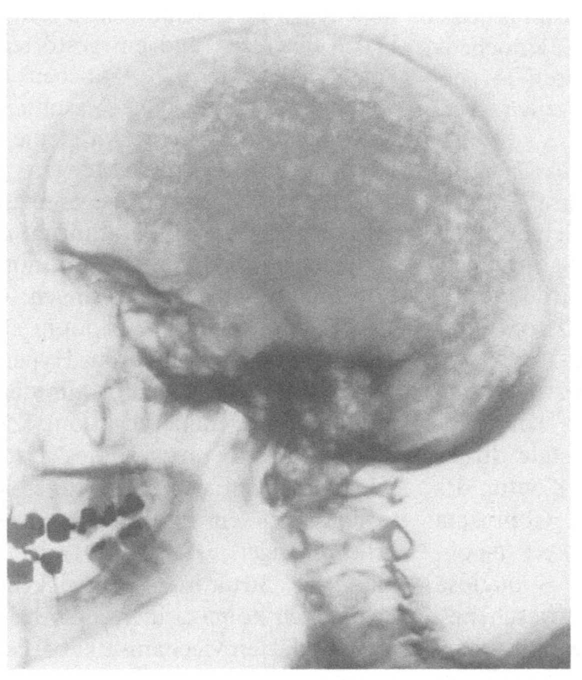

a

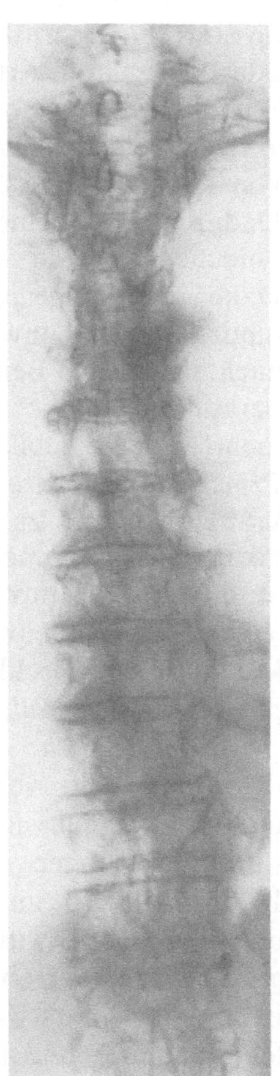

b

Abb. 3.108a u. b. Plasmocytom

Durch die α-1-Hydroxylase wird 25-Hydroxycholecalciferol in das hochwirksame 1,25 — Dihydroxycholecalciferol (1,25 CC) umgewandelt. 1,25 CC induziert die Bildung eines calciumtransportierenden Proteins im Terminalreticulum der Darmmucosazellen. Die Synthese von α-1-Hydroxylase in den Nierenmitochondrien (endokrine Funktion der Niere!) untersteht einer strengen Rückkopplungskontrolle von Parathormon. Andererseits wird die Ausschüttung von Parathormon durch die Nebenschilddrüsen vom Serumcalciumspiegel mitbestimmt. Allerdings kann eine Hypocalcämie auch selbständig die Synthese von 1,25 CC stimulieren – ähnlich wie eine Hypophosphatämie.

Bei einem erhöhten Parathormonspiegel im Blut (Hyperparathyreoidismus), primärer oder sekundärer Art, kommt es über eine Stimulierung osteoclastärer Zellen und aktiver Osteocyten zu einer Mobilisierung von Calcium aus dem Depot Knochen. Dadurch erfolgt eine Demineralisation des Knochens, die in Abhängigkeit von der Dauer des Hyperparathyreoidismus eine bindegewebige Umwandlung des Knochens nach sich zieht. Beim sekundären Hyperparathyreoidismus wird zusätzlich vermehrt Osteoid gebildet.

Primärer Hyperparathyreoidismus: Der Erkrankung liegen zu 90% solitäre Epithelkörperchenadenome mit überschießender, autonomer Parathormonbildung zugrunde. Wegen der Umbauvorgänge wurde die Erkrankung von **Recklinghausen** *Osteodystrophia fibrosa generalisata* genannt.

Röntgenzeichen: Generalisierte Osteodystrophie mit Abnahme der Knochendichte. Es finden sich subperiostale Strukturauflockerungen, die äußere Kontur des Knochens wird unscharf. Die Compacta der Diaphysen wird aufgelockert (spongiosiert oder aufgeblättert), die Spongiosa bekommt ein schwammig-verwaschenes, feingranuläres und feinstreifiges Aussehen. Fein- und grobnetzige Strukturveränderungen mit scharfen Konturen werden ebenso beobachtet. Es kommt zur Verbiegung des Knochens, zu Looserschen Umbauzonen und zu Spontanfrakturen.

Besondere Zeichen: Schwund der Lamina dura der Zahnfächer, Akroosteolysen der Finger und Zehen, der Acromioclaviculargelenke (Verbreiterung des Gelenkspaltes), mottenfraßähnliche Auflockerung der Schädeldiploe, Dreischichtung der Wirbelkörper durch grund- und deckplattennahe Entkalkung. Cysten und Riesenzellgeschwülste (braune Tumoren) infolge fibröser Umwandlung des Markes bei der langsamen Verlaufsform. Durch die Cysten und Riesenzellgeschwülste wird der Knochen aufgetrieben, mehrkammerig, blasig. Verkalkungen in den Weichteilen (Arterien, Nieren, Pankreas).

Sekundärer Hyperparathyreoidismus (renale Osteopathie, renale Osteodystrophie): Bei einer renalen Insufficienz (z.B. Nephrosklerose, Tubulusinsufficienz, Zustand nach Nephrektomie) wird über einen Ausfall der dort produzierten α-1-Hydroxylase ungenügend 1,25 CC gebildet, woraus eine ungenügende Calciumresorption aus dem Darm einerseits und ein gestörter Einbau von Calcium in den Knochen bzw. das Osteoid andererseits resultiert. Der Knochen wird weich. Durch die fehlende oder in zu geringen Mengen gebildete α-1-Hydroxylase wird gegenregulatorisch vermehrt bzw. zuviel Parathormon gebildet, andererseits wird die Parathormonproduktion durch einen zu geringen Calciumspiegel (mangelnde Resorption) stimuliert. Durch diesen sekundären Hyperparathyreoidismus wird Calcium aus dem Skelet mobilisiert (Demineralisation). Zusätzlich wird vermehrt unverkalktes Osteoid gebildet, aus dem sich bei späterer Mineralisation über ein atypisches Faserosteoid geflechtartiger Knochen mit unregelmäßigen Strukturen entwickeln kann. Schließlich können über einen bisher noch nicht geklärten Mechanismus bei der renalen Osteopathie osteosklerotische Veränderungen vorkommen, die zu einer dichtmaschigen Spongiosasklerose führen.

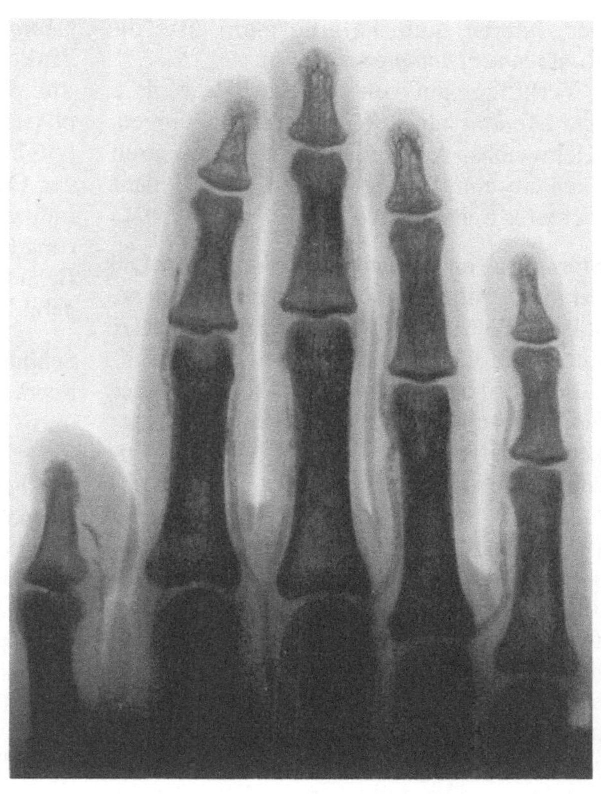

Abb. 3.109. Renale Osteopathie: Verwaschene Strukturen, „Spongiosierung" der Compacta, subperiostale Resorption, Gefäßverkalkungen

Röntgenzeichen bei renaler Osteopathie bei Erwachsenen (Abb 3.109): Im Vordergrund stehen ähnliche Veränderungen wie beim primären Hyperparathyreoidismus: subperiostale Resorption mit bürstenähnlichen unscharfen äußeren Konturen besonders an der Radialseite der Mittelphalanx II und der Ulnarseite der Grundphalanx I. Akroosteolyse (Acromioclaviculargelenk), Spongiosierung bzw. Aufblätterung der Compacta, grobmaschige, verwaschene Rarefizierung der Spongiosa (durch Osteoidzunahme) mit fleckigem Trabekelschwund und cystenähnlichen Aufhellungsbezirken. Gelegentlich Sklerosierungen am Wirbelkörper, Schädel, Becken, Rippen, Metaphysen der langen Röhrenknochen. Grobporige Knochenatrophie der Schädelkalotte (pepper-pot-skull). Knochendestruktion mit Cysten und Riesenzellgeschwülsten sowie Looserschen Umbauzonen sind selten. Weichteilverkalkungen.

Röntgenzeichen der renalen Osteopathie bei Kindern. Im Vordergrund stehen ein proportionierter Zwergwuchs und das Bild der Rachitis (s. dort).

Hypoparathyreoidismus: Ein angeborener oder spontan auftretender idiopathischer Hypoparathyreoidismus ist sehr selten. Häufig tritt hingegen ein Hypoparathyreoidismus nach Strumektomien unter unbeabsichtigter Mitnahme der Epithelkörperchen auf.

Röntgenzeichen: Spongiosasklerose, Gefäßverkalkungen.

Pseudo-Hypoparathyreoidismus und Pseudo-pseudo-Hypoparathyreoidismus: Entsprechend verschiedener pathogenetischer Mechanismen (z.B. Fehlen des Ansprechens der Nieren auf Parathormon) ist die *Röntgenmorphologie* sehr bunt.

Verkürzungen von Metacarpale 1, 4, 5 und Metatarsale 5. Weichteilverkalkungen. Kleinwuchs, Auftreibung der epiphysären Skeletabschnitte, verdicktes aber nicht dichteres Schädeldach.

Störungen im Sexualhormonhaushalt: Die Sexualhormone, besonders die Androgene, sollen die Bildung der Knochenmatrix durch die Osteoblasten und die Mineralisation fördern. Im höheren Alter sinkt der Sexualhormonspiegel, die katabol wirkenden Glycocorticoide der Nebennierenrinde überwiegen, es kommt zur *physiologischen Altersosteoporose.* Davon zu unterscheiden ist die *präsenile Osteoporose* (postmenopausische Osteoporose), die durch einen zusätzlichen Oestrogenmangel und eine damit zusammenhängende erhöhte Empfindlichkeit gegenüber Parathormon erklärt wird. Die präsenile Osteoporose ist als pathologisch anzusehen.

Röntgenzeichen: Senile Osteoporose: Osteoporose besonders an der Wirbelsäule, wo es zum langsamen Zusammensintern der Wirbelkörper ohne gröbere Grund- und Deckplatteneinbrüche kommt. Es resultiert die sog. Alterskyphose. Die Compacta der Röhrenknochen bleibt in der Regel erhalten, die Spongiosa in den statisch belasteten Abschnitten (z.B. Schenkelhals) tritt stärker hervor.

Präsenile Osteoporose: Generalisierte Osteoporose mit zusätzlicher osteomalacischer Komponente. Grobe Grund- und Deckplatteneinbrüche der Wirbelkörper infolge Schwundes der Spongiosa mit *Fischwirbelbildung*, gelegentlich Schenkelhalsbrüche, Hustenfrakturen der Rippen.

Nebennierenrindenhormone: Bei Überproduktion (Morbus Cushing) von den katabol wirkenden Nebennierenrindensteroiden (durch Hypophysenadenome, primäre hormonaktive Nebennierentumoren, bei medikamentöser Gabe) entwickelt sich infolge des Knochenmatrixschwundes das Bild der Osteoporose.

Röntgenzeichen: Fischwirbel, hochgradige Entkalkung des Beckenskelets, des Schädels und der Rippen. Verschmälerung der Diaphysencompacta, seltener Spontanfrakturen, aber Loosersche Umbauzonen wie bei der Osteomalacie. Bei dem medikamentös induzierten M. Cushing sind die Veränderungen je nach Dosis und Zeitraum der Behandlung mehr oder weniger stark ausgebildet.

Schilddrüsenhormone: Das Schilddrüsenhormon fördert die Osteoblastentätigkeit und den Umbau von Knorpel in Knochen.

Überproduktion (M. Basedow): Über eine vermehrte Calciumausscheidung kommt es zu einer vermehrten Produktion von Parathormon, es resultiert eine Osteoporose.

Unterproduktion: Verzögertes Skeletwachstum, die Knochenkerne von Calcaneus und Talus sind zentral aufgehellt. Beim Erwachsenen Osteoporose.

Somatotropes Hormon: Bei einer Überproduktion (Akromegalie) kann es zu einer Osteoporose kommen (weiteres s. unter „Formveränderungen“).

Insulin: Bei Diabetes tritt nach längerem Bestehen eine Strukturauflockerung der Spongiosa mit Verdünnung der einzelnen Knochenbälkchen und eine endostale Verdünnung der Compacta auf. Gelegentlich findet sich auch eine fleckige Entkalkung insbesondere am Fußskelet, die meist aber durch Mangeldurchblutung bedingt ist. Hyperostotische Reaktionen (z.B. hyperostische Spondylose Typ Forrestier) sind relativ häufig.

Osteopathien durch Hypo- und Hypervitaminosen

Vitamin D: Nach der Umwandlung des mit der Nahrung aufgenommenen Vitamin D (Cholecalciferol) in seine eigentliche Wirksubstanz, das 1,25 Cholecalciferol, wirkt es auf die Calciumresorption im Darm und den Einbau von Calcium in das Osteoid ein.

Hypovitaminosen von Vitamin D werden als *Rachitis* bezeichnet. Von der *eigentlichen Vitamin-D-Mangel-Rachitis* ist die *sog. Vitamin-D-resistente Rachitis* zu unterscheiden. Darunter fallen zahlreiche hereditäre Osteopathien, bei denen eine Resistenz gegenüber physiologischen Dosen von Vitamin D vorliegt, die aber auf sehr hohe Dosen ansprechen. Als Ursachen werden u. a. eine fehlende oder ungenügende Aktivität der α-1-Hydroxylase, das Fehlen des Receptors in der Niere oder in der Darmmucosa und das Fehlen der Calciumtransportproteine angenommen.

Entsprechend dem zeitlichen Auftreten des Vitamin-D-Mangels werden folgende klinischen und röntgenologischen Formen unterschieden:

Frührachitis: Sie tritt im Säuglingsalter auf. Die Verkalkung der neugebildeten Grundsubstanz ist ungenügend, der Knochenanbau ist gestört, der Abbau normal. Die Knorpelzellsäulen wuchern, Kalkeinlagerungen in die präparatorische Verkalkungszone unterbleiben. Diese wird wie die Knochenbälkchen der Spongiosa vom Osteoid überlagert. Die Ossifikationszonen verbreitern sich.

Röntgenzeichen: Becherform der metaphysären Wachstumszonen, *Verbreiterung* der Epiphysenfugen bei erhaltener Form der Epiphyse selbst. *Unscharfe Konturen* der metaphysären Begrenzung zur Epiphysenfuge hin. *Grobe Spongiosastruktur*, unscharfe Begrenzung von Spongiosa und Compacta, die „aufgeblättert“ sein kann. *Verbiegung* der Röhrenknochen mit O- und X-Beinen, *Loosersche Umbauzonen*. Die am schnellsten wachsenden Knochenbezirke sind am meisten betroffen: Wachstumszonen der Rippen (mit dem Bild des „Rosenkranzes“), distaler Femur, proximaler Humerus, Tibia und Fibula.

Spätrachitis: Chronisch (gelegentlich über Jahre) verlaufende Form der D-Hypovitaminose.

Röntgenzeichen: Im allgemeinen wie bei der Frührachitis mit den Zeichen einer Osteomalacie. Hinzu kommt ein Zurückbleiben des Knochenwachstums, oft mit disproportioniertem Zwergwuchs mit Verbiegung der Wirbelsäule, der Extremitätenknochen und einem Pes planus. Querverlaufende Verkalkungslinien im Bereich der Metaphysen, Loosersche Umbauzonen.

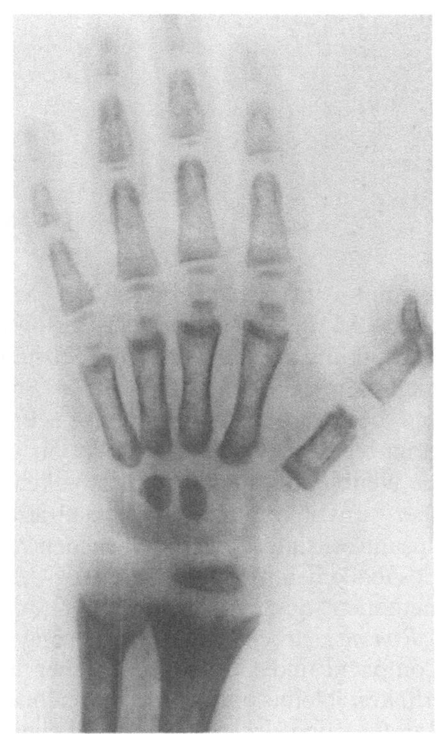

Abb. 3.110. Floride Rachitis

Rachitis des Erwachsenen (zu den Ursachen s. unter „alimentäre Osteopathie“): Die Vitamin D-Hypovitaminose kann einen sekundären Hyperparathyreoidismus auslösen.

Röntgenzeichen (Abb. 3.110): Im Vordergrund steht die Osteomalacie, wobei der spongiöse Knochen zuerst seine Festigkeit verliert. Es resultieren Kartenherzbecken, Glockenthorax, Loosersche Umbauzonen, Spontanfrakturen. Deformierungen in den gelenkbildenden Knochenabschnitten.

Vitamin C. Eine Hypovitaminose im Kindesalter wird *Möller-Barlowsche Erkrankung*

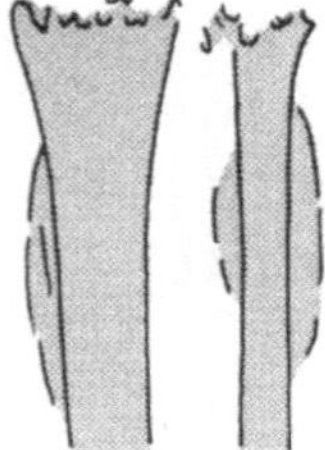

Abb. 3.111. Skorbut

genannt, im Erwachsenenalter *Scorbut* (Abb. 3.111). Bei der Möller-Barlowschen Erkrankung kommt es zu einer Störung der enchondralen Ossifikation. Beim Scorbut und bei der Möller-Barlowschen Erkrankung bleibt die Knochenresorption gleich, die Neubildung der Spongiosabälkchen ist aber unvollkommen. Es resultiert ein Zusammensintern der schwachen Spongiosabälkchen, es bilden sich sog. „Trümmerzonen" aus.

Röntgenzeichen: Verschmälerung von Compacta und Corticalis, die aber immer erhalten bleibt und scharf gezeichnet ist. Rarefizierung der Spongiosabälkchen, unregelmäßige Verdichtungen in den Metaphysen, die sog. „*Trümmerfeldzonen*". Rosenkranzähnliche Auftreibung der vorderen Rippenabschnitte. Epiphysenlösungen. *Subperiostale Hämatome*, die rasch verkalken und den Knochen monströs deformieren können.

Mangel- oder enterogene Osteopathien

Man unterscheidet: einfache Mangel- oder Hungerosteopathie, enterogene Osteopathie (Malabsorption bei chronischer Gastroenteritis, nach Magen- und Darmresektion, Mißbrauch von Abführmitteln, Sprue) von hepatogener Osteopathie (z.B. chronische Cholangitis, Lebercirrhose).

Causal gemeinsam ist diesen Osteopathien eine mangelnde Calcium- und Vitamin D-Aufnahme aus dem Darm. Es kommt zunächst zu einer Knochenatrophie und Osteoporose, bei längerem Bestehen zu einer Osteomalacie. Um die Serumcalciumwerte aufrechtzuerhalten, kann es zu einem sekundären Hyperparathyreoidismus mit stärkerer Calciummobilisation aus dem Skelet kommen. Bei der hepatogenen Osteopathie ist durch mangelnde Gallesekretion die Resorption von Vitamin D und Calcium gestört, hinzu kommen hormonelle Faktoren wie Nebennierenrindenhyperplasien.

Röntgenzeichen: Wie bei der Osteoporose und Osteomalacie. Prädilektionsorte sind die Wirbelsäule und das Becken (Kartenherzbecken). Eine Röntgenaufnahme des Handskelets kann frühe Hinweise auf die Erkrankung geben, da sich dort ohne größeren Aufwand sehr rasch die Zeichen einer Osteoporose und Osteomalacie finden lassen.

Osteopathien bei Blutzirkulationsstörungen

Bei einer Blutzirkulationsstörung des Knochens, z.B. bedingt durch neurogene Störungen, durch Gefäßverschlüsse oder durch Traumen mit Periost- und Gefäßzerreißungen sowie bei permanenten Mikrotraumen, kommt es zunächst zum Bild einer Osteoporose, in extremen Fällen zum Bild der aseptischen Osteonekrose oder zum Knocheninfarkt (s. dort).

Besondere Formen:

Sudecksche Knochenatrophie: Meist im Gefolge eines Traumas. Dabei schwindet in einem lokalisierten Skeletabschnitt meist distal der Traumaregion die subchondrale Spongiosa.

Röntgenzeichen: „Fleckige Entkalkung" oder Entschattung des Knochens in Gelenknähe. Im Endstadium findet sich eine gleichmäßige Entkalkung der Spongiosa mit Verdünnung der Compacta (Endatrophie). Keine Formveränderung.

Aseptische Knochennekrose: Über ein Zusammensintern des Knochens kommt es neben Strukturauflockerungen und Fragmentationen zu Verdichtungen, gelegentlich bis zum völligen Schwund eines Knochens oder Knochenabschnittes. In die Gruppe der aseptischen Knochennekrosen können bei allerdings noch nicht immer exakt geklärter Ursache folgende Krankheitsbilder eingeordnet werden:

Morbus Perthes: Aseptische Nekrose des Hüftkopfes.

Morbus Osgood-Schlatter: Aseptische Nekrose der Tuberositas tibiae.
Calvéscher Plattwirbel: Aseptische Nekrose eines ganzen Wirbelkörpers.
Osteochondritis dissecans: Ablösung eines intraarticulären Knorpel-Knochenstückes, das eine sog. *Gelenkmaus* bildet und sich frei im Gelenk bewegen kann, gelegentlich aber auch mit der Kapsel verklebt. Es hinterläßt einen Gelenkflächendefekt, das sog. *Mausbett.* Am häufigsten am Knie.
Köhler I: Aseptische Nekrose des Os naviculare.
Köhler II: Aseptische Nekrose des Köpfchens von Metatarsale II, seltener von III–V.
Lunatum-Malacie: Aseptische Nekrose des Os lunatum, kommt besonders bei Preßhammerarbeitern vor.
Gorham's disease: siehe unter Hämangiom.

Röntgenzeichen der aseptischen Knochennekrosen: Gemeinsam ist diesen Nekrosen ein oft buntes Bild von Knochenatrophie, Sklerose, cystischen Aufhellungen, Frakturen und Pseudarthrosen oder aber völliger Schwund des betroffenen Knochens bzw. Knochenabschnittes.

Osteoradionekrose
Nach Bestrahlung mit ionisierenden Strahlen kommt es nach einer Latenzzeit von Monaten bis Jahren über eine Osteoporose zu einer Osteodystrophie (Osteoradiodystrophie) und schließlich zur Nekrose mit Spontanfrakturen.

Osteopathien bei Kollagenosen
Besonders bei der Sklerodermie kommt es zu den bekannten Akroosteolysen der Processus unguiculares der Finger. Daneben Osteoporose der Fingerknochen.

Toxische Osteopathien
Bei Aufnahme von Polyvinylchlorid (PVC) kann es zu Akroosteolysen kommen, die sich besonders am Fingerskelet zeigen.

Osteodysplasien mit Verminderung der Knochendichte

Bei den Erkrankungen in dieser Gruppe findet eine partielle Strukturumwandlung des normalen Knochens vorwiegend im Bindegewebe statt.

Fibröse Knochendysplasie (Osteofibrosis deformans juvenilis Ühlinger). Meist schon im Kindesalter transformiert sich der erkrankte Knochen in fibröses, faser- und zellarmes Bindegewebe. Die Erkrankung tritt nicht generalisiert als Systemerkrankung auf. Man unterscheidet entsprechend der Lokalisation

die monostotische Form,
den Achsentyp,
die Halbseitenform (am häufigsten),
den bilateralen, polyostotischen Typ.

Nach Abschluß des Wachstums soll die Transformation meist zum Stillstand kommen. Frauen sind häufiger betroffen als Männer. *Prädilektionsorte:* Femur, Tibia, Humerus, Schädeldach und Gesichtsschädel. Es folgen Rippen, Beckenknochen. Der Beginn meist metaphysär mit diaphysärer Ausbreitung.

Röntgenzeichen (Abb. 3.112): Grobmaschige, wabige, seifenblasenähnliche Aufhellungen des Knochens, die oft die ganze Meta-Diaphyse erfassen. Scharfe Grenzen

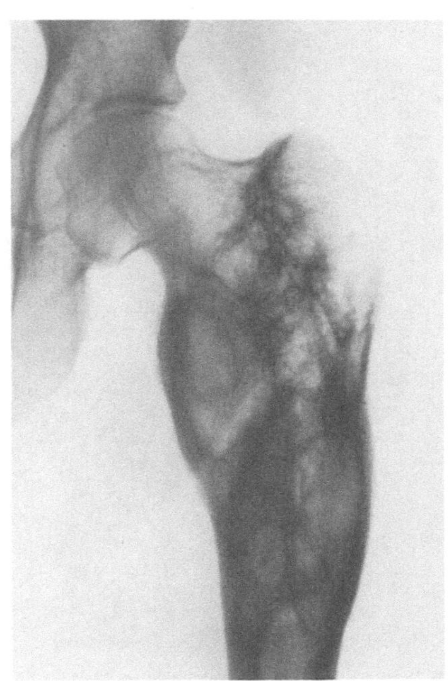

Abb. 3.112. Fibröse Dysplasie

gegen den gesunden Knochen mit sklerotischen Randsäumen. Compactaverdünnung durch Druckatrophie. Gelegentlich Volumenzunahme des Knochens. Keine Periostreaktion. Verbiegung des Knochens am Femur „hirtenstabähnlich". Kolbenförmige Auftreibung, z.B. des Humerus. Watteartiges Aussehen einer Schädelhälfte, die Schädelnähte werden im allgemeinen als Grenze respektiert.

Differentialdiagnose: Ostitis fibrosa generalisata Recklinghausen (tritt generalisiert auf), Morbus Paget (meist erst nach dem 30. Lebensjahr), Knochencysten, Olliersche Krankheit, Osteomyelitis.

Ostitis deformans Paget (Osteodystrophia deformans Paget). Chronische Erkrankung eines oder mehrerer Knochen des Skelets mit Resorption des gesunden Knochens und Ersatz durch Bindegewebe (histologisch Mosaikstruktur). Durch diese Transformation wird der Knochen zunächst weich, er verformt und verbiegt sich. Familiär gehäuftes Auftreten, männliches Geschlecht häufiger befallen. *Alter:* Meist nach dem 30. Lebensjahr, am häufigsten vom 60. Lebensjahr an.

Lokalisation: Meist polyostotisch, seltener monostotisch. Becken, Schädel mit Kiefer, Wirbelsäule, Oberschenkel, Radius, Tibia und Fibula, seltener Metacarpalia und Tarsalia.

Röntgenzeichen (Abb. 3.113): Unregelmäßige Entkalkung des betroffenen Knochens mit verwaschenen Strukturen, dann unscharfe streifig-strähnige Verdichtungen mit Periostose, Corticalisverdickung und Spongiosierung. Immer *Volumenzunahme.* Verkrümmungen und Verbiegungen der Röhrenknochen (Femur nach lateral, Tibia nach ventral, Radius und Humerus nach lateral). Schädel: Volumenzunahme (Facies leontina), wolkig-fleckige Verdichtungen neben unregelmäßigen Aufhellungen. Basiläre Impression.

a

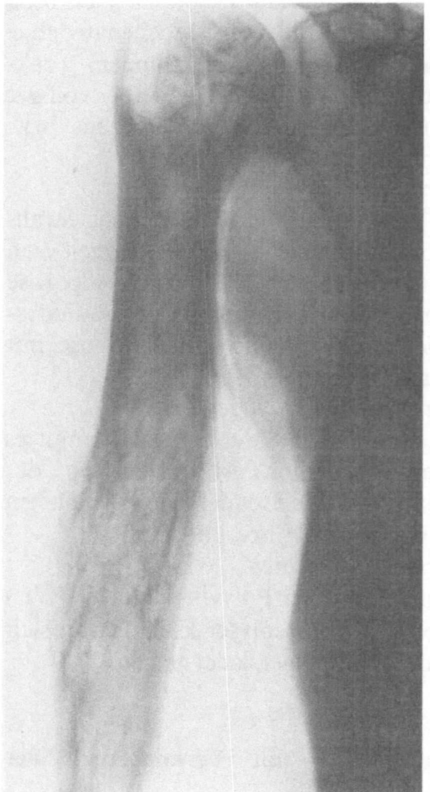

b

Abb. 3.113a u. b. M. Paget

3.6.2.2.2.4 Knochentumoren

Gemeinsam ist allen *gutartigen Knochentumoren* ein meist umschriebenes, verdrängendes langsames Wachstum. Dadurch kommt es zu Umgebungsreaktionen um den Tumor im gesunden Knochen, meist mit Randsklerose. Bei primär gutartigen Knochentumoren werden die Grenzen des Knochens meist respektiert, es kommt höchstens infolge von Druckatrophie zu Verdünnungen oder gleichmäßigem Schwund der Compacta. Periostreaktionen (Verkalkungen) kommen vor.

Bei *bösartigen Knochentumoren* steht das aggressive, destruierende Wachstum mit rascher Zerstörung des Knochengewebes im Vordergrund. Die Grenzen eines solchen Tumors sind meistens unscharf und verwaschen. Die Compacta wird häufig massiv zerstört, das dann vom Tumor erreichte Periost reagiert mit einer Verkalkung oder Abhebung. Osteoplastische Knochentumoren führen allerdings zu stärkeren Knochenneubildungen mit Sklerosierung.

Tabelle 3.16. Röntgenol. Dignitätskriterien im Nativbild:

Verhältnismäßig sichere Zeichen	
Benigne	*Maligne*
Scharfe Konturen, „Geordnetes Bild“ (Septierung, Kammerung, wabige Struktur) Respektierung der Knochengrenzen	Unscharfe Konturen, mehr oder weniger diffuse Strukturauslöschung oder fleckige Osteosklerose, Zerstörung der Corticalis (Spiculae)
Unsichere Zeichen	
Benigne	*Maligne*
Sklerosesaum zum gesunden Knochen hin, geringere Expansion	keine definierbare Grenze zum gesunden Knochen, stärkere Expansion (parossaler Geschwulstanteil)
Periostreaktion	
kommt bei malignen und benignen vor	

Häufig kommt es bei bösartigen Tumoren zu sog. *Spiculabildungen.* Dabei handelt es sich um radiär zur Compacta angeordnete und dieser aufsitzende strichförmige Verkalkungen, die neugebildeten Knochenbälkchen, offensichtlich vom Periost ausgehend, entsprechen.

In der Tabelle 3.16 sind die röntgenologischen Dignitätskriterien gegenübergestellt.

Im folgenden werden die gutartigen und bösartigen Knochentumoren abgehandelt, wobei unter gutartige Knochentumoren auch Knochenveränderungen eingeordnet werden, die nur ein *geschwulstähnliches Wachstum* haben, wie z.B. die Knochencysten oder das nicht ossifizierende Knochenfibrom.

In Tabelle 3.17 sind die am Knochen vorkommenden Tumoren entsprechend einer Klassifizierungsempfehlung der WHO ausschließlich nach histologischen Kriterien aufgeführt.

Die Abb. 3.114 demonstriert schematisch die häufigste Lokalisation einiger Knochentumoren an einem Röhrenknochen.

Gutartige Knochentumoren

Solitäre juvenile Knochencyste. Mit Bindegewebe oder Flüssigkeit gefüllte Kammer im Knochen, gehört nicht zu den Tumoren im eigentlichen Sinn. Wird verhältnismäßig häufig beobachtet. *Alter:* 1–20 Jahre. *Lokalisation:* Von der Metaphyse ausgehend, „verlagert“ sich während des Längenwachstums diaphysär. Nie epiphysäre Lage. Am häufigsten befallen: Humerus, Femur, Tibia.

Röntgenzeichen (s. Abb. 3.115c): Meist polycyclischer, scharf begrenzter, zentral gelegener Knochendefekt, gelegentlich mit Auftreibung des Knochens, oft mehrkammerig. Eierschalenartige Verdünnung der Compacta ohne Destruktion. Häufig pathologische Frakturen, die Anreize zur Ausheilung geben können.

Differentialdiagnose: Aneurysmatische Knochencyste, Riesenzelltumor, gutartiges

Tabelle 3.17. Histologische Klassifikation der Knochentumoren (WHO Nr. 6, Genf 1972)

Benigne		Maligne
I. Knochenbildende Tumoren		
1. Osteom		1. Osteosarkom
2. Osteoid-Osteom/Osteoblastom		2. Parossales Osteosarkom
II. Knorpelbildende Tumoren		
1. Chondrom		1. Chondrosarkom
2. Osteochondrom		2. Juxtacortic. Chondrosarkom
3. Chondroblastom		3. Mesench. Chondrosarkom
4. Chondromyxoidfibrom[a]		
III. Riesenzellentumor[a]		
IV. Myelogene Tumoren		1. Ewing Sarkom
		2. Reticulosarkom d. Knochens
		3. Lymphosarkom d. Knochens
		4. Plasmocytom
V. Vasculäre Tumoren		
1. Haemangiom		1. Angiosarkom
2. Lymphangiom		
3. Glomustumor		
	unklar	
	1. Haemangioendotheliom	
	2. Haemangiopericytom	
VI. Andere Weichteiltumoren		
1. Desmoplastisches Fibrom		1. Fibrosarkom
2. Lipom		2. Liposarkom
		3. Malignes Mesenchymom
		4. Undifferenziertes Sarkom
VII. Andere Tumoren		
1. Chordom[a]		1. Adamantinom d. Röhrenknochen
2. Neurinom		
3. Neurofibrom		
VIII. Unklassifizierbare Tumoren		
IX. Tumor-Like Lesions		
1. Juvenile Knochenzyste		
2. Aneurysmatische Knochenzyste		
3. Intraossäres Ganglion		
4. Fibröser Corticalisdefekt/Nicht-ossifiz. Fibrom		
5. Eosinophiles Granulom		
6. Fibröse Dysplasie		
7. Myositis ossificans		
8. „Brauner Tumor" bei Hyperparathyreoidismus		

[a] semimaligne (potentiell maligne) Tumoren.

Chondroblastom, fibröse Dysplasie, Enchondrom, eosinophiles Granulom, Plasmocytom, Echinococcuscyste.

Aneurysmatische Knochencyste (Abb. 3.115e). Besondere Form von Knochencyste. Ähnlichkeiten mit Riesenzelltumoren. *Alter:* 5–20 Jahre. *Lokalisation:* Lange Röhrenknochen, metaphysär. Wirbelsäule.

Röntgenzeichen: (Abb. 3.115e) Seifenblasenähnliche, mehrkammerige Strukturauflockerung mit z. T. deutlichem Überragen des befallenen Knochens. Oft exzentrisch im Knochen gelegen. Bis zu Hühnereigröße. Epiphysenfuge bildet Grenze.

Engere Differentialdiagnose: Riesenzelltumor, fibröse Dysplasie, juvenile Knochen-

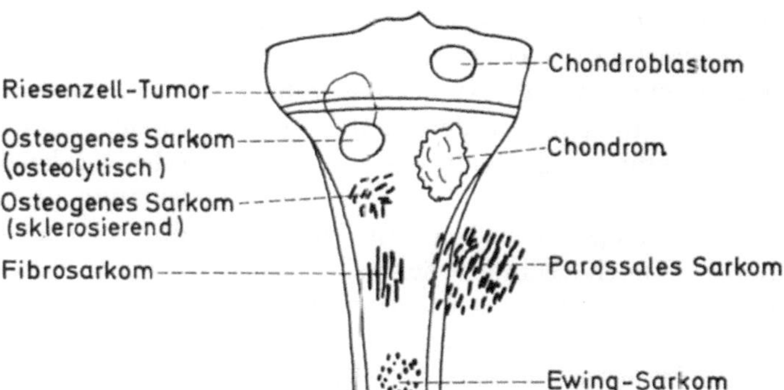

Abb. 3.114. Typische Lokalisationen einiger Knochentumoren am Beispiel der Tibia

cyste, Hämangiom, Knochenmetastase (z. B. Hypernephrom).

Nicht ossifizierendes Knochenfibrom. Metaphysärer, fibröser Corticalisdefekt. *Häufigkeit:* Etwa ein Drittel wegen anderer Erkrankungen röntgenologisch untersuchten Kinder.

Lokalisation: Am häufigsten distale Femurmetaphyse, proximale und distale Tibiametaphyse. Wandert während des Wachstums oft in Diaphysenrichtung.

Röntgenzeichen: (Abb. 3.115d) scharf begrenzte, rundlich bis ovale Aufhellungen, die in und unter der Compacta mit sklerosierendem Randsaum *exzentrisch metaphysär* neben- oder übereinander liegen. Compacta oft uhrglasartig vorgewölbt. Gute Abgrenzung gegen Markhöhle. Spontanfraktur selten.

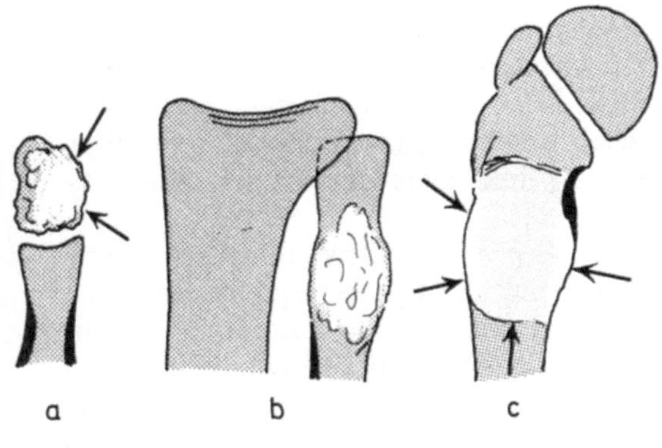

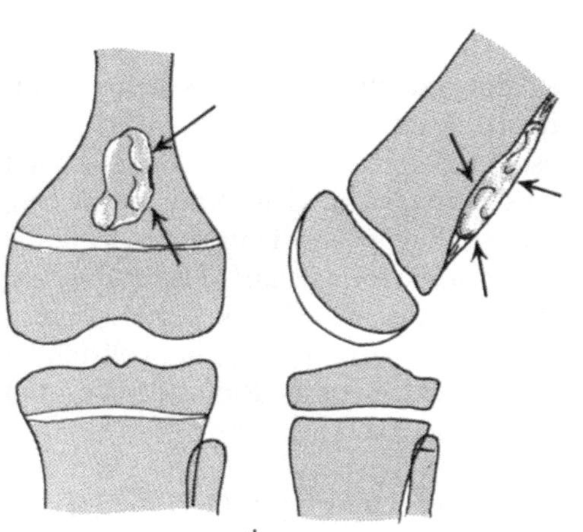

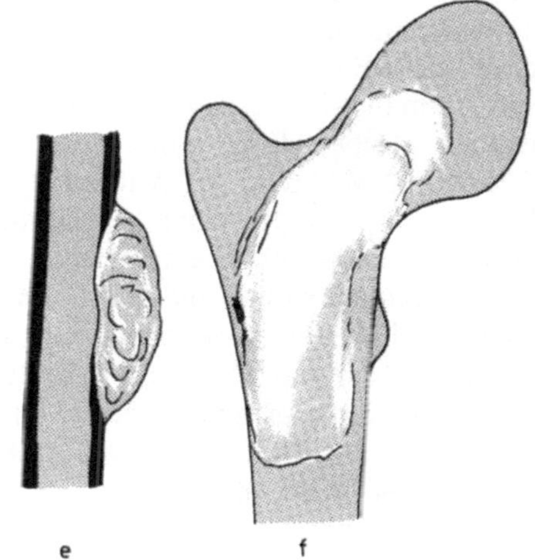

Abb. 3.115a–f. Typische Bilder gutartiger Knochentumoren. a) Enchondrom, b) Chondrom, Fibula, c) juvenile Knochencyste, d) nicht ossifizierendes Knochenfibrom distaler Femur, e) Aneurysmatische Knochencyste, f) Riesenzelltumor, proximale Femurmetaphyse

Osteoid-Osteom: s. unter „Zunahme der Knochendichte". Der eigentliche Tumor ist zwar eine zentrale Aufhellung (Nidus), röntgenologisch im Vordergrund steht jedoch die umgebende Sklerose.

Osteoblastom (Riesenosteoid-Osteom). Gutartiger Knochentumor, der sich vom Osteoid-Osteom im wesentlichen durch die Größe unterscheidet. *Häufigkeit:* weniger als 5% der gesamten gutartigen Knochentumoren.

Geschlecht: Vorwiegend Männer. *Lokalisation:* In allen Knochen möglich, vorwiegend aber Wirbelsäule.

Röntgenzeichen: Gut begrenzter Knochendefekt unter Beteiligung von Spongiosa und Compacta. Häufig ausgeprägte umgebende Sklerose. Oft Auftreibung des Knochens. *Wirbelsäule:* Häufig blasige Destruktion des Knochens, vorwiegend Gelenk- und Dornfortsatzgebiet mit wenig Sklerose. Knochenauftreibung und Deformierung.

Engere Differentialdiagnose: An der Wirbelsäule aneurysmatische Knochencyste, Chondrom.

Chondrom. Semimaligner Knochentumor, hervorgehend aus reifem hyalinem Knorpel. Tritt nur in knorpelig präformierten Knochen auf. Bei Wachstum im Knochen spricht man von *Enchondrom*, bei exzentrischer Entwicklung von *„periostalem Chondrom"*. Während des Wachstumsalters kommt es infolge einer enchondralen Wachstumsstörung zu einer Behinderung des Längenwachstums und zur Achsenverbiegung. Bei polyostotischem und polytopem Auftreten spricht man von multiplen Knochenchondromen oder einer *Enchondromatose*, bei Halbseitenbefall von der *„Ollierschen Wachstumsstörung"*. Maligne Entartung ist möglich, aber sehr selten. *Häufigkeit:* ca. 10% aller benignen Knochentumoren. *Geschlecht:* Unspezifisch. *Alter:* Jedes Lebensalter, meist Beginn im Säuglings- und Kleinkindesalter. *Lokalisation:* Vorwiegend Hände und Füße (Phalangen), dia- und metaphysär.

Röntgenzeichen (Abb. 3.115a + b): Scharf begrenzte Defekte, meist zentral im Knochen, vorwiegend metaphysär, aber auch diaphysär, oft blasiges, gekammertes Aussehen des befallenen Knochens. Später Auftreibung des Knochens und Verdünnung der Compacta (expansives Wachstum), gelegentlich mit Perforation und exzentrisch extraossalem Wachstum. Häufig Verkalkungen. Bei excessiver Ausbreitung besonders nach Abschluß des Knochenwachstums und Lokalisation im Schulterblatt- und Beckenbereich Malignitätsverdacht!

Engere Differentialdiagnose: Knochencyste, Ostitis cystoides multiplex Jüngling, Chondrosarkom, Chondromyxoidfibrom.

Chondroblastom (Codman-Tumor). Gutartige, epiphysär gelegene Riesenzellgeschwulst mit partieller Knorpelbildung. *Häufigkeit:* weniger als 1% der benignen Knochentumoren. *Geschlecht:* Unspezifisch. *Alter:* Am häufigsten 2. Dekade, selten unter 10 Jahren. *Lokalisation:* Epiphysär, besonders proximaler Humerus, Femur.

Röntgenzeichen: Gewöhnlich scharf umschriebener Defekt in der Epiphyse von 3 bis maximal 6 cm, feiner Randsaum. Häufig feinfleckige und wolkige Verkalkung.

Engere Differentialdiagnose: Enchondrom, Chondromyxoidfibrom, Chondrosarkom, Riesenzelltumor, aseptische Knochennekrose.

Chondromyxoidfibrom. Sehr seltener semimaligner Knochentumor. *Alter:* 2. + 3. Lebensdekade. *Lokalisation:* Vorwiegend meta-diaphysär in den Röhrenknochen, besonders Femur und Tibia.

Röntgenzeichen: Scharf begrenzter exzentrisch gelegener Defekt, meist unter Erfassung der Compacta, die vollständig zerstört werden kann. Randsklerose zum übrigen Knochen hin.

Hämangiom. Gutartiger Gefäßtumor im Knochen. *Häufigkeit:* 1%–5% aller gutartigen Knochengeschwülste. *Lokalisation:* Am häufigsten Wirbelsäule und alle platten Knochen.

Röntgenzeichen: Umschriebene Strukturauflockerungen des Knochens. An der *Wirbelsäule und den platten Knochen wabenartige, strähnige Strukturauflockerungen neben strähnigen Verdichtungen, oft den ganzen Wirbelkörper erfassend* (Abb. 3.145). Am Röhrenknochen oft etwas unscharfe Defektbildungen in der Spongiosa, gelegentlich mit Compactadefektbildung. Unscharfe reaktive Sklerosen in der Umgebung möglich. Parossaler (blasiger) Geschwulstanteil möglich.

Engere Differentialdiagnose: Wirbelsäule: Osteolytische Metastasen, M. Paget. Röhrenknochen: Osteolytische Metastasen, Plasmocytom, Knochencyste, Riesenzellgeschwülste, Enchondrom, Echinococcuscysten.

Progressive osteolytische Hämangiomatose (Gorham's disease, disappearing bone disease): Ungewöhnlich seltene Hämangiomform, die einen ganzen Knochen oder Skeletabschnitt vollständig und reaktionslos zerstört bzw. auslöscht. Familiäre Häufung beobachtet.

Riesenzelltumor (Osteoclastom). Semimaligne Knochengeschwulst. *Häufigkeit:* ca. 15–20% aller gutartigen Knochentumoren. Maligne Riesenzellgeschwülste machen ca. 1–3% aller bösartigen Knochentumoren aus. Mit zunehmender Zahl der Recidive wächst die Wahrscheinlichkeit einer malignen Entartung.

Lokalisation: Epiphysär an den langen Röhrenknochen, vorwiegend distaler Femur und proximale Tibiaepiphyse. *Alter:* 20–30 Jahre.

Röntgenzeichen (Abb. 3.115f): Meist glatt begrenzte, exzentrisch in der Spongiosa gelegene Strukturauslöschung ohne nennenswerte reaktive Veränderungen der Umgebung. Der Defekt zeigt sehr häufig eine „abgestufte Dichte" zum gesunden Knochen hin. Compacta oft hochgradig verdünnt und aufgetrieben ohne Zerstörung. Die Tumoren können über die Epiphyse hinaus bis in die Meta- und Diaphyse reichen. Pathologische Frakturen sind häufig. Malignität im Röntgenbild nicht beurteilbar.

Engere Differentialdiagnose: Solitäre Knochencyste, aneurysmatische Knochencyste, fibröse Dysplasie, gutartiges Chondroblastom, Osteodystrophia fibrosa generalisata, Metastasen, Enchondrome.

Bösartige Knochengeschwülste

Osteogenes Sarkom. Hochmaligner Knochentumor, von Osteoblasten ausgehend und Osteoid produzierend. *Häufigkeit:* 20–25% aller malignen Knochentumoren. *Alter:* 2. Lebensdekade. *Lokalisation:* Metaphyse der langen Röhrenknochen, besonders kniegelenknahe und im proximalen Humerus. Manifestation grundsätzlich aber in allen anderen Skeletabschnitten möglich.

Röntgenzeichen:

Osteolytischer Typ (Abb. 3.116a): Unscharf begrenzte Destruktion vom Zentrum ausgehend und zur Peripherie fortschreitend, häufig Periostabhebung, gelegentlich Spiculabildungen.

Differentialdiagnose: Osteomyelitis, Ewing-Sarkom.

Sklerosierender Typ: Vorwiegend unregelmäßige Verdichtung in Spongiosa und Compacta mit Spiculabildungen in gelegentlich ausgedehnten parossalen, den Knochen umlagernden Verdichtungen. Ausbildung eines sog. Codman-Dreiecks.

Gemischter Typ (Abb. 3.116b): Destruktion neben Sklerose, Spiculabildungen, Codman-Dreieck.

Ewing-Sarkom (Abb. 3.117). Äußerst bösartige Knochengeschwulst mesenchymaler Herkunft. *Häufigkeit:* Mehr als 10% aller malignen Knochengeschwülste. *Geschlecht:* Männliches Geschlecht bevorzugt. *Alter:* 1. + 2. Lebensdekade. *Lokalisation:* Vorwiegend untere Extremitäten und Becken, gehäuft diaphysär.

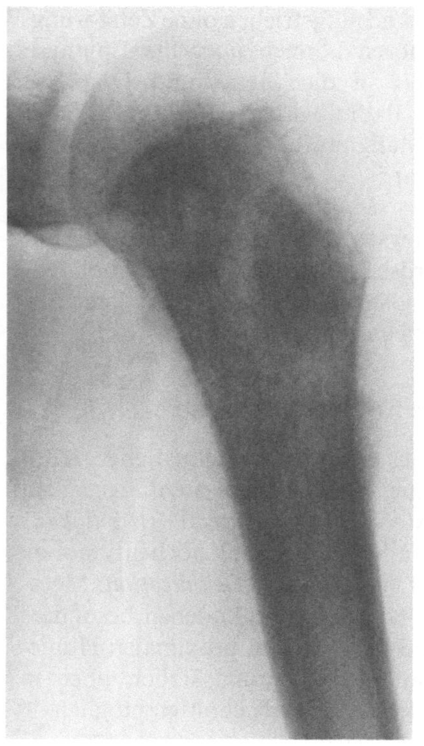

a

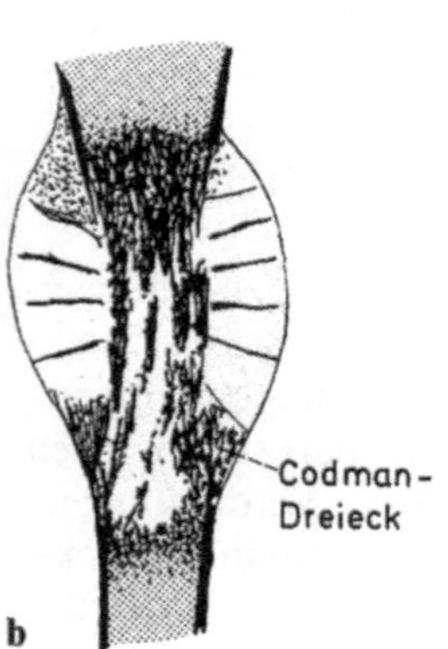

b

Abb. 3.116a u. b. a) Osteogenes Sarkom, b) schematisch

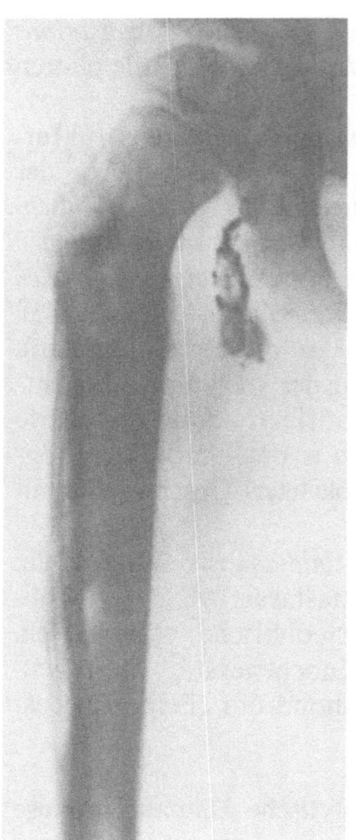

a

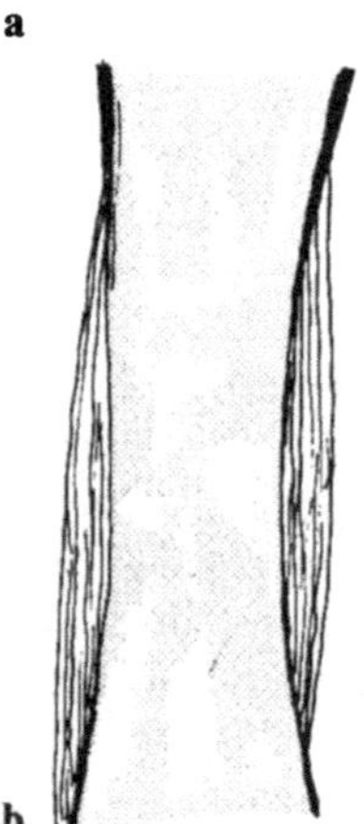

b

Abb. 3.117a u. b. a) Ewing-Sarkom, b) schematisch

Röntgenzeichen: Mottenfraßähnliche, mehr oder weniger ausgedehnte Destruktion mit unscharfer Randbegrenzung; zwiebelschalenartige Verkalkungen des abgehobenen Periosts.

Differentialdiagnose: Osteomyelitis, Histiocytose X, Reticulosarkom, Leukämie.

Chondrosarkom. Bösartige Knochengeschwulst, vom Knorpel ausgehend. Es gibt primäre und sekundäre (aus En- oder Ecchondromen sich entwickelnde) Chondrosarkome. *Häufigkeit:* Mehr als 11% der bösartigen Knochentumoren. *Alter:* 2.–3. Lebensdekade (primäre Chondrosarkome). *Lokalisation:* Vorwiegend epi-metaphysär an den langen Röhrenknochen, Becken, Schultergürtel.

Röntgenzeichen: Meist fleckige Osteolysen mit reaktiven Verkalkungen und Verknöcherungen, oft Auftreibung des Knochens, die Grenzen des Knochens überschreitend.

Engere Differentialdiagnose: Chondrome (En- und Ecchondrome), osteogenes Sarkom, Fibrosarkom.

Fibrosarkom. Maligner Tumor mit Spindelzellen, kein Osteoid produzierend. *Häufigkeit:* Um 3% aller bösartigen Knochentumoren. *Alter:* ab 4. Dekade. *Lokalisation:* Röhrenknochen, vorwiegend meta-diaphysär, Becken, Schädel, Kiefer.

Röntgenzeichen: Unscharfe grobe Destruktion der Spongiosa, meist die Compacta zerstörend.

Reticulosarkom (malignes Lymphom). Maligner, langsamer als das Ewing-Sarkom wachsender Geschwulstprozeß. *Häufigkeit:* Ca. 2–6% aller malignen Knochentumoren. *Alter:* 3.–5. Lebensdekade. *Lokalisation:* Lange Röhrenknochen (Femur, Tibia, Humerus), dia-metaphysär. Platte Knochen.

Röntgenzeichen: Fleckige Entkalkung mit unscharfer Begrenzung und mäßiger Sklerose vom Markraum ausgehend, schreitet von metaphysär nach diaphysär. Periostreaktion selten.

Hämangioendotheliom und Hämangiopericytom. Sehr seltene gelegentlich maligne Geschwulst im Knochen oder mit Knochenbeteiligung. *Lokalisation:* Wirbelsäule, Schädel, Becken, sehr selten Röhrenknochen.

Röntgenzeichen: Vorwiegend Destruktion des Knochens mit parossalem Geschwulstanteil.

Engere Differentialdiagnose: Osteolytische Metastasen, osteogenes Sarkom.

Metastasen (Abb. 3.118a + b). Vorkommen: Grundsätzlich an allen Skeletabschnitten.

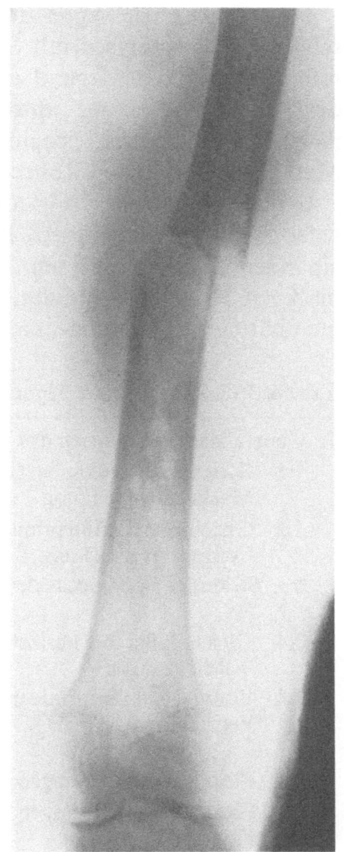

a

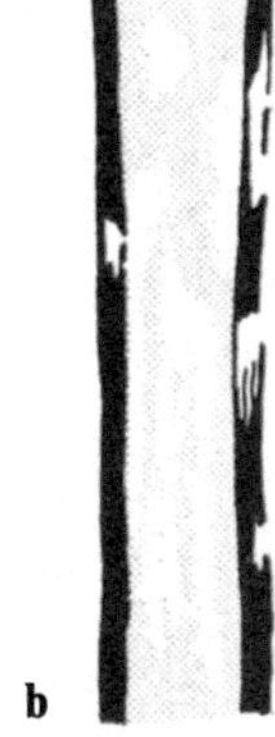

b

Abb. 3.118a u. b. a) Metastatische Destriktion mit Spontanfraktur, b) Metastasen (schematisch)

Röntgenzeichen: (*Osteoplastische Form:* S. unter „Zunahme der Knochendichte").

Osteolytische Form: Primärtumor z.B. Mamma-Ca, Bronchial-Ca, Genital-Ca, Magen-Darmtumoren, Hypernephrom.

Meist unscharf begrenzte, rasch fortschreitende Osteolysen mit Spontanfrakturen. Auftreten vorwiegend an den Stellen des Skelets, die gut durchblutet sind (Wirbelsäule, Becken, proximale Dia- und Metaphyse der langen Röhrenknochen).

Gemischte Form: (Osteolytische und osteoplastische Metastasen). Buntes Nebeneinander von Osteolysen und unregelmäßigen Knochenneubildungen (Vorkommen häufig bei Mamma- und Prostata-Ca).

3.6.2.2.3 Zunahme der Knochendichte

Eine Zunahme der Knochendichte, ob generalisiert oder umschrieben, kann pathologisch-anatomisch verschiedene Ursachen haben; so kann es reaktiv auf einen Tumor oder einen Infekt zu einer vermehrten Osteoblastentätigkeit mit Knochenneubildung kommen, es kann die Architektonik des Knochens mit dichter stehenden Bälkchen verändert sein, es gibt Fehlentwick-

Tabelle 3.18. Zunahme der Knochendichte

1. Generalisiert, systemisch das ganze Skelet erfassend	
1.1. Gleichmäßige Compactaverdickung und Markraumeinengung	Marmorknochenkrankheit
1.2. Gleichmäßig ohne primäre Compactaverdickung	Osteomyelosklerose
1.3. Strähnige Spongiosasklerose	Renale Osteopathie (seltene Manifestationsform)
1.4. Gleichmäßig mit Periostverkalkungen bzw. -verdichtungen	Toxische Osteopathien (Fluor, Blei, Hypervitaminose A)
1.5. Vorwiegend periostale und enostale Verdichtungen	Generalisierte Hyperostose mit Pachydermie, Camurati-Engelmannsche Erkrankung, Melorheostose
1.6. Fleckige Verdichtungen (bis Linsengröße)	Osteopoikilie
1.7. Fleckige Verdichtungen mit unscharfen Konturen	Generalisierte osteoplastische Metastasen
2. Vorwiegend einen oder mehrere Knochen erfassend	
2.1. Fleckförmige Verdichtung bis Kirschgröße	Compactainseln, Enostom
2.2. Unscharfe flächige Verdichtung	M. Hodgkin
2.3. Unscharf begrenzte, rundliche Verdichtungen	Osteoplastische Metastasen
2.4. Streifig-strähnige Dichtezunahme neben Strukturaufhellungen	Ostitis deformans
3. Einen Knochen erfassend	
3.1. Scharf begrenzte rundliche Verdichtung bis Kastaniengröße	Osteom
3.2. Meist scharf begrenzte ovaläre Verdichtung in der Compacta und um sie herum, zentrale Aufhellung	Osteoid-Osteom
3.3. Unscharf begrenzte rundliche Verdichtung	Osteoblastische Metastase
3.4. Unregelmäßige, aber scharf begrenzte, flächig sich ausbreitende und fleckig-streifige Verdichtungen zentral	Knocheninfarkt
3.5. Mehr oder weniger scharf begrenzte Verdichtung in Spongiosa und Compacta	Primär sklerosierte Osteomyelitis
3.6. Mehr oder weniger scharf und unregelmäßig begrenzte Verdichtung metaphysär mit Periostveränderungen	Osteoplastisches osteogenes Sarkom
3.7. Unscharfe Verdichtungen in einer Umgebung mit Strukturauslöschung	Sequester

Tabelle 3.19. Dichte-Zu- und -Abnahme nebeneinander

1.1. Mit scharfen Konturen	Primärer Hyperparathyreoidismus
1.2. Mit unscharfen Konturen	Osteomyelitis, Broodie-Absceß, osteoblastische, osteolytische Metastasierung, Ostitis deformans Paget
1.3. Scharf begrenzter blasiger Defekt mit Verkalkungen	Chondrom, Codman-Tumor
1.4. Unscharf begrenzte Strukturauslöschung mit wolkigen Verdichtungen	Chondrosarkom

lungen, wobei sich der Knorpel in der präparatorischen Verkalkungszone nicht in spongiösen, sondern ausschließlich oder vorwiegend in kompakten Knochen verwandelt. Schließlich können die Knochenbälkchen durch sekundäre Kalkanlagerungen verdickt werden. Zuletzt seien Fremdstoffe, z.B. Schwermetalle, erwähnt, die im Knochen pathologischerweise abgelagert werden. Bei der Feststellung einer Dichtezunahme des Knochens muß vorab geklärt werden, ob sie umschrieben oder generalisiert ist, welchen Knochenabschnitt sie betrifft. Aus Tabelle 3.18 können die wesentlichsten Krankheitsbilder mit einer Zunahme der Knochendichte ersehen werden.

3.6.2.2.3.1 Angeborene Osteopathien

Osteopoikilie (Spotted bones) (Abb. 3.119a). Erbliche Anomalie mit umschriebenen stecknadelkopf- bis erbsgroßen Verdichtungen der Spongiosa, die durch sehr dicht stehende Knochenbälkchen in diesen Arealen bedingt sind.

Röntgenzeichen: Stecknadelkopf- bis erbsgroße, gut abgrenzbare rundliche bis ovaläre Verdichtungsherde in der Spongiosa, vorwiegend in den Epi- und Metaphysen der Extremitätenknochen, im Hand- und Fußwurzelbereich sowie im Becken und Schultergürtel.

Compactainseln (Abb. 3.119b). Rudimentärform der Osteopoikilie.

Röntgenzeichen: Vereinzelt auftretende, insgesamt aber häufig als Nebenbefund zu beobachtende, gut umschriebene Verdichtung in der Spongiosa, vor allem im Schenkelhalsbereich.

Melorheostose (Abb. 3.119c). Seltene, wahrscheinlich erbliche systemische Knochenerkrankung mit periostalen und enostalen Sklerosierungen bei sonst normalem Knochen.

Röntgenzeichen: Z.T. sehr dichte, breite streifige Sklerose, der Längsachse der Kno-

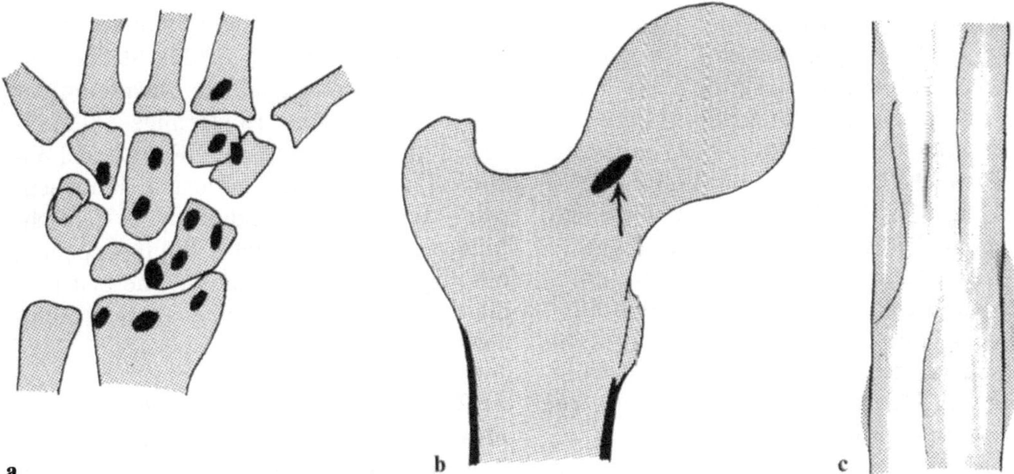

Abb. 3.119a–c. a) Osteopoikilie, b) Compactainseln, c) Melorheostose

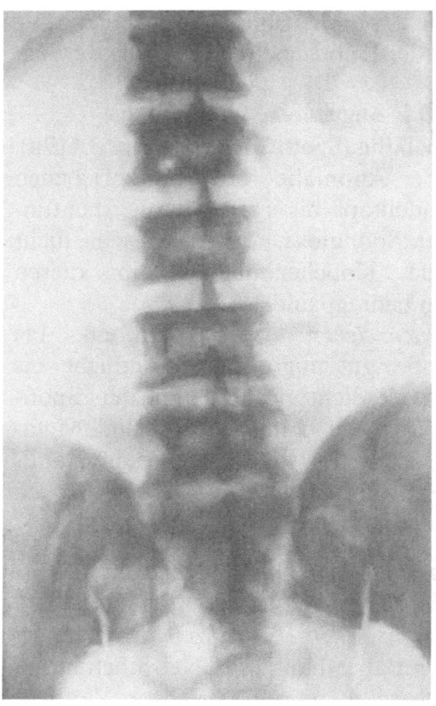

Abb. 3.120. Marmorknochenkrankheit

chen folgend, sowohl dem Knochen aufliegend und ihn gelegentlich verformend, sowie zum Markraum hin entwickelt. Veränderungen muten teils wie ein *„herabfließender Wachstropfen"* an. Veränderungen meist einseitig und dann vorwiegend die obere oder untere Körperhälfte betreffend.

Camurati-Engelmannsche Erkrankung (Osteopathia hyperostotica, progressive Diaphysendysplasie, Periostitis hyperplastica). Seltene, dominant-erbliche Erkrankung im Säuglings- und Kindesalter sowie auch im Erwachsenenalter mit Verdickung und Verdichtung des Knochens, die im wesentlichen vom Periost ausgeht.

Röntgenzeichen: Meist symmetrische Verdickungen und spindelförmige Auftreibungen mit Sklerose der Diaphysencompacta, insbesondere der langen Röhrenknochen. Der Markraum bleibt meist frei. Die Sklerosen sind scharf begrenzt.

Seltenerer Befall: Wirbelkörper und Schädel, insbesondere Schädelbasis.

Generalisierte Hyperostose mit Pachydermie. Recessiv-erbliche Erkrankung des mesenchymalen Gewebes mit Hauptmanifestation an den Knochen sowie an der Haut. Männliches Geschlecht vorwiegend befallen.

Röntgenzeichen: Verplumpung und Verdickung der Extremitätenknochen, insbesondere der Diaphysen, wo sich stärkere periostale Auflagerungen zeigen. Mit der Zeit lassen sich die periostalen Auflagerungen nicht mehr von der Compacta abgrenzen, welche allmählich einen spongiösen Charakter bekommt. Häufige Einengung der Markhöhle, Spongiosatransformation mit Verdickung einzelner Bälkchen und Verdichtung in Gelenknähe, häufig Verknöcherungen des Kapselbandapparates der Gelenke, Bechterewähnliche Verknöcherungen des Wirbelsäulen-Bandapparates mit sekundärer Kyphose.

Marmorknochenkrankheit (Albers-Schönbergsche Erkrankung, Osteopetrosis). Systemische erbliche Knochenerkrankung mit starker Zunahme des Knochenvolumens durch vermehrte Knochenneubildung und Einengung des Markraumes und sekundärer Anämie. Charakteristische Symptomen-Trias:

1. Vorwiegend enostale Osteosklerose aller Knochen, 2. abnorme Knochenbrüchigkeit, 3. Anämie. Die Erkrankung kann bereits im Säuglingsalter auftreten.

Röntgenzeichen (Abb. 3.120): Starke Verdichtungen der Spongiosa, Einengung der Markräume. Dichte ringförmige Sklerosezonen an den Hand- und Fußwurzelknochen. Daneben auch periostale Knochenneubildungen mit bandförmigen Verdichtungen (sog. Jahresringe). Erhöhte Knochenbrüchigkeit meist mit glatten Querbrüchen, die zeitlich normal, häufig aber in Fehlstellung verheilen.

3.6.2.2.3.2 Erworbene Osteopathien

Osteomyelosklerose. Ätiologisch ungeklärte Knochenmarksklerose. Beginn mit einer Fibrose des Knochenmarkes, die sekundär in eine generalisierte Knochensklerose übergeht. Durch Verdrängung des Knochenmarkes kommt es zu einer Anämie.

Röntgenzeichen: Generalisierte Dichtezunahme, insbesondere der Spongiosa. Es finden sich unregelmäßige fleckige Verdichtungen, die konfluieren können, so daß ein „bimssteinartiges Aussehen" resultiert. In fortgeschrittenen Fällen wird der Knochen so dicht, daß Spongiosa und Compacta nicht mehr getrennt werden können. Periostreaktionen sind gewöhnlich nicht nachweisbar.

Osteopathien bei Erkrankungen des Blutes und der blutbildenden Organe

Cooley-Lee-Anämie und Sichelzellanämie. Beide Anämieformen können zu Sklerosierungen, besonders im Becken- und Wirbelsäulenskelet führen (sog. hypertrophische Atrophie). Hinsichtlich der weiteren Veränderungen s. S. 222.

Leukämien. Auch bei ihnen können Sklerosen auftreten.

Hormonal bedingte Osteopathien

Sekundärer Hyperparathyreoidismus (renale Osteopathie). In wenigen Fällen kommt es im Submetaphysärbereich zu Verdichtungszonen der Spongiosa; die proximale und distale Diaphysencompacta der Röhrenknochen kann sich verbreitern. Häufiger allerdings sieht man bandförmige Verdichtungen unter den Grund- und Deckplatten der Wirbelkörper.

Osteopathien durch Störungen im Vitaminhaushalt

Hypervitaminose A. Generalisierte Zunahme der Knochendichte, insbesondere in den submetaphysären Regionen, periostale Knochenauflagerungen, gelegentlich Spiculabildungen.

Toxische Osteopathien

Durch Aufnahme verschiedener organischer und anorganischer Substanzen kann es zu Knochenveränderungen kommen, die entweder durch eine Einlagerung dieser Substanzen (z.B. Schwermetalle) eine Dichtezunahme bewirken oder die indirekt durch eine Anregung der Osteoblastentätigkeit die Dichte des Knochens erhöhen.

Fluorosis: Durch berufliche Exposition (Aluminiumindustrie) oder durch Aufnahme von stark fluorisiertem Trinkwasser kommt es zu einer generalisierten Osteosklerose.

Röntgenzeichen: Erhebliche Dichtezunahme, insbesondere des spongiösen Knochens. An der Compacta sind periostale und enostale Verdickungen bekannt, wodurch das Knochenvolumen zunimmt. An der Wirbelsäule verstärkte Osteophytenbildung, an den Muskel- und Sehnenansätzen Verkalkungen mit exostosenartigem Aussehen.

Chronische Phosphorintoxikation. Am wachsenden Skelet finden sich bei chronischer Phosphorintoxikation in den Bezirken der enchondralen Ossifikation ringförmige Spongiosaverdichtungen. Gewisse Ähnlichkeit besteht zu den sog. Wachstumslinien.

Strontiumintoxikation. Es kommt infolge eines Reizes der Knochenbildung zu einer Compacta- und Spongiosasklerose.

Bleiintoxikation. Bei chronischer Bleiintoxikation tritt eine Spongiosasklerose auf, die den Knochen gelegentlich so dicht machen kann, daß Compacta und Spongiosa nicht mehr getrennt werden können. Ferner kommt es zu einer enostalen Compactaverbreiterung. Am wachsenden Skelet finden sich ringförmige Verdichtungen in den Wachstumszonen, die als Bleilinien bekannt sind.

Osteodysplasien

Bei der Pagetschen Knochenerkrankung kommt es in manchen Fällen — wie bereits beschrieben — zu unregelmäßigen Dichtezunahmen des Knochens, insbesondere einzelner Wirbelkörper und im Beckenbereich. Die Knochentrabekel erscheinen gelegentlich verdickt.

Knocheninfarkt

Bei einem Gefäßverschluß oder einer partiellen Unterbrechung der Durchblutung

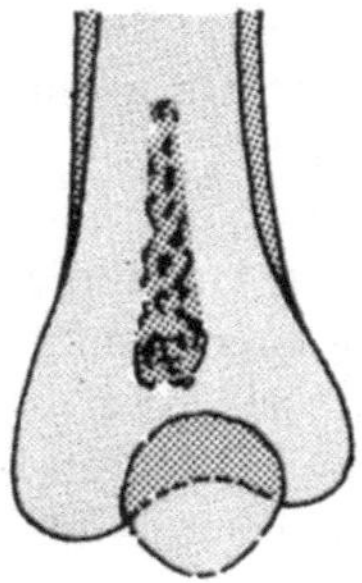

Abb. 3.121. Knocheninfarkt

des Knochens kommt es zunächst zu einer Knochennekrose und dann — nach Resorption der nekrotischen Partien — zu stärkeren Verkalkungen und Knochenneubildungen (Abb. 3.121).

Röntgenzeichen: Streifig-strähnige, auch ringförmige und polycyclische Verdichtungen sowie fleckförmige Sklerosen, insbesondere in den langen Röhrenknochen mehr distal und proximal gelegen. Differentialdiagnostisch ist immer an verkalkte Enchondrome und ossifizierende Fibrome zu denken.

3.6.2.2.3.3 Entzündliche und parasitäre Knochenerkrankungen

Wie auf S. 217 beschrieben, kann es bei allen entzündlichen Knochenerkrankungen zu reaktiven Sklerosen des Knochens, insbesondere zu periostalen Knochenneubildungen kommen. Durch Entzündung untergegangene Knochen (sog. Sequester) sind röntgenologisch immer dichter als die Umgebung.

Primär sklerosierende Osteomyelitis Garré. Ausgedehnte Sklerosierungen und Verdickungen des Knochens, besonders häufig am Schädel, ohne Einschmelzung oder Sequesterbildung.

Differentialdiagnose: M. Paget.

3.6.2.2.3.4 Knochentumoren

Osteom. Seltener, gutartiger Knochentumor, der vorwiegend als Knochenauswuchs (*Exostom*) oder im spongiösen Knochen als *Enostom* bekannt ist. Exostome kommen häufig in den Nasennebenhöhlen, Enostome im Wirbelkörper-, Becken-, Hand- und Fußwurzelbereich vor (Abb. 3.122a u. b).

Röntgenzeichen: Glatt begrenzte, sehr dichte, gelegentlich eburnisierte Rundherde im Knochen, können Nachbarknochen arrodieren. Verwechslungsmöglichkeiten mit reaktiver Verknöcherung, z.B. beim Meningeom, chronischer Osteomyelitis sind möglich.

Osteoid-Osteom. Gutartiger Knochentumor mit z.T. starker umgebender Sklerose. *Alter:* 1.–3. Lebensdekade. *Häufigkeit:* Ca. 10% der gutartigen Knochentumoren. *Lokalisation:* Besonders diaphysäre Compacta der langen Röhrenknochen (Femur, Tibia), am übrigen Skelet seltener (Abb. 3.122c).

Röntgenzeichen: Dichte, herdförmige, z.T. ovale Sklerosierung in der Compacta von 10–50 mm Ausdehnung, gewöhnlich mit Auftreibung derselben. Exzentrische Lage. *Zentrale Aufhellung* von 5–10 mm, auch als *Nidus* bekannt.

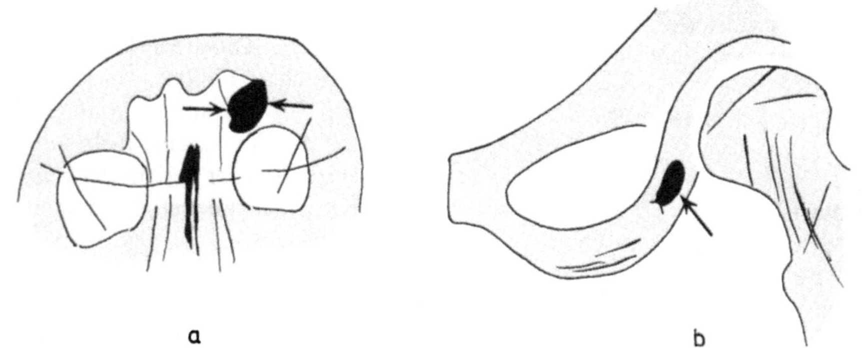

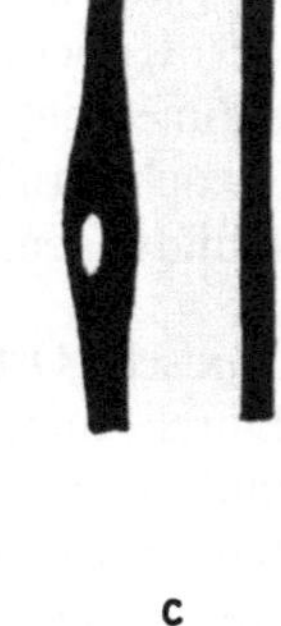

Abb. 3.122a–c. a) Osteom, Stirnhöhle, b) Enostom: Os ischii, c) Osteoid-Osteom

Engere Differentialdiagnose: Sklerosierende Osteomyelitis, Broodieabsceß, Knochenlues, beginnendes Osteosarkom, traumatische Periostreaktion, reaktive Knochenveränderungen bei Diabetes. Zur Abklärung, besonders zur Auffindung des Nidus, unbedingt Tomographie erforderlich.

Morbus Hodgkin. Die Knochenbeteiligung beim M. Hodgkin zeigt sich entweder in osteolytischen oder in reaktiv sklerosierenden Veränderungen mit mehr oder weniger scharf begrenzten, z.T. flächenhaften Verdichtungen, insbesondere einzelner Wirbelkörper, der Rippen und des Beckens. Auch an den langen Röhrenknochen finden sich oft umschriebene Sklerosierungszonen.

Osteoblastische Knochenmetastasen. (Primärtumor meist Prostata-Ca, Mamma-Ca, gelegentlich Schilddrüsen-Ca).

Mehr oder weniger scharf umschriebene, bis zu mehreren cm große Verdichtungen, meist ohne Form- und Konturveränderungen des Knochens. In statisch stark belasteten Skeletabschnitten Formveränderungen durch Sinterung, Markhöhle je nach Größe der Metastasen eingeengt.

Knochenhämangiom (s. S. 234)

Osteoblastisches osteogenes Sarkom (s. S. 235)

3.6.2.2.3.5 Periostale Veränderungen

Das Periost überzieht den Knochen, es ist normalerweise im Röntgenbild nicht zu sehen. Wenn es im Röntgenbild sichtbar wird, so beruht das immer auf einem pathologischen Geschehen, das zu primären oder sekundär-reaktiven Verkalkungen bzw. Kalkeinlagerungen geführt hat. Röntgenmorphologisch muß man der Kontur der Corticalis folgen und ihr aufliegende Verkalkungen und Periostabhebungen von strahlenförmigen periostalen Verkalkungen (sog. Spiculae) trennen.

Zur Differentialdiagnose dieser Veränderungen s. Tabelle 3.20.

Tabelle 3.20. Tabellarische Zusammenstellung der häufigsten Ursachen von Periostveränderungen

Chronische Periostreizung (meist unregelmäßige Verdichtungen strich- und streifenförmig auf der Corticalis)	Entzündliche Veränderungen des benachbarten Knochens oder Gelenkes, Durchblutungsstörungen der angrenzenden Weichteile, z. B. Ulcus cruris, Krampfadern, arteriovenöse Aneurysmen, Osteoarthropathie hypertrophiante pneumonique
Periostabhebung (bogenförmige, linienförmige Verdichtung über dem Periost, zwischen der Verdichtung und der Corticalis oft wolkige Verdichtungen)	Eiter- oder Gewebsflüssigkeitsansammlungen, z. B. bei Osteomyelitis, Syphilis. Blutungen unter dem Periost, z. B. nach Trauma, Hämophilie (können gelegentlich ausgedehnt verkalken), Scorbut im Kindesalter, Subperiostale Ablagerungen, z. B. bei Leukämie
Knochenneubildung	Traumatische Verletzung, z. B. Callus (s. dort). Osteogene Tumoren, z. B. osteogenes Sarkom (Spiculabildungen, schalenförmige Periostverkalkungen)
Ätiologisch ungeklärte Periostveränderungen	Z. B. Melorheostose

Besondere Formen

Osteoarthropathie hypertrophiante pneumonique. Pathogenetisch noch unklare lamelläre periostale Knochenneubildung bei verschiedenen Lungenleiden (Emphysem, Bronchiektasen, Tuberkulose, Bronchialgeschwülste). Im *Röntgenbild* finden sich periostale Auflagerungen, vorwiegend im Bereich der Diaphysen, aber auch metaphysär. Diese kalkdichten Auflagerungen sind häufig geschichtet und lassen sich meist von der eigentlichen Compacta abgrenzen. Häufigster Befall an Unterarmen und Unterschenkeln sowie auch an den Fingern.

Periostverkalkungen bei chronischen Weichteilentzündungen. Besonders beim Ulcus cruris kommt es zu periostalen Verkalkungen, die meist unregelmäßig der Compacta aufliegen, wahrscheinlich entstehen sie durch lokale Zirkulationsstörungen. Besonders häufig sind die Fibula und die Tibia verändert.

3.6.3 Die Gelenke

3.6.3.1 Röntgenanatomie

Röntgenanatomie eines Gelenkes bei einem Kind. Der *röntgenanatomisch abgrenzbare Spalt* zwischen zwei artikulierenden Knochen erscheint beim Kind weiter als beim Erwachsenen. Schattengebend zum Gelenk hin sind nur die Diaphysen, die Metaphysen mit den präparatorischen Verkalkungszonen und die verknöcherten Epiphysenkerne, soweit schon vorhanden. Zwischen präparatorischer Verkalkungszone und Epiphysenkern liegt die nicht-schattengebende knorpelige Epiphysenfuge, die einschließlich der verknöcherten Epiphyse vom nicht-schattengebenden Gelenkknorpel überzogen wird. Es folgt dann nach distal bzw. proximal der *wahre Gelenkspalt* (Abb. 3.123).

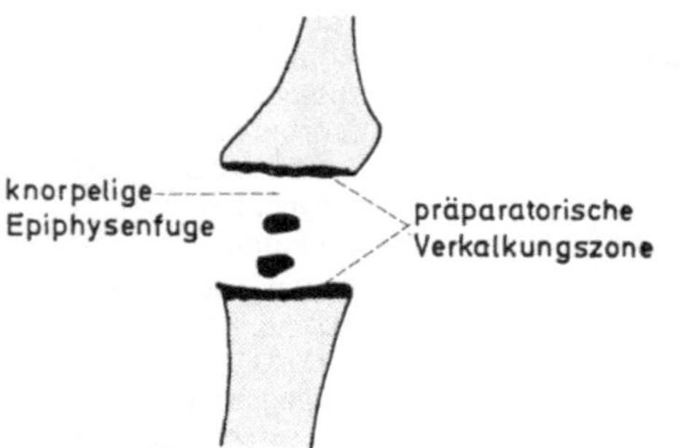

Abb. 3.123. Im Röntgenbild sichtbare Strukturen eines Gelenkes beim Kind

Röntgenanatomie eines Gelenkes beim Erwachsenen. Die artikulierenden Knochen zeichnen sich gegen den *röntgenanatomisch abgrenzbaren Gelenkspalt* durch die subchondrale Grenzlamelle ab, die sich aus der Corticalis und distal bzw. proximal davon aus einem schmalen Band verkalkten Knorpels zusammensetzt. Zum Gelenkspalt hin folgt der röntgenologisch nativ nicht differenzierbare Gelenkknorpel, er bildet mit dem *wahren Gelenkspalt* den röntgenanatomisch sichtbaren Gelenkspalt (Abb. 3.124a).

Im *Arthrogramm* läßt sich durch Eingabe von Kontrastmittel und Luft der wahre Gelenkspalt abgrenzen (Abb. 3.124b).

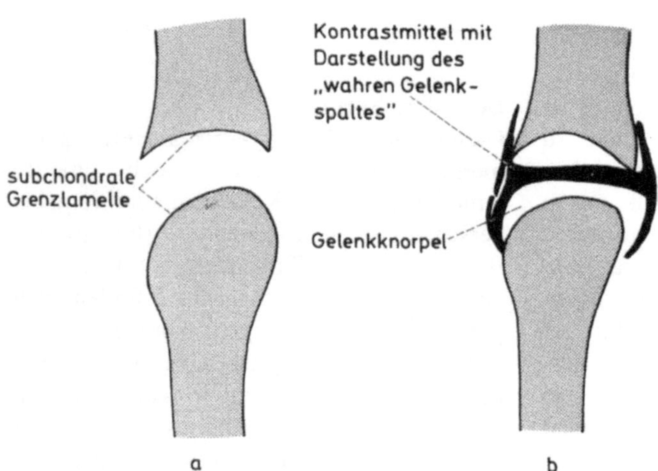

Abb. 3.124a u. b. a) Im Röntgenbild sichtbare Strukturen eines Gelenkes beim Erwachsenen. b) Im Arthrogramm dargestellte Gelenkabschnitte (wahrer Gelenkspalt)

3.6.3.2 Pathologische Veränderungen an den Gelenken

3.6.3.2.1 Grundformen von Gelenkerkrankungen

Die häufigsten Erkrankungen an Gelenken sind echte Arthrosen und Arthritiden.

Die Arthrosis deformans

Bei der Arthrosis deformans handelt es sich um eine Verschleißerkrankung, die sich in einem bewegten Gelenk durch ein Mißverhältnis zwischen Belastung und Belastbarkeit des Gelenkknorpels entwickelt. Das Mißverhältnis kann durch ungewöhnlich starke Belastung eines Gelenkes, z.B. bei Spitzensportlern, oder durch Dauerbelastung bei bestimmten handwerklichen Tätigkeiten entstehen, andererseits kann eine übermäßig starke Belastung in bestimmten Gelenkabschnitten bei angeborenen oder erworbenen Fehlstellungen mit konsekutiver Inkongruenz und Verlagerung der Druckübertragungszonen zustande kommen. Eine Herabsetzung der Belastbarkeit des Gelenkknorpels bei normaler Belastung kann bedingt sein durch entzündliche Gelenkerkrankungen, durch Knorpelstoffwechselstörungen, hormonelle Faktoren und primär funktionell minderwertigen Gelenkknorpel. Auch bei Veränderungen des Knochens unterhalb des Knorpels (z.B. beim M. Paget, Knochentumoren oder Knochennekrosen) kann es sekundär zu einer verminderten Belastbarkeit des Gelenkknorpels kommen.

Röntgenzeichen (Abb. 3.125): Eines der ersten Röntgenzeichen einer beginnenden Arthrose ist infolge des krankhaften Gelenkknorpelverschleißes eine *Verschmälerung des Gelenkspaltes*. Bei inkongruenten Gelenken, z.B. bei Coxa vara oder valga erfolgt die Gelenkspaltverschmälerung exzentrisch zuerst im Gebiet der stärksten Druckübertragung; ebenfalls in dieser Zone entstehen *Verdichtungen der Spongiosa im subchondralen Bereich* sowie Aufhellungen von Stecknadelkopf- bis Kirschgröße, die sog. *Geröllcysten* entsprechen. Diese Geröllcysten sind meistens gegen die Umgebung durch eine zarte Verdichtungslinie scharf abgrenzbar. Die Geröllcysten entstehen in der Druckaufnahmezone durch umschriebenen Abbau der Spongiosa. Ein weiteres, meist schon sehr früh auftretendes Röntgenzeichen sind die sog. *Osteophyten*, auch Randwülste genannt, die — wie der Name sagt — an den Rändern des Gelenkes entstehen. Bei stark fortgeschrittener Arthrose mit weitgehendem oder völligem Verbrauch des Gelenkknorpels reiben die artikulierenden Knochen aneinander, sie verformen sich (*Entrundung*, *Begradigung*, *Verbreiterung*). Es entstehen sehr dichte Zonen um den ehemaligen Gelenkspalt herum, die man auch als *knöcherne Schliffflächen* bezeichnet. Oft finden sich im

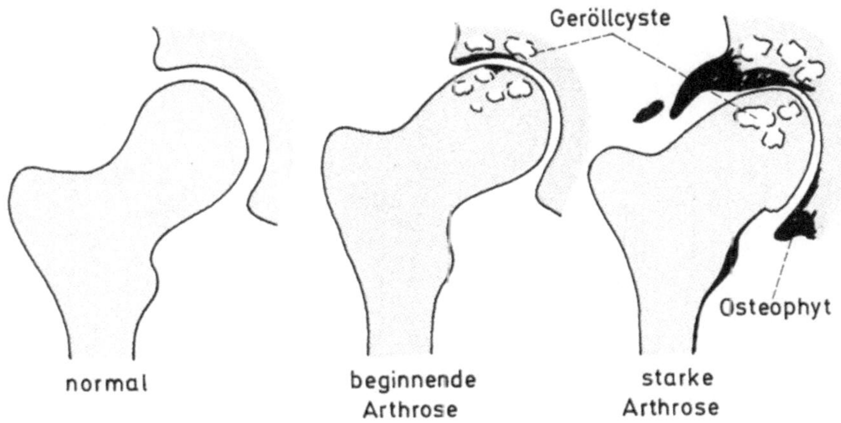

Abb. 3.125. Entwicklung einer Arthrose

Gelenkkapselbereich, also außerhalb der knöchernen Strukturen, Verdichtungen und Verkalkungen, die als Antwort der gereizten Synovia erklärt werden können.

Die Arthritis

Bei entzündlichen Gelenkerkrankungen steht die Reaktion der Synovia mit einer Exsudation und Proliferation für die röntgenmorphologischen Veränderungen im Vordergrund. Die Exsudation führt zum Gelenkerguß sowie zu einem capsulären und periarticulären Ödem, die Proliferation der Synovia bei chronischen Arthritiden zur sog. Pannusbildung und zu einer Verdickung der bindegewebigen Kapsel. *Röntgenmorphologisch* unterscheidet man folgende Symptome:

a) *Arthritische Direktzeichen* (Abb. 3.126): Bei der akuten Entzündung führt der Erguß zu einer Verbreiterung der röntgenologisch sichtbaren Gelenkweichteile; durch seinen Druck kommt es an umschriebenen Stellen zu chondroosteolytischen Veränderungen mit unscharf begrenzten rundlichen Aufhellungen in der angrenzenden Spongiosa, die auch als *Signalcysten* und *Begleitcysten* bekannt sind. Die subchondrale Grenzlamelle wird unscharf und verschwindet z.T. ganz, bedingt einerseits durch den Erguß, andererseits bei chronisch entzündlichen Veränderungen durch den sich aus der Synovialmembran bildenden Kapselpannus. Bei der chronischen Entzündung entstehen durch den Pannus schließlich *Usuren* (kleine Konturdefekte an den artikulierenden Knochen), *Destruktionen* (ausgeprägtere Zerstörungen) und als stärkste Form der Zerstörung die sog. *Mutilation*. Dabei sind die artikulierenden Knochen verformt und vollständig zerstört. Neben diesen Veränderungen gibt es gelegentlich Dissectionen, d.h. abgelöste nekrotische Knochenstückchen, die im oder neben dem Gelenk liegen. Während des ablaufenden entzündlichen Prozesses schwindet zunehmend der Gelenkspalt infolge zunehmender oder weitgehender Zerstörung des Gelenkknorpels, schließlich folgen Fehlstellungen in Form von leichteren Achsenabweichungen (Deviationen) oder Subluxationen und Luxationen. Andererseits kann der entzündliche Prozeß in einer knöchernen oder fibrösen Ankylose enden.

b) *Arthritische Collateralphänomene:* Infolge der meist durch Schmerz bedingten Ruhigstellung eines Gelenkes und durch örtliche Ernährungsstörungen kommt es zu einer Entkalkung der gelenknahen Knochenabschnitte (entzündliche Knochenatrophie). Dieses Röntgenzeichen kann allen anderen, z.B. bei der chronischen Polyarthritis, vorausgehen.

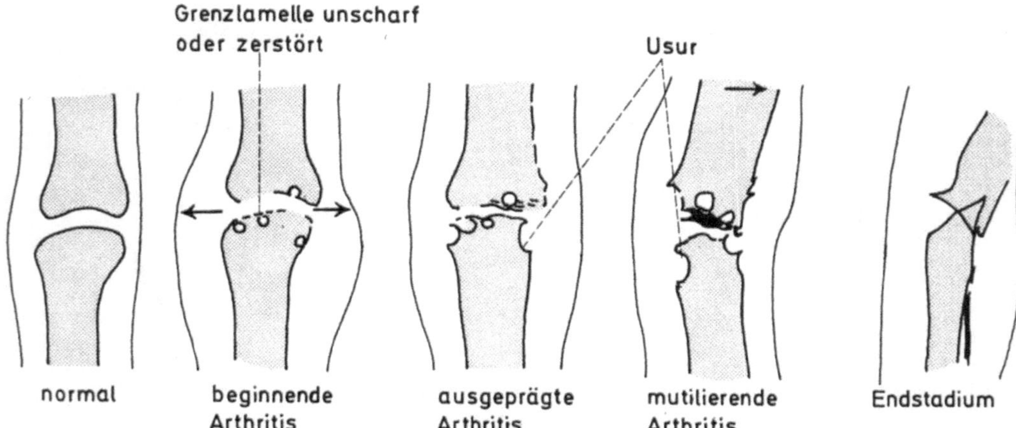

Abb. 3.126. Entwicklung einer Arthritis

3.6.3.2.2 Spezielle Gelenkerkrankungen
3.6.3.2.2.1 Chronische Polyarthritis
Systemerkrankung des Bindegewebes mit besonderem Befall der Synovialmembran der Gelenke, der Sehnenscheiden und der Schleimbeutel.

Röntgenzeichen (Abb. 3.127): Die Krankheit verläuft primär polyarticulär, wobei die kleinen Gelenke besonders im Hand- und Fußbereich bevorzugt und dabei bilateralsymmetrisch befallen werden. Erste Zeichen sind *Weichteilschwellungen*, insbesondere der proximalen Interphalangealgelenke, wie auch anderer kleiner Gelenke, und gelenknahe *Entkalkungen*, die im Handwurzelbereich gelegentlich fleckig anmuten. Es kommt zum *Schwund der subchondralen Grenzlamelle*, es treten die typischen *Usuren* auf, die man an den Händen, besonders an der Radialseite der Metacarpalköpfchen, am Processus styloideus ulnae sowie an den proximalen Interphalangealgelenken findet. Sie liegen fast ausschließlich am Rande der Gelenke und nicht zentral. Im weiteren Verlauf der Erkrankung kommt es zu *Gelenkspaltverschmälerungen*, zu zunehmenden *Fehlstellungen*, die schließlich die Gelenke total deformieren und in *Luxationsstellungen* bringen können. Oft folgt ein Befall der größeren Gelenke.

Besondere Verlaufsformen bei Kindern und Jugendlichen:

1. *Morbus Still* (Im Vordergrund steht eine viscerale Krankheitsmanifestation neben den entzündlichen Gelenkveränderungen.)
2. *Sog. Erwachsenentyp*

Beim M. Still ist der Handwurzelbereich immer befallen, zumeist kommt es zur Beteiligung der Halswirbelsäule und der Iliosacralgelenke. Beim Erwachsenentyp Beginn meist an einem größeren Gelenk (vor allem Kniegelenk). Bei beiden Formen kann es zu Deformierungen der Knochenkerne bis zur Resorption kommen, die Wachstumsfugen verschließen sich gelegentlich verfrüht, andererseits wird auch verstärktes Längenwachstum beobachtet.

3.6.3.2.2.2 Arthritis psoriatica. Bei Vorliegen einer Psoriasis tritt häufig eine klassische chronische Polyarthritis als Zweiterkrankung auf. Es ist jedoch auch

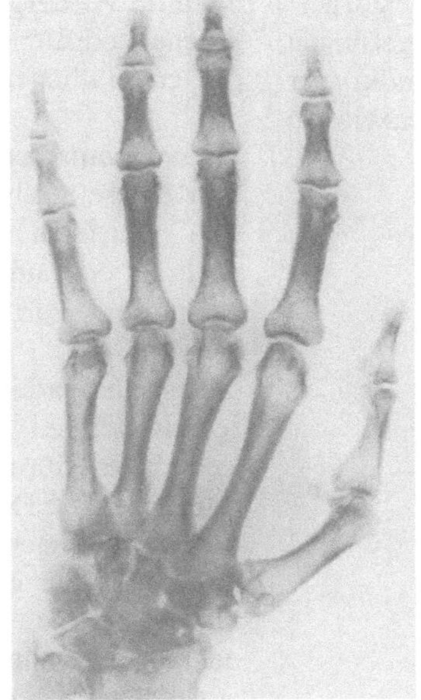
a

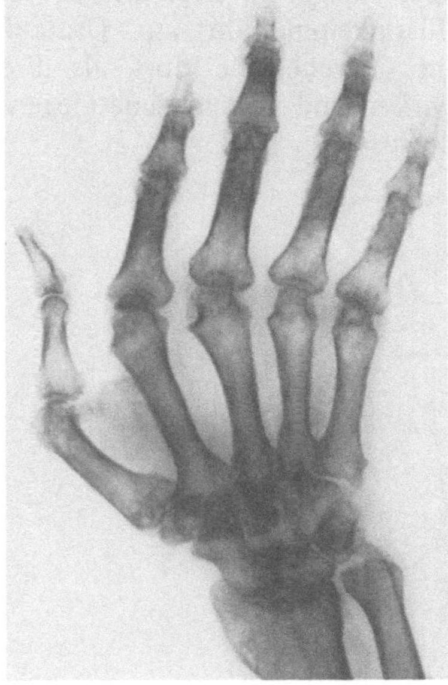
b

Abb. 3.127a u. b. Polyarthritis a) mäßig ausgeprägt, b) stark ausgeprägt (Ankylose Handwurzel, Fehlstellungen)

eine Psoriasisarthritis bekannt, bei der die Rheumafaktoren negativ sind.

Typische Röntgenzeichen: Entweder Befall der distalen Interphalangealgelenke in *transversaler Anordnung* an mehreren oder allen Fingern oder Befall eines Strahles mit Beteiligung mehrerer oder aller Gelenke (*axiale Anordnung*); daneben gibt es gemischtförmige Veränderungen. Gegenüber der Polyarthritis zeigt die Psoriasisarthritis häufig proliferative Veränderungen mit Anbauten und Verknöcherungen im Kapsel-, Band- und Sehnenansatzbereich sowie periostale Reaktionen.

3.6.3.2.2.3 Die Arthropathie. Unter Arthropathien versteht man Gelenkerkrankungen, die nicht primär phänomenologisch zur Arthritis oder Arthrosis deformans zu zählen sind, wohl aber arthritisch oder arthrotisch verlaufen können. Der angrenzende Knochen ist meist stärker mitbeteiligt (*Osteoarthropathie*). Ursachen sind häufig primäre Stoffwechselstörungen oder neurogene Ursachen.

Arthropathien bei Stoffwechselstörungen

Gichtarthropathie. Ein zu hoher Harnsäurespiegel im Blut und in den Körperflüssigkeiten führt zu Uratablagerungen im Gewebe, die dort als Fremdkörper wirken und verschiedene Gegenreaktionen auslösen.

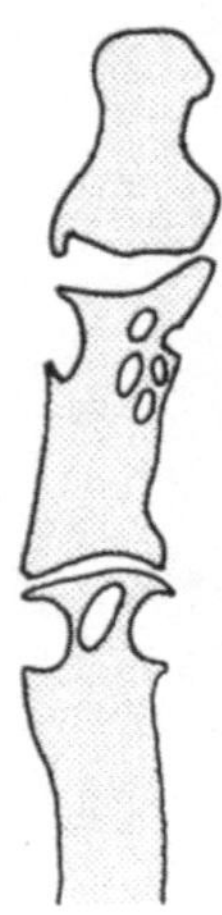

Abb. 3.128. Gicht, Großzehe

Röntgenzeichen (Abb. 3.128): Je nach Krankheitsverlauf — ob akut oder protrahiert — kommt es im befallenen Gelenk entweder zu den Zeichen einer akuten oder chronischen Arthritis oder auch nur zur Arthrose. Bei der akuten oder chronischen Gichtarthritis finden sich neben den Zeichen der Entzündung (Weichteilschwellung, Gelenkspaltverschmälerung, Zerstörung der subchondralen Grenzlamelle, Usurenbildungen) polygonal begrenzte Osteolysen in der Epi- und Metaphyse, teilweise bis in die Diaphysen hineinreichend und mehr oder weniger scharfe Konturen besitzend. Diese Osteolysen sind durch Depots aus Mononatriumuratmonohydrat, die sog. *Tophi*, bedingt. Prädilektionsorte der Gichtarthritis sind das Großzehengrundgelenk (*Podagra*, in 50% Erstmanifestationsort, in 75% aller Fälle beteiligt), es folgen die übrigen Zehengelenke, die Fingergelenke, der Fußwurzel- und Handwurzelbereich sowie die oberen Sprunggelenke.

Differentialdiagnose gegenüber Polyarthritis: Meist keine gelenknahe Entkalkung, weniger Usuren, vielmehr cystische Osteolysen, die mehr als 5 mm groß sind. Bei protrahiertem Verlauf steht die Arthrose mehr im Vordergrund, besonders die Großzehengrundgelenksarthrose mit Randosteophyten (Hallux-rigidus-Arthrose).

Hämochromatose, Morbus Wilson, Ochronose. Diese Stoffwechselkrankheiten zeigen sich meist in Form einer vorzeitigen Arthrose oder unter dem Bild der Chondrocalcinose (s. dort).

Osteoarthropathie bei Hämophilie. Durch recidivierende Blutergüsse in den Gelenken kommt es durch die damit verbundene intraarticuläre Druckerhöhung zunächst an den knorpelfreien Gelenkpartien (z. B. Fossa intercondylaris des Kniegelenkes) zu einer Druckatrophie, aber auch zu einem zunehmenden Knorpelschwund. Zusätzlich entsteht eine Bindegewebsproliferation von seiten des Gleitgewebes, die den Gelenkknorpel zerstört. Die Gelenkkapsel verdickt, woraus Schrumpfungsvorgänge im Gelenk resultieren. Im Wachstumsalter werden die Wachstumszonen gestört.

Röntgenzeichen (Abb. 3.129): Vorwiegend am Knie- und Ellenbogengelenk findet sich neben einer akuten oder chronischen Weichteilschwellung eine strähnige Entkalkung in den gelenknahen Knochenabschnitten, die Gelenkkonturen sind oft verwaschen, es bestehen subchondrale Cystenbildungen mit Spongiosaeinbrüchen. Am Kniegelenk ist die Fossa intercondylaris erweitert. Schließlich kommt es zu mehr oder weniger ausgeprägter Gelenkspaltverschmälerung bis zum völligen Aufbrauch des Gelenkspaltes. Über das allmählich resultierende Bild einer schweren Arthrose entsteht schließlich eine fibröse Ankylose.

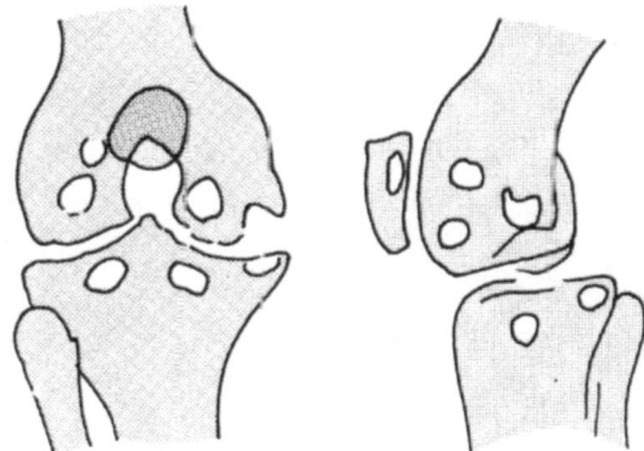

Abb. 3.129. Blutergelenk (Hämophilie-Osteoarthropathie)

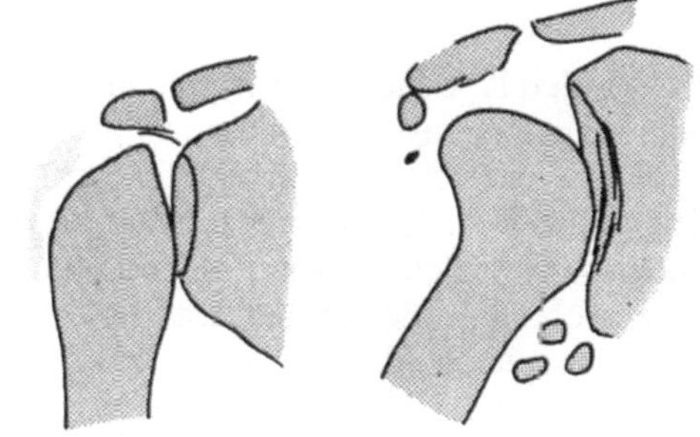

Abb. 3.130. Neurogene Arthropathie

Neurogene Arthropathien

Als unmittelbare Ursachen für neurogene Arthropathien werden abnorme Belastungen der gelenkbildenden Knochen infolge von Innervationsstörungen, insbesondere der sensiblen Seite, sowie auch sekundäre Durchblutungsstörungen mit aseptischen Knochennekrosen, diskutiert. Die bekanntesten Krankheitsbilder, bei denen eine neurogene Arthropathie vorkommt, sind:

Angeborene Mißbildungen des Nervensystems, Syringomyelie, Tabes dorsalis, Verletzungen und toxische Schädigungen des Zentralnervensystems und der peripheren Nerven, Poliomyelitis.

Röntgenzeichen (Abb. 3.130): Im ersten Stadium der Erkrankung schmelzen zumeist reaktionslos ganze Gelenkabschnitte, z.B. der Humeruskopf bei Syringomyelie, weg. Das osteonekrotische Material wird entweder resorbiert oder im Gelenkraum ein- und angelagert, wo es stärker verkalken kann. Im zweiten Stadium finden sich zumeist ungeordnete reaktive hypertrophische Knochenneubildungen mit exostosenartigen Auswüchsen an den Gelenkrändern und periostalen Knochenneubildungen. Die Gelenke bekommen oft eine bizarre Form. Die beiden Stadien werden in Monaten bis Jahren durchlaufen. Im dritten Stadium stabilisieren sich die so veränderten Gelenke, oft formen sich „neue", meist glatt begrenzte, Gelenkkonturen. Andererseits können aber auch bizarre Fehlstellungen resultieren und die reaktiven Knochenneubildungen einer Resorption anheimfallen.

Gelenknekrosen

Nekrosen der gelenkbildenden Knorpel- und Knochenabschnitte können verschiedenste Ursachen haben, so z. B. entzündliche Knochenprozesse und Stoffwechselstörungen. Hier sollen nur die aseptischen Knorpelknochennekrosen besprochen werden. Das bekannteste Krankheitsbild ist dabei die *Osteochondrosis dissecans*, bei der es sich um eine umschrieben aseptische Nekrose eines Knochenknorpelsegmentes handelt.

Röntgenzeichen (Abb. 3.131): Zunächst umschriebene, zarte Aufhellung im sub-

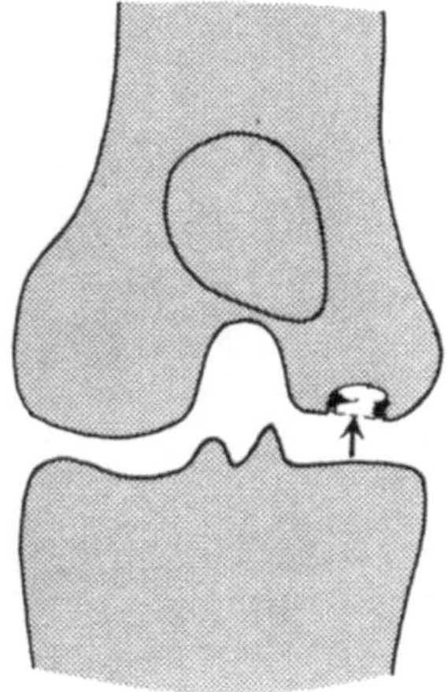

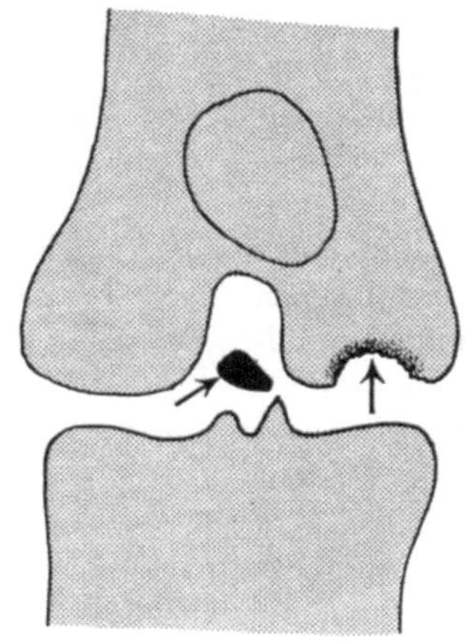

Abb. 3.131. Osteochondrosis dissecans

chondralen Knochenbereich, z. B. am Knie- oder Ellenbogengelenk. Diese Aufhellung wird mit der Zeit deutlicher, bis schließlich ein mäßig scharf begrenzter Defekt der knöchernen Gelenkkontur mit Ausdehnung bis zu Bohnengröße entsteht. Das dissezierte Knochenstück liegt meist im Gelenkinnenraum als sog. *Gelenkmaus* oder es heftet sich an die Gelenkkapsel an. Es kann auch vollständig resorbiert werden. Daneben finden sich am Gelenk keine weiteren Veränderungen.

Villonoduläre pigmentierte Synovitis: Unspezifische, geschwulstartige Proliferation von Synoviazellen der Schleimbeutel, Sehnenscheiden und Gelenke. *Röntgenologisch* zeigt sich eine Verdickung und Verdichtung der um die Gelenke gelegenen Weichteile. Die Gelenkkonturen können arrodiert werden, ein zapfenartiges Einwachsen in den gelenknahen Knochen wird beobachtet. In ausgeprägten Fällen erkennt man unterschiedlich große (bis pflaumengroße am Kniegelenk) cystenähnliche Defekte mit scharfen Konturen und sklerosierten Randsäumen im Meta-Epiphysenbereich (*intraossäre Form* der v. p. S.).

3.6.3.2.2.4 Tumoren

Gutartige Tumoren

Gelenkchondrome. Sie entwickeln sich aus kleinen hyalinen Knorpelknötchen an der Synovialis, die mit der Zeit an Größe zunehmen, verkalken und sich auch ablösen können, so daß sie als freie Gelenkkörper imponieren.

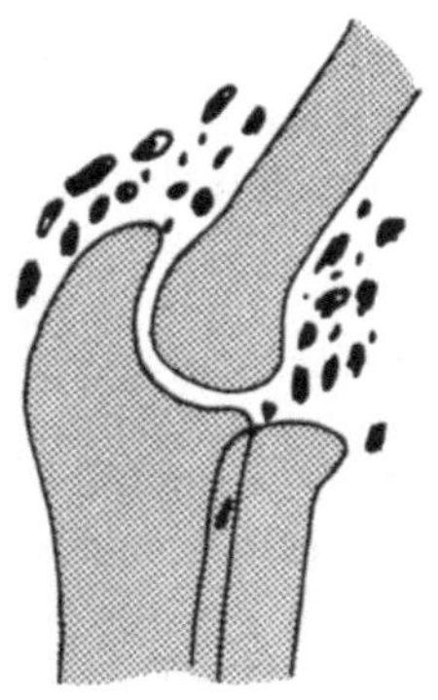

Abb. 3.132. Gelenkchondromatose

Röntgenologisch erscheinen sie als knochendichte, glatt begrenzte Verschattungen, die im Gelenk- oder im Gelenkrandgebiet liegen. Häufigster Befall: Ellenbogengelenk, Hüft- und Schultergelenk (Abb. 3.132).

Gelenkfibrome. Röntgenologisch nativ nicht, mit der Arthrographie gelegentlich nachweisbar.

Lipome. Imponieren gelegentlich als Aufhellungen im Gelenk, zuweilen verkalken sie auch.

Bösartige Geschwülste

Das Synovialom. Dieser bösartige Gelenktumor geht von der Gelenkkapsel, von den Sehnenscheiden oder von einer Bursa aus. Er ist ein parossaler Tumor.

Röntgenzeichen: Zunächst Weichteiltumor, um das Gelenk herum. Dann Destruktionen der artikulierenden Knochen, wobei der nicht destruierte Knochen mit periostalen Anbauten und Sklerosierungen reagiert. Gelegentlich Verkalkungen der Tumoren selbst. Synovialome führen oft zu massiven osteolytischen Metastasen im übrigen Skelet.

3.6.3.2.2.5 Gelenkverkalkungen

Bei kalkdichten Verschattungen, die sich auf Gelenke projizieren, muß zur Differenzierung folgendes beachtet werden: Handelt es sich um Verkalkungen oder Verknöcherungen? Die Differenzierung geschieht röntgenmorphologisch: Verkalkungen zeigen meist etwas unregelmäßige, mehr oder weniger starke Verdichtungen. Verknöcherungen weisen Spongiosastruktur, gelegentlich von einer erkennbaren Corticalis umgeben, auf. Eine Differenzierung, ob Verkalkungen oder Verknöcherungen intra- oder extraarticulär bzw. paraarticulär gelegen sind, ist röntgenologisch oft schwierig, Aufnahmen in 2 Ebenen können die Entscheidung nicht immer bringen.

Intraarticuläre Verkalkungen

Hierzu gehören Verkalkungen des hyalinen Gelenkknorpels sowie des Faserknorpels der Disci und Menisci. Fernerhin Verkalkungen und auch Verknöcherungen der Gelenkkapsel:

Die Chondrocalcinose (Pseudogicht). Ätiologisch unklare Ablagerung von Calciumpyrophosphat im hyalinen und Faserknorpel sowie auch an der Gelenkkapsel und paraarticulär. Bei Ansammlung der Kristalle in der Synovia kommt es zu einem Reizzustand derselben mit einer entsprechenden klinischen Beschwerdesymptomatik und auch röntgenologisch nachweisbaren Gelenkschwellungen. Von dieser Chondrocalcinose unklarer Ätiologie, die auch als *primär* bezeichnet wird, muß die

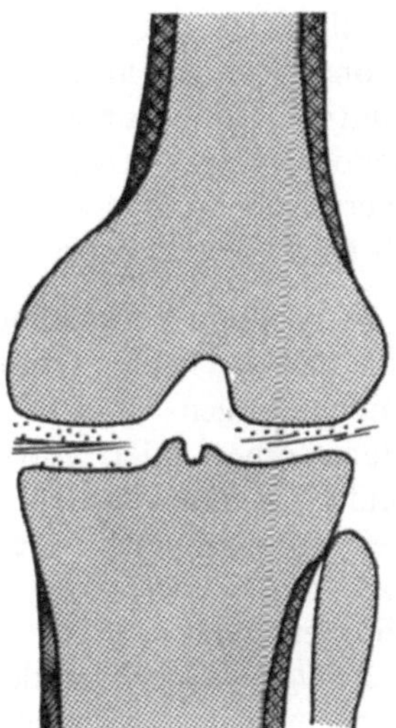

Abb. 3.133. Chondrocalcinose, Knie

sekundäre Chondrocalcinose bei einer Reihe von Stoffwechselerkrankungen wie Hämochromatose, M. Wilson, Ochronose, Hyperparathyreoidismus, Hypophosphatasie, Gicht und bei Neuroarthropathie sowie Akromegalie abgegrenzt werden. Röntgenologisch ist es allerdings nicht immer möglich.

Röntgenzeichen (Abb. 3.133): Die Erkrankung tritt meist an mehreren Gelenken auf. Am Bindegewebsknorpel (Menisci und Disci) finden sich punktförmige, grobschollige oder auch lineare Verkalkungen. Am hyalinen Knorpel verlaufen die Verkalkungen mehr strich- und bandförmig parallel zur Gelenkkontur. Paraarticuläre und Kapselverkalkungen von punkt- oder strich-, sogar auch bandförmigem Charakter kommen vor. *Häufigster Befall:* Knie-, Schulter- und Hüftgelenk sowie Handgelenk (besonders Discus articularis ulnae). Verkalkungen gelegentlich auch an den Bandscheiben der Wirbelsäule. Die meisten der mit Chondrocalcinose befallenen Gelenke zeigen arthrotische Veränderungen, wahrscheinlich mit der Grunderkrankung der Chondrocalcinose zusammenhängend.

Kapselverkalkungen und -verknöcherungen.

Sie entstehen sekundär bei allen Arthrosen und chronischen Arthritiden. In geschwulstmäßiger Form treten sie bei der Gelenkchondromatose auf, bei der es sich um multiple Chondrome der Synovia (s. dort) handelt. Kapselverkalkungen und -verknöcherungen können sich ablösen und dann als freie Gelenkkörper auftreten.

Periarticuläre Verkalkungen
Sie treten nach Traumen durch Verknöcherungen und Verkalkungen von Hämatomen oder durch Kapsel-, Band- und Sehnenausrisse auf. Sie können auch bei entzündlichen Gelenkerkrankungen, z.B. der Tuberkulose, durch verkalkten Eiter entstehen.

Röntgenologisch handelt es sich dabei um band- und strichförmige Verkalkungen, die außerhalb der Gelenkkapsel liegen und sich um das Gelenk anordnen. Periarticuläre Verkalkungen monströsen Ausmaßes gibt es darüberhinaus bei neurologischen Erkrankungen, z.B. bei Poliomyelitis, bei Tetanus, bei Querschnittslähmungen. *Röntgenologisch* beginnen diese Verkalkungen meist mit dezenten feinen Verdichtungen um die Gelenke herum, die dann mit der Zeit immer dichter und größer werden, schließlich das Gelenk vollständig in seiner Beweglichkeit blockieren.

Als häufiges Krankheitsbild sei noch die *Periarthritis humeroscapularis* erwähnt, bei der es zu Verkalkungen in der *Supraspinatussehne* und in den Bursen des Schultergelenkes kommt, die meist Ausdruck einer Bursitis sind.

Röntgenologisch imponieren sie als strich-, fleck- oder punktförmige Verkalkungen, entweder oberhalb des Tuberculum majus oder darunter gelegen, ventral und dorsal.

3.6.4 Erkrankungen des fibro-ossären Übergangsbereiches

Im Übergangsbereich von Sehnen und Bändern zum Knochen finden sich häufig kalkdichte Verschattungen, die durch kalkdichten Faserknorpel zu erklären sind. Diesen Veränderungen können chronische Überlastungsschäden oder produktive Erkrankungen, z. B. bei Akromegalie oder Ochronose sowie entzündlich-rheumatische Gelenkerkrankungen, zugrundeliegen. Besonders häufig findet man diese Verdichtungen im Ansatzgebiet an den Sitzbeinen, an den Darmbeinen sowie an vielen Gelenkrändern. Kommt es bei einer solchen Erkrankung des fibro-ossären Übergangsgebietes zunächst zu resorptiven Veränderungen, so spricht man auch von einer rarefizierenden Fibroostose, der dann aber meist produktive Veränderungen folgen.

3.6.5 Die Weichteile

Bei der Beurteilung von Skeletaufnahmen sollten die Weichteile stets mit beurteilt werden. Auch hier kann röntgenologisch nur zwischen einem Mehr an Schattendichte und einem Weniger differenziert werden. Ein Mehr an Schattendichte ergibt sich durch Hämatome oder Ödeme in den Weichteilen, evtl. mit Volumenzunahme, oder durch Tumoren sowie durch die zahlreichen Arten von Verkalkungen. Ein Weniger an Schattendichte kommt bei Gas in den Weichteilen, z.B. bei einem Gasbrand oder bei Hautemphysemen, z.B. nach Thoraxverletzungen, vor. Bei der Beurteilung von Weichteilen sollten echte Veränderungen von artefiziellen nach Möglichkeit abgegrenzt werden. Schon häufig wurden Verbände aus schwermetallhaltigen Salben mit ausgedehnten Weichteilverkalkungen verwechselt.

Gefäßverkalkungen sind an ihrer Form und Lage leicht zu differenzieren, ebenso Phlebolithen.

Als besondere Krankheitsbilder sollen hier die **Calcinosen** abgegrenzt werden:

Dabei handelt es sich um ätiologisch unklare Kalkablagerungen in der Haut und Unterhaut sowie in der Subcutis. Man unterscheidet eine *Calcinosis interstitialis universalis* von einer *Calcinosis interstitialis circumscripta*. Dabei finden sich generalisiert oder umschrieben band-, strich- und flächenförmige Verkalkungen der Haut. Bei vorwiegender Anordnung um die Gelenke herum und massivem Auftreten von wolkig strukturierten pseudotumorösen Verkalkungen kann eine *Lipocalcinogranulomatose Teutschländer* vorliegen, bei der sich neben der Ansammlung von Apatitkristallen und Calciumphosphatkristallen Fette und Lipoide in den pseudotumorösen Gebilden finden.

Myositis ossificans. Man unterscheidet eine Myositis ossificans generalisata progressiva, die angeboren und als Systemerkrankung zu verstehen ist, von einer Myositis ossificans traumatica. Dabei kommt es zu mehr oder weniger ausgeprägten Verkalkungen in der Muskulatur, besonders im Gesäßbereich, wo sie sich dann häufig auf die Hüftgelenke projizieren.

Differentialdiagnose: Verkalktes Hämatom.

3.6.6 Wirbelsäule

Um im Röntgenbild die einzelnen Wirbelabschnitte einsehbar und eventuell auch überlagerungsfrei darstellen zu können, sind über die Projektion in 2 Ebenen hinaus verschiedene Spezialprojektionen notwendig, z. B. Schrägaufnahmen der Halswirbelsäule zur Darstellung der Foramina intervertebralia, Schrägaufnahmen der Lendenwirbelsäule zur Darstellung der vorderen Abschnitte der Wirbelbögen. Die Beweglichkeit der einzelnen Segmente untereinander kann durch Funktionsaufnahmen deutlich gemacht werden.

3.6.6.1 Beurteilungskriterien

Haltung: a) Ist die physiologische Halswirbelsäulenlordose, Brustwirbelsäulenkyphose und Lendenwirbelsäulenlordose erhalten?

b) Besteht eine Aufhebung (Streckung) oder Verstärkung der physiologischen Haltung oder eine seitliche Verbiegung (Skoliose)?

Kalksalzgehalt: a) Vermindert, generalisiert oder umschrieben,

b) vermehrt, generalisiert oder umschrieben.

Form: Form der Wirbelkörper, der kleinen Wirbelgelenke, der Wirbelbögen, Dorn- und Querfortsätze. Die Beurteilung wird durch Vergleich mit den angrenzenden Segmenten erleichtert.

Intervertebralraumweite: Ist in einem umschriebenen Bewegungssegment der Intervertebralraum verschmälert, wie sehen die angrenzenden Grund- und Deckplatten aus?

Kleine Wirbelgelenke (Wirbelbogengelenke): Stellung der kleinen Wirbelgelenke zueinander, Weite der Gelenkspalten, Struktur des gelenknahen Knochens.

Paravertebrale Weichteile: Liegen Verkalkungen vor? Bestehen Verbreiterungen der paravertebralen Weichteilschatten?

3.6.6.2 Pathologische Veränderungen

3.6.6.2.1 Mißbildungen

Da sich die Wirbelsäule aus vielen Segmenten zusammensetzt und diese einzelnen Segmente wiederum aus verschiedenen getrennten Anlagen entstehen, bieten sich zahlreiche Möglichkeiten von Mißbildungen. Die bekanntesten sind:

Blockwirbel: Knöcherne Verschmelzung zweier Wirbelkörper einschließlich der Bogen- und Dornfortsatzanteile (komplette Blockwirbelbildung). Bei Verwachsungen allein der Wirbelkörper oder der Bogenanteile spricht man von partieller Blockwirbelbildung. In der Regel zeigen angeborene Blockwirbel eine durchgehende ventrale (dorsalkonvexbogige) Einziehung.

Differentialdiagnose: Erworbene Blockwirbel durch Trauma oder Entzündung (bakteriell, rheumatisch, unspezifisch).

Übergangswirbel: Im cervico-dorsalen, im thorako-lumbalen und lumbo-sacralen Übergangsgebiet kann es Wirbel geben, die zahlenmäßig zwar zu einem bestimmten Abschnitt, z. B. zur Lumbalregion, gehören, in ihrer Gestalt sich aber dem darunter — oder darüberliegenden Abschnitt angeglichen haben. So spricht man von einer *Sacralisation*, wenn der letzte präsacrale Lendenwirbel in der Ausbildung seiner Querfortsätze einseitig oder doppelseitig Angleichungen an die Massa lateralis des

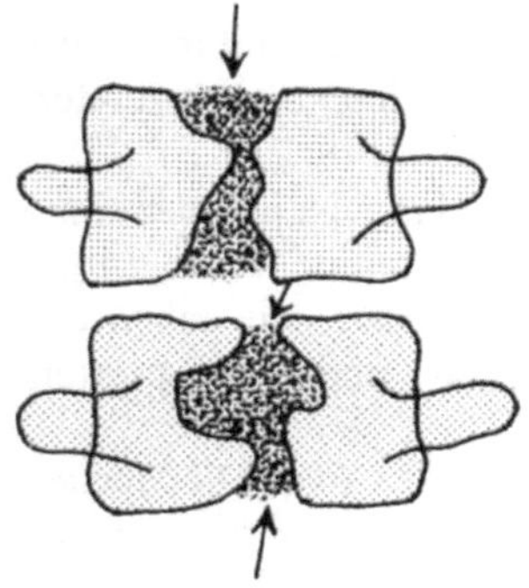

Abb. 3.134. Spina bifida

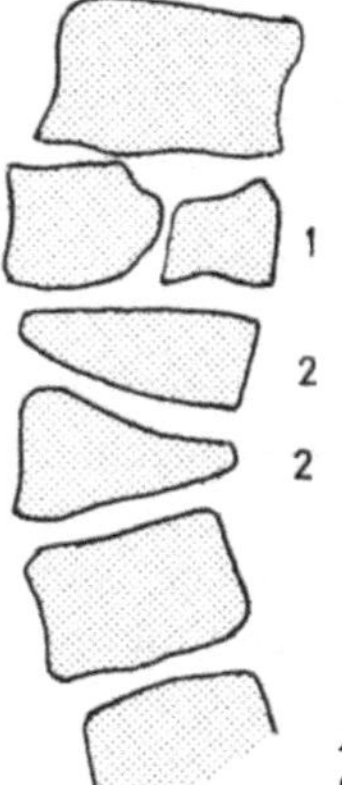

Abb. 3.135. Schmetterlingswirbel (1), Keilwirbel (2)

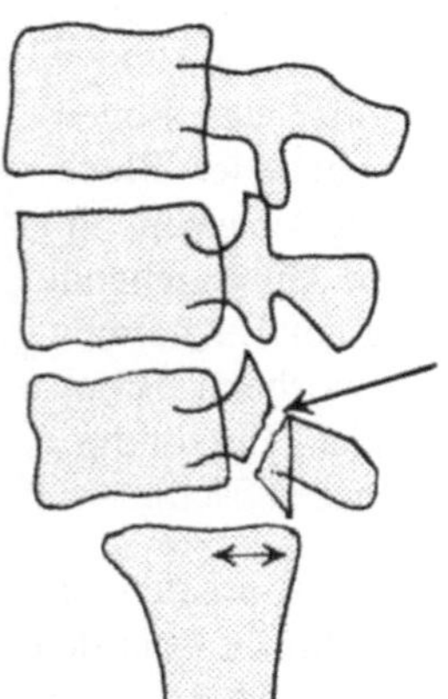

Abb. 3.136. Spondylolisthesis bei Spondylolyse

Kreuzbeines zeigt oder ganz in das Kreuzbein einbezogen ist. Von einer *Lumbalisation* spricht man, wenn der erste Kreuzbeinwirbel sich aus dem Verband löst und seine Massae laterales ein- oder doppelseitig zu Querfortsätzen werden. Darüber hinaus kennt man Hals- und Lendenrippen.

Spaltbildungen: Es gibt zahlreiche ventrale, dorsale und seitliche Spaltbildungen im Wirbelkörper- und Bogenbereich, die durch eine mangelnde Verschmelzung der einzelnen Anlagen zu erklären sind. Wichtig ist die Kenntnis der *Spina bifida* (Abb. 3.134), *bei der der Wirbelbogen unvollständig oder gar nicht geschlossen ist und damit der Processus spinosus fehlt.* Bei mangelhafter Verschmelzung der lateralen Hälften der Wirbel mit keilförmiger Deformierung derselben spricht man von einem *Schmetterlingswirbel* (Abb. 3.135). *Halbwirbelbildungen* (Abb. 3.135–2) können zu ausgleichenden Segmentverschiebungen mit entsprechenden sekundären groben Skoliosen und Kyphoskoliosen führen.

Spondylolisthesis (Abb. 3.136): Bei etwa 5% der Menschen besteht ein ein- oder doppelseitiger Defekt am wirbelkörpernahen Wirbelbogenteil *(Spondylolyse)* des 5. Lumbalwirbels. Dadurch kann der 5. Lumbal- auf dem 1. Sacralwirbel nach vorne und unten gleiten *(Spondylolisthesis)*. Das Ausmaß des Abrutschens kann man an einer Versetzung der Hinterkanten der Wirbelkörper gegeneinander abschätzen. Seltener ist eine Spondylolisthesis zwischen Lendenwirbelkörper 4 und 5. Im Gefolge der abnormen Beweglichkeit kommt es zu reaktiven Veränderungen an den Wirbelkörperkanten mit Osteophytenbildung. Die Bandscheibe wird mit der Zeit zerstört. Es kommt zu Sklerosierungen an den angrenzenden Grund- und Deckplatten und Verschmälerungen des Intervertebralraumes.

3.6.6.2.2 Frakturen der Wirbelsäule

Kompressionsfrakturen (Abb. 3.137): Der Wirbelkörper ist meist verlängert oder verbreitert, entweder gleichmäßig oder *keilförmig* nach ventral oder seitlich höhengemindert und zumeist unter der Grund- und Deckplatte durch die Kompression des Knochengewebes verdichtet. Vielfach findet sich eine ventrale oder seitliche *schnabelartige Stufenbildung* an der Ober-, aber auch an der Unterkante.

Impressionsfrakturen (Abb. 3.138): Durch Stauchung der Wirbelsäule werden Grund- und Deckplatten eingedrückt, man erkennt meist eine Unterbrechung der Grund- und Deckplattenkontur mit strich- oder bandförmigen Verdichtungen in diesem Gebiet. Die angrenzenden Intervertebralräume sind meist höhengemindert dadurch, daß das Bandscheibengewebe in die Impressionsfraktur eingestaucht wird. Die differentialdiagnostische Abgrenzung solcher Frakturen von degenerativen Veränderungen, z.B. beim M. Scheuermann, ist deshalb schwierig, die Kenntnis des Unfallmechanismus von größter Bedeutung.

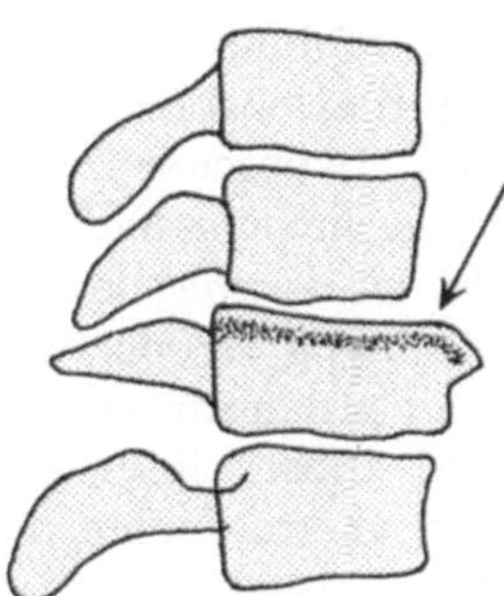

Abb. 3.137. Kompressionsfraktur

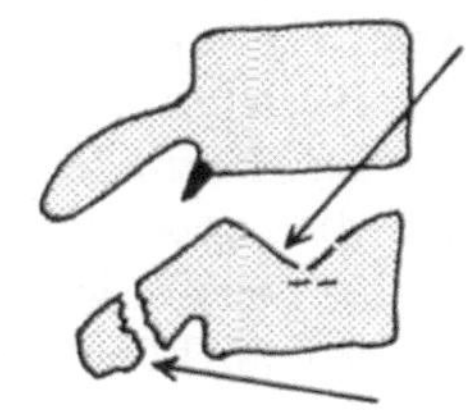

Abb. 3.138. Impressionsfraktur, Dornfortsatzfraktur

Quer- und Dornfortsatzfrakturen: Frakturierte Quer- und Dornfortsätze sind durch Aufhellungslinien vom übrigen Wirbelkörper abgrenzbar. Differentialdiagnostisch ist hier an persistierende Apophysen und im thorako-lumbalen Übergangsbereich an Lendenrippen zu denken.

Bogenfrakturen: Hier muß immer eine differentialdiagnostische Abgrenzung gegen Spaltbildungen erfolgen.

Luxationen und Subluxationen: Zur Erkennung von Luxationen und Subluxationen müssen die kleinen Wirbelgelenke exakt hinsichtlich ihrer Kongruenz abgesucht werden.

3.6.6.2.3 Entzündlich-infektiöse Erkrankungen (Spondylitis)

Durch hämatogene Ausbreitung kommt es zur Ansiedlung z.B. von Staphylokokken, Thyphus- oder Brucellabakterien, meist in Nähe der Wirbelkörper/Bandscheibengrenze sowie der Wirbelkörperaußenwand, so daß eine Mitbeteiligung der Zwischenwirbelscheiben und der Längsbänder häufig ist und sich auch röntgenologisch manifestiert. Bei der unspezifischen Spondylitis sind die Bogenanteile oft befallen.

Röntgenzeichen: Einen Destruktionsherd in der Lendenwirbelsäule erkennt man röntgenologisch erst, wenn er einen Durchmesser von mindestens 1,5 cm hat. Deshalb ist die Früherkennung einer Spondylitis auch mit Hilfe von Schichtaufnahmen sehr schwierig. In der Nähe der Grund- und Deckplatten, dem häufigsten Ausgangspunkt sowohl der spezifischen als auch der unspezifischen Spondylitis, treten zunächst unscharfe Strukturauflockerungen auf, die schon sehr früh reaktive Sklerosen in der Umgebung nach sich ziehen können. Der angrenzende Intervertebralraum verschmälert sich infolge Prolapses von Bandscheibengewebe in den Destruktionsherd. Die Destruktion ist bei der Spondylitis tuberkulosa meist ausgedehnter und reicht weit in den Wirbelkörper, während sie bei der unspezifischen Spondylitis mehr in den intervertebralraumnahen Abschnitten lokalisiert bleibt. Kommt der Prozeß, besonders bei der Spondylitis tuberkulosa nicht zum Stillstand, werden weitere Teile des Wirbelkörpers zerstört und der Prozeß kann über den Bandscheibenraum auf die nächsten Wirbelkörper überspringen. Schließlich erfolgt Zusammensinterung der Wirbelkörper, besonders bei der Spondylitis tuberkulosa, die sich keilförmig verschmälern können, so daß der *Gibbus* entsteht. (Gibbusbildungen können auch bei Hyperflexionsbrüchen, bei angeborenen oder erworbenen Keilwirbeln entstehen.) Im Ausheilungsstadium bilden sich *sekundäre Blockwirbel*, da der Intervertebralraum vollständig verödet. Die Wirbelkörper erscheinen dann meistens dicht und sklerosiert. Wird tuberkulöses Gewebe seitlich und nach ventral unter die Längsbänder gepreßt, so senkt es sich der Schwere folgend nach caudal ab. Es entsteht der *Senkungsabsceß*, der röntgenologisch oft durch massive Verkalkungen mit Verbreiterung des Paravertebralschattens imponiert. Eine besondere Form der tuberkulösen Spondylitis ist die *Spondylitis anterior superficialis*, wobei die Vorderflächen der Wirbelkörper unter dem Längsband zuerst befallen werden.

3.6.6.2.4 Unspezifische Spondylodiszitis

Dabei handelt es sich um einen unspezifischen Entzündungsprozeß der Bandscheiben und der angrenzenden Wirbelkörperabschnitte (besonders der Grund- und Deckplatten), der in Gesellschaft einer c. P., einer Psoriasis oder des M. Bechterew, aber auch unabhängig von einer anderen Krankheit auftreten kann. *Röntgenologisch* zeigt sich eine leichte bis starke Reduzierung des Zwischenwirbelraumes, die angrenzenden Wirbelkörperabschnitte sind mehr oder weniger sklerosiert, wobei die Sklerosierungen unscharfe Konturen zeigen. Gelegentlich treten unscharf begrenzte Aufhellungen auf, die Deckplatteneinbrüchen entsprechen. *Differentialdiagnostisch* müssen eine Osteochondrose (scharfe Konturen, stärkere Spondylophytenbildungen), ein Osteoid-Osteom (meist dossal und im Bogenbereich gelegen) und die Spondylitistuberkulosa abgegrenzt werden.

3.6.6.2.5 Degenerative Wirbelsäulenerkrankungen

Degenerative Erkrankungen können sich an den verschiedenen anatomischen Abschnitten der Wirbelsäule manifestieren.

Chondrosis intervertebralis. Der Gallertkern der Zwischenwirbelscheibe verliert an Wasser als Ausdruck seiner Degeneration. Durch diese Volumenabnahme kommt es zu einer Verschmälerung des Intervertebralraumes. Durch die Abnahme der Elastizität entsteht eine Bewegungsbehinderung bei Ante- und Retroflexion (zu sehen auf Funktionsaufnahmen). Reißt der Anulus fibrosus vollständig ein, so kann der Discus nach dorsal oder dorso-lateral prolabieren. Den *Discusprolaps* erkennt man röntgenologisch oft an einem Klaffen der dorsalen Anteile des Intervertebralraumes, die darüberliegenden Segmente stehen in Streckstellung.

Osteochondrosis intervertebralis (Abb. 3.139): Mit fortschreitender Degeneration der Zwischenwirbelscheibe lockert sich das Bewegungssegment. Reaktive Veränderungen zeigen sich an den angrenzenden Wirbelkörpern: Die Spongiosa unter den Grund- und Deckplatten des verschmälerten Intervertebralraumes verdichtet sich unregelmäßig, häufig bandförmig, es kommt zur Ausbildung von *Osteophyten* bzw. *Spondylophyten* (s. unten). Grund- und Deckplatteneinbrüche werden beobachtet.

Spondylosis deformans. Bei einer Lockerung der festen Verbindung zwischen dem äußeren Anteil des Anulus fibrosus und der Wirbelkörperrandleiste verliert das Bewegungssegment seine Stabilität, wodurch der oft noch wasserreiche Gallertkern laufend unter das vordere Längsband und unter die Seitenbänder gepreßt wird. Dadurch entstehen Zerrungen an diesen Bändern, die mit reaktiven Knochenneubildungen, den *Osteophyten* bzw. *Spondylophyten* (Abb. 3.144), beantwortet werden. Sie entstehen einige Millimeter ober- oder unterhalb der Wirbelkörperkante und sehen henkelartig aus. Bei der Spondylosis deformans braucht der Intervertebralraum nicht verschmälert zu sein. Bei überschießender Spondylophytenbildung spricht man von *Spondylosis hyperostotica*. Sie

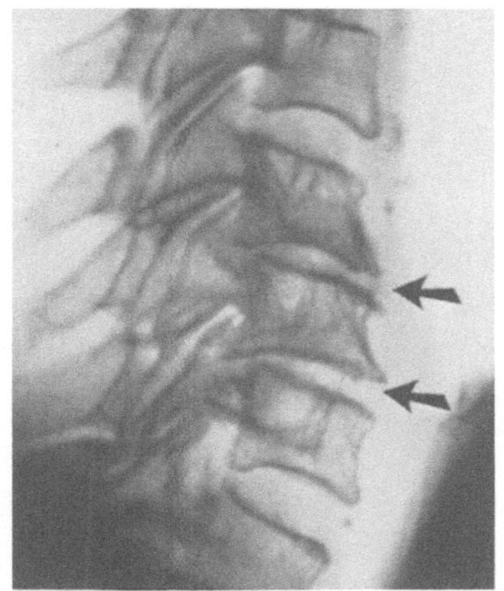

Abb. 3.139. Osteochondrose HWS

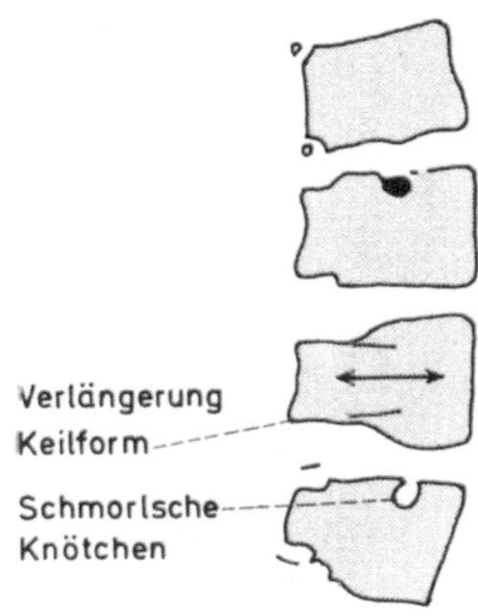

Abb. 3.140. Schema M. Scheuermann

kommt gehäuft bei Diabetikern vor (*Typ Forestier*).

Spondylarthrose. Im Verein mit einer Gefügelockerung der Intervertebralverbindung verschleißen die Wirbelbogengelenke. *Röntgenologisch* zeigt sich das an Verschmälerungen der Gelenkspalten mit Verdichtungen in der unmittelbaren Umgebung. Außerdem finden sich an den Rändern der kleinen Wirbelgelenke Anbauten.

Uncovertebralspondylosis. An den Processus uncinati der Halswirbelsäule entstehen Osteophyten ebenfalls infolge einer erhöhten Beweglichkeit eines Segmentes. Diese Osteophyten können die Foramina intervertebralia einengen (sichtbar auf Schrägaufnahmen).

3.6.6.2.6 Scheuermannsche Erkrankung (Adolescentenkyphose)

Im Pubertätsalter brechen die Grund- und Deckplatten an umschriebener Stelle durch aseptische Nekrosen ein. Es kommt zum intraspongiösen Discusprolaps (Schmorlsches Knorpelknötchen) (Abb. 3.140).

Röntgenzeichen (Abb. 3.141): Vorwiegend in der mittleren und unteren Brustwirbelsäule und im dorso-lumbalen Übergangsbereich keilförmige Verschmälerung einiger Wirbelkörper nach ventral, die Tiefendurchmesser der Wirbelkörper werden größer. Grund- und Deckplattenunregelmäßigkeiten, später mit kreisförmigen Verdichtungen im grund- und deckplattennahen Wirbelkörper intraspongiös (sog. Schmorlsches Knorpelknötchen). Es

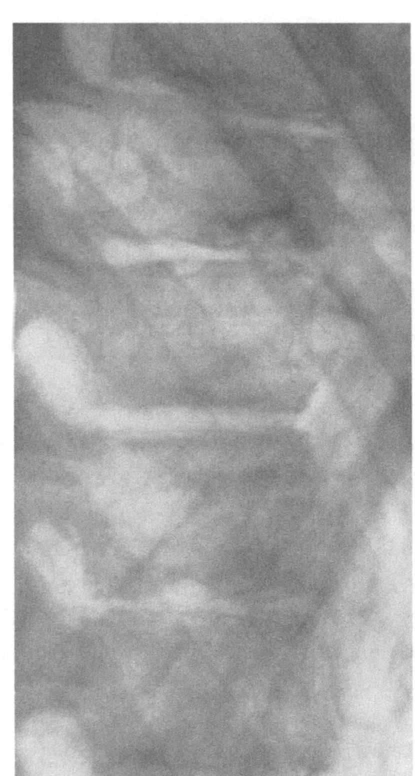

Abb. 3.141. M. Scheuermann

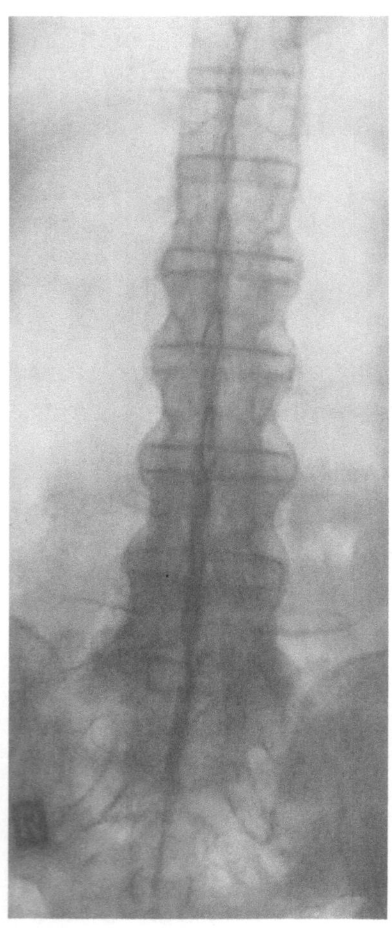

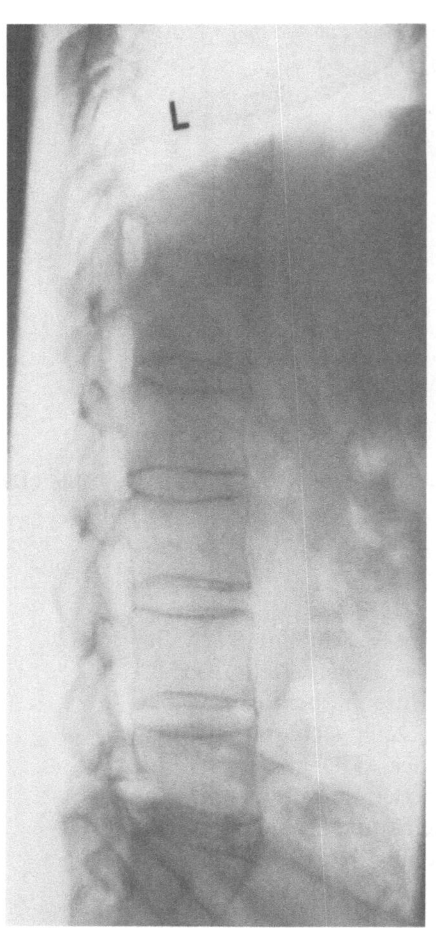

a b

Abb. 3.142 a u. b. Vollbild M. Bechterew

kommt zu einer Kyphose und sekundären Spondylose. Ein umschriebener Prolaps im Randleistengebiet führt zur Ventralverlagerung der betroffenen Wirbelkörperkante.

3.6.6.2.7 Erkrankungen aus dem rheumatischen Formenkreis

Morbus Bechterew (Ankylosierende Spondylitis, Spondylarthritis ankylopoetica) (Abb. 3.142). Ätiologisch nicht geklärte entzündliche Erkrankung des Stammskelets einschließlich der Becken- und Brust korbverbindungen.

Röntgenzeichen: Die überwiegende Zahl der Patienten zeigt zunächst Veränderungen an den *Iliosacralgelenken* sowie am *thorakolumbalen Übergangsbereich.* An den Iliosacralgelenken kommt es zu subchondral gelegenen rundlichen bis ovalären Aufhellungen *(Destruktionszeichen).* Es entstehen subchondrale Spongiosaverdichtungen, oft von unregelmäßiger Anordnung, gezipfelt-bandförmig *(Sklerosezeichen),* schließlich entstehen Verknöcherungen im sacroiliacalen Gelenkspalt *(Ankylosezeichen,* Abb. 3.143b*).* Alle Zeichen können nebeneinander bestehen, so daß ein *„buntes Bild"* (Sacroiliitis, Abb. 3.143a) resultiert. Im Endstadium sind die Iliosacralgelenke vollständig und homogen verlötet. Im Frühstadium können die Ver-

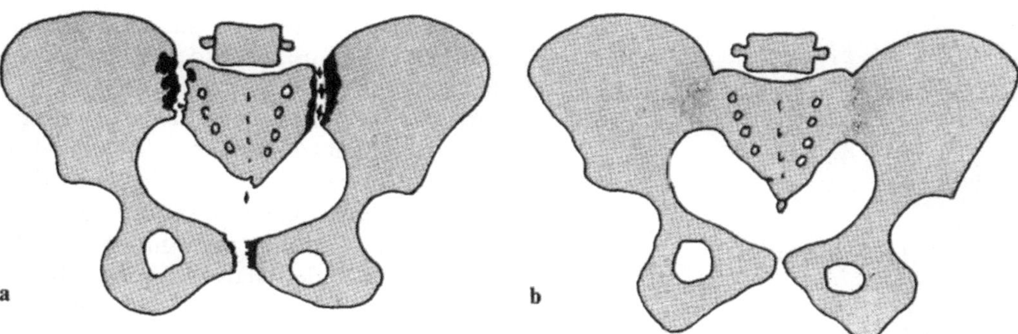

Abb. 3.143a u. b. Sacroiliitis bei M. Bechterew. a) „buntes Bild". b) voll ankylosiert

änderungen häufig nur durch Schichtaufnahmen sichtbar gemacht werden. Besonders im thorako-lumbalen Übergangsbereich entstehen *Syndesmophyten* (Abb. 3.144). Sie wachsen im äußeren Teil des Anulus fibrosus oder im prädiscalen Raum, also zwischen Anulus fibrosus und vorderem Wirbelsäulenlängsband (s. Zeichnung). Die Syndesmophyten entwickeln sich in craniocaudaler oder caudo-cranialer Richtung, sie sind flachbogig und harmonisch gestaltet. An den Wirbelkörpern, besonders der Lendenwirbelsäule, kommt es zur *Spondylitis anterior,* die sich durch kleine Konturdefekte am Vorderteil der Wirbelkörperrandleiste oder durch glatt begrenzte Verdichtungen der Wirbelkörperkanten (glänzende Ecke) zunächst auszeichnet. Es setzt dann eine Knochenneubildung an der Wirbelkörpervorderfläche ein, die die Wirbelkörper begradigt und einen *Kastenwirbel* entstehen läßt. Ein Kastenwirbel kann sich allerdings auch aus einer Destruktion der Wirbelkörperkanten entwickeln. Destruktionen an den Zwischenwirbelscheiben und den angrenzenden Wirbelkörperabschnitten werden als *Spondylodiscitis* bezeichnet. Die Konturen der Wirbelkörper zum verschmälerten Bandscheibenraum hin werden unscharf und verwaschen, ein Intervertebralraum kann vollständig verlöten. Auch die kleinen Wirbelgelenke veröden mit der Zeit. Mit fortgeschrittenem Stadium kommt es zu zunehmenden Verknöcherungen der Wirbelsäulenbänder, insbesondere des vorderen und hinteren Längsbandes, es resultiert das Bild des *„Bambusstabes"* (Abb. 3.142a).

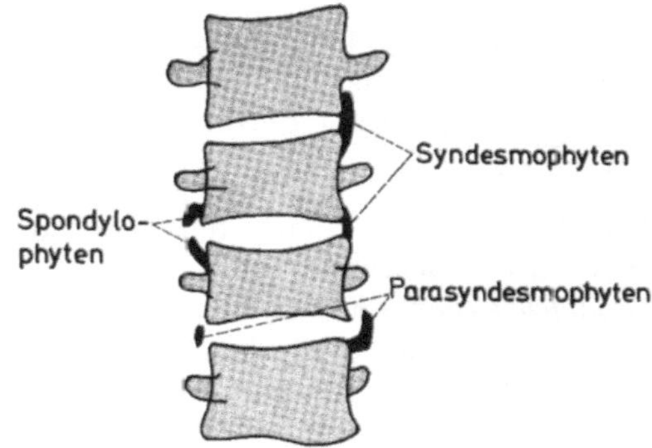

Abb. 3.144. Differentialdiagnose der Wirbelkörperrandanbauten

Psoriasisspondylitis. Bei Beteiligung der Wirbelsäule an einer Psoriasisarthritis entstehen *Parasyndesmophyten* (Abb. 3.144). Dabei handelt es sich um ziemlich große stierhornförmige Knochenspangen (siehe Schema), die vom Wirbelkörper ausgehen, nach cranial oder caudal immer in einer gewissen Distanz zum Wirbelkörper streben. Die Spangen ankylosieren nicht. Daneben gibt es auch paraspinale Knochenneubildungen, die keinen Kontakt zur Wirbelsäule haben. Gelegentlich tritt eine Spondylodiszitis (s. dort) auf.

3.6.6.2.8 Wirbelsäulentumoren

Die meisten unter dem Kapitel „Knochentumoren" beschriebenen Knochentumoren können auch an der Wirbelsäule auftreten.

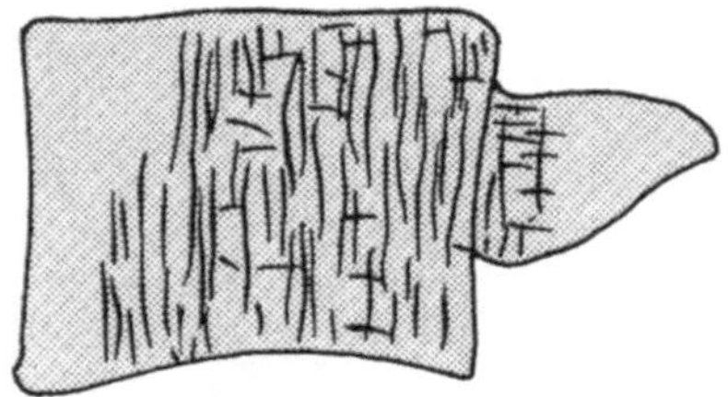

Abb. 3.145. Hämangionwirbel

Besondere Formen

Hämangiomwirbel. Wabenartige strähnige Strukturauflockerungen neben strähnigen Verdichtungen („hypertrophische Atrophie" durch Verstärkung der stehengebliebenen Trabekel) vorwiegend im Wirbelkörper, meist ohne gröbere Formveränderung (Abb. 3.145).

Chordom. Seltener Tumor mit Sitz im Clivus oder im Sacrum.

Röntgenzeichen: Lokalisierte Destruktion der Sphenoidbasis, wobei der Weichteiltumor die Luft innerhalb des Sinus ersetzt. Einwachsen in den Retropharyngealraum möglich. Bei Befall der Wirbelsäule kommt es zu Arrosionen der Wirbelkörper.

Aneurysmatische Knochencyste. Wabige Destruktion vorwiegend des Wirbelkörpers, mit scharfen, meist sklerosierten Randsäumen und häufig großem paraossärem Weichteiltumor, der sich durch zarte Verkalkungen, oft aber auch mit einer verkalkten Kapsel darstellt.

Osteoblastom. siehe dort.

Wirbelsäulenveränderungen mit Zunahme der Dichte. Metastasen, M. Paget (Volumenzunahme!), Osteomyelosklerose, Albers-Schönbergsche Erkrankung, Zustand nach Spondylitis, Lymphogranulomatose.

3.6.6.3 Kontrastmitteldiagnostik von Wirbelsäule, Spinalkanal und Rückenmark

H. G. Vogelsang

3.6.6.3.1 Myelographie

Pneumomyelographie. Sie erfolgt mit Luft oder Edelgasen. Der Liquor-Luft-Austausch (ca. 40–60 ml) wird von suboccipital her für den Thorako-Lumbalbereich in Kopftieflage durchgeführt. Zur Darstellung des cervikalen und thorakalen Bereiches erfolgt die Insufflation von Luft über den lumbalen Zugang, wobei die Halswirbelsäule den höchsten Punkt bildet. Wegen der starken Überlagerung mit Knochen und Weichteilstrukturen und des relativ schwachen Kontrastes ist die Tomographie ein wichtiger Bestandteil dieser Untersuchung. Insgesamt ein größerer technischer Aufwand und vermehrte Strahlenbelastung. Aussagekraft und Indikationen eingeschränkt. Keine Komplikationen, sieht man von vegetativen Veränderungen ab, wenn die Luft in das Ventrikelsystem gelangt. Daher im Anschluß an die Untersuchung eine Kopftieflage für 2–3 Tage empfehlenswert.

Myelographie mit wäßrigen Kontrastmitteln. Bislang nur für den Lumbalbereich anwendbar (Dimer X). Durchführung über Lumbalpunktion ohne besondere Vorbereitung des Patienten und ohne Spinalanaesthesie in sitzender oder Halbschräglage; Aufnahmen in mehreren Ebenen. Anschließend sitzende Position beibehalten, um Aufsteigen des Kontrastmittels zu verhindern (nach neueren Untersuchungen nicht mehr unbedingt erforderlich).

Das neu entwickelte, nichtionisierende wasserlösliche Kontrastmittel Metrizamide (Amipaque) kann für den gesamten Spinalkanal verwendet werden. Eingabe von lumbal; für den Cervicalbereich hat sich die laterale Punktion in Höhe $C^1/_2$ bewährt.

Komplikationsmöglichkeiten: zum Teil stärkere vegetative Beschwerden (Kopfschmerzen, Übelkeit, Erbrechen), vorwiegend bedingt durch Liquoraustritt aus dem Stichkanal und damit als Unterdrucksymptom zu bewerten, nur z. T. kontrastmittelbedingt. Spinale Reizerscheinungen werden durch die angegebenen Kontrastmittel nicht verursacht; sehr selten Auftreten cerebraler Krampfanfälle (unter 1%).

Die Vorteile sind eine ausgezeichnete Detailerkennbarkeit von Rückenmark,

Nervenwurzeln bzw. Cauda equina, Subarachnoidalräumen, Durabegrenzung und Wurzeltaschen.

Myelographie mit öligen Kontrastmitteln. Verwandt werden Duroliopaque und Pantopaque; Menge richtet sich nach der Durchgängigkeit im Queckenstedt-Versuch: bei Stop geringe Menge von 1–3 ml, sonst 10 ml über Suboccipital- oder Lumbalpunktion. Kippungsmöglichkeit des Patienten und Sichtgerät zur Beurteilung des Kontrastmittelflusses erforderlich. Wegen fehlender bis sehr langsamer, über Jahre gehender Resorbierbarkeit und damit verbunden möglicher arachnitischer Verklebungen Entfernung nach Beendigung der Untersuchung anzustreben. Im übrigen praktisch keine Komplikationen.

Sehr kontrastreiche Darstellung des Spinalkanales, jedoch — gegenüber wäßrigen Kontrastmitteln — geringe Detailerkennbarkeit.

3.6.6.3.2 Pathologische Befunde

Zu registrieren sind neben den funktionellen Veränderungen beim Kontrastmitteldurchfluß Teil- bis Totalstopbildungen. Aus ihrer Konfiguration ist ein Rückschluß auf die Lokalisation (extra- oder intradural, intra- oder juxtamedullär) und vielfach auch eine Artdiagnose der *Raumforderung* möglich (Abb. 3.146 u. 3.147). *Bandscheibenvorfälle* zeigen eine Einengung bis Unterbrechung (Totalprolaps) des Kontrastmittelbandes von ventral her, Verformung und/oder Unterbrechung von Wurzelscheiden (Schrägaufnahmen bei 30° und 45°).

Arachnitiden sind gekennzeichnet durch tropfenförmig-uncharakteristisches Hängenbleiben des Kontrastmittels in verschiedenen Höhen, *spinale Angiome* durch band- und wurmartige Aussparungen der sich im Negativ abzeichnenden pathologischen Gefäße. Anwendung auch bei Verdacht auf traumatische Wurzelausrisse im Cervicalbereich (Austreten des Kontrastmittels nach laterobasal durch Zerreißung der Wurzeltaschen). Ein fehlender Rückenmarkascensus oder Meningo- bzw. Meningomyelocelen sind myelographisch erfaßbar.

3.6.6.3.3 Epidurographie

Es handelt sich um die Darstellung des Epiduralraumes im Lumbalbereich mit wäßrigem Kontrastmittel, meist über eine Punktion des Hiatus sacralis. Indikation vorwiegend bei Verdacht auf Discushernie. Wird selten angewandt, da Myelographie aussagekräftiger.

3.6.6.3.4 Spinale Arteriographie

Die *transfemorale Darstellung* der die Wirbelsäule, den Spinalkanal und das Rückenmark versorgenden Arterien wurde in den vergangenen 10 Jahren zunehmend ausgebaut. Die Zubringerarterien (Aa. vertebrales, thyreo-cervicales, intercostales und lumbales) werden selektiv aufgesucht, unter Schirmbildkontrolle Probeinjektion von 1–1,5 ml der wenig neurotoxischen Kontrastmittel der Methylglucaminreihe (Angiografin, Conray 60, Telebrix 300), anschließend serienangiographische Aufnahmen mit Injektion von 2–3 ml. Risiko bei sachgerechter Anwendung und Beachtung bestimmter Kautelen gering. Technisch und zeitlich jedoch erheblicher Aufwand. Anschließende Auswertung mit Subtraktion unerläßlich.

Die *arterielle Versorgung* des Rückenmarkes erfolgt letztlich nur über relativ wenige und dünnkalibrige Arterien (Aa. radiculares), die zudem bezüglich ihres Abganges aus den Zubringerarterien variabel sind. So stehen für den Thorakal- und Lumbalbereich des Rückenmarkes nur 1–2 Radiculararterien zur Verfügung, meist linksseitig entspringend, im Cervicalbereich 2–4, meist beidseitig an das Rückenmark herantretend, sich vereinend zur A. spinalis ant. bzw. den Aa. spinales post. Von dort erfolgt die eigentliche Versorgung des Rükkenmarkes.

Indikationen zur spinalen Arteriographie: Vorwiegend Verdacht auf *spinale Gefäßmißbildungen* (Abb. 3.148), die nach Größe und Lokalisation mit Zu- und Abflüssen

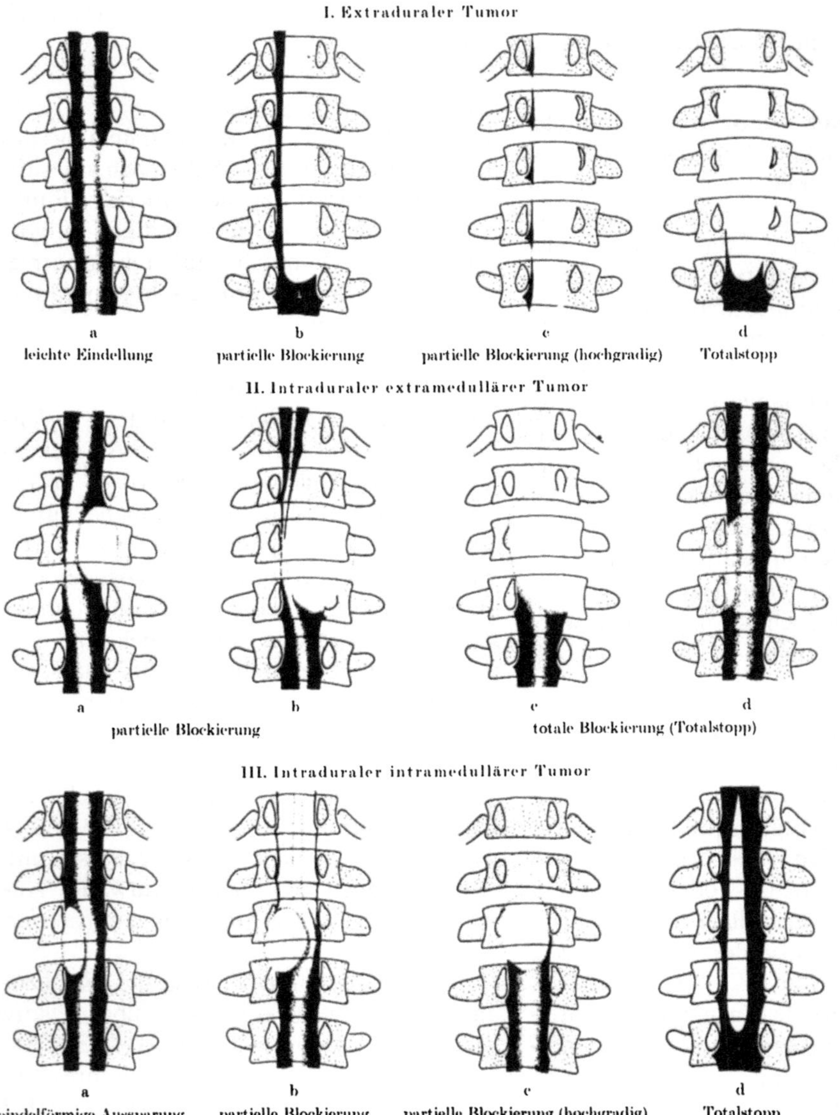

Abb. 3.146. Myelographische Befunde bei verschiedener Tumorlokalisation (aus Wellauer, 1961)

dargestellt werden können. Meist handelt es sich um intradurale arteriovenöse Angiome. Weitere Indikationen sind Wirbelhämangiome, gefäßreiche Wirbeltumoren, deren paravertebrales und epidurales Wachstum aus Verlagerungen und Anfärbung erkennbar ist, intraspinale Tumoren und Traumafolgen.

3.6.6.3.5 Spinale Phlebographie

Die epidural und paravertebral angeordneten Wirbelsäulenvenen sind a) im LWS- und BWS-Bereich transossär über den Dornfortsatz, im HWS-Bereich von ventral über den Wirbelkörper und b) für den Lumbalabschnitt auch über die retrograde Phlebographie transfemoral darzustellen. Injektion von 10–20 ml Kontrastmittel, Aufnahmen in 2 Ebenen gegen Ende der Injektion, ggf. Ergänzung durch Angiotomographie und Serienangiographie. Abgesehen von Kontrastmittelüberempfindlichkeit keine Komplikationen zu erwarten.

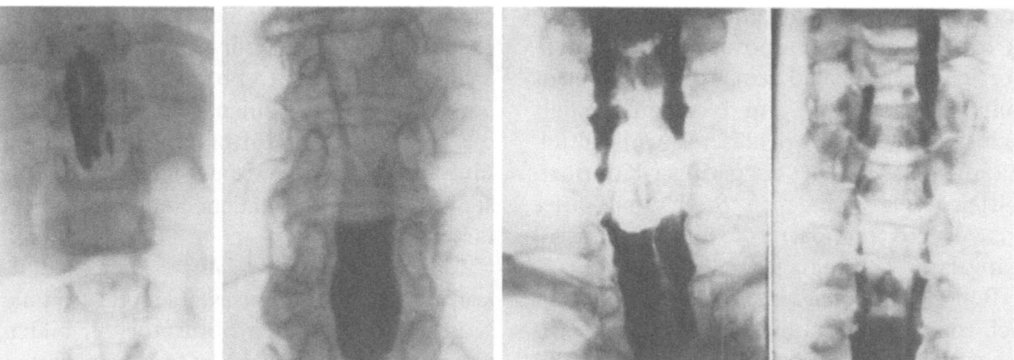

Abb. 3.147a–d. Befunde bei öliger Myelographie. a) Extraduraler Stop (Sympathicoblastom), b) Intraduraler, extramedullärer Stop (Meningeom), c) Intraduraler, extramedullärer raumfordernder Prozeß (Neurinom), d) Intraduraler, intramedullärer raumfordernder Prozeß (Astrocytom)

Charakteristischer Aufbau der ausgedehnten Venensysteme, die im Epiduralraum ventral und dorsal angeordnet sind und einen strickleiterähnlichen Aufbau besitzen. Zahlreiche Anastomosen. Abflüsse über Intervertebralvenen in tiefe Halsvenen bzw. Azygossystem bzw. V. cava inf.

Pathologische Veränderungen finden sich in Form von *Verlagerungen, Einengungen* bis *Unterbrechungen* epi- und/oder paravertebraler Venen. Meist ist der Befund unspezifisch, nur bei Sanduhrgeschwülsten und malignen Wirbeltumoren relativ charakteristische Veränderungen.

Indikationsbereich: Wirbel- und epidurale Prozesse.

3.6.6.3.6 Discographie

Die Kontrastmitteluntersuchung der Bandscheiben erfolgt im *Cervicalbereich* von ventral, im *Lumbalbereich* von dorsal (transdural) her. Abgesehen von einer Lokalanaesthesie ist eine Prämedikation nicht erforderlich. Unter Röntgenkontrolle wird mit einer dünnen längeren Nadel der Zwischenwirbelraum aufgesucht und dann die Spitze der Nadel in die Mitte des Zwischenwirbelraumes eingebracht. Manuelle Injektion von 1–1,5 ml wäßrigen Kontrastmittels, Aufnahmen in 2 Ebenen, ggf. ergänzt durch tomographische Untersuchungen. Im Cervicalbereich gelingt es nicht, Kontrastmittel in eine gesunde Bandscheibe einzu-

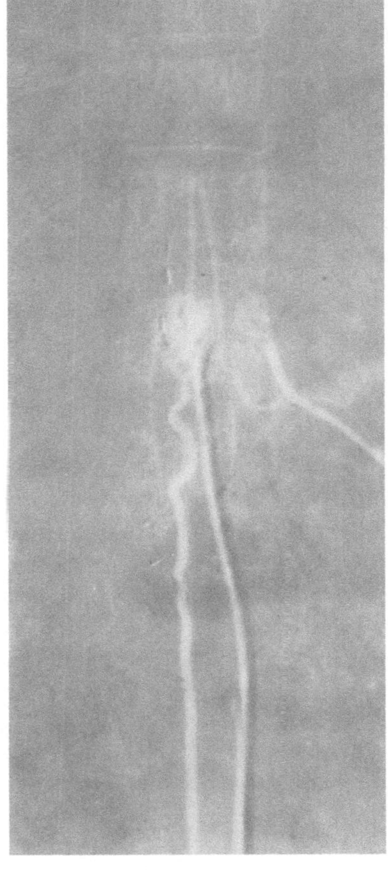

Abb. 3.148. Spinales Angiom des thorakolumbalen Bereiches. Zubringer A. intercostalis 11 links, funktionell erweiterte A. radicularis magna mit Übergang in A. spinales ant. — spinales Angiom, Abfluß nach caudal über funktionell erweiterte Vene

spritzen bzw. nur eine ganz geringe Menge in den Nucleus pulposus; im Lumbalbereich entsprechend dem größeren Nucleus pulposus ca. 1,0 ml. Im Normalfall stellt sich der Nucleus in ovalärer Form, mittelständig gelegen, dar; ein geringer Kontrastmittelrückfluß aus dem Stichkanal unter das vordere (cervical) bzw. hintere (lumbal) Längsband ist möglich.

Bei *Bandscheibendegenerationen* verteilt sich das Kontrastmittel diffus im Zwischenwirbelraum, bei *Protrusionen* oder *Vorfällen* dringt das Kontrastmittel im zerstörten Bandscheibengewebe unter das hintere Längsband, z.T. dieses abhebend oder nach uncovertebral. Mit entscheidend ist der bei der Injektion auftretende radiculäre Schmerz entsprechend der vorangegangenen Symptomatologie.

Indikationen: Schulter-Arm-Syndrome mit mehr oder weniger stark ausgeprägten neurologischen Ausfällen bzw. therapieresistenten starken Beschwerden ohne neurologische Ausfälle, cervicale Myelopathien, Ischialgien, Traumafolgen an HWS oder LWS. Ergänzende Diagnostik bei negativen myelographischen Befunden.

3.6.7 Becken

J. Freyschmidt

3.6.7.1 Die Hüftgelenke

Zur Beurteilung der Hüftgelenke ist eine streng sagittale Röntgenaufnahme bei leicht innenrotierten Füßen Voraussetzung, so daß die kleinen Rollhügel eben noch zu erkennen sind. Schon leicht verprojizierte Aufnahmen, erkennbar an der asymmetrischen Abbildung der Foramina obturatoria, können eine Beurteilung unmöglich machen und zu erheblichen Fehldiagnosen führen.

3.6.7.1.1 Mißbildungen

Hüftpfannendysplasie (congenitale Hüftluxation). Die frühe Erkennung der Hüftpfannendysplasie ist deswegen wichtig, weil die Erkrankung ohne Behandlung zu einer Luxation und später zur Coxarthrose führt.

Röntgenzeichen (Abb. 3.149): Es gibt verschiedene Hilfslinien und Winkel, die die mangelhafte Hüftpfannenentwicklung und Ossifikation sowie die fehlerhafte Einstellung des proximalen Femurendes erfassen können.

1. *Shenton-Ménard-Linie:* Die Medialkontur des Femurhalses und die craniale Kontur des Foramen obturatorium bilden normalerweise einen harmonischen glatten Bogen. Bei der congenitalen Hüftluxation ist der Bogen unterbrochen.

2. *Pfannendachwinkel:* Winkel zwischen y-Fugen-Horizontaler und Verbindungslinie zwischen medialem und lateralem Rand der Hüftpfanne. Beim Säugling männl. bis 29°, weibl. bis 32°, beim Halbjährigen männl. bis 26°, weibl. bis 28°, beim Einjährigen männl. bis 24°, weibl. bis 26°. Mit zunehmendem Alter wird der Pfannendachwinkel flacher, beim 7jährigen beträgt er etwa 18° (männl.) bzw. 19° (weibl.).

3. *Ombrédannesche Senkrechte:* Bestimmung der Lage des Femurkopfkernes in der Pfanne. Sie wird durch die Senkrechte von der lateralen Hüftpfannendachecke zur y-Fugen-Verbindungslinie gebildet. Im Normalfall steht der Femurkopfkern im inneren unteren Quadranten.

Abweichungen von der Lage geben Ausdruck über den Grad der Subluxation oder Luxation. Liegt die obere mediale Spitze des Schenkelhalses (Diaphysenstachel) außerhalb der Ombrédanneschen Senkrechten, so liegt eine Lateralisierung vor; steht sie oberhalb des Foramen obturatorium, so besteht eine Cranialisierung.

Pfannendachhypoplasie. Das Pfannendach deckt den Femurkopf unvollständig. Disposition zu frühzeitiger Coxarthrose (Präarthrose) (Abb. 3.150).

Angeborene Coxa valga und Coxa vara. Der normale Collodiaphysenwinkel (Abb. 3.149) liegt im Säuglings- und Kindesalter zwischen 140° und 130°, im Erwachsenenalter zwischen 120° und 130°. Eine Abnahme des Collodiaphysenwinkels bezeichnet man als Coxa vara, eine Zunahme als Coxa valga. Beide Abweichungen führen über eine veränderte Statik und Mechanik im Hüftgelenk früher oder später zur Coxarthrose.

3.6.7.1.2 Erworbene Formveränderungen des Hüftgelenkes

Zahlreiche Krankheitsprozesse wie Rachitis oder Osteomalacie, die fibröse Dysplasie und Traumen können zu einer erworbenen Coxa vara (symptomatische Coxa vara) führen.

Morbus Perthes. Aseptische Femurkopfnekrose, die zwischen dem 3. und 10., manchmal bis zum 14. Lebensjahr einseitig auftritt.

Röntgenzeichen (Abb. 3.151): Zunächst Verbreiterung des medialen Gelenkspaltes (a). Es folgt eine leichte Abflachung des Hüftkopfes, dann leichtere Verdichtungen und unregelmäßige Aufhellungen im Femurkopf (b) (Fragmentation). Die Metaphysenbegrenzung wird unregelmäßig. Mit der Zeit rücken die Fragmente aneinander, sie verschmelzen (c), es resultiert eine Pilz- oder Walzenform des Kopfes (d u. e). In späteren Jahren stellt sich eine Coxarthrose ein.

Jugendliche Hüftkopfepiphysenlösung. Sie tritt in der Pubertät auf und führt zu einer vollständigen Kontinuitätstrennung von Kopf und Hals in der Wachstumsfuge. Die Kopfcalotte gleitet in Abhängigkeit vom Collodiaphysenwinkel nach vorn unten (90°), nach medial hinten unten (120°), nach hinten unten (140°), nach lateral hinten unten (160°). *Röntgenologisches* Frühzeichen der beginnenden Epiphysiolyse ist eine Verbreiterung der Epiphysenfuge, die darüber hinaus unregelmäßig begrenzt erscheint. Die Epiphysiolyse tritt häufig bilateral auf.

Coxarthrose und Coxarthritis. Die Röntgenzeichen ergeben sich aus dem im Kapitel

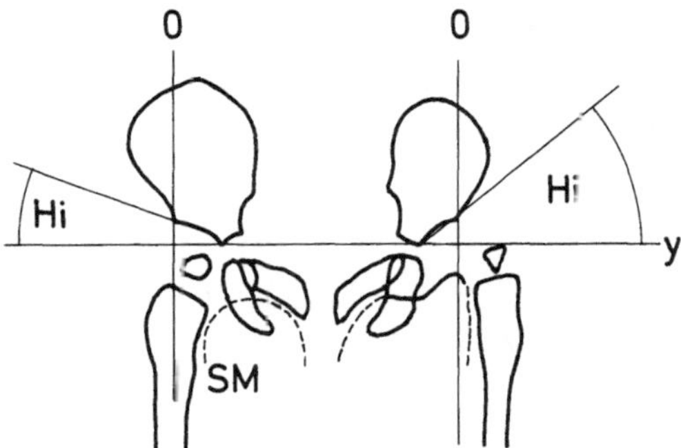

Abb. 3.149. Ombrédannesche Senkrechte (O), Pfannendachwinkel nach Hilgenreiner (Hi), Y-Fugen-Horizontale (Y), Shenton-Ménard-Linie

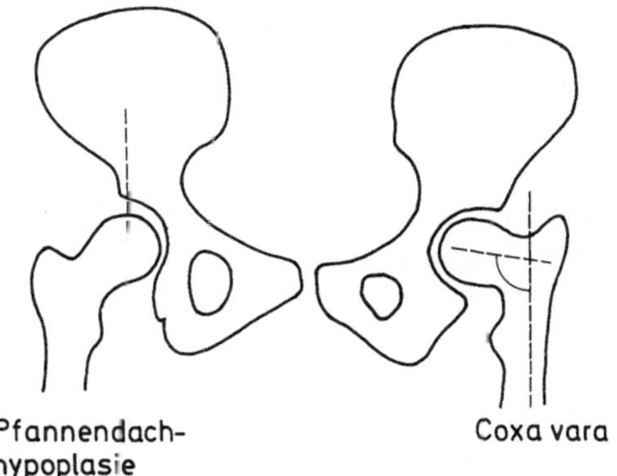

Abb. 3.150

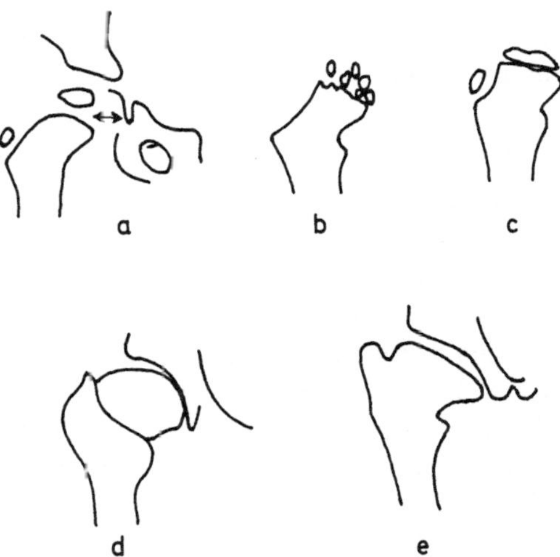

Abb. 3.151a–e. M. Perthes: a) Erstes Stadium, b) Zweites Stadium, c) Drittes Stadium, d) u. e) Viertes Stadium

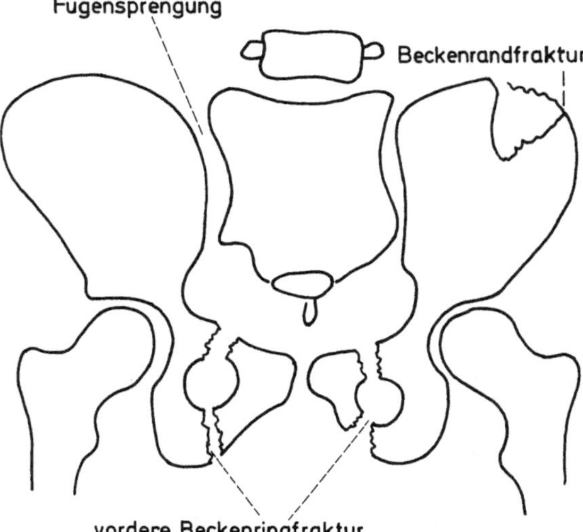

Abb. 3.152. Prädilektionsstellen und Schema von Beckenfrakturen

„Gelenke" Gesagten. Differentialdiagnostische Besonderheiten am Hüftgelenk: Bei der Coxarthrose ist die Gelenkspaltverschmälerung in der Regel primär exzentrisch, bei der Arthritis mehr konzentrisch.

Bei entzündlichen, aber auch lang andauernden degenerativen Prozessen sowie bei der Pagetschen Erkrankung und der Osteomalazie kann es zu einer Protrusio acetabuli kommen, wobei sich der Pfannengrund über die Linea terminalis des Beckens nach medial hinaus vorwölbt. Fernerhin kann die Pfanne nach cranial wandern.

3.6.7.2 Iliosacralgelenke

Verdichtungen um die Iliosacralgelenke herum können verschiedene Ursachen haben:

a) *Sacroiliitis ankylopoetica:* Diese zum M. Bechterew gehörende Veränderung zeigt neben den Verdichtungen um die Iliosacralgelenke herum meist Destruktionsherde und Ankylosierungen (sog. „buntes Bild").

b) *Sacroiliitis* bei *Psoriasisarthritis*, bei *Colitis ulcerosa* und *Enteritis regionalis*, *Sacroiliitis* bei *chronischer Polyarthritis*, besonders bei der juvenilen Form:

Auch hier besteht meist ein „buntes Bild" mit Destruktions-, Sklerose- und Ankylosezeichen.

c) *Sacroiliacalarthrose:* Meist gleichförmige Sklerosierungen um die Iliosacralgelenke herum mit osteophytären Ausziehungen an den Unter- und Oberkanten.

d) *Spezifische oder unspezifische entzündliche Veränderungen:* Bei der Osteomyelitis in Iliosacralgelenksnähe oder bei der spezifischen tuberkulösen Entzündung des Iliosacralgelenkes kommt es im Stadium der Reparation zu sklerosierenden Veränderungen um die Iliosacralgelenke herum.

e) *Ostitis condensans ilii:* Die Verdichtung beschränkt sich, wie Schrägaufnahmen zeigen können, meist ausschließlich auf die Iliumseite, wo sich eine ziemlich homogene dreieckförmige Verdichtung findet. Keine Destruktionszeichen dabei.

f) *Osteoplastische Metastasen, M. Paget* und *andere Erkrankungen*, die mit Knochenverdichtung einhergehen.

g) *Kapsel- und Bandverknöcherungen der Iliosacralgelenke,* z.B. nach Traumen mit Iliosacralgelenksprengung oder chronischer Überbelastung.

Röntgenzeichen: Umschriebene gelenknahe Sklerose und paraarticuläre streifige oder flächenhafte Verkalkungen.

3.6.7.3 Traumatische Veränderungen am Becken

Man unterscheidet die Beckenring- von der Beckenrandfraktur (Abb. 3.152). Besonders schwierig kann die Erkennung dezenter Hüftpfannenfrakturen sein.

Literatur

Collis, J. S.: Lumbar discography. Springfield (Ill.): C. Thomas Publ. 1963.

Dahlin, D. C.: Bone tumors, C. C. Thomas Springfield, U.S.A. 1973

DiChiro, G., Doppman, J. L., Ommaya, A. K.: Selective arteriography of the spinal cord. St. Louis (Missouri): Warren H. Green 1969.

Dihlmann, W.: Gelenke-Wirbelverbindungen. Stuttgart: Thieme 1973.

Djindjian, R., Hurth, M., Houdart, R.: L'angiographie de la moelle épinière. Paris: Masson et Cie 1970.

Grashey, R., Birkner, R.: Atlas typischer Röntgenbilder vom normalen Menschen. München, Berlin: Urban & Schwarzenberg 1964.
Greenfield, J. B.: Radiology of bone diseases. Philadelphia: J. B. Lippincott Company 1975.
Greulich, W. W., Pyle, S. J.: Radiographic atlas of skeletal development of the hand and wrist. Stanford, California: Stanford University Press 1959.
Heuck, F.: in Haubrich, R.: Klinische Röntgendiagnostik innerer Krankheiten, Bd. III/1 u. 2. Skelet. Berlin-Heidelberg-New York: Springer 1972.
Köhler, A., Zimmer, E. A.: Grenzen des Normalen und Anfänge des Pathologischen im Röntgenbild des Skelets. Stuttgart: Thieme, 1967.
Murray, R. O., Jacobson, H. G.: The Radiology of Skeletal Disorders. 2nd. edn. London: Churchill Livingstone, 1977.
Vogelsang, H.: Die spinale Ossovenographie. Berlin: De Gruyter 1969.
Wellauer, J.: Die Myelographie mit positiven Kontrastmitteln. Stuttgart: Thieme 1961.

3.7 Schädel und Gehirn

H. G. VOGELSANG

3.7.1 Nativdiagnostik

Unbestrittene Grundlage der Diagnostik von Schädel und Gehirn sind die Nativbilder. Nahezu 65% der Hirntumoren zeigen bereits auf den sog. Leeraufnahmen pathologische Veränderungen. Ohne eine ausreichende Nativdiagnostik keine Kontrastmitteluntersuchungen.

Die Übersichtsaufnahmen in 2 Ebenen (post.-ant. bzw. ant.-post. und frontaler Strahlengang) erlauben die Beurteilung von Calottenstruktur, Sellaregion, Felsenbeinpyramiden, atlanto-occipitalem Übergang

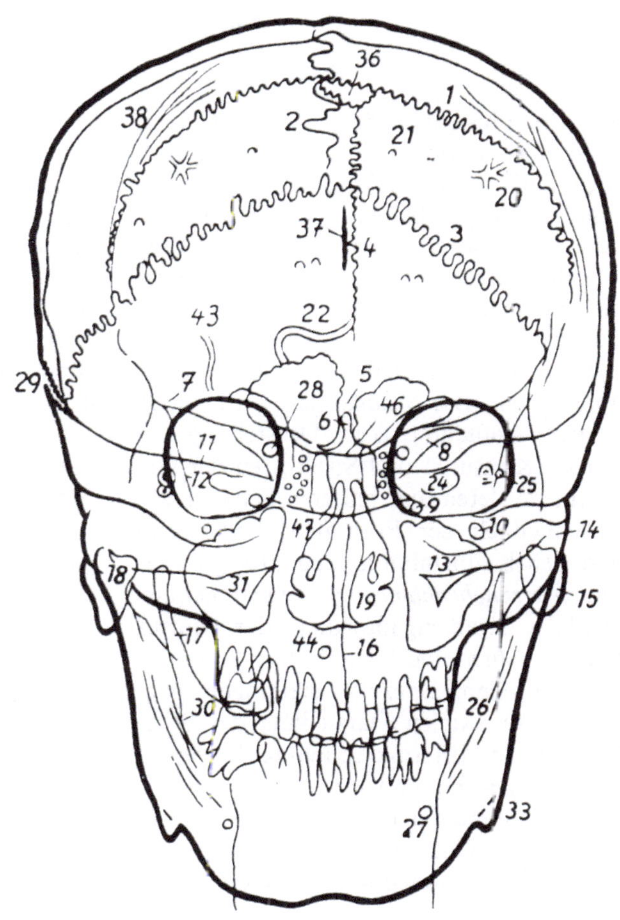

Abb. 3.153. Schädelübersicht im ant.-post.-Strahlengang (aus Grosskopf/Tischendorf: Das normale menschliche Skelett in Röntgenskizzen. Ed. Leipzig 1960)
1 Sut. coronaria, 2 Sut. sagittalis, 3 Sut. lambdoides, 4 Sut. front. persist., 5 Sept. sinuum front., 6 Crista galli, 7 Ala parva oss. sphen. Spitze, 8 Fiss. orbit. cerebr., 9 Can. rotundus, 10 For. infraorbital., 11 Obere Felsenbeinkante, Linea innominata, 13 Hintere Schädelgrube, 14 Os zygomaticum, 15 Processus mastoides, 16 Sut. intermaxillaris, 17 Proc. musc. mandibulae, 18 Capit. mandib., hier evtl. tub. pharyngic. sichtb., 19 Conchae nasales, 20 Diploevenen, 21 Foveola granularis (Pacchion.), 22 Emissarien (front.) (mastoid.), 23 Meatus acusticus externus, 24 Meatus acusticus internus, 25 Labyrinth, 26 Canalis mandibulae, 27 For. mentale, 28 Verkalkte art. carot., 29 Sut. squamalis, 30 Linea mylohyoidea mand., 31 Proc. styl. mast., 32 Occipitalsporn, 33 Angulus mandib., 34 Ang. pyramidis sup., 35 Speichelstein, 36 Fontanellknochen, 37 Falxknochen, 38 Art. meningea media, 39 Sinus sphenoparietalis, 40 Sinus transverus, 41 Normale Nahtkonturstufe, 42 Gefäßfurche an der Innenfläche des Nasenbeins, 43 Vena fronto-orbitalis, 44 Foramen incisivum, 46 Vordere Schädelgrubenbegrenzung, 47 Hintere Schädelgrubenbegrenzung, vgl. 13

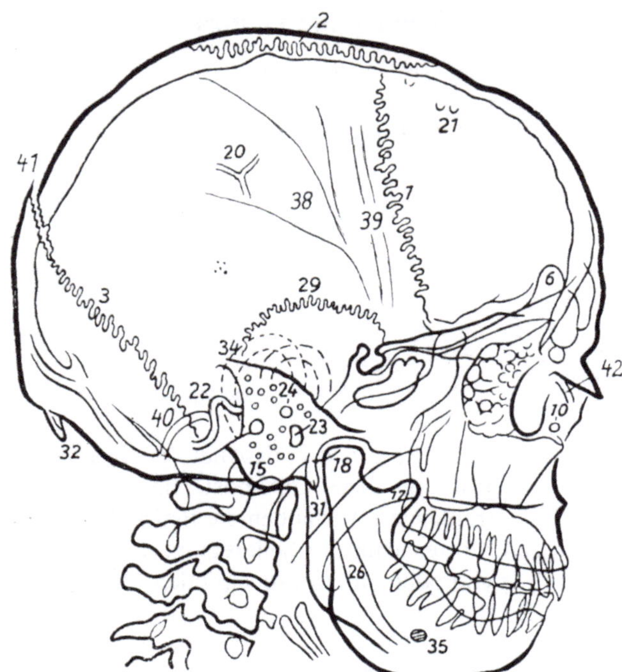

Abb. 3.154. Schädelübersicht im seitlichen Strahlengang.

und des Gesichtsschädels (Abb. 3.153 u. 3.154). Bei bestimmten Fragestellungen — etwa nach Frakturlokalisation — ist die Filmkassette der linken bzw. rechten Schädelseite anzulegen. *Halbaxiale* (nucho-frontal oder umgekehrt) Aufnahmen erbringen die Darstellung von Hinterhauptsschuppe, Foramen occipitale magnum, Felsenbeinpyramiden und sollten bei Unfallverletzten obligat sein. Die *Schädelbasis* wird mittels axialer Aufnahme zur Darstellung gebracht. Konturen und Strukturen der vorderen, mittleren und hinteren Schädelbasis einschließlich der Foramina, Felsenbeine und der Keilbeinhöhle sind abzugrenzen. Die *Nasennebenhöhlenaufnahme* (occipitomentaler Strahlengang) dient der Beurteilung der Stirn- und Kieferhöhlen sowie der Siebbeinzellen. Spezialeinstellungen nach Welin (zur axialen Darstellung der Stirnhöhlen) und Mittermaier. *Pyramidenspezialeinstellungen* (Felsenbeinpyramiden mit Labyrinth, innerem und äußerem Gehörgang, Mittelohr, Warzenfortsatz, Zellsystemen) sind die Projektionen nach Stenvers, Schüller und E. G. Mayer, ferner der sagittale Pyramidenvergleich und die Tomographie. Der Sichtbarmachung der knöchernen Orbitaumrandung einschließlich Orbitaspitze und Foramen opticum dienen *Orbitaspezialeinstellungen*: Orbitavergleich, Foramen opticum und Orbitaspitze in der Projektion nach Rhese-Gualwin. Bei Verdacht auf eine Blow-out-Fraktur ist die Tomographie in jedem Fall heranzuziehen. Der *atlanto-occipitale Übergang* wird mit ausgeblendeten Aufnahmen im ant.-post. und frontalen Strahlengang, gegebenenfalls ergänzt durch die Tomographie, beurteilt: Dens epistrophei, Atlas, oberer Spinalkanal, Occipitalcondylen, Foramen occipitale magnum, Clivus und Hinterhauptsschuppe.

3.7.2 Beurteilungskriterien

Bei der Beurteilung von Schädelnativbildern sollte man sich an ein bestimmtes Schema im Sinne einer Check-up-Liste halten.

a) **Schädelform:** mittlerer Schädelindex $\left(\frac{\text{größter Breitendurchmesser}}{\text{größter Längsdurchmesser}} \times 100\right)$. Mesocephaler (Index 75–80), dolichocephaler (<75), brachocephaler (>80) Schädel.

b) **Schädelgröße** (dabei Wachstum im Kleinkindes- und Kindesalter beachten).

c) **Nähte:** Neugeborene: Breite bindegewebige Spalten, im ersten Lebensjahr Verschwielung, ab 3. Lebensjahr Verzahnung, ab 14. Lebensjahr fest; Verknöcherungen mit zunehmendem Lebensalter.

d) **Impressiones digitatae und Juga cerebralia** (Entwicklung im 2. Lebensjahr durch physiologischen Wachstumsdruck des Gehirnes, Höhepunkt 4.–5. Lebensjahr bis über Pubertät; weibliches Geschlecht meist ausgeprägter als männliches).

e) **Gefäßkanäle und Diploevenen** „Venenstern" parietal physiologisch!, einseitige stärkere Ausprägung der Gefäßstrukturen registrieren.

f) **Calottenfeinstrukturen:** Tabula externa und interna, Diploae.

g) **Sellaregion:** Zu beachten Konturen und Strukturen des Sellabodens sowie der vorderen und hinteren Clinoidfortsätze; Sellaform unterliegt erheblichen Varianten; für Sellaweite Meßmethoden (z.B. Bergerhoff) heranziehen; Tuberculum sellae und Planum sphenoidale (Meningeomansätze!).

h) **Pyramidenaufbau:** Ventrale, dorsale und obere Kante, Porus und Meatus acusticus internus, Kalkgehalt, Zellsysteme.

i) **Durchtrittsstellen der Hirnnerven und Blutgefäße**

j) **Gesichtsschädel**

k) **Nasennebenhöhlen** (Neugeborene nur Siebbeinzellen, Ausbildung der Kieferhöhlen 1. Lebensjahr, Keilbeinhöhle 4. Lebensjahr, Stirnhöhlen ab 6. Lebensjahr)

l) **Orbitabegrenzung**

m) **Atlanto-occipitaler Übergang:** Häufig Anomalien. Ausmessung des Standes der Densspitze zum Foramen occipitale magnum (im seitlichen Strahlengang McGregor-, McRae- oder Chamberlainsche Linie, Höhenindex nach Klaus) (Abb. 3.155), im a.p.-Strahlengang Bimastoid- oder Biventerlinie, Basiswinkel.

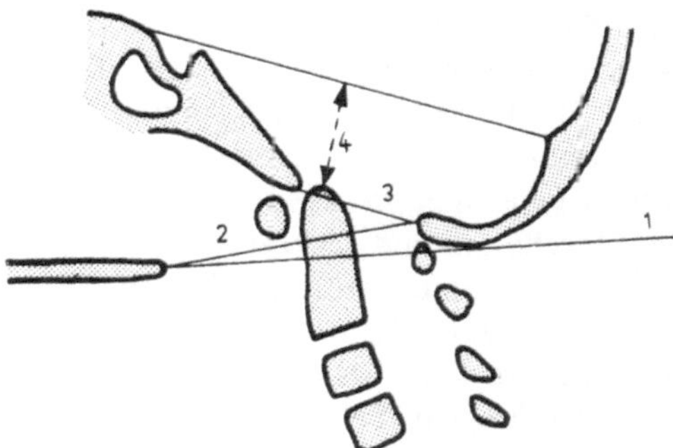

Abb. 3.155. Atlanto-occipitaler Übergang (schematisch). 1) McGregor-Linie, 2) Chamberlain-Linie, 3. McRae-Linie, 4) Höhenindex von Klaus.

n) **Physiologische Verkalkungen.** Verkalkte Epiphyse nach Größe und Form sehr variabel; ab 2. Lebensjahrzehnt in 25%, ab 6. Lebensjahrzehnt in 60–70% nachweisbar. Lage in beiden Ebenen ausmessen zur Erkennung von Verlagerungen. Verkalkungen des Plexus chorioideus ein-, meist doppelseitig; im seitlichen Strahlengang meist ineinanderprojiziert, häufig verkannt als pathologische Verkalkung! Liegt dorso-cranial der Epiphyse. Im p.a.- oder a.p.-Strahlengang meist nicht sicher differenzierbar, fronto-nuchale Aufnahme hilft weiter.

3.7.3 Pathologische Befunde

3.7.3.1 Fehlbildungen am Schädelskelett

Hierzu zählen:

a) **Craniostenosen**, d. h. eine Schließung der Nähte vor Beendigung des Schädelwachstums. Daraus resultieren Schädeldeformierungen entsprechend Beteiligung der Suturen: Turmschädel (S. coronaris), Langschädel (S. sagittalis), Kielschädel (S. frontalis), Kurzschädel (S. coronaris oder Lambdanaht). Kombinationen möglich. Veränderungen finden sich auch am Gesichtsschädel (Orbitaabstand) und der Schädelbasis (z. T. verkürztes, steil ansteigendes Orbitadach). Bei ausgeprägten Formen Rückwirkungen auf das Gehirn.

b) Zu den **Dysostosen** werden z. B. die Akrocephalosyndactylie (M. Apert), Dysostosis cranio-facialis (M. Crouzon), die Dysostosis mandibulo-facialis (M. Treacher-Collius) gerechnet, weitere sind der M. Marfan, Marchesani und Morquio.

c) Infolge einer Störung der Wechselwirkung zwischen Hirnwachstum und Entwicklung des knöchernen Schädels resultieren **cerebrogene Fehlbildungen**, wie z. B. der Lückenschädel, die Mikrocephalie (alle Nähte nachweisbar) oder bei halbseitiger Hirnschädigung die Hemiatrophie (Verkleinerung des Hirnschädels bei Ausweitung der Stirn- und Keilbeinhöhlen der betroffenen Seite, Hochstand der Pyramide, Schrägstand des Orbitadaches und der Crista Galli u. a.). Damit verbunden sehr häufig eine Wachstumsstörung der contralateralen Gliedmaßen.

d) Die **basiläre Impression** stellt eine meist angeborene Mißbildung mit Denshochstand dar, z. T. sind auch andere knöcherne Anteile in das Foramen occipitale magnum mit hineingestülpt. Dadurch kann eine Einengung und damit Druck auf den Hirnstamm ausgeübt werden. Erworbene basiläre Impressionen bei M. Paget oder Rachitis. Die Meßlinien (s. 3.7.2 m) dürfen nicht bzw. nicht mehr als 3–5 mm überschritten werden. Die **Platybasie** — Vergrößerung des Schädelbasiswinkels (normal 135°) — ist funktionell meist bedeutungslos.

e) **Congenitale Knochendefekte**, z. B. bei Meningo- oder Meningoencephalocelen (in der Medianlinie), gelegentlich auch bei Neurofibromatosis Recklinghausen.

3.7.3.2 Intrakranielle Drucksteigerung

Sie ist Folge intrakranieller Tumoren, des Hirnödems, von Verlegung der liquorabführenden Wege, Liquorüberproduktion oder fehlender Liquorresorption. Sichere röntgenologische Zeichen der **chronischen Drucksteigerung** (Abb. 3.156) sind:

a) *Erweiterung der Schädelnähte* (nur bis zum Alter von ca. 12–14 Jahren möglich);

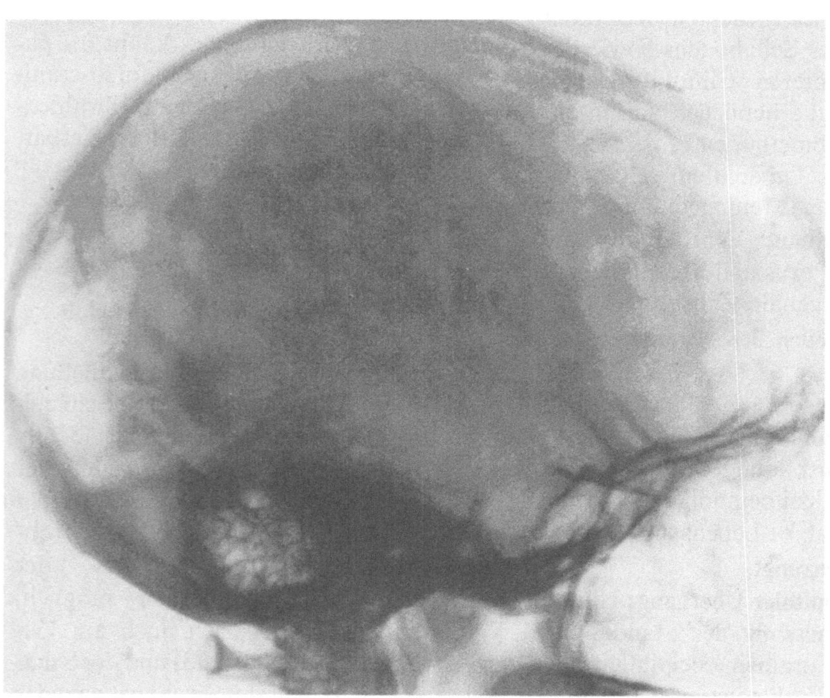

Abb. 3.156. Chronische intrakranielle Drucksteigerung beim Erwachsenen: Vermehrte Impressiones digitatae und Juga cerebralia, Sellaveränderungen, sog. Drucksella.

b) Sekundäre *Sellaveränderungen* (Excavation der Sellagrube, Kalksalzminderung des Sellabodens und des Dorsum sellae, z. T. Reklination des letzteren);

c) *Vermehrung der Impressiones digitatae* (alleingenommen kein Beweis für Drucksteigerung!);

d) Verlagerung physiologischer intrakranieller Verkalkungen. Drucksymptome an Pyramiden und Schädelbasis meist sehr unsicher und schwer zu deuten.

Zeichen der **akuten Drucksteigerung** gibt es röntgenologisch nicht, bei Kindern und Jugendlichen ist allenfalls die Sprengung der Nähte als solche anzusehen.

3.7.3.3 Osteopathien

Hierbei sind zu unterscheiden die Osteoporosen und die Hyperostosen. Die **Altersosteoporose,** z. T. fleckförmig gestaltet (DD: Metastasen) und die im Alter häufig zu beobachtende **Hyperostosis frontalis int.** sind als physiologisch anzusehen.

Von Bedeutung sind die hormonal oder metabolisch bedingten Osteopathien. Hierzu zählen u. a. die **Osteomalacie, Rachitis,** die Veränderungen bei der **Akromegalie** [neben Sellaveränderungen (90%), Verdikkung der Schädelkapsel, Vergrößerung des Unterkiefers und Erweiterung der Stirnhöhlen] sowie besonders der **Hyperparathyreoidismus** (Ostitis fibrosa cystica generalisata von Recklinghausen): Beginn mit porotischem Aussehen, später mehr körnige Struktur durch zahlreiche kleinste Destruktionsherde. Am Schädel fehlen meist größere cystische Aufhellungsherde, die jedoch am Unterkiefer wieder vorkommen (s. a. 3.6.2.2.2.3).

3.7.3.4 Fibröse Knochendysplasie (Jaffee-Lichtenstein)

Ätiologisch unklar, wird sie teilweise den Hamartomen zugerechnet. Zu unterscheiden monostische Form (z. B. am Schädel) und polyostische Form. Morbus Albright: Trias aus polycystischer fibröser Dysplasie, abnormer Pigmentierung der Haut und Pubertas praecox.

Sklerotischer Typ: Verdichtung der Knochenstruktur mit Verdickung im Vordergrund stehend. Häufig wird nur eine Schädelseite betroffen.

Cystoider Typ: In vermehrt knochendichten Zonen verschiedene Aufhellungsbezirke, meist mit einem bogig begrenzten Saum. Mischformen vorkommend. Bevorzugter Befall Stirnpartie und Gesichtsschädel. Bei starker Ausprägung im Frontalbereich Leontiasis ossea. DD: M. Paget (vorwiegend ältere Menschen), M. v. Recklinghausen und flächenhaft wachsende Meningeome.

3.7.3.5 Ostitis deformans (Paget)

Ätiologisch ebenfalls unklar. Ausgesprochen chronisch verlaufend, das männliche Geschlecht bevorzugend und ab 4. Lebensjahrzehnt auftretend. Der Schädel kann allein oder als erster von anderen Skeletknochen ergriffen werden.

Stadium 1: Verschieden große, meist scharf begrenzte homogene Aufhellungen, im Verlauf von Jahren exzentrisch größer werdend.

Stadium 2: Einlagerungen von kalkdichten Fleckschatten innerhalb der Aufhellungsherde („Schaumgebackenes"), Randbegrenzungen werden unscharf.

Stadium 3: Verdickung des verkalkten Knochens. Zeitraum nach ca. 8–10 Jahren. Gegebenenfalls noch 4. Stadium, das zu einer Lockerung des verdichteten verkalkten Knochens führt. Im Verlauf der Pageterkrankung auch Auftreten einer basilären Impression möglich (s. 3.6.2.2.2.3).

3.7.3.6 Entzündliche Prozesse

Erkrankter Knochenbezirk stellt sich entkalkt, als diffuse, unscharf begrenzte Fläche dar, von mehr oder weniger großen wurmstichähnlichen Unterbrechungen durchsetzt. Später Sequestrierung und reaktive Sklerosierung. Zu den unspezifischen Osteomyelitiden zählen die traumatischen, z. T. postoperativ entstandenen, die fortgeleiteten (z. B. Nasennebenhöhlen), die metastatischen, gelegentlich auch die primären.

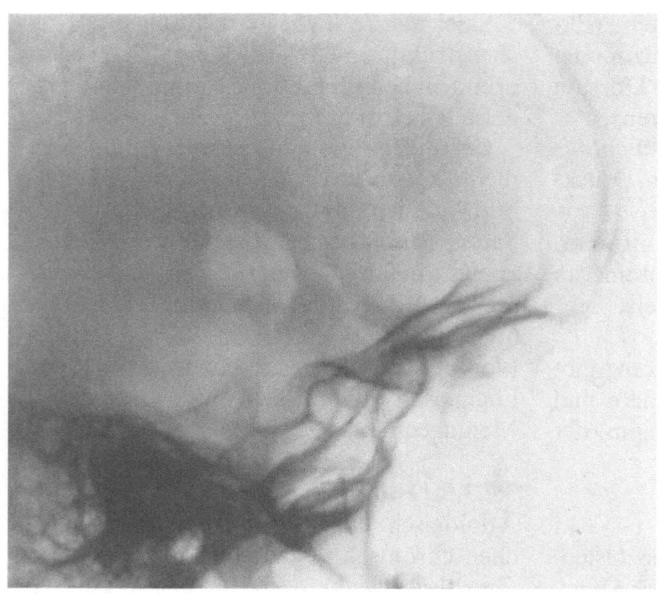

Abb. 3.157. Eosinophiles Granulom der Temporalschuppe.

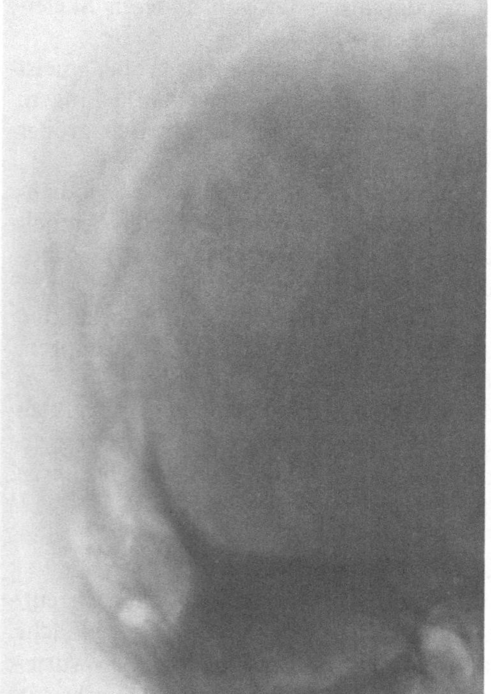

Abb. 3.158. Hämangiom der Stirnbeinschuppe

Die spezifisch entzündlichen Prozesse stellen die Tuberkulose, Lues, selten auch die Lepra dar. DD zwischen unspezifischer und spezifischer tuberkulöser Osteomyelitis röntgenologisch meist nicht möglich (s. a. 3.6.2.2.2.2).

3.7.3.7 Histiocytosis X

Zu nennen hier das **eosinophile Granulom** (Abb. 3.157), solitär und multipel vorkommend, vorwiegend das 1. bis 2. Lebensjahrzehnt betreffend. Lokalisation an der Schädelcalotte vorwiegend frontal, knöcherne Augenumrandungen und Kiefer. Osteolytische Knochenherde sind unscharf begrenzt und ohne, z.T. erst im Ausheilungsstadium mit Sklerosierungssaum. DD: Metastasen, Sarkome, Osteomyelitis. Bei dissiminiertem Befall akut oder subakut als Abt-Letterer-Siwe-Syndrom bekannt, bei Übergang in chronische Phase als M. Hand-Schüller-Christian in die Literatur eingegangen (s. a. 3.6.2.2.2.3).

3.7.3.8 Gutartige Geschwülste (Schädeldach)

a) **Osteome:** Meist dichte, homogene Verschattungen, mehr rundliche Form, vorwiegend nach extrakraniell, aber auch nach intrakraniell sich ausbreitend. DD: Meningeom.

b) **Hämangiom:** Vorwiegend solitär das Os frontale oder parietale betreffend. Um-

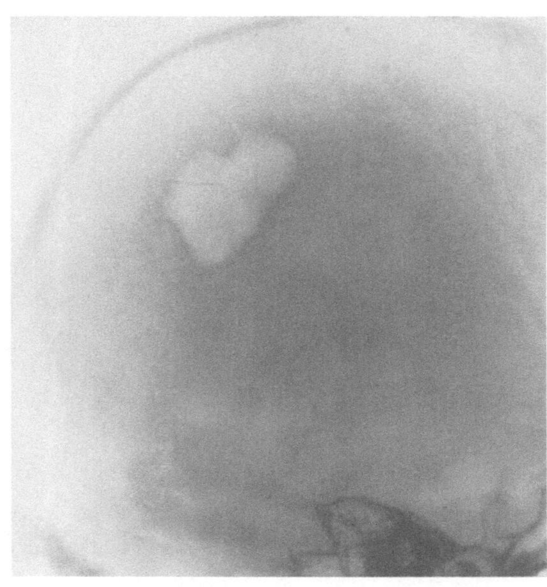

Abb. 3.159. Dermoid der Parietalschuppe

schriebener Knochendefekt ohne Diploaezeichnung, teilweise radiäre Strukturierung (Abb. 3.158), z.T. enden Diploaevenen in diesem Bereich. DD: Metastasen, eosinophiles Granulom.

c) **Epidermoid:** Selten, vorwiegend 3. Lebensjahrzehnt; Schädeldach. Aufhellung wechselnder Größe mit deutlichem Sklerosierungssaum, z.T. wabige Struktur. Paraintraossär, z.T. nach intrakraniell vordringend. **Dermoide** zeigen meist einen unregelmäßig begrenzten, von einem Sklerosierungssaum umgebenen Defekt (Abb. 3.159). Häufig Überschreitung der Nähte.

d) **Meningeom:** Von den Meningen ausgehender gutartiger Tumor. Häufig übergreifend auf umgebende Knochenanteile. Größe sehr wechselnd. Lokalisation: parasagittal, Keilbein, Konvexität, Siebbeinplatte, Tuberculum sellae, selten Brückenwinkelbereich. Formen: destruierend, hyperostotisch oder Mischform. Befallener Knochen meist deutlich aufgetrieben mit Verkalkungs- und Sklerosierungstendenzen. Charakteristisch im Calottenbereich Spiculaebildung (Tangentialaufnahmen). Z.T. ziehen in den veränderten Bereich erweiterte Diploegefäße und erweiterte Furchen der A. meningica media (arterielle Versorgung!). Bezeichnend sind Verkalkungen in den Meningen, häufig auch im Tumor selbst. Bei Befall des Tuberculum sellae nicht selten Vorkommen eines sog. Pseudosinus dilatans. DD: Osteom, fibröse Dysplasie, z.T. osteoplastische Metastasen.

3.7.3.9 Bösartige Geschwülste

3.7.3.9.1 Tumoren des Schädeldaches

a) Metastasen, vorwiegend von Mamma- und Bronchialcarcinomen und Hypernephromen. Meist multipel, fleckförmig, flächenhaft vorkommend, osteolytisch (Abb. 3.160). Struma maligna: auch Einzelherde, teilweise mit Sklerosierungssaum.

b) Osteo-, Chondro- und Fibrosarkome.

c) Plasmocytome: Rundliche, z.T. oval bis erbsengroße Aufhellungen, meist scharf begrenzt mit Umgebungsreaktion, z.T. konfluierend. DD zu Metastasen meist nicht möglich.

3.7.3.9.2 Tumoren der Schädelbasis

a) Sella turcica und Umgebung. Vorwiegend *Hypophysenadenome:* Ballon- bis schüsselförmige Ausweitung der Sellagrube, z.T. unter Einbeziehung der Keilbeinhöhle. Ausweitung teilweise asymmetrisch. Ent-

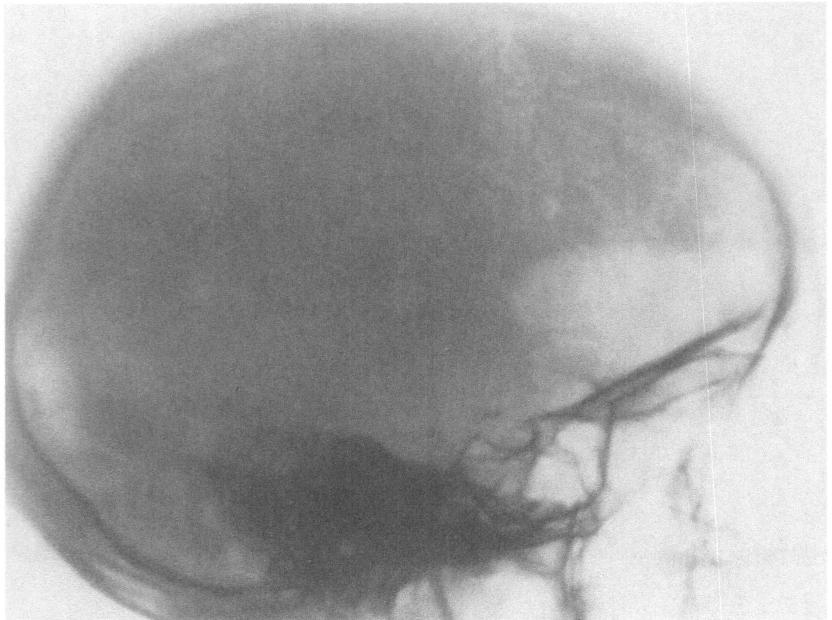

Abb. 3.160. Mestasen im Calottenbereich (multiple kleinere und größere, mehr rundlich gestaltete Aufhellungsbezirke, flächenhafte Destruktion frontolateral)

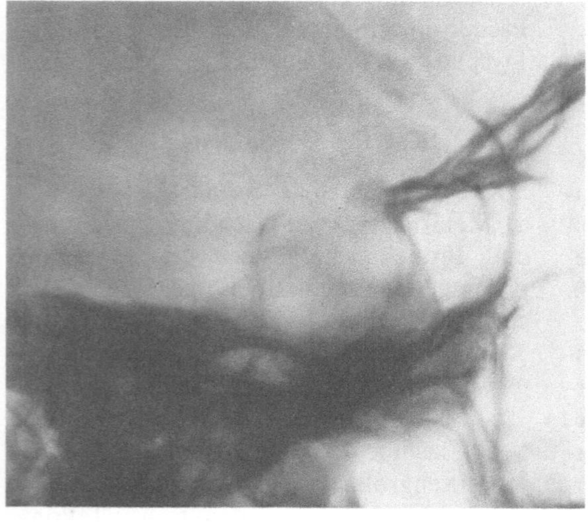

Abb. 3.161. Typischer Befund eines Hypophysentumors.

kalkungen und Reklination des Dorsum sellae, vordere Fortsätze von basal her abgeschliffen. Erweiterung des Sellaeinganges bei suprasellärem Wachstum (Abb. 3.161). Primäre supraselläre Tumoren sind das *Craniopharyngeom*, das nicht selten Sellaveränderungen vermissen läßt oder uncharakteristische Veränderungen hervorruft. Oftmals stippchen- und schalenförmige Verkalkungen suprasellär nachweisbar.

Meningeome am Tuberculum sellae und Planum sphenoidale können ebenfalls Sellaveränderungen (Vergrößerung der Sellagrube, Verdickung und Verdichtung der vorderen Fortsätze, Tuberculum sellae u.a.) hervorrufen.

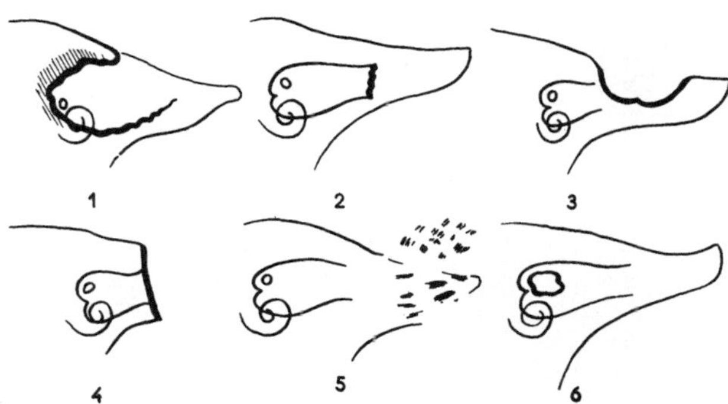

Abb. 3.162. Felsenbeinveränderungen bei Kleinhirnbrückenwinkeltumoren, 1) Acusticusneurinom (intracanaliculär), 2) Acusticusneurinom (extracanaliculär). 3) Neurinom nervi trigenimi, 4) Cholesteatom, 5) Meningeom, 6) Neurinom nervi facialis (nach Fischgold-Metzger-Salomon, 1961).

Sellaveränderungen, die einem intrasellär gelegenen Tumor entsprechen, können gelegentlich durch große arterielle Aneurysmen in der Umgebung vorgetäuscht werden.

b) Kleinhirnbrückenwinkel. 65% sind *Acusticusneurinome*. Bei primär intracanaliculärem Sitz Erweiterung des Meatus und Porus acusticus int. mit und ohne Defekte im Pyramidenspitzen und -dachbereich. Bei primär extracanaliculärem Sitz Pyramidenspitzendestruktion, teilweise aber auch fehlend. Oftmals einziges Zeichen Druckatrophie im Bereich des Tuberculum jugulare. Weitere Tumoren: Neurofibromatosen (10%), Meningeome (6%), Epidermoide (4%). (Abb. 3.162).

c) *Neurinom* nervi trigemini. Meist scharf begrenzter Defekt der Pyramidenspitze und Erweiterung des unter dem Tumor gelegenen Foramen ovale. Entkalkung der Umgebung.

d) Epidermoide (bevorzugt Mittellinie und Brückenwinkel- sowie Chiasmabereich).

e) *Chordome* (z.T. große Teile der Schädelbasis einnehmend, bevorzugter Ausgang Clivus).

f) Carcinome und Sarkome.

3.7.4 Nasennebenhöhlen

Zu beurteilen Anlage und Ausdehnung, Vergleich des Luftgehaltes, umschriebene Verschattungen innerhalb der Nebenhöhlen und Veränderungen der knöchernen Umgebung. Die *Sinusitiden* spielen als entzündliche Erkrankungen, seien sie akut oder chronisch, eine große Rolle. Verschleierungen, wandständige oder homogene Verschattungen, Sklerose der Knochenbegrenzung oder Usuren sind nachweisbar. Schleimhautpolypen heben sich meist in halbkugeliger Form als weichteildichte Verschattung von der Basis ab, mit Flüssigkeit gefüllte Nebenhöhlen zeigen eine Spiegelbildung. *Mucocelen* können durch Verstopfung der Ausführungsgänge, etwa in der Stirnhöhle, verursacht sein. Hierbei finden sich Aufhellungszonen, glatt und oftmals kugelig begrenzt, z.T. mit einem leicht sklerosierten Saum mit Vorwölbung in die Orbita.

Unter den Tumoren sind die *Osteome* und *Osteofibrome* zu nennen. Das juvenile Angiofibrom des Nasenrachenraumes zeigt eine Wachstumstendenz durch normale Fissuren und Foramina in angrenzende Bereiche des Nasopharynx. Relativ typisch das sog. Antral-Sign, eine nach ventral gerichtete Verlagerung und Verdünnung der Kieferhöhlenhinterwand. Bei fortgeschrittenem Stadium ausgedehnte Zerstörung der knöchernen Begrenzung. Vorkommen von *Adamantinomen*. Maligne Tumoren vorwiegend die *Carcinome* und *Sarkome* (Abb. 3.163).

Bei allen Nasennebenhöhlenerkrankungen ist vielfach auf die Tomographie nicht zu verzichten, sie leistet Wesentliches für die Diagnosestellung.

3.7.5 Orbita

Einseitig kleine Orbita bei congenitalem Anophthalmus oder Bulbusentfernung im

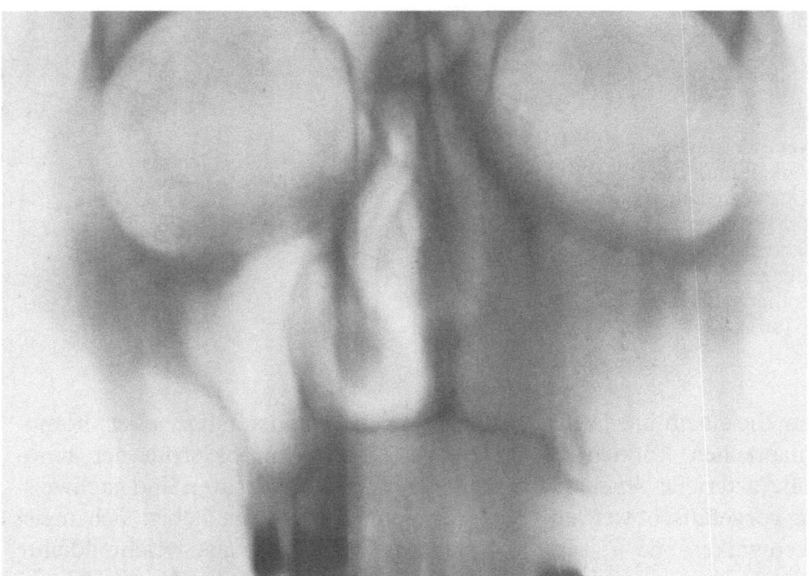

Abb. 3.163. Kieferhöhlencarcinom links mit Einbruch in die Siebbeinzellen und den Nasenraum.

frühen Kindesalter. Größenzunahme bei Tumorwachstum in diesem Alter. Neben intraorbitalen Tumoren (Hämangiomen, Meningeomen, Mischtumoren u.a.) spielen Nachbarschaftsprozesse mit Zerstörung der knöchernen Orbitabegrenzungen eine wesentliche Rolle (z.B. Zerstörung der medialen Orbitawand bei Siebbeinzellenprozessen, des Orbitadaches bei intrakraniellen Tumoren, insbesondere Meningeomen, Erweiterung des Canalis opticus durch Gliome des Sehnerven u.a.). Im Bereich oberer Orbitabegrenzungen vorkommendes eosinophiles Granulom, Dermoide.

3.7.6 Schläfenbein

Die Otitis media acuta und Mastoiditis zeigen eine Herabsetzung des Luftgehaltes der betroffenen Zellsysteme in verschiedener Ausprägung, Zerstörung der Zellgerüstzeichnung und letztlich eine diffuse Aufhellung mit völligem Schwund des Zellsystems. Ausbreitung meist von der Peripherie ausgehend, Möglichkeit des Durchbruches in den intrakraniellen Raum (Hirnabsceß) oder Einbruch in Gefäßsysteme (entzündliche Jugularisthrombosen). Die chronische Otitis media kann sich zum sekundären Cholesteatom entwickeln, das im Anfangsstadium röntgenologisch nicht erkennbar ist. Bei Größenzunahme Knochenusurierung infolge expansiver Druckwirkung mit charakteristischem Röntgenbild (Glättung der zunächst unregelmäßig und unscharf usurierten Knochenwände mit Ausbuchtung in regelmäßiger konkaver Form, schmaler sklerotischer Randsaum um Knochenhöhle). Als Tumoren sind Osteome, das Neurinom des N. facialis, Tumoren des Glomus jugulare sowie Carcinome und Sarkome bekannt. Acusticustumoren s. 3.7.3.9.2b.

3.7.7 Frakturen

Am Schädel sind zu unterscheiden *Berstungs-* und *Biegungsbrücke, Impressions-* oder *Expressionsfrakturen.* Frakturen des Os occipitale oftmals nur durch Spezialeinstellung (fronto-nuchale Aufnahme) nachweisbar. Frakturlinien im Bereich des Os

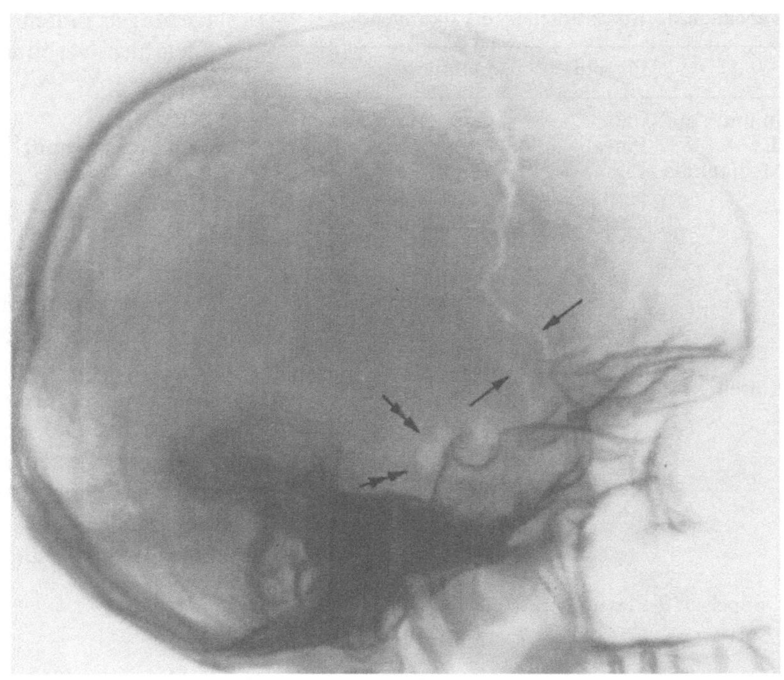

Abb. 3.164. Calottenfraktur mit Sprengung der Coronarnaht und Einstrahlung in die Basis. Tetroselläre Luftansammlung infolge Duraverletzung.

temporale mit Überschneidung Meningea-Media-Furche besonders beachten (Ausbildung von epiduralen Hämatomen!). Feine Fissuren differentialdiagnostisch oftmals schwer von Gefäßfurchen zu unterscheiden, letztere meist leicht gebogen verlaufend, spitzwinkliger Abgang von Verästelungen. *Blow-out-Fraktur* im *Orbitabereich* z.T. nur durch Tomogramm erkennbar. Hinweis kann umschriebene Weichteilverschattung an oberer Begrenzung der Kieferhöhle sein. Fraktur des N. canalis opticus (Rhese-Aufnahmen), Oberkieferfrakturen (Le Fort I–III), Felsenbeinfrakturen (Spezialeinstellungen), Unterkieferfrakturen (Quer-, Längs-, Schräg- und Stückbrüche). *Wachsende Schädelfraktur* des *Kindesalters* durch Duraverletzung mit Ausbildung Meningocele spuria. Nachweis von Luft in den Subarachnoidalräumen oder von *Pneumatocelen* zeigen immer eine offene Schädel-Hirnverletzung durch Durazerreißung und Verbindung zu Nebenhöhlen an (Abb. 3.164). Fronto-basale Verletzungen sollten immer durch die Tomographie in 2 Ebenen untersucht werden, Aufdeckung von Stirnhöhlenhinterwand- und Siebbeinzellendachfrakturen.

3.7.8 Verkalkungen (endokraniell)

Ohne klinische Bedeutung sind die bereits erwähnten Verkalkungen des Corpus pineale, des Plexus chorioideus, der Falx, des Ligamentum petro-sellare, teilweise auch des Carotissyphons (in Projektion auf die Sella im Seitenbild).

Pathologische Verkalkungen haben verschiedenartige Ausprägung und Lokalisation, sie können in der Mittellinie ein- oder doppelseitig lokalisiert sein, einzeln oder multipel vorkommen. Z.T. sind sie sehr charakteristisch und erlauben eine Diagnose.

Tabelle 3.21. Intrakranielle Verkalkungen

	Physiologisch	Pathologisch
In und um die Medianlinie	Falx Pinealis Lig. petrosellare Carotissyphon	Craniopharyngeom Aneursymen Teratome Chordome Chondrome Meningeome (Tub. sellae, parasagittal) Pinealome Lipome des Corpus callosi
Einseitig		Meningeome Oligodendrogliome Astrocytome Tuberculome Abscesse Cysten Hämatome Sturge-Weber
Doppelseitig	Plexus choriodeus	Toxoplasmose Parasiten Morbus Fahr Morbus Bourneville-Pringel Verkalkungen in Stammganglien

Toxoplasmose: Multipel, diffus verteilt, größere und kleinere Knötchen, krallen-, haken- und schleifenförmig ausgebildet, in beiden Hirnhälften. *Echinokokken. Tuberkulom:* Rundlich, meist solitär, z. T. zweifach. *Miliare Tuberkulose. Zustand nach Tbc-Meningitis oder Hirnabsceß.*

Gefäßmißbildungen: Aneurysmen und a.v.-Angiome, meist schalen-, sowie ringförmig. *Tuberöse Hirnsklerose* (M. Bourneville-Pringle: Naevus adenomasebaceus, Krampfanfälle, Debilität): Kleine rundliche Verkalkungen, multipel, meist am Ventrikelboden in Ependymtumoren sowie Hirnrinde. M. Sturge-Weber (Naevus flammeus, Glaukom, Krampfanfälle, verkalktes Hirnrindenangiom): Streifenförmige, doppelkonturierte Verkalkungen, den Hirnwindungen entsprechend angeordnet, vorwiegend parietal und parieto-occipital lokalisiert. *Fahr-Syndrom:* Symmetrische Kalkablagerungen in den basalen Ganglien und im Kleinhirn, verbunden mit progredienter Demenz.

Craniopharyngeome: Mittellinie, z.T. körnig-flockig, strich-, z.T. schalenförmig im Suprasellärraum.

Oligodendrogliome (70%): Charakteristisch Girlandentyp, z.T. aber auch streifenförmig und kugelig angeordnet. *Astrocytome* selten, *Ependymome. Meningeome:* Sehr verschiedenartig ausgeprägt, z.T. mehr homogen, so daß DD zum Osteom, M. Jaffee-Lichtenstein besteht. Z.T. dichtgestellte granulär-noduläre Kalkflecken; bei rasen- und beetartig wachsenden Meningeomen fleckige Sklerosierung und osteoplastische Hyperostosen.

3.7.9 Computer-Tomographie (CT-Scan)

Seit 1972 bekannt, ermöglicht sie die röntgenologische Untersuchung intrakranieller Weichteilstrukturen, die mit konventionellen Verfahren nicht darstellbar sind. Das Prinzip der axialen Computer-Tomographie beruht darauf, daß durch mehrere, aus verschiedenen Winkeln aufgenommene Projektionen die Dichte-Verteilung in der Schicht bzw. die Größe von mittleren Absorptionskoeffizienten in kleinen Raumelementen dieser Schicht berechnet werden kann. Ein fein eingeblendeter Röntgenstrahl durchsetzt den Schädel des Patienten in der zu untersuchenden Schicht, und seine Intensität wird anschließend von einem Detektor registriert. Röntgenröhre und Detektor bewegen sich synchron auf einem Kreisbogen von 180° bzw. 225° um den Patientenkopf, wobei sie nach jedem Winkelgrad zusätzlich eine lineare Bewegung in tangentialer Richtung ausführen. Dadurch erfolgt mehrfache Abtastung. Am Ende der Untersuchung sind bis zu 240 × 180 bzw. 240 × 225 Absorptionsmessungen durchgeführt worden, aus denen die angekoppelte EDV-Anlage die Dichteverteilung in einer

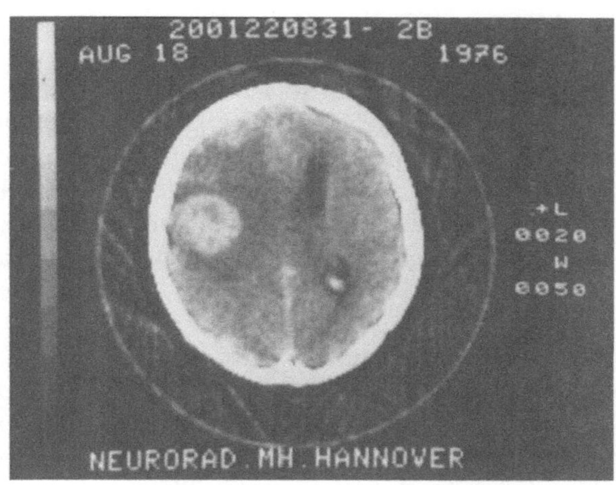

Abb. 3.165. Metastase links parietal mit Begleitödem (Computertomogramm n. Kontrastmittelgabe)

quadratischen Matrix von 160×160 Absorptionswerten berechnet. Diese kann entweder numerisch über einen Liniendrucker wiedergegeben oder sie kann — in Helligkeitsstufen umgesetzt — auf einem Oscilloskop als Bild dargestellt werden. Der jeweilige Untersuchungsvorgang umfaßt eine 13 mm voneinander getrennte Doppelschicht, so daß Areale von 1,3 × 13,0 mm erfaßt werden. Mit hoher Genauigkeit ist eine Unterscheidung von Knochen, Liquor, grauer und weißer Substanz des Gehirnes, abnormem oder tumorösem Hirngewebe möglich. Die gewonnenen Aufnahmen der axialen Schnitte entsprechen exakt der Anatomie. Gute Darstellung auch der Orbitastrukturen und ihres Inhaltes. Strahlenbelastung nicht größer als bei Schädelübersichtsaufnahmen. Keine Belastung des Patienten.

Erfaßt werden u.a. *Veränderungen am Ventrikelsystem* (Erweiterungen, Verlagerungen), *Veränderungen mit niedrigerer Dichte als normales Hirngewebe* (z.B. Tumoren wie Astrocytome, Spongioblastome, Hirninfarkte, Cysten), *Veränderungen mit höherer Dichte gegenüber normalem Hirngewebe* (Tumoren wie Meningeome, Acusticusneurinome, Hypophysenadenome, Verkalkungen in Tumoren, intrakranielle Hämatome), Veränderungen mit teils niedrigerer, teils höherer Dichte gegenüber normalem Hirngewebe (meist maligne Gehirngeschwülste wie das Glioblastom, Metastasen) und Veränderungen mit gleicher Dichte wie das normale Hirngewebe. Überschneidungen kommen vor. Eine *Verbesserung der Tumordiagnostik* wird durch *intravenöse Gabe von Kontrastmitteln* infolge des sog. Enhancement erreicht (bis auf 98%!) (Abb. 3.165).

3.7.10 Kontrastmitteldiagnostik

3.7.10.1 Cerebrale Angiographie

Hierzu zählen a) der Carotis-interna- und -externa-Kreislauf beiderseits, b) der Vertebralis- und Basilariskreislauf und c) die Abgänge der Carotiden und Vertebralarterien aus dem Aortenbogen einschließlich der extrakraniellen (Hals) Anteile. Die Untersuchungstechnik erfolgt zu a) durch *Direktpunktion* am Halse, lateral des Kehlkopfes, Vorderwand des M. sterno-cleidomastoideus. Manuell werden 7–8 ml eines Kontrastmittels der Methylglucaminreihe (Angiografin, Telebrix 300) injiziert; das *Gegenstromverfahren* — meist über die Armarterien, vorwiegend die A. brachialis — wird zur Darstellung des unter b) angeführten cerebralen Kreislaufes angewandt. Hierzu ist die maschinelle Injektion von ca.

30 ml KM erforderlich. Auch das *Katheterverfahren* dient der Darstellung von b), teilweise auch von a). Es wird meist über die A. femoralis durchgeführt und erlaubt die selektive und superselektive Darstellung der A. carotis int., ext. und ihrer Äste, der A. vertebralis beiderseits und des Truncus thyreo-cervicalis. Die Injektion erfolgt manuell mit 2–7 ml Kontrastmittel.

Aufnahmetechnik: Heute fast ausschließlich Verwendung der Serienangiographie mit 1–3 Bildern/sec über einen Zeitraum von 7–10 sec in 2 Ebenen. Ergänzt durch *Detail- oder Vergrößerungsangiographie* (Focus 0,1 × 0,1 mm ∅, Vergrößerung bis 1:4 möglich). Gefäße bis zu einem Durchmesser von 80–100 μ werden sichtbar. Verbesserung der Erkennung von Gefäßprozessen und Tumorrezidiven durch die *Angiotomographie*. Sie ergibt die überlagerungsfreie Wiedergabe der Gefäßverläufe und hat ihre Indikation besonders bei der Abklärung von arteriellen Aneurysmen und Angiomen sowie Prozessen der Mittellinie und der hinteren Schädelgrube. *Subtraktion:* Sie ist elektronisch oder photographisch möglich. Eine sog. Maske des Leerbildes (Positivbild) aus der Angiographieserie ohne Lageveränderung des Patienten wird mit dem Negativbild einer Füllungsphase übereinanderprojiziert. Gefäße kommen damit überlagerungsfrei zur Darstellung. Besonders wichtig etwa bei Vertebralisangiogrammen,

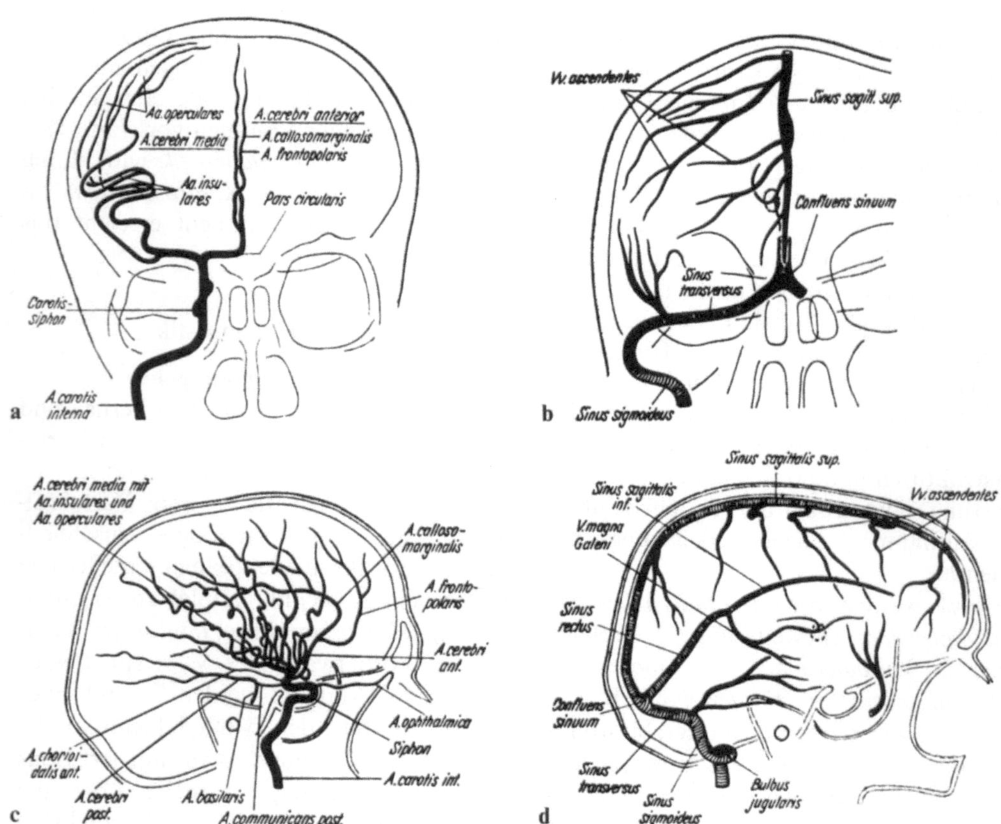

Abb. 3.166a–d. Normales Carotisangiogramm, a) Sagittaler Strahlengang, art. Phase, b) Sagittaler Strahlengang, ven. Phase, c) Seitlicher Strahlengang, art. Phase, d) Seitlicher Strahlengang, ven. Phase (aus Poeck, 1972)

schwachen Tumoranfärbungen, Gefäßversorgung eines Tumors, usw.

Wie bei allen Angiographien sollte auch bei den cerebralen die Kontrastmittelmenge so gering wie möglich gehalten werden und nur die Verwendung der wenig neurotoxisch wirkenden Kontrastmittel der Methylglucaminreihe erfolgen.

Komplikationsmöglichkeiten: Blutungen aus Stichkanal mit Hämatombildungen, Intra- und Paravasate, Thrombosen, Embolien und Kontrastmittelunverträglichkeit. Diese jedoch relativ selten. Auftreten von Hemiparesen, cerebralen Krampfanfällen und Hirnödembildungen bei Störungen der Bluthirnschranke oder Auftreten von Gefäßspasmen. Bei selektiver Vertebralisangiographie Möglichkeit des Auftretens einer Rindenblindheit (passager), selten einer Hirnstammsymptomatik bekannt. Todesfälle kommen vor.

Die cerebrale Angiographie ist ein nicht duldungspflichtiger Eingriff und bedarf nach der heutigen Rechtsprechung einer weitgehenden Aufklärung hinsichtlich der Komplikationsmöglichkeiten.

3.7.10.2 Normale Befunde und Beurteilung

Die Arterien des Carotis- und Vertebralis-Basilarissystems sind relativ regelmäßig angeordnet (Abb. 3.166 u. 3.167). Der Circulus Willisi mit der A. communicans ant. und post. verbinden die Gefäßsysteme untereinander, können jedoch hypoplastisch ausgebildet sein oder fehlen. Meist ausgedehntes Kollateralkreissystem, das im Normalzustand funktionell nicht wirksam ist (Carotis-

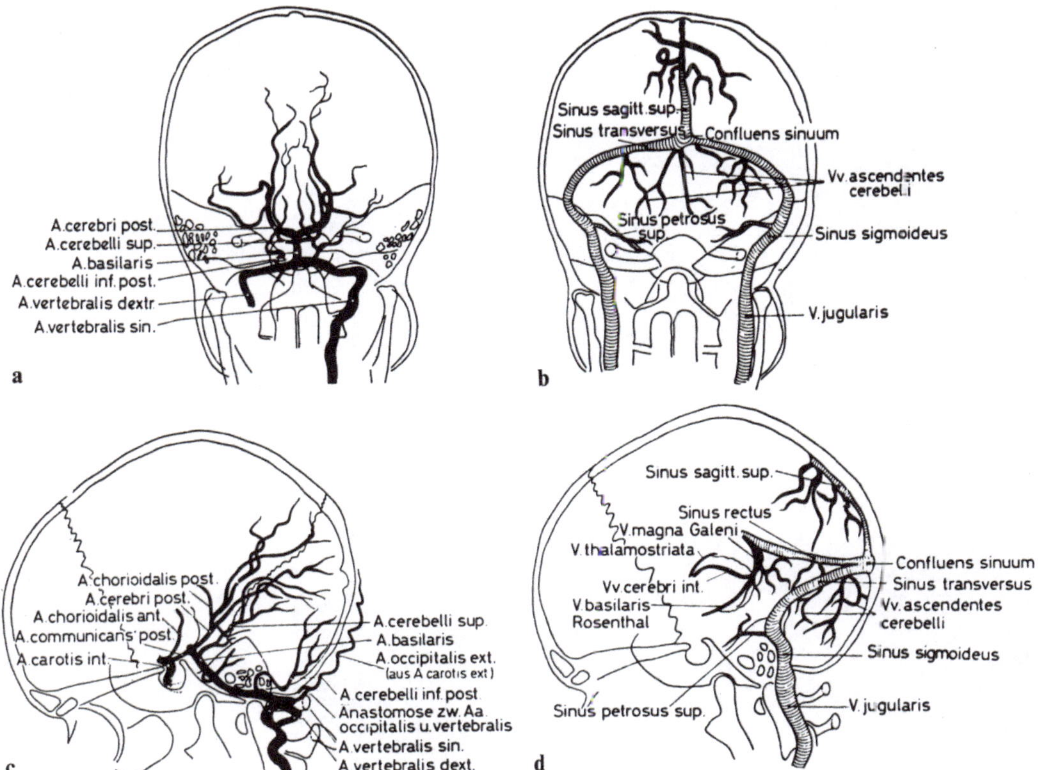

Abb. 3.167a–d. Normales Vertebralisangiogramm, a) Sagittaler Strahlengang, art. Phase, b) Sagittaler Strahlengang, ven. Phase, c) Seitlicher Strahlengang, art. Phase, d) Seitlicher Strahlengang, ven. Phase (aus Poeck, 1972)

Vertebralis-System, vom Aortenbogen aufsteigende Kollateralen und Queranastomosen des Hirnkreislaufes). Das venöse System zeigt einen größeren Variantenreichtum. Abflüsse erfolgen nach mediobasal über die tiefen Hirnvenen, sonst über Brückenvenen in die Sinus.

Die Beurteilung beinhaltet die Bestimmung von Lage, Verlauf und Kaliber der Arterien sowie Lage und Verlauf der Venen. Zahlreiche Meßmethoden erleichtern die Beurteilung und sollten herangezogen werden.

3.7.10.3 Pathologische Befunde

3.7.10.3.1 Gefäßmißbildungen

Hierzu zählen die *arteriellen Aneurysmen*, sie sind *angeboren*, lokalisiert an *Gefäßaufzweigungen*, der Häufigkeit nach an der A. communicans ant. (Abb. 3.168), Mediagabel, Carotis-Teilungsstelle (infra- und supraclinoidal), A. communicans post., Vertebralis-Basilarisbereich (nur ca. 5%). Selten multipel vorkommend oder Kombination mit arteriovenösem Angiom. Größe stark wechselnd, z. T. mit umgebender Massenblutung. Häufig prä- und postaneurysmatische Gefäßspasmen. Vier-Gefäßangiographie, z. T. mit Spezialeinstellungen und Angiotomographie erforderlich, um Ansatzstelle des Aneurysmas genau festzulegen. Ferner die *arteriovenösen Angiome*, auch sie sind *angeboren*, nehmen im Verlauf des Lebens jedoch an Größe zu, Vorwiegend im Mediastromgebiet lokalisiert, infratentoriell nur rund 10%. Größe stark wechselnd von Mikroangiom bis Angiom, das ganze Hirnhemisphäre einnimmt. Auch extrakraniell vorkommend (pulsierende Ohrgeräusche!). Teilweise mit umgebender Massenblutung (Verdrängungserscheinungen an Arterien und Venen). Sehr schneller Durchfluß. Stealeffekt zum übrigen Kreislaufbereich. Auch hier zur genauen Erfassung von Zu- und Abflüssen Vier-Gefäßangiographie erforderlich, gegebenenfalls ergänzt durch Detailangiographie und Angiotomographie. Die Sonderform der Sturge-Weber-

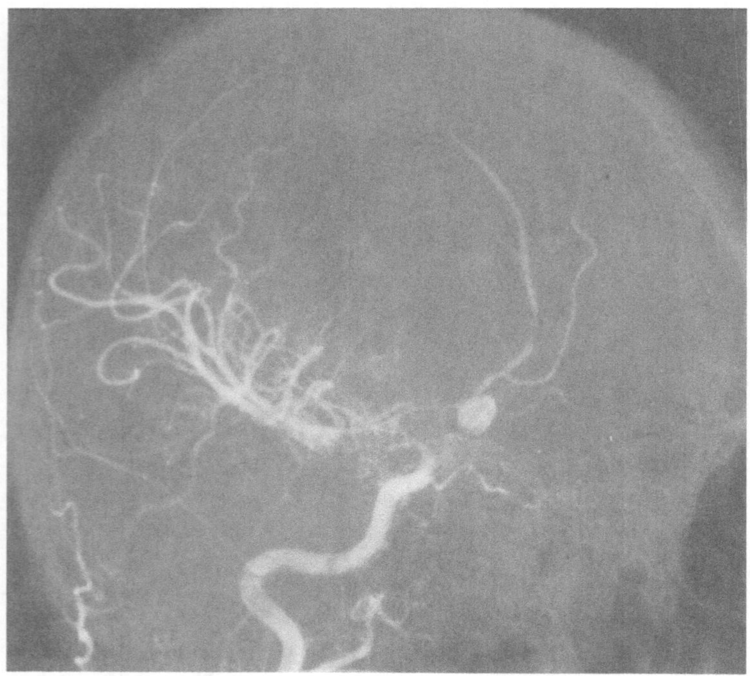

Abb. 3.168. Arterielles Aneurysma der A. communicans ant. Prä- und postaneurysmatisch ausgeprägte Spasmen (Subtraktionsaufnahme).

Erkrankung (s. 3.7.8) ist angiographisch nicht erraßbar.

Die *arteriovenösen Fisteln* sind fast ausschließlich *erworben* (traumatisch, arteriosklerotisch, artifiziell), vorwiegend A. carotis int./Sinus cavernosus, dural, Carotis-Vertebralis-Vena jugularis. Subtraktionsmethoden z.T. unerläßlich.

3.7.10.3.2 Gefäßerkrankungen

Die größte Rolle spielt die *Arteriosklerose*. Angiographisch finden sich Gefäßeinengungen bis hin zum Verschluß (Abb. 3.169 u. 3.170). Dadurch bedingt isolierte oder allgemeine Verminderung der arteriellen Durchflußgeschwindigkeit. Ausbildung von Kollateralkreisläufen, z.T. über den Circu-

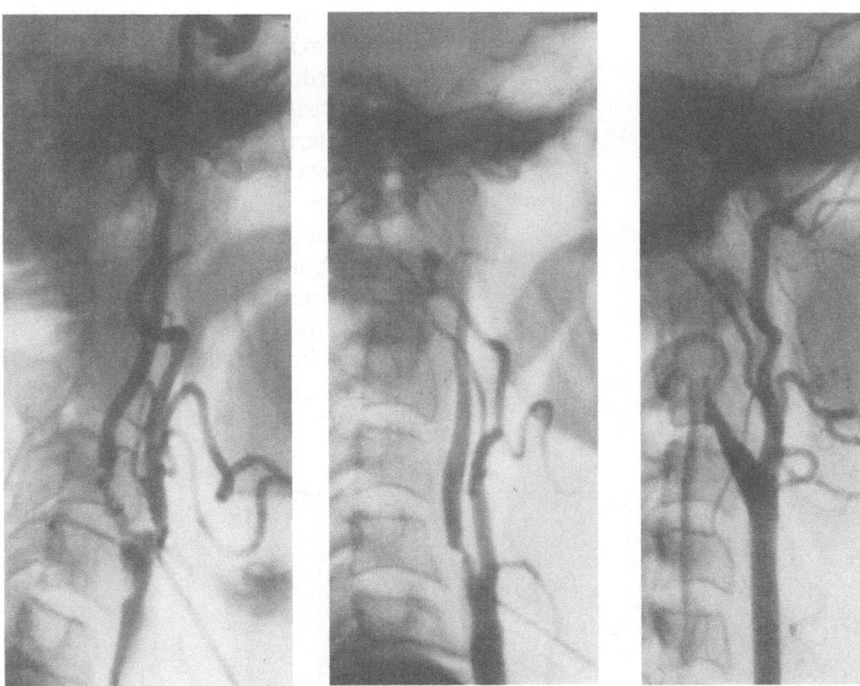

Abb. 3.169. Arteriosklerotische Veränderungen an der Carotisbifurkation, a) Ausgedehnte Veränderungen der A. carotis communis, interna und externa. b) Umschriebene Stenosierung am Abgang der A. carotis interna, c) Carotis-interna-Verschluß.

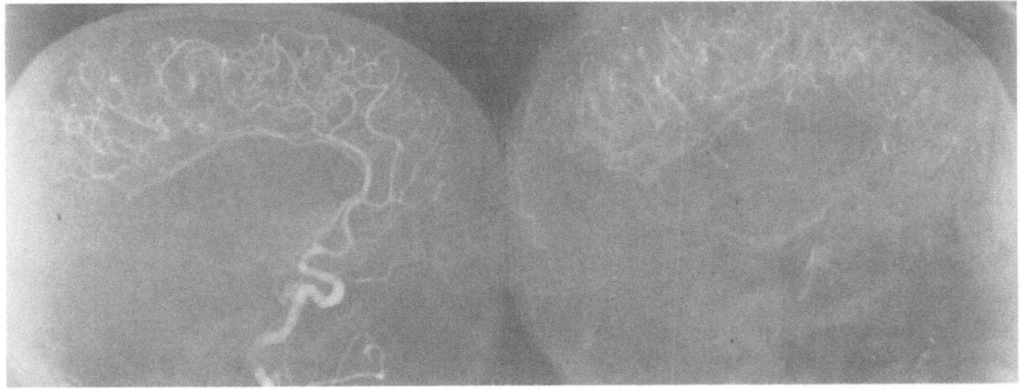

Abb. 3.170. Verschluß der A. cerebri media mit Kollateralkreislaufbildungen (Subtraktionsaufnahmen).

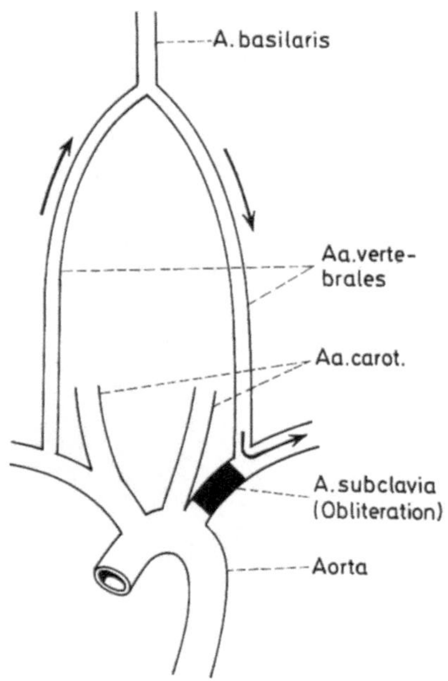

Abb. 3.171. Strömungsumkehr in der A. vertebralis links bei Obliteration der linken A. subclavia (aus Freund/Schoob).

lus Willisi, lepto-meningeale Anastomosen oder über A. carotis ext. Vorwiegende Lokalisationen: Extrakraniell im Bereich der Abgänge der Vertebralarterien bzw. Carotiden, Carotisgabel am Hals, Syphonabschnitt der A. carotis int., A. cerebri media und ihrer Äste, A. vertebralis und basilaris sowie an allen anderen Gefäßen. *Subclavian-Steal-Syndrom:* Verschluß der A. subclavia proximal des Abganges der A. vertebralis, Strömungsumkehr in der A. vertebralis mit Stealeffekt aus der gegenseitigen Vertebralarterie zur Versorgung der A. subclavia distal des Verschlusses (Abb. 3.171). *Embolien* relativ selten, verursachen meist einen glattrandigen, konkavbegrenzten Verschluß, oftmals begleitet durch erhebliche Hirnschwellung, dadurch bedingte Massenverlagerung. *Traumatische Verschlüsse* sind selten, vorwiegend im Halsbereich.
Entzündliche Gefäßerkrankungen (Arteriitiden bzw. Angiitiden) verschiedenster Ge-

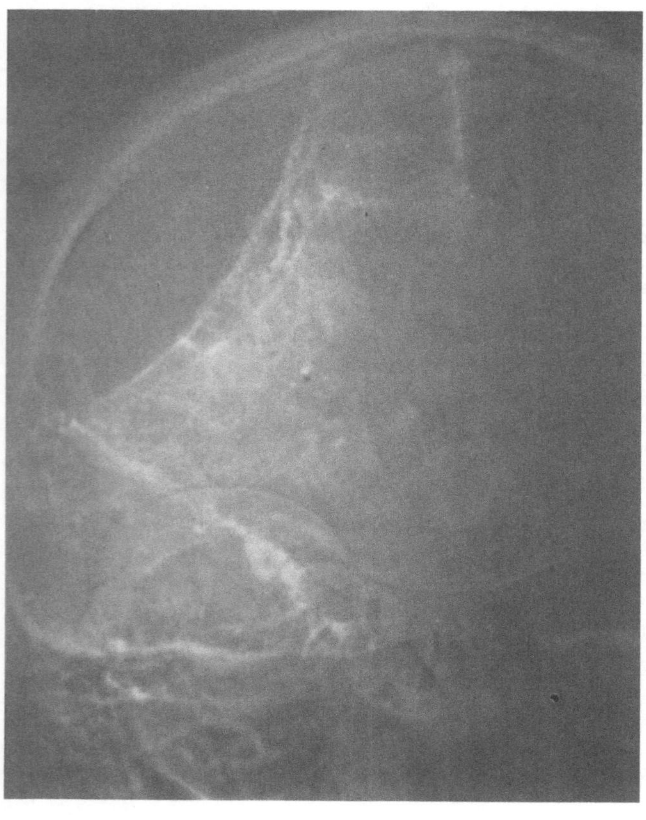

Abb. 3.172. Chronisches subdurales Hämatom rechts (Subtraktionsaufnahme).

nese betreffen z.T. mehr die Basisgefäße, z.T. vorwiegend die kleineren Gefäße. Jedoch nicht die Regel. *Sinus- und Venenthrombosen* entstehen überwiegend entzündlich durch Nachbarschaftsprozesse, selten traumatisch.

3.7.10.3.3 Intrakranielle Blutungen

entstehen *spontan* aus *rupturierten*, meist *arteriosklerotischen Arterien* oder *Gefäßmißbildungen* bzw. *traumatisch*. Die *intracerebrale Blutung* stellt sich als gefäßarmer bis gefäßfreier Bereich mit Verdrängungserscheinungen an Arterien und Venen und allgemeiner Durchflußverlangsamung infolge der intrakraniellen Drucksteigerung dar. Einbruch nach intraventriculär möglich. Das *Subduralhämatom* zeigt eine sichel- bis girlandenförmige Abdrängung der peripheren Gefäße von der Calotte (Abb. 3.172), z.T. lokalisiert (Schrägserien!). Meist begleitet von Massenverlagerungen (fehlende Massenverlagerung deutet auf Doppelseitigkeit!). Das *Epiduralhämatom* zeigt ähnliche Veränderungen. Teilweiser Nachweis von Kontrastmittelaustritt aus der A. meningia media oder Verlagerung dieser Arterie. Vorwiegend temporal und temporo-basal lokalisiert.

3.7.10.3.4 Tumoren

Neben charakteristischen Verlagerungen von Arterien und Venen entsprechend der Lokalisation findet sich bei gefäßreichen Geschwülsten eine sog. Anfärbung, d.h. Darstellung der Eigenvascularisation der Geschwulst. Beim *Meningeom* ist diese glatt begrenzt, die Anfärbung wird in der Serie homogen und bleibt. Häufig Versorgung über die A. meningia media und beim Konvexitätsmeningeom auch über A. carotis ext. Bildung eines sog. Gefäßnabels (Abb. 3.173). *Glioblastome und Metastasen* sind dagegen unschärfer abgesetzt, die Anfär-

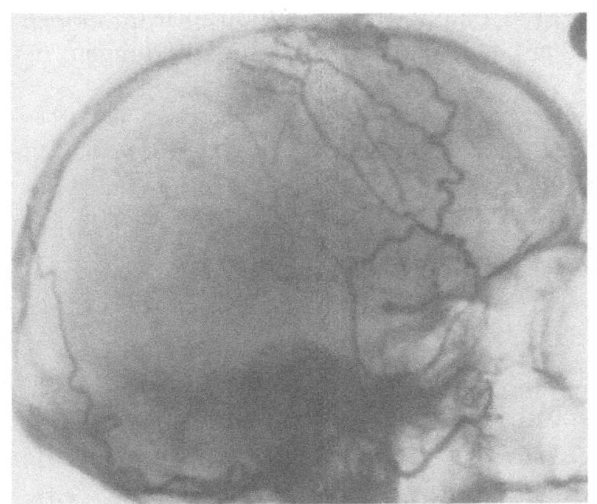

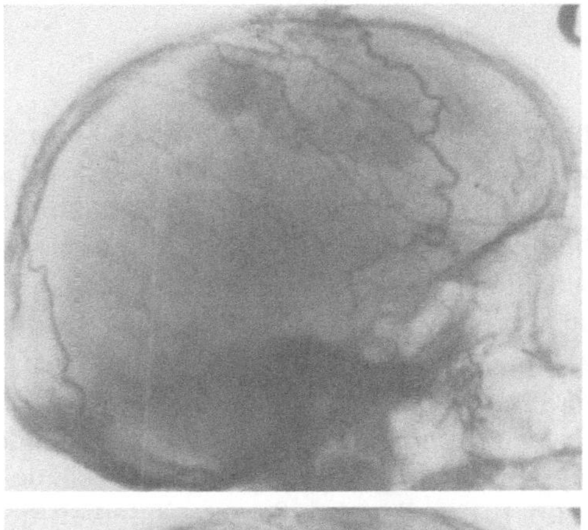

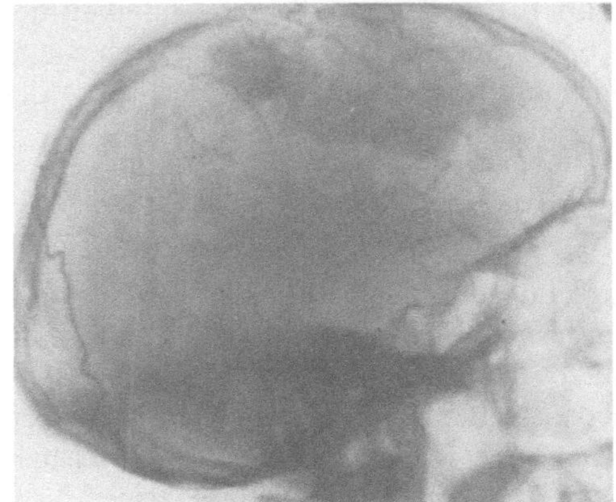

Abb. 3.173. Konvexitätsmeningeom mit Beteiligung der Calotte. Arterielle Versorgung über A. meningea media und A. carotis externa.

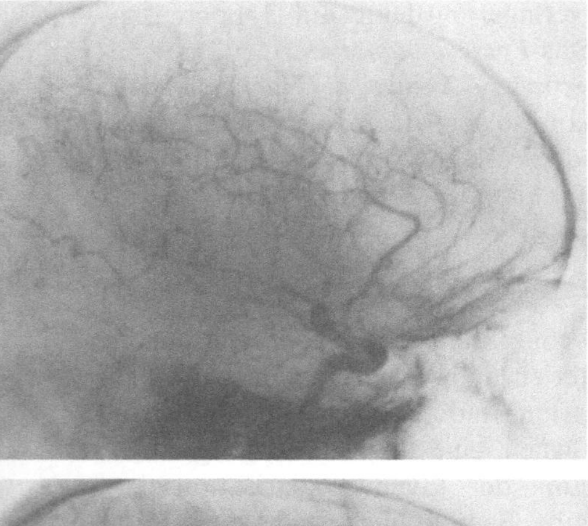

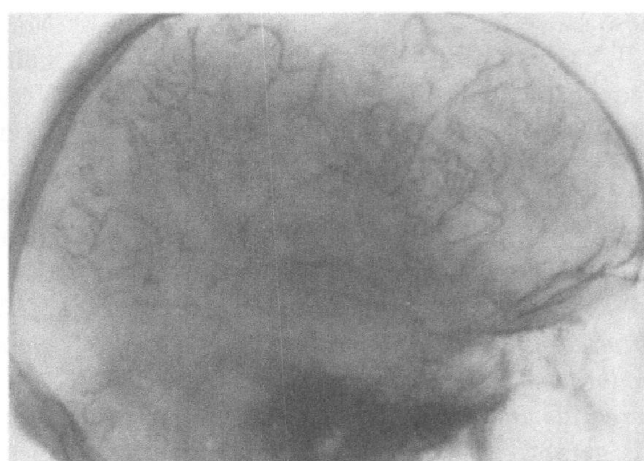

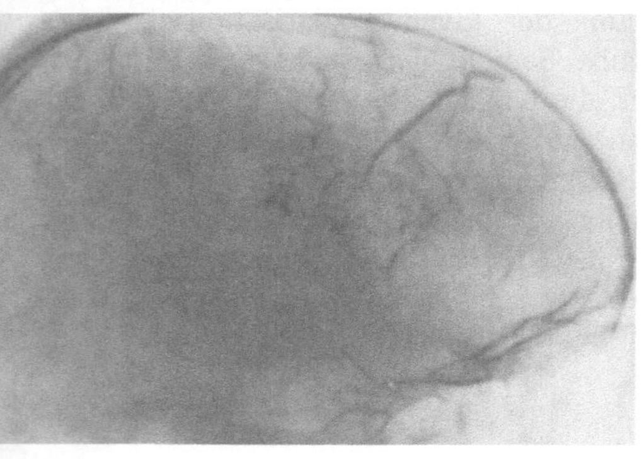

Abb. 3.174. Glioblastoma multiforme frontodorsal mit typischer Anfärbung und Shuntbildungen.

bung ist unregelmäßig gestaltet, Nachweis von sog. Lakunen und Gefäßseen sowie früh abführenden Venen durch Shuntbildungen (Abb. 3.174). Verdrängungserscheinungen an Arterien und Venen z.T. stärker als Tumoranfärbung infolge Begleitödem. *Gefäßgeschwülste* (Angioblastome) zeigen neben einem kleinen gefäßreichen Tumoranteil eine große umgebende Cyste (vorwiegend in der hinteren Schädelgrube). Die Durchflußgeschwindigkeit des Kontrastmittels ist verlangsamt bis hin zum Zirkulationsstillstand entsprechend der Hirndrucksteigerung.

3.7.10.3.5 Hirnabsceß

Hier finden sich die stärksten Gefäßverlagerungen um den avascularisierten raumfordernden Prozeß mit lokaler Durchflußverzögerung (der Bereich bleibt wie leergepreßt). Bei länger bestehenden Abscessen selten eine Kapselanfärbung nachweisbar. Sub- und epidurale Abscesse zeigen Veränderungen wie bei den extracerebralen Hämatomen, jedoch meist geringerer Ausprägung, mehr lokalisiert, mit nur geringer Massenverlagerung.

3.7.10.3.6 Mißbildungen

Hierzu zählen die Subarachnoidal- und die Arachnoidalcysten, oftmals verbunden mit Aplasien von Hirnanteilen. Imponiert als gefäßarmer raumfordernder Prozeß, oftmals mit erheblicher Verlagerung einzelner Gefäße, z.T. jedoch ohne Verlagerung zur Gegenseite.

3.7.10.4 Jugularographie

Sie erfolgt durch Direktpunktion am Hals lateral der A. carotis bei leicht gedrehtem Kopf. Einbringung eines dünnen Katheters, der nach Möglichkeit bis zum Bulbus venae jugularis vorgeschoben wird (Cave: Unterdruck mit Ansaugen von Luft!). Die Methode dient der retrograden Darstellung des Sinus cavernosus, sigmoideus, transversus, anterograd der V. jugularis. *Indikationen* stellen Prozesse im Bereich des Schläfenbeines und der Sellaregion dar. Nachweis thrombotischer oder tumoröser Einengungen bzw. Verschlüsse (besonders bei den sog. Glomustumoren).

3.7.10.5 Orbitaphlebographie

Sie erfolgt über *Punktion frontaler Venen* bzw. der *V. angularis* am inneren Augenwinkel und durch manuelle Injektion von 5–10 ml Kontrastmittel. Vor Injektion Kompression der Vv. faciales und frontotemporaler Venen. Meist gute Darstellung der Vv. orbitales sup. und inf., der V. angularis und des Sinus cavernosus beiderseits. Zur Auswertung ist ein Seitenvergleich immer zu fordern. Serienangiographie in 2 Ebenen, ggf. ergänzt durch axiale Aufnahmen. Angiotomographie und Detailangiographie nicht obligat. Verlagerung in einem oder mehreren ihrer Segmente erlaubt genaue *Tumorlokalisation.* Ferner Nachweis von *Einengungen* und *Verschlüssen* bei Thrombosierungen und Nachweis venöser Gefäßmißbildungen.

Cavernöse Hämangiome im Orbitabereich wie auch im übrigen Gesichts- und Kopfhautbereich sind nur durch Direktpunktion und anschließende Kontrastmittelinjektion darzustellen.

3.7.10.6 Encephalographie und Ventriculographie

Üblicherweise erfolgt die *Darstellung des Ventrikelsystems und der Subarachnoidalräume im Sitzen über* eine *Lumbal- oder Suboccipitalpunktion mit Luft,* O_2 oder einem *Edelgas* (Helium). Die Untersuchung erfolgt fraktioniert unter Sichtkontrolle (gesteuert) im Austausch zu Liquor (ca. 2:1). Gesamtmenge: ca. 30–40 ml. Verwandte Schädelspezialgeräte (Mimer, Neurodiagnost, Princeps), denen eine Tomographieeinrichtung angeschlossen ist in Verbindung mit einem Spezialstuhl, ermöglichen während der Untersuchung jede erforderliche Projektionseinstellung. Erste Aufnahmen im seitlichen und fronto-nuchalen Strahlengang, ggf. ergänzt durch Tomographie zur Darstellung von Aquaeduct, 4. Ventrikel sowie Basiszisternen der hinteren Schädelgrube. Anschließende Standardaufnahmen: sowohl in Hinterhaupts- als auch in Stirnlage jeweils a.p. bzw. p.a. und seitlicher Strahlengang, rechte und linke Seite anliegend, Spezialeinstellung für Unterhörner (Abb. 3.175).

Untersuchungen allgemein in Lokalanaesthesie und leichter Neuroleptsedierung bzw. Allgemeinnarkose (Kinder). Dekompensationsmöglichkeit bei älteren Patienten mit hirnatrophischen Prozessen.

Kontraindikationen sind die Hirndrucksteigerung (Stauungspapille!) wegen Gefahr der Einklemmung der Medulla oblongata in das Foramen occipitale magnum bzw. des Hirnstammes in den Tentoriumschlitz.

Bei bestimmten Fragestellungen und dem Neurochirurgen im Hintergrund kann auch im Überdruck bei Stauungspapillen von 1–2 Dioptrien eine Luftencephalographie durchgeführt werden. Es besteht *Aufklärungspflicht.*

Beim Vorliegen einer ausgeprägteren Hirndrucksymptomatik wird über ein hochfrontales oder parietales Bohrloch von neurochirurgischer Seite die *Ventriculographie* durchgeführt mit Punktion der Seitenventrikel und Einführung eines Ventrikelkatheters, ggf. direkt in den 3. Ventrikel. Nach Druckausgleich (24–72 Std) anschließender Luft/Liquoraustausch (*negativer Kontrast*) von ca. 20–30 ml je nach Fragestellung. Die Verwendung von *positiven Kontrastmitteln* (Dimer X) zur Darstellung der unpaarigen Ventrikelanteile setzt sich zunehmend durch, zumal Untersuchung einfacher und nicht so belastend. Bei *Säuglingen* kann durch *Direktpunktion* über die *große Fontanelle* das Ventrikelsystem dargestellt werden. Die Aufnahmetechniken entsprechen denen der Luftencephalographie bzw. je nach Fragestellung. Komplikationsmöglichkeiten bei der Ventriculogra-

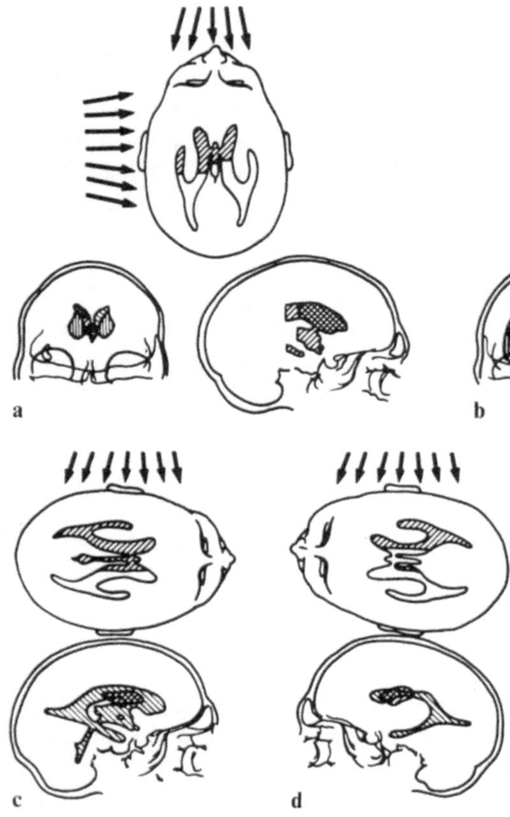

Abb. 3.175a–d. Normale Luftencephalographie: Standardaufnahmen in 6 verschiedenen Einstellungen. a) Vorderhörner: Sagittaler und seitlicher Strahlengang in Rückenlage, b) Trigonum und Hinterhörner: Sagittaler und seitlicher Strahlengang in Bauchlage, c) und d) Links bzw. rechts anliegende seitliche Aufnahmen. Entsprechend Füllungsgrad des Ventrikelsystems differente Darstellung der einzelnen Abschnitte (aus Kursus Radiologie und Strahlenschutz, Heidelberger Taschenbücher, Band 112).

phie sind eine Verstärkung oder Einsetzen eines Hirndruckes bei Luftgabe, insbesondere, wenn nicht genügend Liquor ausgetauscht wurde; bei Verwendung positiver Kontrastmittel sollte dieses nicht die Hirnoberfläche berühren oder erreichen (Cave cerebrale Anfälle). Gelegentlich treten Übelkeit, Erbrechen und Kopfschmerzen auf.

Eine Sonderform stellt die *Subduralfüllung* im Säuglingsalter über die große Fontanelle dar. Sie dient dem Nachweis und der Ausdehnung von subduralen Ergüssen bzw. Hämatomen. Es werden meist bis zu 10 ml Luft beiderseits instilliert. Die Luft ist im Subduralraum frei beweglich und sammelt sich entsprechend der Kopfhaltung an höchster Stelle mit Spiegelbildungen an. Gekammerte Ergüsse kommen vor.

Eine Darstellung basaler Zisternen der hinteren Schädelgrube, insbesondere der C. ponto-cerebellaris und des inneren Gehörganges, kann auch durch die *ölige Cisternographie* erfolgen. 1,0–1,5 ml KM (Duroliopaque, Pantopaque) werden von lumbal her in den zu untersuchenden Bereich unter Sichtkontrolle eingebracht. Aufnahmen nach Stenvers und in a.p.-Projektion mit Tomographie. Dient vorwiegend dem Nachweis kleiner intracanaliculärer Acusticusneurinome.

3.7.10.6.1 Normale Befunde

Bei der Encephalographie stellen sich die paarig angelegten Seitenventrikel sowie der unpaarige 3. und 4. Ventrikel sowie Aquaeduct dar. Für letztere ist oftmals die Beurteilung durch die Tomographie erforderlich und zweckmäßig. Zahlreiche Meßmethoden erleichtern die Auswertung: Z.B. Abstand Aquaeduct bzw. 4. Ventrikel vom Clivus (normal 3,0–3,5 cm), Weite des 3.

Ventrikels in der a.p.-Projektion (normal $0{,}5 \pm 0{,}2$ cm), Weite der Seitenventrikel (Ventrikelindex nach Schiersmann:

$$\frac{\text{größter Seitenventrikeldurchmesser}}{\text{größte Schädelinnenbreite}};$$

normal über 4,0).

Neben dem Ventrikelsystem füllen sich je nach Kopfhaltung und Technik die basalen Zisternen (C. magna, ambiens, ponto-cerebellaris, pontis, interpeduncularis, chiasmatis, interhemisphaerica, callosomarginalis usw.) sowie die Subarachnoidalräume über dem Groß- und Kleinhirn.

Zu beachten sind hier die Seitendifferenzen und Weite. Eine Nichtfüllung des Ventrikelsystems ist vielfach technisch bedingt (vorausgegangene Punktionen, Nadellage, Kopfhaltung). Eine Wiederholung ist nicht vor Ablauf von 8–10 Tagen, ggf. über SOP sinnvoll (Ausbildung von Liquorkissen durch Stichlochdrainage und damit Verhinderung einer sachgemäßen Encephalographie). Über die Ventriculographie erfolgt keine Darstellung der Zisternen und Subarachnoidalräume. Bei positiver Kontrastdarstellung Fließeffekt beachten, Beurteilung oftmals dadurch erschwert und Möglichkeit von Fehldiagnosen.

3.7.10.6.2 Pathologische Befunde

Hirnatrophische Prozesse. Sie führen zu einer *Erweiterung des Ventrikelsystems und/oder peripherer Liquorräume*; können einseitig oder mehr umschrieben sein. Lokale Ausweitungen des Ventrikelsystems finden sich nach Hirnverletzungen, abgelaufenen Blutungen oder entzündlichen Prozessen (Abb. 3.176).

Tumoren. Sie verursachen bei Sitz in einer Hemisphäre eine Verlagerung der Seitenventrikel, ggf. auch des 3. Ventrikels entsprechend der Tumorlokalisation, teilweise verbunden mit einer lokalen Tumorkonturierung. Bei parasagittalen Tumoren oftmals ausschließlich Depression eines Ventrikeldaches (Aufnahmen im Sitzen). Große

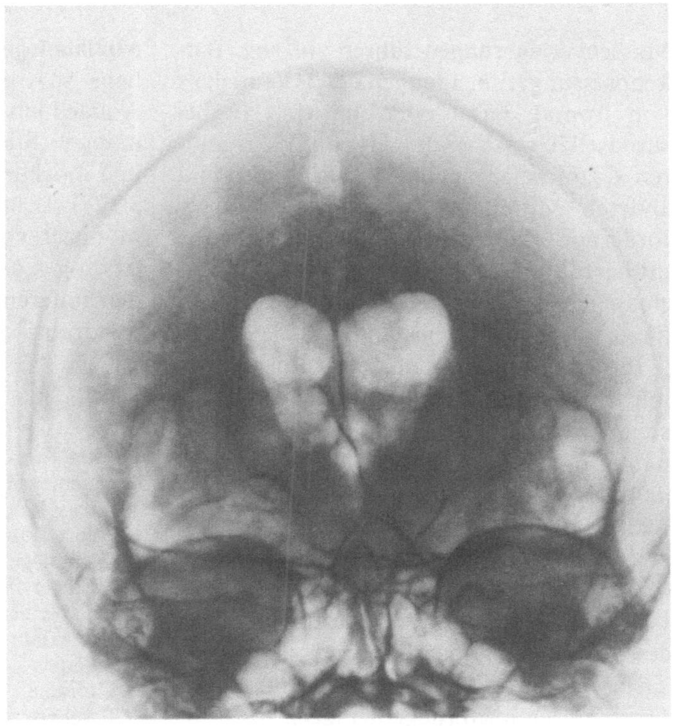

Abb. 3.176. Hydrocephalus internus.

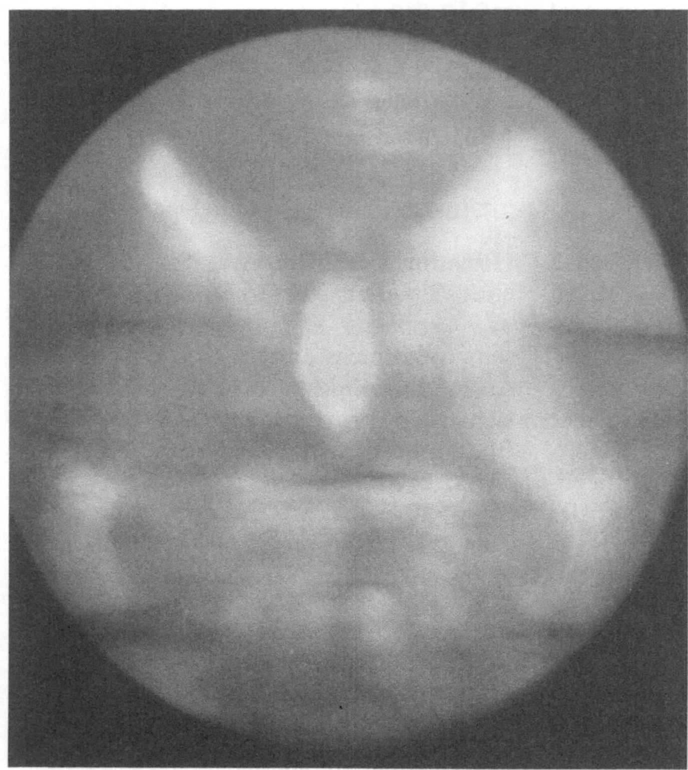

Abb. 3.177. Typisches Bild einer Balkenaplasie.

Massenverlagerungen führen zur sog. Balkenpressung. Einengungen des 3. Ventrikels von frontal, basal oder dorsal, z. B. bei supraselllär wachsenden Hypophysentumoren, Craniopharyngeomen, Pinealomen und anderen Mittelliniengeschwülsten. Raumfordernde Prozesse der hinteren Schädelgrube führen zu Verlagerungen und Einengungen des 4. Ventrikels und des Aquaeductes bis hin zum vollständigen Verschluß.

Intraventriculäre Tumoren (Ependymome, Meningeome, Foramen-Monroi-Cysten, Medulloblastome) führen ebenfalls häufig zu Liquorpassagebehinderungen und damit zur Ausbildung eines Verschlußhydrocephalus.

Periphere Luft über den Großhirnkonvexitäten oftmals vermindert oder fehlend bei Hemisphärentumoren; Verdrängungserscheinungen oder Leerpressung von Zisternen, etwa bei den Hypophysentumoren des Kleinhirnbrückenwinkels.

Mißbildungen. Hierzu zählen Porencephalien, Arachnoidalcysten, angeborene Aquaeductstenosen bzw. Atresien, Balkenmangel (Stierhornform der Seitenventrikel und hochgezogener 3. Ventrikel, s. Abb. 3.177), kommunizierende oder nicht-kommunizierende Septum pellucidum-Cysten, das sog. Cavum Vargae, Cysten im Bereich der hinteren Schädelgrube, Dandy-Walker-Syndrom.

Literatur

Decker, K.: Klinische Neuroradiologie. Stuttgart: Thieme 1960.

Kautzky, R., Zülch, K. J., Wende, S., Tänzer, A.: Neuroradiologie auf neuropathologischer Grundlage. Berlin-Heidelberg-New York: Springer 1976.

Kazner, E., Lanksch, W., Steinhoff, H., Wilske, J.: Die axiale Computertomographie des Gehirnschädels — Anwendungsmöglichkeiten und klinische Ergebnisse. Fortschr. Neurol. Psychiatr. **43**, 487–574 (1975).

Krayenbühl, H., Yasargil, M. G.: Die zerebrale Angiographie. Stuttgart: Thieme 1965.
Lloyd, G. A. S.: Radiology of the orbit. London-Philadelphia-Toronto: W. B. Saunders Comp. 1975.
Loepp, W., Lorenz, R.: Röntgendiagnostik des Schädels. Stuttgart: Thieme 1971.
New, P. F. J.: Computed tomography of the brain and orbit. Baltimore: Williams & Wilkins Comp. 1975.
Piepgras, U.: Neuroradiologie. Stuttgart: Thieme 1977.
Sartor, K.: Einführung in die Neuroradiologie. Baden-Baden-Brüssel-Köln: Witzstrock 1976.
Schiersmann, O.: Einführung in die Encephalographie. Stuttgart: Thieme 1952.

3.8 Weichteile und weibliche Brust

G. Luska

3.8.1 Allgemeine Weichteilveränderungen

Die Schwächungsunterschiede der Röntgenstrahlung durch die einzelnen Weichteilgewebe (Muskel, Sehnen, Bänder, Fett, subcutanes Gewebe und Haut sowie Tumoren, Hämatome und Ergüsse) sind gering.

Durch eine weiche Strahlung und durch die Xeroradiographie sind die einzelnen Gewebe vor allem darzustellen, wenn Fett sie voneinander trennt oder Kalkeinlagerungen erfolgt sind.

Luftansammlungen in den Weichteilen finden sich beim Hautemphysem nach Operationen und beim Gasbrand.

Von den Fremdkörpern bilden sich metallische Objekte sowie Salben und Medikamente mit höheratomigen Beimischungen gut ab. Glas, markierte Verbandstoffe und schattengebende Katheter sind meist zu erkennen. Holzsplitter, Seide und Wolle sind nicht zu erfassen.

Fisteln können in den Weichteilen mit wasserlöslichen KM dargestellt werden.

Verkalkungen der Gefäßwände und Phlebolithen heben sich gut ab. Verkalkungen in Lymphknoten, Hämatomen, Hämangiomen und Schleimbeuteln, Cysticerken und Filarien, Muskelverkalkungen posttraumatisch und nach Rückenmarksschäden, Kalkablagerungen in den Weichteilen bei Sklerodermie, Hyperparathyreoidismus und bei metastatischen Knochen- und Ovarialtumoren geben meist charakteristische Bilder. Verkalkungen an den Ansatzstellen von Muskeln und Sehnen finden sich vor allem an Calcaneus, Patella, Trochanter major, Olecranon und Tuberculum majus humeri.

Die Xeroradiographie liefert Bilder mit einer hohen Differenzierung der Weichteilstrukturen, so daß z. B. auch Sehnenabrisse, periarticuläre Veränderungen und die Innenstrukturen des Kehlkopfes gut zu erkennen sind.

3.8.2 Veränderungen der Mamma

3.8.2.1 Untersuchungsmethoden

Die *Röntgenmammographie* erfolgt mit Spezialröhren und Geräten bei einer Spannung von 25 bis 35 KV. Molybdän als Anoden- und Filtermaterial liefert kontrastreiche Bilder der Brust.

Die *Galaktographie*, bei der secernierende Milchgänge mit wasserlöslichen KM aufgefüllt werden, stellt Veränderungen der Ausführungsgänge durch Entzündungen, Cysten, Papillome und Carcinome (Abb. 3.178) dar.

Die *Xeroradiographie* erlaubt vor allem bei sehr dichten Brustdrüsen eine bessere Strukturauflösung und Differenzierung.

Bei der *Pneumocystographie* werden Cysten punktiert und mit Luft aufgefüllt. So ist eine Unterscheidung zwischen Cyste und Fibroadenom und eine Beurteilung der Cystenwand möglich.

Zur Röntgenuntersuchung der Mamma gehören immer Inspektions- und Palpationsbefund.

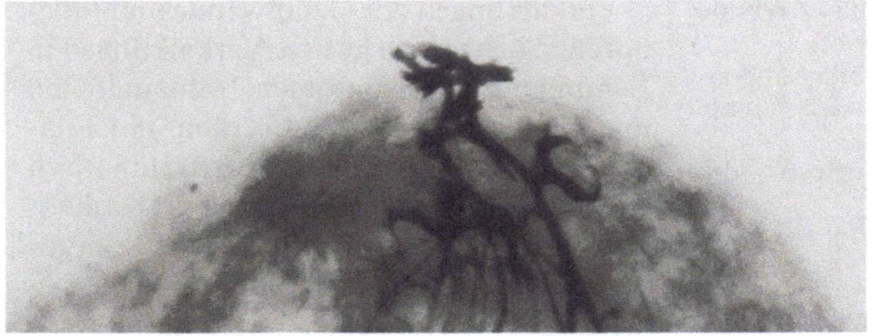

Abb. 3.178. Galaktographie. Gangabbrüche am Rande einer kirschgroßen Verdichtung mit strahligen Fortsätzen und Mikroverkalkungen. Intraductales Carcinom mit erheblichem scirrhösem Wachstum.

3.8.2.2 Erkrankungen der Mamma

Der Schwerpunkt der Mammographie liegt in der Erkennung des Mammacarcinoms, wobei der Aufdeckung eines klinisch occulten Carcinoms besondere Bedeutung zukommt. Besonders günstig sind die Abbildungsverhältnisse in der strukturarmen Involutionsbrust.

Der Brustdrüsenkörper zeigt abhängig von Alter und Funktionszustand eine wechselnde Struktur. Dem Bild des dichten Drüsenkörpers, in dem in unterschiedlichem Umfang Fett eingelagert ist, stehen die streifigen Strukturen der Parenchymreste und die strukturarme oder leere Involutionsbrust gegenüber. Retromamilläre radiäre und unscharfe Streifenschatten finden sich bei periductaler Fibrose.

Mastopathie. Die Mastopathie stellt eine Hyperplasie bestimmter Gewebsteile der Brustdrüse dar. Die Veränderungen können dabei im Bindegewebe, an den Milchgängen mit kleincystischem Umbau oder großer Cystenbildung und im eigentlichen Drüsengewebe der Lobuli mit einer Adenose ablaufen. Im Röntgen-Bild treten klein- oder grobknotige Verdichtungen auf, und eine vermehrte Bindegewebsbildung vor allem periductal führt zu dichten streifigen Schatten. *Mikrocysten und kleine Adenome*, die ein kleinfleckiges Bild verursachen, können durch die Galaktographie differenziert werden. Größere *Cysten* sind glatt begrenzt. *Fibroadenome* haben oft eine bogig unterteilte Kontur und enthalten grobschollige Verkalkungen. Die *fibrosierende Adenose* zeigt in verdichteten Bezirken verstreute, feine schollige Ver-

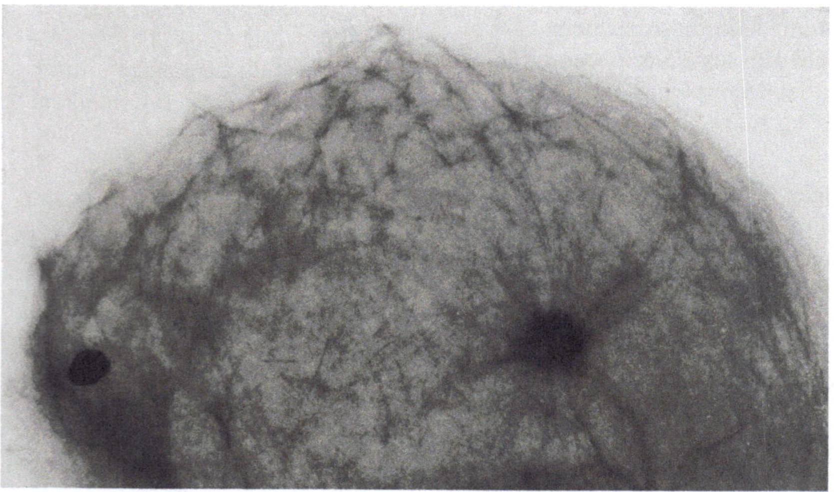

Abb. 3.179. Mammographie, linke Seite. Kleiner Tumorknoten mit sternförmigen Fortsätzen in der Umgebung. Scirrhöses Carcinom. Lateral grober Kalkherd bei Fibroadenom.

kalkungen. Die Abgrenzung vom Carcinom kann schwierig sein. Bei allen verdächtigen Befunden ist eine histologische Abklärung erforderlich. Feine lineare Verkalkungen, die zur Mamille radiär ausgerichtet sind, bestehen bei einer *Plasmazell-Mastitis*.

Mamma-Carcinom. Das Mamma-Carcinom zeigt im Röntgen-Bild eine umschriebene Verdichtung, deren Intensität zentral am größten ist. Die Begrenzung kann unregelmäßig höckrig oder unscharf gezähnelt sein oder zur Umgebung feine streifige Ausläufer (Scirrhus) zeigen (Abb. 3.179). Häufig finden sich *Mikroverkalkungen*, die relativ klein sind, eine verschiedene Dichte und Form haben und in einem gut definierten Gebiet liegen. Die feinen Verkalkungen können als Frühsymptom schon vor Beginn des invasiven Krebswachstums nachzuweisen sein. Die Unterscheidung der Mikroverkalkungen bei gutartigen und bösartigen Prozessen ist röntgenologisch sehr schwierig, so daß oft eine histologische Klärung herbeigeführt werden muß.

Breite, wellig konturierte, im vorderen Drittel der Brust gelegene streifige oder bandförmige Schatten, die erweiterten Milchgängen entsprechen, können auf ein intraductales Carcinom hinweisen, aber auch Folge eines gutartigen Papilloms sein.

Literatur

Höffken, W., Lanyi, M.: Röntgenuntersuchungen der Brust. Stuttgart: Thieme 1973.

3.9 Strahlenschutz in der Röntgendiagnostik

H.-St. Stender

3.9.1 Allgemeine Gesichtspunkte

Der Strahlenschutz in der Röntgendiagnostik hat die Aufgabe die Strahlen-Exposition des Patienten und des Untersuchers so gering wie möglich zu halten.

Die Strahlen-Exposition stellt die Körperdosis dar, die im Verlauf einer Röntgenuntersuchung in einem bestimmten Körpervolumen erzeugt wurde. Sie wird als Äquivalent-Dosis (rem) angegeben, die das Produkt aus der Energie-Dosis (rd) und einem dimensionslosen Bewertungsfaktor (a) ist. Dieser Faktor ist bei der Strahlenqualität in der Röntgendiagnostik gleich 1, so daß grob 1 rd = 1 R = 1 rem gesetzt werden können.

Die genetisch-signifikante Dosis durch röntgendiagnostische Maßnahmen wird zur Zeit in Deutschland mit 50 mrem pro Jahr angegeben.

Das sind 80% der derzeitigen zivilisatorischen Strahlen-Exposition. Die restlichen 10 mrem treten infolge technischer Anwendung und wissenschaftlichen Umganges mit ionisierenden Strahlen auf. Diese Dosis ist gegenüber der natürlichen Strahlenbelastung von 120 mrem/Jahr keinesfalls zu vernachlässigen.

Die „Verordnung über den Schutz vor Schäden durch Röntgenstrahlen“ (Röntgenverordnung = RöV) vom 1. März 1973 regelt daher die Voraussetzungen und Verfahren, die zu erfüllen sind, um die genetische und somatische Strahlen-Exposition bei der Anwendung von Röntgenstrahlen möglichst niedrig zu halten.

Zusätzlich geben die Unfallverhütungsvorschriften (UVV) der BG für Gesundheitsdienst und Wohlfahrtspflege Vorschriften zum Strahlenschutz vor Röntgenstrahlen in medizinischen Betrieben. Technische Bestimmungen, Strahlenschutzvorkehrungen und Definitionen der radiologischen Technik sind in DIN-Normen festgelegt.

3.9.2 Vorschriften der Röntgenverordnung

Das Betreiben einer Röntgeneinrichtung bedarf der Genehmigung durch die zuständige Behörde. Die Genehmigung entfällt, wenn die Bauart der Einrichtung zugelassen ist, die Verantwortlichen die Fachkunde im Strahlenschutz besitzen und ein von der zuständigen Behörde bestimmter Sachverständiger eine Bescheinigung erteilt, in der Röntgeneinrichtung und vorgesehener Betrieb beschrieben sowie Bauartzulassung und ein ausreichender Schutz vor Strahlenschäden festgestellt sind.

3.9.2.1 Vorschriften für die Durchführung der Untersuchung

Röntgenstrahlen dürfen auf den lebenden Menschen nur in Ausübung der Heilkunde, Zahnheilkunde oder in sonstigen durch Gesetz vorgesehenen oder zugelassenen Fällen angewendet werden (RöV § 21, 1).

Die Anordnung darf nur von einer Person gegeben werden, die zur Ausübung des ärztlichen oder zahnärztlichen Berufes berechtigt ist (§ 21, 2).

Wenn die Strahlenanwendung nach den Grundsätzen einer gewissenhaften Ausübung der Heilkunde und Zahnheilkunde erforderlich ist (§ 22), muß sie in Übereinstimmung mit den Erkenntnissen von Wissenschaft und Technik erfolgen.

Die Strahlenbelastung soll so gering wie möglich gehalten werden.

Röntgenaufnahmen sind Durchleuchtungen vorzuziehen.

Die *Keimdrüsen* sind bei Personen, deren Gebär- oder Zeugungsfähigkeit nicht dauernd ausgeschlossen sind, möglichst nicht der direkten Strahlung auszusetzen, soweit die notwendige Klärung eines Befundes dadurch nicht beeinträchtigt wird (§ 23). Ein *Gonadenschutz* ist vorzunehmen.

Frauen sollten nur geröngt werden, wenn eine Schwangerschaft nicht wahrscheinlich ist (§ 23). Bei Bestehen einer Schwangerschaft ist die Indikation zur Röntgenuntersuchung besonders streng und kritisch zu stellen. Die von der Leibesfrucht in den ersten 2 Monaten aufgenommene Äquivalent-Dosis darf 1 rem nur bei vitaler Indikation überschreiten (§ 27).

Bei Röntgenuntersuchungen von Säuglingen und Kindern sowie Jugendlichen muß das Nutzstrahlenbündel streng auf den unmittelbaren Untersuchungsgegenstand eingeblendet werden.

Keimdrüsen sollen abgeschirmt werden. Hierzu müssen Gonadenschutz-Schürzen oder -Platten vorhanden sein.

Bei Untersuchungen des Kopfes, der Zähne und der Gliedmaßen ist am Rumpf eine Schutzeinrichtung von mindestens 0,4 mm Pb (Bleischutz-Schürze) anzulegen, wenn das Nutzstrahlenbündel auf den Körper gerichtet ist.

3.9.2.2 Aufzeichnungspflicht

Über die Röntgenuntersuchung ist eine Aufzeichnung anzufertigen, die 10 Jahre nach der letzten Untersuchung aufzubewahren ist. Die Aufzeichnung muß alle Daten enthalten, aus denen die Größe der Strahlenbelastung zu entnehmen ist (Körperregion, Qualität und Quantität der Strahlung, Empfindlichkeit des Bildempfängersystems, Geometrie, Filmformate, Zahl der Aufnahmen oder Durchleuchtungszeit u. a.).

3.9.3 Patienten-Dosen in der Röntgen-Diagnostik

Von Interesse sind die Hautdosis (Oberflächendosis im Strahleneinfallsfeld), die Körperdosis und die Gonadendosis. Die Röntgenverordnung (§ 29) fordert, daß die

Daten aufgezeichnet werden, aus denen die Größe der Strahlenbelastung zu entnehmen ist.

3.9.3.1 Hautdosis

Die Dosis an der Haut der Strahleneintrittsstelle ist von der Röhrenspannung, der Filterung, dem Focushautabstand, dem mAs-Produkt bei der Aufnahme und von mA und Zeit bei der Durchleuchtung abhängig. Hautdosiswerte bei Aufnahmen mit einer guten Technik sind in der Tabelle 3.22 aufgeführt. Die Hautdosis ist bei der Leuchtschirmdurchleuchtung gegenüber der BV-TV-Durchleuchtung meist um das 3- bis 4fache erhöht. Bei der Thoraxdurchleuchtung beträgt sie 3 R/min bzw. 1,0 R/min, bei der Magen- oder Colondurchleuchtung 6 bis 12 R/min bzw. 2,5 R/min. Von der Hautdosis ausgehend kann unter Berücksichtigung der angewandten technischen Daten und der relativen Tiefendosis die Dosis im Nutzstrahlenbündel in grober Annäherung errechnet werden.

Tabelle 3.22. Hautdosis pro Aufnahme bei guter Aufnahmetechnik

Aufnahmeobjekt	Hautdosis in R (Durchschnittswert)
Lunge	0,1
Magen, Galle	1,0–3,0
Nieren	1,5–3,0
Schädel	1,0–2,0
Becken, Wirbelsäule	1,5–4,0
Extremitäten	0,2–1,0
Zahnaufnahme	0,5–1,5

3.9.3.2 Körperdosis

Die Körperdosis ist schwierig zu bestimmen, zumal in Abhängigkeit von der Strahlenqualität, der Größe des Strahlenfeldes und der Objektdicke der aus dem durchstrahlten Körper gestreute Strahlenanteil unterschiedlich groß ist, und z.B. bei der Thoraxaufnahme mit 60 KV 25% und mit 100 KV 50% betragen kann.

3.9.3.3 Flächendosisprodukt

Das Flächendosisprodukt gibt einen Wert, der der Körperdosis und damit der absorbierten Strahlenenergie grob-proportional ist. Es mißt die Eintrittsdosis multipliziert mit der Querschnittsfläche des Nutzstrahlenbündels am Patienten, die in Relation zur Dosis im durchstrahlten Volumen steht. In sie gehen KV, mA, Filter, Feldgröße und Durchleuchtungszeit ein.

Bei der Durchleuchtung muß das Produkt $R \times cm^2$ stets mit der sehr variablen Durchleuchtungszeit registriert werden, um eine Dosisberechnung zu ermöglichen. Die Werte bei der Thoraxdurchleuchtung und Aufnahme liegen bei 100 bis 400 $R \times cm^2$, der Magenuntersuchung bei 1000 bis 3000 und bei der Colonuntersuchung bei 2000 bis 5000 $R \times cm^2$. Durch gute Einblendung des Durchleuchtungsfeldes, kurze Untersuchungszeit und eine gute Untersuchungstechnik werden die Werte auf ein Drittel und mehr reduziert. Eine Verkleinerung des Durchleuchtungsfeldes von 30×30 cm auf 10×10 cm vermindert die Dosis auf 1/10.

Interessant ist ein Vergleich mit der mittleren jährlichen Flächeneinfallsdosis durch die natürliche Strahlung, die 2000 $R \times cm^2$/Jahr beträgt.

Die Berechnung der *Körperdosis als Integraldosis*, d.h. als der dem Material übertragenen Energie, ist nach der Formel von Mayneord möglich, die rd × kg angibt. Die Integraldosis beträgt z.B. bei einer Thoraxdurchleuchtung und Aufnahme 3 rd × kg, bei einer Magenuntersuchung 25 rd × kg und einer Colonuntersuchung 60 rd × kg.

3.9.3.4 Gonadendosis

Die Gonadendosis wird bei der Untersuchung einzelner Organe durch die Untersuchungstechnik und die angewandten Schutzmaßnahmen stark beeinflußt.

Eine Zusammenstellung der mittleren Gonadendosen gibt die Tabelle 3.23. Sie ist vor allem von der Röhrenspannung abhängig. Wenn die Gonaden in oder nahe dem Nutzstrahlenbündel liegen, ist die Go-

Tabelle 3.23. Gonadendosis bei verschiedenen Untersuchungen nach I.R.C.P. 16. Dosis in mrem. Richtwerte! Zusätzliche Angabe der mittleren Wochendosis durch natürliche Strahlenexposition (* Hoden im Nutzstrahlenbereich)

	Mann	Frau
Thorax	< 10 (0,3) mrem	< 10 (0,2) mrem
Schädel	< 10	< 10
BWS	< 10	< 10
Magen	30	150
Galle	5	150
LWS	1000*	400
Becken	700*	250
Urographie	1200*	700
Colon	200	800
Natürliche Strahlenbelastung	2–8 mrem/Woche	

nadendosis bei hohen Spannungen vermindert gegenüber dem Wert bei niedrigen Spannungen. Bei größerer Entfernung des Aufnahmeobjektes von den Gonaden, z.B. Thoraxhartstrahlaufnahmen, ist sie infolge der energiereicheren Streustrahlung erhöht.

Eine Steigerung des mAs-Produktes vermehrt die Keimdrüsen-Dosis erheblich.

Bleiabdeckung, Anlegen eines Hodenschutzes und Einblenden des Nutzstrahlenbündels mit Vergrößerung des Abstandes des Feldrandes von den Keimdrüsen können die Gonadendosis auf 1/10 bis 1/1000 herabsetzen (Tabelle 3.24).

3.9.3.5 Möglichkeiten zur Verminderung der Patienten-Dosis

1) Befragung des Patienten

Der Patient muß befragt werden, ob nicht in letzter Zeit eine Röntgen-Untersuchung des gleichen Körperteils durchgeführt wurde, durch die eine erneute Untersuchung vielleicht überflüssig wird. Bei Kontrolluntersuchungen sollen vorausgegangene Aufnahmen und Durchleuchtungsergebnisse vorliegen, um ein gezielteres Vorgehen zu ermöglichen. Hierdurch kann Dosis eingespart werden.

Tabelle 3.24. Beeinflussung der Gonadendosis durch Aufnahmetechnik und Strahlenschutzmaßnahmen nach L. Widenmann

Tabelle 3.24a. Einfluß der Aufnahmetechnik auf die Dosis am Ovar bei Nierenuntersuchungen (Abdomendurchmesser 18 cm)

Aufnahmespannung	60 kV	70 kV	90 kV
Einfalldosis (mR)	600	360	145
Aufnahmetechnik	Dosis am Ovar in mR		
Feld 30 × 40 cm			
ohne Schutz	156	100	51
mit Ovarialschutz	40	29	15
Ausgeblendete Nierenaufnahme 24 × 30 cm, Feldrand 7 cm oberhalb des Ovars	3,9	2,6	1,6

Tabelle 3.24b. Keimdrüsendosis bei Beckenaufnahmen in Abhängigkeit von der Untersuchungstechnik beim Mann

Aufnahmespannung	60 kV	80 kV
Untersuchungstechnik	Dosis am Hoden in mR	
Hoden im Strahlenfeld	700	300
Mit Blei abgedeckt	20	12
Mit Hodenschutzkapsel	18	10
Hoden 8 cm außerhalb des Feldes	8	5
Mit Blei abgedeckt	5	3
Mit Hodenschutzkapsel	3	2

Eine strenge Indikationsstellung ist notwendig.

2) Leistungsfähige Generatoren

Die Strahlenexposition bei 6- und 12-Puls-Generatoren ist wesentlich geringer als bei 1- bis 2-Puls-Generatoren.

3) Röhrenspannung

Die Röhrenspannung soll relativ hoch gewählt werden, da der energiereiche Strahlenanteil, der das Objekt durchdringt und zur Bildgebung beiträgt, größer ist.

Durch die gleichzeitige Herabsetzung des Röhrenstromes bzw. der mAs wird die Strahlenexposition vermindert. Die Verringerung der Strahlenexposition bei erhöhter Spannung wird vor allem deutlich, wenn die Gonaden im Nutzstrahlenbündel liegen.

4) Filterung

Größere Filterdicken (mehr als 2 mm Al) vermindern den weichen Strahlenanteil, der nur den Patienten belastet, aber nicht zur Bildgebung beiträgt.

5) Focus-Haut-Abstand

Durch einen größeren Focus-Haut-Abstand (FHA) wird die Hautdosis vermindert.

Nach DIN 6811 darf der FHA nicht unter 30 cm verkürzt werden. Er soll in der Regel 70 cm nicht unterschreiten, d.h. allgemein ist ein Focus-Filmabstand von *1 m* zu wählen. *Kontaktaufnahmen sollen* vermieden werden. Bei Untersuchungen mit dem chirurgischen Bildverstärker muß das Objekt möglichst nahe an den BV-Eingang gelagert werden.

6) Feldgröße

Das Aufnahmefeld muß auf das abzubildende Objekt eingeblendet werden.

Bei der Durchleuchtung soll möglichst mit einem kleinen Feld (10 × 10 cm) gearbeitet werden, daß über das Objekt geführt wird. Auch Kleingeräte und fahrbare Geräte sollten eine Blende mit Lichtvisier haben. Je näher das Nutzstrahlenbündel den Gonaden ist, desto exakter muß eingeblendet werden, um die Streustrahlung für die Keimdrüsen herabzusetzen. Objektteile, deren Abbildung nicht wichtig ist, und der dem Nutzstrahlenbündel nahe Rumpf sowie die Keimdrüsengegend sollen mit Bleigummi (mindestens 0,4 mm Pb) abgedeckt werden und Kinder Bleigummischürzchen tragen.

7) Aufnahme-Material

Die Film-Folienkombination soll möglichst empfindlich sein, wobei die Unschärfe des Bildes entsprechend den diagnostischen Fragestellungen zu berücksichtigen ist. Die neuen Folien mit seltenen Erden ermöglichen bei annähernd gleich guter Auflösung eine deutliche Dosisersparnis.

Folienlose Filme sollten nicht mehr verwandt werden.

Präzise Belichtung und gute Entwicklung bedeuten auch eine entsprechend niedrige Strahlenexposition des Patienten. Überbelichtung bewirkt eine unnötige Strahlenbelastung.

8) Durchleuchtungs-Systeme

Bei der BV-Fernsehdurchleuchtung mit dem CsJ-BV-Eingangsschirm ist die Strahlenexposition gegenüber der Leuchtschirmdurchleuchtung auf die Hälfte bis ein Viertel verringert vor allem dann, wenn mit kleinem Feld durchleuchtet wird.

Bei der Leuchtschirmdurchleuchtung soll wegen der geringeren Strahlenexposition mit geringem mA-Wert gearbeitet werden. Bei der BV-TV-Durchleuchtung bringt die automatische Helligkeitsstabilisierung eine Dosisminderung. Die Dosis am BV-Eingang muß kontrolliert werden, da nur eine niedrige Einstellung die mögliche Dosisersparnis garantiert.

9) Untersuchungserfahrung

Erfahrung und Kenntnisse des Untersuchers sind für die Strahlenexposition von bestimmender Bedeutung. Bei der Durchleuchtung hat sich gezeigt, daß erst nach 4 Jahren intensiver röntgendiagnostischer Tätigkeit ein konstant bleibender, zufriedenstellend niedriger Wert erreicht wird.

3.9.4 Strahlenexposition des Personals

3.9.4.1 Gesetzliche Vorschriften

In der Umgebung einer röntgendiagnostischen Einrichtung treten abhängig von der

Apparatur und technischen Ausrüstung, der Untersuchungsmethode und Arbeitszeit bestimmte Strahlendosen auf.

Wenn die Ortsdosis 1,5 R/Jahr überschreitet, besteht ein *Kontrollbereich*, der abzugrenzen ist und während der Einschaltzeit gekennzeichnet sein muß: „Kein Zutritt — Röntgen".

Wenn die Ortsdosis am Arbeitsplatz in der Umgebung des Kontrollbereiches größer als 0,15 R/Jahr ist, spricht man von einem *Überwachungsbereich*.

Im Kontrollbereich tätige Personen heißen „*beruflich strahlenexponierte Personen*". Sie müssen vor Arbeitsaufnahme von einem ermächtigten Arzt untersucht sein. Diese Untersuchung ist in jährlichem Abstand zu wiederholen. Eine Belehrung im Strahlenschutz muß in halbjährlichen Abständen erfolgen.

Die aufgenommene Ganzkörper-Äquivalent-Dosis darf bei beruflich strahlenexponierten Personen im Jahr 5 rem und in 13 Wochen 3 rem, bei Frauen im gebärfähigen Alter nur 1,5 rem, nicht überschreiten. Die Teilkörperdosis (Hände, Unterarme, Füße und Knöchel) darf in 13 Wochen 15 rem und in einem Jahr maximal 60 rem erreichen.

Im Überwachungsbereich soll die Äquivalent-Dosis (Ganz- und Teilkörper-Dosis) nicht mehr als 0,5 rem/Jahr betragen.

Im Kontrollbereich tätige Personen müssen die Personendosis an einer als repräsentativ geltenden Stelle der Körperoberfläche mit 2 Dosimetern messen, von denen eines jederzeit (Stab-Dosimeter mit Ionisationskammer) und ein zweites in Zeitabständen von höchstens 1 Monat (Film-Dosimeter) abzulesen ist.

3.9.4.2 Strahlenexposition am Arbeitsplatz

Strahlenbelastungen der Untersucher treten vor allem bei Röntgendurchleuchtungen und an chirurgischen und angiographischen Arbeitsplätzen auf. Sie erfolgen ganz überwiegend durch Streustrahlung. Allgemein liegt die Exposition des in der Röntgendiagnostik arbeitenden Personals bei entsprechenden organisatorischen und baulichen Maßnahmen nicht eindeutig höher als in der Gesamtbevölkerung.

Der Untersucher sollte die Dosisverteilung im Kontrollbereich bei den verschiedenen Untersuchungen und Untersuchungsgeräten, mit denen er arbeitet, kennen, um die günstigsten Stellungen wählen zu können (Abb. 3.180).

Bei aufgerichtetem Durchleuchtungsgerät ist die Strahlenexposition besonders seitlich vom Patienten groß (Abb. 3.180). Bei umgelegtem Gerät mit Untertisch-Durchleuchtung ist der seitliche Standort, den eine hohe Streustrahlung aus dem Patienten erreicht, nicht zu meiden (Abb. 3.181). Hier können Bleiklappen oder Bleivorhänge einen zusätzlichen Schutz bieten. Die ungünstige Streustrahlenverteilung bei Obertischröhren zeigt Abb. 3.182.

Das Tragen von *Schutzkleidung* im Kontrollbereich ist selbstverständlich. Durch eine Bleigummischürze (0,25 mm Pb) wird abhängig von der Röhrenspannung die Dosis auf 1/10 bis 1/20 herabgesetzt.

Allgemein ist festzustellen, daß alle Maßnahmen, die die Patienten-Belastung herabsetzen, auch die Exposition des Untersuchers mindern.

An chirurgischen und angiographischen Arbeitsplätzen ist auch die Strahlenexposition der Hände und Linse zu beachten, da hierbei pro Untersuchung 10 und mehr rem erreicht werden. Die Ganzkörperbelastung und die Knochenmarksexposition liegen bei diesem Verfahren in der Regel unterhalb von 5 mrem pro Untersuchung. Da neben dem Tragen von Schutzkleidung *der Abstand den besten Strahlenschutz bewirkt*, sollten die für die Untersuchung notwendigen Personen sich soweit wie möglich von

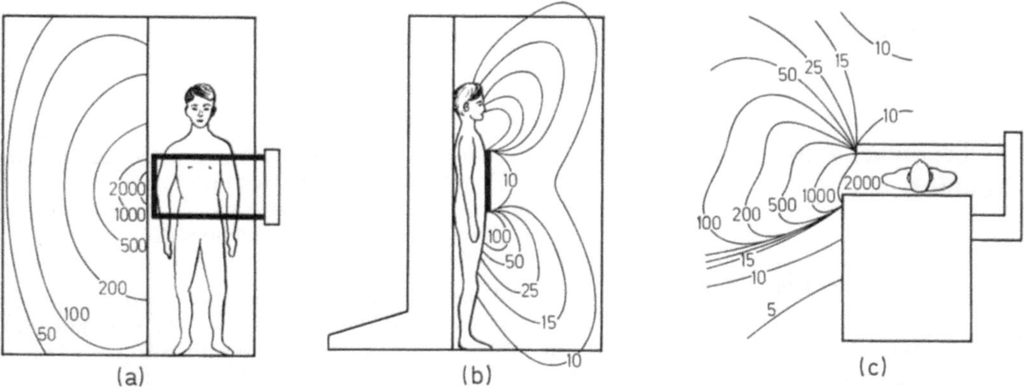

Abb. 3.180a–c. Örtliche Verteilung der Streustrahlung (mR/h) bei der Durchleuchtung am stehenden Patienten, a) Von vorne gesehen, b) Von der Seite gesehen, c) Von oben gesehen (nach Braestrup und Wyckoff, Spiegler und Kaene).

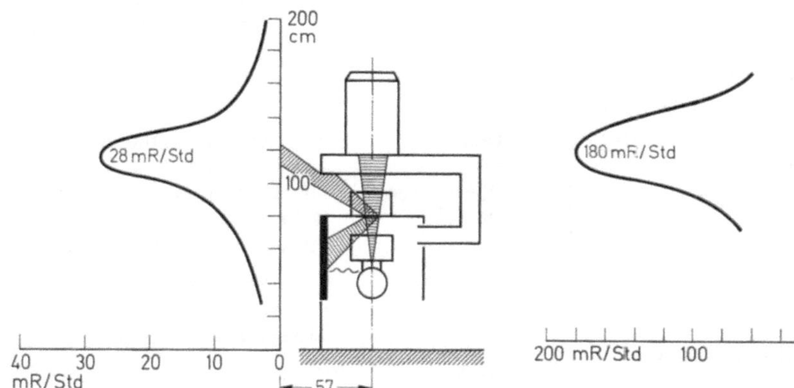

Abb. 3.181. Streustrahlenverteilung bei einem Untertischgerät (nach Ullrich).

Abb. 3.182. Streustrahlenverteilung bei einem Obertischgerät (nach Ullrich).

der Strahlenquelle und vom Patienten entfernen.

Bei Aufnahmen mit fahrbaren Röntgengeräten muß das Verbindungskabel zum Auslöseschalter mindestens 1,5, besser 2,5 m lang sein. Beruflich strahlenexponierte Personen dürfen Patienten während der Röntgen-Untersuchung nicht halten.

Bei entsprechender Achtsamkeit und Sorgfalt überschreitet die Körperdosis nur selten ein Fünftel des oberen Grenzwertes für beruflich-strahlenexponierte Personen.

Literatur

Braun, H., F. Kossel, H. A. Ladner, Messerschmidt, F. H. Stieve: Röntgenverordnung. Strahlenschutz in Forschung und Lehre, Bd. XIV. Stuttgart: Thieme 1974.

Stieve, F. E.: Strahlenschutzkurs für Ärzte. Berlin: Hoffmann 1974.

4. Klinische Strahlentherapie

H. SACK

4.1 Technische und methodische Grundlagen

4.1.1 Einleitung — Einteilung

Die Strahlentherapie umfaßt die klinische Anwendung ionisierender Strahlen zur Behandlung von gut- und bösartigen Erkrankungen des Menschen. Hierfür stehen dem Arzt zahlreiche Strahlenarten und Strahlenqualitäten zur Verfügung; speziell in den letzten Jahrzehnten sind leistungsfähige Generatoren zur Strahlenerzeugung und zahlreiche Geräte zur praktischen Anwendung entwickelt worden, so daß heute ein breites Spektrum methodischer Möglichkeiten angewandt werden kann.

Die Anwendung offener radioaktiver Isotope in der Therapie wird im Kapitel Nuklearmedizin besprochen.

4.1.2 Strahlenarten und -qualitäten, Bestrahlungsgeräte

4.1.2.1 Konventionelle Röntgenstrahlen

Die Dosisverteilung im menschlichen Körper wird bei Photonen aus Röntgenröhren bestimmt:

Von der Energie der Strahlen (Spannung an der Anode),
der Filterung (Be-, Al-, Cu-, Pb-Filter im Strahlenkegel),
dem Focus-Haut-Abstand (FHA),
der Feldgröße.

Dabei ist die Energie der Strahlen von der größten Bedeutung für ihre Eindringtiefe (Tiefendosis) (vgl. a. Kap. 1).

Die *Oberflächentherapie* arbeitet mit speziellen Geräten und Röhren, die Strahlenqualitäten von 10 bis 100 kV erzeugen können (Abb. 4.1). Damit läßt sich die Tiefe der 50%-Isodose im Gewebe (Gewebehalbwerttiefe = GWHT) von 1–15 mm verändern und individuellen Erfordernissen anpassen (Abb. 4.2). Eine besondere Anwendungsform ist die Nahbestrahlung mit Focus-Haut-Abständen von 2–5 cm. In *Körperhöhlenrohren* ist der Focus am Ende einer speziell gebauten Hohlanodenröhre lokalisiert, die so gestaltet ist, daß sie mit dem Tubus in natürliche Körperöffnungen eingeführt werden kann. Der steile Dosisabfall zur Tiefe erlaubt hohe Dosen zur Bestrahlung lokalisierter Tumoren. *Grenz-*

Tabelle 4.1. Gebräuchliche Strahlenquellen zur Anwendung in der Strahlentherapie

Natürliche radioaktive Nuklide	Radium-226
Künstliche radioaktive Nuklide	*Kontakttherapie* Kobalt-60, Caesium-137, Strontium-90, Iridium-192, Californium-252 *Teletherapie* Caesium-137, Kobalt-60
Strahlenerzeuger	Röntgentherapieanlagen Linearbeschleuniger Kreisbahnbeschleuniger Neutronengeneratoren

Tabelle 4.2. Einteilung der Strahlentherapie

Oberflächentherapie	10–100 kV Röntgenstrahlen 3–10 MeV Elektronen Kontakttherapie mit β-Strahlern
Halbtiefentherapie	100–150 kV Röntgenstrahlen Telecaesiumtherapie 5–20 MeV Elektronen
Tiefentherapie	*Orthovolttherapie* 200–400 kV Röntgenstrahlen *Megavolttherapie* 1–50 MeV ultraharte Röntgenstrahlen Telecurietherapie 20–50 MeV Elektronen Schnelle Neutronen

strahlen sind ultraweiche Röntgenstrahlen von 6–12 kV, die ebenfalls mit diesen Geräten erzeugt werden können. Ihr Dosisabfall ist extrem steil, so daß tiefer liegendes Gewebe fast vollständig geschont wird (Weichstrahlenbehandlung).

Für die *Tiefentherapie* stehen Anlagen zur Verfügung, die Strahlenqualitäten zwischen 100 und 300 kV erzeugen können. Sie sind deshalb auch für die Halbtiefentherapie einsetzbar. Das Dosismaximum liegt in der Haut, die Oberflächendosis (OD) fällt mit dem Dosismaximum zusammen. Zur Tiefe nimmt die Dosis kontinuierlich ab (Tabelle 4.3). Die Tabelle zeigt die Abhängigkeit der Tiefendosis von dem Focus-Haut-Abstand und der Feldgröße bei konstanter Strahlenenergie. Die Geräte sind für Stehfeld- und/oder Bewegungsbestrahlung eingerichtet. Durch Wahl verschiedener Abstände, Energien und Filter werden zahlreiche methodische Anpassungsmöglichkeiten gegeben. Die Einblendung des Feldes und die Einhaltung des FHA geschieht durch einen Tubus.

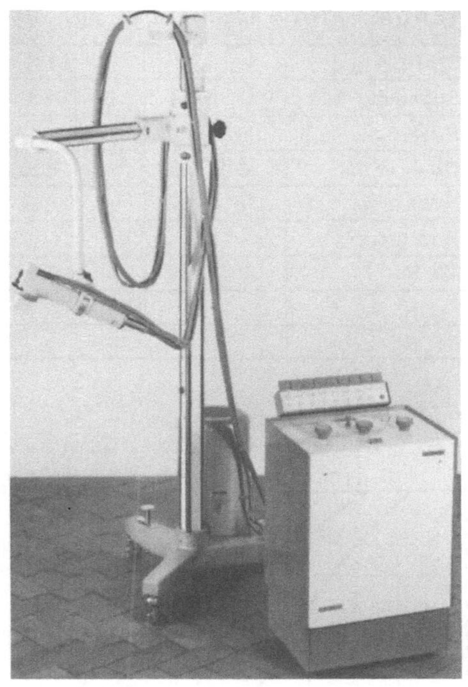

Abb. 4.1. Röntgengenerator RT 100 (Fa. CHF Müller) mit Röhre für die Oberflächentherapie

Tabelle 4.3. Relative Tiefendosen in Prozent der Oberflächendosis bei 2 mm Cu Halbwertdicke [aus Wachsmann-Dimotsis (1957) zusammengestellt]

Tiefe [cm]	FHA 50 cm Feldgröße [cm²]		FHA 60 cm Feldgröße [cm²]		FHA 80 cm Feldgröße [cm²]	
	50	200	50	200	50	200
1	98	101	100	104	100	104
2	89	95	90	97	91	98
3	80	89	82	90	83	91
4	70	81	72	82	74	83
5	62	73	64	75	65	76
6	54	66	55	67	57	69
7	46	58	48	60	50	62
8	41	52	42	54	43	56
9	35	46	36	48	38	50
10	31	41	32	43	33	45

4.1.2.2 Telecurietherapie

Die geringe Tiefendosis konventioneller Röntgenstrahlen wird durch die Fernbestrahlung mit künstlichen radioaktiven Nukliden verbessert, da deren Photonenenergie deutlich höher als die der Röntgengeneratoren liegt. Heute werden aus wirtschaftlichen Gründen das Caesium-137 und das Cobalt-60 eingesetzt (Tabelle 4.4).

Tabelle 4.4. Wichtige Eigenschaften der Radionuklide für die Teletherapie

	Halbwertzeit	γ-Energie
Caesium-137	30 Jahre	0,66 MeV
Kobalt-60	5,3 Jahre	1,17 und 1,32 MeV

Abbildung 4.3a zeigt den Querschnitt durch den Strahlerkopf eines Telekobaltgerätes (Abb. 4.3b). Die Strahlung entstammt der radioaktiven Quelle, die 10 bis 20 mm Kantenlänge hat und kontinuierlich strahlt. Die Strahlenquelle muß mit dicken Blöcken aus Wolfram und Blei abgeschirmt sein, für die Bestrahlung kann ein Austrittsfenster geöffnet werden. Die Telecaesiumgeräte eignen sich für Halbtiefen- und in

Tubus : FHA = 10 cm Feldgröße = 5 cm ⌀

Stufe	-	2	-	3	4	-	5	6
Spannung kV	20	30	37	45	55	70	85	100
Filter Al	0.15	0.3	0.4	0.55	0.78	1.25	1.25	1.7
OD in R/min	-	1.020	-	1.060	1.030	-	1.150	1.210
HWS in Al	0.1	0.2	0.3	0.45	0.75	1.3	1.55	2.15
Röntgen R								
100 R	-	5.9"	-	5.6"	5.8"	-	5.2"	5.0"
R								
R								

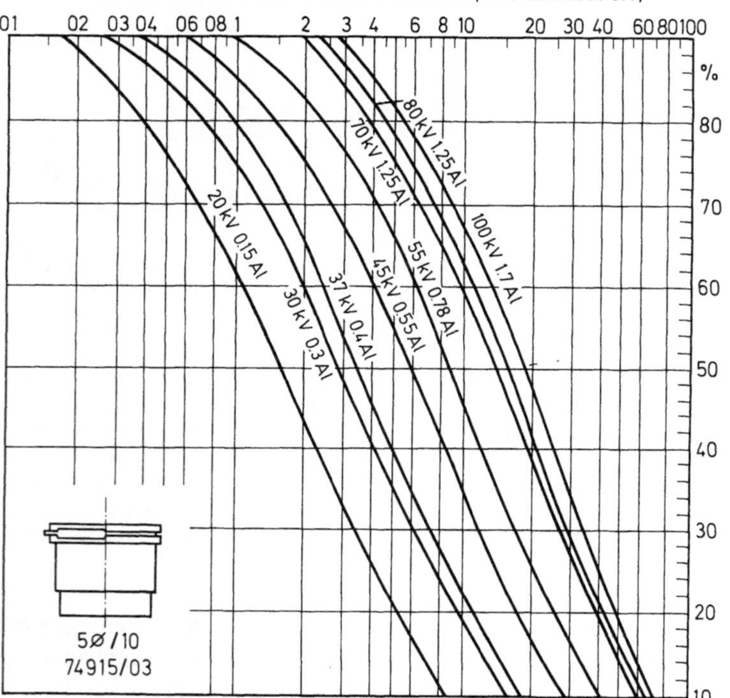

Abb. 4.2. Tiefendosen von Röntgenstrahlen verschiedener Energie (20—100 kV) des RT 100.

eingeschränktem Maße für die Tiefentherapie, die Telekobaltanlagen für die Tiefentherapie. Sie können auch für die Bewegungsbestrahlung eingerichtet sein.

Abbildung 4.4 zeigt den Gewinn an Tiefendosis gegenüber 300 kV Röntgenstrahlen. Ein weiterer wichtiger Vorteil ist die Verschiebung des Dosismaximums von der Haut in die Subcutis *(Aufbaueffekt)*. Dadurch wird die Haut geschont, so daß höhere Dosen nicht durch die Hauttoleranz begrenzt werden.

4.1.2.3 Ultraharte Röntgenstrahlen

Wie Abb. 4.4 zeigt, bringt eine weitere Erhöhung der Photonenenergie eine weitere Zunahme der Tiefendosis und eine noch stärkere Verlagerung des Dosismaximums

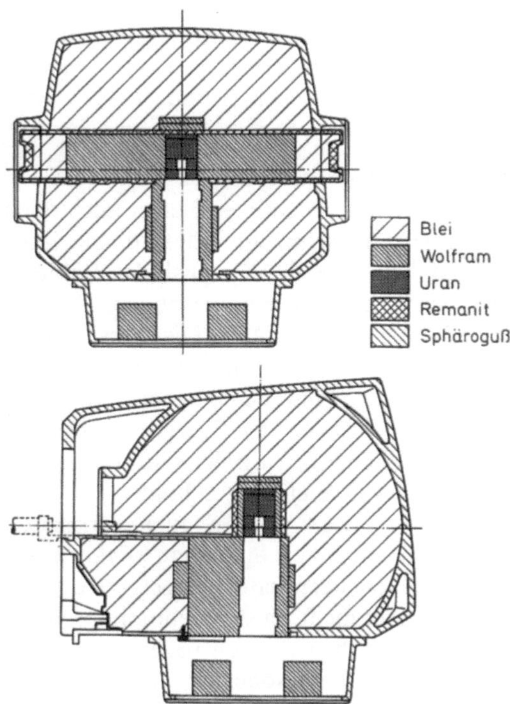

Abb. 4.3a. Schnitt durch den Strahlerkopf eines Telekobaltgerätes (Gammatron R der Siemens AG)

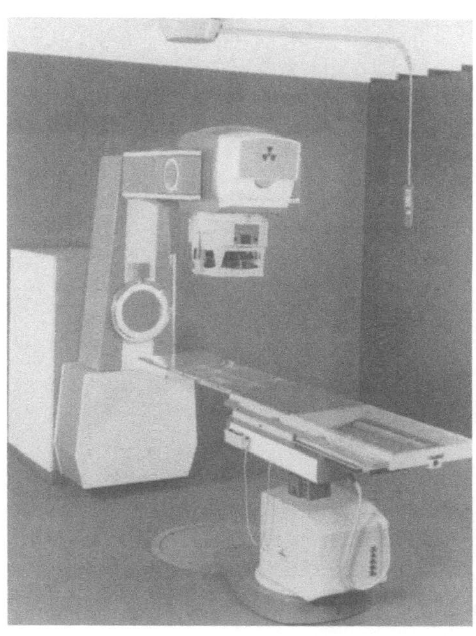

Abb. 4.3b. Ansicht eines Telekobalt-Pendelgerätes (Gammatron 3 der Siemens AG)

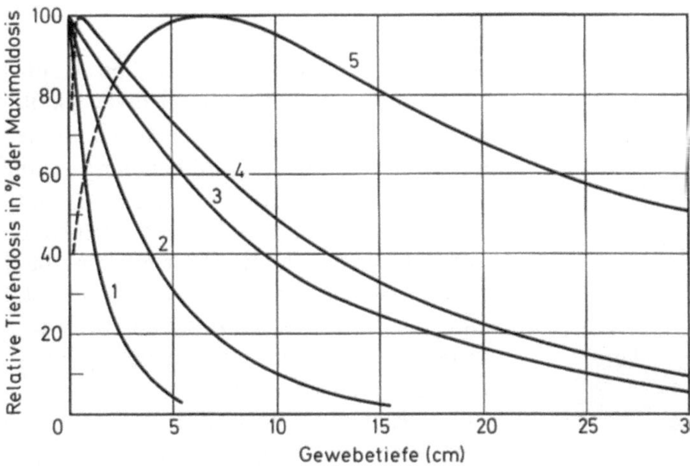

Abb. 4.4. Tiefendosen verschiedener Photonenstrahlen. 1 = 100 kV Röntgenstrahlen (Oberflächentherapie), 2 = 150 kV Röntgenstrahlen (Halbtiefentherapie), 3 = 300 kV Röntgenstrahlen (Tiefentherapie), 4 = Telekobalt-Gammastrahlen, 5 = 42 MV Röntgenstrahlen (aus Wachsmann und Vieten, Handbuch der medizinischen Radiologie)

in die Tiefe. Die zu ihrer Herstellung notwendige Beschleunigung der Elektronen geschieht in Kreisbahnbeschleunigern (Betatron) oder Linearbeschleunigern.

Eine Ansicht eines *Betatrons* zeigt Abb. 4.5. Die Elektronen werden in einem ringförmigen evakuierten Gefäß bis fast auf Lichtgeschwindigkeit beschleunigt. Sie können dann durch ein dünnes Fenster aus der Röhre austreten (Elektronentherapie) oder durch Auftreffen auf eine Antikathode (target) ultraharte Bremsstrahlung erzeugen. Die Strahlung ist entsprechend der Netzfrequenz gepulst.

Im *Linearbeschleuniger* (Abb. 4.6) werden die Elektronen in einem hoch evakuierten Rohr mit elektrischen Wechselfeldern beschleunigt. Auch hier erhält man wahlweise

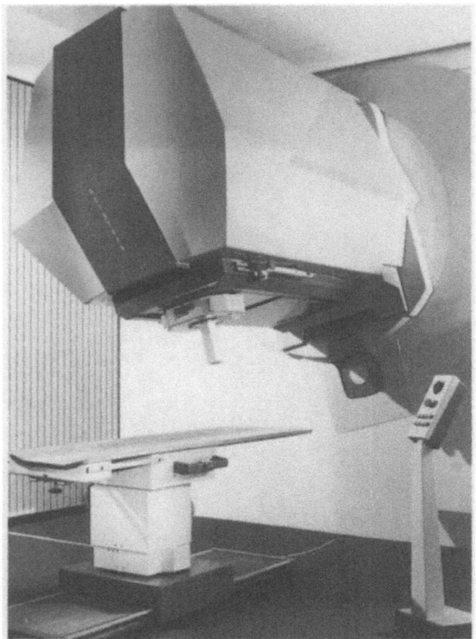

Abb. 4.5. Ansicht des 42 MeV Betatron (Siemens AG)

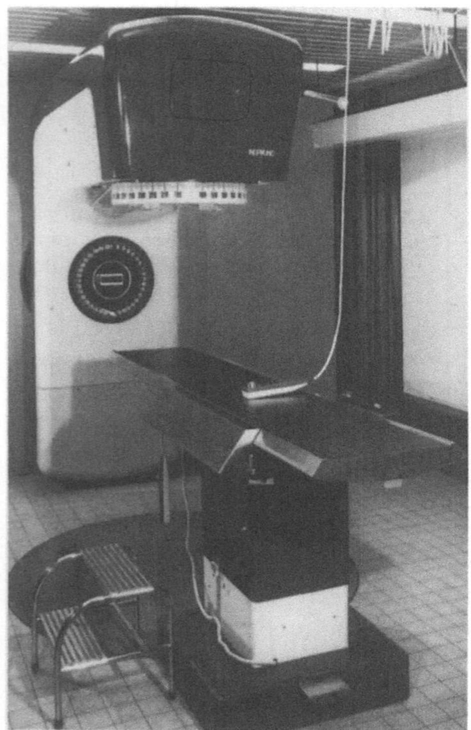

Abb. 4.6. Ansicht eines 5,7 MeV Linearbeschleunigers (Koch & Sterzel AG, CGR-MeV)

Bremsstrahlen oder Elektronen. Für beide Teilchenbeschleunigertypen sind Geräte mit Energien zwischen 3 und 50 MeV im Einsatz.

4.1.2.4 Therapie mit schnellen Elektronen

Die Teilchenbeschleuniger dienen auch der Therapie mit schnellen Elektronen von 3–50 MeV. Diese Korpuskularstrahlen zeichnen sich durch eine besondere Dosisverteilung aus (Abb. 4.7). Die Dosis fällt hinter dem Dosismaximum steil ab, so daß tiefer liegendes Gewebe entlastet wird. Die Eindringtiefe ist mit der Energie steuerbar. Auch bei Elektronenstrahlen wird die Haut durch den Aufbaueffekt geschont.

In neuerer Zeit werden auch vermehrt schnelle Neutronen (aus dem Zyklotron oder Neutronengenerator) eingesetzt, deren Vorzüge aber mehr im strahlenbiologischen als physikalischen Bereich liegen. Die Anwendung von π-Mesonen ist noch im Stadium der Erprobung.

4.1.3 Räumliche Dosisverteilung — Bestrahlungsmethoden

Besonders bei der konventionellen Röntgentherapie ergibt sich die Schwierigkeit, daß wegen der kontinuierlichen Abnahme der Tiefendosis der Krankheitsherd eine viel geringere Dosis erhält als die Haut und das zwischen Haut und „Herd“ liegende gesunde Gewebe. Da die Haut nur eine begrenzte Strahlenbelastbarkeit aufweist, bleibt die Herddosis (HD) bei der Bestrahlung der malignen Tumoren zu niedrig. Dies zwingt zum Ansetzen mehrerer Strahlenkegel („Kreuzfeuerbestrahlung“), in der Regel auch bei Megavoltanwendung. In Abb. 4.8 wird ein Beispiel für die *Kreuzfeuertechnik* an der Telekobaltbestrahlung des Mediastinums demonstriert.

Die Weiterentwicklung dieser Technik auf viele Eintrittsfelder führt zur *Bewegungsbestrahlung*, bei der die Strahlenquelle unter ständiger Ausrichtung auf den Herd sich um den Patienten dreht. Sie stellt vielfach das günstigste Verhältnis zwischen der

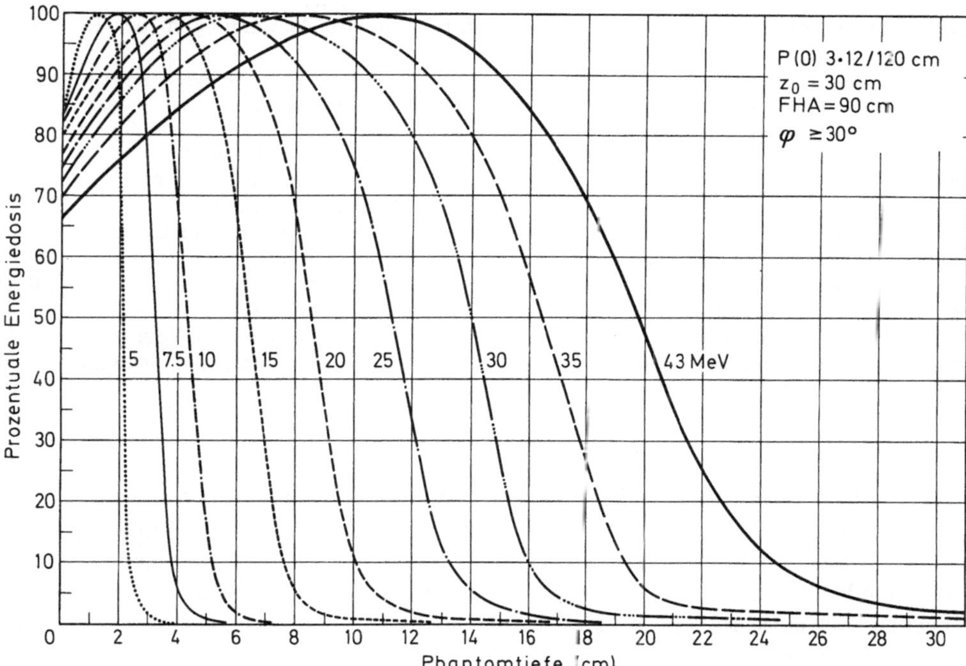

Abb. 4.7. Tiefendosen von schnellen Elektronen (nicht aufgestreut), Kleinwinkelpendeltechnik nach Rassow, 1969

Dosis am Herd und in dem benachbarten gesunden Gewebe dar und ist in vielen methodischen Varianten verfeinert worden (Teilrotation oder Pendelbestrahlung, Rotation um mehrere Drehpunkte, exzentrische Pendelbestrahlung u.a.). Abbildung 4.9 zeigt die Telekobaltpendelbestrahlung der paraaortalen Lymphknoten um zwei Drehpunkte, bei der die Nieren, das Rückenmark und der Dünn- und Dickdarm weitgehend entlastet werden.

Bei der *Siebbestrahlung* (Raster-, Gitterbestrahlung) wird auf die Hautoberfläche eine Platte aus Blei oder Bleigummi gelegt, die die Strahlen vorwiegend durch regelmäßig angeordnete Bohrlöcher treten läßt und zu einer inhomogenen Dosisverteilung im Körper führt. Hierdurch ist eine Entlastung für die Haut oder das tiefer liegende Gewebe (z.B. Darm) möglich, weil Heilvorgänge von gesunden erhaltenen Epithelbrücken leichter und rascher möglich sind. Im Tumor soll die Dosis wieder weitgehend homogen sein, was in größerer Tiefe durch die Streustrahlung auch erreicht wird. Bei stets exakter Auflage des Siebes kann die Oberflächendosis bis auf 15000 rd gesteigert werden, ohne daß es zu irreparablen Hautschädigungen kommt, die Tiefendosis wird bei Berücksichtigung des Verlustes durch das Sieb bis auf das Doppelte erhöht.

Zur Anpassung der Isodosen an verschiedene Bedingungen wie schräg einfallende Felder oder gekrümmte Hautoberflächen sind *Ausgleichsfilter und Ausgleichskeile* in Gebrauch. Ein Bleikeil von der Größe des Bestrahlungsfeldes mit einem Winkel von 5° bis 15° bewirkt eine Isodosenneigung bis 45° gegenüber dem Zentralstrahl. Umgekehrt werden auch „Moulagen" aus Wachs gebaut, um unregelmäßige Körperkonturen, etwa im Kopf-Hals-Bereich, auszugleichen.

4.1.4 Anwendung umschlossener radioaktiver Substanzen

Die räumliche Dosisverteilung im Gewebe wird vom Abstand zwischen Strahlenquelle

Tabelle 4.5. Beispiele für umschlossene Radioisotope und ihre Anwendung in der Kontakt- und interstitiellen Therapie

Radioisotop	Applikator	Strahlung	Anwendung
$^{90}Sr/^{90}Y$	Hautplatte	β	Hämamgion, Basaliom
$^{90}Sr/^{90}Y$	Augenschalen	β	Hornhautvascularisation Pterygien, Lidtumoren
^{90}Y	Perlen	β	Hypophysenbestrahlung
^{60}Co	„Plastobalt“-Moulage	γ	Hauttumoren
^{60}Co	Perlen	γ	Intracavitäre Tumoren (Harnblase, Rectum)
^{60}Co	Augenschalen	γ	Retinoblastom
^{226}Ra	Gynäkologische Applikation	γ	Cervix, Corpus uteri, Vagina
^{192}Ir	„Afterloading-Technik“	γ	HNO-Tumoren, gynäkologische Tumoren
^{182}Ta	Draht	γ	Interstitiell

und Herd bestimmt, so daß auf Grund des Abstand-Quadrat-Gesetzes bei kleiner Distanz ein steiler Dosisabfall zur Tiefe und damit eine Entlastung des hinter dem Herd gelegenen Gewebes erreicht wird. Bei der *Kontaktbestrahlung* wird die radioaktive Strahlenquelle in Kontakt mit dem Bestrahlungsherd gebracht, die Anwendung ist deshalb auf von außen direkt oder durch Operation zugängliche Tumoren beschränkt. Eine wirksame Dosis ist bei β-Strahlern nur in 1–2 mm Tiefe und bei γ-Strahlern bis etwa 25 mm Tiefe erreichbar.

Häufig sind diese Methoden mit einer erheblichen Strahlenbelastung für den Operateur verbunden. Dies wird bei der *Nachlade- oder Afterloading-Technik* vermieden, bei der zunächst der Applikator in der richtigen Position fixiert und anschließend das radioaktive Präparat automatisch in den Applikator vorgefahren wird.

Bei der *interstitiellen Implantation* werden radioaktive Träger in den Tumor fixiert (z.B. ^{226}Ra-Nadeln) oder in flüssiger Form in den Tumor injiziert (z.B. kolloidales ^{198}Au). Der Vorteil ist auch hier die Bestrahlung mit sehr hohen Dosen, die percutan wegen der Schädigung der gesunden Umgebung nicht eingestrahlt werden können. Die Implantation kann temporär (Radiumnadeln) oder dauernd (^{198}Au, ^{90}Y) sein. Die Indikationen umfassen von außen oder durch Operation zugängige Tumoren, die nicht radikal operiert oder bestrahlt werden können. Die Hauptnachteile sind neben dem großen Aufwand die schwierigen Strahlenschutzbedingungen.

Am bekanntesten ist die *Radiumkontaktbehandlung* in Form von intrauterinen, intracervicalen und intravaginalen Einlagen mit speziell für diese Zwecke konstruierten Trägern (Platten, Stifte, Zylinder, Pilze). Neuerdings wird ^{226}Ra aus Strahlenschutzgründen durch ^{192}Ir oder ^{137}Cs-Präparate ersetzt (vgl. auch Abschnitt 4.4.8, S. 330).

4.2 Strahlentherapie gutartiger Erkrankungen

4.2.1 Allgemeine Richtlinien

Die Strahlentherapie gutartiger Erkrankungen umfaßt ein großes und recht heterogenes Gebiet von Indikationen, das zu Unrecht in den letzten Jahren mehr in Vergessenheit geraten ist. Die Erfolge der Strahlenbehandlungsmethoden waren und sind in vielen Fällen überzeugend gut, der Rückgang in ihrer Anwendung beruht auf der Entwicklung neuer und wirksamer Medikamente, besonders auch der Antibiotica, und unseren zunehmenden Kenntnissen über Strahlengefährdung und Strahlenschutz. Im Gegensatz zu den bösartigen

Tumoren, bei denen eine „vitale Indikation" den Strahlentherapeuten berechtigt, zur Erhaltung des Lebens gewisse Nebenwirkungen und Schädigungen zu tolerieren, muß bei gutartigen Erkrankungen das Risiko somatischer und genetischer Schädigungsmöglichkeiten wohl abgewogen sein. Die Strahlentherapie darf nur zur Anwendung kommen, wenn sich solche Schäden sicher vermeiden lassen oder in vertretbar niedrigen Grenzen halten. In diesem Sinne besteht eine *Kontraindikation* zur Strahlenanwendung bei jungen Menschen oder etwa im Bereich des Thymus und der Schilddrüse, weil dort häufiger radiogen induzierte Tumoren in späteren Lebensjahrzehnten beobachtet wurden. Besondere Vorsicht ist auch bei Kindern im Wachstumsalter geboten, wenn die Epiphysenfugen einer direkten Strahlung ausgesetzt werden, weil das weitere Knochenwachstum verzögert oder gehemmt werden kann. Bei Erwachsenen spielt die Schonung der Augenlinse bei den nicht seltenen Indikationen aus dem Bereich der Ophthalmologie eine wichtige Rolle, um nur einige somatische Schädigungsmöglichkeiten zu nennen.

Demgegenüber muß aber betont werden, daß die applizierten Strahlendosen bei gutartigen Erkrankungen im allgemeinen sehr niedrig bleiben können. Grundsätzlich sollte die Strahlenbehandlung gutartiger Veränderungen in enger Zusammenarbeit mit den überweisenden Kollegen geplant werden, da gewöhnlich auch andere Behandlungsmethoden zur Verfügung stehen. Die Strahlentherapie kann aber oft bessere Ergebnisse bieten und andere Verfahren übertreffen, so daß die Berechtigung zu ihrer Anwendung in der sorgfältig gestellten Indikation bleibt.

Über den *Wirkungsmechanismus der ionisierenden Strahlen* bei entzündlichen Veränderungen ist noch vieles unbekannt oder im Fluß. Auf von Pannewitz geht die elektrochemische Theorie zurück. Demnach tritt zunächst eine Gewebsacidose ein, der eine langsam einsetzende und lang anhaltende Alkalose folgt, die der Entzündungsacidose entgegenwirkt. Die bei Entzündungsvorgängen vermehrt vorhandenen weißen Blutkörperchen werden geschädigt und damit die Abscedierung beschleunigt. Eine reaktive Hyperämie beschleunigt diese Vorgänge.

Tabelle 4.6. Indikationen zur Entzündungsbestrahlung

Erkrankung	Dosis	Indikation
Hidroadenitis	50–300 rd	Methode der Wahl
Mastitis puerperalis	50–600 rd	Absolut
Postoperative Parotitis	50–300 rd	Absolut
Panaritium ossale	25–150 rd	Bei Versagen der antibiotischen Therapie
Immunthyreoiditis	50–300 rd	Häufig

4.2.2 Akute und chronische Entzündungen

Von den zahlreichen Indikationen früherer Jahrzehnte sind aus den geschilderten Gründen heute nur noch einige absolute bestehen geblieben (Tabelle 4.6), die aber durch andere je nach Notwendigkeit erweitert werden können. Grundsätzlich soll die Strahlenbehandlung möglichst früh einsetzen. Dann können Abscedierungen und Incisionen vermieden werden. Der Versuch, mit der kleinst möglichen Dosis auszukommen, ist immer gerechtfertigt.

4.2.3 Degenerative Erkrankungen

Die degenerativen Erkrankungen des Knochen-, Gelenk- und Bindegewebsapparates bilden auf Grund ihrer Häufigkeit den überwiegenden Teil der zur Strahlentherapie überwiesenen Fälle. Die degenerativen Veränderungen selber sind nicht reversibel, die entzündlichen Begleiterscheinungen sprechen jedoch gut an, so daß bemerkenswerte subjektive Besserungen der Beschwerden erreicht werden können. Gute und sehr

Tabelle 4.7. Indikationen zur Entzündungsbestrahlung bei degenerativen Erkrankungen

Erkrankung	Dosis
Arthrosis deformans	6 × 50–100 rd
Osteochondrose der Wirbelsäule	6 × 100 rd
Periarthrosis humeroscapularis	6 × 100 rd
Epicondylitis	6 × 50 rd
Calcaneussporn	6 × 100 rd

gute Ergebnisse werden nach einer Zusammenstellung durch von Pannewitz in 60–70% erreicht, unbeeinflußt bleiben nur 15–20%. Bei den zumeist älteren Menschen sind Strahlenfolgen unerwünschter Art praktisch nicht zu befürchten. Die wichtigsten Indikationen gibt Tabelle 4.7 wieder.

4.2.4 Erkrankungen des Auges und der Orbita

Zahlreiche Augenerkrankungen sind in den vergangenen Jahrzehnten mit Strahlen angegangen worden, die Indikationen sind noch im Fluß und werden von der Art und Wirksamkeit anderer Therapiemöglichkeiten bestimmt. Bewährte Indikationen zeigt Tabelle 4.8.

Bei den niedrigen angewandten Dosen, — bei der Kontakttherapie ist in 3 mm Tiefe noch rund 1% der Kontaktdosis zu erwarten, — besteht auch bei Direktbestrahlung des Auges keine Gefahr für Linse oder Hornhaut. Die ionisierenden Strahlen sind kein spezifisches Agens, können aber bei Mißerfolg anderer Maßnahmen eingesetzt werden, weil bei den meisten Indikationen die Erblindung droht. Der Strahlentherapeut sollte großen Wert trotzdem auf den Strahlenschutz legen.

4.2.5 Gutartige Neubildungen

Mit Weichstrahlgeräten und der Kontakttherapie mit ^{90}Sr kann man heute die Angiome und Keloide gefahrlos bestrahlen, so daß die Indikation großzügiger gestellt werden kann. Dem steht die oft beobachtete Tatsache entgegen, daß die Hämangiome zu spontanen Rückbildungen tendieren. Wir wenden die Strahlenbehandlung bei stark wachsenden Angiomen an, auch weil diese in frühen Stadien und bei geringer Ausdehnung einfacher und sicherer beeinflußbar sind. Die Keloide werden am besten unmittelbar postoperativ „prophylaktisch" bestrahlt, wenn eine Disposition besteht. Sie lassen sich dann in mehr als 90% verhindern. Auch das eosinophile Granulom neigt zu spontaner Regression, die Strahlentherapie kann sie beschleunigen und Schmerzen beseitigen.

4.2.6 Sonstiges

Die Induratio penis plastica stellt eine Crux aller Behandlungsversuche dar. Die Strahlenbehandlung mit Dosen bis 3000 rd unter Halbtiefentherapiebedingungen kann in rund 50% eine Besserung der Symptomatik mit Rückgang der Fibrose erzielen,

Tabelle 4.8. Bewährte Indikationen bei Erkrankungen des Auges und der Orbita

Erkrankung	Dosis	
Rosacea-Keratitis	6 × 50 rd	
Iridocyclitis	6 × 50 rd	
Hornhautvascularisation nach Keratoplastik	4000–7000 rd	^{90}Sr-Kontakttherapie
Glaskörper- und Netzhautblutungen	6 × 50 rd	
Pterygium (Rezidive)	3000–4000 rd	^{90}Sr-Augenapplikator
Absolutes Glaukom (Schmerzbestrahlung)	6 × 50 rd	
Endokrine Ophthalmopathie	5–10 × 75 rd	

Tabelle 4.9. Indikationen zur Bestrahlung gutartiger Neubildungen

Erkrankung	Dosis	Technik
Planotuberöses Angiom	2000 rd	^{90}Sr-Applikator
Cavernöses Hämangiom	2000 rd	Rö-Weichstrahltherapie
Lymphangiom	4000 rd	^{182}Tantaldraht
Keloid	2000 rd	Rö-Weichstrahltherapie
Eosinophiles Knochengranulom	1000–2000 rd	Halbtiefentherapie

so daß ihr Einsatz bei älteren Patienten (hohe Gonadendosis!) empfehlenswert erscheint.

Die Ausschaltung der Eierstocks- oder Hodenfunktion ist bei zahlreichen Erkrankungen notwendig oder wünschenswert. Neben der operativen Entfernung der Ovarien kann die Strahlenbehandlung denselben Effekt erzielen. Mit 290–320 rd wird eine Sterilität erreicht, nicht aber die Hormonproduktion ausgeschaltet. Wenn das gewünscht ist (metastasierendes Mammacarcinom), wird eine Dosis von 1200 rd am Ovar erforderlich.

Bei der Darstellung der Strahlenbehandlung gutartiger Erkrankungen wurde der Schwerpunkt auf die Beispiele gelegt, bei denen eine absolute oder gesicherte Indikation besteht. Die Auswahl kann nicht vollständig sein, so ist beispielsweise die *funktionelle Strahlentherapie* bisher nicht erwähnt. Hier wird eine Normalisierung gestörter Körperfunktionen durch Bestrahlung des vegetativen Nervensystems angestrebt (Grenzstrang, Plexus coeliacus). Beispiele für ihre Anwendung sind die Angina pectoris, die Hypertonie u.a., jedoch lassen die modernen Pharmaka nur mehr wenig Raum für ionisierende Strahlen bei diesen Erkrankungen. Die Forderung des „nil nocere“ beschränkt ihren Einsatz auf therapierefraktäre Patienten.

Tabelle 4.10. Weitere günstige Indikationen zur Strahlenbehandlung gutartiger Erkrankungen

Erkrankung	Dosis
Induratio penis plastica	3000 rd
Kastrationsbestrahlung	1200 rd

Mit modernen strahlentherapeutischen Methoden, die einen weitgehenden somatischen und genetischen Strahlenschutz garantieren und der besseren Kenntnis der segensreichen Wirkung kleiner Dosen ionisierenden Strahlen wird die Indikation zu ihrer Anwendung bei gutartigen Erkrankungen zum Nutzen der Patienten wieder häufiger gestellt werden müssen.

4.3 Allgemeine Strahlentherapie maligner Tumoren

4.3.1 Einführung in die klinische Onkologie

Für eine Einführung in die klinische Onkologie stehen mehrere ausgezeichnete Abhandlungen und Werke zur Verfügung, so daß hier nur wenige Punkte angesprochen werden, die als Einführung in die Denkweise des klinischen Strahlentherapeuten dienen sollen.

4.3.1.1 Epidemiologie und Ätiologie maligner Tumoren

Die bösartigen Tumoren nehmen in der Bundesrepublik Deutschland unter den Todesursachen den zweiten Platz nach den Herz-Kreislauf-Erkrankungen ein. Ihre rasche Häufigkeitszunahme ist sicher mit darauf zurückzuführen, daß der Anteil älterer Personen in der Bevölkerung zugenommen hat, daß durch die Gesundheitspolitik und breite Aufklärung mehr Menschen sich ärztlich untersuchen lassen und daß die Qualität der Diagnostik erheblich verbessert wurde (Röntgenuntersuchungen, Laboruntersuchungen, Nuklearmedizin). Auch sind die Seuchen, die die Haupttodesursachen bis zum Ende des 19. Jahrhunderts waren, weitgehend ihrer Gefahr beraubt. Trotzdem bleibt ein reeller Anstieg in der Häufigkeit maligner Tumoren zu verzeichnen. Da in der Behandlung neben der Früherkennung die Krebshygiene eine zunehmende Bedeutung gewinnen wird, muß der klinischen Epidemiologie des Krebses eine besondere Beachtung geschenkt werden. Die Abklärung der Ätiologie der malignen Tumoren ist noch sehr lückenhaft, andererseits bieten die heute bereits gesicherten Fakten so viele Ansätze zur Prophylaxe und Therapie, daß sie jedem Arzt geläufig sein müssen. Im Literaturverzeichnis sind einige grundlegende Werke auch hierzu genannt.

4.3.1.2 Pathologie maligner Tumoren

Jede Zelle des Organismus kann maligne entarten und zur Mutterzelle einer Krebsgeschwulst werden. Die klinischen Kriterien einer malignen Geschwulst sind: Das infiltrative, in die Umgebung zerstörend vordringende Wachstum und die Metastasierung. Die Einteilung der Tumoren folgt histologisch-histogenetischen Prinzipien, Albertini (1974) unterscheidet drei große Hauptklassen, die Geschwülste des Epithelgewebes, des Binde- und Stützgewebes und die Mischgeschwülste. Nähere Einzelheiten müssen dort nachgelesen werden.

Für den Kliniker ist eine systematische Beschreibung der malignen Tumoren von vorrangigem Interesse. Der mikroskopische Zelltyp ist häufig für die Entscheidung ausschlaggebend, welche Behandlung — Operation, Strahlen-, Chemotherapie oder Kombinationen — gewählt wird. Ein Beispiel hierfür sind die Hodencarcinome. Die Seminome sind so strahlensensibel, daß sie mit der Bestrahlung allein vernichtet werden können, während man bei den Teratocarcinomen die operative Ausräumung der Lymphknoten bevorzugt. Die mikroskopische Diagnose entscheidet auch über die Höhe der Strahlendosis, so sind bei Seminomen zur Vernichtung schon 2500–3500 rd innerhalb von 3–4 Wochen ausreichend.

Natürlich werden auch das Ausmaß des operativen Eingriffs und die Größe der Bestrahlungsfelder von der histologischen Typisierung mitbestimmt, weil undifferenzierte rasch proliferierende Tumoren weniger wahrscheinlich lokal begrenzt bleiben als ausgereifte Adenocarcinome. Der *Grad der Differenzierung* eines Tumors gewinnt für das Ausmaß der therapeutischen Bemühungen eine große Bedeutung. Für einige Tumorarten ist von angloamerikanischen Autoren ein solches histologisches „grading" ausgearbeitet worden. Es berücksichtigt den Grad der Zelldifferenzierung, die geschätzte Wachstumsgeschwindigkeit (Zahl der Mitosen) und die Zell- und Kernpolymorphie. Aus den Diskussionen mit dem Pathologen erwachsen dann Relationen zwischen grading und Zahl und Häufigkeit der Lymphknotenmetastasen, Höhe der Tumorvernichtungsdosis und der Prognose. Auch hier soll an einem Beispiel die praktische Bedeutung gezeigt werden. Undifferenzierte Carcinome des Epipharynx neigen regelmäßig zu einer Metastasierung in die Halslymphknoten und sind strahlensensibel; sie werden ausschließlich bestrahlt, immer unter Einbeziehung der Lymphabflußwege. Ausgereifte Plattenepithelcarcinome etwa der Lippe metastasieren spät und seltener, die Strahlenempfindlichkeit der Lymphknotenmetastasen ist gering. Man wird deshalb erst bei tastbar vergrößerten Lymphknoten aktiv werden und dann mit einem operativen Eingriff, einer neck dissection. Voraussetzung ist eine regelmäßige, sorgfältige und gezielte Überwachung des Patienten durch Nachuntersuchungen.

Die Aspirationscytologie nimmt heute neben der Diagnostik an Hand histologischer Schnitte einen zunehmend breiteren Raum ein, weil sie schnell, einfach und gefahrlos durchzuführen ist und für die Beurteilung des Malignitätsgrades einer Geschwulst und für Verlaufsuntersuchungen wertvoll ist. Sie ersetzt aber nie die histologische Diagnose, da nur diese Zellformationen innerhalb eines Verbandes und im Zusammenhang mit dem umgebenden Gewebe erfaßt.

4.3.1.3 Tumorausdehnung und Metastasierung

Maligne Tumoren wachsen zerstörend in ihre Umgebung. Dies ist das erste Kennzeichen, das sie von gutartigen Neubildungen unterscheidet. Organgrenzen stellen nur temporäre Behinderungen dar. Die Geschwindigkeit des Tumorwachstums ist sehr unterschiedlich und wird von zahlreichen Faktoren beeinflußt, bei der gleichen Geschwulst bleibt sie aber vor Therapiebeginn relativ konstant. Die *Tumorverdopplungszeit* gilt als ein Maßstab für die Wachstumsgeschwindigkeit. Bei einem Mammacarcinom kann sie je nach histologischer Form zwischen 50 und 150 Tagen liegen. Wenn der Tumor bei seiner Entdeckung 1 cm Durchmesser hat, braucht er für dieses Wachstum allein schon 5–15 Jahre. Die Rechnung ist in dieser Einfachheit allerdings nur in der Größenordnung richtig, sie berücksichtigt nicht den Zellverlust durch Körperabwehr, schlechte Blutversorgung, Metastasen oder Unvermögen der Einzelzelle zur Zellteilung. Auch besteht ein Tumor nicht nur aus malignen Zellverbänden. Wenn der Zellverlust aus den erwähnten Ursachen die Rate der Zellneubildung erreicht, kommt es zu einem Wachstumsstillstand, das Ziel jeder Krebsbehandlung ist es, die Zellverlustrate höher als die Neubildungsrate zu machen.

Ein zweites Kennzeichen für die bösartigen Tumoren ist die *Metastasierung*, also das Vermögen, Zellen an andere Stellen des Körpers abzusiedeln. Die lymphogene Metastasierung ist für Carcinome weitaus die häufigste, zunächst werden in der Regel die regionalen Lymphknotengruppen befallen. Die Häufigkeit ist von der Tumorgröße, also seinem Alter und seiner Malignität, die dem histologischen grading entspricht, abhängig. Die Lymphgefäße sind gewöhnlich nur die Transportwege; wenn Zellen dort haften bleiben, spricht man von einer Lymphangiosis, die in der Haut der Thoraxwand beim Mammacarcinom allgemein bekannt ist, aber auch in der Lunge und anderen Organen gesehen wird. Die hämatogene Metastasierung führt zu Fernmetastasen. Blutgefäße werden durch direkten Tumoreinbruch in Venen erreicht oder über die Lymphbahnen, die im Venenwinkel in das große Körpervenensystem einmünden. Der Einbruch in Venen führt zu Lungen- oder Lebermetastasen, da diese Organe die ersten Capillarnetze als Filter für die metastatischen Zellverbände sind. Die generalisierte Metastasierung erfolgt gewöhnlich über die Lunge, sei es über arterio-venöse Anastomosen oder über Zweitabsiedlungen von Lungenmetastasen.

Als weitere Möglichkeiten der Metastasierung sollen Abklatsch-, Impf- und Implantationsmetastasen genannt werden.

Die *Rezidivbildung* wird von der Metastasierung streng unterschieden. Das lokale Rezidiv ist die Folge einer unzureichenden Behandlung des Tumors, die nicht zu einer Entfernung oder Zerstörung aller Tumorzellen geführt hat. Die Rezidivquote ist somit auch das Maß für die Wirksamkeit einer Therapie und nicht etwa die makroskopische Tumorentfernung oder -zerstörung.

4.3.1.4 Stadieneinteilung

Die Stadieneinteilung maligner Tumoren verfolgt verschiedene Zwecke. Ein international angewandtes System erlaubt es, verläßliche Vergleiche zwischen Behandlungsergebnissen herzustellen, die auf verschiedenen Wegen und an verschiedenen Orten erreicht wurden. Auch die individuelle Prognose leitet sich aus dem Tumorstadium ab, so daß für das Ausmaß der therapeutischen Bemühungen im Einzelfall wichtige Hinweise gewonnen werden. Die Stadieneinteilung und die darauf basierenden Richtlinien für die Therapie führen wiederum zu einer Verbesserung der Diagnostik und zu einer Kurzbeschreibung des Tumors im täglichen Sprachgebrauch.

Tabelle 4.11. Stadieneinteilung des Mammacarcinoms nach Steinthal

Stadium I	Lokalisierter Tumor, keine Metastasen
Stadium II	Lokalisierter Tumor, mit Haut oder Pectoralis verwachsen, vergrößerte axilläre Lymphknoten
Stadium III	Großer Tumor oder supraclaviculäre Lymphknotenmetastasen
Stadium IV	Fernmetastasen

Klinische Stadieneinteilungen sind seit langem üblich. Als Beispiel ist die Einteilung des Mammacarcinoms nach Steinthal wiedergegeben. Sie hat den Vorzug, übersichtlich und einfach zu sein, ihre Nachteile sind aber überwiegend. Eine so einfache und pauschale Einteilung genügt den meisten Onkologen nicht, sie verlangen eine größere deskriptive Gliederung, um den Besonderheiten des Tumors auch bei der Stadieneinteilung gerecht zu werden. Zudem ist die Steinthal-Einteilung nur im deutschen Sprachraum üblich, so daß internationale Vergleiche erschwert oder unmöglich werden. Der gewichtigste Einwand ist aber, daß prognostisch unterschiedliche Faktoren in einem Stadium zusammengefaßt werden wie die Tumorgröße und das Ausmaß der regionalen Metastasierung. Vergleiche zwischen Behandlungskollektiven verschiedener Fachrichtungen (Chirurgie — Strahlentherapie) sind dadurch unmöglich.

Um diese Schwierigkeiten zu überwinden, hat die Internationale Union gegen den Krebs (UICC) die *TNM-Klassifikation* vorgeschlagen, die für alle Tumoren nach einheitlichen Gesichtspunkten durchgeführt wird. Tabelle 4.12 zeigt die Einteilung für das Mammacarcinom. Das Symbol T beschreibt durch die Zahlen 0–4 die Größe des Primärtumors, das Symbol N mit den Zahlen 0–4 das Ausmaß der regionalen Metastasen und das Symbol M das Fehlen (0) oder den Nachweis (1) von Fernmetastasen. Das TNM-System hat den Vorzug der Einfachheit und der Anwendbarkeit auf alle Tumoren zusätzlich zu der Trennung

Tabelle 4.12. TNM-Klassifikation für Tumoren der Brust (Carcinome) von 1972

T	*Primärtumor*
TIS	Präinvasives Carcinom (Carcinoma in situ); nicht infiltrierendes intraductales Carcinom oder Morbus Paget der Mamille ohne nachweisbaren Tumor
T 0	Kein Tumor in der Brust nachweisbar
T 1	Der Tumor mißt in seiner größten Ausdehnung 2 cm oder weniger. T 1a Keine Fixierung an der darunter liegenden Pectoralisfascie und/oder Muskel T 1b Fixierung an der darunter liegenden Pectoralisfascie und/oder Muskel
T 2	Der Tumor mißt in seiner größten Ausdehnung mehr als 2 cm, aber unter 5 cm. T 2a Keine Fixierung an der darunter liegenden Pectoralisfascie und/oder Muskel T 2b Fixierung an der darunter liegenden Pectoralisfascie und/oder Muskel
T 3	Der Tumor mißt in seiner Ausdehnung mehr als 5 cm. T 3a Keine Fixierung an der darunter liegenden Pectoralisfascie und/oder Muskel T 3b Fixierung an der darunter liegenden Pectoralisfascie und/oder Muskel
T 4	Tumor jeglicher Größe mit Infiltration in die Haut oder in die Brustwand. T 4a Fixierung an der Brustwand T 4b Mit Armödem, mit Infiltration oder Ulceration der Haut (einschließlich Apfelsinenhaut) oder mit Satellitenmetastasen in der Brust T 4c T 4a und T 4b kombiniert
N	*Regionale Lymphknoten*
N 0	Keine palpablen homolateralen axillären Lymphknoten
N 1	Tastbare bewegliche homolaterale axilläre Lymphknoten N 1a Die vergrößerten Lymphknoten scheinen nicht metastatisch befallen zu sein. N 1b Die vergrößerten Lymphknoten scheinen metastatisch befallen zu sein.
N 2	Homolaterale axilläre Lymphknoten, die untereinander oder an anderen Strukturen fixiert sind
N 3	Homolaterale supra- oder infraclaviculäre Lymphknoten oder ein bestehendes Armödem

Tabelle 4.12. (Forts.)

M	*Fernmetastasen*
M 0	Keine Fernmetastasen nachweisbar
M 1	Fernmetastasen sind vorhanden, einschließlich tumoröser Hautinfiltrationen außerhalb des Brustdrüsenbereichs

prognostisch unterschiedlicher Tumorausdehnung. Für praktische Zwecke werden wieder verschiedene Klassifikationspunkte zu Stadien zusammengefaßt, z. B. Stadium I umfaßt T 1 N 0 M 0 und T 1 N 1a M 0.

4.3.1.5 Allgemeine Richtlinien der Tumorbehandlung

Menschliche Tumoren bilden durch die Vielfalt ihrer Erscheinungsformen ein sehr buntes und unterschiedliches Kollektiv, das auch in der Wahl und Aufeinanderfolge der therapeutischen Maßnahmen eine zunächst verwirrende Vielfalt zeigt. Keinem Arzt ist es heute mehr möglich, für jeden individuellen Patienten die optimalen Behandlungsrichtlinien aufzustellen, auch nicht für den auf die Tumorbehandlung spezialisierten Arzt. Die *Aufstellung eines Behandlungsplanes* sollte deshalb durch alle beteiligten Spezialisten gemeinsam erfolgen, das sind immer der Chirurg, der Strahlentherapeut, der internistische Onkologe und der Histologe. Je nach Tumorsitz werden Organfachärzte zugezogen. Ein Kolloquium zwischen Spezialisten, das zweifellos die besten Ergebnisse bringt, kann aber nur an wenigen Krebsbehandlungszentren möglich sein. Für die Praxis wird es genügen, daß ein ständiger Kontakt und Austausch zwischen kleineren Krankenhäusern und einem onkologischen Zentrum besteht und daß bestimmte Behandlungsrichtlinien vereinbart sind. Dadurch wird gewährleistet, daß die Art der Behandlung stets neuen wissenschaftlichen Erkenntnissen angepaßt wird und entspricht und daß bestimmte seltene oder für aufwendige Spezialbehandlungen geeignete Tumoren Behandlungszentren zugeführt werden. Ein weiterer Vorteil eines Verbundes kleinerer Krankenhäuser mit einem Zentrum ist die Möglichkeit des ständigen Gedanken- und Erfahrungsaustausches und der Überblick über ein größeres Patientenkollektiv, das nach einheitlichen Gesichtspunkten behandelt wurde. Dies ist die einzige Möglichkeit, mit einer statistischen Auswertung zu neuen Erkenntnissen und Fortschritten zu kommen.

Krebsbehandlung setzt immer auch die Organisation von regelmäßigen *Nachuntersuchungen* voraus. Hiermit sollen möglichst frühzeitig Mißerfolge der Behandlung in Form von Rezidiven oder Metastasen aufgedeckt werden. Rückschlüsse auf die Behandlung und ihre Verbesserung werden möglich, ein sehr wichtiger Punkt, der bei alleiniger Überwachung der Patienten durch ihre Hausärzte entfällt. Die systematische Bearbeitung von Ergebnissen bringt schließlich die Voraussetzung für jeden Fortschritt in der klinischen Krebstherapie.

4.3.2 Stellung und Bedeutung der Strahlentherapie in der Behandlung maligner Tumoren

4.3.2.1 Chirurgie und Strahlentherapie

Chirurgie und Strahlentherapie sind in erster Linie geeignet, lokalisierte Tumoren anzugehen, während die Chemo-, Hormon- und Immuntherapie sich eher für disseminierte Tumorerkrankungen anbieten. Sie sind nicht konkurrierend, sondern arbeiten gewöhnlich zusammen. Die Art der Kombination von Operation und Strahlentherapie ist weitgehend abhängig vom Tumor, seinem Sitz, seiner Histologie und seiner Ausdehnung. Natürlich entscheiden aber auch Alter und Allgemeinzustand des Patienten, um nur wenige Faktoren zu nennen, über die Reihenfolge und das Ausmaß des jeweiligen Vorgehens. Neben einem weitgehend standardisierten Behandlungsplan, der heute für viele Tumoren erarbeitet ist, bleibt die endgültige Entscheidung immer eine individuelle, die nur in ständigem Kontakt zwischen dem Radiotherapeuten und Chirurgen in einer für den Patienten optimalen Weise getroffen werden kann. Zwei Beispiele sollen unterschiedliche Reihenfolgen von Operation und Strahlentherapie verdeutlichen. Bei einem Hodentumor ist die operative Tumorentfernung stets der erste Schritt. Die histologische Artdiagnose entscheidet dann über das weitere Vorgehen. Bei dem strahlensensiblen Seminom werden die regionalen Lymphknoten bestrahlt, bei einem weitgehend strahlenunempfindlichen teratogenen Carcinom werden sie in einer zweiten Operation ausgeräumt und bei Befall zusätzlich bestrahlt. Bei einem Wangen-, Lippen- oder Zungencarcinom kann das Vorgehen genau umgekehrt sein. Der Primärtumor wird nur bestrahlt, während die metastatisch befallenen Halslymphknoten operativ ausgeräumt werden. Das jeweilige Vorgehen ist also tumorspezifisch.

Präoperative Bestrahlung. Die präoperative Strahlentherapie gewinnt mit den modernen Geräten, die eine bessere Schonung gesunden Gewebes ermöglichen, eine zunehmend größere Bedeutung. Hier können zu den vielfältigen Fragen und Problemen nur wenige Argumente gegeben werden.

a) Umwandlung eines primär inoperablen in einen operablen Tumor. Dies ist tatsächlich in vielen Fällen möglich, weil die peripheren Tumorausläufer besser durchblutet und mit Sauerstoff versorgt sind und deshalb rascher auf die Strahlentherapie ansprechen. Andererseits muß man bedenken, daß ein ausgedehnter Tumor mit großer Wahrscheinlichkeit bereits metastasiert hat und deshalb die Prognose durch eine optimale Lokalbehandlung nur wenig beeinflußt wird.

b) Der Primärtumor besitzt eine unbekannte Ausdehnung. Die Operation bleibt unter Umständen unzureichend, weil der Tumor nicht im Gesunden entfernt wurde. Diese These kann häufig angewandt werden und würde für eine generelle Vorbestrahlung sprechen. Überzeugend bessere Heilungsziffern sind zum Beispiel für das Oesophaguscarcinom und die Rectosigmoidtumoren bekannt.

c) Vermeidung einer Tumoraussaat durch die Operation. Eine Vorbestrahlung ist geeignet, Tumorzellen so erheblich zu schädigen, daß für Metastasen und lokale Rezidive nicht mehr genügend vitale Tumorzellen zurückbleiben. Angewandt wird eine Kurzzeitvorbestrahlung in 1–2 Tagen und auch eine präbioptische Bestrahlung bis zu 2000 rd. Die Operation wird praktisch nicht hinausgezögert.

Bei der präoperativen Bestrahlung ist die Einhaltung eines genauen Zeitplanes für die Operation vielfach notwendig, um zu dem Zeitpunkt zu operieren, an dem die Tumorrückbildung ihr Optimum erreicht hat und andererseits die die Operation erschwerenden Folgen wie eine Fibrosierung noch nicht voll ausgebildet sind.

Postoperative Bestrahlung. Die Indikation zur postoperativen Strahlentherapie ist dann gegeben, wenn durch die Kombination eine Verbesserung der Heilungsquote objektiv nachgewiesen wurde. Bei einem Stimmbandcarcinom im Stadium I sind die Ergebnisse der Chordektomie denen der alleinigen Strahlentherapie ebenbürtig, eine Kombination belastet den Patienten, aber nützt ihm nichts. Die regionalen Lymphknoten werden nur selten metastatisch befallen, ihre routinemäßige Bestrahlung verbessert die Überlebenszeit nicht. Bei Tumoren anderer Lokalisation können die Verhältnisse anders sein, die Entscheidung ist tumorspezifisch.

Zahlreiche, auch prospektiv alternierend angelegte Untersuchungsreihen belegen den Wert der postoperativen Bestrahlung durch verbesserte Überlebenszeiten und herabgesetzte Rezidivquoten. Allerdings darf die Dosis nicht zu niedrig angesetzt werden, wenn in kurativer Absicht bestrahlt wird. Oft sind aber postoperativ die Gewebstoleranzen für Strahlen herabgesetzt, so daß Komplikationen der Strahlentherapie häufiger beobachtet werden. In der Regel ist es deshalb falsch, radikale Operationstechniken anzuwenden, wenn der Tumor nicht vollständig entfernt werden kann. Die postoperative Strahlentherapie kann dann bei herabgesetzter Toleranz des gesunden Gewebes die erforderliche Tumorvernichtungsdosis nicht applizieren.

4.3.2.2 Chemotherapie und Strahlentherapie

In dieser kurzen Übersicht können nur die Indikationen besprochen werden, bei denen sie mit einer Strahlenbehandlung in nicht generalisierten Stadien kombiniert wird. Der vorrangige Gesichtspunkt hierbei ist, die Tumorzellen gegenüber Strahlen zu sensibilisieren und dadurch die Wirkung der Strahlen zu erhöhen. Dies gelingt dadurch, daß manche Chemotherapeutica die Zellteilung in einer bestimmten Phase vorübergehend blockieren. Auf diese Weise sammeln sich mehr Zellen in einer strahlensensiblen Phase des Zellteilungscyclus an und können, zum richtigen Zeitpunkt bestrahlt, in einem höheren Prozentsatz vernichtet werden. Für die praktische Anwendung stehen diesem theoretischen und an Tieren erprobten Modell zahlreiche Hindernisse entgegen. Echte Verbesserungen bei klinischer Anwendung sind bisher nur selten statistisch einwandfrei bewiesen worden. Bei gleichzeitiger Behandlung summieren sich andererseits vielfach die Nebenwirkungen, so daß besondere Vorsicht geboten ist.

Anders ist die Kombination bei palliativer Indikation zu beurteilen. Hier kann die Strahlentherapie große Tumormassen verkleinern und den Angriffspunkt der Chemotherapie verbessern.

Eine Sensibilitätssteigerung der Tumoren gegenüber der Strahlentherapie wird auch durch *Sauerstoffüberdruck* erreicht. Die Patienten liegen in abgeschlossenen Kammern und werden mit Überdruck beatmet. Die Sauerstoffsättigung hypoxischer Tumoren und damit ihre Strahlensensibilität können gesteigert werden. Der Wert wird in derzeit laufenden Studien noch untersucht.

4.3.2.3 Alleinige Strahlentherapie

Beispiele für die alleinige Strahlentherapie sind Carcinome der Haut, der Mundhöhle, des Kehlkopfs, der Vagina, die malignen Lymphome, das Ewing-Sarkom. Grundsätzlich kann mit der Strahlentherapie allein jeder Tumor vernichtet werden, dies ist nur eine Frage der erreichbaren Tumordosis und der nicht vermeidbaren Schädigung des gesunden Gewebes (des Gefäßbindegewebes), das für die reparativen Vorgänge intakt bleiben muß. Bei Hautcarcinomen ist die Höhe der Tumordosis ein methodisch gut lösbares Problem, ebenso bei Tumoren in Hohlorganen, die mit dem Körperhöhlenrohr erreicht werden können (Mundhöhle, Vagina, Rectum). Hier können kleinräumig sehr hohe Dosen verabfolgt werden, der steile Dosisabfall entlastet das unter dem Tumor liegende ernährende Gewebe. Prinzipiell das gleiche gilt für die Anwendung von interstitiellen und Kontakttechniken mit radioaktiven Isotopen (vgl. Abschnitt 4.1.4), mit denen im Bereich der gynäkologischen und HNO-Tumoren schon vor der Ära der Hochvoltgeräte gute Heilungsziffern erreicht wurden.

Bei im Körperinnern gelegenen Tumoren wird es in der Regel schwieriger sein, eine so hohe Herddosis zu erreichen. Man beginnt mit großen Feldern, um die gesamte Tumorausdehnung zu erfassen und verkleinert ab einer mittleren Toleranzgrenze das Feld auf den eigentlichen Tumorkern, der kleinräumig eine möglichst hohe Dosis erhält. In jedem Falle ist sehr viel Raum für individuelle Anpassungen an den Tumor und die Reaktion der Umgebung sowie den Zustand des Patienten notwendig.

4.3.2.4 Höhe der Strahlendosis — Tumorvernichtungsdosis

Der leitende Grundsatz für die Strahlentherapie ist, eine möglichst weitgehende Zerstörung des Tumors bei möglichst geringen unerwünschten Schädigungen gesunden Gewebes zu erreichen. Eine unzureichende Tumordosis erhöht die Zahl der Rezidive, eine zu hohe Dosis in der Nachbarschaft mit Gewebsnekrosen und verschlechteter Durchblutung verzögert oder verhindert die Heilungsvorgänge.

Die Dosis einer ionisierenden Strahlung, die zur Zerstörung aller Zellen eines malignen Tumors ausreicht, ist gewöhnlich niedriger als die Dosis, die gesundes Gewebe dauernd schädigt. Auf diesem *Elektivitätsfaktor* (Wachsmann), dem Verhältnis der zulässigen Strahlendosis am gesunden Gewebe zu der am Tumor, beruht die Wirksamkeit der Strahlentherapie.

Durch die *zeitliche Dosisverteilung* kann die Elektivität der Strahlenwirkung gewöhnlich verbessert werden. Bei der *Fraktionierung* wird die Gesamtdosis auf viele kleine Einzeldosen verteilt, dabei hat sich als Erfahrungswert eine tägliche Tumordosis von 180–200 rd oder eine Wochendosis von 800–1000 rd, verteilt auf 5 Sitzungen (Tage), als besonders günstig herausgestellt. Durch die Fraktionierung wird die Wirkung der Strahlung auf den Tumor und das gesunde Gewebe vermindert, auf rasch proliferierendes Tumorgewebe jedoch geringer als auf gesundes Gewebe mit geringer Zellteilungsrate. Die gesunde Umgebung „erholt" sich rascher, die Elektivität der Strahlenbehandlung steigt, die Gesamtdosis muß jedoch höher sein als bei einer Einzeitbestrahlung. Nur durch eine Fraktionierung ist jedoch in der Regel eine cancericide Dosis zu erreichen, ohne die gesunde Umgebung über ihre Toleranz hinaus zu belasten.

Holthusen gab 1936 eine graphische Darstellung des Prinzips der Fraktionierung. Strandquist stellte 1941 die mathematische Beziehung zur Berechnung äquivalenter Röntgendosen mit unterschiedlicher Fraktionierung bei Hautcarcinomen auf. Ellis verdanken wir eine allgemein anwendbare Dosis-Zeit-Wirkungsbeziehung. Aus den Tabellen von Ellis kann man beispielsweise ablesen, daß eine einmalig applizierte Dosis von 1000 rd tumorbiologisch äquivalent ist einer Dosis von 2000 rd, die in 6 Sitzungen über 11 Tage verabfolgt wurde. Für solche äquivalenten Dosen führte er eine neue Maßeinheit, die nominelle Standarddosis (NSD) ein. Im obigen Beispiel wäre in beiden Fällen die NSD von 1000 ret eingestrahlt worden. Dadurch wurde es möglich, eine feste und mathematisch gut begründete Beziehung zwischen der notwendigen Dosis in rd, der Zahl der Fraktionen und der Zeitdauer der Bestrahlungsserie herzustellen.

Für die Berechnung der Höhe der Tumordosis ergeben sich folgende Gesichtspunkte:

1. Die Zahl und Größe der Einzelfraktionen, größere Fraktionen sind wirksamer.

2. Die Gesamtdauer der Bestrahlungsserie, eine kürzere Dauer ist wirksamer.

3. Die Erholungszeit in Abhängigkeit von der Feldgröße. Die Erholung gesunden Gewebes ist bei kleineren bestrahlten Volumina besser.

Die *Protrahierung* wird im wesentlichen bei der Kontakt- und interstitiellen Therapie (z.B. mit Radium) angewandt. Die Gesamttumordosis wird dabei kontinuierlich über eine längere Zeit eingestrahlt. Die Dosisleistung (rd/min) ist verringert, es ergeben sich Bestrahlungszeiten von Stunden bis zu Tagen. Auch durch die Protrahierung wird die Wirksamkeit der Bestrahlung herabgesetzt.

Neben der Dosis-Zeit-Wirkungsbeziehung („*Zeitfaktor*") gibt es aber noch andere Kriterien für die Höhe der Tumordosis. Eindeutig gesicherte Beziehungen bestehen auch zwischen der *Größe eines Tumors* und der notwendigen Dosis. Die Gesamtdosis, — und in der Regel auch die Bestrahlungszeit — müssen bei ausgedehnten Tumoren erhöht werden, um denselben Wirkungsgrad zu erreichen wie bei kleineren. Umgekehrt kann man die Dosis erniedrigen, wenn postoperativ der Tumor verkleinert ist oder nur noch in mikroskopischer Größenordnung besteht. Feste mathematische und auch ausgedehnt erprobte empirische Werte stehen noch aus. Aus der Erfahrung gibt es aber charakteristische klinische Merkmale, die die Bestimmung der Gesamtdosis und der Behandlungsdauer für eine gegebene Tumorgröße erlauben. Bei dem gleichen Patienten brauchen der Primärtumor, die tastbar vergrößerten Lymphknoten und die klinisch negativen Lymphknoten durchaus unterschiedliche Dosen.

Tabelle 4.13. Beispiele für die Höhe der Tumordosis entsprechend der histologisch begründeten Strahlensensibilität. Dabei ist zu beachten, daß die anderen Kriterien für die Höhe der Tumordosis nicht berücksichtigt sind

Histologie	Dosis
Lymphogranulomatose Seminom Ewing-Sarkom Wilms-Tumor Lymphosarkom	3000–4000 rd in 3–4 Wochen
Retinoblastom Medulloblastom	4000–5000 rd in 5 Wochen
Plattenepithelcarcinome Adenocarcinome	6000 rd in 6 Wochen
Malignes Melanom Chondrosarkom, Osteosarkom Andere ausgereifte Sarkome	Mehr als 6000 rd in 6 Wochen

Die *histologische Vielfalt der Tumoren* ist ein dritter Faktor für die Festlegung der sinnvollen Tumorvernichtungsdosis (Tabelle 4.13). Über die Strahlensensibilität entsprechend dem histologischen grading wird seit den 20er Jahren diskutiert. Die derzeitigen klinischen Daten ergeben Beziehungen des Malignitätsgrades zur Frequenz und dem Ausmaß der Metastasierung und zur allgemeinen Prognose. Die allgemeinen Tumordifferenzierungen bleiben davon unberührt, so ist ein Seminom oder Lymphogranulom strahlensensibler als ein Lymphoepitheliom und dieses wieder sensibler als ein Plattenepithel- oder Adenocarcinom.

Weiterhin bleiben der Prozentsatz anoxischer Zellen und die individuelle *Tumorkinetik* zu berücksichtigen. Hier ist es noch nicht gelungen, die bei Tiertumoren experimentell gewonnenen Erkenntnisse über die Variationsmöglichkeiten in der Protrahierung und Fraktionierung auf die menschlichen Tumoren und die Klinik zu übertragen. Erste Ansätze zur Gewinnung individueller tumorkinetischer Daten liegen jetzt bei direkt zugängigen Tumoren vor. Durch häufige kleine Probeentnahmen gelingt es, mit dem Durchflußcytophotometer Angaben über den Zellteilungscyclus zu erhalten. Dadurch wird es möglich, eventuell auch mit Hilfe einer zusätzlichen medikamentösen Zellteilungssynchronisation, Strahlendosen zeitlich exakt in den besonders vulnerablen Zellteilungsphasen zu applizieren.

Noch sind wir ein gutes Stück davon entfernt, die Strahlendosis, die Bestrahlungsdauer und die Fraktionierung individuell jedem Tumor anzupassen und dabei die besprochenen Faktoren Histologie, Zahl der malignen Zellen, Prozentsatz anoxischer Zellen und Tumorkinetik zu berücksichtigen. Im speziellen Teil werden durchgehend keine Tumorvernichtungsdosen in rd angegeben, weil diese so vielen Variablen unterliegen, daß die Angabe einer einzigen Zahl nur falsche Pauschalvorstellungen fördert.

4.3.2.5 Palliative Strahlentherapie

Die palliative Strahlentherapie spielt in der täglichen Praxis eine bedeutsame Rolle und kann für die Tumorpatienten sehr segensreich sein. Man versteht darunter die Behandlung von Tumoren mit dem Ziel eines temporären Wachstumsstillstandes und der Besserung von Allgemeinbeschwerden der Patienten wie Schmerzen, Einflußstauungen, Querschnittslähmungen, Blutungen. Die Methoden und Prinzipien der Strahlenanwendung sind die gleichen wie bei kurativer Absicht, die Dosierung kann in der Regel jedoch niedriger sein, rund $^2/_3$ der kurativen Tumordosis. Die Höhe wird so bemessen, daß ein lokales Rezidiv verhindert wird. Hinzu kommen die *Abschnitts- und Ganzkörperbestrahlung*, die in Deutschland besonders von Teschendorf ausgebaut wurde. Hier werden große Räume, also der gesamte Thorax, das Abdomen, die obere und/oder untere Körperhälfte mit relativ kleinen Einzeldosen zwischen 10 und 50 rd bestrahlt. Die Wirkungsweise ist nie direkt tumorzerstörend, sondern eher in einer unspezifischen Verbesserung der körpereigenen Abwehr zu sehen. Bei der palliativen Tumortherapie sind Kombinationen mit Operationen, Cytostatica und Hormonen häufig sinnvoll. Speziell für die Chemotherapie in fortgeschrittenen Stadien gibt es zahlreiche Indikationen, die Strahlenbehandlung zusätzlich einzusetzen.

Einige Beispiele für bewährte Indikationen sind: Schmerzen bei Knochenmetastasen besonders des Mammacarcinoms, Verringerung der Frakturgefahr bei Knochenmetastasen, Einflußstauung bei Mediastinaltumoren, Atelektasen bei Lungentumoren, Meningiosis carcinomatosa, Schmerzen bei Hirnmetastasen, die frische Querschnittslähmung innerhalb der ersten 8 Stunden und anderes.

4.3.2.6 Bestrahlungsplanung

Die Bestrahlungsplanung ist der Mittelpunkt der klinischen Strahlentherapieabteilung. Nach dem allgemeinen onkologischen Konsil und dem Beschluß, eine Strahlenbehandlung durchzuführen, wird hier die Herdlokalisation vorgenommen. Voraussetzung ist eine exakte klinische Abklärung der Tumorausdehnung und des Stadiums. Am sichersten ist die Tumorlokalisation nach chirurgischen Eingriffen möglich, wenn die Tumorausdehnung eingehend beschrieben ist und charakteristische Stellen und Begrenzungen durch *Lokalisationsclips* markiert wurden.

Gewöhnlich wird das zu bestrahlende Volumen („*Zielvolumen*") mit Hilfe spezieller röntgendiagnostischer Einrichtungen (Simulator, Computertomographie oder der Ultraschalltomographie lokalisiert. Dabei muß umfangreicher Gebrauch von diagnostischen Hilfsmitteln gemacht werden, wie der Kontrastdarstellung von Organen oder der Lymphographie. Die Tumor- und Organbegrenzungen werden auf der Körperoberfläche markiert und auf eine größenrichtige *Körperquerschnittszeichnung* übertragen (Abb. 4.8 und 4.9).

Die Körperquerschnittszeichnung erlaubt dann die Festlegung der Herdtiefe und die Wahl der günstigsten Bestrahlungsfelder. Sie ist zudem ein Dokument des *Bestrahlungsplanes* und die Grundlage für die Durchführung der Bestrahlungsserie. Die Festlegung der günstigsten Bestrahlungsmethode geschieht gemeinsam mit dem *Medizinphysiker*. Dieser ist ein auf die Fragen der Bestrahlungsplanung spezialisierter Fachmann, der laut einer entsprechenden ministeriellen Verordnung in keiner Abteilung, die mit Beschleunigern arbeitet, fehlen darf, aber auch in anderen großen Abteilungen unentbehrlich ist. Er ist voll verantwortlich für den physikalischen Teil der Strahlentherapie, also die einwandfreie Funktion der Geräte, die Berechnung der Dosisverteilung und ihre Reproduzierbarkeit. Ihm steht gewöhnlich ein Rechner zur schnellen Berechnung von Dosisverteilungen (vgl. Abb. 4.8 und 4.9) zur Verfügung. Der Strahlentherapeut bestimmt das Zielvolumen, die Maximaldosis an strahlengefährdeten Organen und die Dosis-Zeit-Beziehungen. Die interdisziplinäre Zusammenarbeit bewährt sich außerordentlich gut zum Nutzen der Patienten.

Für die tägliche Bestrahlung müssen reproduzierbare Einstellungen, gegebenenfalls mit *Einstellhilfen* durch Hautmarkierungen, Lichtvisiere und anderes garantiert werden. In der Regel werden mit dem Bestrahlungsgerät selbst noch Feldkontrollaufnahmen angefertigt.

4.3.3 Allgemeine Führung und Betreuung des Patienten

Gerade bei der Behandlung des Krebsleidens entstehen besondere *psychologische Probleme*, deren Beachtung einen wesentlichen Anteil am Erfolg hat. Das Verhältnis Arzt—Patient wird stark von dem Problem bestimmt, die Wahrheit über die Natur der Erkrankung zu vermitteln. Eingreifende therapeutische Maßnahmen erfordern unbedingt die volle Mitarbeit des Patienten und diese ist nur bei einer Einsicht in die Krankheit und ihre Bekämpfung möglich. Andererseits muß die seelische und intellektuelle Verfassung des Patienten dem Arzt bekannt sein, um in der richtigen Weise aufzuklären. Dies erfordert ein enges Verhältnis zwischen dem Strahlentherapeuten

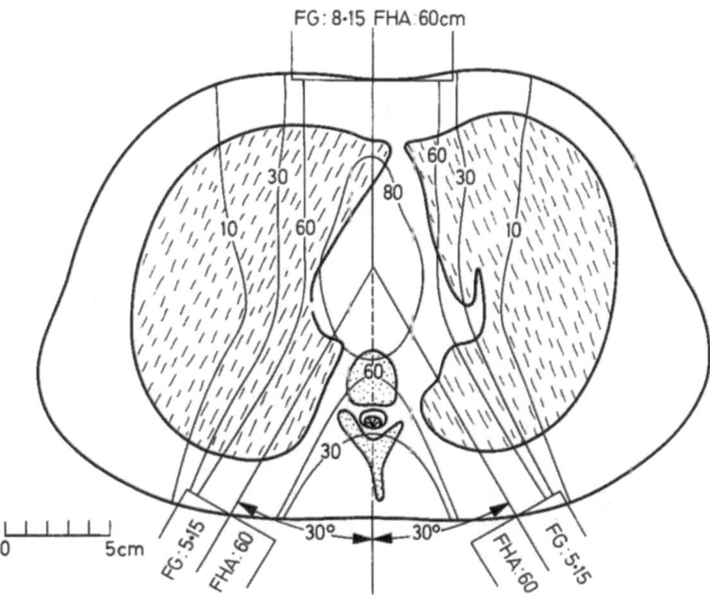

Abb. 4.8. Telekobaltbestrahlung des Mediastinums von 3 Eintrittspforten. Die 80%-Isodose umschließt den Herd

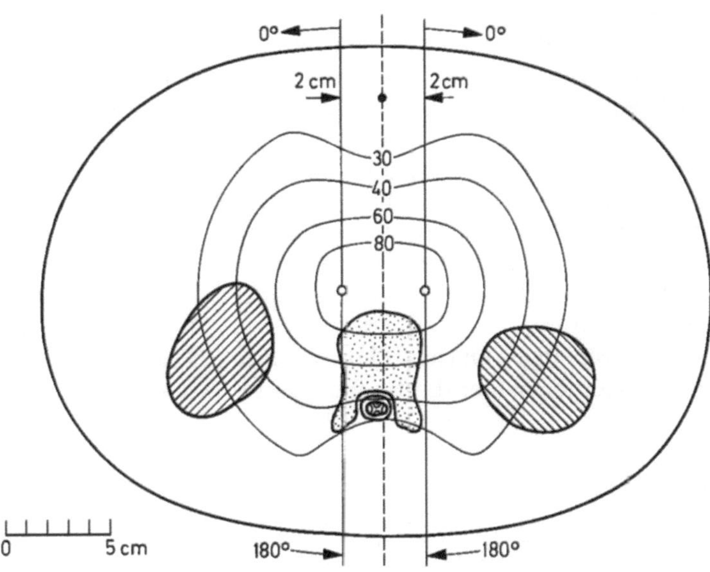

Abb. 4.9. Telekobaltbewegungsbestrahlung der retroperitonealen paraaortalen Lymphknoten. Pendeltechnik um 2 Drehpunkte mit je 180° Pendelwinkel. Die 80%-Isodose umschließt den Herd

und besonders dem Hausarzt, weil nur dieser den Patienten genau genug kennt.

Jedem Kranken wird vor Behandlungsbeginn ein ausführliches *Merkblatt* ausgehändigt, das über die wichtigsten Allgemeinreaktionen der Strahlenbehandlung und die Verhaltensmaßnahmen zu ihrer Überwindung belehrt. Hinzu kommen muß in jedem Fall das Gespräch, das über spezielle Nebenwirkungen und Gefahren der Strahlentherapie Auskunft gibt. Der Patient bestätigt den Erhalt des Merkblatts und die Aufklärung unterschriftlich mit der Einverständniserklärung zur Durchführung der Strahlentherapie.

Zur ärztlichen Aufgabe des Strahlentherapeuten gehören auch die *Prophylaxe und Behandlung von Nebenwirkungen* der ionisierenden Strahlen und die Vermeidung von Spätfolgen. Die begleitende Behandlung ist ein integrierender Bestandteil und kann nicht überschätzt werden. Dazu gehören wiederum der regelmäßige Kontakt und das Gespräch mit dem Patienten.

Die Nebenwirkungen von Seiten der *Haut* haben heute nur noch eine untergeordnete praktische Bedeutung, da die Megavolttechniken die Hautoberfläche entlasten. Die Pflege der bestrahlten Felder mit einem reizlosen Puder reicht in der Regel aus. Mechanische Reizungen, Verletzungen, Einwirkung von Licht, Sonne und ähnlichem sind unbedingt zu vermeiden, ebenso das Waschen mit Seife. Bei Ulcerationen und feuchten Reaktionen haben sich Bepanthen-Salbe und Actihaemyl-Gel besonders bewährt.

Besonderer Aufmerksamkeit bedarf die Strahlenbehandlung im Kopf-Hals-Bereich. Die *Zähne* und das Zahnfleisch müssen vorher saniert sein, hierüber wird der Patient eingehend belehrt. Die Funktion der Speicheldrüsen wird schon bei niedrigen Dosen temporär eingeschränkt und erholt sich bei Dosen oberhalb 5000 rd nicht mehr. Das Symptom des *trockenen Mundes* verbunden mit Störungen der Geschmackssinne fördert Infektionen und Schluckbeschwerden, aber auch eine Caries.

Bei Bestrahlungen im Hals-Thorax-Raum stehen Reaktionen der Luft- und Speisewege im Vordergrund. Besondere Schwierigkeiten kann eine Oesophagitis machen. Im *Abdomen* führen entzündliche Reaktionen am Magen, Dünndarm und Dickdarm zu Schmerzen, Appetitlosigkeit, Diarrhöen, Elektrolytverschiebungen, Veränderungen der Darmflora und anderem. Die wenigen Ausführungen zeigen, wieviel Erfahrung und Sorgfalt in der Begleitbehandlung im Einzelfall erforderlich sind.

Komplikationen und *Spätfolgen* der Strahlentherapie können durch Überdosierungen an empfindlichen Organen bedingt sein, in der Praxis sind sie aber häufiger Kombinationsschäden durch herabgesetzte Toleranzen nach vorangegangenen operativen Eingriffen oder nachfolgender physikalischer oder Chemotherapie. Jedem Arzt muß bewußt sein, daß durch eine Bestrahlung eine latente Schädigung vorliegt, die erst durch die nachfolgende andersartige Therapie manifest werden kann. Auch hier sind detaillierte Kenntnisse wichtig, Einzelfragen sollten im Gespräch mit dem Strahlentherapeuten geklärt werden.

In der nachfolgenden Tabelle 4.14 werden einige Dosisangaben gemacht, bei denen mit einer Organschädigung gerechnet werden muß. Besonders betont werden soll jedoch, daß diese Zahlen keinerlei verbindlichen Charakter haben, durch die Wahl der Fraktionierung und auch der Strahlenqualität sind Verschiebungen nach unten oder

Tabelle 4.14. Dosisangaben für einige Organe, bei denen mit einer Schädigung gerechnet werden muß

Organ	Mittlerer Gefährdungsbereich	Art des Schadens
Augenlinse	400– 800 rd	Linsentrübung
Ovar, Hoden	1200 rd	Sterilität
Schleimhäute (Darm)	2500–3000 rd	Nekrose
Knochenmark	2500–3000 rd	Umwandlung in Fettmark
Milz, Lymphknoten	2500–3000 rd	Störung der Immunabwehr
Niere	2500–3000 rd	Nephritis, Niereninsuffizienz
Lunge	2500–3000 rd	Fibrose, Ateminsuffizienz
Haut	3000 rd (Röntgenstrahlen)	Epitheliolyse
Rückenmark	3500 rd	Myelitis, Querschnitt
Knochen	5000 rd	Nekrose, Fraktur
Speicheldrüse	5000 rd	Funktionsverlust

oben ebenso möglich wie durch individuelle Toleranzen des Patienten. Die Zahlen sollen lediglich veranschaulichen, wie nahe schädigende und Tumor vernichtende Dosen in der Praxis liegen.

4.4 Spezielle Strahlentherapie bösartiger Tumoren

In den folgenden Abschnitten werden die Indikationen zur kurativen Strahlentherapie bei den am häufigsten vorkommenden Tumoren umrissen. Dabei wurde besonderer Wert darauf gelegt, die Strahlenbehandlung als Teil einer Tumorgesamtbehandlung darzustellen. Bei der Kürze des zur Verfügung stehenden Raumes kann es sich nicht um einen vollständigen Abriß der Tumorbehandlung handeln, dem Leser soll lediglich vermittelt werden, aus welchen Gründen und mit welchem Erfolg der Einsatz der ionisierenden Strahlen erfolgt. Die Darstellung ist deshalb nur bedingt geeignet, ärztliche Entscheidungen zu beeinflussen, dazu ist sie nicht gedacht. Diese erfordern viel mehr Detailkenntnisse und sind immer individuell dem Patienten angepaßt.

Die den Kapiteln vorangestellten Tabellen zeigen nur die häufigsten histologischen Formen der besprochenen Organtumoren und die Therapieerfolge als 5-Jahre-Überlebenszeit. Sie sind die Ergebnisse der Tumorgesamtbehandlung und nicht der alleinigen Strahlentherapie, die Zahlen vermitteln den Standard großer Tumorbehandlungszentren. Dabei werden die lokalisierten Tumorstadien (Stadien I und II) und die Gesamtergebnisse aller Stadien angegeben. Der näher interessierte Leser findet im Literaturverzeichnis Hinweise auf weiterführende Werke, umfangreichere Lehrbücher und Monographien.

4.4.1 Kopf-Hals-Tumoren

Zu der Vielzahl und Vielfalt der bösartigen Tumoren im Kopf-Hals-Bereich können hier nur wenige Ausführungen gemacht

Tabelle 4.15

Region	Histologie	5 Jahre-Überlebenszeit	
		Stadien I/II	alle
Mundhöhle			
Lippe	Plattenepithel-Ca	95%	85%
Wange	Plattenepithel-Ca	75%	37%
Mundboden	Plattenepithel-Ca	72%	28%
Zunge	Plattenepithel-Ca	62%	35%
Gaumen	Plattenepithel-Ca	60%	27%
Nase und Nasennebenhöhlen	Plattenepithel-Ca Reticulosarkom u.a.	40%	30%
Nasopharynx	Pl.-Ep.-Ca, Adeno-Ca, Reticulo-Sa u.a.	55%	27%
Oropharynx			
Tonsillen	Plattenepithel-Ca, Adeno-Ca	50%	27%
Zungengrund	Lymphoepitheliom, Reticulo-Sa	37%	
Gaumen-Rachen	Lympho-Sa, Hodgkin u.a.	50%	
Hypopharynx	Plattenepithel-Ca	25%	20%
Kehlkopf	Plattenepithel-Ca	85%	55%
Speicheldrüsen	Adeno-Ca, Plattenepithel-Ca, Maligne Mischtumoren	80%	40%
Schilddrüse	Reifes Adeno-Ca	85%	60%
	Undifferenziertes Ca, Sarkome	12%	
	Medulläres Ca, solides Ca	55%	40%

werden. Unter den *ätiologischen* Faktoren treten hervor: Tabak, bei Lippe und Zunge in Form der Pfeife und des Kautabaks, schlechte Mundhygiene und Alkoholabusus. Häufig machen die Tumoren schon in frühen Stadien klinische Symptome, die zum Arzt führen (Lippe, Zunge, Kehlkopf), andere bleiben über lange Zeit klinisch stumm und werden erst in fortgeschrittenen Stadien entdeckt (Nasopharynx, Nasennebenhöhlen). Unter den histologischen *Formen* überwiegt das Plattenepithelcarcinom, das Adenocarcinom entsteht in drüsigen Strukturen auch der Schleimhäute. Im Bereich des lymphatischen Rachenrings finden wir zusätzlich die Tumoren des lymphoretikulären Gewebes. Die häufig nach den Erstautoren Schmincke und Regaud benannten Lymphoepitheliome sind nach derzeitiger Auffassung wenig differenzierte Plattenepithelcarcinome, die von zahlreichen Lymphocyten durchsetzt sind. Im Gegensatz zu den ausgereiften Plattenepithelkrebsen neigen sie zu frühzeitiger Fernmetastasierung. Mit dem Reifegrad der Tumoren (grading) hängt die Häufigkeit ihrer Metastasierung in die regionalen Lymphknoten zusammen; auch hier finden sich viele durch den Tumorsitz gegebene Unterschiede, die für das klinische und radiologische Vorgehen von großer Bedeutung sind.

Die *Behandlung* ist meistens eine kombinierte chirurgische und radiologische. Die Chemotherapie ist demgegenüber von untergeordneter Bedeutung. Die Überlebenszahlen der Tabelle sind Mittelwerte, die in großen Zentren erreicht werden. Sie lassen sich nur bei guter Zusammenarbeit zwischen Operateur und Strahlentherapeut erzielen. Die Reihenfolge des Vorgehens wird außer von Alter und Allgemeinzustand des Patienten bestimmt von der Tumorgröße, -ausdehnung, -histologie, speziell dem Malignitätsgrad, und dem Stand der Metastasierung. Präoperative Bestrahlungen sind bei primärer Inoperabilität indiziert. Bei ausgereiften Carcinomen ist der operativen Behandlung als Erstbehandlung der Vorzug zu geben, tastbar vergrößerte Lymphknoten werden durch neck dissection angegangen. Bei den weniger differenzierten Tumoren müssen die regionalen Lymphknotenstationen auch bei klinisch negativem Tastbefund bestrahlt werden, da sie erfahrungsgemäß in einem sehr hohen Prozentsatz (60–90%) befallen sind. Der Strahlentherapeut kann und muß sein gesamtes methodisches Spektrum einsetzen. Die lokale Behandlung mit dem Körperhöhlenrohr (Mundhöhle) oder die interstitielle Therapie mit ^{226}Ra oder ^{192}Ir (Mundhöhle, Larynx, Pharynx) werden viel geübt; die Elektronenanwendung ist günstig bei oberflächlichen Prozessen (Lippe, Speicheldrüse, Schilddrüse) und Rezidiven, und die Tiefentherapie mit Telekobalt und ultraharten Röntgenstrahlen hat die konventionellen Röntgenstrahlen vollständig verdrängt.

Die *alleinige Strahlenbehandlung* ist üblich bei den Tumoren des lymphoretikulären Gewebes im Bereich des lymphatischen Rachenrings, da sie häufig Teil einer malignen Systemerkrankung und somit nicht mehr lokalisiert sind. Auch bei *Stimmbandcarcinomen* im Stadium T 1 wird vielfach nach einer diagnostischen P.E. bestrahlt, um den Kehlkopf und damit die Funktion der Stimme zu erhalten. Die Ergebnisse sind der Operation ebenbürtig, bei Rezidiven (Häufigkeit 15–30%) ist dann eine Kehlkopfteil- oder -totalexstirpation erforderlich. Jede auch nur beginnende Überschreitung oder Bewegungseinschränkung des Stimmbandes erhöht die Rezidivquote nach alleiniger Strahlentherapie auf 30–80%. Hier ist also primär eine Chordotomie oder Hemilaryngektomie mit Nachbestrahlung zu diskutieren, da ebenfalls funktionell gute Ergebnisse erzielt werden.

In fortgeschrittenen Fällen von Plattenepithelkrebsen, die nicht mehr operabel sind, wird die Strahlentherapie mit der *Gabe von 5-Fluoruracil* kombiniert. Die Meinungen hierüber sind noch im Fluß.

Für die *Schilddrüse* gelten besondere Behandlungsrichtlinien. Diese sind abhängig vom histologischen Befund (Tabelle 4.16).

Tabelle 4.16. Behandlungsrichtlinien bei Schilddrüsentumoren

Histologie	Operation	Postoperative Strahlentherapie
Papilläres Adeno-Ca, follikuläres Adeno-Ca	Totale Thyreoidektomie	^{131}J-Therapie mehrmals, percutane Bestrahlung der Schilddrüse, Hals-Lymphknoten und des oberen Mediastinums
Medulläres, solides Ca, undifferenziertes Ca, Sarkome	Dem Tumor angepaßt	Nur percutane Strahlentherapie

Bei den differenzierten Adenocarcinomen wird die Schilddrüse operativ total entfernt. Erst dann sind die Tumoren einer Radiojodtherapie zugängig, da sie unter dem Einfluß der Hypophyse häufig noch Jod aufnehmen. Eine zusätzliche percutane Strahlentherapie bleibt trotzdem notwendig. Die weniger differenzierten Adenocarcinome und alle anderen Tumoren haben keine Schilddrüsenrestfunktion mehr und speichern deshalb auch kein Radiojod. Sie werden postoperativ nur percutan bestrahlt. Die Ergebnisse sind deutlich unterschiedlich.

Die *Nebenwirkungen* der Strahlentherapie sind beträchtlich. Je nach Höhe der Dosis und Ausdehnung der Felder wird die Funktion der Speicheldrüsen temporär oder dauernd gestört, das gleiche gilt für die Geschmacksempfindung. Eine interkurrent auftretende bakterielle Entzündung verschlechtert die Heilungsergebnisse beträchtlich, deshalb kommen der Mundhygiene und der Antibioticatherapie eine besondere Bedeutung zu. Auf die allgemeinen Behandlungsrichtlinien zur Zahnsanierung, Schmerzbekämpfung und künstlichen Ernährung wird besonders hingewiesen. Die früher sehr gefürchtete Perichondritis ist selten geworden (etwa 2,5%); neben der operativen Technik, die den Knorpel schonen muß, ist die Infektionsprophylaxe entscheidend wichtig. Die Strahlentherapie ist nur bei sehr hohen Dosen ursächlich verantwortlich.

4.4.2 Tumoren des Auges

Die Tumoren des Auges sind selten. Das Retinoblastom ist ein Tumor des Kindesalters, der häufig recessiv vererbt wird und deshalb familiär gehäuft auftritt. —

Die Behandlung des *malignen Melanoms* der tieferen Augenabschnitte ist die radikale Operation mit Enucleation oder Exentration der Orbita. Eine Nachbestrahlung führen wir durch, wenn der Tumor bei der mikroskopischen Untersuchung auf die Umgebung des Auges übergreift. Eine günstigere Prognose haben die epibulbären Melanome. Mit speziell angefertigten Augenschalen, die an ihrer Oberfläche ein- oder beidseitig mit ^{90}Sr belegt sind, lassen sich bei den oft flächenhaft ausgedehnten Veränderungen Dosen von 10000 rd und mehr erreichen, ohne die Augenlinse wesentlich zu belasten.

Die Schonung der Linse und die Erhaltung der Sehfunktion sind auch die Probleme bei der Strahlenbehandlung des *Retinoblastoms*. Der Tumor ist nur mäßig strahlensensibel. Die Strahlentherapie ist nur bei dem allerdings häufigen beidseitigen Befall indiziert, um die Sehfunktion eines Auges zu erhalten. Das Auge mit dem ausgedehnteren Tumor wird enucleiert. Der oder die Tumoren auf der Netzhaut des anderen Auges werden kombiniert mit Lichtcoagulation, Laser und Bestrahlung angegangen. Die Originalmethode nach Reese hat sich durch die Schonung der Linse besonders bewährt.

Tabelle 4.17.

Region	Histologie	5 Jahre-Überlebenszeit
Iris, Sclera, Chorioidea	Malignes Melanom	43–52%
Retina	Retinoblastom	80%
Conjunctiva u.a.	Carcinome	75%

Sie arbeitet mit Röntgenstrahlen; Telekobaltgeräte sind wegen des großen Halbschattens (durch die große Quelle) weniger geeignet, bei ihnen ist die Rate der Linsentrübungen deutlich höher. Es ist auch möglich und hat sich bewährt, in geeigneten Fällen einen mit ^{60}Co belegten Applikator (nach Stallard) operativ auf den hinteren Bulbusabschnitten zu fixieren und einige Tage zu belassen.

Wie das Retinoblastom lassen sich auch die nicht seltenen Netzhautmetastasen (besonders des Mammacarcinoms) behandeln.

4.4.3 Tumoren der Thoraxorgane

Das Bronchialcarcinom stellt unter den Krebserkrankungen wegen seiner rapiden Häufigkeitszunahme und der ungünstigen Prognose einen Sonderfall dar. Die Pneumonektomie kann nur bei einem Teil der Patienten (15–35%) durchgeführt werden, andererseits sterben 75% der operierten Patienten an Metastasen, die bei der Operation nicht bekannt waren. Die in der Übersicht genannten Überlebensziffern in den frühen Stadien sind die Erfolge der chirurgischen Behandlung, deshalb ist die *Operation* die Behandlungsmethode der Wahl für alle Patienten ohne nachweisbare Fernmetastasen. Die Vergrößerung der Zahl der operablen Patienten durch Früherkennung ist ein wichtiger Schritt zur Verbesserung der Prognose. Die Röntgenreihenuntersuchungen von sogenannten Risikopatienten sind dazu bedingt geeignet, allgemeine Reihenuntersuchungen haben keine Verbesserungen gebracht. Die *präoperative Bestrahlung* als Möglichkeit, die Zahl der operablen Patienten zu vergrößern, hat keine generelle Erhöhung der Überlebenszeiten gezeigt. Der Grund hierfür muß in der Neigung des Bronchialcarcinoms gesehen werden, ausgesprochen frühzeitig zu metastasieren. Ähnliches gilt auch für eine generelle *postoperative Strahlenbehandlung.* Diese kann wohl das Ausmaß der Behandlungsfolgen (Lungenfibrose, Verminderung der Atemfläche) erhöhen, aber nicht die Ergebnisse verbessern. Neuerdings versucht man bei kleinzelligen Carcinomen, durch eine Kombination von cytostatischer Chemotherapie und Bestrahlung die Überlebenszeiten zu erhöhen.

Bei der Behandlung der *primär inoperablen Patienten*, und das ist die Mehrzahl, kommt der Strahlentherapie nur eine palliative Bedeutung zu. Das Bronchialcarcinom ist nicht strahlenresistent, man beobachtet regelmäßig eine subjektive und objektive Befundverbesserung nach Bestrahlung, oft auch eine Tumorzerstörung. Ein Dauererfolg bleibt aber wegen der bestehenden Fernmetastasierung aus. Diese Tatsache spricht dafür, die Strahlentherapie lediglich symptomatisch bei Patienten mit einer Einflußstauung und/oder einer Atelektase einzusetzen. Hier hat die Bestrahlung die wichtige Aufgabe, Allgemeinzustand und Beschwerden des Patienten zu bessern. Dies ist in einem hohen Prozentsatz für einige Wochen oder Monate zu erreichen. Eine andere Möglichkeit der Strahlenthera-

Tabelle 4.18

Region	Histologie	5 Jahre-Überlebenszeit	
		Stadien I/II	alle
Lunge (Bronchialsystem)	Plattenepithel-Ca, Adenocarcinom, kleinzelliges Ca	30–40% [a]	7%
Mediastinum	Neurogene Tumoren, teratoide Tumoren, Thymuscarcinom	30%	
Pleura	Malignes Mesotheliom		

[a] Bei ausgewählten Patienten.

pie ist, die Überlebenszeit im ersten und zweiten Jahr gegenüber den nicht behandelten Patienten deutlich heraufzusetzen, da der Primärtumor unter Kontrolle gebracht wird.

4.4.4 Tumoren der weiblichen Brust

Der Brustkrebs ist in vielen Ländern der häufigste maligne Tumor der Frau und auch die Haupttodesursache geworden. Über die *ätiologischen Faktoren* dieser ansteigenden Tendenz in den Industriestaaten gibt es zahlreiche experimentelle und statistische Untersuchungen, die einen Zusammenhang mit der Kinderzahl, der Länge der Stillzeit und vielem anderen herausstellen. Der Einfluß der Hormone (Oestrogene, Gestagene, Prolactin) auf die Brustdrüse ist wohl der entscheidende Faktor, dies wird auch dadurch unterstrichen, daß der Tumor beim Manne sehr selten ist. Aber auch vorangegangene Strahlenbehandlungen (wegen einer Mastitis puerperalis) und die cystische Mastopathie stellen prädisponierende Faktoren dar. Unter den *histologischen Formen* ist das Adenocarcinom mit zahlreichen Variationen die häufigste und stellt das eigentliche Carcinom der Brustdrüse dar, daneben gibt es auch Carcinome, die von der Cutis und ihren Anhangsgebilden ausgehen, und Sarkome. Der Tumor metastasiert frühzeitig lymphogen, die ersten Filterstationen sind die Axilla und die parasternal gelegenen Lymphknoten um die A. mammaria interna. Von beiden Regionen werden erst sekundär die supraclaviculären und tiefen mediastinalen Lymphknoten erreicht. Eine recht häufige und frühzeitige hämatogene Metastasierung bevorzugt das Skelet, die Lungen und die Leber.

Das in Deutschland weitgehend übliche *therapeutische Vorgehen* umfaßt die Mammaamputation und die Nachbestrahlung. Dieses Schema täuscht eine Sicherheit vor; trotz der Häufigkeit des Vorkommens, der langen Erfahrung und der zahlreichen Erkenntnisse und Fortschritte in der Behandlung mit Hormonen und Cytostatica bleibt das Mammacarcinom einer der rätselhaftesten malignen Tumoren. Die bisherige Therapie wird durch die schlechten Heilungsergebnisse — auch in den frühen Stadien — nach 10 Jahren und die Häufigkeit von Spätrezidiven und Metastasen sehr in Frage gestellt.

Die Tabelle 4.19 zeigt auch, daß in den Stadien I und II die Ergebnisse ultraradikaler Operationen, die eine Ausräumung der Axilla, der Mammaria-interna- und der supraclaviculären Lymphknoten einschließen, keine besseren Heilungsergebnisse aufweisen als die einfache Mastektomie unter Schonung des Pectoralis mit anschließender Bestrahlung der regionalen Lymphknoten und der Thoraxwand. Die Frage nach günstigeren Ergebnissen durch prä- oder postoperative Bestrahlung ist noch nicht geklärt. Eine Überlegenheit der *präoperativen Bestrahlung* ist in den frühen Stadien nicht bewiesen. Wenn der Tumor durch Fixation an der Thoraxwand oder durch seine Ausdehnung inoperabel ist, wird

Tabelle 4.19. Ergebnisse verschiedener Behandlungsmethoden einer kontrollierten vergleichenden Studie. 10 Jahre Überlebenszeiten

Autor	Operationsmethode	Bestrahlung	Patientenzahl	Stadium	
				I	II
Handley, 1969	Konservative Mastektomie	nein	143	61%	25%
Butcher, 1969	Radikale Mastektomie	15%	425	56%	30%
Haagensen, 1969	Radikale Mastektomie	5%	344	70%	40%
Dahl-Iversen, 1969	Superradikale Mastektomie	nein	417	59%	21%
Williams-Stone, 1969	Konservative Mastektomie	ja	125	59%	46%

Table 4.20. Behandlungsrichtlinien

Stadium	Operation	Bestrahlung	Hormon-Chemotherapie
I und II	Erstbehandlung	postoperativ	evt. adjuvant
III	Erstbehandlung, wenn möglich	postoperativ, evtl. präoperativ	ja
IV	nein	palliativ	ja

eine präoperative Strahlenbehandlung sinnvoll, um den anschließenden operativen Eingriff zu ermöglichen. Bei fortgeschrittenen Tumoren tritt die operative zu Gunsten der Strahlentherapie mehr zurück, im Stadium IV mit Fernmetastasen wird man in der Regel auf eine Mastektomie verzichten.

Die *typische postoperative Bestrahlung* umfaßt die Thoraxwand und die drei regionalen Lymphknotenstationen in der Axilla, retrosternal und supraclaviculär. Sie soll Tumorzellen in den Lymphbahnen und Lymphknoten zerstören. Wichtig ist, daß eine cancericide Dosis erreicht wird. An der Thoraxwand sind nach radikaler Mastektomie die Durchblutungsverhältnisse verschlechtert, die Tumorzellen haben in einem hypoxämischen Milieu eine höhere Strahlenresistenz. Dem muß man mit einer erhöhten Tumordisis Rechnung tragen, wenn man nicht wegen der Radikalität der Operation grundsätzlich auf die Bestrahlung verzichten will. Eine besondere Bedeutung hat auch die Strahlentherapie lokaler Rezidive und von Fernmetastasen.

4.4.5 Tumoren des Gastrointestinaltrakts

Die Organtumoren des Gastrointestinaltraktes möchten wir in 2 Gruppen einteilen, die sich aus strahlentherapeutischen Gesichtspunkten ergeben. Die hier besprochene Gruppe schließt die in der Übersicht genannten Organe ein, die Carcinome können durch eine Strahlenbehandlung eindeutig günstig beeinflußt werden. Die zweite Gruppe umfaßt die Tumoren des Magens, der Gallenblase und -wege, des Pankreas, der Leber und des Dünndarms. Sie werden kaum oder überhaupt nicht durch eine Strahlentherapie beeinflußt, so daß deren Einsatz rein palliativ bleibt.

Das *Oesophaguscarcinom* kann im oberen, mittleren und unteren Drittel entstehen. Es tritt überwiegend als wenig differenziertes Plattenepithelcarcinom auf. Die regionalen Lymphknoten werden früh befallen, Fernmetastasen sind häufig. Die operative Behandlung steht im Vordergrund des Interesses, sie ist allerdings durch den Sitz beeinflußt und gewöhnlich im oberen und mittleren Drittel nicht möglich. Die Erfolge des operativen Vorgehens werden durch die hohe Operationsmortalität belastet. Die Strahlentherapie hat, wenn man die Ergebnisse betrachtet, einen überwiegend palliativen Charakter. Gewöhnlich gelingt es, durch eine Pendelbestrahlung den Tumor so zu verkleinern, daß die Passage für Speisen wieder frei ist. Die hohe Zahl der lokalen Rezidive und der Metastasen in Mediastinum und Leber entscheidet dann über die Prognose.

Tabelle 4.21

Region	Histologie	5 Jahre-Überlebenszeit	
		Stadien I/II	alle
Oesophagus	Plattenepithel-Ca	6–15% (35%)	4%
Colon	Adeno-Ca	73%	34%
Rectum	Adeno-Ca	73%	34%
Anus	Plattenepithel-Ca	61%	38%

In den letzten Jahren ist mit einer präoperativen Bestrahlung und nachfolgender radikaler Resektion eine Verbesserung der Heilungsrate auf 25–35% nach 5 Jahren erreicht worden, da kurative radikale Resektionen häufiger möglich wurden.

Bei den *Tumoren des Dickdarms und des Rectums* beobachten wir eine starke Häufigkeitszunahme, deren Ursache unbekannt ist. 75% der Malignome treten in den letzten 25 cm auf. Gewöhnlich findet man Adenocarcinome, die häufig als Polypen imponieren. Die Operation ist die erste und wichtigste Behandlungsmethode. Durch sie soll der Tumor en bloc mit den regionalen Lymphknoten entfernt werden. Die postoperative Bestrahlung ist noch nicht generell als nützlich anerkannt, doch gibt es überzeugende Statistiken dafür, daß sie die Prognose verbessert (Hellriegel). Sie ist oft allein deshalb notwendig, weil der Operateur den Tumor nicht sicher im Gesunden entfernen konnte.

Dies ist wieder der Ansatzpunkt für die präoperative Bestrahlung, die kurative radikale Resektionen häufiger ermöglicht. Eine präoperative Bestrahlung kann die Zahl der lokalen Rezidive verringern, einzelne Studien zeigen auch eine bessere Überlebenszeit nach 5 Jahren.

Die Bestrahlung nicht operabler Tumoren erfordert den Einsatz hoher Dosen mit Megavoltmethoden, die möglichst durch intracavitäre Einlagen (^{226}Ra, ^{60}Co) unterstützt werden. Neuerdings versucht man auch, durch gleichzeitige Gabe eines Chemotherapeuticums, meist 5-Fluoruracil, die Strahlenwirkung zu erhöhen. Hier fehlen noch beweisende Statistiken.

Die *Analcarcinome* sind Plattenepithelkrebse und vom Rectum getrennt zu betrachten. Sie metastasieren frühzeitig in die inguinalen und iliacalen Lymphknoten. Die Tumoren sind einer operativen und Strahlenbehandlung gleich gut zugängig und auch soweit den Hauttumoren vergleichbar. Die Operation ist mit dem Nachteil belastet, die Sphincterfunktion des Anus aufzuheben, so daß man bei kleineren Prozessen der primären Strahlentherapie den Vorzug gibt, größere müssen operiert und bestrahlt werden. Die Ergebnisse sind für Operation und Bestrahlung gleich gut.

4.4.6 Tumoren der Harnorgane

4.4.6.1 Tumoren der Nieren und des Ureters

Die Nierentumoren sind selten (1% aller malignen Tumoren) und treten im höheren Alter auf. Sie machen sich gewöhnlich erst durch eine Hämaturie oder Schmerzen im Epigastrium bemerkbar. Wir unterscheiden die hellzelligen Adenocarcinome des Nierenparenchyms, auch Hypernephrom genannt, und die epithelialen Carcinome des Nierenbeckens. Der Wilms-Tumor ist ein typischer embryonaler Tumor des Kindesalters. Die Behandlung ist eine primär operative, die durch eine Bestrahlung ergänzt wird. In nicht seltenen Fällen ist der Tumor primär inoperabel, da er die Grenzen des Organs überschreitet. Das stellt eine Indikation zur *präoperativen Strahlentherapie* dar, an eini-

Tabelle 4.22

Organ	Histologie	5 Jahre-Überlebenszeit	
		Stadien I/II	III
Niere	Adeno-Ca	50–60%	20%
	Nephroblastom (Wilms)	50–60%	
Nierenbecken	Übergangszell-Ca	50%	20%
Ureter	Plattenepithel-Ca		
Harnblase	Übergangszell-Ca	60%	15–25%
	Plattenepithel-Ca		(40%)

gen Zentren wird auch grundsätzlich präoperativ bestrahlt. Nach der halben Tumordosis wird die Nephrektomie angeschlossen. Sie wird durch eine bessere Abgrenzung des Tumors von der Nachbarschaft und eine geringe venöse Blutfülle erleichtert. Die postoperative Bestrahlung bringt dann die weitere Aufsättigung zur vollen Tumordosis. Sie sollte immer das Nierenlager und die regionalen paraaortalen Lymphknoten einschließen. Hochvoltmethoden sind hierzu allein geeignet. Die verbliebene gesunde Einzelniere, das Rückenmark und die sehr strahlenempfindlichen Dünndarmabschnitte müssen durch eine sorgfältige Bestrahlungsplanung geschont werden. Durch die zusätzliche Strahlenbehandlung steigen die Heilungsziffern um 15–25% gegenüber der alleinigen Operation.

4.4.6.2 Harnblasentumoren

Blasencarcinome treten bevorzugt im höheren Lebensalter auf und machen sich durch eine Hämaturie bemerkbar. Das Verhältnis Männer zu Frauen ist 3 zu 1, möglicherweise weil in die Harnblase einbrechende Prostatacarcinome falsch gedeutet werden. Die Situation ist für eine Strahlenbehandlung lange Zeit als besonders ungünstig angesehen worden. Hierfür waren verschiedene Faktoren bedeutsam: 1. Die ungünstige Lage im Körperinnern in unmittelbarer Nachbarschaft von Dünn- und Dickdarm, 2. die radioresistenten ausgereiften Carcinome (ca. 50%), 3. die schlechte Sauerstoffversorgung innerhalb eines Hohlorgans mit wenig Gefäßbindegewebe, die 4. durch zusätzliche bakterielle Entzündungen verschärft wird und 5. auf einer Alterssklerose der Gefäße basiert. Aus diesen Überlegungen leitet sich das heutige *therapeutische Vorgehen* ab, das zu ermutigend besseren Ergebnissen geführt hat. Die Primärbehandlung sollte nach Möglichkeit eine operative sein. Die anschließende Strahlenbehandlung muß individuell für jeden Patienten durch Festlegung der Organgrenzen und der benachbarten Darm- und Beckenabschnitte geplant werden. Hochvoltmethoden erlauben, speziell mit Bewegungsbestrahlung, hohe Tumordosen unter Schonung der Umgebung einzustrahlen. Und schließlich kommt einer prophylaktischen antibiotischen Behandlung während und nach der Bestrahlungsserie eine hohe Bedeutung zu.

Bei primärer Inoperabilität kann im Stadium T 3, bei dem der Tumor die Organgrenzen nicht überschritten hat, eine *präoperative Bestrahlung* von Nutzen sein, der eine Cystektomie folgt. Die sehr vielfältige und seit Jahren geübte Behandlung mit transurethraler Applikation von *radioaktiven Substanzen* (^{60}Co, ^{182}Ta, ^{32}P, ^{226}Ra, ^{198}Au) hat weiterhin ihren Indikationsbereich bei nicht operablen Patienten. Hiermit sind je nach Technik lokal und ubiquitär in der Harnblase hohe Strahlendosen erreichbar, der steile Dosisabfall zur Tiefe begrenzt die Anwendung auf endovesicale das Organ nicht überschreitende Prozesse.

4.4.7 Tumoren der männlichen Genitalorgane

Tabelle 4.23

Organ	Histologie	5 Jahre-Überlebenszeit Stadium I–III	IV
Hoden	Seminom,	80–90%	30%
	Teratocarcinom,	50%	10%
	Chorioncarcinom	30–50%	
Penis	Plattenepithel-Ca	90%	30%
Prostata	Adeno-Ca	53%	25%

4.4.7.1 Hodentumoren

Die Hodentumoren sind mit rund 1% aller malignen Tumoren relativ selten, spielen aber in der strahlentherapeutischen Klinik eine wichtige Rolle. Für die Wahl der Behandlung und die Prognose ist die *histologische Diagnose* von entscheidender Bedeutung. Die embryonalen und teratogenen Carcinome haben ihren Häufigkeitsgipfel im 3. und 4., die Seminome im 4. und 5.

Lebensjahrzehnt. Die *Seminome*, die sich von den Samenzellen mit ihrer hohen Mitoserate ableiten, haben eine ausgesprochen gute Strahlensensibilität. Sie metastasieren entlang den spermatischen Gefäßen zu den paraaortalen Lymphknoten in Höhe des Nierenhilus als primärer Drainagestation. Von dort verlaufen die weiteren Abflußwege nach oben über das Mediastinum in den Venenwinkel, aber auch retrograd in die iliacalen Lymphknoten. Bei Ausdehnung des Primärtumors auf den Samenstrang oder die Hodenhüllen wird auch die Leiste primär erreicht.

Die Strahlentherapie muß sich diesen klinischen Gegebenheiten anpassen. Nach einer Orchidektomie als erstem Schritt werden die Abflußwege von der Leiste bis zum Zwerchfall bestrahlt, die Dosis kann relativ niedrig gehalten werden. Bei lymphographisch nachgewiesenem Befall der paraaortalen Lymphknoten wird die Strahlenbehandlung auf das Mediastinum und den Venenwinkel ausgedehnt.

Bei den *teratogenen Carcinomen* ist die strahlenbiologische Situation weitaus ungünstiger, weil sie als ausgesprochen strahlenresistent angesehen werden müssen. Deshalb wird heute nach einer Orchidektomie mit Stellung der histologischen Diagnose gewöhnlich zu einer operativen Ausräumung der paraaortalen Lymphknoten geraten, zumal auch die Metastasenfrequenz sehr hoch ist. Die anschließende Nachbestrahlung ähnelt in der Felderwahl der des Seminoms, jedoch sind die erforderlichen Dosen höher und nur mit Hochvoltmaschinen erreichbar. Das Ausmaß der Strahlentherapie richtet sich nach der Notwendigkeit, eine cytostatische Chemotherapie anschließen zu müssen, weil die Bestrahlung den überwiegenden Anteil des roten Knochenmarks belastet und damit die Chemotherapie für Wochen oder Monate blockiert. Für Seminome und Teratocarcinome stehen wirksame Cytostatica zur Verfügung, die im Einzelfall nach eingehender Überlegung mit dem Onkologen das Ausmaß der Strahlentherapie einzuschränken erlauben.

4.4.7.2 Penistumoren

Das Peniscarcinom ist in seinen frühen Stadien einem Hautcarcinom vergleichbar. Es ist in Europa und den USA selten, in Asien deutlich häufiger. Hygienische Verhältnisse werden hierfür in erster Linie verantwortlich gemacht. Der Tumor entsteht an der Glans, dem Präputium und Sulcus, wird aber häufig erst in fortgeschrittenem Stadium diagnostiziert. Der Lymphabfluß geht zu den oberflächlichen und tiefen Leistenlymphknoten, bei größerer Tumorausdehnung über den Penisschaft auch direkt ins kleine Becken. In frühen Stadien ist nach histologischer Sicherung und einfacher Tumorexcision die alleinige Strahlenbehandlung vorzuziehen, weil sie eine verstümmelnde Operation vermeiden kann. Allerdings sind größere lokale Dosen erforderlich, eventuell auch mit interstitieller Technik. Tastbar vergrößerte Leistenlymphknoten sollten stets operativ entfernt und nachbestrahlt werden, da ihre Radiosensibilität gering ist. In fortgeschrittenem Stadium ist eine Penisamputation und Nachbestrahlung mit Hochvoltmethoden erforderlich.

4.4.7.3 Prostatacarcinom

Das Prostatacarcinom ist ein ausgesprochener Alterskrebs des Mannes, der bei Sektionen in fast jeder Prostata entdeckt wird. Der Tumor wächst lange lokal, infiltriert später die Kapsel, Samenblasen und Harnblase. Er neigt schon frühzeitig zu Fernmetastasen, bevorzugt in das Skelet. Mit den jetzt propagierten Vorsorgeuntersuchungen hofft man, die Frühdiagnose zu verbessern. Leider kommt der Tumor überwiegend in fortgeschrittenen Fällen, oft bereits mit Fernmetastasen, zur Erstbeobachtung. In den frühen lokalisierten Stadien ist die Prostatektomie oder die alleinige Strahlenbehandlung des Tumorbettes und der regionalen Lymphabflußgebiete im kleinen Becken die Behandlungsmethode der Wahl. In nicht operablen Fällen, aber ohne Fernmetastasen, ist die primäre Strahlentherapie indiziert. Mit Hochvolt- und Bewegungsbestrahlung lassen sich hohe Tumordosen unter Schonung der Umgebung (Harnblase, Rectum) erreichen. Dadurch wird der Einsatz einer Hormontherapie mit Oestrogenen hinausgezögert, da auch die Bestrahlung in der Lage ist, die lokalen Beschwerden wie Dysurie, Restharn, Entleerungsverzögerung und Inkontinenz zu bessern. Eine Oestrogenbehandlung bleibt dann dem Stadium IV mit Fernmetastasen vorbehalten.

4.4.8 Tumoren der weiblichen Genitalorgane

Tabelle 4.24

Sitz	Histologie	5 Jahre-Überlebenszeit Stadien	
		I/II	III
Cervix uteri	Plattenepithel-Ca	70–85%	40%
Corpus uteri	Adeno-Ca	80%	50%
Placenta	Chorioncarcinom		
Ovar	Adeno-Ca. u. a.	60–70%	25%
Vagina	Plattenepithel-Ca	70%	25%
Vulva	Plattenepithel-Ca	65%	35%

4.4.8.1 Cervix uteri

Das Carcinom der Cervix uteri, auch Collumcarcinom genannt, ist das häufigste weibliche Genitalcarcinom und der zweithäufigste maligne Tumor der Frau. Es entsteht im Epithel, seltener in drüsigen Strukturen (Adenocarcinome) des Cervicalkanales. Der Tumor breitet sich in drei Hauptrichtungen aus, in die Vagina, in die Parametrien und in das Corpus uteri. Relativ frühzeitig metastasiert es auch lymphogen in die parailiacalen und paraaortalen Lymphabstromgebiete, wie durch zahlreiche Untersucher nachgewiesen wurde. Die Wahl der *Behandlung* hängt hauptsächlich von der Tumorausdehnung ab, die große Operation nach Wertheim-Meigs wird von den Gynäkologen gewöhnlich nur in den Stadien O und I durchgeführt. Die alleinige Strahlentherapie hat in den frühen Stadien der Radikaloperation ebenbürtige Heilungszahlen, in fortgeschrittenen Stadien verzichtet man auf nicht radikale Operationsverfahren, um eine hoch dosierte Strahlentherapie nicht zu erschweren. Cervix und Corpus uteri sind auch aus strahlenphysikalischen Erwägungen ideal für eine Strahlentherapie geeignet, da sie als gut zugängige Hohlorgane sich für eine intracavitäre ^{226}Ra- oder ^{137}Cs-Behandlung anbieten, in der Körpermitte liegen und percutan gut erreicht werden.

Für die *gynäkologische Radiumbehandlung* sind verschiedene Methoden ausgearbeitet worden, die mit den Orten der Institute bezeichnet werden wie Paris, Stockholm, München und Manchester. Hier soll nur das allgemeine Prinzip herausgestellt werden. Speziell den anatomischen und Tumorverhältnissen angepaßte Träger werden mit Radiumstäbchen beladen und in das Corpus oder in die Vagina vor das Collum eingeführt. Die rasch zur Tiefe abnehmende Dosis bringt Dosisspitzen an den Tumor und seine Ausbreitungsgebiete in Corpus und Vagina. Die Parametrien erhalten nur in den proximalen Abschnitten höhere Dosen, an der Beckenwand wegen der zu großen Entfernung nicht mehr. Auch die Beckenlymphknoten werden nur unzureichend erfaßt. Der Vorteil der Radiumbehandlung ist die hohe lokale Dosis am Tumor, die in 2 cm Entfernung vom Cervicalkanal (Punkt A der Methode Manchester) 8000 R betragen kann, ohne die Harnblase und das Rectum über Gebühr zu belasten. Eine individuelle Dosismessung in Rectum und Harnblase bei jeder Radiumeinlage läßt Überdosierungen mit ihren Folgen vermeiden. In vielen Ländern geht man heute von der Anwendung von Radium ab und auf ^{137}Cs über, da die Strahlenschutzprobleme geringer sind.

Die Radiumbehandlung muß durch eine *percutane Strahlentherapie* ergänzt werden, um in den mittleren und distalen Abschnitten der Parametrien und im Bereich der Beckenlymphknoten cancericide Dosen zu erzielen. Die Höhe der Dosis und die Wahl der

Felder richtet sich nach der Größe und Ausdehnung des Tumors, der durch Radium applizierten Dosis und der Lage der Radiumträger, die durch Röntgenaufnahmen festgehalten wurde. Die Strahlenbehandlung verläuft prinzipiell gleichartig auch nach vorangegangener Radikaloperation, nur müssen dann die Strahlendosen mit Radium und percutan reduziert werden, um Strahlenschädigungen zu vermeiden.

Unter den *Nebenwirkungen* sind Cystitis und Proktitis regelmäßig anzutreffen, auch Spätfolgen wie eine Sigmastenose lassen sich nicht grundsätzlich vermeiden. Ihre Häufigkeit ist bei guter Fraktionierung und Dosisabschätzung an den gefährdeten Organen jedoch sehr gering. Gefürchtet sind besonders Ureterstrikturen auf Grund parametraner Fibrosen mit sekundärer Hydronephrose.

4.4.8.2 Corpus uteri

Das Endometriumcarcinom des Corpus uteri ist seltener als das Collumcarcinom und tritt gewöhnlich in der Menopause auf. Im Gegensatz zu diesem ist es häufiger bei Nulliparae. Der Tumor kann überall im Corpus entstehen und wächst gewöhnlich zunächst ins Cavum, bei weiterem Fortschreiten infiltriert er das Myometrium, dann die Serosa und die Organe des kleinen Beckens. Einige Autoren betonen, daß auch dieser Tumor im Gegensatz zu früheren Anschauungen bereits frühzeitig lymphogen über die Parametrien in die parailiacalen und paraaortalen Lymphknoten metastasiert. Dies führt zu der Empfehlung, wie beim Collumcarcinom eine postoperative Nachbestrahlung durchzuführen.

Die alleinige Strahlenbehandlung ist hauptsächlich bei allgemeiner oder lokaler Inoperabilität üblich. Sie wird immer mit Radiumeinlagen kombiniert. Diese müssen das gesamte Cavum gleichmäßig erfassen. Eine Röntgendiagnostik durch Hystero-Salpingographie klärt die sehr unterschiedlichen anatomischen Verhältnisse. Am günstigsten ist die Tamponade mit kleinen Radiumzylindern von ca. 3 × 20 mm, die auch in die Tubenwinkel und an andere ungünstige Positionen gelangen.

Ebenfalls häufig wird präoperativ bestrahlt. Ein Radiumstift bringt eine mittlere Tumordosis an das Corpus, anschließend wird der Uterus exstirpiert.

4.4.8.3 Chorioncarcinom

Das Chorioncarcinom entsteht aus dem embryonalen Chorion und setzt somit eine Schwangerschaft voraus. Der Uterus ist der häufigste Sitz, aber naturgemäß nicht der einzig mögliche. Es ist extrem selten und wegen seiner sehr frühen Neigung zu hämatogenen Fernmetastasen eine Domäne der cytostatischen Behandlung geworden. Der Tumor ist durch sein exzellentes Ansprechen auf die Chemotherapie ein Beispiel für die Möglichkeit einer Heilung mit Cytostatica. Hier soll nur auf die ebenfalls sehr hohe Strahlensensibilität des Chorioncarcinoms hingewiesen werden.

4.4.8.4 Ovarialtumoren

Das Ovarialcarcinom, zusammen mit den seltenen Tumoren der Tuben besprochen, hat noch immer die ungünstigste Prognose unter den gynäkologischen malignen Geschwülsten. Da die klinische Symptomatik ziemlich gering ist, kommen die Patientinnen oft erst in weit fortgeschrittenen Stadien zur Behandlung. *Histologisch* kann eine große Vielfalt maligner Tumoren im Ovar entstehen, hier können nur die großen Gruppen der cystischen und soliden Carcinome und der Hormon bildenden Tumoren erwähnt werden. Hinzu kommt die Gruppe der embryonalen Carcinome. Die Neigung zu multizentrischer Entstehung und Ausdehnung auf die Nachbarorgane und die gesamte Bauchhöhle ist bekannt, der Lymphabstrom geht primär in die paraaortale Region. Die Erstbehandlung durch radikale Operation ist wegen der Häufigkeit eines fortgeschrittenen Tumorstadiums (bei 50% der Patientinnen) oft nicht möglich. Dies ist die Indikation zu einer präoperativen Strahlentherapie und „second look“ Operation, die dann häufiger radikal sein kann.

In frühen Stadien ist eine postoperative Strahlenbehandlung indiziert, die das Abdomen und die paraaortalen Lymphknoten einschließen soll. Ist das Peritoneum mutmaßlich metastatisch besiedelt, etwa wenn eine maligne entartete Cyste bei der Operation platzt, wird auch eine intraperitoneale *^{198}Au- oder ^{32}P-Instillation* empfohlen. Die β-Strahlung erreicht die gesamte Schleimhautoberfläche im Bauchraum, Metastasen können aber nur vernichtet werden, wenn ihr Durchmesser 5 mm nicht überschreitet, da die Reichweite der β-Strahlen sehr klein ist. Da Ovarialcarcinome je nach histologischer Struktur gut auf *Chemotherapie* ansprechen, sind bei fortgeschrittenen Fällen auch Kombinationen zwischen Strahlen- und Chemotherapie sinnvoll. Hier ist allerdings eine große Erfahrung in der Kombination dieser Behandlungsmöglichkeiten notwendig, um die Allgemeinsituation und damit das Leben der Patientinnen nicht zu gefährden, da die Nebenwirkungen durch die kombinierte Behandlung rasch zunehmen können.

4.4.8.5 Vaginalcarcinom

Das primäre Vaginalcarcinom ist selten im Gegensatz zu auf die Vagina übergreifenden Tumoren der Portio und der Vulva. Es entsteht bevorzugt im oberen Drittel und greift gern auf die Parametrien über. Die lymphatische Ausbreitung ist dann gleich der des Collumcarcinoms. Da die operative Behandlung sehr radikal sein muß und nur unbefriedigende Ergebnisse gebracht hat, steht die Strahlentherapie im Vordergrund. Sie umfaßt die intracavitäre Anwendung von ^{137}Cs oder ^{226}Ra ebenso wie die Bestrahlung mit dem Körperhöhlenrohr und percutan mit Hochvoltmethoden.

4.4.8.6 Vulvacarcinom

Das Vulvacarcinom ist ein Tumor des höheren Lebensalters, im Schnitt sind die Patientinnen 65 Jahre alt. Mit 4–6% nimmt es unter den gynäkologischen Geschwülsten den vierten Platz ein. Der bevorzugte Sitz sind die Labien, gefolgt von der Clitoris. Die überwiegende Mehrheit sind Plattenepithelcarcinome. Als pathogenetische Faktoren müssen der Diabetes mellitus (Vulvitis), die Kraurosis (Hyperplasie) und die Leukoplakie angesehen werden. Eine diabetische Stoffwechsellage kann man bei 40% aller Patientinnen nachweisen. Die Vulva hat ein stark ausgebildetes System von Lymphbahnen, die im wesentlichen zur Leiste hin drainiert werden. Die gesamte Region wird von zahlreichen Anastomosen durchzogen, so daß auch bei einseitig gelegenem Primärtumor Metastasen in der kontralateralen Leiste erwartet werden müssen. Da der Tumor häufig erst in fortgeschrittenem Stadium zur Behandlung kommt, muß mit Metastasen in der Regel gerechnet werden.

Dem muß sich die *Behandlung* anpassen. Die günstigsten Ergebnisse erzielt man mit einer radikalen Vulvektomie, die eine Ausräumung beider Leisten einschließt. Eine einfache Vulvektomie im Gesunden ist ein häufig geübter Kompromiß an das Alter und den Allgemeinzustand der Patientinnen. Dann muß großräumig nachbestrahlt werden. Eine einfache Tumorexcision ist unbedingt notwendig, da die alleinige Strahlentherapie mit einer hohen Rezidivquote belastet ist.

4.4.9 Tumoren des Zentralnervensystems

Bei der gebotenen Kürze ist es nicht möglich, hier auf die Systematik und die histologischen Probleme der Klassifizierung der Hirntumoren einzugehen. Viele Fragen sind noch im Fluß und deshalb stellen die hier gegebenen Indikationen für eine Strahlenbehandlung nur eine persönliche Auswahl dar.

Bei der Bestrahlung im Großhirnbereich tritt mit besonderer Deutlichkeit das Problem auf, eine Tumorvernichtungsdosis zu applizieren, ohne das gesunde Hirngewebe irreversibel zu schädigen. Die *Strah-*

lentoleranz des Gehirns ist geringer als die des Bindegewebes, der Muskulatur und der Knochen, die Dosisangaben sind relativ und hängen von der Feldgröße, der räumlichen und zeitlichen Dosisverteilung ab. Für die ausgereiften Tumoren (Astrocytome, Ependymom, Oligodendrogliom) lassen sich die erforderlichen hohen Tumordosen percutan nicht erreichen, mit einer interstitiellen Behandlung (intraoperativ) sind die Möglichkeiten und Erfolge besser (Mundinger). Hier werden ^{192}Ir-seeds verwendet.

Das *Medulloblastom* ist ein gliöser Tumor des Kindesalters, der bevorzugt im Kleinhirnbereich beginnt, die Meningen zu den Hirnventrikeln hin durchwächst und zur Metastasierung mit dem Liquor neigt. Die operative Entfernung ist wegen seiner Lage und seines schrankenlosen Wachstums gewöhnlich nicht vollständig. Die Bestrahlung des strahlensensiblen Tumors kann die Überlebenszeit deutlich verlängern. Die Bestrahlung soll neben dem primären Tumorsitz das gesamte Ventrikelsystem und das Rückenmark umfassen.

Das *Pinealom* ist ein langsam wachsender, seltener Tumor der Zirbeldrüse und bricht gern in den dritten Ventrikel ein. Als strahlensensibel angesehen, wird er gewöhnlich nach druckentlastender Operation bestrahlt, da eine ausgedehnte operative Intervention bei der Lage gefährlich ist.

Die *Glioblastome* sind mit ca. 50% die häufigsten Hirntumoren. Sie sind sehr bösartig, wachsen selten umgrenzt und haben ein polymorphes Zellbild. Nicht selten findet man sie auch multifocal. Sie sind deshalb operativ nicht sicher radikal zu entfernen und trotz einer nur mäßigen Strahlensensibilität wird die postoperative Bestrahlung empfohlen. Diese erfordert die Anwendung größerer Felder und Megavoltgeräte. Manche Autoren bestrahlen wegen der infiltrativen Ausbreitung eine gesamte Hirnhälfte bis zur Toleranz des gesunden Gewebes. Die Bestrahlung des nicht operativ entfernten Tumors bietet weniger Aussicht auf Erfolg, da die Dosis sich nicht auf die notwendige Höhe steigern läßt. Durch die Strahlenwirkung wird eine Nekrose im Tumor erzeugt, die durch Volumenverminderung eine Druckentlastung des Gehirns bedeutet. Zudem ist die Strahlentherapie in der Lage, die Liquorproduktion zu vermindern. Beide Faktoren beeinflussen die klinische Symptomatik eines intrakraniellen Überdrucks entscheidend; in diesem Sinne ist eine *palliative Strahlentherapie* auch bei ausgereiften oder nicht operativ entfernten Tumoren von Bedeutung. Sie kann eine wesentliche Verbesserung der Überlebenszeiten dann nicht bewirken, wohl aber Besserungen der klinischen Symptomatik.

Metastasen von außerhalb des ZNS gelegenen Primärtumoren treten bei den längeren Überlebenszeiten der behandelten Patienten jetzt häufiger auf. Eine solitäre Metastase kann bei speziellen Indikationen operativ entfernt werden. Mehrere Metastasen kann man palliativ gut mit einer Bestrahlung des gesamten Hirnschädels angehen. Das Wachstum wird gebremst, die Hirndruckerscheinungen reduziert und der Allgemeinzustand gebessert. Ähnliches gilt auch für die Menigiosis carcinomatosa.

Bei nicht operablen *Stammhirntumoren*, besonders auch im Kindesalter, wird nach einer Dekompressionsoperation und Anlage einer Drainage eine Strahlenbehandlung empfohlen, um das weitere Tumorwachstum eine Zeit lang zu bremsen. Die palliativen Erfolge sind in einem nicht geringen Teil befriedigend. Die Überlebenszeit kann von 6 Monaten auf 18–24 Monate verlängert werden.

4.4.10 Maligne Systemerkrankungen

In diesem Kapitel fassen wir die malignen Lymphome vom Typ der Lymphogranulomatose und die Non-Hodgkin-Lymphome zusammen, die durch eine maligne Proliferation des lymphoreticulären Gewebes charakterisiert sind. Weiterhin besprechen wir die radiotherapeutischen Probleme der Leukämien. Auf diese Gruppe maligner Neoplasien hat sich in den letzten Jahren

Tabelle 4.25. Histologische Unterteilung nach Lukes

a) Lymphocytenreichtum, lymphocytic predominance, „Paragranulom“
b) Noduläre Sklerose, nodular sclerosis
c) Gemischtes Zellbild, mixed cellularity, „Granulom“
d) Lymphocytenarmut, lymphocytic depletion, „Sarkom“

die wissenschaftliche Forschung stark konzentriert, so daß unsere Kenntnisse rasch zugenommen haben. Hier können nur wenige Aspekte beleuchtet werden.

4.4.10.1 Lymphogranulomatose

Die Lymphogranulomatose gehört zu den am besten untersuchten malignen Erkrankungen. Unser Wissen über Histologie, Klinik, Behandlung und Immunologie hat in den letzten Jahren stark zugenommen. Bis 1950 galt sie als unheilbar, ja meist als hoffnungslos verlaufend. Das hat sich grundlegend geändert.

Sie beginnt gewöhnlich in einer Lymphknotenregion der oberen Körperhälfte, ihr Häufigkeitsgipfel liegt zwischen 15 und 35 Jahren. Ein zweiter Gipfel tritt jenseits von 50 Jahren auf, dann beginnt die Erkrankung auch häufiger in der unteren Körperhälfte. Die Stadieneinteilung (Tabelle 4.26) ist für die Wahl der Behandlung von ausschlaggebender Bedeutung, sie muß deshalb durch eingehende klinische und histologische Abklärung gesichert sein (Röntgendiagnostik, Lymphographie, Serologie, Szintigraphie, diagnostische Laparotomie u. a.). Auch die histologische Unterteilung ist wichtig, weil sie die Prognose und damit das Ausmaß der Behandlung bestimmt.

In den Stadien I und II, gleich ob A oder B, steht die Strahlentherapie ganz im Vordergrund. Sie wird in Form einer Bestrahlung aller Lymphknoten der befallenen Körperhälfte durchgeführt (Abb. 4.10). Auch die Dosis ist mit 4000–4400 rd/4 Wochen in befallenen und 3500–4000 rd in nicht befallenen Regionen festgelegt, weil dann die Rezidivquote 3% nicht übersteigt. Im Stadium III A wird überwiegend primär bestrahlt, allerdings wird die Entscheidung zur primären Chemotherapie dann fallen, wenn die Ausdehnung der Erkrankung zu einer rasch einsetzenden Rückbildung zwingt oder die Histologie eine rasche Verschlechterung mit Übergang in ein ungünstigeres Stadium erwarten läßt. Die Strahlenbehandlung hat in der Regel den Vorteil, bei geringen allgemeinen Nebenwirkungen eine längerfristige Remission zu erreichen; bei ausgedehnten Feldern in beiden Körperhälften belastet sie allerdings fast das ge-

Tabelle 4.26. Stadieneinteilung nach Ann Arbor

Stadium	Manifestation
I	Befall einer LK-Region (I) oder eines einzelnen extralymphatischen Organs oder einer Körperstelle (I_E)
II	Befall von 2 oder mehr LK-Regionen (Zahl wird festgehalten) auf der gleichen Seite des Zwerchfells (II) oder lokalisierter Befall eines extralymphatischen Organs oder einer Stelle und einer oder mehrerer LK-Regionen auf der gleichen Seite des Zwerchfells (II_E)
III	Befall von Lymphknotenregionen auf beiden Seiten des Zwerchfells (III), auch unter Beteiligung eines lokalisierten Befalls extralymphatischer Organe (III_E) oder unter Befall der Milz (III_S) oder beider ($III_{S\ E}$)
IV	Diffuser oder disseminierter Befall eines oder mehrerer extralymphatischer Organe oder Gewebe mit oder ohne gleichzeitige Lymphknotenvergrößerung. Der Grund für die Klassifizierung des Patienten in Stadium IV wird durch Hinzufügung weiterer Symbole angegeben. N – Lymphknoten, S – Milz, H – Leber, L – Lunge, M – Knochenmark, O – Knochen, P – Pleura, D – Haut

Jedes Stadium wird in A oder B unterteilt, B für Patienten mit Allgemeinsymptome, A für Patienten ohne solche. Die B-Klassifikation umfaßt unerklärlichen Gewichtsverlust von mehr als 10% des Körpergewichts in den 6 Monaten vor der Zuweisung, ungeklärtes Fieber mit Temperaturen über 38° und Nachtschweiß.

samte Knochenmark in einer Weise, die eine kontinuierlich anschließende Chemotherapie erschwert oder vorübergehend unmöglich macht. Im Stadium III B wird aus den genannten Gründen einer primären Chemotherapie in der Regel der Vorzug gegeben, die Strahlentherapie hilft unterstützend, besonders große oder resistente Tumorpakete zu beseitigen. Sie muß aber aus Gründen der Knochenmarksbelastung und der allgemeinen Immunabwehr lokalisiert bleiben. Für das Stadium IV gilt das gleiche, hier werden zudem Knochenabsiedlungen bevorzugt bestrahlt.

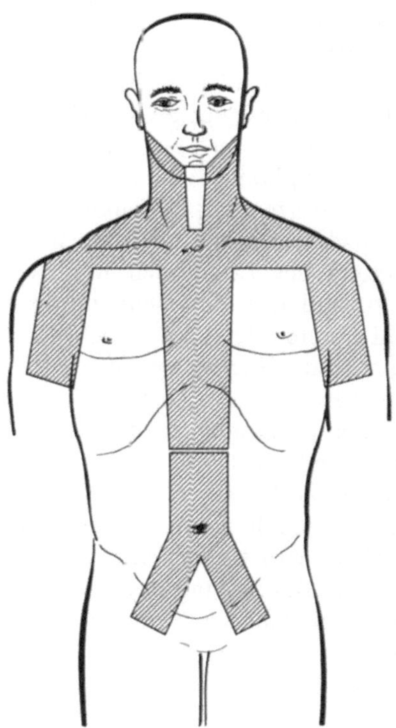

Abb. 4.10. Bestrahlungsfelder zur Erfassung aller Lymphknoten („total nodal irradiation"), für die obere Körperhälfte bis zum Zwerchfell die „Manteltechnik", für die untere Körperhälfte das „umgekehrte Y-Feld" (nach Kaplan)

4.4.10.2 Non-Hodgkin-Lymphome

Für die als Systemerkrankung auftretenden lymphoretikulären Sarkome gilt ähnliches wie für die Lymphogranulomatose, allerdings sind die Behandlungsrichtlinien nicht in gleicher Weise international „standardisiert". Sie sind in der Regel eine Erkrankung des höheren Lebensalters und beginnen, im Gegensatz zur Lymphogranulomatose, gern im lymphatischen Rachenring. Die klinische Untersuchung muß wiederum umfassend sein, hervorzuheben ist die häufig frühzeitige Knochenmarksbeteiligung. Auch Stadieneinteilung und Strahlenbehandlung werden gern analog den Richtlinien bei der Lymphogranulomatose gehandhabt, allerdings werden individuelle Variationen in größerem Maß zugelassen. So wird bei Nichtbefall das Mediastinum bei der Strahlenbehandlung gern ausgespart, um bei den vorwiegend älteren Patienten eine Fibrose im Bereich der Lungenwurzeln und damit eine Verminderung der Vitalkapazität zu vermeiden. Auch ist bei entsprechender histologischer Unterform die Organbeteiligung, das Stadium IV, früher und schneller als bei der Lymphogranulomatose zu erwarten und deshalb das Ausmaß der Strahlentherapie anzupassen.

Tabelle 4.27. Histologische Einteilung nach Rappaport (1966). In Klammern die alten Bezeichnungen, die noch weitgehend gebräuchlich sind, aber über die Prognose nicht so gut orientieren. Die nodulären Formen werden auch als M. Brill-Symmers zusammengefaßt

Lymphocytäre Lymphome (Lymphosarkom)
gut differenziert
diffus oder nodulär
wenig differenziert
diffus oder nodulär
Maligne Lymphome, gemischt lymphocytär und histiocytär
diffus oder nodulär
Histiocytäre Lymphome (Reticulosarkom)
diffus oder nodulär

Einer besonderen Bemerkung bedürfen die *extranodulären lymphoretikulären Sarkome*, die als Organtumor praktisch ubiquitär auftreten können (NNH, Kehlkopf, Mamma u.a.) und nur die regionalen Lymphknoten metastatisch befallen. Nach gründlichem Ausschluß einer Systemerkrankung werden sie wie Organtumoren behandelt.

4.4.10.3 Leukämien

Die Lymphosarkome und die CLL werden häufig als lymphoproliferative Erkrankungen bezeichnet und es gibt zwischen den verschiedenen Formen der Leukämien und der malignen Lymphome viele Übergänge (maligne Transformation). Durch die Einführung hoch wirksamer Cytostatica in die Behandlung der Leukämien war die Strahlentherapie lange Zeit sehr in den Hintergrund getreten. Jetzt bahnt sich wieder ein Wandel an. Hier sollen nur einige Indikationen besprochen werden, bei denen die Strahlentherapie zusätzlich zur Chemotherapie angewandt wird.

Die *akute lymphatische Leukämie* ist eine Erkrankung des Kindesalters, jenseits des 25. Lebensjahres wird sie sehr selten. Hier wird vielfach die Bestrahlung des Schädels empfohlen. Von meningealen leukämischen Herden, die von der Chemotherapie nicht erreicht werden können, kommt es häufig zu peripheren Rezidiven. Diesen soll eine Bestrahlung der Meningen im Bereich des Schädels vorbeugen. Die erreichten rezidivfreien Intervalle werden verlängert.

Bei der *chronischen lymphatischen Leukämie* bewährt sich die lokale Bestrahlung einzelner Lymphknotengruppen. Die CLL nimmt gern einen langsamen und gutartigen Verlauf. Jede Allgemeintherapie mit Cytostatica birgt die Gefahr, die Aktivität des Krankheitsprozesses zu steigern und damit die Situation des Patienten zu verschlechtern. Aus diesem Grunde wird auch bei Zunahme der peripheren Tumorzellen im Blut gern die Bestrahlung der Milz mit kleinen Dosen angewandt. Die Milz als Mauserorgan beherbergt zahlreiche Tumorzellen und ist oft reaktiv vergrößert. Dosierung und Bestrahlungsintervalle müssen individuell nach den Blutbildwerten bestimmt werden; man versucht in der Regel, mit der kleinstmöglichen Dosis auszukommen. Wiederholungen sind möglich, die Erfolge meist prompt. Auch große Lymphknotenpakete werden mit kleinen Dosen rasch beseitigt.

Die *chronische myeloische Leukämie* muß dagegen aggressiv behandelt werden. Hier steht naturgemäß die Chemotherapie im Vordergrund. Bei resistentem Milztumor kann aber beispielsweise die Strahlenbehandlung nützliche Unterstützung geben.

Tabelle 4.28

Akute lymphatische Leukämie (ALL)
Chronische lymphatische Leukämie (CLL)
Akute myeloische Leukämie (AML)
Chronische myeloische Leukämie (CML)
Akute Monocytenleukämie
Chronische Monocytenleukämie
Plasmazell-Leukämie
Akute Leukämie (nicht spezifiziert)

4.4.11 Tumoren der Bewegungs- und Stützorgane

Das *Osteosarkom* ist der häufigste maligne Knochentumor des Menschen. Es tritt gehäuft in der ersten Lebenshälfte auf und hat Prädilektionsstellen an den Enden der Metaphysen der langen Röhrenknochen, besonders dem unteren Ende des Femur und dem oberen der Tibia. Gewöhnlich führen Schmerzen zum Arzt, die Röntgenaufnahmen zeigen dann meist die typischen Veränderungen, die zur Diagnose führen.

Die Operation bleibt die wichtigste bewährte Behandlungsmethode. Eine Heilungsrate von rund 15% läßt sich durch eine radikale Amputation erreichen. Das Schicksal der Kranken wird durch die frühzeitige hämatogene Fernmetastasierung bestimmt.

Um den Patienten eine bei bereits eingetretener, aber klinisch nicht faßbarer Metastasierung unnötige Amputation zu ersparen, hatte sich in Deutschland das Konzept zahlreicher Autoren durchgesetzt, zunächst durch eine hoch dosierte präoperative Strahlentherapie des Tumorwachstum zum Stillstand zu bringen. Heute rät man zur sofortigen Amputation, der sich eine Bestrahlung der Lunge mit 1750 rd anschließt. Das Auftreten von Lungen-

Tabelle 4.29. Unterteilung der wichtigsten bösartigen Sarkome

Gewebe	Tumor	5-Jahre-ÜL
Knochen	Osteosarkome Paget-Sarkom Radiogenes Sarkom	19%
Knorpel	Chondrosarkome	35%
Knochenmark	Ewing-Sarkom	50%
	Reticulosarkom	35%
	Multiples Myelom (Plasmocytom)	0%
Bindegewebe	Fibrosarkom	
	Adamantinom Maligne Riesenzellgeschwulst	25%
	Chordom	
Blutgefäße	Angiosarkom	35%
Nerven	Schwannom	35%
Fett	Liposarkom	35%

metastasen kann auf die Hälfte reduziert werden (EORTC 1977).

Das *Chondrosarkom* ist ähnlich resistent gegenüber einer Strahlentherapie wie das Osteosarkom, so daß neben operativen nur palliative strahlentherapeutische Maßnahmen in Betracht kommen.

Das *Ewing-Sarkom* tritt bevorzugt im Kindesalter und kurz danach auf, das Kind ist gewöhnlich krank, hat Schmerzen, manchmal Fieber und eine Schwellung der Extremität. Das Röntgenbild ist ziemlich charakteristisch, allerdings ist die Tumorausdehnung immer größer als die Aufnahme annehmen läßt. Dies ist wichtig für die Strahlentherapie des sehr radiosensiblen Tumors. Dosen um 4500 rd sind ausreichend, lokale Rezidive selten, so daß man oft auf operative Maßnahmen verzichtet.

Beim *multiplen Myelom* oder *Plasmocytom* steht die allgemeine interne Tumorbehandlung wegen seiner Ausdehnung über weite Teile des Skelets im Vordergrund. Die Strahlenbehandlung wird bei dem strahlensensiblen Tumor jedoch häufig eingesetzt, wenn lokale Symptome wie Schmerzen, Frakturgefahr, drohende Querschnittslähmung u.a. bekämpft werden sollen. Hier sind die symptomatischen Ergebnisse gut.

Weichteilsarkome: Ungefähr 20 verschiedene Sarkome werden beschrieben, wenn man Knochen, lymphatisches Gewebe und Nerven nicht berücksichtigt. Sie alle haben ihre eigenes biologisches Verhalten, breiten sich lokal aus oder metastasieren frühzeitig.

Die Behandlung ist in der Regel eine chirurgische. Prä- und postoperative Bestrahlungen werden angewandt. Die meist ausgereiften histologischen Typen haben eine nur geringe Strahlensensibilität. Die Prognose ist schlecht.

4.4.12 Tumoren der Haut

Hautcarcinome können überall am Körper entstehen, bevorzugte Regionen sind die unbedeckten, dem Sonnenlicht ausgesetzten Partien. Sie treten gehäuft bei Menschen auf, die im Freien arbeiten. Die beiden wichtigsten histologischen Formen sind das Basalzellcarcinom (Basaliom) und das Plattenepithelcarcinom (Spinaliom). Die Tumoren bleiben gewöhnlich auf ihren Entstehungsort beschränkt und metastasieren selten; bei nicht adäquater Behandlung können sie infiltrierend und zerstörend in die Tiefe wachsen. Die *Behandlung* wird — bei gleich günstigen Ergebnissen des operativen und strahlentherapeutischen Vorgehens — bestimmt durch den Tumorsitz. So sind Excisionen mit einem 1 cm breiten

Tabelle 4.30

Histologie	Regionale Metastasierung	5 Jahre-Überlebenszeit
Basalzellencarcinom	—	95%
Plattenepithelcarcinom	7–10%	90%
Malignes Melanom	Regelmäßig	50–80% (Stadium I) 15–20% (Stadium III)

Sicherheitssaum im Bereich der Nase und Augenlider schwierig durchzuführen. Die Strahlentherapie bedient sich gewöhnlich der Röntgenoberflächentherapie, seltener der ^{90}Sr-Hautapplikatoren, da deren Eindringtiefe zu gering ist (in 1 mm Tiefe 40% der Kontaktdosis). Die Ergebnisse zeigen mit 95% Heilungen, daß die Hautcarcinome die beste Prognose aller malignen Tumoren besitzen. Die seltenen regionalen Lymphknotenmetastasen sollten mit Vorteil chirurgisch angegangen werden.

Das *maligne Melanom* ist nicht eigentlich ein Hauttumor, sondern entwickelt sich aus den wahrscheinlich neurogenen Pigment tragenden Zellen. So kann es überall entstehen, bevorzugt in der Haut, aber auch in der Uvea des Auges oder den Meningen. Bei Kindern ist es extrem selten, gewöhnlich tritt es zwischen 30 und 60 Jahren (im Mittel 50 Jahre) auf. *Histologisch* zeigen die Melanin enthaltenen Tumorzellen eine große biologische Variabilität, die zu entsprechenden Einteilungsversuchen geführt haben. Dies erscheint deshalb wichtig, weil das maligne Melanom zu den absolut strahlenresistenten Tumoren gerechnet wird; im Einzelfall können aber nach klinischen Erfahrungen die Verhältnisse durchaus günstiger liegen. Das *Melanom der Haut* ist ein rasch wachsender und frühzeitig regional metastasierender Tumor; Fernmetastasen in Lungen, Leber und Gehirn sind ebenfalls nicht selten. Für die Behandlung erscheint folgender Plan sinnvoll: Excision des Tumors mit einem breiten Sicherheitssaum bis zur Fascie. Nachfolgend endolymphatische Therapie mit ^{32}P-Kolloid, die an die regionalen Lymphknoten Strahlendosen von 20000–50000 rd heranbringt, ohne die Umgebung zu gefährden. Bei regional manifesten Metastasen werden diese anschließend exstirpiert. Die Prognose ist in der Regel ungünstig, bei Fällen ohne regionale Metastasierung liegt die 5-Jahre-Überlebensrate zwischen 50–60% (80% Edwards, London), bei Lymphknotenmetastasen nur noch um 15%.

4.4.13 Tumoren bei Kindern

Tabelle 4.31

Organ	Histologie	Überlebenszeit
Blut	Akute lymphatische Leukämie	1% 5 Jahre
Auge	Retinoblastom	82% 2 Jahre
Knochen	Ewing-Sarkom	50% 5 Jahre
Bindegewebe	Rhabdomyosarkom	50% 2 Jahre
ZNS	Medulloblastom	50% 5 Jahre
Niere	Wilms-Tumor	55% 2 Jahre
Lymphknoten	Burkitt-Tumor	20% 2 Jahre
Nerven	Neuroblastom	30% 5 Jahre

Die bösartigen Tumoren sind eine führende Todesursache bei Kindern und werden in

Tabelle 4.32. Typische Erstbehandlung von Tumoren bei Kindern (näheres bei den Organtumoren)

Akute lymphatische Leukämie	Chemotherapie, Bestrahlung des ZNS im Intervall (vgl. Abschn. 4.10.3)
Retinoblastom	Enucleation des befallenen Auges; wenn beide Augen befallen, Enucleation eines Auges, Lichtkoagulation und Strahlentherapie des verbliebenen Auges (vgl. Abschn. 4.2)
Ewing-Sarkom	Strahlentherapie und Chemotherapie (vgl. Abschn. 4.11)
Rhabdomyosarkom	Operative Entfernung, Bestrahlung, Chemotherapie
Medulloblastom	Operative Entfernung, Bestrahlung der Hirnventrikel, des Operationsgebietes und des Rückenmarks (vgl. Abschn. 4.9)
Wilms-Tumor	Prä- oder postoperative Bestrahlung des Operationsgebietes und der regionalen Lymphknoten, gleichzeitige Chemotherapie (Abschn. 4.6)
Burkitt-Tumor	Chemotherapie, unterstützende Strahlenbehandlung eines resistenten Tumors
Neuroblastom	Operative Entfernung, zumindest palliativ, Strahlentherapie, Chemotherapie

Großbritannien nur von den Unfällen übertroffen. In der Übersicht sind nur die Tumoren aufgeführt, die vorwiegend oder ausschließlich im Kindesalter auftreten; in geringer Häufigkeit kommen aber viele andere Malignome zur Beobachtung. In einer weiteren Tabelle werden stichwortartig die Grundzüge der Behandlung aufgezeigt. Für die *Strahlentherapie* ergibt sich das Problem der gegenüber Erwachsenen viel größeren relativen Raumdosis, da ein größerer Teil des Gesamtkörpervolumens durchstrahlt wird. Dadurch werden die Nebenwirkungen allgemeiner Art größer. Man wird so bei Kindern der Allgemeinbehandlung eine größere Bedeutung einräumen müssen. Verschiedene Gewebe sind im Kindesalter strahlensensibler als beim Erwachsenen. Genannt werden soll die Strahlenempfindlichkeit der Knochen (radiogenes Sarkom), die Hypoplasie der Zahnentwicklung nach Bestrahlung im Gesicht, die Hypoplasie der Aorta und anderer großer Gefäße, die Wachstumshemmung oder -verzögerung, die Hypoplasie der Drüsen (Brustdrüse) u.a. Die genannten histologischen Formen sind zu einem Teil embryonale Tumoren, das bedeutet, daß sie strahlenempfindlich sind und die Dosishöhe begrenzt gehalten werden kann.

Literatur

von Albertini, A.: Histologische Geschwulstdiagnostik, 2. Aufl. Stuttgart: Thieme 1974.

Arndt, J.: Indikationen und Grenzen der Strahlentherapie bösartiger Neubildungen. Stuttgart: Fischer 1973.

Bauer, K.-H.: Das Krebsproblem, 2. Aufl. Berlin-Göttingen-Heidelberg: Springer 1963.

Braun-Falco, O., Lukacs, S.: Dermatologische Röntgentherapie. Berlin-Heidelberg-New York: Springer 1973.

Buschke, F., Parker, R. G.: Radiation Therapy in Cancer Management. New York-London: Grune & Stratton 1972.

Clinical oncology. A Manual for Students and Doctors. Berlin-Heidelberg-New York: Springer 1973.

Dold, U., Sack, H.: Praktische Tumortherapie. Stuttgart: Thieme 1976.

Fletcher, G. H.: Textbook of Radiotherapy, 3. Aufl. Philadelphia: Lea & Febiger 1973.

Hess, F.: Therapie maligner Tumoren, Band III: Die Strahlentherapie. Stuttgart: Enke 1969.

Heyden, S.: Klinische Epidemiologie des Krebses. Stuttgart: Thieme 1972.

Moss, W. T., Brand, W. N., Battifora, H.: Radiation Oncology. St. Louis: Mosby 1973.

Scherer, E.: Strahlentherapie, 2. Aufl. Stuttgart: Thieme 1973.

Scherer, E.: Lehrbuch der Strahlentherapie. Berlin-Heidelberg-New York: Springer 1976.

TNM-System. Die Klassifizierung der malignen Tumoren nach dem TNM-System. Berlin-Heidelberg-New York: Springer 1976.

5. Meßtechnische Grundlagen der Nuklearmedizin

K. JORDAN

5.1 Allgemeine Betrachtungen

Die nuklearmedizinische Diagnostik beruht auf Indikatormethoden, wobei als Indikatoren Radionuklide Anwendung finden, die spontan unter Aussendung von radioaktiver Strahlung zerfallen. Man kann den Indikator in vivo oder in vitro dadurch verfolgen, daß man die von ihm emittierte radioaktive Strahlung mißt und entsprechende Rückschlüsse auf Menge, sowie örtliches und zeitliches Verhalten des Indikators zieht.

Da man aus Gründen einer geringen Strahlenexposition des Patienten möglichst kleine Aktivitäten verwendet, wird die Intensität der radioaktiven Strahlung ebenfalls gering sein.

Eine der Hauptforderungen an die Meßtechnik ist daher die nach einer möglichst hohen Nachweiswahrscheinlichkeit, d. h. es soll möglichst viel der emittierten Strahlung bei der Messung erfaßt werden.

Von den vorkommenden Strahlenarten interessiert vor allen Dingen die γ-Strahlung wegen ihrer relativ großen Durchdringungsfähigkeit, und zwar hauptsächlich im Energiebereich von 20 keV bis 600 keV. β-Strahlung ist dann interessant, wenn von einigen wichtigen Elementen, wie C, H, S, P, keine geeigneten γ-strahlenden Isotope zur Verfügung stehen. Positronenstrahler finden vereinzelt, α-Strahler praktisch keine Anwendung.

5.2 Die Grundbausteine der nuklearmedizinischen Meßgeräte

5.2.1 Strahlungsdetektoren

Die Strahlungsdetektoren haben die Aufgabe, die von dem Radionuklid emittierten Teilchen, Elektronen bzw. γ-Quanten, nachzuweisen und in einen verwertbaren elektrischen Impuls umzuwandeln.

5.2.1.1 Ionisationskammern

Die Ionisationskammern haben nur Bedeutung im Strahlenschutz und bei der absoluten Aktivitätsbestimmung (Curiemeter).

5.2.1.2 Zählrohre

Von den Proportionalzählrohren finden die sog. Durchflußzählrohre (flowcounter) im Strahlenschutz und bei der Messung niederenergetischer β-Strahlung Anwendung. Es sind Zählrohre, die nicht evakuiert sind, sondern deren Zählgas, häufig Butan, unter Normaldruck steht und von Zeit zu Zeit

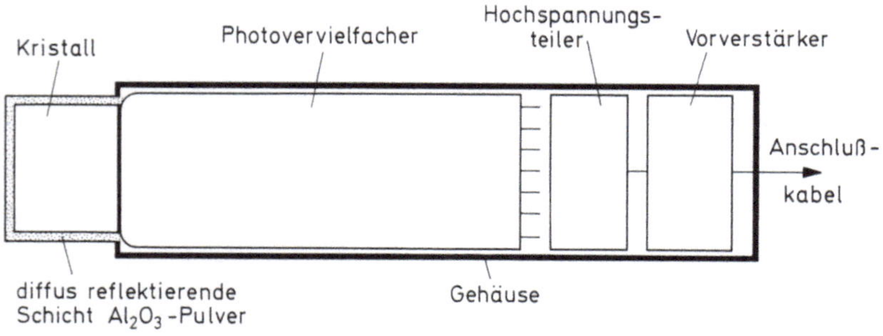

Abb. 5.1. Prinzipieller Aufbau einer Szintillationsmeßsonde

erneuert wird. Geschieht diese Erneuerung kontinuierlich, dann fließt ständig eine geringe Menge des Zählgases durch das Zählrohr hindurch (Name!). Da kein Druckunterschied zwischen innen und außen besteht, lassen sich relativ großflächige Strahleneintrittsfenster (bis zu 1000 cm^2) bei sehr geringer Dicke (flächenbezogene Masse $< 1\ mg/cm^2$) realisieren. Auch kann ein Präparat fensterlos gemessen werden, indem es in einer geeigneten Vorrichtung direkt in das Zählvolumen eingebracht wird.

Geiger-Müller-Zählrohre werden im Strahlenschutz eingesetzt, besonders bei kleinen tragbaren Dosisleistungsmessern, und als sog. Glockenzählrohre mit einem dünnen Strahleneintrittsfenster (ca. 1 mg/ cm^2) zur Messung von β-Strahlung.

5.2.1.3 Halbleiterdetektoren

Halbleiterdetektoren auf der Basis von Siliciumkristallen eignen sich für spezielle Messungen in vivo. Sie werden zu diesem Zweck häufig in die Spitzen von Injektionsnadeln eingebaut und ermöglichen so die Messung in kleinen Körperhöhlen und im Gewebe in eng umschriebenen Gewebsvolumina.

Großvolumige Halbleiter auf Germaniumbasis dienen zur Energieanalyse von γ-Strahlung, z.B. bei der Aktivierungsanalyse. Sie haben den Nachteil, daß sie bei sehr tiefen Temperaturen betrieben werden müssen.

5.2.1.4 Szintillationsdetektoren

Der weitaus wichtigste und meist verwendete Detektor ist der Szintillationsdetektor.

Dies hat folgende Gründe:

a) *Der Szintillationsdetektor hat, je nach Szintillatorsubstanz, bei vergleichbaren Volumen gegenüber anderen Detektoren eine bis zu zwei Größenordnungen höhere Nachweiswahrscheinlichkeit für γ-Strahlung.*

b) *Die Amplitude der elektrischen Ausgangsimpulse ist proportional der im Szintillator absorbierten Energie. Man kann also durch eine geeignete Amplitudenbewertung eine Energiemessung bzw. Energiediskriminierung durchführen.*

Diese Eigenschaft zeigen zwar auch Ionisationskammer, Proportionalzählrohr und Halbleiterdetektor, aber stets gepaart mit Nachteilen, wie z.B. erheblich geringerer Nachweiswahrscheinlichkeit.

c) Die Fluorescenzanregung klingt relativ schnell ab, die Ausgangsimpulse sind dementsprechend kurz und die Totzeit, d.h. die Zeit, die zwischen zwei aufeinander folgenden Absorptionsprozessen verstreichen muß, damit sie noch als getrennt erkannt werden, ist klein, ca. 10^{-9} bis 10^{-6} sec. *Hohe Strahlungsintensitäten können ohne Verfälschung gemessen werden* (s. auch 5.5.2).

d) Die Szintillatorsubstanz läßt sich in nahezu jede gewünschte Form bringen, so daß man sich dem jeweiligen Meßproblem optimal anpassen kann.

Der wichtigste Vertreter ist der Szintillationsdetektor mit NaJ(Tl)-Kristall zur Messung von γ-Strahlung. Ein anorganischer Einkristall, gezogen aus einer Schmelze von Natriumjodid, dem eine geringe Menge Thallium als Aktivator beigemischt ist, hat die Eigenschaft, daß er für die in ihm entstehende Fluorescenzstrahlung selbst transparent ist. So können die erzeugten Photonen den Kristall ungehindert verlassen und auf die Photokathode des Photovervielfachers auftreffen.

Abbildung 5.1 zeigt den prinzipiellen Aufbau einer Szintillationsmeßsonde. Das Gehäuse muß lichtdicht und feuchtigkeitsdicht sein, da der Kristall sehr hygroskopisch ist. Um den Kristall herum besteht das Gehäuse meist nur aus 0,5 mm dickem Aluminium, um die Absorption für die einfallende Strahlung gering zu halten.

Abbildung 5.2 zeigt das Prinzip einer Szintillationsmeßsonde. Im Kristall werden pro keV absorbierter Energie im Mittel ca. 26 *Lichtquanten* oder *Photonen* erzeugt, mit einer Wellenlänge von 410 nm, entsprechend einer Energie von etwa 3 eV. Diese Photonen treffen im Idealfall alle (in der

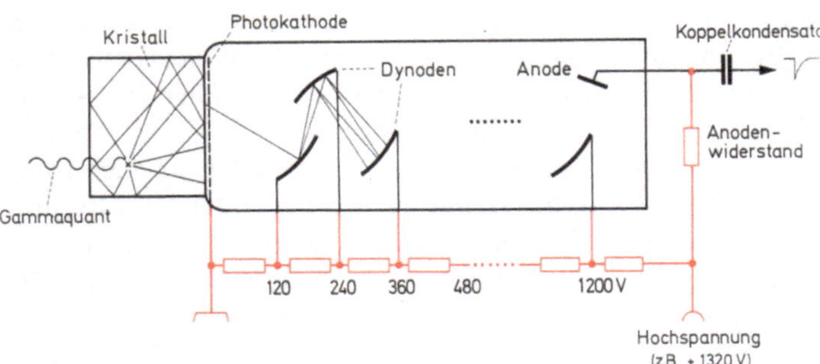

Abb. 5.2. Zur Funktion einer Szintillationsmeßsonde. Die Spannungsversorgung ist rot eingezeichnet.

Praxis zu ca. 70%) auf die *Photokathode* auf, wobei je nach Güte der Kathode z.B. 7 Photonen im Mittel ein *Photoelektron* freisetzen. Diese geringe Zahl von Photoelektronen wird durch *Sekundärelektronenvervielfachung* um einen Faktor 10^5 bis 10^6 vervielfacht, so daß an der Anode des Vervielfachers eine Elektronenlawine ankommt, die zu einem verwertbaren Spannungsimpuls führt. Die Elektronenvervielfachung geschieht mit Hilfe mehrerer (z.B. 10) Elektroden, den sog. *Dynoden*, die die Eigenschaft haben, beim Aufprall von Elektronen *Sekundärelektronen* abzugeben. So werden z.B. pro auftreffendes Elektron 4 Sekundärelektronen freigesetzt. Diese werden durch ein elektrisches Feld beschleunigt und fliegen auf die nächste Dynode, setzen dort 16 Sekundärelektronen frei, und so fort, bis die entstehende Elektronenlawine von der *Anode* gesammelt wird. Die Beschleunigung der Elektronen geschieht durch geeignete Potentialdifferenzen zwischen den einzelnen Dynoden bzw. zwischen Photokathode und erster Dynode, die meist durch einen Spannungsteiler erzeugt werden. Da die *Sekundärelektronenausbeute (Sekundäremissionsfaktor δ)* von der Energie der auftreffenden Elektronen abhängt, ist die Gesamtverstärkung, und damit die Impulsamplitude, stark abhängig von der anliegenden Hochspannung (Vervielfacherbetriebsspannung). *Es müssen hochstabilisierte Spannungsversorgungen verwendet werden.*

Außer der relativ *hohen Lichtausbeute*, ca. 8% der absorbierten Strahlungsenergie werden in Lichtenergie umgesetzt, hat der NaJ(Tl)-Kristall den Vorteil einer *großen Dichte*. Das Jod mit der hohen Stellenzahl $Z=53$ und einem Gewichtsanteil von 85% im Kristall sorgt dafür, daß die Wahrscheinlichkeit groß ist, daß ein einfallendes γ-Quant überhaupt in Wechselwirkung mit dem Kristall tritt. Außerdem ist der prozentuale Anteil an Totalabsorptionen relativ groß, beides sehr wünschenswerte Eigenschaften. Ferner läßt sich der Kristall in fast jede gewünschte Form bringen und heute in Volumen von ca. 0,1 cm^3 bis 100 dm^3 herstellen.

Neben dem Szintillationsdetektor mit NaJ(Tl)-Kristall ist von Bedeutung noch der sog. *Flüssigkeitsszintillationszähler (liquid scintillation counter)*. Anstelle des anorganischen Einkristalls wird ein optisch klares Lösungsmittel (Toluol, Xylol, Dioxan) verwendet, in dem als szintillierende Substanz komplizierte organische Verbindungen (Terphenyle, POPOP) in Konzentrationen von wenigen Gramm pro Liter gelöst sind. Das zu messende Präparat wird in flüssiger oder feinverteilter fester Form diesem Flüssigkeitsszintillator beigemischt und in kleine durchsichtige Gefäße gefüllt, die von der Photokathode des Photovervielfachers beobachtet werden. *Der Vorteil dieser Methode besteht darin, daß sich die zu messende Substanz praktisch innerhalb des Szintillators befindet, die Strahlung also keinerlei Gehäuse oder Eintrittsfenster zu durchdringen braucht.* Dies ist von entscheidender Bedeutung bei der Messung sehr niederenergetischer β-Strahler (^{14}C, ^{3}H,

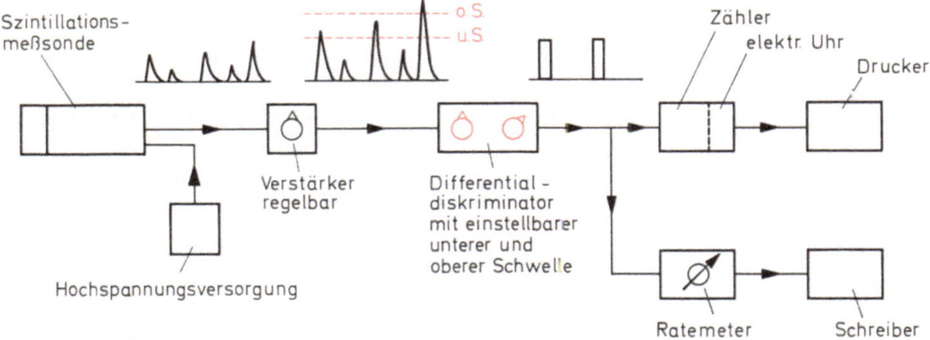

Abb. 5.3. Prinzipieller Aufbau eines Meßgerätes mit Szintillationsmeßsonde zur Messung radioaktiver Strahlung

^{35}S) in vitro. Zur Messung von γ-Strahlung ist der flüssige Szintillator schlecht geeignet, da Absorptionswahrscheinlichkeit und Lichtausbeute relativ gering sind.

5.2.2 Verstärker

Die Ausgangsimpulse der Szintillationsmeßsonde werden üblicherweise in einem elektronischen Verstärker auf ein für den nachfolgenden Diskriminator geeignetes Amplitudenniveau verstärkt. Der Verstärkungsfaktor ist regelbar und der Verstärker muß *linear* sein, d.h. er muß kleine und große Eingangsimpulse um genau den gleichen Faktor verstärken, damit die Proportionalität zwischen absorbierter Energie und Impulsamplitude gewahrt bleibt. (Abb. 5.3).

5.2.3 Diskriminatoren

Die Diskriminatoren nehmen eine Amplitudenbewertung und Amplitudenauswahl vor und sind in der nuklearmedizinischen Meßtechnik von großer Bedeutung.

Nehmen wir an, wir messen mit einer NaJ(Tl)-Szintillationsmeßsonde einen reinen γ-Strahler, z.B. ^{113m}In mit einer Energie von 393 keV. Der Strahler befinde sich im freien Raum, und es sollen nur primäre γ-Quanten dieser Energie den Kristall treffen. Bei der Absorption der γ-Quanten wird entweder die *volle Energie* an den Kristall abgegeben *(Totalabsorption)*, und zwar durch Photoeffekt oder mehrfache Comptonabsorption innerhalb des Kristalls, oder aber *nur ein Teil* durch Comptonstreuung, wobei die Restenergie in Form des gestreuten γ-Quants aus dem Kristall entweicht. Wir müssen also erwarten, daß nicht nur Impulsamplituden entsprechend 393 keV auftreten, sondern auch kleinere Impulse entsprechend den an den Kristall abgegebenen Teilmengen der primären γ-Energie. Diese Teilenergien sind je nach Streuwinkel zwischen 0 und einer Maximalenergie kontinuierlich verteilt.

Trägt man die Häufigkeit der anfallenden Impulse in Abhängigkeit von ihrer Amplitude auf, so erhält man ein *Impulshöhenspektrum*, Abb. 5.4 ausgezogene Linie. Da Proportionalität zwischen Energie und Impulsamplitude herrscht, kann man den Amplitudenmaßstab durch einen Energiemaßstab ersetzen und erhält das *Energiespektrum*. Die vertikale Linie, die man bei 393 keV erwartet ist zu einer Gaußschen Glockenkurve verbreitert, da die vielen unterschiedlichen Prozesse im Szintillationsdetektor, die letztlich zum Ausgangsimpuls führen, gewissen Streuungen unterliegen (Inhomogenität von Kristall und Photokathode, unterschiedliche Verluste an

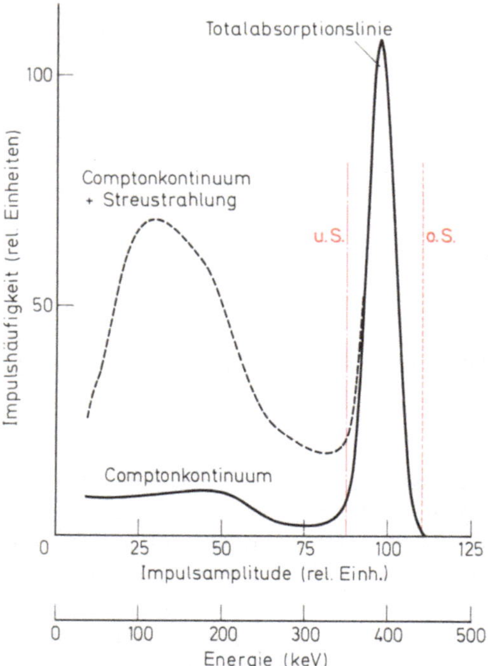

Abb. 5.4. Impulshöhenspektrum eines monoenergetischen γ-Strahlers (^{113m}In), aufgenommen mit einer NaJ(TI)-Szintillationsmeßsonde

Lichtquanten je nach Absorptionsort im Kristall, schwankender Sekundäremissionsfaktor usw.).

Das neben der γ-Linie im niederenergetischen Teil des Spektrums auftretende Comptonkontinuum ist eine Energieverteilung, die nicht in den Kristall eingestrahlt wurde, sondern in ihm durch unvollständige Absorption „entstanden" ist.

Verlassen wir die idealisierten Voraussetzungen und umgeben den Strahler mit Materie, z. B. Wasser oder Gewebe, so erhalten wir ein Energiespektrum, wie es in Abb. 5.4, gestrichelte Linie, gezeigt ist. Die im Gewebe auftretende Streustrahlung erreicht jetzt zusätzlich den Kristall und trägt so zu einer erheblichen Anhebung des niederenergetischen Teils des Spektrums bei. *Dies bedeutet aber eine erheblich größere Zahl von Impulsen bei sonst konstanten Meßbedingungen, also auch bei derselben Aktivität. Würde man alle Impulse zählen, wären beliebige Meßfehler die Folge. Dies zu verhindern ist eine der wesentlichen Aufgaben des Diskriminators.*

Der *Integraldiskriminator (Schwellendiskriminator)* ist eine elektronische Torschaltung mit der Eigenschaft, nur dann Impulse passieren zu lassen, wenn deren Amplitude eine wählbare Schwellenspannung überschritten hat. Diese Schwelle ist in Abb. 5.4 strichpunktiert angedeutet und mit u. S. (untere Schwelle) bezeichnet, s. auch Abb. 5.3. Am Ausgang eines solchen Integraldiskriminators erscheinen nur Impulse entsprechend einer Energie >350 keV. Damit ist der Einfluß der Streustrahlung weitgehend eliminiert.

Der *Differentialdiskriminator (Einkanaldiskriminator, Fensterdiskriminator)* hat zusätzlich zur unteren Schwelle noch eine obere Schwelle, o. S. Den Differentialdiskriminator passieren nur Impulse, deren Amplituden größer als die untere Schwelle, aber kleiner als die obere Schwelle sind, s. auch Abb. 5.3. *Dadurch wird es möglich, selektiv bestimmte γ-Energien zu messen, was beispielsweise bei der Doppelmarkierung mit zwei verschiedenen Radionukliden von Bedeutung ist.*

Der Differentialdiskriminator dient auch zur Aufnahme eines Energiespektrums. Man braucht nur den *Kanal* oder das *Energiefenster*, d. h. den Abstand zwischen oberer und unterer Schwelle klein zu machen und bei konstanter Breite über den Amplitudenbereich verschieben. Abhängig von der Lage des Kanals (Kanallage) wird die anfallende Impulsrate registriert.

In diesem Zusammenhang seien noch die *Vielkanalanalysatoren* erwähnt. Dies sind moderne, auf der Kernspeichertechnik beruhende Geräte mit einer großen Zahl unabhängiger Zählkanäle (bis zu mehreren Tausend), wobei jedem Zählkanal ein bestimmter kleiner Impulsamplitudenbereich zugeordnet wird. Jeder ankommende Impuls wird bezüglich seiner Amplitude analysiert und in den seiner Amplitude entsprechenden Zählkanal eingezählt. Die Inhalte der einzelnen Zählkanäle ergeben dann die gesuchte spektrale Verteilung.

5.2.4 Zähler

Nach der energiemäßigen Selektion im Diskriminator folgt die eigentliche *Intensitätsmessung*. Mit Hilfe elektronischer Zähler wird die Anzahl N der Impulse in einer bestimmten Zeitspanne t gemessen. Die Meßzeit t läßt sich in weiten Grenzen vorwählen, und schaltet den Zähler nach Ablauf automatisch ab. Neben dieser Messung mit vorgewählter Zeit wird häufig auch mit vorgewählter Impulszahl N gemessen, wobei dann die Meßzeit t abgelesen wird, die notwendig war, um N Impulse im Zähler auflaufen zu lassen.

5.2.5 Ratemeter

Neben der *Impulszahl N*, die mit dem Zähler bestimmt wird, interessiert häufig die *Impulsrate n* mit der Dimension 1/min bzw. 1/sec (im Sprachgebrauch häufig nicht ganz exakt Imp/min oder ipm bzw. Imp/sec oder ips).

Die Impulsrate n gibt die zu jedem beliebigen Zeitpunkt momentan vorhandene Impulszahl pro Zeiteinheit an, sie stellt also das Differential der Impulszahl nach der Zeit dar.

Man mißt die Impulsrate üblicherweise mit dem *Ratemeter (Mittelwertmesser, Impulsratenmesser)*. Die stark vereinfachte Funktion geht aus Abb. 5.5 hervor. Eine elektronische Impulsformerstufe formt jeden ankommenden Impuls in einen Impuls mit konstantem Ladungsinhalt um (Rechteck konstanter Breite und Amplitude). Mit diesen konstanten Ladungsmengen Q wird ein Kondensator C aufgeladen, an dem sich eine entsprechende Spannung U einstellt. Ein Widerstand R sorgt dafür, daß ein Teil der Ladung wieder abfließt. Für eine bestimmte Impulsrate wird sich also ein Gleichgewichtszustand einstellen, und die am Kondensator herrschende Spannung U ist ein Maß für die Impulsrate n, die an einem Voltmeter angezeigt werden kann.

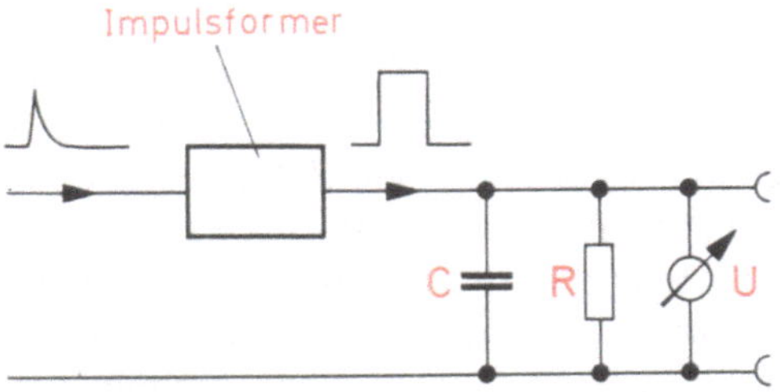

Abb. 5.5. Stark vereinfachtes Prinzip eines Ratemeters

Die *Zeitkonstante RC*, auch *Dämpfung* genannt, ist die entscheidende Größe dafür, wie schnell sich dieser Gleichgewichtszustand einstellt. Meßbereich und Zeitkonstante sind am Ratemeter üblicherweise frei wählbar.

Die Ausgangsspannung des Ratemeters (Spannung U) wird meist mit einem Papierschreiber über der Zeit aufgezeichnet.

Da die Impulsrate n das unmittelbare Maß für die Aktivität darstellt, die der Detektor gerade mißt, erhält man auf diese Weise eine Zeit-Aktivitätskurve, d.h. eine analoge Aufzeichnung der zeitlichen Änderung einer Aktivität oder Aktivitätskonzentration.

In Abb. 5.6 linke Spalte sind mit dem Ratemeter registrierte Impulsraten über der Zeit zu sehen. Der wahre Zeit-Aktivitäts-Verlauf ist jeweils gestrichelt eingezeichnet. Man erkennt den großen Einfluß der Zeitkonstante RC. *Kleines RC bedingt eine statistisch stark schwankende Kurve bei geringer Verzeichnung, großes RC ergibt eine gut geglättete Kurve, aber mit starker Verzeichnung.* Es muß also stets ein Kompromiß geschlossen werden, wobei die beste Lösung natürlich in einer Erhöhung der Impulsrate besteht, sei es durch Verwendung empfindlicherer Detektoren oder auch höherer Aktivitäten.

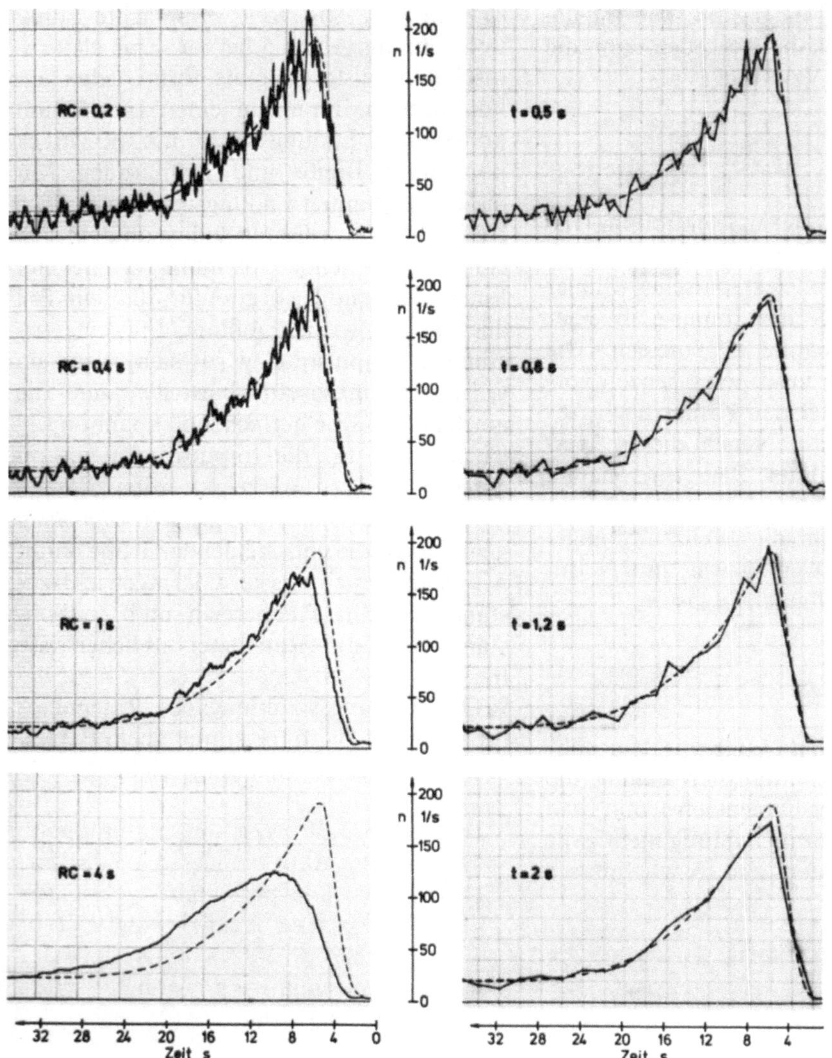

Abb. 5.6. Registrierung einer Impulsrate n über der Zeit (Zeit-Aktivitätskurve) mit dem Ratemeter (linke Spalte) und mit dem digitalen Ratemeter (rechte Spalte). Die wahre Zeit-Aktivitätskurve ist gestrichelt eingezeichnet

Neben diesem analogen *Ratemeter* wird häufig auch das *digitale Ratemeter* eingesetzt, im Prinzip ein Zähler mit einer elektronischen Uhr und einem Digital-Analog-Wandler (DAC). Der Zähler wird mit Hilfe der Uhr während einer bestimmten wählbaren Zeit t eingeschaltet und die während dieser Zeit aufgelaufene Impulszahl mit Hilfe des DAC in einen Spannungswert umgewandelt. Um keine Zeit zu verlieren, werden meist zwei Zähler im Wechselbetrieb benutzt, so daß in einen Zähler eingezählt wird, wärend der andere ausgelesen wird. Am Ausgang erscheint also eine sich sprunghaft ändernde Spannung, die jeweils nach der Zeit t einen anderen Wert annimmt. Sie wird mit einem Linienschreiber wie üblich registriert oder auch mit einem Punktschreiber, wobei die einzelnen Punkte noch durch Linien verbunden werden können, wie in Abb. 5.6 rechte Spalte. Diese digitalisierten Kurven zeigen gegenüber den analogen Kurven (linke Spalte) eine geringere Verzeichnung bei vergleichbarer Glättung, vgl. z. B. RC = 1 sec mit t = 2 sec, dies gilt besonders für sehr schnelle Aktivitätsänderungen (steile Anstiege).

5.2.6 Schreiber, Drucker

Schreiber dienen zur Registrierung von Impulsratenänderungen in Abhängigkeit von der Zeit *(Funktionskurven)* oder vom Ort *(Radiochromatogramme)*. Hierbei erfolgt der Papiervorschub (Zeit oder Ortsachse) meist kontinuierlich mit Hilfe eines Elektromotors.

Mit *XY-Schreibern* werden die Inhalte von Kernspeichern registriert (γ-Spektren, Funktionskurven).

Während Schreiber immer eine analoge Spannung registrieren, verarbeiten die Drucker digitale Impulszahlen. Sie registrieren Impulszahl und/oder Zählzeit bei digitaler Messung mit dem Impulszähler. Dadurch wird beispielsweise die automatische Messung einer großen Zahl von Proben mit dem Probenwechsler möglich.

5.3 In vitro-Meßgeräte

Sie dienen zur Messung der Aktivität in biologischen und chemischen Proben. Die Probenvolumen sind meist klein, wenige cm^3, die Aktivitäten häufig sehr gering. Gemeinsames Merkmal all dieser Meßplätze ist eine mehr oder weniger umfangreiche Abschirmung des Detektors gegen die Umgebungsstrahlung, fälschlicherweise auch Nulleffekt genannt. Die *Umgebungsstrahlung*, die einen natürlichen Anteil (Höhenstrahlung, Strahlung der natürlichen Aktivität im Boden) und einen künstlichen Anteil (z. B. Strahlung in der Nähe befindlicher Radionuklide) hat, erzeugt im Meßgerät, auch bei Abwesenheit einer aktiven Probe, eine Impulsrate, den sog. *Nulleffekt*. Um den Nulleffekt klein zu halten, bedient man sich neben der Abschirmung noch des Differentialdiskriminators, der alle unerwünschten γ-Energien ausblendet, also auch einen Großteil der Umgebungsstrahlung.

5.3.1 Messung von γ-Strahlern

Hier ist von Bedeutung der sogenannte *Bohrlochdetektor*. Ein zylindrischer NaJ(Tl)-Kristall ist mit einer Bohrung versehen (Abb. 5.7a), in die das Probenglas eingeführt wird.

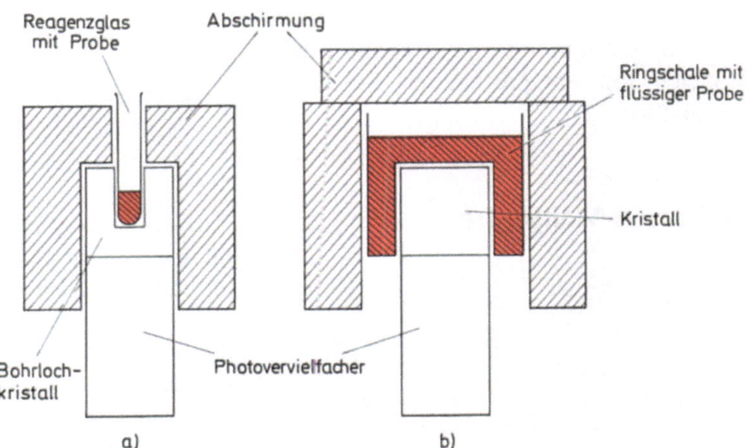

Abb. 5.7a u. b. In vitro-Messung kleiner Probenvolumen in Bohrlochkristall (a) und großer Probenvolumen in der Ringschale (b)

Da der Detektor die Probe fast vollständig umgibt (4π-Geometrie), resultiert eine sehr vorteilhafte Meßgeometrie und damit eine hohe Nachweiswahrscheinlichkeit. Auch bleibt die Meßgeometrie von Probe zu Probe sehr konstant.

Häufig mißt man eine große Probenzahl automatisch im *Bohrlochprobenwechsler (γ-Probenwechsler)*. Die in einem Magazin befindlichen Probengläser werden automatisch nacheinander in das Bohrloch eingeführt und vermessen. Die Ergebnisse werden gemeinsam mit der Probennummer auf einem Protokollstreifen ausgedruckt.

Liegen große Probenvolumen vor (z.B. unkonzentrierter Urin), so benutzt man die *Ringschale* (Abb. 5.7b), die bis zu 2 l aufnehmen kann. Auch hier wird die Probe zur Erzielung einer günstigen Meßgeometrie um den Kristall herum möglichst gleichmäßig verteilt.

5.3.2 Messung von β-Strahlern

Niederenergetische β-Strahler werden mit dem Flüssigkeitsszintillationszähler (s. Abschnitt 5.2.1.4) gemessen. Hier finden fast ausschließlich automatische Probenwechsler *(β-Probenwechsler)* Anwendung. Neben dem Ausdruck der reinen Meßergebnisse führen diese Art Geräte meist gleichzeitig Rechenoperationen durch, die die absolute Aktivitätsbestimmung in der Probe durch Vergleich mit entsprechenden Standards ermöglichen.

5.4 In vivo-Meßgeräte

Sie dienen zur Messung der räumlichen Verteilung (Lokalisationsdiagnostik) oder der zeitlichen Änderung (Funktionsdiagnostik) von Radionukliden bzw. Radionuklidkonzentrationen im Gesamtkörper, Körperabschnitten oder bestimmten Organen.

5.4.1 Messung der räumlichen Aktivitätsverteilung

Das Verfahren, eine räumliche Verteilung inkorporierter Radionuklide aufzunehmen und zu registrieren, nennt man *Szintigraphie*, eine damit gewonnene bildliche Darstellung der Verteilung ein *Szintigramm*. Ein Szintigraphiegerät setzt sich aus drei Teilen zusammen, einem Information aufnehmenden Teil, einem Information übertragenden Teil und einem Wiedergabeteil.

5.4.1.1 Scanner

Beim *Scanner* besteht der Aufnahmeteil aus einem NaJ(Tl)-Szintillationsdetektor mit einer *Abschirmung* und einem *Kollimator*, s. Abb. 5.8. Man erkennt, daß Abschirmung und Kollimator den Detektor dem Objekt gegenüber vollständig abschirmen bis auf eine ganz bestimmte Einstrahlungsrichtung, die durch entsprechende Bohrungen im Kollimator festgelegt wird. Die abbildende Optik besteht also nur aus einer Art Lochblende, da optische Systeme wie in der Lichttechnik auf Grund der kurzen Wellenlänge der Gammastrahlung nicht möglich sind. Der Detektor „sieht" nur ein kleines, in etwa zylindrisches Teilvolumen, welches das betrachtete Organ in Richtung der Kollimatorachse (meist senkrecht) durchschneidet.

Alle Information aus diesem Teilvolumen wird aufgenommen, eine Differenzierung in der Tiefe ist unmittelbar nicht möglich (gleiches Problem wie in der Röntgendiagnostik).

Die Schwierigkeit bei dieser Art der Kollimation besteht darin, daß der Kollimator einerseits möglichst scharf ausblenden, andererseits aber eine möglichst hohe Ausbeute haben soll, d.h. möglichst viele der im Objekt emittierten γ-Quanten zum Strahlungsdetektor gelangen lassen soll. Beide Forderungen stehen sich diametral gegenüber, es muß immer ein Kompromiß geschlossen werden.

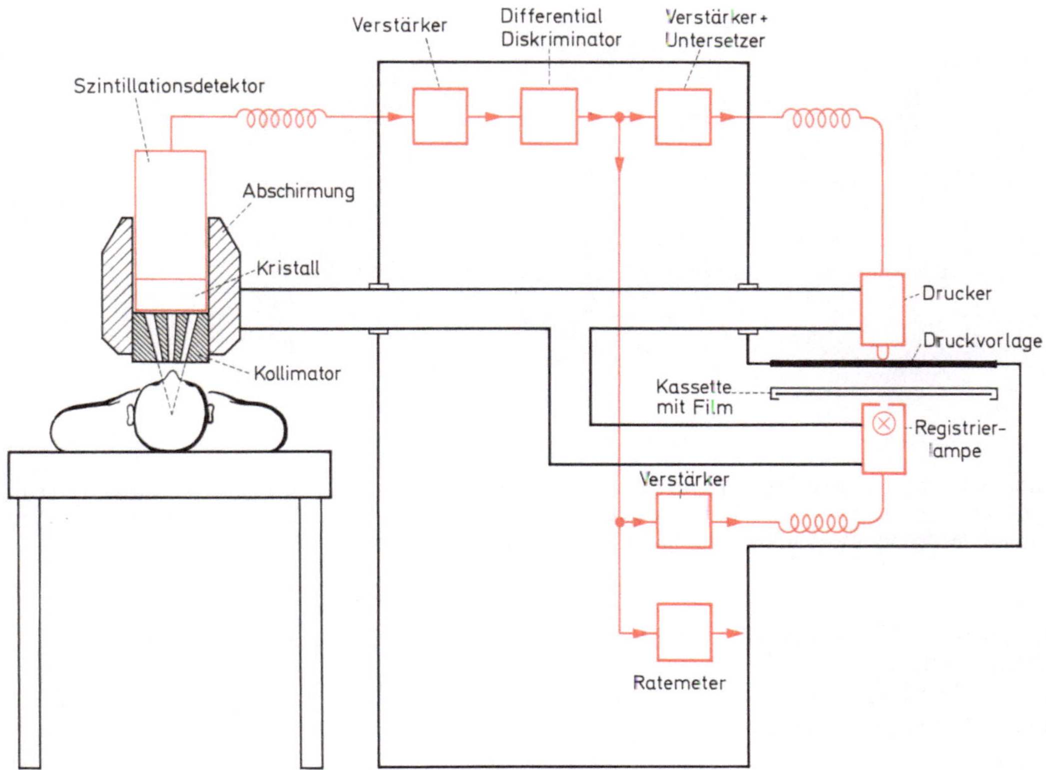

Abb. 5.8. Funktioneller Aufbau eines Scanners. In roter Farbe ist die Informationsgewinnung und Verarbeitung zu sehen

Findet ein sogenannter *focussierender Kollimator* Anwendung mit vielen einzelnen Bohrungen, deren Achsen sich im Focus schneiden, und bewegt man den Detektor Punkt für Punkt über das zu untersuchende Organ, üblicherweise zeilenförmig, so läßt sich eine zweidimensionale Abbildung der dreidimensionalen Aktivitätsverteilung gewinnen. Ein Gerät dieser Art nennt man *Scanner* (to scan = abtasten), das vereinfachte Prinzip ist in Abb. 5.8 dargestellt. Der Detektor mit Abschirmung und Kollimator sowie der Drucker und die Registrierlampe sind mechanisch starr miteinander verbunden und werden gemeinsam durch Motoren kontinuierlich zeilenförmig über dem Objekt bzw. den Registriervorlagen bewegt.

Die Impulse des Detektors gelangen nach Amplitudenauswahl in den Registrierteil. Hier werden sie verstärkt und einem mechanischen Drucker zugeführt, der geeignete Druckmarken auf eine Papiervorlage druckt. Die Anzahl der Druckmarken pro zurückgelegter Wegstrecke innerhalb einer Zeile (Strichdichte S) ist ein Maß für die Aktivität, die der Detektor gerade „sieht". Die unterschiedliche Strichdichte vermittelt einen bildlichen Eindruck (*Druckmarken-Szintigramm*, s. Abb. 5.9). Da die Impulsrate am Ausgang des Differentialdiskriminators, die sog. *Basisimpulsrate*, meist zu groß ist, um vom mechanischen Drucker direkt verarbeitet zu werden, wird mit Hilfe eines *Untersetzers* dafür gesorgt, daß wahlweise nur jeder 2., 3., 4., ... Impuls (*Untersetzungsfaktor*, *dotfactor*) zum Drucker gelangt.

Werden die Impulse verstärkt und einer Registrierlampe zugeführt, die über eine Loch- oder Schlitzblende einen foto-

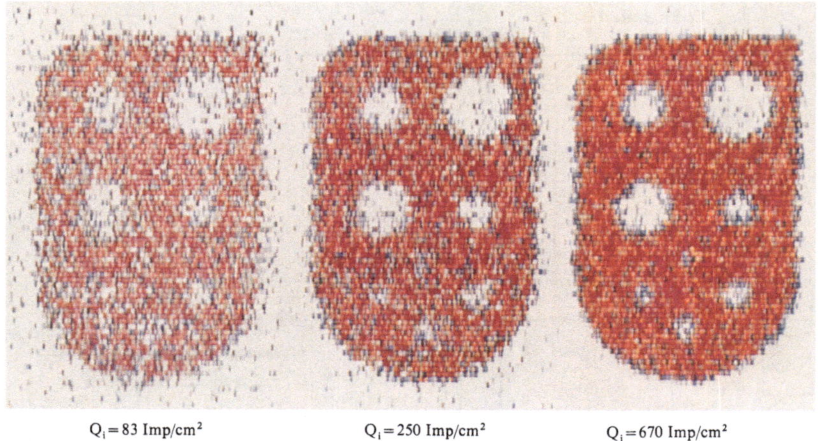

$Q_i = 83$ Imp/cm² $Q_i = 250$ Imp/cm² $Q_i = 670$ Imp/cm²

Abb. 5.9. Farbszintigramme eines scheibenförmigen mit Aktivität gefüllten Phantoms aufgenommen mit unterschiedlicher Abtastgeschwindigkeit v unter sonst konstanten Aufnahmebedingungen. Die resultierenden maximalen Flächenimpulsdichten Q_i sind angegeben.

graphischen Film (meist Röntgenfilm) örtlich belichtet, so ergibt die unterschiedliche Filmschwärzung ebenfalls ein Abbild der Aktivitätsverteilung (Photo-Szintigramm).

Mit der Ausgangsspannung eines Ratemeters kann man zusätzlich ein mehrfarbiges Farbband unter dem Drucker steuern und dadurch die Druckmarken abhängig von der Basisimpulsrate verschiedenfarbig ausdrucken (*Farbszintigramm*, s. Abb. 5.9). Ferner kann man mit der Ratemeterspannung zusätzlich die Helligkeit der Lichtblitze beim Photoszintigramm steuern, und dadurch eine bessere Anpassung an die Gradationskurve des verwendeten Films erreichen.

Die wichtigsten Betriebsparameter eines Scanners sind die *Abtastgeschwindigkeit v* (ca. 5 bis 500 cm/min), mit der sich der Detektor in der Zeile bewegt, der *Zeilenabstand* a_y (0,2 bis 1 cm) und die *maximale Basisimpulsrate* n_B (1000 bis 100000 Imp/min), die dann auftritt, wenn sich der Detektor über dem Gebiet größter Aktivität befindet. Die entscheidende Größe für die Bildqualität ist die *Flächenimpulsdichte* Q_i:

$$Q_i = \frac{n_B}{v \cdot a_y} \text{ Imp/cm}^2 .$$

Q_i gibt Auskunft, wieviel Impulse pro Flächenelement beobachtet wurden. Ist diese Zahl klein, so ist die abgebildete Information großen statistischen Schwankungen unterlegen, das Szintigramm ist „verrauscht“ und nur sehr schwer oder gar nicht lesbar. Ist Q_i sehr groß, dann ist die Bildqualität nur noch von den Abbildungseigenschaften des Kollimators abhängig. Dieser Idealzustand wird praktisch nicht erreicht.

In der Praxis wird häufig mit Werten $300 < Q_{i_{max}} < 2000$ Imp/cm² gearbeitet.

Abb. 5.9 zeigt drei Szintigramme eines scheibenförmigen mit Aktivität gefüllten Phantoms, in das 8 „kalte Knoten“ mit Durchmessern von 8 bis 40 mm eingebaut sind. Die drei Szintigramme wurden mit unterschiedlichen Abtastgeschwindigkeit v aufgenommen, alle anderen Aufnahmebedingungen waren konstant. Man erkennt den großen Einfluß der Flächenimpulsdichte Q_i auf die Bildqualität.

Die Frage nach der mit einem Scanner erzielbaren räumlichen *Auflösung* ist also von vielen Faktoren abhängig. Stellt man etwa die Frage, wie groß ein Tumor in einem Organ mindestens sein muß, damit er szintigraphisch nachgewiesen werden kann, so ist die Antwort unter anderem abhängig von den Kollimatoreigenschaften, von der Flächenimpulsdichte, von der Frage, ob der Tumor positiv oder negativ speichert gegenüber dem umgebenden Gewebe und in welchem Ausmaß, wie dick das zwischen Tumor und Detektor liegende Gewebe ist usw. Für die Praxis kann man sagen, daß sich vermehrt oder vermindert speichernde Bezirke ab ca. 2 cm Durchmesser darstellen lassen, in extrem günstigen Fällen auch ab 1 cm Durchmesser.

5.4.1.2 Gamma-Kamera

Den entscheidenden Nachteil des Scanners, die Strahlung aus einem bestimmten Teilvolumen nur während relativ kurzer Zeit zu beobachten, vermeidet die *γ-Kamera* (kurz: Kamera), die gegenüber dem Patienten still steht und simultan von dem gesamten beobachteten Volumen ein Szintigramm liefert. Das heute meist verbreitete Prinzip wurde von Anger in Amerika entwickelt (s. Abb. 5.10). Auf dem scheibenförmigen großflächigen NaJ(Tl)-Kristall (z.B. 35 cm ∅, 13 mm dick) wird mit Hilfe eines Kollimators mit vielen (bis zu einigen Tausend) parallelen Bohrungen die Aktivitätsverteilung des Objekts „abgebildet". Jetzt ist es also nicht nur wichtig, die Absorption eines γ-Quants als Ereignis zu registrieren, sondern gleichzeitig muß noch festgestellt werden, an welcher Stelle im Kristall dies geschah. Zu diesem Zweck ist die Kristallscheibe mit mehreren Photovervielfachern (häufig 19 Stück in hexagonaler Anordnung) gleichmäßig belegt. Deren Ausgangsimpulse werden unterschiedlich groß sein, je nachdem wie nah oder fern der einzelne Photovervielfacher vom Szintillationsort entfernt ist. Durch Vergleich der Amplituden in einer Decodiermatrix läßt sich ein x- und y-Adressensignal bilden, welches z.B. zur Positionierung des Elektronenstrahls einer Oscillographenröhre dienen kann. Bildet man gleichzeitig den Summenimpuls aller Photovervielfacher und filtert ihn wie üblich nach energetischen Gesichtspunkten in einem Differentialdiskriminator, so erhält man ein z-Signal, mit dem man den Elektronenstrahl kurzzeitig helltastet. Es entsteht auf dem Oscillographenschirm kurzzeitig ein Lichtpunkt an der dem Absorptionsort im Kristall entsprechenden Stelle. Die Integration aller Lichtpunkte während der Aufnahmedauer mit Hilfe einer fotografischen Schicht (Polaroidbild) führt zur bildlichen Darstellung der Aktivitätsverteilung. Man nennt ein solches Szintigramm ein *Szintifoto*. Die Aufnahmedauern liegen zwischen Bruchteilen von Sekunden und vielen Minuten.

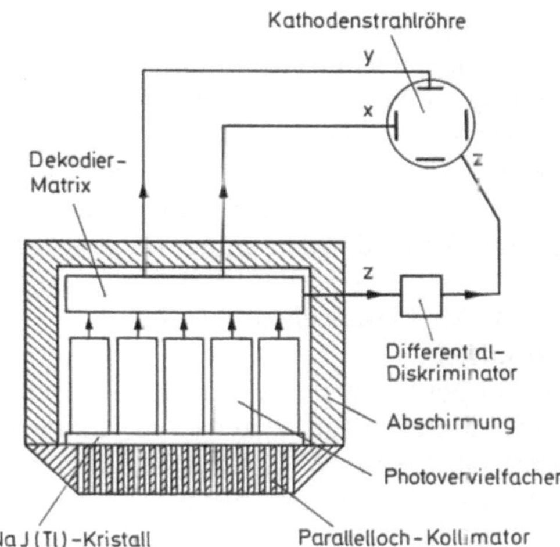

Abb. 5.10. Prinzip der von Anger entwickelten Gamma-Kamera

Ein anderes Kameraprinzip, von Bender und Blau entwickelt und *Autofluoroskop* genannt, verwendet anstelle des scheibenförmigen Einkristalls ein Mosaik aus 294 kleinen Kristallen mit quadratischem Querschnitt (9 mm Kantenlänge) und 38 mm Höhe. Die Kristalle sind optisch isoliert voneinander in 14 Zeilen und 21 Spalten angeordnet und über Lichtleiter mit je einem Paar Photovervielfacher (insgesamt 35 Stück) optisch gekoppelt. Die Aufnahmefläche beträgt $22 \times 15\,cm^2$.

Eine Kamera ohne Photovervielfacher ist die von Ter-Pogossian 1963 entwickelte *Bildverstärkerkamera*. Ein Szintillationsschirm wird direkt mit einem Bildverstärkersystem beobachtet, ähnlich wie in der Röntgentechnik. Der Vorteil dieser Kamera ist ihre sehr große Schnelligkeit, d.h. sie kann sehr hohe Strahlungsintensitäten ohne Verluste verarbeiten; ihre Nachteile: relativ geringe Empfindlichkeit und nur für niedrige Energien verwendbar.

5.4.1.3 Der Einsatz elektronischer Hilfsmittel

Sowohl bei Scanner wie Kamera fällt eine große Datenmenge bereits in digitaler Form an. Eine Weiterverarbeitung mit Hilfe von Computern bietet sich daher an. Das häufig in analoger Form vorliegende Szintigramm wird *digitalisiert*, d.h. die Aufnahmefläche wird in eine Vielzahl einzelner *Flächenelemente* zerlegt (z.B. 64 Elemente pro Zeile bei 64 Zeilen = 4096 Flächenelemente), und jedem dieser Elemente wird ein entsprechendes *Bildelement* im Szintigramm sowie ein eigener Impulszähler zugeordnet, der entsprechend adressiert ist. Die im Detektor auftretenden Impulse werden je nach ihrer Adresse in die entsprechenden Zähler eingezählt. Das Szintigramm wird so in 4096 Punkte *gerastert*, wobei jeder Punkt durch eine Impulszahl (Zählerinhalt) gekennzeichnet ist. Ein derart digitalisiertes Bild läßt sich nun in verschiedener Weise darstellen: Auf dem Schirm einer Kathodenstrahlenröhre wird das Punktraster aus 64 × 64 Punkten dargestellt und die Helligkeit der einzelnen Punkte entsprechend ihrem Zählinhalt gesteuert (*Bildschirm-Szintigramm*); oder auf einem *Farbfernsehschirm* werden die einzelnen Bildelemente mit unterschiedlichen Farben dargestellt. Man kann auch Bildelemente gleichen Zählinhaltes durch eine Linie verbinden und das Szintigramm durch *Isoimpulslinien* (ähnlich Höhenschichtlinien) darstellen.

Durch vergleichsweise einfache Hilfsmittel kann man die visuelle Erkennbarkeit eines Szintigrammes besonders beim Scanner verbessern. Sorgt man durch einen einfachen Grenzwertschalter dafür, daß die Registrierung beim Scanner abgeschaltet wird, solange die Basisimpulsrate einen einstellbaren Wert unterschreitet (*cut-off*), oder, subtrahiert man in einem elektronischen Differenzzähler eine von einem Generator erzeugte wählbare Impulsrate fortlaufend von der Basisimpulsrate (*Subtraktion*) und registriert nur die Differenz, so kann man in beiden Fällen den *Kontrast verstärken*, indem man beispielsweise den Nulleffekt oder auch den Körperuntergrund im Szintigramm ausblendet.

5.4.2 Messung der zeitlichen Aktivitätsänderung

Da bei der Funktionsdiagnostik streng genommen die Änderung der Aktivitätskonzentration in einem bestimmten Körpervolumen über der Zeit bestimmt wird, interessiert nicht die physikalisch bedingte Aktivitätsänderung auf Grund des radioaktiven Zerfalls. Diese muß im Gegenteil, wenn nötig, als Korrekturgröße bei der Messung berücksichtigt werden.

Abgeschirmte Szintillationsmeßsonden mit Kollimatoren geeigneter Bohrung werden *fest* gegenüber dem zu untersuchenden Körpervolumen positioniert und die *zeitliche Änderung der Impulsrate* mit Hilfe von Ratemeter und Schreiber registriert (s. Abb. 5.6). Auch mit Zähler und Drucker läßt sich automatisch registrieren, wobei die Zeitachse in diskrete Abschnitte geteilt wird (s. auch digitales Ratemeter). Diese Digitalisierung ermöglicht wie bei der Lokalisationsmessung den Einsatz von Kernspeichern und Computern. Steht für jeden einzelnen Zeitabschnitt ein eigener Zählkanal zur Verfügung (*Vielkanalzählung*), repräsentieren die einzelnen Kanalinhalte die Funktionskurve, deren Verlauf z.B. mit Hilfe eines Computers automatisch analysiert werden kann.

Häufig eingesetzte Geräte:

Der *Schilddrüsenaufnahmemeßplatz* mit einer kollimierten Meßsonde an einem Stativ, Verstärker, Diskriminator, Zähler und wahlweise Drucker. Hier werden einzelne Messungen in Abständen bis zu Stunden und Tagen vorgenommen.

Der *Nierenfunktionsmeßplatz* mit zwei kollimierten Meßsonden an einem doppelarmigen Stativ, zwei Verstärker, zwei Diskriminatoren, zwei Ratemeter und einem Doppelschreiber.

Der *Ganzkörperzähler (body counter)* ist ein spezieller Meßplatz zur Messung der *Aktivität im gesamten Körper*. Eine oder mehrere meist großvolumige Szintillationsmeßsonden ohne Abschirmung befinden sich zusammen mit Patient und Untersuchungsliege in einem kleinen, allseitig geschlossenen Meßraum, dessen Wände und Türen als Abschirmung dienen (Bleiplatten, Stahlplatten, Sand, Beton etc.). Die hohe Empfindlichkeit solcher Ganzkörperzähler ermöglicht die Messung sehr kleiner Aktivitäten, was z.B. im Strahlenschutz zur Feststellung geringster Kontamination bzw. Inkorporation wichtig ist. *Durch Kombination mit kollimierten Meßsonden, die nur ein bestimmtes Teilvolumen des Patienten beobachten, lassen sich quantitative Funktionsstudien durchführen.*

5.4.3 Kombination von Lokalisations- und Funktionsdiagnostik

Neben der getrennten Anwendung beider Untersuchungsverfahren am selben Patienten ergibt sich eine interessante Kombination bei Anwendung der γ-Kamera in Verbindung mit der elektronischen Datenverarbeitung. Nimmt man von einem Organ eine Serie von Szintigrammen auf, z.B. jede Sekunde eine Aufnahme, so kann man den Füllungsvorgang und evtl. auch den Auswaschvorgang bildlich beobachten. Man spricht hier von *Sequenzszintigraphie*. Digitalisiert man die einzelnen Szintigramme, dann kann man alle Bildelemente zusammenfassen, die z.B. innerhalb der dargestellten Organfläche liegen, man bildet eine sogenannte „*region of interest*" (ROI) und addiert die Impulsinhalte aller Bildelemente innerhalb der ROI. Macht man das für jede der zeitlich aufeinander folgenden Einzelaufnahmen, so ergeben die einzelnen Impulssummen eine Funktionskurve über dem Organ. Wählt man die ROI kleiner, so erhält man die Funktionskurve über beliebigen Teilvolumen des Organs, die in ihrer Lage und Größe anhand des Szintigrammes ausgesucht werden können. Diese Verbindung von Lokalisations- und Funktionsmessung nennt man *Funktionsszintigraphie*.

5.5 Fragen zur Meßgenauigkeit

Wie bei allen Messungen muß die Frage nach der erzielbaren Genauigkeit gestellt werden und deren Beeinflussung durch evtl. Fehlerquellen. Der Rahmen dieses Buches erlaubt es nicht, all die Fragen zu behandeln, die mangelhafte Eigenschaften des Kollimators, Absorption der Strahlung im Gewebe, Meßgeometrie bei der Probenmessung usw. betreffen, zumal es sich in der nuklearmedizinischen Diagnostik häufig um Relativmessungen handelt und sich solche Fehler teilweise selbst aufheben. Hier sollen nur zwei Fehlerursachen besprochen werden, die *Zählstatistik* und die *Zählverluste*. Beiden kommt eine zusätzliche Bedeutung zu, da sie die minimal notwendige bzw. maximal mögliche Aktivitätsmenge festlegen, die bei einer bestimmten Messung verwendet werden kann (wenn man von der wichtigen Frage der Strahlenexposition des Patienten absieht).

5.5.1 Zählstatistik

Die Gesätzmäßigkeit des radioaktiven Zerfalls bedingt eine statistisch schwankende Anzahl von Zerfallsprozessen pro Zeiteinheit. Da in einer gegebenen Meßanordnung stets ein konstanter Prozentsatz von Zerfallsprozessen in elektrische Impulse umgewandelt wird, unterliegt auch die Impulsrate den gleichen statistischen Schwankungen.

Mißt man wiederholt unter konstanten Bedingungen ein radioaktives Präparat, so werden die Impulszahlen N, die man nacheinander erhält, nicht konstant sein, sondern um einen *Mittelwert* schwanken. Die Gesetzmäßigkeit, nach der die einzelnen Impulszahlen streuen, ist durch die *Gaußsche Normalverteilung* $\varphi(N)$ gegeben (*Glockenkurve*). In Abb. 5.11 ist angenommen, daß der wahre, aber prinzipiell unbekannte Wert $\mu = 100$ betrage. Die gemessenen Impulszahlen streuen entsprechend der angegebenen Funktion um diesen Wert. Wiederholt man die Messung beliebig oft, so wird z.B. der wahre Wert $N = 100$ in 4% aller Fälle, die Werte $N = 85$ bzw. $N = 115$ in je 1,3% aller Fälle auftreten. Die Summe der Häufigkeiten aller vorkommenden Impulszahlen N, d.h. das Integral unter der Glockenkurve beträgt 100%.

Die am häufigsten vorkommende Impulszahl entspricht also auch der wahren Impulszahl μ und ist damit repräsentativ für die zu messende Aktivität.

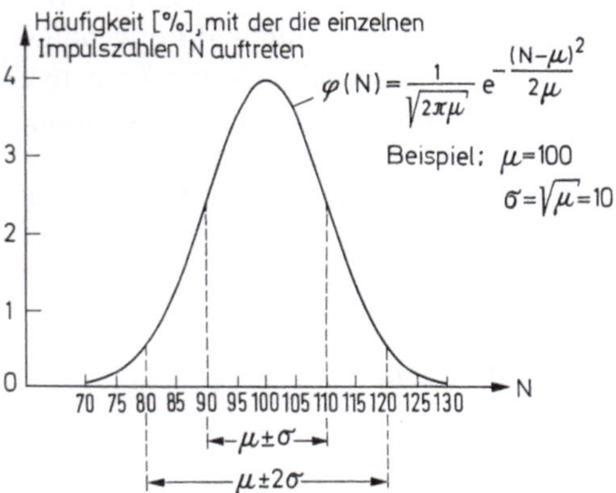

Abb. 5.11. Dichtefunktion (Glockenkurve) der Normalverteilung. Als Beispiel wurde der Mittelwert $\mu = 100$ gewählt

(Die Gaußsche Normalverteilung gilt streng nur für Werte $\mu \geqq 100$, was praktisch immer gegeben ist.)

Für die Normalverteilung gilt folgende Gesetzmäßigkeit:

In einen bestimmten Bereich $\mu \pm k\sqrt{\mu}$ bzw. $\mu \pm k\sigma$ fällt immer ein ganz bestimmter Prozentsatz aller Meßwerte N, wobei $\sigma = \sqrt{\mu}$ die sogenannte *Standardabweichung* ist und der *Sicherheitsfaktor k* bestimmt, wie groß dieser Prozentsatz ist. Mit anderen Worten, k legt fest, wie groß die *Wahrscheinlichkeit P* ist, daß ein Meßwert N *innerhalb* der Grenzen

$$\mu - k\sigma \leqq N \leqq \mu + k\sigma \tag{5.1}$$

liegt (s. Tabelle 5.1). Die *Irrtumswahrscheinlichkeit* $\alpha = 1 - P$ gibt an, wie groß die Wahrscheinlichkeit dafür ist, daß N *außerhalb* der angegebenen Grenzen liegt.

Die Ungleichung für N läßt sich umformen in

$$N - k\sigma \leqq \mu \leqq N \pm k\sigma \tag{5.2}$$

mit $\sigma = \sqrt{N}$.

Damit ist der Übergang zur Praxis gegeben, wo üblicherweise eine Impulszahl N gemessen wird und die Frage nach der wahren Impulszahl μ gestellt wird. Man sagt: Jede gemessene Impulszahl N ist mit einem *absoluten Fehler* $s = k\sqrt{N}$ behaftet bzw. sie *streut* um $\pm s$.

Ein Meßergebnis läßt sich also nur in der Form

$$N \pm s \quad \text{oder} \quad N \pm k\sqrt{N} \quad \text{oder} \quad N \pm k\sigma \tag{5.3}$$

darstellen, wobei s auch *absolute Streuung* genannt wird. Bezieht man s auf den Meßwert N selbst, so erhält man die *relative Streuung* ε: (auch Variationskoeffizient genannt) und gibt sie in % an

$$\varepsilon = \frac{k}{\sqrt{N}} \cdot 100\% = \frac{k}{\sigma} \cdot 100\%\,, \tag{5.4}$$

Tabelle 5.1

Sicherheitsfaktor k	Wahrscheinlichkeit P		Irrtumswahrscheinlichkeit α	
0,674	0,5	50%	0,5	50%
1	0,6827	68,27%	0,3173	31,73%
1,645	0,9	90%	0,1	10%
2	0,9545	95,45%	0,0455	4,55%
2,576	0,99	99%	0,01	1%
3	0,9973	99,73%	0,0027	0,27%
∞	1	100%	0	0%

also

$$N \pm \varepsilon\% \quad \text{oder} \quad N \pm \frac{k}{\sqrt{N}} \cdot 100\,\% \,. \tag{5.5}$$

Beispiel:
Während einer bestimmten Meßzeit wird eine Impulszahl $N = 900$ gemessen. Wie groß ist die wahre Impulszahl μ?

Für $k = 1$ lautet die Antwort:

Mit einer Wahrscheinlichkeit von $P = 68{,}3\%$ liegt μ im Bereich $870 \leqq \mu \leqq 930$ [s. Gl. (5.2)], oder die gemessene Impulszahl streut um 900 ± 30 Impulse bzw. um $900 \pm 3{,}33\%$.

Diese Angabe ist nicht sehr aussagekräftig, denn mit einer Irrtumswahrscheinlichkeit α von immerhin 31,7% ist μ kleiner als 870 oder größer als 930 Impulse bzw. ist der Fehler von N größer als ± 30 Impulse.

In der nuklearmedizinischen Meßtechnik wird daher meist mit einem Sicherheitsfaktor $k = 2$ gearbeitet. Die Antwort lautet dann: Mit einer Wahrscheinlichkeit von $P = 95{,}4\%$ liegt μ im Bereich $840 \leqq \mu \leqq 960$, oder die Impulszahl streut um $N \pm 60$ Impulse bzw. $N \pm 6{,}67\%$.

Merke:

Die Angabe eines Meßfehlers oder einer Meßgenauigkeit ohne Angabe des statistischen Vertrauensbereiches bzw. des Sicherheitsfaktors k ist wertlos!

Aus Gl. (5.4) folgt, daß die relative Streuung ε eines Meßwertes um so kleiner wird, je größer der Meßwert selbst ist. Um möglichst genau zu messen, müssen wir eine möglichst große Impulszahl N beobachten. Will man mit einer statistischen Wahrscheinlichkeit von $P = 95{,}4\%$ $(k = 2)$ auf $\pm 10\%$ genau messen, so reicht dazu eine Impulszahl $N = 400$. Will man aber auf $\pm 1\%$ genau messen, so muß man $N = 40000$ Impulse bei einer Messung zählen.

Es spielt übrigens keine Rolle, ob die Impulszahl in einer einmaligen längeren Messung oder in mehreren kürzeren Messungen unter sonst konstanten Bedingungen bestimmt wird; entscheidend für die Meßgenauigkeit ist nur die Gesamtzahl der beobachteten Impulse.

Wird eine Impulszahl m-mal nacheinander gemessen, so erhält man eine *Stichprobe* mit dem *Stichprobenumfang m.* Die einzelnen Meßwerte $N_1, N_2, \ldots, N_m$ ergeben den *Mittelwert* $\bar{N}$, das sog. *Stichprobenmittel:*

$$\bar{N} = \frac{N_1 + N_2 + \ldots N_m}{m}. \tag{5.6}$$

Der Mittelwert $\bar{N}$ streut dann absolut um

$$\bar{N} \pm k \frac{\sqrt{\bar{N}}}{\sqrt{m}}, \tag{5.7}$$

bzw. relativ um

$$\bar{N} \pm \frac{k}{\sqrt{m \cdot \bar{N}}} \cdot 100\,\% \,. \tag{5.8}$$

Die Streuung des Stichprobenmittels $\bar{N}$ wird um den Faktor $\frac{1}{\sqrt{m}}$ verkleinert.

Beispiel:

Eine Probe wird viermal je 1 min lang gemessen $(m = 4)$ mit folgenden Meßwerten: $N_1 = 9853$, $N_2 = 10079$, $N_3 = 9887$, $N_4 = 10181$. Wie groß ist die mittlere Impulszahl und deren Streuung bei 95,4% Vertrauensbereich $(k = 2)$?

$$\bar{N} = \frac{9853 + 10079 + 9887 + 10181}{4} = 10000$$

$$\bar{N} = 10000 \pm \frac{2}{\sqrt{4 \cdot 10000}} \cdot 100\%$$

$$\bar{N} = 10000 \pm 1\% \,.$$

(Die Streuung ist genau so groß, wie wenn einmal 40000 Impulse gezählt worden wären.)

Eine andere wichtige Fragestellung lautet: Unterscheiden sich zwei gemessene Impulszahlen N_1 und N_2 *signifikant*, kann man z.B. auf Grund ihrer Werte auf zwei unterschiedliche Aktivitäten schließen?

Die beiden Impulszahlen streuen um $N_1 \pm k\sigma_1$ und $N_2 \pm k\sigma_2$. Der Betrag der Differenz D der beiden Impulszahlen sei $D = |N_1 - N_2|$ und streue um

$$D \pm k\sigma_D .$$

Nach dem Gaußschen Fehlerfortpflanzungsgesetz ist

$$\sigma_D = \sqrt{\sigma_1^2 + \sigma_2^2} = \sqrt{N_1 + N_2} . \tag{5.9}$$

Ist die Streuung der Differenz D gerade so groß wie die Differenz D selbst, d.h. ist

$$D = k\sqrt{N_1 + N_2} , \tag{5.10}$$

dann handelt es sich mit der dem Sicherheitsfaktor k entsprechenden Wahrscheinlichkeit P um zwei signifikant unterschiedliche Impulszahlen.

Aus Gl. (5.10) folgt

$$k = \frac{|N_1 - N_2|}{\sqrt{N_1 + N_2}} . \tag{5.11}$$

Beispiel:
Zwei Proben werden je 1 min lang unter konstanten Bedingungen gemessen und ergeben $N_1 = 383$ und $N_2 = 402$.

Frage: Sind beide Proben gleich aktiv oder ist Probe 1 schwächer als Probe 2?

Nach Gl. (5.11) ist

$$k = \frac{19}{\sqrt{785}} = 0{,}68 .$$

Nach Tabelle 5.1 folgt: Mit einer Wahrscheinlichkeit von $P = 50\%$ ist Probe 1 schwächer als Probe 2! Die Frage läßt sich also nicht entscheiden, die beiden Impulszahlen sind zu klein (obwohl sie sich um 5% unterscheiden), um eine statistisch gesicherte Aussage machen zu können.

Würde man beide Proben je 10 min lang messen und erhielte z.B. $N_1 = 3830$ und $N_2 = 4020$, dann ergäbe sich ein

$$k = \frac{190}{\sqrt{7850}} = 2{,}14 .$$

Jetzt wäre die Aussage möglich: Mit einer Wahrscheinlichkeit von ca. 97% ist Probe 1 schwächer als Probe 2 (obwohl sich beide Ergebnisse ebenfalls nur um 5% unterscheiden).

Fragen wir noch nach der *Streuung* s_n *einer Impulsrate* n (s. Abschnitt 5.2.5)

$$n = \frac{N}{t} , \tag{5.12}$$

wobei t die Zeit ist, innerhalb der die Impulszahl N gezählt wird, also die Zeit, während der die Impulsrate n in den Zähler einzählt. Teilt man Gl. (5.3) durch t, dann folgt

$$\frac{N}{t} \pm \frac{s}{t} = n \pm s_n , \tag{5.13}$$

mit

$$s_n = \frac{s}{t} = \frac{k \cdot \sqrt{N}}{t} = k\sqrt{\frac{n}{t}} . \tag{5.14}$$

Eine Impulsrate n streut absolut um

$$n \pm k\sqrt{\frac{n}{t}} \tag{5.15}$$

und entsprechend relativ um

$$n \pm \frac{k}{\sqrt{n \cdot t}} \cdot 100\% . \tag{5.16}$$

Die Streuung einer Impulsrate n ist nicht nur abhängig von der Größe von n, sondern auch von der Meßzeit t, d.h. sie ist davon abhängig wie lange die Impulsrate n beobachtet wurde, also wieder von der gemessenen Impulszahl $N = n \cdot t$.

Beispiel:
Eine Probe wird 5 min lang gemessen und ergibt eine Impulsrate $n=1200$ Imp/min. Wie groß ist die relative Streuung der gemessenen Impulsrate n bei einer statistischen Sicherheit von 95,4%?

$$n=1200 \pm \frac{2}{\sqrt{1200 \cdot 5}} \cdot 100\%$$

$$n=1200 \pm 2{,}58\% .$$

Bei der Messung einer Impulsrate mit dem *Ratemeter* setzt man die Meßzeit t gleich zwei *Zeitkonstanten RC*. Damit wird die Streuung s_R von Einzelablesungen am Ratemeter

$$s_R = k \sqrt{\frac{n}{2RC}} \qquad (5.17)$$

bzw. die relative Streuung ε_R

$$\varepsilon_R = \frac{k}{\sqrt{2 \cdot n \cdot RC}} \cdot 100\% . \qquad (5.18)$$

Beispiel:
Die Impulsrate eines Detektors betrage $n=200$ Imp/sec. Sie wird angezeigt an einem Ratemeter mit der Zeitkonstante $RC=1{,}5$ sec. Wie groß sind die maximalen prozentualen Abweichungen des Zeigers vom Mittelwert in 95,4% aller Fälle?

$$\varepsilon_R = \frac{2}{\sqrt{2 \cdot 200 \cdot 1{,}5}} \cdot 100\% = 8{,}2\% .$$

Die Anzeige schwankt um maximal $\pm 8{,}2\%$ vom Mittelwert. In 4,6% aller Fälle treten noch größere Abweichungen auf.

5.5.2 Zählverluste

Während die Zählstatistik eine möglichst hohe Impulsrate n fordert und damit bei gegebener Meßanordnung und Meßmethode eine bestimmte minimale Aktivität notwendig wird, begrenzen die Zählverluste die maximal mögliche Aktivität, jedenfalls aus meßtechnischer Sicht.

Zählverluste treten auf, wenn die Impulsraten sehr hoch sind, d.h. wenn die einzelnen Impulse vom Detektor oder auch die einzelnen Absorptionsprozesse im Detektor zeitlich so schnell aufeinander folgen, daß sie nicht mehr alle getrennt erfaßt werden können.

Ein Meßgerät hat eine bestimmte *Totzeit* τ, das ist die Zeit, die nach Eintritt eines Ereignisses vergehen muß, bis ein nächstes Ereignis registriert werden kann. Treten innerhalb der Totzeit τ weitere Ereignisse auf, werden sie nicht erfaßt, und führen dadurch zu Zählverlusten.

Ist n die echte Impulsrate, die man ohne Zählverluste messen würde, und n' die tatsächlich gemessene Impulsrate, dann gilt

$$\frac{n'}{n} = \frac{1}{1+n\tau} . \qquad (5.19)$$

Der Zählverlust folgt dann zu

$$\text{Zählverlust} = \left(1 - \frac{1}{1+n\tau}\right) \cdot 100\% \qquad (5.20)$$

Eine einfache Faustformel, die für Zählverluste $<10\%$ recht gut stimmt, lautet

$$\text{Zählverlust}\,[\%] = \frac{n[\text{Imp/s}] \cdot \tau[\mu s]}{10000} . \qquad (5.21)$$

Beispiel:
Die echte Impulsrate sei $n=350000$ Imp/min. Das Meßgerät habe eine Totzeit $\tau=9\ \mu s$. Wie hoch ist der Zählverlust? Welche Impulsrate n' wird gemessen?

$$\text{Zählverlust} = \left(1 - \frac{1}{1+\frac{350000}{60} \cdot 9 \cdot 10^{-6}}\right) 100\%$$

$$= 5\%$$

$$n' = 332\,500 \text{ Imp/min.}$$

Nach der einfachen Faustformel Gl. 5.21 ergibt sich

$$\text{Zählverlust} = \frac{\frac{350000}{60} \cdot 9}{10000} = 5{,}25\% .$$

Literatur

Rassow, Götz: Fibel zur Nuklearmedizinischen Routinediagnostik. Berlin-München: Siemens Aktiengesellschaft 1970.

Allkofer, O. C.: Teilchen-Detektoren. Thiemig-Taschenbücher, Band 41. München: Thiemig 1971.

Abend, K., Vogelsang, E.: Nukleare Elektronik. Thiemig-Taschenbücher, Band 47. München: Thiemig 1973.

Oberhausen, E.: Leitfaden der Technik der Nuklearmedizin, MTR-Lehrbuch. Fachtaschenbuch Nr. 9. Lövenich: Deutscher Ärzte-Verlag 1973.

Blume, J.: Statistische Methoden für Ingenieure und Naturwissenschaftler, Band I, Taschenbuch T 15. Düsseldorf: VDI-Verlag 1970.

6. Nuklearmedizin

H. HUNDESHAGEN

6.1 Begriffsbestimmung

6.1.1 Einleitung

Das Fachgebiet innerhalb der Medizin, welches sich mit der Anwendung von offenen Radionukliden in der „in vivo"- und „in vitro"-Diagnostik, der Therapie und klinischen Forschung befaßt, wird als Nuklearmedizin bezeichnet.

Das grundlegende Instrumentarium besteht aus den Radionukliden, den radioaktiv markierten Substanzen, auch *Radiopharmazeutica* genannt, und der *Strahlenmeßtechnik*, die mit die wichtigen Grundlagen des *Strahlenschutzes* umfaßt. Nuklearmedizin bedeutet die Anwendung dieses Instrumentariums in der Medizin.

Dies setzt voraus:

1. Kenntnisse des normalen Stoffwechsels, aber auch besonders der pathophysiologischen Vorgänge der verschiedenen System- und Organerkrankungen;
2. Kenntnisse über das Verhalten der Radiopharmazeutica, um diese vernünftig auswählen und einsetzen zu können;
3. das Wissen über die Radiotoxicität, also Einschätzen und Abwägen der möglichen Strahlenbelastung.

Nuklearmedizin sollte nicht die bloße technische Ausnutzung von Kernenergie und Anwendung der Kernmeßtechnik in der Medizin bedeuten. Im besonderen Maße muß der Nuklearmediziner, wie die bisherige Erfahrung zeigt, die Synthese einer aufwendigen Technik mit den vielen speziellen Gebieten der klinischen Medizin herstellen können. Durch Teamarbeit mit den Naturwissenschaftlern, durch ständige Gespräche und intensive Zusammenarbeit mit den Spezialisten der medizinischen Fachgebiete kann so der Nuklearmediziner ein Konzentrationspunkt für die sich immer mehr spezialisierenden Einzelgebiete der früheren Hauptfächer der Medizin werden. So betrachtet und mit Betonung der Medizin bedeutet Nuklearmedizin die Entscheidung über den sinnvollen Einsatz einer komplexen Untersuchungstechnik, die Deutung der Ergebnisse und Kenntnisse der Grenzen der Methoden sowie ständige Diskussion über den Einbau der speziellen Aussagen in das Gesamtbild der Diagnostik, Therapie und klinischen Forschung.

6.1.2 Grundlagen der Chemie der Radionuklide

Von den chemischen Elementen kann man künstlich, d.h. mittels des Kernreaktors oder eines Teilchenbeschleunigers, Radionuklide erzeugen. Diese wiederum können in die verschiedensten organischen und anorganischen Verbindungen eingebaut werden. Der Vorteil ist, daß es durch die hochempfindlichen Meßverfahren gelingt, geringste Mengen solcher Verbindungen nachzuweisen. „In vivo" geschieht dies durch Ausnutzung der γ-Strahlung und Messung über dem Organismus oder speziellem Organ und „in vitro" durch Bestimmung der β- und/oder γ-Zerfälle in der Meßprobe.

Im allgemeinen kann man von einer Verbindung nur einzelne Moleküle radioaktiv markieren (oder etikettieren). Diese geringsten Mengen nennt man Tracer, den nicht radioaktiven Anteil der Verbindung bezeichnet man als Träger, also: Radioaktive Verbindung = Träger + Tracer.

Normalerweise werden diese Verbindungen in der Medizin so eingesetzt, wobei der Trägeranteil zu beachten ist, um pharmakotoxische Reaktionen zu vermeiden, und der Traceranteil zur Abschätzung der Strahlenbelastung wichtig ist. Das Verhältnis Tracer zu Träger wird als spezifische Radioaktivität der Verbindung bezeichnet. Je größer der Anteil der markierten Moleküle an der Gesamtmenge ist, um so größer ist die spezifische Radioaktivität.

Spezifische Aktivität

$$= \frac{\text{Tracer}}{\text{Träger}}\left[\frac{\text{mCi}}{\text{mg}}\right] \text{ oder } \left[\frac{\text{mCi}}{\text{mol}}\right].$$

Eine radioaktive Verbindung, die „in vivo“ eingesetzt wird, nennt man Radiopharmakon.

Zu beachten ist jedoch die Regel, daß, je höher die spezifische Aktivität ist, bei Lagerung in Abhängigkeit von der Zeit die „in vitro“-Stabilität durch Radiolyse geringer wird. Damit wird deutlich, daß für die „in vitro“-Stabilität einer chemischen Substanz, die z.B. beeinflußt werden kann durch Temperatur, Licht, Sterilität u.a., bei der radioaktiven Substanz zusätzlich die Möglichkeit der Radiolyse hinzukommt. Diese ist abhängig von der spezifischen Aktivität der physikalischen Halbwertszeit, der Energie der Strahlung und dem Gehalt an zusätzlichen Molekülen, wie z.B. Wasserstoff und Sauerstoff. Es ist daher bei einer entsprechenden Lagerung eines Radiopharmakons seine Reinheit zu überprüfen, um nicht nach Applikation zu falschen Aussagen zu kommen.

Wenn man in einem Molekül ein stabiles Atom durch ein Radionuklid ersetzt, so nennt man dies markieren oder etikettieren. Dabei kann dies ein Radionuklid des gleichen Elementes sein, so z.B. ^{131}J statt dem stabilen Jod, es kann sich aber um ein Radionuklid von einem anderen Element mit ähnlichen chemischen Eigenschaften handeln, so z.B. das Radionuklid ^{75}Se anstelle des Schwefelatoms in der Aminosäure Methionin, da es kein zur „in vivo“-Messung günstiges Radionuklid von Schwefel gibt.

Wir unterscheiden verschiedene Markierungsprinzipien:

1. Die Präparation von Bestrahlungsproben.
2. Die Synthese durch chemisch-präparative Schritte.
3. Die Biosynthese.
4. Der Isotopenaustausch.
5. Die Fremdmarkierung.

Bestrahlungsproben von organischen oder anorganischen Salzen müssen aufgearbeitet und gereinigt werden. Typische Beispiele sind die Erzeugung von ^{131}J, ^{133}Xe oder auch ^{198}Au-Kolloid.

Durch Verwendung radioaktiver Reagenzien können in der üblichen Weise organische Verbindungen markiert werden. Das typische Beispiel für eine biosynthetische Markierung ist die Herstellung von mit ^{57}Co (oder anderen Kobalt-Radionukliden) markiertem Vitamin B_{12}. Dem Kulturmedium, auf welchem Streptomyces griseus wächst, wird das Radionuklid beigegeben. Diese produzieren Vitamin B_{12}, welches so biosynthetisch etikettiert ist.

Geht man von einem inaktiven Molekül aus und ersetzt locker gebundene Atome durch Radionuklide, so nennt man dies Isotopenaustausch. Dies geht besonders bei jodhaltigen Verbindungen, so z.B. zur Markierung von ^{131}J-Hippuran und ^{131}J-Bromsulfthalein. Inaktive Jodatome dissoziieren in einer Lösung mit in entsprechender chemischer Form befindlichen Radionukliden. An die freiwerdenden Stellen treten die letzteren.

Proteine und Fettsäuren haben funktionelle Gruppen, die mit Jod, Chrom oder anderen Radionukliden reagieren, dadurch wird eine Etikettierung erreicht. Diese Methode, die Fremdmarkierung, wird z.B. zur Herstellung von ^{125}J-markiertem Fibrinogen eingesetzt.

Appliziert werden die Radiopharmaka im allgemeinen in flüssiger, gasförmiger oder kolloidaler Form. Zum Radiostoffwechselstudium trinkt der Patient eine wäßrige Lösung von ^{131}J-Chlorid. Radioaktivmarkierte Farbstoffe oder Kontrastmittel werden z.B. zur Bestimmung der Leber-Galle- oder Nierenfunktion intravenös appliziert. Auch radioaktive Edelgase werden physikalisch gelöst in physiologischer

Kochsalzlösung i.m. oder i.v. zu den verschiedensten Untersuchungsverfahren injiziert. Für die Lungeninhalations-Szintigraphie wird ein radioaktives Gas eingeatmet. Je nach Kolloidgröße werden radioaktive Kolloide, so Goldkolloid oder Schwefelsulfitkolloid, unter Ausnutzung einmal der Phagocytosefunktion — wie bei der Leberszintigraphie — oder des Durchmessers der Präcapillaren — bei der Lungenperfussionsszintigraphie — zur Anwendung gebracht.

6.1.3 Radiopharmazeutica, Grundlagen der Radiopharmakologie

Da ein Reaktor oder ein Teilchenbeschleuniger im allgemeinen nicht in unmittelbarer Nähe einer nuklearmedizinischen Untersuchungseinheit sich befinden, müssen die radioaktiven Substanzen käuflich erworben und über weite Strecken transportiert werden. Hierzu gibt es bestimmte Vorschriften. Der Transport und die Anlieferung setzen jedoch eine Zeitspanne von der Produktion bis zur Anwendung voraus. So kann man auf diese Weise Radionuklide bis zu einer physikalischen Halbwertszeit von etwa minimal 12 Std verwenden. Da es aber erstrebenswert ist, noch „kurzlebigere" Radionuklide einzusetzen, hat man die Radionuklid-Generatoren entwickelt.

6.1.4 Radionuklid-Generatoren

Diese bestehen aus einem Radionuklid, welches an ein Austauscherharz oder an Verbindungen wie Al_2O_3, MnO_2 oder ZrO_2 absorbiert ist und eine verhältnismäßig lange physikalische Halbwertszeit hat. Dieses nennt man auch Muttersubstanz. Diese ist in einem Glaszylinder mit einer Glasfritte als Boden untergebracht und mit einer Bleiabschirmung versehen. Beim Zerfall des „Mutter-Radionuklids" entsteht ein kurzlebiges Tochter-Radionuklid, welches man aus der Glassäule einfach eluieren kann. Als Beispiel soll das Generatorsystem Molybdän-90-Technetium-99m besprochen werden.

Das Mutter-Radionuklid Molybdän-99 zerfällt mit einer physikalischen Halbwertszeit von 67 Stunden, und es entsteht dabei kontinuierlich und trägerfrei das Tochter-Radionuklid Technetium-99m. Mit physiologischer Kochsalzlösung wird letzteres eluiert. Da es danach erneut zu einem Gleichgewicht Mutter- und Tochter-Radionuklid entsprechend der physikalischen Halbwertszeit kommt, kann wieder eluiert werden, jedoch fällt die Radioaktivitätsmenge des Tochter-Radionuklides entsprechend ab. Die heute wichtigsten und in Gebrauch befindlichen Systeme sind (Tabelle 6.1):

Tabelle 6.1

Mutter-Radionuklid	T 1/2 phys.	Tochter-Radionuklid	T 1/2 phys.	Anwendungsgebiet (Szintigraphie)
^{99}Mo	2,8 d	^{99m}Tc	6,0 h	Hirn, Speicheldrüsen, Schilddrüse, Bluträume, Lunge, Leber, Niere
^{113}Sn	118 d	^{113m}In	1,7 h	Bluträume, Radiokardiographie, Leber, Niere, Lunge
^{87}Y	3,3 d	^{87m}Sr	2,8 h	Knochen
^{132}Te	3,2 d	^{132}I	2,3 h	Schilddrüse

Die so gewonnenen Radionuklide können durch spezielle Markierungsverfahren in Substanzen eingebaut werden, die für die Darstellung oder Funktionsbestimmung einzelner Organe von Bedeutung sind.

Eine ständige Kontrolle der Qualität der am Untersuchungsort erzeugten Radiopharmaka ist eine unabdingbare Forderung.

6.1.5 Kriterien zur Beurteilung der Qualität eines Radiopharmakons

Die wichtigsten Kriterien, die zu beachten sind, bevor ein Radiopharmakon zum Einsatz kommt, sind:

Chemische Reinheit — radiochemische Reinheit — Sterilität — Pyrogenfreiheit andere Faktoren, wie z. B. pH-Wert, Teilchengröße.

Für die chemische Reinheit ist diese der Ausgangssubstanzen und die zusätzlichen Möglichkeiten der Verunreinigung während der Synthese zu bachten:

Chemische Reinheit = % Gewichtsanteil des gewünschten Radiopharmakons.

Radiochemische Reinheit bedeutet möglichst keine andere Bindung des Radionuklides außer an der bestimmten Stelle im markierten Molekül. So gibt es oft bei ^{131}J-markierten Verbindungen Jodidreste, die bei Einsatz des Radiopharmakons zu falschen Werten führen. Die Kontrolle auf chemische und radiochemische Reinheit erfolgt durch analytische Methoden, z. B. alle Arten der Chromatographie und Elektrophorese.

Wie bei allen Pharmazeutica, die parenteral zur Anwendung kommen, ist auch bei den Radiopharmazeutica die Sterilität und die Pyrogenfreiheit zu fordern. Besonders ist bei den Eigenpräparationen auf diese von Glasgeräten und Lösungen zu achten. Auch wenn die physikalische Halbwertszeit des eingesetzten Radionuklides die vorgeschriebenen Testzeiten (z. B. 4 Wochen oder 10 Tage) auf Sterilität und Pyrogenfreiheit nicht zulassen, muß der gesamte Arbeitsgang, der immer in gleicher Weise durchgeführt werden muß, kontrolliert werden.

6.1.6 Radionuklidkinetik

Eine radioaktive Substanz wird zu diagnostischen oder therapeutischen Zwecken einem Organismus zugeführt, so z. B. für den Radiojodtest oral, zur Leberdarstellung intravenös, zur Muskeldurchblutungsmessung intramusculär, zur Szintigraphie von Lymphknoten subcutan. Danach verteilt sich die Substanz in einem ihr spezifischen Raum oder Volumen, so z. B. in den extracellulären oder intracellulären Flüssigkeitsraum. Der Verteilungsraum Gewebe ist beim Menschen sehr schwer zugänglich, der intravasale Raum dagegen sehr gut. Es gelingt leicht, die Konzentrationsänderung des radioaktiven Indikators intravasal zu bestimmen. Diese Änderung ist gleich Null, wenn der Indikator an Transportsysteme, wie celluläre Bestandteile des Blutes (z. B. Erythrocyten) oder größere Proteine (z. B. Transferrin) gebunden ist, die nicht extravasal gehen. Andererseits kann ein Gleichgewicht zwischen Blut und Gewebekonzentration entstehen. Dann ist der Verteilungsraum definiert als eine Volumeneinheit, in der die radioaktive Substanz sich in gleicher Konzentration wie im Blutplasma befindet. Durch aktive Stoffwechselvorgänge kann sich aber auch ein spezieller Verteilungsraum einstellen, so z. B. für radioaktive Partikel bestimmter Größe die Kupfferschen Sternzellen der Leber.

Die Beachtung der für eine radioaktive Substanz spezifischen Verteilungsräume sind für den diagnostischen und therapeutischen Einsatz entscheidend.

So sucht man immer noch nach den radioaktiven Indikatoren, die für bestimmte Tumoren und nur in diesen ihren Verteilungsraum haben.

Die Verteilungsräume können sich aus verschiedenen Teilen = Kammern = Kompartimente zusammensetzen, in denen in der Zeiteinheit eine radioaktive Substanz eine homogene Konzentration erreicht. Diese Kompartimente können hintereinander oder nebeneinander geschaltet sein. Trennungslinien zwischen den Kompartimenten können durch biologische Strukturen, z. B. Grenzflächen oder Stoffwechselvorgänge, aber auch als Modell angenommen gelten und basieren auf chemischen, biologischen und physikalischen Eigenschaften. Die Masse einer Substanz in einem abgeschlossenen Verteilungsraum bezeichnet man als Pool. Hat man einen Pool und wird dieser durch Eliminationsvorgänge abgebaut, so nennt man dies Clearance. Bei der totalen Clearance spielen alle Vorgänge der Elimination der radioaktiven Substanz, wie Ausscheidung durch den Darm, die Lungen, die Haut, die Nieren und sonstige biochemische Vorgänge eine Rolle. Mit renaler Clearance bezeichnet man die Ausscheidung einer radioaktiven Substanz nur durch die Nieren allein.

Wird ein Pharmakon durch ein anderes oder einen anderen Stoff reversibel aus seiner Bindung bzw. den normalen Stoffwechselablauf verdrängt, so nennt man diesen Vorgang *Kompetition*. Dies spielt besonders bei der Proteinbindung z. B. zum Transport, eine Rolle. Aber auch für diagnostische Zwecke kann dieser Prozeß ausgenutzt werden. So ergibt die Funktionsdiagnostik der Leber mit dem Radiopharmakon ^{131}J-Bengalrosa in Grenzbereichen auch Normalwerte. Wird aber inaktives Bromsulphthalein zusätzlich und gleichzeitig appliziert, werden die Funktionsparameter in gegebenen Fällen pathologisch. Ähnlich verhält es sich mit der PAH-Belastungs-Radionephrographie, bei der zusätzlich zum ^{131}J-Radiohippuran PAH appliziert wird. Da der gleiche Stoffwechsel bzw. Ausscheidungsmechanismus gegeben ist, kommt es durch die kompetitive Hemmung, hier auch als Belastung aufzufassen, zu einer Verdeutlichung des gestörten Mechanismus.

Die Darstellung der einzelnen nuklearmedizinischen Untersuchungsverfahren wird deutlich machen, daß als die wichtigsten physiologischen Prinzipien beim Einsatz der Radiopharmazeutica aufzuzählen sind:

1. Verdünnung in bestimmten Räumen.
2. Austausch, Diffusion, Stoffwechsel.
3. Aktiver Transport.
4. Partikelfixation durch Phagocytose oder Capillarblockade.
5. Elimination radioaktiver, aber geschädigter Erythrocyten (Sequestierung.

Die *Pharmakotoxicität* ist wegen der eingesetzten geringen Substanzmengen im allgemeinen eine zu vernachlässigende Größe. So kann die Radionephrographie mit ^{131}J-Ortho-Jod-Hippursäure auch bei Patienten, die allergisch gegen Jod sind und einer Kontrastmitteluntersuchung der Nieren auf keinen Fall unterzogen werden dürfen, ohne jeglichen Nebeneffekt durchgeführt werden. Die Radiotoxicität und die Strahlenbelastung bei Einsatz der Radiopharmazeutica werden an anderer Stelle (S. 405) abgehandelt.

6.1.7 Prinzipien nuklearmedizinischer diagnostischer Verfahren

Man unterscheidet „*in vivo*" und „*in vitro*" Verfahren. In vivo werden die Radiopharmazeutica dem Patienten appliziert und die Untersuchung in zeitlicher Folge als Funktionsdiagnostik oder aber in räumlicher Darstellung der Radioaktivitätsverteilung als Lokalisationsdiagnostik durchgeführt. Bei den „in vitro"-Tests werden vom Patienten gewonnenen Proben, z. B. Serum oder Urin, radioaktive Testsubstanzen zugesetzt, der Patient selbst kommt mit der Radioaktivität nicht in Berührung.

Wesentlich ist, daß die nuklearmedizinisch-diagnostischen Verfahren für den Patienten wenig belastend sind, da γ-Strahlen verwendet und somit die Messungen von außen vorgenommen werden. Zur Zeit gibt es viele Verfahren, die als „Screening-Tests" eine wichtige Rolle in der Klinik spielen.

Nach Applikation einer radioaktiven Substanz läßt sich deren Verteilung, spezifische Anreicherung und Ausscheidung in einem Organ oder Organsystem in der Zeitabhängigkeit verfolgen. Hier können rasche Zeitabläufe, z. B. bei der Radiokardiographie 20–30 sec oder aber auch langsam ablaufende, z. B. bei den Leber-^{131}J-Sulphthaleintests 45 min, gemessen werden. Zur szintigraphischen Darstellung eines Organs mit den normalen Szintigraphiegeräten (Scanner) muß man Radiopharmazeutica verwenden, die möglichst während der Untersuchungszeit (10–30 min) durch Stoffwechselvorgänge sich innerhalb des Organs

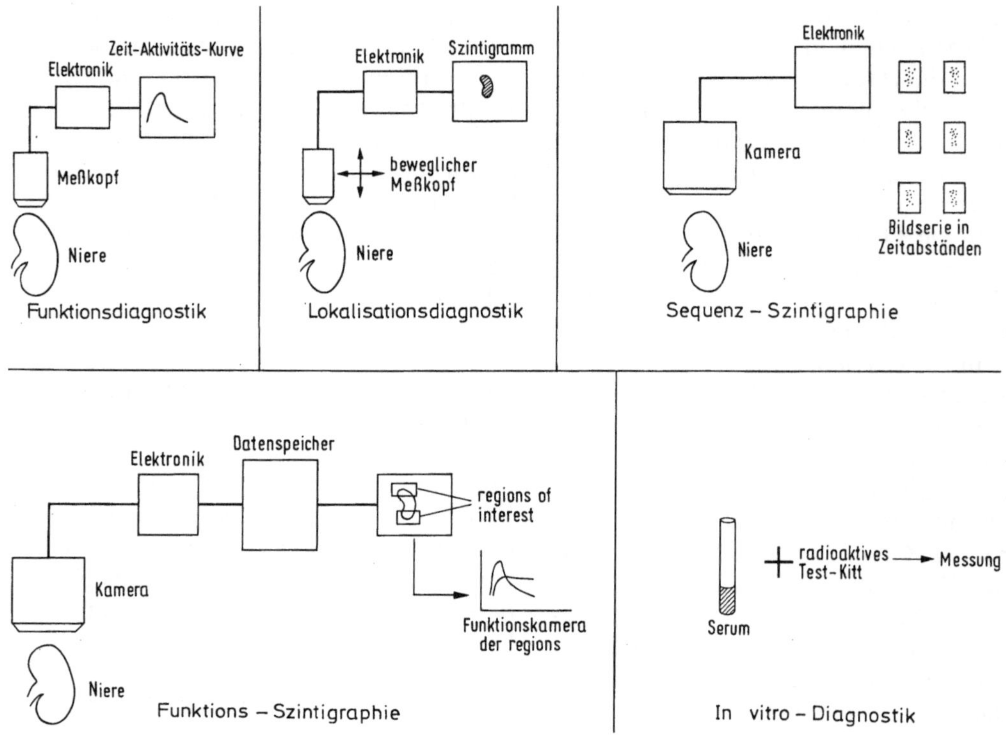

Abb. 6.1. Schematische Darstellung der verschiedenen Grundprinzipien nuklearmedizinischer Untersuchungsverfahren

nicht verlagern. Sonst erfaßt man während einer Untersuchung verschiedene Funktionszustände des Organs in einem Bild. Eine ideale Kombination der Funktions- und Lokalisations-Diagnostik ist mit der Szintillationskamera möglich.

Die Aufzeichnung der Radioaktivitätsverteilung in einem Organ durch Anfertigung von mehreren Szintiphotos in zeitlichen Abständen bezeichnet man als *Sequenzszintigraphie.*

Werden die in Zeitabständen aufgenommenen Daten nicht als Photos, sondern als Datenblocks in einen Datenspeicher gegeben und anschließend bestimmte Zonen eines Organs = "regions of interest" nach Betrachtung der Bilder markiert und von diesen Funktionskurven angefertigt, so bezeichnet man dies als *Funktions-Szintigraphie* (s. Abb. 6.1).

6.2 Nuklearmedizinische Diagnostik — Spezieller Teil

Der Einsatz des für die diagnostische Fragestellung günstigsten Radiopharmakons und eines optimalen Gerätesystems sind Grundvoraussetzung für eine hohe diagnostische Effektivität. Dabei bedeutet optimales Gerätesystem nicht etwa nur ein mit hohen Investitionen verbundenes System mit Datenverarbeitung, sondern gemeint ist z. B. die Auswahl entsprechender Kollimatoren, die Abschätzung der richtigen Meßzeiten, die Bestimmung der Strahlenbelastung u. a. Um dies zu erreichen, ist eine genaue Kenntnis der pathophysiologischen Grundlagen erforderlich. Es bedarf auch hier wie in anderen Fachgebieten der Medizin einer bestimmten Erfahrung.

Das bloße Sammeln von Meßdaten und Bildern ohne eine entsprechende Deutung und ohne den Einbau der Ergebnisse in die Gesamtstruktur der klinisch-diagnostischen Schritte bedeutet eine schlechte Nuklearmedizin.

So betrachtet ist die nuklearmedizinische Diagnostik für jedes Organ und Organsystem trotz oft gleicher Meßmethodik im einzelnen zu erlernen.

6.2.1 Schilddrüse

6.2.1.1 Pathophysiologische Übersicht

Die Aufgabe der Schilddrüse ist die Synthese und Inkretion der Schilddrüsenhormone Trijodthyronin und Thyroxin. Da beide Hormone Jod enthalten, bietet sich das Radionuklid ^{131}J sowohl für diagnostische als auch therapeutische Maßnahmen an.

Der Jodstoffwechsel, den man mit diesem verfolgen kann, kann in vier Schritte unterteilt werden:

1. *Jodination*, d.h. gegen ein Konzentrationsgefälle gelangt Jodid aus dem Serum in die Schilddrüsenzellen und wird von Peroxidasen zu elementarem Jod oxidiert.

2. *Jodisation.* An die Aminosäure Tyrosin wird das Jod organisch gebunden. Es entstehen die Hormonvorläufer Monojodtyrosin und Dijodtyrosin. Diese besitzen keine spezifische hormonelle Aktivität.

3. *Kondensation und Speicherung.* Die Hormonvorläufer werden zusammengefügt, es entstehen Trijodthyronin und Thyroxin. Diese werden an ein hochmolekulares Glucoprotein, das Thyreoglobulin, gebunden und gespeichert.

4. *Incretion.* Durch Enzyme wird das Thyreoglobulin aufgespalten, und es erfolgt die Abgabe von Trijodthyronin (T_3) sowie Thyroxin (T_4) in das Blut.

Präalbumin und Globuline des Serums binden und transportieren so das T_3 und T_4, davon 99% des T_4 und 50% des im Blut vorhandenen T_3.

Der tägliche Jodbedarf des Menschen beträgt 50–250 ng. Der Normbereich des proteingebunden L-Thyroxin wird mit 5,5–12,5 µg/100 ml Blut angegeben. Das freie Thyroxin liegt bei einer Konzentration von 1–3 ng/100 ml. Der Trijodthyroningehalt wird je nach Bestimmungsmethode zwischen 80 und 170 ng% bei Normalpersonen angegeben.

Ein *Regelkreis* steuert die Synthese und Inkretion der Schilddrüsenhormone. Der Hypophysenvorderlappen produziert ein stimulierendes Hormon (Thyreoidea-stimulierendes Hormon, TSH). Die Produktion ist abhängig von dem Schilddrüsenhormonspiegel im Blut. Die nächst höhere Schaltstufe ist der Hypothalamus, der sogenanntes Releasing-Hormon, hier TRH, produziert, welches wiederum die Hypophysen steuert. Aber auch dieser Mechanismus ist von der Schilddrüsenhormonkonzentration im Blut abhängig. Somit ergibt sich folgender Regelkreis (s. Abb. 6.2).

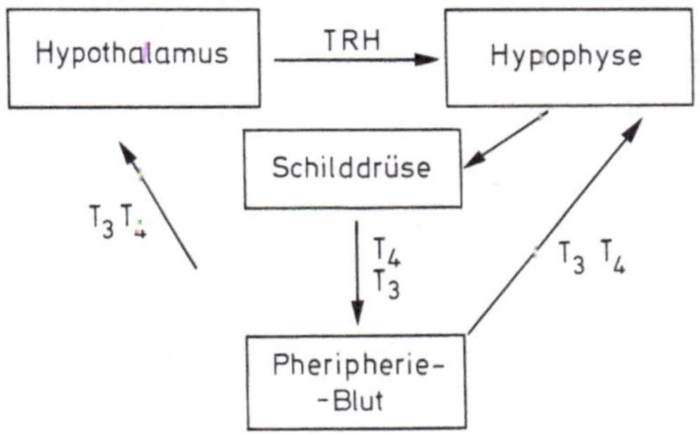

Abb. 6.2. Regelkreis der Schilddrüsen-Hormon-Produktion

Hyperthyreose

Übersteigerte Zufuhr von Thyroxin und Trijodthyronin an den Organismus verursacht die Krankheitsgruppe, die man Hyperthyreose nennt.

Im allgemeinen geschieht dies durch eine gesteigerte Incretion der Schilddrüsenhormone, aber man kann auch durch Überdosierung von Schilddrüsenhormonen zu der gleichen Symptomatik kommen. Die

Pathogenese der Hyperthyreose ist noch nicht ganz geklärt. Eine wichtige Beobachtung ist, daß Antikörper gegen Schilddrüsenbestandteile bei Patienten mit dieser Erkrankung vermehrt im Blut gefunden werden (Autoimmun-Genese). Weiterhin ist ein anderer Faktor erarbeitet worden, der wie TSH auf die Schilddrüse wirkt, aber peripheren Ursprungs sein muß, wahrscheinlich ein Immunglobulin: Long Acting Thyroid Stimulator (LATS) genannt. Vermehrte exogene Zufuhr kann auch eine Hyperaktivität der Schilddrüse auslösen, die nicht mehr dem Regelkreis (der Steuerung) unterliegt. Man bezeichnet dies als autonome Funktion der Schilddrüse oder eines Teiles des Organs. Bei dieser übermäßigen Hormonzufuhr wird durch den intakten Regelmechanismus die TSH-Incretion in der Hypophyse gehemmt. Ist dagegen der Regelmechanismus am Hypophysenvorderlappen defekt, dann kann auch die Schilddrüsenhormonproduktion enthemmt sein. Gleichzeitig können dabei hypophysäre Faktoren entstehen, die zu Augensymptomen oder zu einer Dermopathie führen. Wir unterscheiden also:

1. *Hyperthyreosen mit und ohne endokriner Ophthalmo- und Dermopathie*
Hyperthyreose ohne Schilddrüsenvergrößerung (Struma)
Hyperthyreose mit Struma diffusa
Hyperthyreose mit Struma nodosa (Knotenstruma)

2. *Hyperthyreose ohne endokrine Opthalmo- und Dermopathie*
Autonomes Adenom
Hyperthyreose durch Adenocarcinom der Schilddrüse
Hyperthyreose bei Schilddrüsenentzündung

3. Sonderformen

Hypothyreose

Ein Mangel an Schilddrüsenhormonen in der Peripherie verursacht das Krankheitsbild Hypothyreose.

Wir unterscheiden angeborene und erworbene Hypothyreosen. Bei den erworbenen noch primäre und sekundäre. Angeborene Hypothyreosen sind z.B. die Schilddrüsenaplasie und -dysplasie. Primär erworbene Hypothyreosen sind idiopathisch, entzündlich, postoperativ oder durch medikamentöse bzw. Radiojod-Therapie erzeugte. Sekundäre Hypothyreosen entstehen nach TSH-Mangel durch Hypophysenlappeninsuffizienz.

Schilddrüsenvergrößerungen
Liegt ein normaler (euthyreoter) Stoffwechsel der Schilddrüse vor, besteht keine Entzündung oder Malignität, jedoch eine Vergrößerung des Organs, so bezeichnet man dies als „Blande Struma".

Auf die einzelnen Formen und ihre Gegenüberstellung zu den Entzündungen und Schilddrüsenkrebs wird bei der Beschreibung der Szintigraphie der Schilddrüse eingegangen.

6.2.1.2 Nuklearmedizinische Schilddrüsendiagnostik

Als Radionuklide stehen zur Verfügung (Tabelle 6.2):

Tabelle 6.2

Nuklid	Physikalische Halbwertszeit	Energie in MeV Art der emittierten Strahlung	
^{123}J	13,3 Std	K	100%
		γ 0,159	83%
^{125}J	60,2 Std	K	100%
		γ 0,035	7%
^{128}J	25 min	β 2,12	76%
		K	6,3%
		γ 0,460	14%
^{131}J	8,05 Std	β 0,610	87,2%
		γ 0,364	79%
^{132}J	2,26 Std	β 0,8–2,14	15,24%
		γ 0,520	21,5%
		0,670	100%
		0,780	84%
^{99m}Tc	6,05 Std	γ 0,140	90%

Für die Routine-Meßtechnik benutzt man als Gerätegrundausstattung

1. einen Meßplatz mit einer Szintillationsmeßsonde, Spezialkollimator, Zeit- und Zähleinheit,
2. ein Szintigraphiegerät (3- oder 5-Zoll-Scanner),
3. einen Bohrloch-Szintillationszähler, möglichst als automatisches Gerät.

An speziellen Untersuchungsverfahren unterscheidet man:

6.2.1.3 Radiojodstoffwechselstudium (Radiojodtest, Zweiphasentest)

Appliziert werden 5–50 μCi ^{131}J als Jodid oral. Der Patient soll 2 Std vor der Applikation nichts gegessen haben. Die Aufnahmespeicherung und die Abgabe der Radioaktivität durch die Schilddrüse wird mittels des Funktionsmeßplatzes in zeitlichen Abständen, z.B. 2, 7, 24, 48 Std, gemessen. Es ergeben sich charakteristische Kurven (s. Abb. 6.3).

Zu einem bestimmten Zeitpunkt (z.B. 32 oder 48 Std) wird Blut abgenommen, Serum gewonnen und die Gesamtradioaktivität sowie die Radioaktivität der gefällten Proteine als PB^{131}J/l Serum bestimmt. Die Normwerte liegen bei 0–25% der applizierten Dosis pro Liter Serum. Es gibt eine Reihe von Modifikationen dieses Testes.

Dieser Zweiphasentest erlaubt nur eine Analyse des intrathyreoidalen Jodumsatzes, er allein ergibt keine weitgehende Aussage über die Schilddrüsenerkrankung.

Der Umsatz ist beschleunigt 1. bei Hyperthyreose, 2. bei einem verkleinerten Schilddrüsen-Jodraum, z.B. Strumaresektion, Radiojodtherapie, 3. bei endokrinen Ophthalmopathien und autonomen Adenomen ohne peripheren Hypermetabolismus, 4. nach Absetzen von Schilddrüsenmedikamenten (Rebound-Phänomen), 5. Jodfehlverwertung.

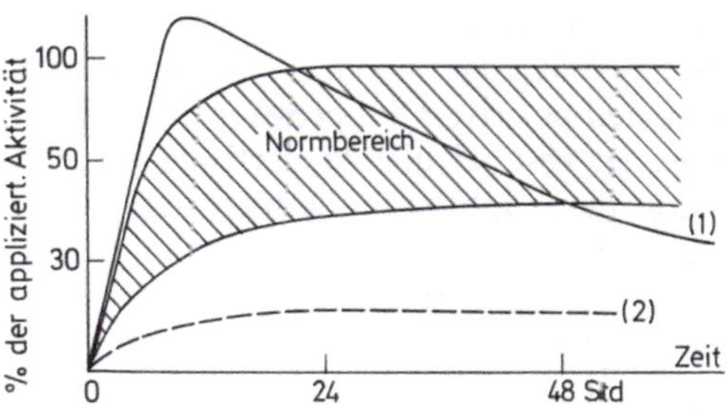

Abb. 6.3. Radiojod-Aufnahmekurven nach oraler Applikation von 131 J. 1) Kurve eines beschleunigten intrathreoidalen 131 J-Umsatzes. 2) Kurve einer niedrigen 131 J-Aufnahme

Der Umsatz ist erniedrigt 1. bei Hypothyreose, 2. bei starker Schilddrüsenvergrößerung, 3. bei Einwirkung bestimmter Medikamente.

Zu beachten ist besonders, daß das Radiojodstoffwechselstudium durch exogene Einflüsse verfälscht werden kann. Jodverbindungen jeglicher Art, so Kontrastmittel, anorganische Jodsalze, Schilddrüsenhormone supprimieren den ^{131}J-Umsatz. Antithyreoidale Substanzen verfälschen ebenfalls den Aussagewert. Es ist wichtig, den Patienten vor dem Test genauestens auf eine mögliche Prämedikation zu befragen. Eine Tabelle mit allen das Jodstoffwechselstudium beeinflussenden Substanzen gehört an den Arbeitsplatz.

6.2.1.4 Suppressionstest, TSH-Test, TRH-Test

Nachdem ein Radiojodfunktionsstudium durchgeführt wurde, wird Schilddrüsenhormon, z.B. Trijodthyronin 100 μg/Tag, über mindestens 6 Tage appliziert und anschließend erneut die gleiche Aktivitätsmenge ^{131}J wie bei dem Basistest oral dem Patienten verabfolgt. Neuerdings führen wir den Suppressionstest nach oraler Applikation von 3 mg L-Thyroxin und wie bei Durchführung des Suppressionstestes beschrieben nach 8 Tagen durch. Dieser Test ist sicherer überschaubar, da die Patienten unter Kontrolle das L-Tyroxin einnehmen, und außerdem kommt es zu weniger Nebenreaktionen. Sind dann die über der Schilddrüse gemessenen Aufnahmewerte um mindestens 20% abgesunken, so handelt es sich um einen positiven Suppressionstest. Negativ ist der Test bei allen Hyperthyreosen und endokrinen Ophthalmopathien (sehr wichtig: auch euthyreoten). Mittels der Szintigraphie lassen sich autonome Adenome so leicht erkennen. Der Wert der Methode liegt auch besonders bei der Klärung differentialdiagnostisch zweifelhafter Fälle.

Zur Abgrenzung der primären gegen die sekundäre Hypothyreose wird der TSH-Test angewendet. Bleibt nach dem Basistest die ^{131}J-Aufnahme nach Injektion von 5–10 I.E. Thyreotropin an zwei aufeinanderfolgenden Tagen und am dritten Tag erneuter ^{131}J-Gabe gleich niedrig, so handelt es sich um eine primäre, bei Anstieg über 10% um eine sekundäre Hypothyreose. Dieser Test wird auch zur Bestimmung des normalen Schilddrüsengewebsvolumens bei einem autonomen Adenom mittels der Szintigraphie herangezogen.

Um meßbare Mengen TSH auch bei euthyreoten Patienten freizusetzen, injiziert man das neuerdings zur Verfügung stehende Thyreotropin-Releasing-Hormon (TRH). Der TRH-Test wird folgendermaßen durchgeführt: Vor und 30 min nach i.v.-Applikation von 200 μg TRH wird bei dem Patienten Blut abgenommen und in diesen Blutproben der TSH-Wert bestimmt. Euthyreote Patienten zeigen nach TRH-Applikation einen Anstieg des TSH-Spiegels. Hyperthyreote Patienten zeigen keinerlei Anstieg des TSH-Spiegels. Auch eine Unterscheidung von primärer und sekundärer Hypothyreose gelingt mit dem TRH-Test. Während bei der primären Hypothyreose die TSH-Werte erhöht sind und nach Gabe von TRH noch weiter erhöht werden, ist bei der sekundären hypophysären Hypothyreose der TSH-Wert erniedrigt und kann im Gegensatz zur sekundären hypothalamischen Hypothyreose auch nicht durch TRH-Gabe erhöht werden. Somit ist durch den TRH-Test eine methodisch einfache, aber für die Klinik in ihrer Aussage doch sehr weitgehende Methode gegeben.

6.2.1.5 Schilddrüsen-spezifische „in vitro"-Diagnostik

T_3-Test

Wie beschrieben, sind die Schilddrüsenhormone im Serum an bestimmte Proteine gebunden. Dabei ist die Menge der gebundenen Proteine bei einer Hyperthyreose größer, bei einer Hypothyreose kleiner als normal. Das heißt, es besteht eine unterschiedliche Besetzung der Bindungsvalenzen der Proteine. Fügt man einer Serumprobe radioaktiv-markiertes ^{125}J-Trijodthyronin bei, so wird entsprechend der freien Bindungsvalenzen mehr oder weniger gebunden. Die nicht gebundene Radioaktivität wird durch Ionenaustauscher (Anionen) aus der Probe entfernt. Die an das Serum gebundene Radioaktivität wird gemessen. Setzt man den bei einem euthyreoten Standardserum gemessenen Bindungswert gleich 1,0, so liegt der Bindungsindex für Hyperthyreosen unter 0,9 und für Hypothyreosen über 1,1. Der Test kann mit im Handel befindlichen Test-Bestecken (Kid) durchgeführt werden.

Schwangerschaft, Oestrogen-Medikation, Salicylate, Steroide und andere Medikamente können die Bindungskapazität verändern. Aus diesem Grunde ist der Test nur in Kombination mit anderen klinischen Verfahren zu einer exakten Diagnostik zu verwerten.

T_4-Test

Radioaktives Thyroxin (^{125}J-T_4) wird an ein Referenz-Thyroxin bindendes Globulin (TBG) angekoppelt. Aus dem Patientenserum wird das Gesamtthyroxin durch Alkoholextraktion gewonnen. Beide Teile werden zusammengebracht. Da es sich um einen Vorgang der kompetitiven Verdrängung handelt, wird im Sinne einer Gleichgewichtsreaktion radioaktiv-markiertes Thyroxin freigesetzt. Nach Entfernung des nunmehr nicht mehr an Globulin gebundenen radioaktiven Thyroxins wird der Anteil der gebunden gebliebenen Radioaktivitätsmenge gemessen.

Durch Einsatz bekannter T_4-Konzentrationen wird eine Eichkurve hergestellt und mit dieser die Meßergebnisse verglichen. Der Normbereich liegt im allgemeinen zwischen 4,5 und 12,5 µg/100 ml Serum. Bei Hyperthyreose ist der Wert über die Norm erhöht, bei Hypothyreose erniedrigt.

Zu merken ist, daß der T_4-Test unabhängig von Jodverunreinigung ist, jedoch Schwangerschaft, Oestrogene, Eiweißgehalt des Serums, anabole Steroide, Sulfonamide und andere Medikamente den Test verfälschen können. Auch für diesen Test gibt es im Handel fertige Kids.

Jod—^{127}-Test

Dieses rein chemische Analysenverfahren wird mit dem Autoanalyzer durchgeführt. Die jodhaltigen Proteine des Serums werden durch Präcipitation ausgefällt und anschließend verascht. Es entsteht Jodid, welches mikroanalytisch durch katalytische Reduktion von Cer-Ionen durch Arsensalze nachgewiesen wird, dies bedeutet eine Entfärbung der Lösung, die photometrisch gemessen wird. Der Normwert dieser unspezifischen Proteinjodbestimmung liegt zwischen 3,0 und 8,5 µg $PB^{127}J$/100 ml Serum. Jodhaltige Kontrastmittel und Medikamente verfälschen die Werte sehr (Jodverseuchung).

Es gibt noch andere schilddrüsenspezifische in vitro-Verfahren. Hierunter sind einige, die mit der Entwicklung einer verfeinerten Technik besonders an diagnostischer Bedeutung gewinnen, so z.B. die radioimmunologische Bestimmung von Trijodthyronin, TSH, Thyronin sowie die Bestimmung der antithyreoidalen Autoantikörper.

6.2.1.6 Schilddrüsen-Szintigraphie

Als Radiopharmaka verwendet man im allgemeinen ^{131}J, besonders gleichzeitig mit der Durchführung des Radiojodstoffwechselstudiums. Weiterhin eignet sich auch noch das ^{99m}Tc-Pertechnetat; bei letzterem müssen jedoch die Untersuchungszeiten eingehalten werden, da es in der Schilddrüse nicht organisch gebunden wird. 10 min nach i.v.-Applikation von 500 µCi ^{99m}Tc wird die Untersuchung begonnen. Im Verlauf des ^{131}J-Testes wird nach Applikation von 10–50 µCi etwa nach 24 Std untersucht. ^{99m}Tc wird wegen der geringen Strahlenbelastung hauptsächlich bei Kindern und im jugendlichen Alter verwendet. Ein in seinen Eigenschaften, d.h. physikalischer Halbwertszeit, Strahlenart, Strahlenenergie, sehr geeignetes Radionuklid ist das ^{123}J. Dies kann aber nur in der Nähe eines Zyklotrons benutzt werden, da es nur von diesem produziert werden kann.

Mittels der Szintigraphie wird die Form, Lage und Größe eines Organs zweidimensional (flächenhaft) dargestellt. Außerdem wird eine Aussage über die Radioaktivitätsverteilung in diesem Organ gemacht.

Dies gilt für alle Organszintigraphien. In der Diagnostik der Schilddrüsenerkrankungen hat sich die Szintigraphie so bewährt, daß sie als ein notwendiges Standard-Untersuchungsverfahren anzusehen ist.

Neben der Größe des Organs, deren Bestimmung auch für die Berechnung therapeutischer ^{131}J-Aktivitätsmengen wichtig ist, spielt die Beurteilung des Speicherungsmusters eine wichtige Rolle. Zunächst unterscheiden wir sogenannte heiße und kalte Knoten, weiterhin fleckig aufgelockerte Speicherung und Radiojodspeicherung außerhalb des Schilddrüsenbereiches.

Die Schilddrüse, die als normal angelegtes Organ ein Gewicht von 20–30 g hat, stellt sich im Szintigramm in typischer Schmetterlingsform dar. Die Schilddrüsendystopien sind entlang des Ductus thyreoglossus zu suchen, so der Lobus pyramidalis und die Zungengrundstruma. Sehr selten findet man eine Struma ovarii.

An Schilddrüsenvergrößerungen mit den verschiedenen Funktionszuständen finden wir

die Struma diffusa hyperplastica,
gleich allgemein vergrößerte Schilddrüse mit homogener Speicherung,

im jugendlichen Alter mit hoher Jodanreicherung als iodavide, juvenile Struma bezeichnet.

Neben der vergrößerten Schilddrüse mit gleichmäßiger Radioaktivitätsbelegung unterscheiden wir die verkleinerte. Hier handelt es sich um Hyperplasien bei verminderter hypophysärer Stimulation. Man muß aber auch an eine narbige Schrumpfung nach abgelaufener Thyreoiditis oder nach ^{131}J-Therapie denken.

Vergrößerte oder nicht vergrößerte Schilddrüsen mit unregelmäßiger Aktivitätsspeicherung weisen auf diffuse regressive Veränderungen oder auf Entzündungen hin. Umschriebene Stellen mit verminderter Radioaktivitätseinlagerung findet man bei Blutungen, Abscessen, Gewebeveränderungen nach focaler Thyreoiditis, Kolloidcysten, regressiven Adenome und Metastasen.

Große Cysten und Schilddrüsenmalignome von mindestens 1–2 cm Durchmesser sind im Szintigramm als Stellen mit ganz wenig Radioaktivität sichtbar. Diese bezeichnet man als „kalte" Knoten.

Eine artspezifische Diagnostik ist mittels der Szintigraphie nicht möglich, erst die Kombination mit anderen Untersuchungsverfahren kann hier zu einem Ergebnis führen.

Wenn die Schilddrüse vergrößert ist und Anteile über die Norm hinaus in den Thoraxraum gelagert sind, so bezeichnet man dies als *retrosternale Struma*. Mittels der Szintigraphie läßt sich diese sehr leicht lokalisieren. Differentialdiagnostisch ist dies ein wichtiges Verfahren zur weiteren Abklärung von Verschattungen des oberen Mediastinums im Röntgenbild.

Umschriebene Bezirke mit verstärkten Radiojodeinlagerungen können auf einen hyperplastischen Prozeß oder auf ein *autonomes Adenom* hinweisen. Die Differentialdiagnostik des autonomen Adenoms kann nuklearmedizinisch vollständig abgeklärt werden. Bei einem Basistest findet man einen „heißen" Knoten; dieser verliert nicht an Radioaktivitätseinlagerung nach Subpression. Um feststellen zu können, ob noch übriges funktionsfähiges Schilddrüsengewebe vorhanden ist, wird ein TSH-Test an-

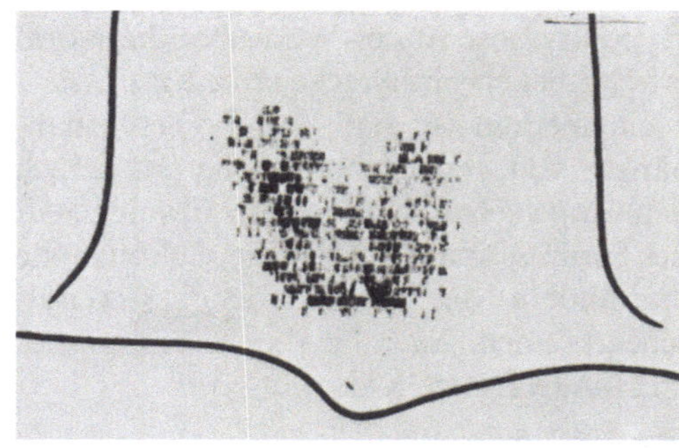

Abb. 6.4. Szintigramm einer normalen Schilddrüse 24 Std. nach oraler Applikation von uCi 131 J

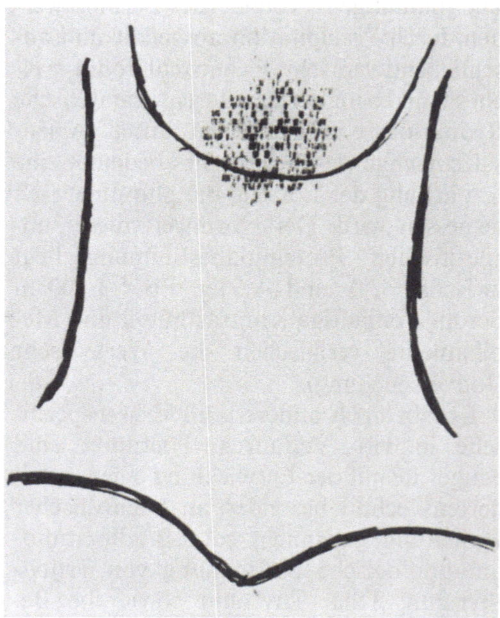

a

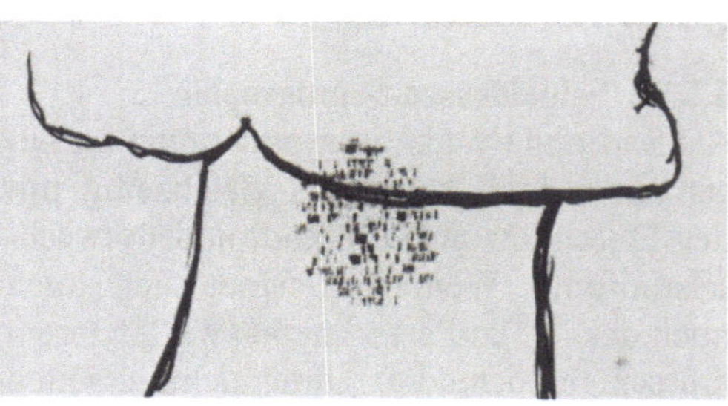

b

Abb. 6.5a u. b. 131 J-Szintigraphie einer Zungengrundstruma von vorn und seitlich

geschlossen. Es stellten sich neben dem heißen Bezirk, der unter Umständen nach TSH wenig Radioaktivität speichert (Leer-

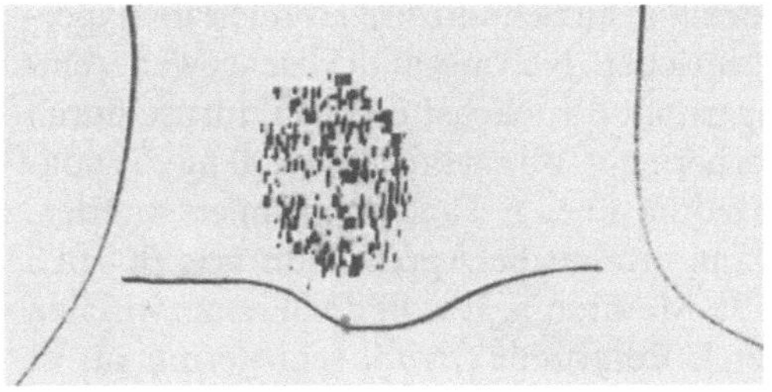

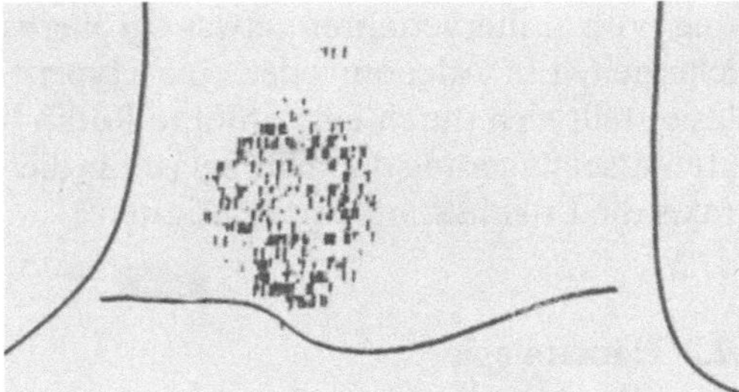

Abb. 6.7

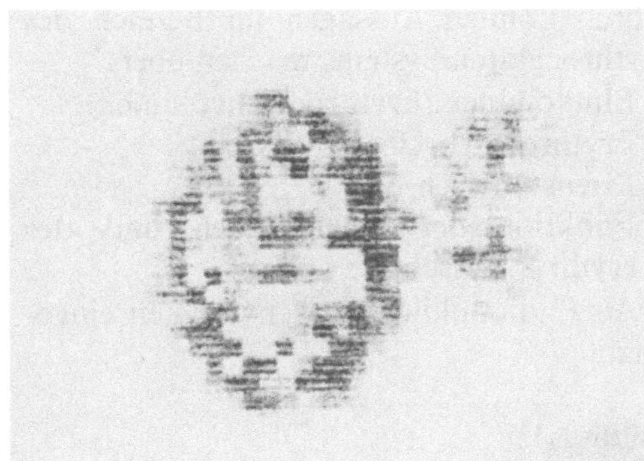

Abb. 6.8

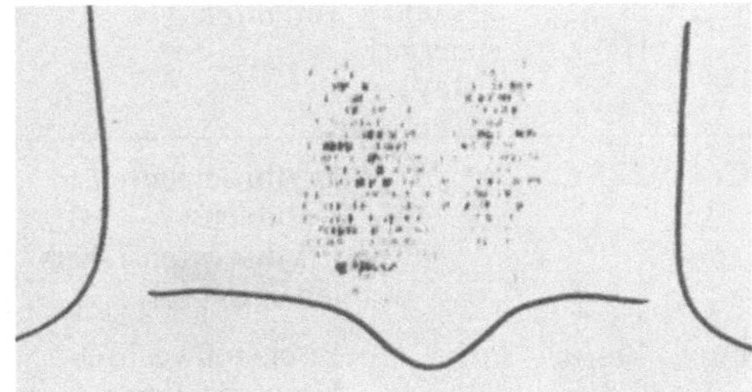

Abb. 6.9

Abb. 6.6.—6.9. Szintigraphische Darstellung eines autonomen Adenoms 6.6 Basisuntersuchung, 6.7. Nach Substitution mit Schilddrüsenhormon, 6.8. Nach Stimulation mit TSH, 6.9. 1 Jahr nach Applikation von 4 mCi 131 J

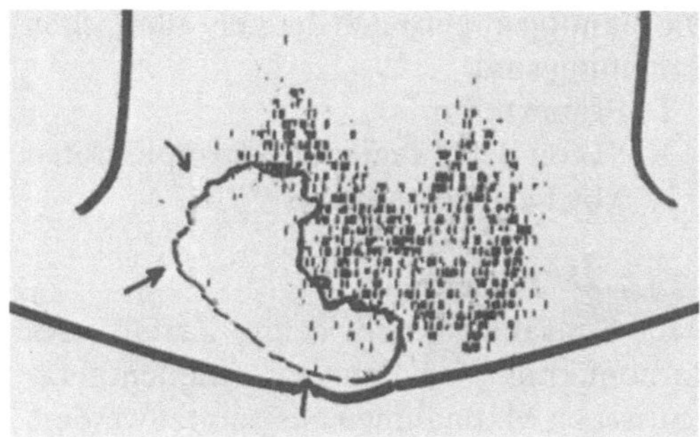

Abb. 6.10. Darstellung eines tastbaren, harten, wenig verschiebbaren Knotens, palpabel mit rauher Oberfläche, im Szintigramm nach 131 J-Applikation als „kalter Knoten". Es handelte sich um ein folliculäres Schilddrüsen-Carcinom (Histologie nach Operation)

lauf-Phänomen), eine normal konfigurierte Schilddrüse oder zusätzliche Teile dar. Die folgenden Abbildungen zeigen Beispiele der verschiedenen Schilddrüsenszintigramme (s. Abb. 6,4—6,10).

Schilddrüsenmalignome

Wir teilen die Schilddrüsenmalignome in Carcinome, Sarkome und verschiedenartige Malignome ein. Im allgemeinen stellen sich diese im Szintigramm als kalte Knoten dar. Für das therapeutische Vorgehen ist es wichtig, die weitere Klassifikation der Carcinome und die Stadien der Tumorausdehnung zu wissen. Hier sind besonders hervorzuheben:

1. Differenzierte Carcinome der Thyreocyten
   follikuläre
   papilläre
2. Undifferenzierte Carcinome der Thyreocyten
   kleinzellig
   spindelzellig
   polymorphzellig
3. C-Zellen-Carcinome, medullär
4. Plattenepithel-Carcinome

Am häufigsten kommen in der Praxis die folliculären und papillären Carcinome vor. *Die Stadieneinteilung ist unabhängig von der Tumorart und betrifft nur deren Ausdehnung.*

Die Hauptgruppen nach der gebräuchlichen Einteilung sind:

T Primärtumor
N Schon Befall regionaler Lymphknoten
M Mit Fernmetastasen.

6.2.1.7 ^{131}J-Therapie

Der β-Strahlenanteil beim Zerfall des Radionuklids ^{131}J kann zu strahlentherapeutischen Maßnahmen ausgenutzt werden. Es handelt sich um eine intern applizierte Strahlenquelle. Dies hat bei der spezifischen Ablagerung im jodspeichernden Gewebe große Vorteile. Allerdings setzt diese Therapie große Erfahrung voraus. Eine Darstellung im einzelnen würde über diesen Rahmen hinausgehen, man sollte jedoch merken:

Eine Radiojodtherapie **kann** durchgeführt werden:

bei Patienten mit Hyperthyreosen, dabei sollte wegen der Möglichkeit der Entstehung einer hypothyreoten Funktion das Alter der behandelten Patienten über 35 Jahre liegen. Weiterhin in bestimmten Fällen von euthyreoter Struma und autonomem Adenom sowie Rezidivstrumen nach Operationen.

Die Radiojodtherapie **sollte** durchgeführt werden:

bei der endokrinen Ophthalmopathie.

Die Radiojodtherapie **muß** durchgeführt werden:

1. Bei Schilddrüsen-Ca zur Beseitigung von Restschilddrüsengewebe nach möglichst radikaler Operation, um auch bis dahin nicht jodspeichernde Metastasen durch TSH-Stimulation dann zum Jod-Speichern und somit zur Behandlung zu bringen.
2. Bei jodspeichernden Metastasen des Schilddrüsen-Ca.

6.2.2 Nebenschilddrüsen-Szintigraphie

Die Nebenschilddrüsen-Szintigraphie wird zum Nachweis und zur Lokalisation von Nebenschilddrüsen-Adenomen und Hyperplasien durchgeführt. Eine Auswertung der Befunde ist schwierig. Als Radiopharmakon wird ^{75}Se-Methionin verwendet. Da sich die Aminosäure sowohl in der funktionsfähigen Schilddrüse als auch im hyperplastischen Nebenschilddrüsengewebe einlagert, muß zunächst die Schilddrüse durch vorherige Gabe von z.B. 100 μg Trijodthyronin über 5 Tage supprimiert werden. Dann erfolgt die Applikation von 300 μCi ^{75}Se-Methionin. Da die Differenz zwischen der Untergrundaktivität sehr gering ist, ist die Auswertung schwierig. Die elektronische Datenverarbeitung gibt durch Anwendung von Filterverfahren etwas größere Sicherheit. Ein Adenom oder eine Hyperplasie stellt sich durch eine erhöhte Radioaktivitätseinlagerung dar. Hierbei ist für die Praxis die Lokalisation am wichtigsten.

6.2.3 Hämatologie

Nuklearmedizinische Untersuchungsverfahren können Aussagen im Bereich des erythrocytären Systems machen über:

Blutvolumen (Erythrocytenvolumen)
Erythrocyten-Überlebenszeit
Eisenstoffwechsel
Funktion der Erythrocyten und des erythropoetischen Systems

Als Radionuklide werden zur Zeit eingesetzt:

Tabelle 6.3

Nuklid	physikalische HWZ	Strahlenart und -energie (MeV)	Untersuchungsverfahren
^{51}Cr	27,8 d	γ 0,32	Erythrocyten-Volumen Erythrocyten-Überlebensdauer
^{59}Fe	45 d	γ 1,1 γ 1,3 β 0,48 β 1,57	Eisenstoffwechsel-Untersuchung
^{113}In	1,7 h	γ 0,392	Blutvolumen
^{131}J	8,05 d	β 0,61 γ 0,364	Blutvolumen

Die Radioaktivitätsmessung erfolgt im allgemeinen in einem Bohrlochszintillationszähler oder — wenn sie von außen durchgeführt wird — mit einer normalen Szintillations-Meßsonde.

6.2.3.1 Blutvolumen

Verwendet wird 6wertiges anionisches Chrom als $Na_2{}^{51}CrO_4$. Wird dies einer Erythrocyten-Suspension zugesetzt, so passiert es die Erythrocytenwand und wird an die Proteinfraktion Globin gebunden, dabei wird es zu dreiwertigem Chrom reduziert. Dreiwertiges Chrom kann nicht wieder nach Abbau der Erythrocyten im Körper erneut gebunden werden. Es wird über die Nieren ausgeschieden.

Die Blutvolumenbestimmung ist eine Verdünnungsmethode.

Die vom Patienten gewonnenen Erythrocyten werden mit ^{51}Cr markiert. Die nicht gebundene Radioaktivität wird durch Waschen der Erythrocyten mit physiologischer Kochsalzlösung oder durch Passieren einer Ionenaustauschersäule beseitigt. Zur Blutvolumenbestimmung selbst wird eine definierte Menge Radioaktivität i.v. appliziert und nach Durchmischung (10–20 min) Blutproben entnommen. Nach der Formel

$$\text{Volumen} = \frac{\text{applizierte Radioaktivität}}{\text{Aktivität in der Blutprobe}}$$

wird das totale Blutvolumen berechnet.

Das Erythrocytenvolumen erhält man nach Bestimmung des venösen Hämatokrit und Multiplikation mit dem Korrekturfaktor für den Körperhämatokrit (0,91):

$$\text{Ery-Volumen} = \frac{\text{Blutvolumen} \cdot \text{Hämatokrit} \cdot 0{,}91}{100}.$$

Das Plasmavolumen berechnet man nach

$$\text{Plasmavolumen} = \text{Blutvolumen} - \text{Ery-Volumen}.$$

Als Normalwerte werden für diese Größen angegeben:

Blutvolumen 65–70 ml/kg Körpergewicht,
Ery-Volumen 23–26 ml/kg Körpergewicht,
Plasmavolumen 42–44 ml/kg Körpergewicht.

Diese Volumenbestimmungen sind wichtig zur Erkennung von Blutverlusten bei akuten und chronischen Blutungen, bei Anämie, Polyglobulie, sowie akuten Ereignissen, wie z.B. auch beim akuten Nierenversagen und Schock. Die Radionuklide ^{131}J und ^{113m}Indium markieren bestimmte Proteinfraktionen, die ebenfalls intravasal für die Zeit der Messungen bleiben. Die Durchführung der Untersuchung erfolgt in gleicher Weise wie bei Verwendung von Erythrocyten.

6.2.3.2 Bestimmung der Erythrocyten-Lebensdauer

Die mit ^{51}Cr markierten Erythrocyten verlieren etwa 1–2% radioaktives Chrom pro Tag. Werden sie abgebaut, wird die Chrom-Radioaktivität über die Nieren ausgeschieden. Unter Berücksichtigung dieser Tatsachen kann man die sogenannte Chrom-Ery-Vita-Zeit bestimmen. Nach Durchmischung der reinjizierten ^{51}Cr-markierten patienteneigenen Erythrocyten wird ein Ausgangswert durch Bestimmung der Radioaktivität pro ml Blut festgelegt und in Zeitabständen (24 oder 48 Std) weitere Blutabnahmen und Aktivitätsbestimmungen dieser vorgenommen. So erhält man nach Korrektur durch die physikalische Halbwertzeit (am besten Radioaktivitätsbestimmung aller Proben nach Beendigung der Untersuchung) die ^{51}Cr-Ery-Vita, indem man den Zeitpunkt angibt, zu dem die Radioaktivitätsmenge die Hälfte der Ausgangsprobe erreicht. Die Normalwerte dieser Bestimmungsmethode liegen zwischen 28 und 32 Tagen. Bei einer Hämolyse ist diese Zeit entsprechend verkürzt.

Mißt man gleichzeitig mit einer Szintillations-Meßsonde unter Ausnutzung der

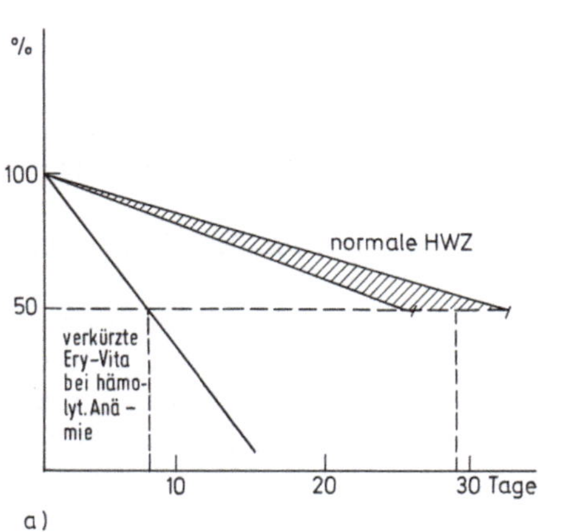

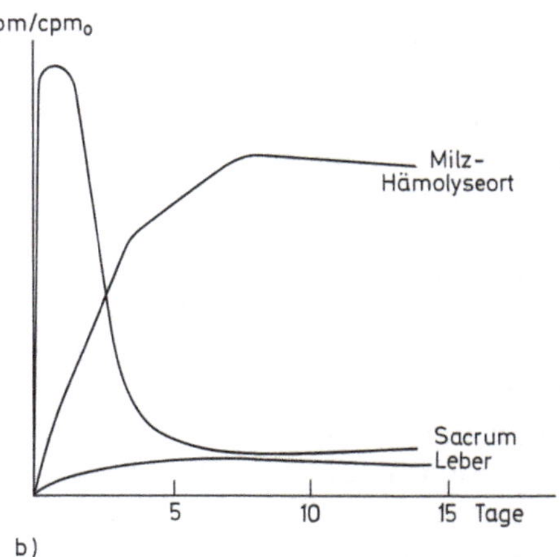

Abb. 6.11. Bestimmung der ^{51}-Cr-Ery-Vita-Zeit und des möglichen Abbauortes der Erythocyten, a) Zeitaktivitätskurven nach i. v.-Appl. von ^{51}Cr-Erythrocyten im Venenblut. Eingezeichnet ist der Normbereich und eine pathologische Kurve. b) Bestimmung der Radioaktivität über Milz, Leber und Knochenmark bei angeborener hämolytischer Anämie

γ-Strahlung des ^{51}Cr von außen, z.B. über der Milz, der Leber und dem Knochenmark (Os sacrum) in diesen Zeitabständen, so kann bei einer Hämolyse auch noch der Abbauort der Erythrocyten festgelegt werden. Dies ist ein wichtiges Verfahren, z.B. zur Indikationsstellung der Splenektomie bei angeborener hämolytischer Anämie (s. Abb. 6.11).

6.2.3.3 Eisenstoffwechselbestimmung (Ferrokinetik)

70% des Gesamtkörpereisens (4–5 g) sind am Häm des Hämoglobins gebunden. Als Rest bleibt das in anderen Organen gespeicherte Eisen (Ferritin, Hämosiderin) und das an die Zellhämine gebundene. Transportiert wird das Eisen, gebunden an Plasmatransferrin (etwa 4 mg).

Radioaktives Eisen in Tracermengen als ^{59}Fe-III-Citrat (0,1–0,2 μCi/kg Körpergewicht) wird an das Transferrin gebunden. Die Bindung findet augenblicklich beim Vermischen mit Blut statt.

Mittels des radioaktiven Tracers lassen sich quantitative Aussagen über die Resorption, den Umsatz, die Geschwindigkeit der Erythropoese, den Eisenverlust und die Ablagerung im reticuloendothelialen System machen.

Nach i.v.-Applikation von 10–15 mCi ^{59}Fe-III-Citrat, in physiologischer Kochsalzlösung gelöst, können folgende Werte ermittelt werden:

die Plasma-Eisen-Clearance,
der Plasma-Eisen-Umsatz,
die ^{59}Fe-Utilisation.

Von der Injektionslösung wird ein Standard angefertigt. Nach Applikation werden in Zeitabständen von 10–15 min Blutproben über 90 min entnommen. Die Werte werden nach Radioaktivitätsbestimmung auf halblogarithmisches Millimeterpapier aufgetragen und der 50%-Wert gegenüber dem Ausgangswert bestimmt.

Der normale Plasma-Eisen-Clearance-Wert (^{59}Fe-Pl-Clearance) liegt zwischen 70 und 140 min. Hat man diesen Wert und zusätzlich den Hämatokrit (Hkt) sowie den Plasma-Eisen-Wert (PE), dann ergibt sich der Plasma-Eisen-Umsatz (PEU) nach der Formel:

$$\text{PEU} = \frac{\text{PE}}{^{59}\text{FePl-Clearance}} \times \frac{(100\text{-Hkt})}{100},$$

$$[\text{mg Fe/Tag} \times 100 \text{ ml Vollblut}] = \frac{[\mu\text{g Fe}/100 \text{ ml}]}{[\text{min}]} \times \frac{(100\text{-Hkt})}{100}.$$

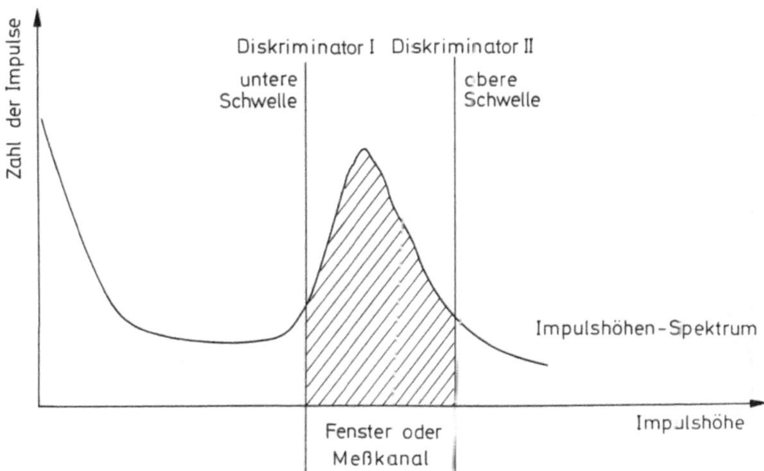

Abb. 6.12. Schematische Darstellung der Wirkungsweise von Diskriminatoren, Einblenden eines Meßkanales im Impulshöhenspektrum eines Radionukleids

Normalwerte liegen im Bereich von 0,45 bis 0,90 mg/Tag/100 ml Blut.

Die applizierte Radioaktivität, die aus dem Vollblut verschwindet, erscheint nach 1–2 Tagen in den Erythrocyten. In Abhängigkeit von der Zeit kann man durch Blutentnahme in 2tägigen Abständen eine Kurve der Größe des Einbaues der applizierten Eisen-Radioaktivität in die Erythrocyten erhalten. Es werden also mit ^{59}Fe markierte und aus dem Knochenmark in die Peripherie ausgeschwemmte Erythrocyten gemessen. Um die gesamten zirkulierenden Erythrocyten zu berechnen, bestimmt man das Blutvolumen und den Hämatokritwert. Dann errechnet sich der sogenannte ^{59}Fe-Utilisationswert (Ut) nach:

$$\mathrm{Ut} = \frac{\text{Imp/min/ml Blut} \times 100}{\text{Hkt}} \times \frac{\text{Blutvolumen (ml)} \times 0{,}91 \times \text{Hkt}}{\text{Imp/min/ml } ^{59}\text{Fe-Standard} \times \text{inj. Vol (ml)} \times 100}.$$

Die *Normalwerte* für diese Größe liegen bei 75–95% nach 7–10 Tagen.

In die Bestimmung der ^{59}Fe-Utilisation geht das Blutvolumen ein. Eine Blutvolumenbestimmung kann man, wie vorher beschrieben, mit ^{51}Cr-markierten patienteneigenen Erythrocyten vornehmen. Somit liegt es nahe, ^{51}Cr und ^{59}Fe gleichzeitig einzusetzen. Dies geht auch meßtechnisch, da mittels Diskriminatoren die γ-Energiebereiche beider Nuklide aufzutrennen sind (Abb. 6.12).

Die gleichzeitige Anwendung der ^{51}Cr- und der ^{59}Fe-Methoden nennt man Erythrokinetik.

Man erhält so einen sicheren Hinweis auf die erythropoetische Funktion des Knochenmarks. Auch die extramedulläre Blutbildung läßt sich feststellen neben allen anderen schon besprochenen Werten.

Nach Applikation von ^{59}Fe lassen sich durch die γ-Strahlung, genau wie beim ^{51}Cr, Organoberflächenmessungen in Abhängigkeit von der Zeit vornehmen. Als Hauptindikationsstellung zur Durchführung dieser Untersuchungen sind neben der Anwendung bei unklarer Anämie anzugeben:

Kompensiertes und dekompensiertes hämolytisches Syndrom (Indikationsstel-

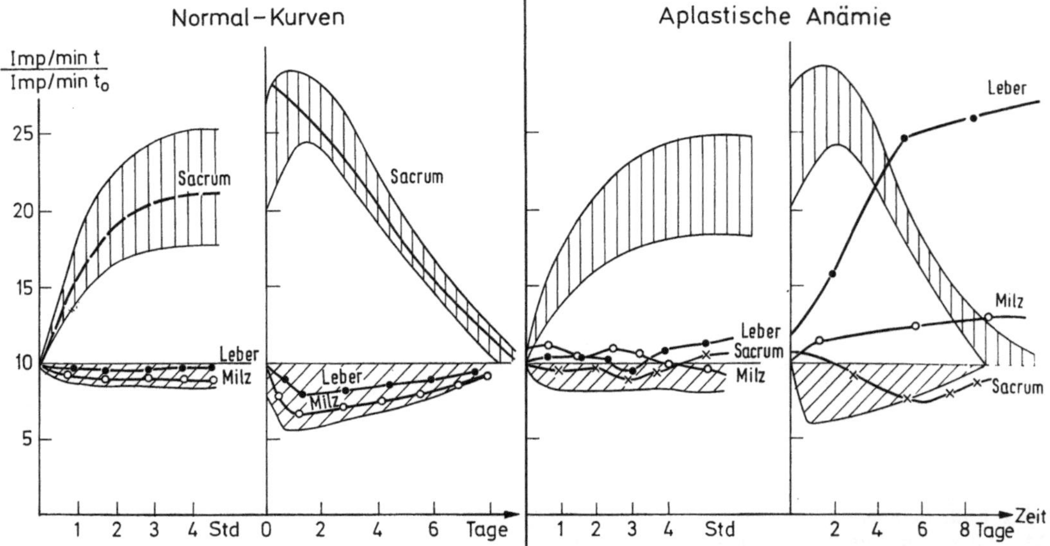

Abb. 6.13. 59 Fe-Stoffwechseluntersuchung. Bestimmung der Radioaktivitätszeitkurven über Leber, Milz und Knochenmark (Sacrum) bei einem Normalfall und einem Patienten mit aplastischer Anämie mit vollständigem Ausfall der Knochenmarksfunktion

lung zur Splenektomie und Verlaufskontrolle).

Nachweis von verstärktem Erythrocyten-Abbau auch in anderen Organen als der Milz.

Nachweis extramedullärer Blutbildung.

Beitrag zur Diagnose der Hämosiderose.

Aussagen über die Knochenmarksfunktion, speziell auch Kontrolle einer Insuffizienz (s. Abb. 6.13).

Im Ganzkörperzähler (Whole body counter) läßt sich die gesamte retinierte Radioaktivität bestimmen. So kann nach Gabe von ^{59}Fe am genauesten die Eisenresorption und -retension bestimmt werden.

6.2.3.4 Milz-Szintigraphie

Das reticuläre Maschenwerk der Milz fängt geschädigte Erythrocyten ab. Diese können physikalisch oder chemisch geschädigt sein. So kann eine szintigraphische Darstellung der Milz erreicht werden, indem patienteneigene radioaktiv-markierte und geschädigte Erythrocyten reinjiziert werden. Die gebräuchlichsten Markierungsverfahren sind:

1. ^{51}Cr-Markierung und Schädigung durch Wärmeeinwirkung (z. B. 20 min bei 50–60° C).

2. Markierung und gleichzeitige chemische Alteration der Erythrocyten durch Quecksilber-197-Brommercuri-2-hydroxypropan (^{197}Hg BMHP).

Die letztgenannte Methode wird zur Milzszintigraphie hauptsächlich eingesetzt. Appliziert werden 300 μCi ^{197}Hg-BMHP-patienteneigene Erythrocyten. Nach 1–2 Std werden Szintigramme der Milz in Bauchlage und in rechter Seitenlage des Patienten angefertigt. Es wird die Größe, Lage und Form sowie das Radioaktivitätsspeicherungsmuster beurteilt. Parenchymläsionen, die sich durch einen Speicherungsdefekt zeigen, können sein: Abscesse, Tumoren, Cysten, Infarkte. Besonders häufig wird die Milzszintigraphie bei der Differentialdiagnose von Tumoren im linken Oberbauch und zur Beurteilung des Stadiums von Morbus Hodgkin eingesetzt.

6.2.3.5 Vitamin B_{12}-Test, Schilling-Test

Vitamin B_{12} ist der Antiperniciosa-Faktor. Es enthält in seinem Molekül ein Kobalt-

Atom und wird von Mikroorganismen synthetisiert. Das mit der Nahrung aufgenommene Vitamin B_{12} kann nur resorbiert werden, wenn es einen Komplex mit dem von der Magenschleimhaut (Belegzellen) produzierten Intrinsic Faktor bildet.

Vitamin B_{12}-Resorption
= Extrinsic Faktor + Intrinsic Faktor
= Vitamin B_{12} + Faktor von Belegzellen produziert.

Kommt dieser Komplex nicht zustande, so kommt es zum Krankheitsbild der perniziösen Anämie. Durch Biosynthese läßt sich das B_{12}-Molekül mit Kobalt-Radionukliden ^{57}Co, ^{58}Co, ^{60}Co (γ-Strahler) markieren. Dadurch kann der Vitamin B_{12}-Stoffwechsel nuklearmedizinisch untersucht werden.

Steht ein Ganzkörperzähler zur Verfügung, so läßt sich eine genaue Bilanz im Verhältnis zur Zeit aufstellen und eine genaue Urteilsbildung über das Vorhandensein des Intrinsic Faktors geben. Da dies aber nur an wenigen Stellen möglich ist, kommt der Urinexkretionstest nach Schilling (Schilling-Test) in Anwendung.

Eine Kapsel mit z.B. ^{57}Co-Vitamin B_{12} (enthält 0,5–1,0 µCi an 1 µg Vitamin B_{12}) wird oral appliziert. Der Patient muß nüchtern sein. 2 Stunden nach der Applikation erfolgt eine i.m.-Injektion von 1000 µg Vitamin B_{12}-Depot (Ausschwemmdosis). Von der Einnahme der Kapsel an erfolgt über 24 Std das Urinsammeln, dabei ist darauf zu achten, daß der Patient vor Einnahme der Kapsel die Blase entleert hatte. Die in 24 Std ausgeschiedene Gesamtradioaktivitätsmenge im Urin wird bestimmt und in Beziehung zur vorher festgelegten und applizierten Gesamtradioaktivitätsmenge gesetzt.

Der Test ist normal, wenn die Ausscheidung größer als 10%, pathologisch, wenn sie kleiner als 5% der applizierten Dosis ist. Zwischen 5 und 10% ist ein unsicherer Grenzbereich. Ein entscheidender Faktor ist das genaue Sammeln des 24-Std-Urins.

Ist der Test pathologisch, erhebt sich differentialdiagnostisch die Frage, ob tatsächlich der Intrisic Faktor fehlt oder ob es sich um eine Resorptionsstörung des Kömplexes handelt.

Um dies zu klären, wird der Test unter gleichzeitiger Gabe von 50 mg Intrinsic Faktor wiederholt. Ein Anstieg des Ausscheidungswertes weist auf Mangel an Intrinsic Faktor hin, kein Anstieg auf eine Resorptionsstörung.

Andere Untersuchungsverfahren mit Blutbestandteilen, die erst in letzter Zeit zur Routine zählen, sind:

Bestimmung der Thrombocytenlebenszeit mittels ^{51}Cr-markierten patienteneigenen Thrombocyten,

Diagnostik einer Thrombusbildung, z.B. nach Operation an den unteren Extremitäten, durch Applikation von ^{131}J- oder ^{125}J-markiertem Fibrinogen, gleichzeitig auch Verlaufskontrolle.

6.2.4 Kardiologie

Die diagnostischen Verfahren auf dem Gebiet der Kardiologie mittels Radiopharmazeutica sind schon seit 1956 eingeführt. Sie haben aber erst durch Verbesserung der Meßgeräte und Untersuchungsmethoden sowie durch die Einführung der kurzlebigen Radionuklide an Bedeutung für die Routineanwendung gewonnen.

6.2.4.1 Radiokardiographie

Es handelt sich um eine Indikator-Dilutions-Methode. Der Bolus einer radioaktiven Substanz, die in der Untersuchungszeit nicht extravasal geht, wird rasch injiziert und der Durchgang durch die einzelnen Abschnitte des kleinen Kreislaufes mit einer oder mehreren Meßsonden von außen verfolgt (indirekte Methode der Radiokardiographie). Auch können in Zeitabständen (1–2 sec) arterielle Blutproben gewonnen und im Bohrloch-Szintillationszähler gemessen werden (direkte Methode). Man erhält Zeitaktivitätskurven. Nach Durchmischung des Indikators wird die Radioaktivität für Eichzwecke und zur Bestimmung des totalen Blutvolumens unter den unverändert lokalisierten Meßsonden und einer 10-Minuten-Venenblutprobe bestimmt. Bei der indirekten Methode wird

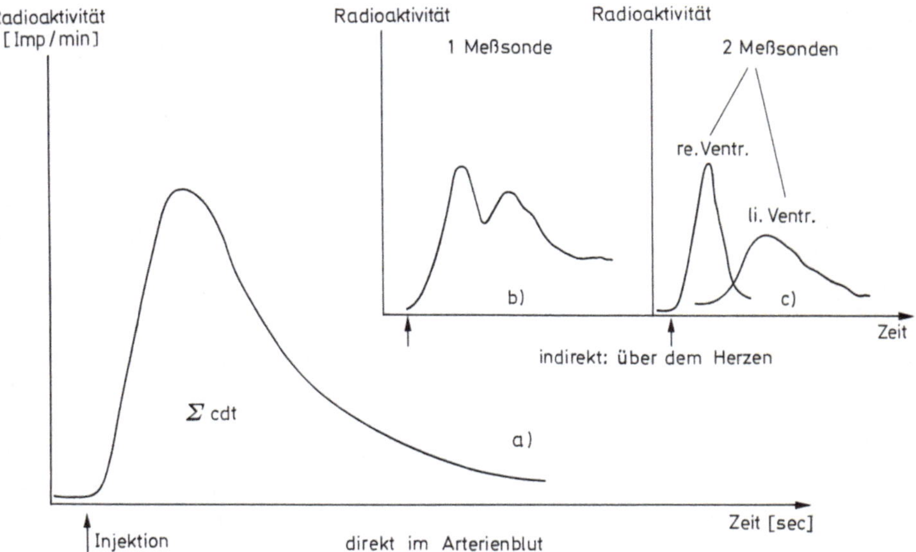

Abb. 6.14. Radiokardiographie: Verlauf der Zeitaktivitätskurven bei den verschiedenen Meßverfahren. a) Direkte Methode, Messung der Radioaktivität im Arterienblut, b + c) Indirekte Methode, Aufnahme der Zeitaktivitätskurve von außen mit einer Meßsonde (b) und mit mehreren Meßsonden (c)

eine Meßsonde mit einem Kollimator mit großem Öffnungswinkel mitten über dem Herzen lokalisiert, oder es werden mehrere Meßsonden mit Kollimatoren mit kleinen Öffnungswinkeln und einer speziellen Charakteristik über einzelne Abschnitte unter vorheriger Lokalisation der Meßstellen durch Röntgenkontrolle angeordnet, z.B. über dem rechten Vorhof, rechten Ventrikel und linken Ventrikel.

Als radioaktive Indikatoren verwendet man heute ^{113m}In-Protein oder ^{99m}Tc-Erys vom Serum des Menschen. Der Bolus sollte nicht größer als 0,5 cm^3 sein. Die applizierte Radioaktivitätsmenge beträgt 1–5 mCi.

Mit den Zeitaktivitätskurven (s. Abb. 6.14) und den Eichwerten lassen sich nach dem *Indikator-Dilutionsprinzip* von Stewart und Hamilton folgende Kreislaufgrößen bestimmen:

Herzzeitvolumen, Herzindex, Schlagvolumen, zentrales Blutvolumen, mittlere Kreislaufzeit, peripherer Widerstand.

Durch zusätzliche Programme der elektronischen Datenverarbeitung kann auch das enddiastolische Füllungsvolumen der Ventrikel bestimmt werden, letzteres aber nur, wenn über den Ventrikeln exakt die Zeitaktivitätskurven gewonnen werden konnten. Bei den für die Ventrikel getrennt aufgenommenen Kurven lassen sich auch andere Größen, wie z.B. *minimale Transitzeiten* einzelner Abschnitte des kleinen Kreislaufes bestimmen. Einen weiteren Fortschritt bedeutet der Einsatz einer Szintillations-Kamera mit möglichst kleiner Zeitkonstante. Die Funktions-Szintigraphie des Herzens und der großen Gefäße wird bezeichnet als:

Digitale Radionuklid-Angiokardiographie

^{113m}In-Protein oder ^{99m}Tc-Erys werden dem Patienten unter gleichen Bedingungen wie bei der Radiokardiographie appliziert. Als Meßkopf dient eine Szintillations-Kamera oder ein anderes System mit stehendem Detektor (z.B. Autofluoroskop, Bildverstärker-Kamera). Die Kamera sollte an ein EDV-System angeschlossen sein oder zumindest die Möglichkeit haben, Einzelmessungen in $^1/_{10}$ sec-Abständen vornehmen und die Ergebnisse auf einen Speicher transponieren zu können. Nach Anfertigen von Bildern einer solchen Aufnahmeserie werden elektronisch die interessanten Stellen herausgeblendet und von diesen (regions of interest) Funktionskurven herausgeschrieben (s. Abb. 6.15 und 6.16a u. b). So kann der rechte und linke Ventrikel lokalisiert werden. Die Berechnung der Werte erfolgt von den Zeitaktivitätskurven wie bei der Radiokardiographie.

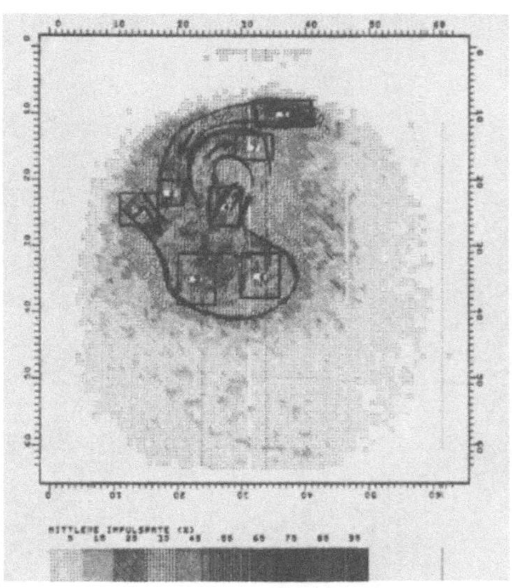

Abb. 6.15. Radionuklid-Angiokardiographie. Darstellung des Herzens und der großen Gefäse mit „regions of interest". Summenbild. EDV-Bearbeitung. Ausdruck durch Varian-Plotter

6.2.4.2 Herzmuskeldurchblutung

Die nuklearmedizinisch diagnostischen Verfahren zur Bestimmung der Herzmuskeldurchblutung gliedern sich nach dem Verhalten des radioaktiven Indikators und nach der Applikationsart. Wir unterscheiden drei Verfahren:

Tabelle 6.4

Art	Radioaktiver Indikator	Applikationsart
Anreicherung von Radioaktivität durch Stoffwechselvorgänge	^{42}K, ^{85m}Kr, ^{132}Cs, ^{201}Tl	i.v.
Clearance-Bestimmungen durch Edelgase	^{133}Xe	in die Coronar-Arterie
Herzmuskelperfusion mit Mikrospheres	^{99m}Tc, ^{113m}In	in die Coronar-Arterie

Injiziert man Radionuklide, wie ^{42}K oder ^{85m}Kr, so reichern sich diese aufgrund von Stoffwechselvorgängen im Herzmuskel mehr als in den anderen Organen an. Dadurch kann die Herzmuskeldurchblutung durch solche Stoffwechselvorgänge gemessen werden. Nach Applikation eines radioaktiven Edelgases direkt in einen Bezirk des Herzmuskels durch einen Katheter, z.B. in eine Coronar-Arterie, können von außen mit einer Meßsonde oder mittels der Kamera-Funktionsszintigraphie Clearance-Kurven durch Messen des Abstromes der Radioaktivität gewonnen werden. Aus der

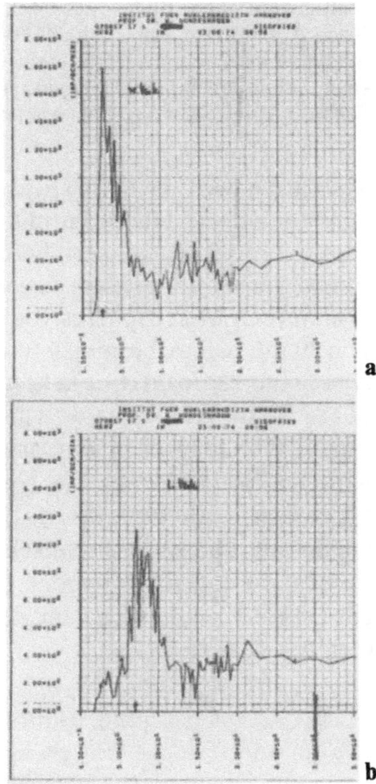

Abb. 6.16a u. b. Zeitaktivitätskurven von „regions of interest" über dem rechten Vertrikel (a) und linken Ventrikel (b)

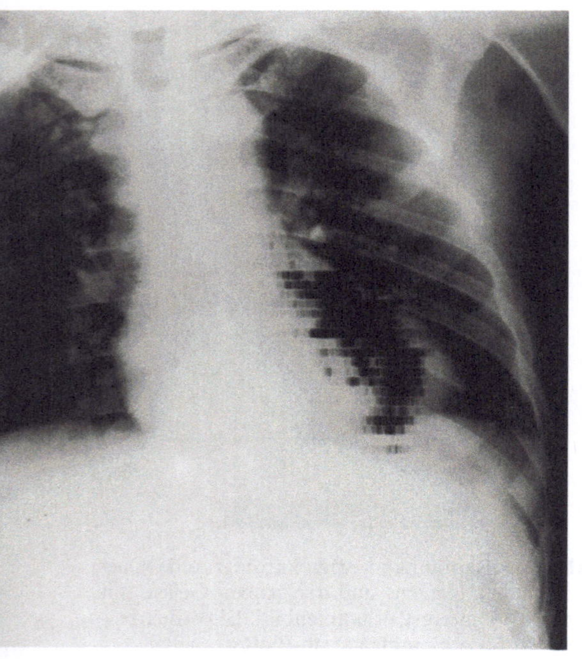

Abb. 6.17. Photoszintigraphie, Überprojektion des szintigraphischen Bildes über ein Röntgenbild. Nach Applikation von 2 mCi ^{99}Tc-Mikrospheres in die linke Coronararterie stellt sich die Endstrombahn der linken Coronararterie dar. Die Aufnahme wurde in a.p.-Position angefertigt

Meßkurve wird die Clearancekonstante bestimmt und die Durchblutung in ml/100 g × min berechnet (s. periphere Durchblutung). Zur *Herzmuskelperfusions-Szintigraphie* werden Mikrospheres von einer Größe von 30 mμ, z.B. Albuminpartikel, appliziert. Diese sind radioaktiv etikettiert mit ^{99m}Tc oder ^{113m}In. Die Radioaktivitätsmenge beträgt 2–3 mCi. Nach einer Coronarographie wird der Indikator in die Coronararterie durch den Katheter injiziert. Danach kann die Szintigraphie mittels verschiedener Methoden durchgeführt werden. Man erhält ein Bild der Endstrombahn des jeweiligen Gefäßes (s. Abb. 6.17).

Die Coronarographie erlaubt die Beurteilung der Gefäße, soweit im Röntgenbild auflösbar; die Myokard-Perfusions-Szintigraphie erlaubt die Beurteilung der Endstrombahn.

6.2.4.3 Herzinnenraum-Szintigraphie

Bleibt ein radioaktiver Indikator intravasal und findet eine gleichmäßige Durchmischung im Blutpool statt, so lassen sich die Räume, in denen besonders viel Blut vorhanden ist, aufgrund der damit vorhandenen Radioaktivität nachweisen (s. auch Placenta-Szintigraphie). So besonders der Herzinnenraum. Auch hier verwendet man ^{113m}In-Protein oder ^{99m}Tc-Erys. Durch Überprojektion einer Herzblutpool-Szintigraphie auf eine im Maßstab 1:1 angefertigte Röntgenaufnahme lassen sich differentialdiagnostisch wichtige Aussagen über einen Pericarderguß oder ein Aneurysma machen. Beim Pericarderguß ist der Herzinnenraum gegenüber dem Röntgenschatten des Herzens deutlich kleiner.

6.2.4.4 Peripherer Kreislauf

Die Methode, die am häufigsten zur Gewebedurchblutungs-Messung eingesetzt wird, ist die *radioaktive Edelgas-Clearance.* Edelgase haben eine hohe Diffusionskapazität. Nach Injektion eines Depots in das Gewebe stellt sich eine Verteilung zwischen Gewebe und Blut ein. Der Verteilungskoeffizient λ wird für Xenon mit 0,71 angegeben. Xenon wird beim Passieren der Lungen zu 95% abgeatmet, so daß eine Rezirkulation der Radioaktivität nicht stattfindet. Am Beispiel der Muskeldurchblutungs-Messung der unteren Extremitäten soll die Methode dargestellt werden:

In 0,2 ml gelöst werden 50–100 μCi ^{133}Xe mit einer dünnen Kanüle in den Muskel appliziert. Über der Injektionsstelle ist eine Szintillations-Meßsonde mit Kollimator lokalisiert. Der Radioaktivitätsabfall wird kontinuierlich registriert. ^{133}Xe hat eine physikalische Halbwertzeit von 5,6 Tagen, neben der β-Strahlung eine γ-Strahlung von 0,081 MeV, kann also gut von außen gemessen werden. Der Abfall der an der Kurve angelegten Tangente wird bestimmt und die Zeit und Impulsrate in die Formel eingesetzt:

$$\text{Durchblutung} = \frac{\lambda}{t - t_0} \times \ln \frac{I_0}{I} \left[\frac{\text{ml}}{\text{g} \times \text{min}}\right],$$

wobei I_0 Impulsrate zur Zeit t_0 und I die Impulsrate zur Zeit t ist.

Diese Methode hat sich besonders bei der Diagnose der arterio-venösen Verschlußkrankheiten und hier speziell auch für Verlaufs- und Therapiekontrollen bewährt. Im gleichen Maße kann die Durchblutung anderer Gewebe, d.h. Organe, bestimmt werden. Grundbedingung ist immer eine direkte Einbringung des Gases in das Organ, das bedeutet in den meisten Fällen durch einen Katheter in eine Arterie. So läßt sich durch dieses Clearance-Verfahren die Durchblutung, z.B. des Hirns, der Niere und des Myokards bestimmen.

6.2.5 Pulmonologie

Hauptaufgabe der Lunge ist es, eine Sauerstoffbeladung des Blutes und einen Abtransport von CO_2 herbeizuführen. Die zu diesen führenden Teilfunktionen — eng miteinander gekoppelt — sind die Ventilation, Diffusion und Perfusion. Wir wissen, daß bei einer Ventilationseinschränkung an irgendeiner Stelle der Lunge dort die Perfusion abfällt (Euler-Lilljestrand-Reflex). Wesentlich für die nuklearmedizinisch diagnostischen Verfahren ist gegenüber den anderen klinischen Methoden, die die Lungenfunktion global erfassen, daß diese auf regionale Veränderungen hinweisen. Wir unterscheiden von der Methode her verschiedene Verfahren:

1. Perfusions-Szintigraphie,
2. Inhalations-Szintigraphie,
3. Radiospirometrie.

Als radioaktive Substanzen kommen zum Einsatz radioaktive Partikel und radioaktive Gase (s. Tabelle 6.5).

Die mit * bezeichneten Radionuklide werden mit einem Zyklotron erzeugt und können wegen ihrer kurzen physikalischen Halbwertszeit nur an einem Ort in unmittelbarer Nähe des Zyklotrons verwendet werden.

Als Geräte werden Scanner und Szintillations-Kameras sowie mehrere Szintillations-Meßsonden verwendet.

6.2.5.1 Lungenperfusions-Szintigraphie

Radioaktive Partikel von etwa 50 µ gelangen entsprechend der Durchblutung der einzelnen Lungenabschnitte bis zu den Präcapillaren und liegen dort als Mikroembolie. Da aber bei einer Untersuchung nur 1000–5000 Präcapillaren von den 200 Millionen verstopft werden, tritt auch beim Schwerstkranken keine Reaktion ein. Die Partikel selbst werden mit verschiedenen biologischen Halbwertszeiten abgebaut. Da die Perfusion und Ventilation der Lunge

Tabelle 6.5

Radionuklid	physikal. Halbwertzeit	Strahlenart und Energie (MeV)	chemische Form	Anwendungsgebiet
^{11}C	20,3 min*	Positronen	$^{11}CO_2$	Lungenfunktionsprüfung
^{13}N	10 min*	Positronen	Gas	Ventilationsmessung
^{15}O	2,5 min*	Positronen	$C^{15}O_2$, Gas	Ventilations- und Perfusionsbestimmung
^{133}Xe	5,3 d	γ 0,08	Gas	Inhalations-Szintigraphie, Radiospirometrie
^{99m}Tc	6,05 h	γ 0,140	Makropartikel 50 µ	Perfusions-Szintigraphie
			Mikropartikel 2 µ	Inhalations-Szintigraphie
^{113m}In	1,7 h	γ 0,392	Makropartikel 50 µ	Perfusions-Szintigraphie

bei verschiedenen Körperpositionen unterschiedlich ist, ist darauf zu achten, daß die Injektion der Partikel in einer bestimmten Lage des Patienten konstant erfolgt, um zu vergleichbaren Aussagen zu kommen.

Das normale Lungenperfusionsszintigramm nach Injektion der Partikel am auf dem Rücken liegenden Patienten zeigt, daß die oberen und dorsalen Lungenabschnitte eine höhere Radioaktivität aufweisen, diese Teile sind gegenüber den anderen mehr durchblutet.

Lungen-perfusions-szintigraphie	=	Radioaktivitätsverteilung direkt proportional der Durchblutung

Unmittelbar nach Applikation von z.B. 2–4 mCi ^{99m}Tc-Mikrospheres kann untersucht werden. Es sollten auf alle Fälle die ventrale und die dorsale Projektion angefertigt werden. Aber auch seitliche Szintigramme sind oft wichtig.

Die Lungenperfusionsszintigraphie hat sich in der Praxis besonders bewährt zur Diagnose:

Lungenembolie,
Verdacht auf dem Mediastinum nahegelegene Tumoren,
Veränderung der Durchblutung einzelner Lungenabschnitte,
Auch pulmonale Hypertension.

Die Diagnose des Lungeninfarktes bzw. der Lungenembolie im Frühstadium bereitet röntgenologisch und klinisch große Schwierigkeiten. Im Lungenperfusionsszintigramm ist der Infarktbezirk oft als dreieckförmige Aussparung der Radioaktivitätsbelegung erkennbar. Die Diagnose ist sehr sicher. Das Mediastinum stellt sich im Röntgenbild als breiter Bandschatten dar. Liegt ein Tumor so, daß eine teilweise, wenn auch schon geringere Ventilationsstörung eintritt, so ergibt sich aufgrund des Euler-Lilljestrand-Reflexes ein weit größerer Bezirk mit wenig Radioaktivitätsbelegung als der Durchmesser des Tumors. So können hilusnahe Tumoren schon frühzeitig nachgewiesen werden (Abb. 6.18).

Weitere Lungenerkrankungen, wie Pneumonie, Lungentuberkulose, Silicose und das Lungenemphysem stellen sich durch ein nicht normales Lungenszintigramm dar. Jedoch ist eine Artdiagnose in diesen Fällen durch die Szintigraphie nicht möglich. Auch die pulmonale Hypertension, besonders bei Mitralvitien, kann durch eine Verschiebung der Quotienten zwischen der Radioaktivität der unteren Felder zu den oberen mit Lungenperfusionsszintigramm sich anzeigen. Es findet eine Zunahme der Radioaktivität in den proximalen Lungenteilen statt.

6.2.5.2 Inhalations-Szintigraphie

Für eine normale Inhalations-Szintigraphie werden ^{99m}Tc-Partikel von einer Größe von 2 μ mit einem Vernebler durch eine Atemmaske eingeatmet. Die Szintigraphie wird nach 2 Std durchgeführt, dann sind im allgemeinen die in der Trachea und in

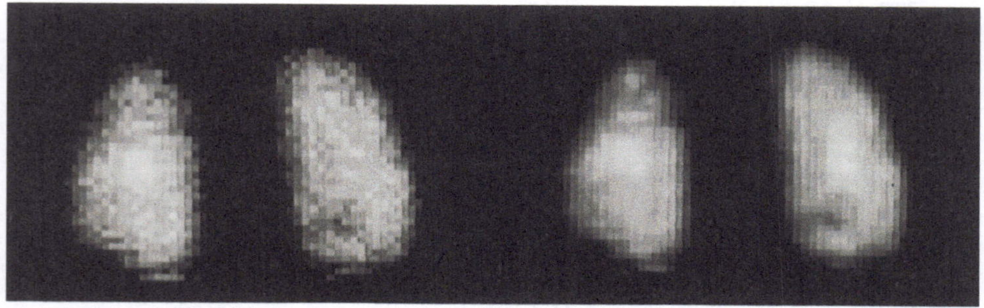

Abb. 6.18. Lungenperfusions-Szintigramm nach Applikation von 4 mCi 99mTc-Mikrospheres. Szintigramm von dorsal. Darstellung eines Tumor-Bezirkes nahe dem Mediastinum. Original-Kernspeicherbild und elektronisch gefiltertes Bild

den Bronchien abgelagerten Partikel abtransportiert. Man erhält eine Darstellung des Ventilationsraumes. Gleichzeitig ist auf die Überlagerung durch die Radioaktivität im Magen zu achten. Steht eine Szintillationskamera zur Verfügung, dann kann eine Sequenzszintigraphie nach Inhalation von ^{133}Xe durchgeführt werden. Der Patient inhaliert das Gas aus einem Spirometer, durch schnelle Kameraaufnahmen können die Alveolarräume dargestellt werden.

Durch Einsatz der Datenverarbeitung ist es möglich, am Patienten eine Doppel-Radionuklid-Szintigraphie durchzuführen. Zunächst wird eine Inhalations-Szintigraphie vorgenommen durch Einatmung von ^{99m}Tc-Mikropartikeln. Nach 2 Std. wird eine Szintigraphie durchgeführt. Im Anschluß daran werden bei gleicher Lage des Patienten ^{113m}In-Makropartikel injiziert und eine Perfusions-Szintigraphie angeschlossen. Durch die elektronische Datenverarbeitung ist ein unmittelbarer Vergleich der Inhalationsradioaktivität und der Perfusionsradioaktivität möglich, und es können Szintigramme des Quotienten Inhalation/Perfusion als Farbdarstellungen auf Fernsehgeräten erhalten werden.

6.2.5.3 Radiospirometrie

In einer Spirometerglocke befindet sich ein ^{133}Xe-Luftgemisch, z.B. 0,5 mCi/l Luft. Der sitzende Patient atmet über einen Dreiwegehahn dieses Gemisch ein. Es handelt sich um ein geschlossenes Spirometersystem. Vor dem Thorax ist die Szintillationskamera lokalisiert, oder es sind mehrere Szintillations-Meßsonden lokalisiert. Der Patient atmet zunächst einmal das ^{133}Xe-Luftgemisch ein und hält für 20 sec in der endinspiratorischen Stellung den Atem an. Die Radioaktivität über der Lunge wird durch mehrmalige Wiederholung dieses Vorganges jeweils bestimmt. Es müssen zusätzliche Background-Eichungen vorgenommen werden. Danach wird kontinuierlich das Gemisch eingeatmet, bis sich über dem Thorax ein Radioaktivitäts-Gleichgewicht einstellt. Man erhält nach Berechnung eine relative Aussage über die Ventilation pro Einheit Lungenvolumen.

Der beschriebenen Ventilationsprüfung kann eine kombinierte Perfusions-Ventilationsuntersuchung mit ^{133}Xe vorgeschaltet werden. Hierzu werden dem Patienten, bevor er über das Spirometer atmet, 1–2 mCi ^{133}Xe physikalisch gelöst in physiologischer Kochsalzlösung i.v. appliziert. Der Patient muß nach der Injektion eine tiefe Inspiration durchführen und für etwa 20 sec den Atem anhalten. Es erfolgt mittels der Szintillationskamera (oder der Meßsonden) die Radioaktivitätsbestimmung. Die Ventilation wird durch die sich anschließende Aufzeichnung der Radioaktivitäts-Auswaschkurven über den einzelnen Lungenabschnitten festgelegt. Im Anschluß daran kann dann die Radiospirometrie durchgeführt werden. Man erhält so Zeit-Aktivitätskurven wie in Abb. 6.19 dargestellt, aus denen der Ventilations-/Perfusionsindex berechnet werden kann.

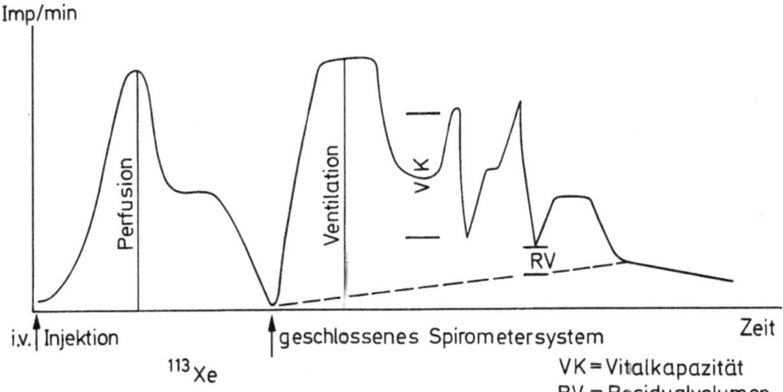

Abb. 6.19. Zeitaktivitätskurven nach Applikation von 113 Xe zur Bestimmung der Perfusion und Ventilation. Radiospirometrie. VK = Vitalkapazität, RV = Residualvolumen

6.2.6 Nephrologie — Urologie

Zum Verständnis nuklearmedizinischer diagnostischer Methoden bei Nierenerkrankungen ist zu beachten, daß die Niere mit etwa 20% Anteil des Herzminutenvolumens durchblutet wird. Gefäße und Nierenparenchym sind morphologisch und funktionell so verbunden, daß die Aufgaben der Nieren erfüllt werden können: Ausscheidung bestimmter Moleküle, Regulierung des Wasser- und Elektrolythaushaltes. Glomerulus, proximaler Anteil des Tubulus, Henle'sche Schleife, distaler Anteil des Tubulus sowie Sammelröhren bilden ein Nephron. Die nuklearmedizinischen Verfahren bedienen sich verschiedener radioaktiv markierter Substanzen, die die einzelnen Partialfunktionen der Nieren erfassen: *Durchblutung, glomuläre Filtration, tubuläre Sekretion und Rückresorption sowie Ausscheidung.*

6.2.6.1 Nierendurchblutung

Neben den in der Klinik üblichen Clearanceverfahren zur Bestimmung der Nierendurchblutung werden die nuklearmedizinischen Methoden insofern interessant, als sie nicht nur Aussagen über die Durchblutung jeder einzelnen Niere, sondern auch noch über einzelne Abschnitte des Organs zulassen. Da diese Verfahren im Verhältnis zu anderen für den Patienten aufwendiger sind, sollte eine strenge Indikationsstellung gegeben sein. Das heute optimalste Verfahren ist der Einsatz des radioaktiven Edelgases ^{133}Xe und eine Szintillationskamera mit EDV. Die Radioaktivität, z. B. 0,5–1,0 mCi ^{133}Xe, wird in die A. renalis mittels eines dünnen Katheters injiziert. Mit der Szintillationskamera wird die Radioaktivitätsverteilung in z.B. 1 sec-Abständen über die ersten 2 Minuten, dann in größeren Zeitintervallen bis zu 15 min nach Applikation aufgezeichnet und die Information mittels der EDV abgespeichert. Nach Festlegung der regions of interest werden Zeitaktivitätskurven angefertigt. Es handelt sich um die typischen ^{133}Xe-Clearancekurven, aus denen der renale Plasmafluß (RBF) errechnet werden kann:

RBF = Verteilungskoeffizient des ^{133}Xe × Eliminationskonstante (s. S. 380).

Analysiert man die Kurven im halblogarithmischen System, so ergeben sich 3 Komponente (s. Abb. 6.20).

Welche Bedeutung man diesen Komponenten auch beimißt, sicher ist, daß die erste schnelle Komponente hauptsächlich repräsentativ für die Durchblutung der Nierenrinde ist.

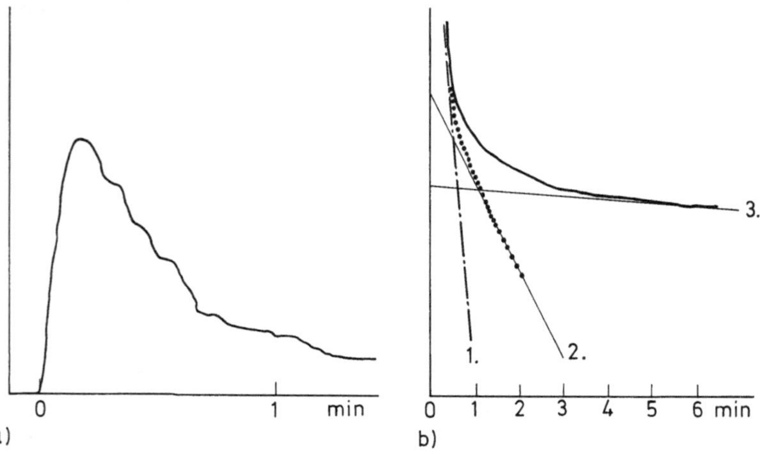

Abb. 6.20. Darstellung von 133 Xe-Clearance-Kurven einer Niere. a) Originalkurve, b) Analyse im halblogarithmischen Maßstab. Ermittlung der 3 Exponentialkurven zur Berechnung der Nierendurchblutung in ml/g Gewebe/min

Besondere Indikationsstellung für die Anwendung dieser Methode ist: Verdacht auf Nierenarterienstenose, Niereninfarkt, Schockniere, raumfordernder Prozeß (Cysten, Tumore) und die transplantierte Niere.

Eine andere Möglichkeit zur Beurteilung der intrarenalen Durchblutung, hier besonders einzelner Abschnitte, aber auch der prärenalen (Nierenarterienstenose) und postrenalen (Nierenvenenthrombose) Durchblutung bietet die Angioszintigraphie. Es wird ein radioaktiver Indikator, der intravasal bleibt, z.B. ^{113m}In-Protein oder ^{99m}Tc-Albumin, in die A. renalis injiziert und durch Serienszintigramme mittels einer Szintillationskamera in kurzen Abständen ($^1/_{10}$ sec) aufgenommen. Erfolgt eine Auswertung durch die EDV, so erhält man Zeitaktivitätskurven, die nach dem Indikator-Dilutions-Prinzip ausgewertet werden können. Einen Anhalt über die Durchblutung der Nieren erhält man mit weniger Geräteaufwand auch durch die Perfusions-Szintigraphie nach Injektion von ^{99m}Tc oder ^{113m}In-markierten Makropartikeln in die A. renalis und Anfertigung von szintigraphischen Sequenzbildern.

6.2.6.2 Radionephrographie

Der Durchgang von nierenpflichtigen Substanzen durch ein mittels Kollimatoren geometrisch definiertes Meßfeld, welches über jeweils einer Niere lokalisiert ist, wird als Zeitaktivitätskurve registriert. *Vorteil* der Methode, die *Radionephrographie* genannt wird, ist, daß

1. beide Nieren getrennt erfaßt werden,
2. der Patient durch die Untersuchung wenig belästigt wird und
3. der Geräteaufwand gering ist.

Um die glomeruläre Teilfunktion der Nieren abschätzen zu können, verwendet man als Radiopharmazeutica ^{51}Cr- oder ^{113m}In- oder ^{99m}Tc-markiertes EDTA oder DTPA, also Chelatbildner, sowie ^{51}Cr- oder ^{131}J-markiertes Inulin. Orthojodhippursäure, mit ^{131}J radioaktiv etikettiert, wird, wie Paraaminohippursäure, zu etwa 80% proximal tubulär secerniert und zu 20% glomerulär secerniert. Letzteres hat sich besonders für die Radionephrographie geeignet gezeigt. Methodisch geht man so vor:

Über beiden Nieren wird eine Szintillations-Meßsonde mit entsprechendem Kollimator lokalisiert. Hier ergeben sich die ersten Fehlermöglichkeiten bei nicht genauer Lokalisation. Um dies zu umgehen, wird lokalisiert a) nach einem Röntgenbild, b) nach vorheriger Szintigraphie der Nieren, c) nach Vorinjektion eines kleinen Teiles des Indikators und Suche des Aktivitätsmaximums nach 2–5 min. Die Untersuchung wird im allgemeinen im Sitzen durchgeführt, sie kann aber auch am liegenden Patienten vorgenommen werden, dann aber möglichst auf dem Rücken liegend. Die Untersuchung wird von dorsal vorgenommen. Der Patient sollte entweder unter Dehydrationsbedingungen (etwa 12 Std keine Flüssigkeit zugeführt), dies besonders bei Verdacht auf Nierenarterienstenose, oder bei Urinflußraten zwischen 2,0 und 5,0 ml/min untersucht werden. Die Blase ist vor der Untersuchung zu entleeren. Appliziert werden 10–30 μCi ^{131}J-Hippuran i.v. Zusätzlich kann eine Meßsonde über der Blase und über dem Herzen lokalisiert werden. Erstere ist wichtig, um den Radioaktivitätsanstieg und damit den Urinabfluß in die Blase bestimmen zu können. Über dem Herzen erhält man eine Blutclearance-Kurve. Die Untersuchung dauert im allgemeinen 20 min. Man erhält Zeitaktivitätskurven getrennt über beiden Nieren (s. Abb. 6.21).

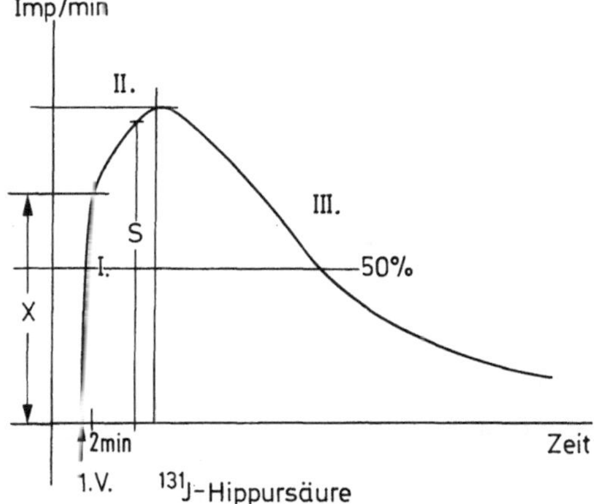

Abb. 6.21. Normale radioenphrographische Kurve einer Niere. Eingeteilt in die Phasen I, II, III. Ermittlung der Zeit bis zum Maximum und bis zum Zeitpunkt des 50%-Wertes des abfallenden Schenkels

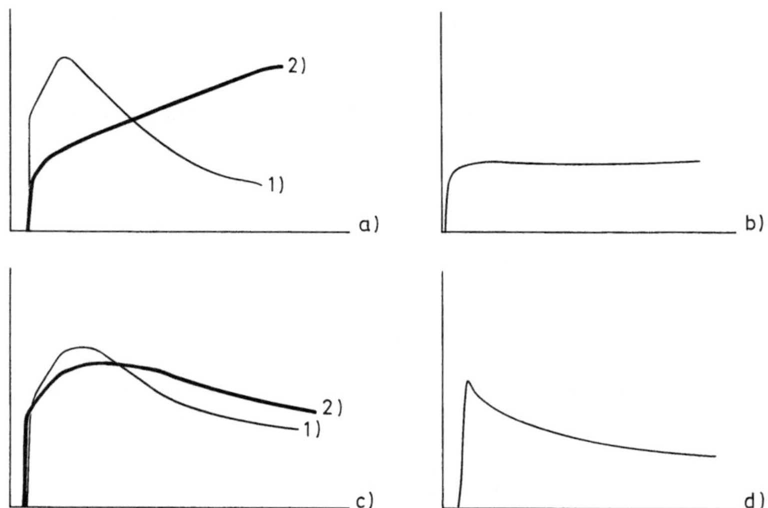

Abb. 6.22. Radionephrographie: Darstellung der verschiedenen Zeitaktivitätstypen. a) 1) Normalkurve, 2) Stauungstyp, b) Isostenurietyp, c) Pathologische Kurven bei z.B. Nierenparenchymschädigung, Seitendifferenz, d) Nephrektomie- oder Gewebsclearance-Typ

Zur Beurteilung der Kurven gibt es die verschiedensten Verfahren. Da die Radionephrographie durch die Überlappung der verschiedensten Funktionen — Durchblutung, Sekretion, Exkretion — eine verhältnismäßig quantitativ schwer oder kaum zu analysierende Funktionskurve liefert, hat sich in der Praxis folgendes bewährt:

Man teilt die Kurve in 3 Phasen ein: Phase I bis zum Ende des steilen Anstieges nach der Injektion, Dauer etwa 10–30 sec; Phase II bis zum Maximum, Dauer etwa 2–5 min; Phase III ab Maximum.

Im allgemeinen geht man dann so vor:

1. Beurteilung des Kurvenverlaufes (s. Abb. 6.21 und 6.22).
   a) Stauungstyp,
   b) Isosthenurietyp,
   c) Nephrektomietyp,
   d) Normalkurve.
2. Beurteilung der Seitengleichheit bzw. Differenz der Kurven beider Nieren.
3. Festlegung des Sekretionswertes durch Bildung des Quotienten: Höhe der Kurve am Ende des steilen Anstieges (Phase I) zur Höhe der Kurve 2 min nach der Applikation.
4. Angabe, wann die Kurve das Maximum erreicht (Norm bis zu 5 min nach Applikation) und wann der 50%-Wert des abfallenden Schenkels erreicht ist (Normwert bis zu 15 min nach Applikation).

Den Nephrektomietyp (s. Abb. 6.22d) erhält man bei Nierenaplasie oder Nephrektomie sowie bei der sog. stummen Niere. Der Isosthenurietyp (Horizontaltyp) zeigt sich bei noch minimaler Funktion der Nieren, z.B. bei Schrumpfnieren und chronischer Niereninsuffizienz. Über der Blase ist die Kurve erniedrigt und verzögert.

Vom Stauungstyp (Akkumulationstyp) spricht man, wenn während der Phase III die Zeitaktivitätskurve ständig ansteigt. Es kann ein Abflußhindernis vorliegen, z.B. Steine oder Tumorverschluß des Ureters (Ummauerung), aber auch intrarenal bedingt, z.B. bei Hypoxie, bei Sistieren der Glomerulusfunktionen bei noch erhaltener Durchblutung. Eine Verzögerung des Eintretens des Maximum und des 50%-Wertes des abfallenden Schenkels erhält man je nach Einschränkung der Nierenfunktion bis zur Niereninsuffizienz, so z.B. auch bei Nierenarterienstenose und chronischer Pyelonephritis. Jedoch muß nach unseren Erfahrungen die Niere schon um 30–40% in ihrer Funktion beeinträchtigt sein, damit sich dies im Nephrogramm zeigt (s. Abb. 6.22c). Wichtige Faktoren, die die Radionephrographie beeinflussen und verfälschen können, sind schlechte Lokalisation der Meßsonden, Beeinflussung des Patienten durch Medikamente, z.B. Diuretica, Lagerung des Patienten während der Untersuchung (z.B. Bauchlage) und Diuresezustand.

Die Radionephrographie ist eines der nuklearmedizinischen Routineverfahren, die als sog. Screening-Tests sich in der Klinik bewährt haben.

Eine Erweiterung findet sie in der *Nierenfunktions-Szintigraphie* mittels einer Szintillationskamera und der EDV. Hierbei werden in Zeitabständen Bilder aufgenommen (nach Applikation von 200–300 µCi ^{131}J-Hippuran, *Sequenzszintigraphie*), die Information über einen Kernspeicher aus als Zwischenspeicher auf ein Band gespeichert und anschließend durch Festlegung von "regions of interest" Zeitaktivitätskurven herausgeschrieben (*Funktionsszintigraphie*). Von Vorteil bei dieser Technik ist, daß die Nieren auch bei geringer Radioaktivitätsbelegung nach den Bildern lokalisiert und daß einzelne Abschnitte der Nieren analysiert werden können. Besonders in der Pädiatrie hat sich diese Methode bewährt, da bei Säuglingen und Kleinkindern eine Trennung der Meßfelder der Sonden wegen der geringen Abstände nicht möglich ist.

Die über der Blase gemessene Zeitaktivitätskurve (*Radionuklid-Cystogramm*) wird analysiert nach Eintritt des ersten Radioaktivitätsanstieges, der durch die Durchblutung der Blase und des umliegenden Gewebes bedingt ist. Dann kommt ein Plateau, welches dem intrarenalen Transport des Radiopharmakons entspricht. Als drittes kommt die Phase der Anreicherung. So kann man das Ausmaß oder das Fehlen der Urinausscheidung feststellen. Bestimmt man die Ausscheidung des Radiopharmakons quantitativ, so bezeichnet man dies als *Hippuran-Exkretions-Test*. Beide Nieren scheiden normal mit Diurese 2,7–4,1%/min, normal ohne Diurese 2,0–3,32%/min der gesamt injizierten Aktivität aus. Je nach Funktionseinschränkung liegen die Werte niedriger. Es ist darauf zu achten, daß bei einseitiger Funktionseinschränkung und kompensatorischer Mehrfunktion der anderen Niere die Werte normal sein können.

6.2.6.3 Refluxdiagnostik

Um einen vesico-ureteralen Reflux feststellen zu können, werden 20 µCi ^{131}J-Albumin in 100–300 ml physiologischer Kochsalzlösung mittels eines Katheters in die Blase appliziert und mit Meßsonden über den Nieren die Radioaktivität bestimmt. Bei Vorliegen eines Refluxes kommt es, besonders auch nach Preßversuchen, zum Auftreten von Radioaktivitätszacken über dem Nierenbeckenkelchsystem. Eleganter läßt sich diese Untersuchung mit der Szintillationskamera durchführen. Hierzu werden mittels Katheter z.B. 50 µCi ^{131}J-Hippuran in die Blase appliziert. Der Aufstieg der Radioaktivität kann seitengetrennt bis zum Nierenbecken als Bildfolge dargestellt werden. Auch bei der normalen Kamerafunktions-Szintigraphie können am Ende der Untersuchung durch Pressen auf die Blase schon Rückschlüsse auf das Vorliegen eines Refluxes gezogen werden. Diese Untersuchungen haben sich besonders bei Kindern bewährt.

6.2.6.4 Clearance-Techniken

Der Unterschied zwischen den Standard-Clearance-Verfahren zur Bestimmung der tubulären und glomerulären Clearance liegt zunächst allgemein bei der Verwendung eines Radiopharmakons. Dies bedeutet, daß zur Berechnung statt der Konzentration die Radioaktivität eingesetzt werden muß:

$$\text{Renale Clearance} = \frac{\text{Radioaktivität im Urin} \times \text{Urinzeitvolumen}}{\text{Radioaktivität im Plasma}} .$$

Die Clearance-Untersuchung mittels radioaktiver Substanzen ist genauer und methodisch einfacher überschaubar, da mittels einer Meßsonde über dem Herzen die Konstanz der Blutradioaktivität bei Dauerinfusion überwacht werden kann und durch eine besondere Technik auch direkt steuerbar ist. Eine Meßsonde über der Blase zeichnet die Harnentleerung auf, so daß hier eine besondere Sicherheit, daß auch tatsächlich eine quantitative Entleerung stattfand, gegeben ist. Jeweils eine Meßsonde kann noch über den Nieren lokalisiert werden.

Die gewonnenen Urin- und Blutproben werden im Bohrloch-Szintillationszähler gemessen.

Zur Bestimmung der tubulären Clearance bzw. der effektiven Nierendurchblutung verwendet man das Radiopharmakon ^{131}J- oder ^{125}J-Orthojodhippursäure. Die Berechnung erfolgt analog der PAH-Clearance. Zur Bestimmung der Nierendurchblutung ist zur Ermittlung des genauen Radiopharmakon-Extraktionswertes zusätzlich ein Nierenvenenkatheter erforderlich.

Das zur Zeit gebräuchlichste Radiopharmakon zur Bestimmung der glomerulären Filtration ist das ^{51}Cr-EDTA. Auch ^{99m}Tc-DTPA kann verwendet werden. Aufgrund ihrer Strahlenenergie lassen sich die Radionuklide ^{125}J und ^{51}Cr gut gleichzeitig messen. Somit ist eine simultane Clearance möglich. Danach kann die Filtrationsfraktion aus dem Verhältnis ^{51}Cr-EDTA-Clearance: ^{131}J-Orthojodhippursäure-Clearance berechnet werden.

Es gibt noch andere Radiopharmaka, die sich zur Bestimmung der glomerulären Filtration eignen. Dazu siehe spezielle Literatur (Emrich). Die Clearance-Bestimmungen bei fallendem Plasmaspiegel seien hier nur als Möglichkeit erwähnt. Wichtig erscheint noch, daß diese Verfahren immer mehr in der Klinik eingesetzt werden und besonders die Bestimmung der Ganzkörperclearance sowie der seitengetrennten Clearance durch Ganzkörperzähler oder speziell dazu konstruierte Meßplätze durchgeführt wird.

6.2.6.5 Nierenszintigraphie

Zur Darstellung der Nieren mit Geräten mit beweglichen Detektoren (Scannern) wird neben Technetium-Verbindungen (^{99m}Tc-Succinat) das Radiopharmakon ^{197}Hg-Chlormerodrin verwendet, welches tubulär secerniert und z. T. in den Tubuli abgelagert wird. Die Untersuchung wird am besten in Rückenlage des Patienten durchgeführt. Das Nierenparenchym läßt sich gut darstellen. Die Abmessung der normalen Nieren beträgt 10–12 cm Längs- und 5–6 cm Querdurchmesser. Eine geringe Radioaktivitätsablagerung ist bei ^{197}Hg-Chlormerodrin in der Leber zu beobachten. Je nach Grad einer Niereninsuffizienz steigt diese in der Leber an, gleichzeitig erhöht sich die Background-Aktivität. Die Nierenszintigraphie ist eine gute Ergänzung der komplexen Nierendiagnostik, sie sollte durch die Radionephrographie ergänzt werden. Gleichzeitig ist zu beachten, daß sie die röntgendiagnostischen Untersuchungsverfahren nicht ersetzt. Besondere Indikationen sind die Frage nach Anomalien, Dystopien, Hypoplasie, Aplasie, Hufeisenniere, Beckenniere.

Weiterhin unterscheiden wir diffuse und umschriebene Veränderungen der Radioaktivitätsablagerungen. Diffuse Veränderungen findet man bei der Pyelonephritis, die bis zur Schrumpfniere die reduzierte Speicherfähigkeit und die Dysfunktion des Parenchyms deutlich machen. Die Gichtniere und die Nierenschädigung nach Phenacetin-Mißbrauch stellen sich ähnlich dar. Wichtig ist die Feststellung, ob die Defekte einseitig oder doppelseitig auftreten. Die Glomerulonephritis und die interstitielle Nephritis können auch, jedoch nicht so deutlich, solche Defekte zeigen. Bei der Niereninsuffizienz lassen sich, je nach Ausmaß, die Grenzen der Nieren wegen der erhöhten Background-Aktivität und der diffusen Radioaktivitätseinlagerung schlecht festlegen. Bei der Frage, ob eine Niere tatsächlich funktionslos ist, kann die Szintigraphie eine entscheidende Aussage bringen. Die Nierenarterienstenose kann sich in einer z. B. einseitig verminderten Radioaktivitäts-

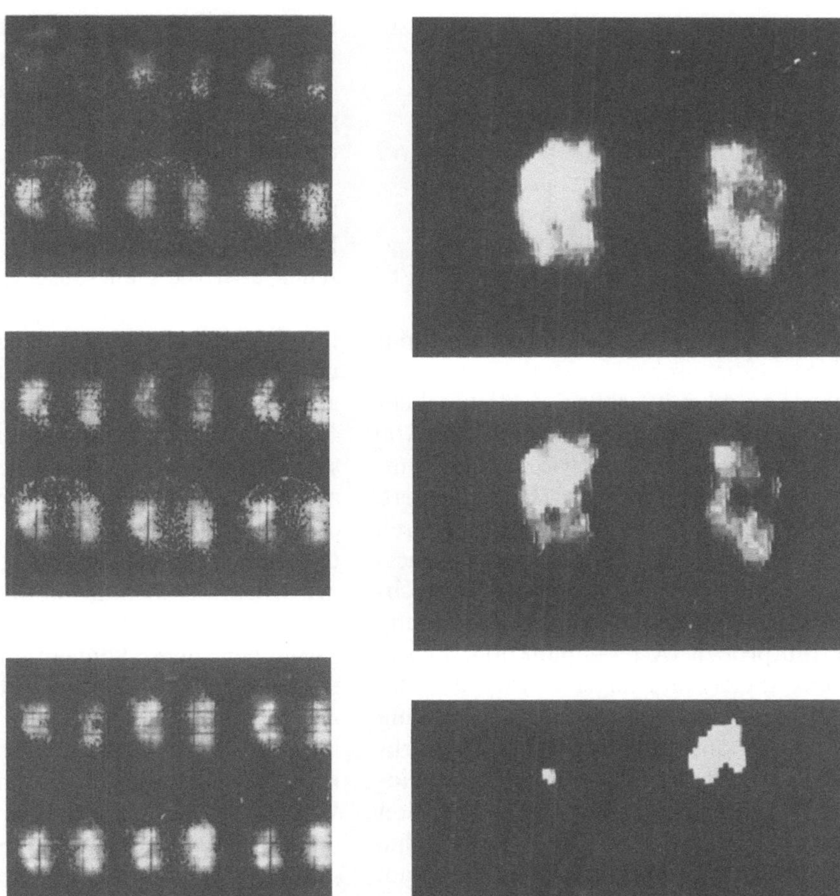

Abb. 6.23. Sequenz-Szintigramm nach Applikation von 300 μCi 131 J-Hippuran bei einem Patienten mit Pyelonephritis

Abb. 6.24. Darstellung von umschriebenen Speicherungsdefekten im ^{197}Hg-Chlormerodrin-Szintigramm. Defekte in beiden Nieren. Es handelte sich um Cystennieren

einlagerung ausdrücken. Dieses ist aber ein sehr unsicherer Befund.

Umschriebene Speicherungsdefekte findet man bei Tumoren, Abscessen, traumatischen Einwirkungen und bei Cysten. Auch Niereninfarkte können sich durch einen abgrenzbaren Bereich mit weniger Aktivitätsbelegung deutlich machen (s. Abb. 6.23 und 6.24).

6.2.7 Gastroenterologie

6.2.7.1 Leber-Diagnostik

Die nuklearmedizinische Leberdiagnostik hat — neben dem wie andere solche Verfahren als Screening-Test bezeichneten Vorteil — insofern noch besondere Bedeutung, als die Leber selbst entsprechend sichtbar zu machen ist. Dies ist mit anderen Methoden, z.B. röntgenologisch, nur schwer möglich.

Das Blut gelangt einmal über die Arteria hepatica und zum anderen durch die Pfortader in die Leber. In Ruhe sind es etwa 25% des Herzzeitvolumens, davon 70–80% durch die Vena portae. Funktionell unterscheiden wir zwei wichtige Zellsysteme, nämlich die polygonalen Leberzellen, die das eigentliche Leberparenchym darstellen, und die Kupfferschen Sternzellen, die dem reticuloendothelialen System (RES) zuzuordnen sind.

Mittels radioaktiver Substanzen kann man die Leberdurchblutung und die Funktion der Leberparenchymzellen bestimmen und über die Phagocytosefähigkeit des RES die bildhafte Darstellung der Leber erreichen.

Die *Leberdurchblutung* läßt sich auch mit nuklearmedizinischen Methoden nur schwierig und mit großen Fehlermöglichkeiten behaftet bestimmen. Ein *radioaktiv markierter Farbstoff*, wie ^{131}J-Bromsulphthalein, wird als ein Bolus injiziert, und nach dem Fick'schen Prinzip durch Bestimmung der arteriell und venös gemessenen Radioaktivität der Blutfluß errechnet. Kompliziert ist dabei die Gewinnung der Blutproben (Arterienpunktion, Lebervenenkatheter) und ungenau wird die Methode durch die nicht exakte Bestimmung des Extraktionskoeffizienten für den Farbstoff. Auch die direkte Messung des Radioaktivitätsdurchganges nach Bolus-Injektion mittels der Kamerafunktions-Szintigraphie (z.B. ^{113m}In-Protein) ist noch sehr ungenau. Ein zweiter Weg zur Bestimmung der Leberdurchblutung führt über die RES-Zellen der Leber. Injiziert man ein *radioaktives Kolloid* (siehe Leberszintigraphie) und bestimmt die Radioaktivität über der Leber und über dem Herzen, so kommt man zu Zeitfunktionskurven, aus denen Rückschlüsse auf die Leberdurchblutung möglich sind. Allerdings muß hier die Partikelgröße in engen Grenzen zwischen 20–30 mμ liegen, da diese Größe sich wesentlich auf den Extraktionskoeffizienten auswirkt. Auch mit der *Edelgas-Methode* (^{133}Xe) lassen sich Werte der Durchblutung pro 100 g Gewebe gewinnen. Dabei wird das Edelgas direkt injiziert, oder durch Akkumulation voll eingeatmetes radioaktives Edelgas wird in die Leber gebracht. Der Abtransport (Clearance) ist dann, wie bei allen diesen Edelgas-Methoden, ein Maß für die Durchblutung des Gewebes. Da die Leber mehr oder weniger fetthaltig ist, das Edelgas aber einen verschiedenen Verteilungskoeffizienten im Fett- und Normalgewebe hat, werden auch diese Methoden ungenau und unübersichtlich.

Die *exkretorische Leberfunktion* wird heute mit dem ^{131}J-Bromthalein getestet. Letzteres wird durch die polygonalen Leberzellen über die Galle ausgeschieden. Nach Applikation von 20–30 μCi ^{131}J-Bromthalein werden über der Leber, dem Herzen und dem Darm Zeitaktivitätskurven aufgenommen. Die Untersuchung dauert 45 min. Aus den Kurven werden die verschiedenen Funktionswerte berechnet, die alle auf der Clearance des Indikators aus dem Blut, der Verweildauer in der Leber und der Ausscheidung über die Galle in den Darm beruhen. So können auch diese 3 Komponenten erfaßt werden. Ein Vorteil gegenüber dem konventionellen Bromthaleintest ist die Möglichkeit der weiteren Auftrennung der Daten, z.B. Erscheinzeit im Darm, das indirekte Vorgehen, d.h. keine Blutabnahme und damit auch der Wegfall der photometrischen Bestimmung und die Anwendung von geringen Substanzmengen des Farbstoffes. Besonders durch die Möglichkeit der Kamerafunktions-Szintigraphie mit der EDV wird diese Methode für die Klinik effektiv.

Leberszintigraphie

Die Leberszintigraphie nimmt heute einen wichtigen Platz bei der Diagnose von Lebererkrankungen ein. Eine zweidimensionale Darstellung der Leberradioaktivitätsbelegung ist von a.p., von der rechten Seite und von p.a. möglich. Für Fragestellungen rein morphologischer Art, nämlich Lage, Form und Größe der Leber sowie Defekte in der Leber, wird ein Scanner oder eine Kamera und radioaktive Indikatoren, die längere Zeit in der Leber festgehalten werden, eingesetzt; so Kolloide, die durch die Kupfferschen Sternzellen phagocytiert werden. Die Kolloidgröße für die Leberszintigraphie liegt bei 20–70 mμ. Als Indikatoren kommen in Frage: ^{198}Au-Kolloid (100–300 μCi),

^{99m}Tc-Schwefelkolloid (2–4 mCi), ^{113m}In-Eisenkolloid (2 mCi). Die Blut-Leber-Extraktionszeit ist verhältnismäßig kurz, so daß 10–30 min nach i.v.-Applikation untersucht werden kann. Speziell vorbereitet muß der Patient nicht werden, Nebenreaktionen, auch bei Schwerstkranken, sind nicht bekannt.

Besonders wenn die Frage nach raumfordernden Prozessen besteht, sollte die Leber immer von zwei Seiten untersucht werden.

Die normale Leber (s. Abb. 6.25) stellt sich innerhalb des rechten Rippenbogens mit dem linken Leberlappen in das Epi-

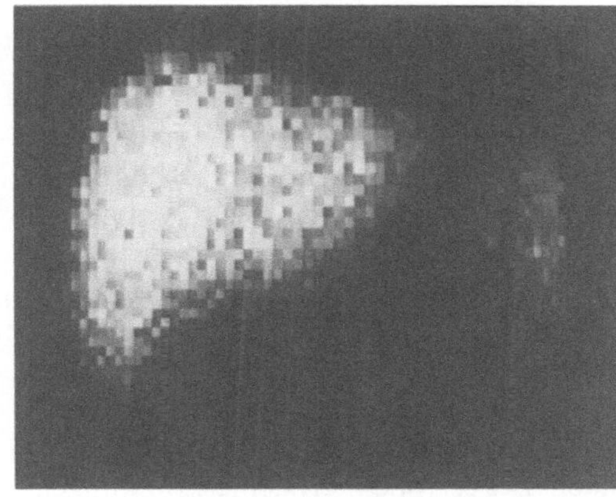

Abb. 6.25. Kernspeicherbild einer normalen Leber nach Applikation von 300 μCi ^{198} Au-Kolloid

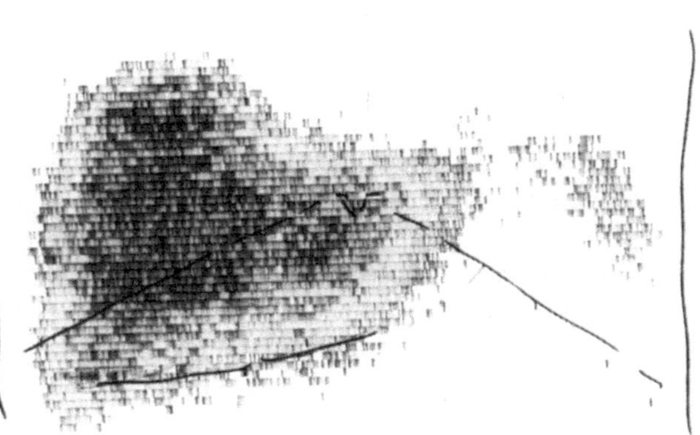

Abb. 6.26. ^{198}Au-Kolloid-Szintigramm einer Leber mit chronischen Parenchymveränderungen (Biopsie). Vergrößerung des linken Leberlappens, verstärkte Einlagerung von Radioaktivität in der Milz. Vergrößerung des rechten Leberlappens mit aufgelockertem Speicherungsmuster

gastrium reichend dar. Es gibt verschiedene Formvarianten. Besonders ist auf das Vorhandensein eines Riedelschen Leberlappens zu achten. Wie bei anderen Organen unterscheidet man Speicherungsdefekte oder Areale mit verminderter Radioaktivitätsbelegung umschriebener und diffuser Art. Umschriebene Defekte findet man bei Lebermetastasen (s. Abb. 6.27), hier besonders häufig mit Primärtumoren im Bereich Mamma, Gastrointestinaltrakt, Lunge, Ovar, Hoden. Primäre Lebertumoren sind selten, man sollte aber auch bei dem klinischen Bild der Lebercirrhose daran denken. Auch die grobknotige Lebercirrhose zeigt oft Bilder mit umschriebenen Bezirken mit verminderter Radioaktivitätsbelegung. Hier muß auf die Vergrößerung des linken Leberlappens geachtet werden. Weiterhin gehört zu solchen Prozessen der Leberabsceß und

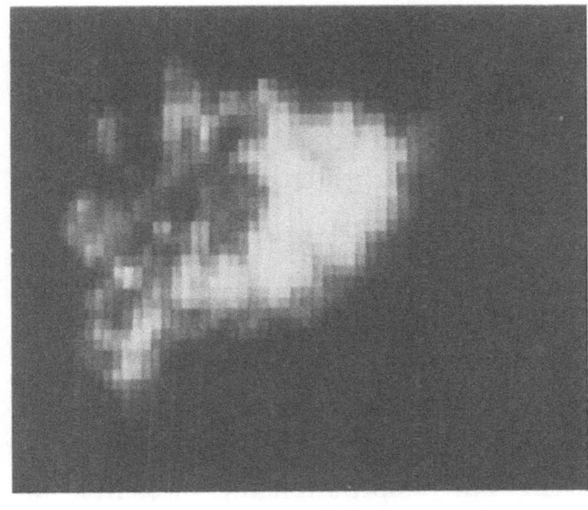

Abb. 6.27. ^{198}Au-Kolloid-Leberszintigramm mit einem raumfordernden Prozeß. Kernspeicherbild

die Echinococcuscyste. Gut läßt sich auch der subphrenische Absceß darstellen, besonders wenn ein zweites Nuklid mit anderer Strahlenenergie für die Lungenszintigraphie gleichzeitig zum Einsatz kommt, z.B. Lunge: ^{99m}Tc-Makropartikel; Leber: ^{198}Au-Kolloid.

Diffuse Speicherungsdefekte findet man bei Parenchymdefekten, so chronischen Prozessen und Lebercirrhose. Verwendet man ^{198}Au-Kolloid, so findet man je nach Grad der portalen Stauung verstärkt Radioaktivität in der Milz und im Knochenmark (s. Abb. 6.26). Zu beachten bei chronischen Prozessen ist die Vergrößerung und verstärkte Radioaktivitätseinlagerung in den linken Leberlappen. Systemerkrankungen, z.B. Hodgkin (III, IV) und myeloische Leukose können eine vergrößerte Leber mit aufgelockertem Speicherungsmuster zeigen.

Ein Schritt zur weiteren Sicherung der nuklearmedizinischen diagnostischen Aussagen bildet die Funktionsszintigraphie. Hier wird eine Szintillationskamera mit EDV eingesetzt. Nach Injektion von z.B. 300 μCi ^{131}J-Bromsulphthalein werden in Zeitabständen von einer Minute Bildinformationen aufgenommen, dies über 45 min. Der Vorteil dieser Methode besteht darin, daß über bestimmten Arealen regions of interest gelegt werden können und von diesen speziell Zeitaktivitätskurven herausgeschrieben werden. Somit ist es möglich, besonders auch die Gallenblase genau zu erfassen und Areale mit verminderter Radioaktivitätsbelegung auf ihre Funktionsfähigkeit zu überprüfen.

6.2.7.2 Die exokrine Pankreasfunktion und Pankreasszintigraphie

1–3 Std nach Nahrungsaufnahme erreicht beim normalen Pankreas die Pankreassaftproduktion ein Maximum. Von der Darmmucosa isolierter Extrakt enthält unter anderem ein Peptidmolekül, welches als Secretin bezeichnet wird und in der Bauchspeicheldrüse die Wasser- und Bicarbonatausscheidung stimuliert. Es wurde ein zweites Hormon, das Pankreozymin-Cholecystokinin isoliert. Dieses stimuliert die Galleausscheidung und die Produktion von Pankreasenzymen.

Die Pankreasenzyme sind Proteine, die im Organ gebildet werden. Diese enthalten besonders auch die Aminosäuren Methionin und Tyrosin. Methionin läßt sich mit dem Radionuklid ^{75}Se markieren, indem das Schwefelatom durch Biosynthese (heute auch schon durch Synthese) durch ^{75}Se ersetzt wird. Tyrosin kann mit Jod-Radionukliden markiert werden.

Aufgrund der Produktion der Enzyme im Pankreas ist die Proteinsynthese also hoch, dies bedeutet bei Zufuhr einer radioaktiv-markierten Aminosäure eine erhöhte Anreicherung von Radioaktivität im Organ. Nur so ist eine szintigraphische Darstellung des Organs möglich. Allerdings gibt es große Schwierigkeiten, die besonders durch die Topographie des Organs, nämlich der Lage gegenüber Leber, Magen, Darm und Niere gegeben sind. Besonders die Leber als großflächiges Organ speichert viel ^{75}Se-Methionin-Aktivität, zusätzlich überlagert oft der untere Leberrand die Bauchspeicheldrüse. Zur szintigraphischen Darstellung des Pankreas wird deshalb heute im allgemeinen ein *Doppel-Radionuklid-Verfahren* mit Subtraktion nach vorheriger Normierung der Informationen in Anwendung gebracht. Man geht so vor:

1. Anregung der Proteinsynthese durch eiweißreiche Nahrung und i.v.-Applikation von stimulierenden Pharmaka (z.B. Pankreozymin 15 min vor Injektion des ^{75}Se-Methionin).
2. Darstellung der Leber und des Pankreas nach i.v.-Applikation von 3 μCi/kg Körpergewicht ^{75}Se-Methionin.
3. Darstellung der Leber durch Applikation von radioaktivem Kolloid (z.B. ^{99m}Tc-Sulfid, ^{198}Au-Kolloid, ^{113m}In-Se-Partikel).
4. Elektronische bzw. EDV-Verarbeitung der Information, so daß am Ende nach einer Subtraktion nur der Bezirk der Pankreas-Radioaktivitätseinlagerung sich darstellt.

Das Verfahren, welches mit Scannern, aber auch mit Szintillationskameras durchgeführt wird, ist als eine Möglichkeit der Darstellung der Bauchspeicheldrüse eingeführt. Dies hat eine besondere Bedeutung, da sonst das Organ nur sehr schwer darstellbar ist.

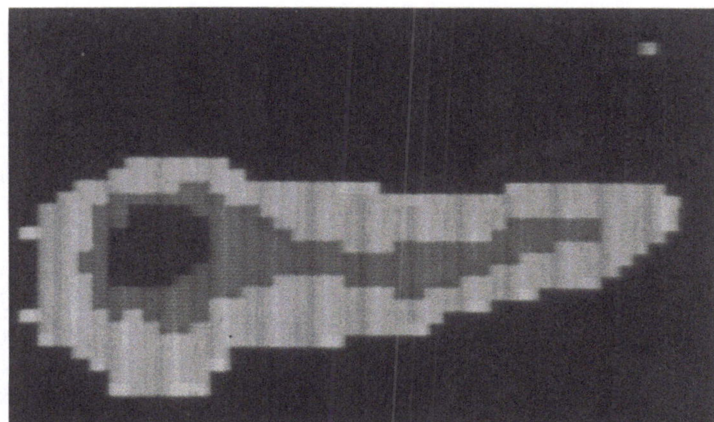

Abb. 6.28. Darstellung einer normalen Bauchspeicheldrüse mittels der Doppelradionuklid-Szintigraphie, EDV-Verarbeitung und Subtraktion

Die Indikationsstellung zur Untersuchung sollte wegen der Strahlenbelastung nach Applikation des ^{75}Se-Methionin, besonders bei Patienten unterhalb des 35. Lebensjahres, sehr streng gestellt werden.

Wir kennen verschiedene Formen des normalen Pankreas (s. Abb. 6.28). Besonders auch das Gebiet des Organs, welches über der Wirbelsäule liegt, speichert weniger Radioaktivität und verleitet zu Fehlinterpretationen. Pseudocysten und Tumoren stellen sich als umschriebene Speicherungsdefekte dar (s. Abb. 6.29). Auch wenn sich das Organ nicht darstellt, ist nach unserer Erfahrung der Verdacht auf ein Pankreas-Carcinom gegeben.

Die verschiedenen Grade der exkretorischen Pankreasinsuffizienz können sich durch entsprechende Auflockerung des Speicherungsmusters bis zu multiplen kleineren Defekten, durch eine verstärkte Radioaktivitätseinlagerung in andere Organe und durch eine Vergrößerung des Speicherungsbezirkes mit unklar sich darstellenden Grenzen aufzeichnen lassen.

Ein weiterer Funktionstest der Bauchspeicheldrüse ist: den Radioaktivitätsverlauf im Duodenalsaft nach Applikation von ^{75}Se-Methionin zu bestimmen. Allerdings muß dazu eine Duodenalsonde gelegt werden.

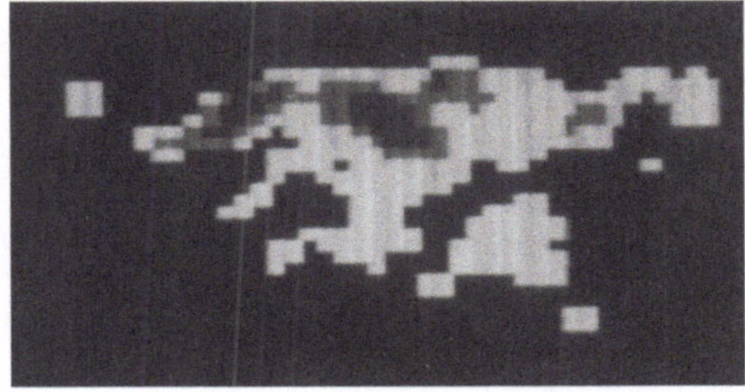

Abb. 6.29. Pankreas-Kopf-Tumor (autoptisch gesichert). Darstellung eines großen Speicherungsdefektes im Pankreaskopf nach Doppelradionuklid-Szintigraphie

^{99m}Tc reichert sich als Pertechnetat wie ^{131}J in der Magenschleimhaut an. Es ist möglich, so eine *Magenszintigraphie* anzufertigen. Der klinische Wert dieser Untersuchung ist noch umstritten.

6.2.8 Knochen und Gelenke

Die sog. Knochenszintigraphie hat sich in den letzten Jahren zu einem der bewährtesten Untersuchungsverfahren der Nuklearmedizin entwickelt. Entscheidend hierzu waren die Untersuchungen über osteotrope Radiopharmaka und der Einsatz spezieller Geräte, wie Doppelkopf-Ganzkörperscanner und Kamera mit Ganzkörperzusatztisch.

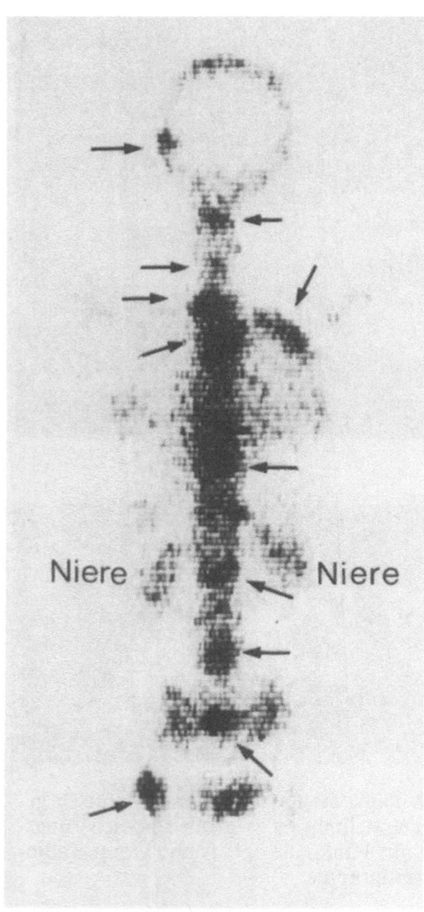

Abb. 6.30. Ganzkörper-Skelet-Szintigraphie: Nach i. v.-Applikation von 12 mCi ^{99m}Tc-EHDP. Darstellung einer multiplen, umschriebenen Anreicherung im Skeletsystem bei einer Patientin mit Manna-Ca (Aufnahme von dorsal)

Wir kennen zahlreiche Nuklide, die sich im Knochen für eine bestimmte Zeit ablagern, und zwar spezifisch mehr in Bezirke der Knochenneubildung. Da im Knochen Abbau- oder Umbauprozesse mit Zonen osteoblastischer Reaktion umgeben sind, ist es auch möglich, z.B. Knochentumoren, Metastasen, Abscesse neben entzündlichen Prozessen und der Frakturheilung durch eine höhere Aktivitätsanreicherung gegenüber dem Normalen sichtbar zu machen (s. Abb. 6.30).

Der Anreicherungsmechanismus der verschiedenen Radiopharmaka in den Knochen und in den osteoblastischen Zonen ist verschieden und zum Teil noch nicht ganz abgeklärt. Die heute wichtigsten Radionuklide bzw. Radiopharmazeutica sind: ^{18}F, ^{85}Sr und ^{87m}Sr, ^{99m}Tc-Polyphosphat und ^{99m}Tc-Sn-Äthan-1-hydroxy-1,1-diphosphat (^{99m}Tc-EHDP).

^{18}F wird als Na^{18}F appliziert. Tierexperimente und Untersuchungen am Menschen haben gezeigt, daß es am stärksten von allen diskutierten Radiopharmazeutica im Knochen angereichert wird. Das Fluoranion wird hydroxyliert und bildet außerdem Komplexe mit Schwermetallen. Es wird in die Mineralisationszone eingebaut, dabei bildet sich Fluorapatit. So ideal ^{18}F von seinem Stoffwechsel und der hohen Anreicherung im Knochen auch sein mag, gibt es doch einige Schwierigkeiten mit diesem Radionuklid. Zunächst ist es ein γ-Strahler mit hoher Energie (0,51 MeV), so daß spezielle Kollimatoren erforderlich sind. Zum anderen kann es nur an den Stellen eingesetzt werden, die in unmittelbarer Nähe ein Zyklotron oder einen Reaktor zur Verfügung haben. Dies ist der Fall wegen seiner kurzen physikalischen Halbwertszeit von 1,84 Std.

Die *Strontium-Radionuklide* entsprechen in ihrem Stoffwechsel nahezu dem Calcium. Wir unterscheiden eine schnellaustauschende Fraktion und eine langsame Fraktion, Dies entspricht im Stoffwechsel:

Schnelle Fraktion	= Ionischer Austausch mit stark verzögertem Rückfluß (im Gegensatz zu nichtossärem Gewebe)
Langsame Fraktion	= Mineralisation; bezeichnet auch als „Accretion“.

^{87m}Sr ist aufgrund seiner physikalischen Halbwertszeit (2,7 Std) mehr ein Indikator der schnellen Fraktion und damit auch wesentlich von der Durchblutung abhängig, während ^{85}Sr mit seiner langen physikalischen Halbwertszeit (65 Tage) ein Indikator der langsamen Fraktion ist und besonders zur Darstellung von Knochenmetastasen bevorzugt wurde.

Der Einlagerungsmechanismus von *Technetium-Zinn-Phosphatkomplexen* ist noch nicht genau bekannt. Überall dort im Knochen, wo ein aktiver Transport von Calcium und Phosphat stattfindet, werden diese Substanzen abgelagert. Diphosphate sind gegenüber Hydrolyse stabil. Polyphosphate werden von Enzymen in kleinere Ketten aufgespalten. Besonders gut bewährt und aus diesem Grunde eingesetzt hat sich das ^{99m}Tc-EHDP.

Tabelle 6.6

Radio-pharmakon	HWZ phys.	Applizierte Menge (mCi)	Unter-suchungs-zeit nach Injektion
^{18}F	1,8 Std	1–5	2–4 h
^{85}Sr	65 d	0,100–0,250	2–4 d
^{87m}Sr	2,8 Std	2–3	30 min
^{99m}Tc-Poly-phosphat	6 Std	10	3–4 h
^{99m}Tc-EHDP	6 Std	10	3–4 h

Die Einlagerung der radioaktiven Substanzen in Knochenprozesse ist unspezifisch. Dies bedeutet, daß bei Entzündungsprozessen, bei Stellen übermäßiger und abnormer Belastung, z.B. innerhalb der Gelenkknochenteile, als auch bei Frakturheilung (Callusbildung) verstärkte Radioaktivitätseinlagerungen zu sehen sind. Einen oft vor oder bei unsicherem Röntgenbefund zu sehenden Anreicherungsherd findet man im Falle einer Knochenmetastasierung. Hier lagert sich die Radioaktivität in den osteoblastischen Randmantel um die Metastase ein.

Die Knochenszintigraphie kann als eine der Vorsorgeuntersuchungen bei Verdacht auf Knochenmetastasen und speziell auch nach Mamma-Carcinom- und Prostata-Carcinom-Behandlungen angesehen werden. Die Knochenszintigraphie sollte als solche auch nach erster Behandlung (z.B. Operation, Nachbestrahlung von Neoplasmen, die in das Skeletsystem metastasieren) sicherheitshalber durchgeführt werden.

Für die Gelenkszintigraphie oder Szintigraphie der Synovialmembran hat man nach Blockade der Schilddrüse früher ^{131}J-Albumin appliziert. Heute wird ^{99m}Tc-Pertechnetat oder ^{99m}Tc-Albumin sowie ^{113m}In-Protein zu dieser Untersuchung eingesetzt. Am besten eignet sich als Aufnahmegerät eine Szintillationskamera.

Nach Blockade der Schilddrüse mit Natriumjodid werden dem Patienten z.B.

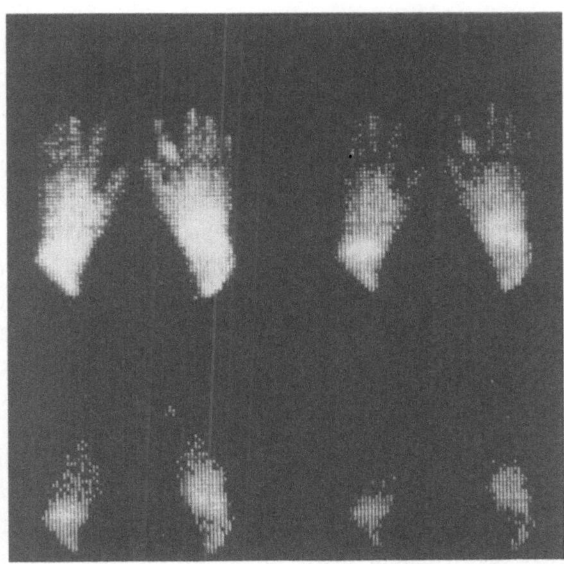

Abb. 6.31. Gelenkszintigraphie nach Applikation von 10 mCi Pertechnetat. Darstellung beider Hände bei einer Patientin mit Verdacht auf chronischer Polyarthritis. Nachweis eines Herdes im Zeigefinger der rechten Hand

10 mCi $^{99m}TcO_4$ i.v. appliziert. 15–60 min danach werden die einzelnen Gelenke vor dem Meßkopf der Kamera lokalisiert und zwar Kniegelenke von vorn und von der Seite, ebenso die Fußgelenke, Schulter-, Ellenbogen-, Hand- und Fingergelenke. Normale Gelenke zeigen eine geringe Aktivitätseinlagerung in dem umgebenden Gewebe, aber nicht im Gelenk. *Akute oder chronische Entzündungen bzw. Schädigungen der Gelenke bedingen eine verstärkte Radioaktivitätsanreicherung.* Die Synoviitis kann genau lokalisiert werden. In vielen Fällen der Arthritis zeigt die Gelenkszintigraphie schon vor dem Röntgenbild Veränderungen (s. Abb. 6.31). Jede Radioaktivitätseinlagerung in den Gelenken, die im Szintifoto deutlich gegenüber dem normalen erhöht ist, weist auf einen pathologischen Prozeß hin. Dabei ist die Einlagerung unspezifisch, d.h. wir finden sie bei rheumatischen Entzündungen, Osteoarthritis und Gicht. Die Gelenkszintigraphie ist eine der Untersuchungen zur Früherkennung von akuten oder subakuten Gelenkentzündungen. Findet man bei subjektiven Beschwerden keine Radioaktivitätseinlagerungen in einem Gelenk, so ist eine Synoviitis als Ausdruck einer Gelenkerkrankung nahezu ausgeschlossen.

6.2.9 Neurologie

6.2.9.1 Hirnszintigraphie

Ein wesentlicher Vorteil der Lokalisation von pathologischen Prozessen im Hirn ist deren positive Darstellung im Hirnszintigramm. Das bedeutet, während das normale Hirngewebe die Radiopharmazeutica, die in Anwendung kommen, nicht oder kaum einlagert, stellen sich pathologische Prozesse, wie Hirngeschwülste, Abscesse, cerebrovasculäre Erkrankungen und Hämatome durch eine Radioaktivitätsanreicherung dar. Aufgrund zahlreicher Untersuchungen wissen wir, daß die Anreicherung der Radioaktivität in Tumoren, d.h. blastomatösen Hirngeschwülsten, nicht allein durch den Gefäßreichtum des Tumors bedingt sein können, da gefäßarme Tumore ebenfalls die Radioaktivität anreichern. Zur Zeit wird die Radioaktivitätsanreicherung in pathologischen Bereichen des Großhirnes auf ein Nichtmehrfunktionieren des Mechanismus des Bluthirnschrankensystems zurückgeführt. Damit tritt eine vermehrte Permeabilität der Radiopharmazeutica aus den Gefäßen in das Gewebe ein. Ein zweiter Faktor kommt hinzu, da im Großhirn kein extracellulärer Raum in dem Maße wie in anderen Geweben zu finden ist. Bei Veränderungen, wie z.B. Tumoren, wird dieser extracelluläre Raum zunehmen und damit die Möglichkeit der Einlagerung von Radioaktivität in diese Räume.

Bei *Gefäßprozessen*, z.B. Verschluß eines Gefäßteiles, kommt es im Versorgungsgebiet dieses Gefäßes zu einem ischämischen Prozeß. In diesem kommt es zu einer gegenüber den Tumoren geringeren und diffuseren Radioaktivitätseinlagerung, allerdings nicht vor dem 5. bis 7. Tag nach Eintritt des akuten Ereignisses. Die Radioaktivitätsanreicherung wird nach dem heutigen Stand des Wissens eng in Beziehung gebracht zu einer Revascularisation des ischämischen Hirnbezirkes. Bei Hämatomen, besonders bei *subduralen Hämatomen*, reichert sich die Radioaktivität in der das Hämatom umgebenden Membran an, so daß z.B. der Nachweis eines subduralen Hämatoms mit großer Wahrscheinlichkeit mittels der Hirnszintigraphie zu erreichen ist.

Neben den verschiedensten Radiopharmazeutica, wie z.B. ^{131}J-markiertem Albumin, ^{113m}In-markiertem Protein, ^{197}Hg-Chlormerodrin hat sich für die Praxis doch das ^{99m}Tc-Pertechnetat am besten bewährt. Appliziert werden 10–12 mCi i.v., indem 30 min vor der Applikation die Schilddrüse durch Lugolsche Lösung abgeblockt wurde. 30 min nach der Applikation kann mit der szintigraphischen Untersuchung begonnen werden. Es werden Bilder des Schädels in ventraler und dorsaler Ansicht sowie in rechter und linker Seitenlage des Patienten angefertigt. Als Untersuchungsgeräte kommen Scanner, möglichst als Doppelkopfscanner, und die Szintillationskamera in Frage. Besonders die Kernspeichertechnik, die Technik, die Radioaktivitätsbelegung des Hirns in ein Röntgenbild im Maßstab 1:1 hineinzuprojizieren und die Datenverarbeitung haben die Aussagemöglichkeiten der Hirnszintigraphie entscheidend verbessert.

Durch das Hirnszintigramm kann ein aufgrund der oben beschriebenen Mechanismen sich darstellender Defekt nachgewiesen werden, jedoch eine artspezifische Diagnostik ist nicht möglich.

Durch entsprechende Erfahrungen bei der Beurteilung von Hirnszintigrammen kann ein gewisser Hinweis auf die Art des pathologischen Prozesses gegeben werden. So stellen sich Metastasen und Meningeome stark radioaktivitätsspeichernd als runde gegenüber der Umgebung deutlich abgrenzbare Bezirke dar, während z.B. Gefäßprozesse sich mehr strangförmig diffus radioaktivitätsablagernd und gegenüber der Hintergrundaktivität wenig speichernd darstellen. Auch die Lokalisation der Radioaktivitätsablagerung gibt in bestimmten Fällen einen Hinweis auf die mögliche Art-Spezifität. Besondere Schwierigkeiten wegen der Radioaktivitätsablagerung in den Weichteilpartien des Schädels erbringen basisnahe Tumoren. Auch Tumoren im Kleinhirnbrückenwinkel lassen sich nur schwierig darstellen. Entsprechend ist die Aussagemöglichkeit der Szintigraphie. Einige Zahlen des Tumornachweises durch die Szintigraphie (s. Zeidler u. Mitarb., 1972): Szintigraphische Nachweiswahrscheinlichkeit für Oligodendrogliome 80%, für Glioblastome 98%, für Meningeome 98–100%, für Metastasen 89%, für Astrocytome 57%. Diese Zahlen gelten für Tumoren im Großhirngebiet. Auch der Hirnabsceß läßt sich mittels der Szintigraphie lokalisieren.

Die Hirnszintigraphie nimmt in der klinischen Diagnostik von Hirnerkrankungen heute eine zentrale Stellung ein, einmal als

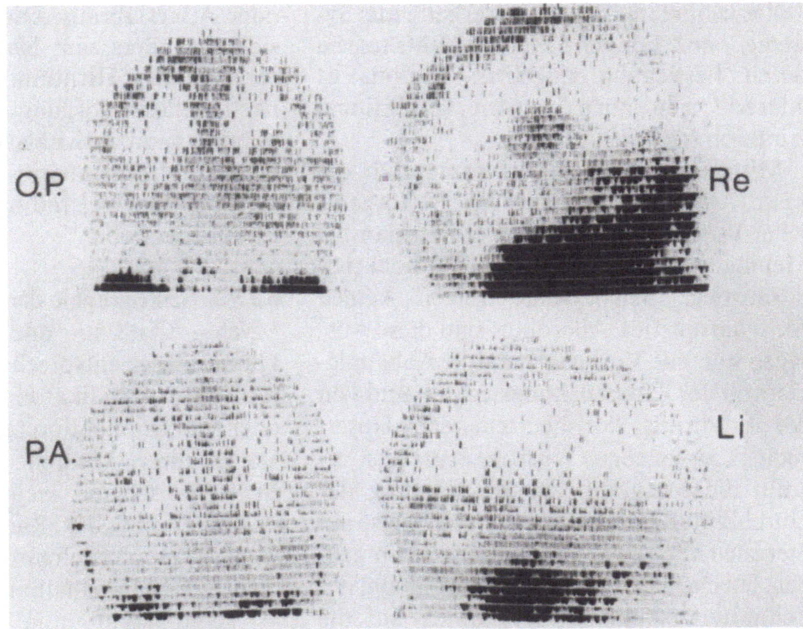

Abb. 6.32. Hirnszintigraphie. Nach Applikation von 12 mCi ^{99m}Tc-Pertechnetat wurde der Schädel von allen vier Seiten szintigraphisch untersucht. Darstellung einer umschriebenen Radioaktivitätseinlagerung im Temporalbereich der rechten Schädelhälfte

Vorfelduntersuchung und zweitens als Kontrolluntersuchung nach verschiedenen therapeutischen Maßnahmen; zum weiteren als eine zusätzliche Methode zur Absicherung der gesamten klinischen Diagnostik im Hirnbereich (Abb. 6.32).

6.2.9.2 Sequenz- und Funktionsszintigraphie des Schädels

10–15 mCi $^{99m}TcO_4$- oder 2–4 mCi ^{113m}In-Protein, in letzter Zeit auch 5–10 mCi ^{99m}Tc-Humanalbumin werden als Bolus (0,5 cm^3) schnell i.v. appliziert und mittels einer Kamera Bilder in Zeitabständen von 1–5 sec Dauer über 30–60 sec aufgenommen. Bei Fragestellungen des Hirnkreislaufes werden die ersten 30 sec in $^1/_{10}$ sec-Aufnahmen aufgeteilt. Es ergibt sich nach Analyse der Bilder die Darstellung der Radioaktivität in den großen Hirnarterien (etwa nach 15 sec, je nach mittlerer Kreislaufzeit), die capilläre Phase und die Führung der abführenden Blutleiter. Nach 30 sec ist eine gleichmäßige Aktivitätsbelegung der einzelnen Abschnitte des Schädels erreicht.

Verwendet man datenverarbeitende Systeme, so können Zeitaktivitätskurven durch Festlegung einzelner “regions of interest” gewonnen werden (Funktionsszintigraphie).

Mittels dieser Methode lassen sich gewisse Aussagen über die Art hirnorganischer Prozesse machen, z. B. erhält man bei Meningeomen einen steilen Radioaktivitätsanstieg, Astrocytome zeigen keinen Aktivitätsanstieg. Allerdings sind diese Aussagen nur mit Vorbehalt und in Abhängigkeit von der Untersuchungstechnik und von der Erfahrung des beurteilenden Untersuchers zu machen. Wichtige Aussagen erlaubt die Methodik zur Bestimmung der Durchblutungsverhältnisse, so Hinweise auf Stenosen der extra- und intracranialen großen Hirngefäße. Auch die Beurteilung der Zeitaktivitätskurven im Hinblick auf die Transitzeit ermöglichen Rückschlüsse auf die Durchblutung einzelner Hirnabschnitte. Sehr gut gelingt durch Nachweis eines raschen Aktivitätsanstieges und -abfalles mit anschließender weniger Aktivitätsbelegung der Nachweis eines Verdachtes auf ein arterio-venöses Aneurysma oder Angiom.

Genauere Bestimmung der *Durchblutung einzelner Abschnitte des Großhirns* gelingen mit der Edelgasmethode. 1–5 mCi ^{133}Xe in physiologischer Kochsalzlösung werden nach Katheterisierung der A. carotis interna als Bolus injiziert. Mittels eines Spezialmeßkopfes, z. B. mit 16 Meßsonden, die variabel über eine Schädelseite lokalisiert werden können, oder einer Szintillationskamera werden Zeitaktivitätskurven aufgenommen (bei Kamera = Funktionsszintigraphie). Aus dem Abfall der Radioaktivitätskurve wird die Durchblutung in Minuten/100 g Gewebe — bei anderen Organen (s. S. 384) — gemessen.

Eine weitere Möglichkeit, die Durchblutung einzelner Hirnabschnitte grob zu beurteilen, bietet die Perfusionsszintigraphie des Hirns. Es werden, wie bei der Lungenperfusion, ^{99m}Tc- oder ^{113m}In-Mikropartikel (Teilchengröße 10–50 µ) intraarteriell appliziert, so in die A. carotis interna oder A. vertebralis. Diese Methode eignet sich besonders zum Nachweis von Gefäßverschlüssen. Hirntumoren stellen sich je nach Gefäßversorgung verstärkt oder vermindert radioaktivitätsspeichernd dar. Der Hydrocephalus internus ergibt ein Bild mit verschmälertem radioaktivitätsspeichernden Hirngewebe.

6.2.9.3 Szintigraphie der Liquorräume

Myelo-, Cisterno- und Ventriculographie können durch entsprechende Injektion eines radioaktiven Indikators lumbal, intrathecal oder suboccipital durchgeführt werden. Ein Vorteil dieser Methode gegenüber anderen ist, es werden nur kleine Substanzmengen appliziert und das Radiopharmazeuticum ist nahezu physiologisch. In Frage kommen ^{131}J-Humanalbumin (100–200 µCi), ^{99m}Tc-Humanalbumin (1–2 mCi), 0,5–1,0 mCi ^{168}Yb-DTPA. Wird der radioaktive Indikator lumbal appliziert, so stellt sich der Spinalkanal in der Norm nach 4–6 Std bis zur Halswirbelsäule dar. Auch nach 24 Std ist der gesamte Spinalkanal szintigraphisch noch darstellbar. Bei spinalen und extramedullären Tumoren findet man eine Einengung des szintigraphisch dargestellten Radioaktivitätsbandes des Spinalkanals. Beim totalen Verschluß kommt es zum Abbruch. Auch ein teilweiser Verschluß läßt sich gut lokalisieren. Discushernien können nur unsicher dargestellt werden.

Nach suboccipitaler Injektion des radioaktiven Indikators stellen sich die basalen Cisternen und nach 4–8 Std die Ventrikel dar. Raumverdrängende Prozesse oder Erweiterung dieser Liquorräume lassen sich im Szintigramm deutlich erkennen, so auch der Hydrocephalus internus. Als besonders wichtig gilt der Nachweis von Liquorfisteln. Oft lassen sich diese im ventralen Szintigramm durch Betonung einer Seite nachweisen. Am sichersten ist die gleichzeitige Tamponade beider Nasenhöhlen und die Bestimmung der Radioaktivität der Tampons in Zeitabständen von jeweils 4, 8 und 24 Std nach suboccipitaler Injektion der Radioaktivität. Ist eine Liquorfistel mit Abfluß in eine Nasenhöhle vorhanden, so ist die Radioaktivität des Tampons, die im Bohrlochszintillationszähler bestimmt wird, erheblich gegenüber der anderen Seite erhöht. Mit diesen Methoden sind Verlaufskontrollen nach Operation möglich, da die Verwendung von radioaktivem Serumprotein wesentlich besser vom Patienten vertragen wird als andere Kontrastmittel.

6.2.10 Speicheldrüsen-Szintigraphie

Neben der Darstellung der Liquorfisteln und des Erfolges ihrer Behandlung gilt innerhalb des Gebietes der Oto-Rhino-Laryngologie die Szintigraphie der Speicheldrüsen als eingeführte und bewährte Methode. Wir wissen, daß Jodid in der Schilddrüse, den Kopfspeicheldrüsen und der Magenschleimhaut angereichert wird. Ähnlich verhält sich $^{99m}TcO_4$, welches aufgrund seiner physikalischen Eigenschaften und der damit verbundenen geringeren Strahlenbelastung viel günstiger ist.

Nach Blockade der Schilddrüse mit Perchlorat werden zusammen mit Atropin 0,5–1 mCi $^{99m}TcO_4$ i.v. injiziert und nach 5 min die Szintigraphie des Gesichtsschädels von ventral sowie von der rechten und linken Seite durchgeführt. Die Glandula parotis und die Glandula sublingualis stellen sich deutlich absetzbar dar. Geschwülste innerhalb der Drüsen führen zu einer verminderten Radioaktivitätsbelegung. Auch lassen sich für die Differentialdiagnostik Schwellung der Drüsen im Gegensatz zu anderen Tumoren sicher abgrenzen.

Eine weitere neu eingeführte Methode ist die Darstellung der Tränenkanäle. 0,5 mCi $^{99m}TcO_4$ werden in den medialen Augenwinkel als Tropfen gegeben. Mittels der Szintillationskamera mit einem Pine-Whole-Kollimator lassen sich die Tränenkanäle sichtbar machen.

6.2.11 Lymphsystem

Den umgekehrten Effekt, der zur Szintigraphie der Bluträume führt, daß nämlich radioaktiv markierte und in die Blutbahn applizierte Substanzen nicht extravasal gehen, nützt man bei der Lymphszintigraphie aus. Es werden Partikel appliziert, die nicht durch die Gefäßwand in die Blutbahn permeieren. So werden radioaktive Kolloide nach interstitieller Applikation durch die Lymphe abtransportiert und in den jeweils erreichten Lymphknoten z.T. festgehalten. Als radioaktiver Indikator wird auch heute noch ^{198}Au-Kolloid (100–300 µCi) in möglichst kleinem Volumen zusammen mit Hyaluronidase (75–100 E) interstitiell injiziert. Durch die Hyaluronidase wird das Kolloid besser abtransportiert. Es findet eine Beeinflussung der Verteilung und Motalität im Gewebe, aber nicht eine Wirkung auf das Lymphsystem selbst statt.

Folgende Abschnitte des Lymphsystems können dargestellt werden:

1. retroperitoneales	durch Applikation subcutan auf jedem Fußrücken in den Interdigitalraum
2. parasternales	durch Injektion subcutan rechts und links neben dem unteren Teil des Sternums oder unter dem Processus xiphoideus sterni
3. axilläres	durch Injektion subcutan auf jeden Handrücken
4. cervicales	durch Injektion in lockeres Gewebe dorsal des Mastoidfortsatzes

Die Untersuchungszeit beträgt jeweils 1–24 Std. Es können Szintigramme angefertigt werden. Besonders aber die Kamera-Funktionsszintigraphie der Lymphbahnen durch wiederholte Aufnahmen in Zeitabständen von 1–2 Std ergibt nach Ausschreiben von Funktionskurven einen Einblick nicht nur über die Darstellung der einzelnen Lymphknotenstationen, sondern auch eine Aussage über die Transportgeschwindigkeit.

Die Speicherungsfähigkeit der Lymphknoten für das radioaktive Kolloid ist herabgesetzt bei Befall mit Metastasen, gleichzeitig kann auch eine Veränderung der Transportgeschwindigkeit durch Blockade eintreten. Hier ist bei den verschiedenen Primärtumoren besonders die retroperitoneale und die parasternale Lymphszintigraphie von Bedeutung. Auch Systemerkrankungen wie z.B. die Lymphogranulomatose zeigen Veränderungen in der Darstellung des normalen Lymphszintigrammes und häufig auch Blockaden. Diese sind vom Bild her schwer zu differenzieren gegenüber entzündlichen Reaktionen wie bei der Lymphadenitis.

Gegenüber der Lymphographie haben diese Verfahren den Vorteil, daß die Applikation einfacher ist und daß *Funktionsaussagen* gemacht werden können, während die Darstellung der befallenen Lymphdrüsen nach einer gut gelungenen Lymphographie besser gegenüber der Lymphszintigraphie ist. Beide Methoden ergänzen sich also.

Durch Injektion einer hochspezifischen ^{131}J-Lipiodol-Lösung in Lymphgefäße läßt sich eine gezielte Bestrahlung der retroperitonealen Lymphknoten nach Metastasenbefall erreichen.

6.2.12 Wasser- und Elektrolythaushalt

In einem Ganzkörperzähler mit entsprechend gutem Nulleffektindex (d.h. Imp/min/cm^3 des Kristallvolumens mit Energien zwischen 0,1 und 2 MeV), der durch eine gut angeordnete Abschirmung erreicht werden kann, läßt sich das natürliche ^{40}K im menschlichen Körper messen. Kalium kommt zu über 90% intracellulär vor. Fettgewebe ist nahezu kaliumfrei. Auf Grund dieser Verhältnisse läßt sich durch Bestimmung des Gesamtkaliumgehaltes das fettfreie Gewebe (lean body mass) ermitteln. Wichtige Rückschlüsse können für die Diagnostik und Therapie mit dieser Methode gewonnen werden. Durch zusätzliche Anwendung der Isotopenverdünnungsmethoden können noch weitergehende Aussagen gemacht werden.

Das Radionuklid ^{42}K hat eine physikalische HWZ von 12,4 Std. Intravenös werden 100–300 μCi appliziert. Urinproben werden über 24 und 48 Std gesammelt und deren Radioaktivität im Bohrloch-Szintillationszähler bestimmt. Die spezifische Kaliumaktivität des Körpers entspricht dann der spezifischen Radioaktivität des Serums.

Man kann auch das Gesamtkörperkalium mit dem Radionuklid Rubidium-86 bestimmen. Dieses hat eine physikalische HWZ von 19 Tagen. Die gleichmäßige Verteilung wird 24 Std nach Applikation im Speichel gemessen.

Man geht bei diesen sog. *Isotopen-Verdünnungsmethoden* davon aus, daß der injizierte radioaktive Indikator nach Verteilung im Körpervolumen (Compartment, Raum) in seiner Menge der applizierten Menge gleich ist. Korrekturen müssen vorgenommen werden, wenn eine Ausscheidung innerhalb der Meßzeit stattfindet. Die Berechnung der Größe des jeweiligen Verteilungsraumes erfolgt nach dem Verdünnungsprinzip. Es werden mit diesem Verfahren neben

1. dem *Kaliumraum*
folgende Bestimmungen routinemäßig durchgeführt:

2. Bestimmung des *Gesamtkörperwassers* nach Applikation von Tritium-Wasser und Bestimmung der Radioaktivität im Blut nach 3 Std im Verhältnis zu einem Standard der applizierten Aktivitätsmenge (Liquid-Szintillationszähler).

3. Abschätzung des *extracellulären Raumes* z.B. durch Applikation von $Na_2^{35}SO_4$ oder heute besser durch das Radionuklid ^{82}Br mit seiner physikalischen HWZ von 35,3 Std. Da die zugeführten Substanzen sich nicht exakt allein innerhalb des extracellulären Raumes verteilen, ist nur eine Abschätzung möglich, und man spricht von dem sog. Thiosulfatraum oder Bromidraum.

4. Das *gesamte austauschbare Natrium* durch Applikation von 100 μCi ^{24}Na oder unter Verwendung eines Ganzkörperzählers nach Applikation von ^{22}Na im nCi-Bereich (Kunkel u. Oberhausen, 1968).

In: Radionuklide in Kreislaufforschung und Kreislaufdiagnostik (G. Hoffmann, K.E. Scheer, Hrsg.), Stuttgart: Schattauer 1975.

6.3 Spezielle Verfahren zum Nachweis von Tumoren (Onkologie)

Der Nachweis von Tumoren mittels nuklearmedizinischer Verfahren wurde schon bei den einzelnen Organen mit beschrieben. Es ergibt sich die Möglichkeit, Tumoren durch eine verminderte Radioaktivitätsbelegung, die sich im Organszintigramm als großflächiger Speicherungsdefekt äußert, nachzuweisen. Es handelt sich dabei um einen *negativen Tumorkontrast*. Doch man muß beachten, daß solche Effekte auch z.B. durch Cysten, Abscesse oder grobknotigen Bindegewebsumbau verursacht sein können.

Von einem *positiven Tumor-Kontrast* sprechen wir, wenn sich der radioaktive Indikator im Verhältnis zum umgebenden Gewebe verstärkt in den Tumor einlagert. Dies geschieht z.B. beim Nachweis von Hirntumoren, Knochenmetastasen oder jodspeichernden Schilddrüsen-Ca-Metastasen.

Einige Radiopharmaka, welche besonders in den letzten Jahren in Anwendung kamen, reichern sich verstärkt in Tumoren an, so ^{75}Se-Methionin, ^{75}Se-Selenit, $^{197}HgCl_2$, ^{131}J-Fibrinogen und speziell ^{67}Ga-Citrat. Diese verstärkte Radioaktivitätseinlagerung wird einmal bei gefäßreichen Tumoren durch den verstärkten Antransport oder den vermehrten Blutraum, z.B. für ^{131}J-Albumin, verursacht, zum anderen durch den Einbau des Indikators infolge von Stoffwechselvorgängen in den Tumorzellen (z.B. ^{75}Se-Methionin) erklärt.

So vermutet man eine verstärkte Fibrinablagerung in Tumoren und versucht eine Darstellung nach Applikation von ^{131}J-Fibrinogen. Besondere Bedeutungen haben Verbindungen wie ^{67}Ga-Citrat oder aber auch Citratverbindungen der Radionuklide der seltenen Erdenelemente. Es gelingt tatsächlich ein positiver Tumornachweis, so bei Melanommetastasen, Morbus Hodgkin, Tumoren des RES, Knochentumoren und

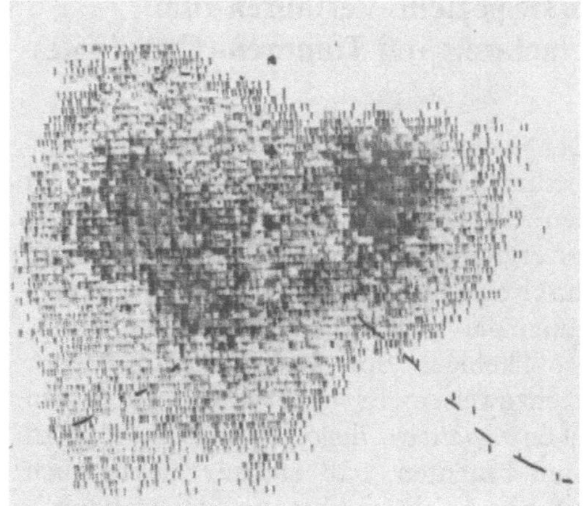

a

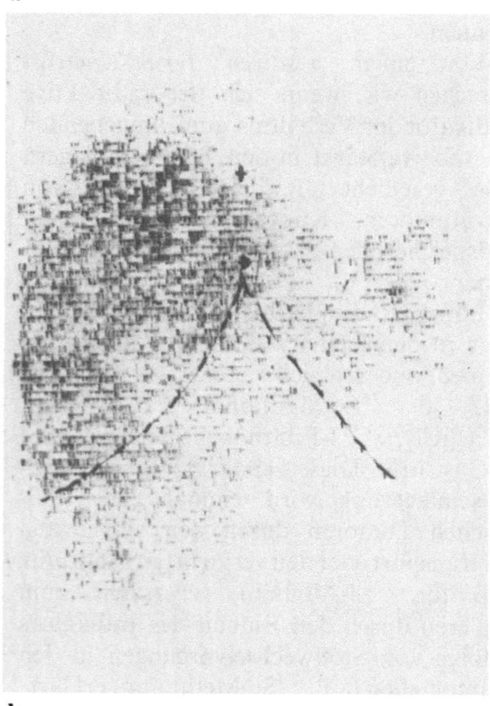

b

Abb. 6.33a u. b. Negative und positive Tumordarstellung. Patient mit Verdacht auf Melanom-Metastasen in der Leber. a) Negative Darstellung durch Speicherungsausfälle im ^{198}Au-Kolloid-Szintigramm. b) Positive Darstellung durch verstärkte Anreichung von Radioaktivität nach Applikation von 2 mCi ^{67}Ga-Citrat

Bronchial-Ca. Der Einbaumechanismus ist noch nicht genau geklärt. Es könnte sich um eine Proteinbindung handeln, andere Untersuchungen sprechen gegen stabile intracelluläre Proteinbindungen. Sehr wichtig erscheint z.B. eine Doppel-Radionuklid-Szintigraphie der Leber bei der Frage nach Melanommetastasen. Im Kolloidszintigramm ergibt sich ein umschriebener Speicherungsdefekt, nach Applikation von ^{67}Ga-Citrat erscheint dieser Defekt verstärkt radioaktivitätspeichernd. Dies kann als ein wichtiger Hinweis auf eine Melanommetastase angenommen werden (s. Abb. 6.33a und b).

Jedoch muß auch hier deutlich gesagt werden, daß diese Substanzen doch nicht als tumorspezifisch bezeichnet werden können, da sie sich auch verstärkt in Entzündungsherde, Abscesse und andere patho-physiologische Prozesse einlagern können.

Der Schwerpunkt der derzeitigen Forschung der Nuklearmedizin liegt u.a. bei der Suche nach tumorspezifischen Radiopharmazeutica.

6.4 Placenta-Szintigraphie und Anwendung von Radionukliden im Säuglings- und Kindesalter

Radionuklide mit kurzer physikalischer HWZ und radioaktive Substanzen mit kurzer biologischer HWZ haben es ermöglicht, daß seit einigen Jahren die strenge Regel, offene radioaktive Substanzen für pädiatrische Untersuchungsverfahren nicht in vivo anzuwenden, aufgehoben werden konnte.

Ein gutes Beispiel für einen sinnvollen Einsatz radioaktiver Substanzen, sogar vor der Geburt, ist die Placenta-Szintigraphie. Serum von schwangeren Patientinnen oder im Handel beziehbares Transferrin werden mit ^{113m}In markiert und i.v. appliziert. Das Proteinmolekül ist so groß, daß es für die Untersuchungszeit intravasal bleibt. Da die Placenta einen erheblichen Blutraum aufweist, ist sie szintigraphisch nachweisbar (s. Blutvolumenbestimmung; s. Herzinnenraumszintigraphie). Diese Untersuchung wird zur Lokalisation der Placenta vor Amniocentese, wenn das Ultraschallbild unklar ist, und zur Diagnostik der Placenta praevia sowie marginalis in Anwendung gebracht (Abb. 6.34).

Die bei diesen Untersuchungen und denen von Säuglingen und Kindern auftretenden Strahlenbelastungen sind entsprechend der Dosierung den Tabellen im Kapitel Strahlenschutz zu entnehmen.

Nuklearmedizinische Untersuchungsverfahren werden bei Kindern zur Diagnostik von Anomalien herangezogen, z.B.

Hufeisenniere und hier besonders Aussagen, ob die Verbindung zwischen den Nieren nur Bindegewebe oder auch funktionsfähiges Gewebe enthält.
Diese Aussage ist wichtig für eine mögliche operative Trennung.
Gallengangsatresie bei vorliegender Cholestase. Hydrocephalus internus.
Aplasie und Dysplasie von Organen, Zungengrundstruma, Milzvergrößerung.

Auch die Diagnostik von Tumoren, so Sarkome, Lebertumore, Hirntumore läßt sich beim Kind einfach durchführen.

Durch die geringen Möglichkeiten der Mitarbeit der kleinen Patienten und den verhältnismäßig geringen Belästigungen werden nuklearmedizinische Verfahren auch zur Funktionsdiagnostik an Säuglingen und im Kindesalter herangezogen. Clearance-Verfahren zur Bestimmung der Nierenfunktion, die Radiokardiographie und die Shunt-Diagnostik mittels der Radionuklid-Angiokardiographie, Elektrolytebestimmungen, die Differentialdiagnostik der intra- und extrahepatischen Cholestase sind einige Beispiele.

Die Durchführung der Untersuchung wird, wie in den einzelnen Kapiteln beschrieben, vorgenommen. Die Radionuklidmenge wird so gering gehalten, daß gerade noch die Zählstatistik oder die Impulszahl pro Flächeneinheit eine sichere Aussage gestattet. Eingesetzt werden möglichst nur noch Radionuklide mit physikalischen HWZ im Minuten- und 24 Std-Bereich. Eine kritische Überprüfung der Indikationsstellung zur Untersuchung ist gemeinsam vom Pädiater und Nuklearmediziner vorzunehmen. So konnten in den letzten Jahren wesentliche Fortschritte auch in der pädiatrischen Diagnostik unter Einsatz nuklearmedizinischer Verfahren erzielt werden.

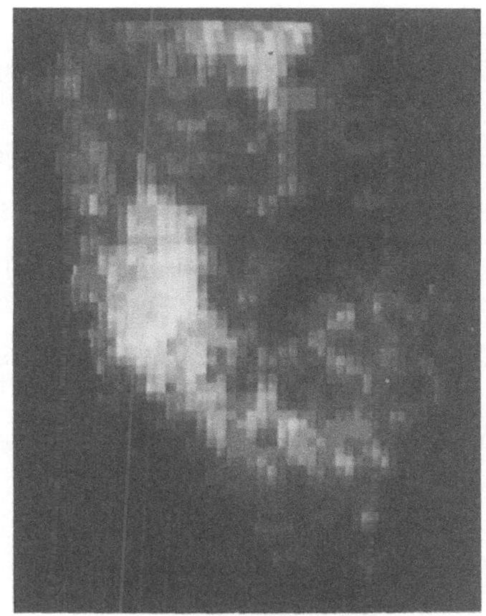

a

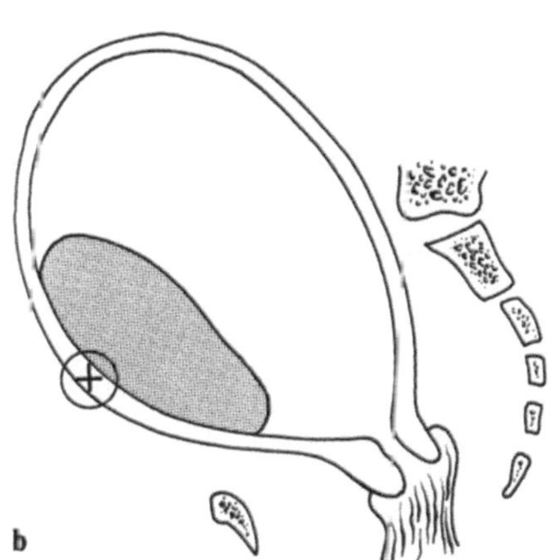

b

Abb. 6.34a u. b. Placenta-Szintigraphie nach Applikation von 1 mCi ^{113m}Jn-Transferin. Seitliche Darstellung. Original-Szintigramm und Befundzeichnung

Literatur

Deckart, H.: Nuklearmedizin. Einführung in Theorie und Praxis. Jena: VEB Gustav Fischer 1973.

Emrich, D.: Nuklearmedizin. Funktionsdiagnostik. Stuttgart: Thieme 1971.

Feine, U., u. Mitarb.: Nuklearmedizin. Szintigraphische Diagnostik. Stuttgart: Thieme 1969.

Klein, E.: Die Schilddrüse. Diagnostik und Therapie ihrer Krankheiten. Berlin-Heidelberg-New York: Springer 1969.

Oberhausen, E., u. Mitarb.: Leitfaden der Technik der Nuklearmedizin. Fach-Taschenbuch Nr. 9. Köln: Deutscher Ärzte-Verlag 1973.

Pfannenstiel, P.: Diagnostik von Schilddrüsen-Erkrankungen. Dietzenbach-Steinberg: Byk-Mallinckrodt 1974.

Pixberg, H. U.: Arbeitsanleitung für hämatologische Untersuchungen mit Radionukliden. Frankfurt/M.: Byk-Mallinckrodt Chem. Produkte 1973.

Raith, L.: Einführung in radioimmunologische Methoden. Dietzenbach-Steinberg: Byk-Mallinckrodt 1974.

Zeidler, U., Kottke, S., Hundeshagen, H.: Hirnszintigraphie. Technik und Klinik, 11. Aufl. Berlin-Heidelberg-New York: Springer 1975.

Potchen, E. J., et al.: Progress in Nuclear Medicine. Vol. 1: Neuro-Nuclear Medicine. Vol. 2: Evaluation of Renal Function and Disease with Radionuclides. Vol. 3: Regional Pulmonary Function in Health and Disease. Basel-München-Paris-London-New York-Sidney: Karger 1972, 1973.

7. Grundlagen des Strahlenschutzes

D. JUNKER

Schutz- und Präventivmaßnahmen zur Verhinderung von Strahlenschäden sind die wichtigsten Aufgaben des Strahlenschutzes. Der Umgang mit Geräten oder Stoffen, die ionisierende Strahlen aussenden, erfordert besondere Aufmerksamkeit. Durch Optimierung der Arbeitsbedingungen in strahlengefährdeten Räumen (Schutz- und Überwachungsmaßnahmen) soll eine Strahlenschädigung des Menschen weitgehend eingeschränkt werden. Das besondere Risiko im Umgang mit ionisierenden Strahlen liegt im Unvermögen der menschlichen Sinnesorgane, diese unmittelbar in irgendeiner Form wahrzunehmen. Beschränkung und Registrierung der Gesamtbelastung ist für die Erhaltung der Gesundheit der exponierten Personen von großer Wichtigkeit. Auch vom genetischen Standpunkt her gesehen ist die Strahlenexposition der Gesamtbevölkerung kritisch zu beurteilen. Das frühzeitige Erkennen einer Strahlengefahr ist deshalb für die Sicherheit des Personals, der Patienten und der Umwelt von außerordentlicher Bedeutung.

Die Bemühungen zahlreicher Experten aus vielen Ländern, gemeinsame Richtlinien für die maximal zulässigen Strahlendosen und Strahlenexpositionen zu erarbeiten, führten zur Gründung der *Internationalen Kommission für Strahlenschutz*, *ICRP* genannt. Die EURATOM und der deutsche Gesetzgeber haben die Empfehlungen dieser Kommission weitgehend übernommen. Die Vorstellungen des Gesetzgebers in der Bundesrepublik Deutschland von einem wirksamen Strahlenschutz haben im *Gesetz über die friedliche Verwendung der Kernenergie und den Schutz gegen ihre Gefahren (Atomgesetz)*, der *Strahlenschutzverordnung (SSVO)* und in der *Röntgenverordnung (RöV)* ihren Niederschlag gefunden. In diesen Verordnungen sind Genehmigungs-, Umgangs- und Überwachungsvorschriften schriftlich fixiert worden. Alle Personen, die mit Quellen oder Geräten, die ionisierende Strahlung aussenden, umgehen, haben diese Vorschriften zu beachten und einzuhalten. Der Umgang mit offenen Radionukliden ist genehmigungspflichtig. Übersteigt die Umgangsaktivität nicht das Zehnfache der Freigrenzen (Anhang der SSVO), so ist der Umgang genehmigungsfrei aber anzeigebedürftig. Die Umgangsgenehmigung wird für die verantwortliche Person eines strahlenanwendenden Betriebes erteilt (Strahlenschutzverantwortlicher).

7.1 Strahlendosen und ihre Bewertung

7.1.1 Begriffe und Benennungen im Strahlenschutz

Wird eine Person von einer äußeren Strahlenquelle bestrahlt, so spricht man von einer *Strahlenexposition von außen.* Befindet sich die Strahlenquelle innerhalb einer Person, so spricht man von einer *Strahlenexposition von innen.* Demzufolge können strahlenerzeugende Geräte wie Röntgenanlagen nur Strahlenexpositionen von außen, Beschleuniger (durch Aktivierung des Körpers) und Radionuklide aber Strahlenexpositionen von außen und innen hervorrufen. Im Fall der inneren Exposition durch aufgenommene Radionuklide spricht man allgemein von einer *Inkorporation* radioaktiver Stoffe und meint damit, daß durch einen beliebigen Vorgang, z.B. orale Aufnahme, parenterale Aufnahme, Inhalation oder Injektion, radioaktive Stoffe in den menschlichen Organismus gelangt sind. Außerdem wird noch die *Ganzkörperexposition* von der *Teilkörperexposition* unterschieden, je nachdem, ob der gesamte Körper oder ein Teil davon der Strahlung ausgesetzt ist. Akute Ganzkörperbestrahlungen sind in ihrer

Wirkung im Vergleich zu akuten Teilkörperbestrahlungen wesentlich gefährlicher und deshalb kritischer zu beurteilen.

Für die Bewertung einer Strahlendosis im Strahlenschutz wird die *Äquivalentdosis* D_q herangezogen. Diese ist gleich dem Produkt aus der *Energiedosis* D in rad und einem dimensionslosen *Bewertungsfaktor* q:

$$D_q = D \cdot q \quad \text{rem}(10^{-2}\ \text{J/kg}).$$

Der Bewertungsfaktor q hängt von der Strahlenart und unter Umständen von der Energie der Strahlung ab. Bei γ-, Röntgen- und β-Strahlen ist dieser Faktor ungefähr 1, bei sehr dicht ionisierenden Strahlen (α-Teilchen, Neutronen) ist er wesentlich größer.

Die nach dem „Gesetz über Einheiten im Meßwesen" vom 2. Juli 1969 und der zugehörigen Ausführungsverordnung vorgeschriebene Maßeinheit der Energie- bzw. Äquivalentdosis ist das Joule/kg. Das rad (radiation absorbed dose) und rem (radiation equivalent men) darf aber noch bis zum 31.12.1977 verwendet werden. (Eine Verlängerung des Termins ist zu erwarten). Die neuen SI-Einheiten sind in DIN 68 14, Blatt 3, festgelegt. 1 rem entspricht 10^{-2} J/kg.

Die wichtigsten dosimetrischen Strahlenschutzbegriffe für die Strahlenschutzüberwachung sind *Personendosis*, *Körperdosis*, *Bevölkerungsdosis*, *Ortsdosis* sowie *Ortsdosisleistung* (DIN 6814, Bl. 5).

Die *Personendosis* ist die Energiedosis für Weichteilgewebe oder die Standard-Gleichgewicht-Ionendosis, gemessen an einer für die Strahlenexposition als repräsentativ geltenden Stelle der Körperoberfläche einer Person.

Die *Körperdosis* ist die über ein kritisches Volumen des Körpers, im Fall der Haut über die kritische Fläche gemittelte Äquivalentdosis. *Bevölkerungsdosen* sind Summen oder Mittelwerte von Körperdosen gleicher Art für Angehörige einer anzugebenden Bevölkerungsgruppe.

Die *Ortsdosis* ist die Energiedosis oder Äquivalentdosis für Weichteilgewebe oder die Standard-Gleichgewicht-Ionendosis an einem anzugebenden Ort unter anzugebenden Meßbedingungen.

Die *Ortsdosisleistung* ist die Energiedosisleistung oder Äquivalentdosisleistung für Weichteilgewebe oder die Standard-Gleichgewicht-Ionendosisleistung an einem anzugebenden Ort unter anzugebenden Meßbedingungen.

7.1.2 Höchstzugelassene Strahlendosen

Der praktische Strahlenschutz benötigt, unabhängig vom Grundsatz, die Dosis für die betroffenen Personen so gering wie möglich zu halten, Dosisrichtwerte, deren Höhe durch Dosisüberwachung kontrolliert werden kann, damit bei Dosisüberschreitungen zusätzliche Schutzmaßnahmen eingeleitet werden können. Für beruflich strahlenexponierte Personen existieren international festgelegte höchstzugelassene Strahlendosen. Zu dieser Gruppe gehören alle Personen, die bei ihrer Berufsausübung oder Berufsausbildung mit Quellen umgehen, die ionisierende Strahlen aussenden und dabei höhere Äquivalentdosen als $^1/_{10}$ der Grenzwerte nach Tabelle 7.1, Spalte 2, erhalten können. Es wird unterschieden zwischen strahlenexponierten Personen der Kategorie A (mögliche Äquivalentdosis höher als $^3/_{10}$ der Grenzwerte der Tabelle 7.1, Spalte 2) und strahlenexponierten Personen der Kategorie B (mögliche Äquivalentdosis höher als $^1/_{10}$ aber höchstens $^3/_{10}$ der Grenzwerte der Tabelle 7.1, Spalte 2). Die von der ICRP empfohlenen Jahresgrenzwerte sind als unbedenkliche Dosen zu interpretieren. Trotzdem wird ausdrücklich darauf hingewiesen, daß diese Dosisgrenzwerte nicht in jedem Jahr akkumuliert werden sollen.

Die in Tabelle 7.1 angegebenen Jahresgrenzwerte dürfen nicht bei einer einmaligen Bestrahlung aufgenommen werden, vielmehr ist die maximal zulässige Dosis abhängig vom Expositionszeitraum. In einem Kalendervierteljahr dürfen die Körperdosen höchstens die Hälfte der Jahreswerte betragen.

Bei Personen unter 18 Jahren, die sich zu Ausbildungszwecken im Kontrollbereich aufhalten, dürfen die jährlichen Körperdosen $^1/_{10}$ der Grenzwerte der Tabelle 7.1, Spalte 2, nicht überschreiten.

Bei gebärfähigen Frauen, die das 45. Lebensjahr noch nicht vollendet haben, darf die über einen Monat kumulierte Gonadendosis $^1/_{10}$ des Jahreswertes für beruflich strahlenexponierte Personen der Kategorie A nach Tabelle 7.1 nicht überschreiten.

Tabelle 7.1. Grenzwerte der Körperdosen für beruflich strahlenexponierte Personen (Auszug aus der Strahlenschutzverordnung)

Körperbereich (1)	Beruflich strahlenexponierte Person der Kategorie A im Kalenderjahr (2)	Beruflich strahlenexponierte Person der Kategorie B im Kalenderjahr (3)
I Ganzkörper, Knochenmark, Gonaden, Uterus	5 rem (50 mJ/kg)	1,5 rem (15 mJ/kg)
II Hände, Unterarme, Füße, Unterschenkel, Knöchel einschl. der dazugehör. Haut	60 rem (600 mJ/kg)	20 rem (200 mJ/kg)
III Haut, falls nur diese der Strahlenexpos. unterliegt, ausgenommen die Haut der Hände, Unterarme, Füße, Unterschenkel und Knöchel	30 rem (300 mJ/kg)	10 rem (100 mJ/kg)
IV Knochen, Schilddrüse	30 rem (300 mJ/kg)	10 rem (100 mJ/kg)
V andere Organe	15 rem (150 mJ/kg)	5 rem (50 mJ/kg)

Die in den Nummern II, III, IV oder V genannten Grenzwerte gelten nur, wenn die Grenzwerte für die übrigen Teile und Organe des Körpers nicht überschritten werden.

Wird bei der beruflichen Exposition ein Grenzwert nach Tabelle 7.1 überschritten, so sind die folgenden Expositionen so zu begrenzen daß jeweils für den Zeitraum von 3 Monaten die Körperdosen kleiner als $^1/_{10}$ der Jahresgrenzwerte sind. Die Dosisbegrenzung ist solange durchzuführen, bis die Summe der Körperdosen vom Zeitpunkt der Überschreitung an gerechnet kleiner ist als der zulässige Wert.

Bei der Beseitigung von besonderen, außergewöhnlichen Störfallfolgen dürfen nur strahlenexponierte Personen der Kategorie A über 18 Jahre einer außergewöhnlichen Strahlenexposition ausgesetzt werden. Die Körperdosen dürfen in diesem Fall im Jahr das Zweifache und im Laufe des Lebens das Fünffache der Grenzwerte nach Tabelle 7.1, Spalte 2, nicht überschreiten. (Ausnahmeregelung beachten!)

Die maximal vertretbare *genetische Strahlenexposition* der gesamten Bevölkerung beträgt auf Empfehlung der Internationalen Kommission für Strahlenschutz eine pro Generation (ca. 30 Jahre) akkumulierte genetisch signifikante Dosis von 5 rem (50 mJ/kg) pro Person. Hierbei ist die natürliche Strahlenexposition und die Exposition durch die medizinische Anwendung ionisierender Strahlen nicht eingerechnet, obwohl diese einen nicht unerheblichen Anteil an der Gesamtexposition hat. Eine Dosis von 5 rem (50 mJ/kg) pro Kopf der Bevölkerung in 30 Jahren entspricht etwa dem Doppelten der mittleren natürlichen Gonadenexposition und etwa $^1/_{10}$ der für eine Verdoppelung der spontanen Mutationsrate notwendigen mittleren Dosis. Von den 5 rem in 30 Jahren darf nach dem neuen Immissionsschutzkonzept maximal etwa $^1/_5 = 1$ rem in 30 Jahren $\hat{=}$ 30 mrem pro Jahr auf Expositionen, hervorgerufen durch Ableitung radioaktiver Stoffe aus kerntechnischen Anlagen, entfallen. (30 mrem-Konzept).

Für die Festsetzung höchstzugelassener Dosen im Hinblick auf die genetische Strahlenwirkung wird die genetisch signifikante Dosis herangezogen. Dabei ist die strahleninduzierte Mutationsrate ein Maß für die Beurteilung genetischer

Schäden. Diese kann beim Menschen naturgemäß nicht direkt bestimmt, sondern nur auf Grund durchgeführter Tierversuche geschätzt werden. Eine unmittelbare Übertragung der so gewonnenen Werte auf den Menschen ist sicher nur bis zu einem gewissen Grade möglich. Trotzdem wird in der Strahlengenetik daraus eine ungefähre genetische Verdoppelungsdosis berechnet. Danach ist während einer Generationsdauer (30 Jahre) eine Dosis von ungefähr 20–100 R erforderlich, um die natürliche spontane Mutationshäufigkeit zu verdoppeln.

Die *höchstzugelassenen Konzentrationen radioaktiver Stoffe* in $\mu Ci/cm^3$ im Trinkwasser, in der Atemluft und in den Nahrungsmitteln werden nach den im kritischen Organ des menschlichen Körpers höchstzugelassenen Strahlendosen ermittelt, da die Verteilung der aufgenommenen Radionuklide im allgemeinen nicht homogen erfolgt. Die Abschätzungen beziehen sich deshalb hauptsächlich auf jene Organe, deren Strahlenschädigung für den Gesamtorganismus die größten Folgen hat. Dabei müssen sämtliche relevanten Belastungspfade berücksichtigt werden. Für die Berechnung der maximalen Exposition der Bevölkerung wird dabei vorausgesetzt, daß unter konstanter und dauernder Aufnahme von Radionukliden $^3/_{500}$ für Ganzkörper als kritisches Organ und $^3/_{1000}$ für die Schilddrüse als kritisches Organ der höchstzugelassenen Dosen für beruflich Strahlenexponierte nach Tabelle 7.1, Spalte 2, erreicht wird. Bei der Berechnung geht die höchstzugelassene Jahresdosis des Organs, die Masse des Organs und die pro Zerfallsakt des inkorporierten Nuklids im Organ absorbierte effektive Energie ein, wobei ein Verteilungsfaktor (Verhältnis der Aktivität im kritischen Organ zur insgesamt aufgenommenen Aktivität) die spezifische Anlagerung des Nuklids berücksichtigt. Man nimmt zusätzlich an, daß die Aufnahme sich kontinuierlich über 50 Jahre erstreckt und die Ausscheidung der Inkorporation annähernd nach einer Exponentialfunktion erfolgt. Die so ermittelten höchstzugelassenen Konzentrationswerte sind in den vom Gesetzgeber herausgegebenen Verordnungen angegeben.

7.1.3 Risikoabschätzung einer Strahlenexposition

Solange der Mensch existiert, ist er einem vielfältigen Strahlungsgemisch ausgesetzt. Einmal wirken auf ihn die Komponenten der Höhenstrahlung ein. Der Einfluß der Höhenstrahlung ist abhängig von der Lage und der Höhe des Expositionsortes. Er ist in höher gelegenen Gebieten größer als im Flachland und beträgt je nach Höhenlage pro Jahr etwa 30–65 mrem (Seehöhe bzw. 2000 m über N. N). Natürliche Radionuklide befinden sich auch im Erdboden, den Gesteinen (Baustoffe) und in der Luft. Im Boden sind dies hauptsächlich ^{40}K, ^{238}U, ^{232}Th und deren Zerfallsprodukte, z.B. ^{226}Ra und ^{224}Ra. In der Luft befinden sich die gasförmigen Zerfallsprodukte ^{220}Rn, ^{222}Rn und deren Folgeprodukte (Anlagerung an Aerosole) sowie die durch die Einwirkung der sehr energiereichen kosmischen Strahlung auf die oberen Luftschichten ständig neu gebildeten Radionuklide ^3H und ^{14}C. Diese Radionuklide gelangen entweder durch den Atemvorgang oder über die Nahrungsmittelkette in den Körper des Menschen.

Die Strahlenexposition des Menschen, hervorgerufen durch die oben genannten Komponenten, wird die *natürliche Strahlenexposition* genannt. Die mittlere Exposition durch natürliche Strahleneinwirkung beträgt 110 mrem pro Jahr. Durch zivilisatorische Einflüsse erfährt er in zunehmendem Maße zusätzliche Strahlenexpositionen. Nicht nur Kernwaffenversuche, Kernkraftwerke und ähnliche Anlagen, sondern auch moderne medizinische Diagnoseverfahren tragen zur Erhöhung der genetischen Exposition bei. Der Anteil der zusätzlichen Dosen beträgt im Mittel ungefähr 50% der natürlichen Strahlenexposition, doch kann es im Einzelfall durchaus zu höheren Belastungen kommen.

Bei Strahlenunfällen steht die unmittelbare, mehr oder weniger sofort auftretende somatische Strahlenschädigung im Blickpunkt des Interesses. Da Ganzkörperbestrahlungen gefährlicher als Teilkörperbestrahlungen sind, werden sie für die Beurteilung von Strahlenschäden bei akuten Bestrahlungen herangezogen. In der Tabelle 7.2 sind die wahrscheinlichen Strahleneffekte in Abhängigkeit von der absorbierten Dosis angegeben.

Strahlenspätschäden machen sich oft erst Jahre oder Jahrzehnte nach einer Bestrahlung bemerkbar. Die Ursache kann sowohl eine starke akute oder auch eine längere chronische Bestrahlung geringer Dosisleistung sein. Die zu erwartenden Schädigungen sind aber keineswegs immer strahlenspezifisch, sie treten auch oft ohne Strahleneinwirkung durch andere im Organismus ablaufende Prozesse auf.

Die Bildung eines sog. Strahlenkrebses und einer strahlenbedingten Leukämie gehört zu den häufigsten Strahlenspätschäden. Ein Kausalzusammenhang zwischen der Strahlenexposition und der Entstehung eines Strahlenkrebses oder einer strahleninduzierten Leukämie ist bei chronischer Strahleneinwirkung geringer Dosisleistung im Einzelfall kaum nachweisbar. Dagegen kann für besondere Berufsgruppen oder auch für die Gesamtheit der Bevölkerung die statistische Häufigkeit einer auf Strahlenexposition beruhenden Spätschädigung signifikant sein. Im statistischen Mittel wird demnach das Erkrankungsrisiko für den Einzelnen größer. Der Kausalzusammenhang zwischen Bestrahlung und Erkrankung kann jedoch im Einzelfall nur dann als gesichert gelten, wenn das Erkrankungsrisiko auf das Mehrfache des Normalen angestiegen ist. So ist erwiesen, daß eine erhebliche Strahlenexposition größerer Bevölkerungsteile (Atombombenopfer von Hiroshima, Berufsgruppe der Röntgenologen in der Pionierzeit der Röntgendiagnostik) ein verstärktes Auftreten von Leukämien bewirkt.

Für die Beurteilung genetischer Strahlenschäden sind nur die strahleninduzierten Genmutationen maßgebend (s. Kap. 2), die im Strahlenschutz proportional zur ab-

Tabelle 7.2. Wirkungen einer akuten Ganzkörperbestrahlung des Menschen

Dosis	Wahrscheinlicher Strahleneffekt
0– 50 rd	Außer geringfügigen, vorübergehenden Blutbildveränderungen keine nachweisbare Wirkung, aber Möglichkeit von Mißbildungen bei Embryos (25–50 rd).
80–120 rd	Übelkeit bei 5–10% der Exponierten etwa einen Tag lang, keine ernsthaften Erkrankungen.
130–170 rd	Übelkeit und Erbrechen bei etwa 25% der Exponierten, gefolgt von anderen, leichten Symptomen der Strahlenkrankheit, keine Todesfälle zu erwarten.
180–260 rd	Übelkeit und Erbrechen bei etwa 50% der Exponierten am ersten Tag, Depression aller Blutelemente, einzelne Todesfälle möglich.
270–330 rd	Übelkeit und Erbrechen bei fast allen Exponierten am ersten Tag, gefolgt von ernsteren Symptomen der Strahlenkrankheit, etwa 20% Todesfälle innerhalb von 2–6 Wochen nach der Bestrahlung zu erwarten, Reconvalescenzzeit der Überlebenden 3 Monate.
400–500 rd	Übelkeit und Erbrechen bei allen betroffenen Personen am ersten Tag, begleitet von schweren Symptomen der Strahlenkrankheit; etwa 50% Todesfälle innerhalb eines Monats, Reconvalescenzzeit der Überlebenden etwa 6 Monate.
550–750 rd	Übelkeit und Erbrechen der Strahlenexponierten bei allen Betroffenen innerhalb 4 Std nach Bestrahlung, schwere Symptome der Strahlenkrankheit, bis zu 100% Todesfälle, nur wenige Überlebende.
1000 rd	Übelkeit und Erbrechen bei allen Betroffenen, schwerste Symptome der Strahlenkrankheit innerhalb 1–2 Std nach Bestrahlung, wahrscheinlich keine Überlebenden.
5000 rd	Fast sofort einsetzende schwerste Krankheit aller betroffenen Personen, Tod aller Exponierten innerhalb weniger Tage.

sorbierten Dosis angenommen werden. Dazu muß bemerkt werden, daß je nach Bestrahlungsart und Strahlenqualität eine sogenannte *Schwellendosis* auftreten kann, unterhalb der keinerlei biologische Wirkungen im bestrahlten Organismus feststellbar sind. Das Vorhandensein der Schwellendosis ist jedoch nicht eindeutig gesichert, so daß im Strahlenschutz generell mit der Schwellendosis null gerechnet wird, also dem Maximalwert der Dosis. Die Strahlenwirkung wird im Zweifelsfall höchstens zu hoch beurteilt.

7.2 Gesetzliche Vorschriften zum Strahlenschutz

Der Gesetzgeber hat den Umgang mit radioaktiven Stoffen geregelt und in der Verordnung über den Schutz vor Schäden durch ionisierende Strahlen (Strahlenschutzverordnung) zum Ausdruck gebracht. Diese Verordnung ist verbindlich für alle in der Bundesrepublik Deutschland ansässigen Betriebe, die mit radioaktiven Stoffen umgehen oder diese verarbeiten. Der Umgang mit radioaktiven Stoffen ist bis auf gesetzlich festgelegte Ausnahmen genehmigungspflichtig. Der Umgang und die Aufstellung von Röntgeneinrichtungen und Störstrahlern ist durch die Röntgenverordnung geregelt und ebenfalls genehmigungspflichtig. Die Anträge auf Genehmigung zum Umgang sind bei den zuständigen Landesbehörden zu stellen.

Der Gesetzgeber hat Bereiche, in denen mit radioaktiven Stoffen gearbeitet wird bzw. Räume mit strahlenerzeugenden Geräten einer Überwachung und Kontrolle unterworfen. Ist die auftretende Ortsdosisleistung größer als 0,3 rem/Std (3 mJ/kg), so muß dieser Bereich zum *Sperrbereich* erklärt werden. Angrenzende Bereiche, in denen infolge Anwendung ionisierender Strahlen die Möglichkeit besteht, daß Personen durch Strahlenexposition von außen oder innen eine höhere Körperdosis als $^{3}/_{10}$ der Grenzwerte der Tabelle 7.1, Spalte 2, bei einem Aufenthalt von 40 Std/Woche im Kalenderjahr erhalten, müssen zum *Kontrollbereich* erklärt werden. An Kontrollbereiche angrenzende Bereiche müssen zum *betrieblichen* bzw. *außerbetrieblichen Überwachungsbereich* erklärt werden, falls Personen bei dauerndem Aufenthalt im Kalenderjahr mehr als $^{1}/_{10}$ bzw. mehr als $^{3}/_{500}$ der Grenzwerte der Tabelle 7.1, Spalte 2, erhalten können. Siehe Zusammenstellung der Strahlenschutzbereiche Abb. 7.1. Sämtliche Strahlenschutzbereiche sind ständig durch Ortdosismessungen auf ihren Strahlenpegel hin zu kontrollieren. Personen darf ein Aufenthalt im Sperr- und Kontrollbereich nur gestattet werden, wenn ihre Personendosen ermittelt werden. Zur Feststellung der Personendosis der im Kontroll- und Sperrbereich tätigen Personen müssen an der strahlenexponiertesten Stelle des Körperrumpfes dosisakkumulierende *Dosimeter* getragen werden. Zur Personendosisüberwachung werden Film-, Glas- oder Thermolumineszenzdosimeter eingesetzt. Die Dosimeter müssen in monatlichen Abständen einer zentralen Auswerte- und Aufsichtsstelle eingeschickt werden. Außerdem sollte im Sperr- und Kontrollbereich ein zweites selbstablesbares Dosimeter getragen werden, um die tägliche absorbierte Personendosis sofort ohne kompliziertes Auswerteverfahren direkt als Anzeigendifferenz ablesen zu können. Bei starkem Dosisanstieg ist somit eine schnelle Änderung der Arbeitsweise oder Abschirmung zur Vermeidung höherer Belastungen möglich.

Personen unter 18 Jahren sowie schwangere oder stillende Frauen dürfen sich nicht in Kontrollbereichen aufhalten. Ausnahme: Personen zwischen 16 und 18 Jahren dürfen unter ständiger Aufsicht und unter Anleitung Fachkundiger in Kontrollbereichen tätig werden, wenn dies zur Erreichung des Ausbildungszieles erforderlich ist.

Alle Anlagen zur Erzeugung von ionisierenden Strahlen, Geräte, sonstige Vorrichtungen und Räume, in denen sich radioaktive Stoffe befinden, sowie Sperr- und Kontrollbereiche, sind dauerhaft und deutlich sichtbar zu kennzeichnen. Die Kenn-

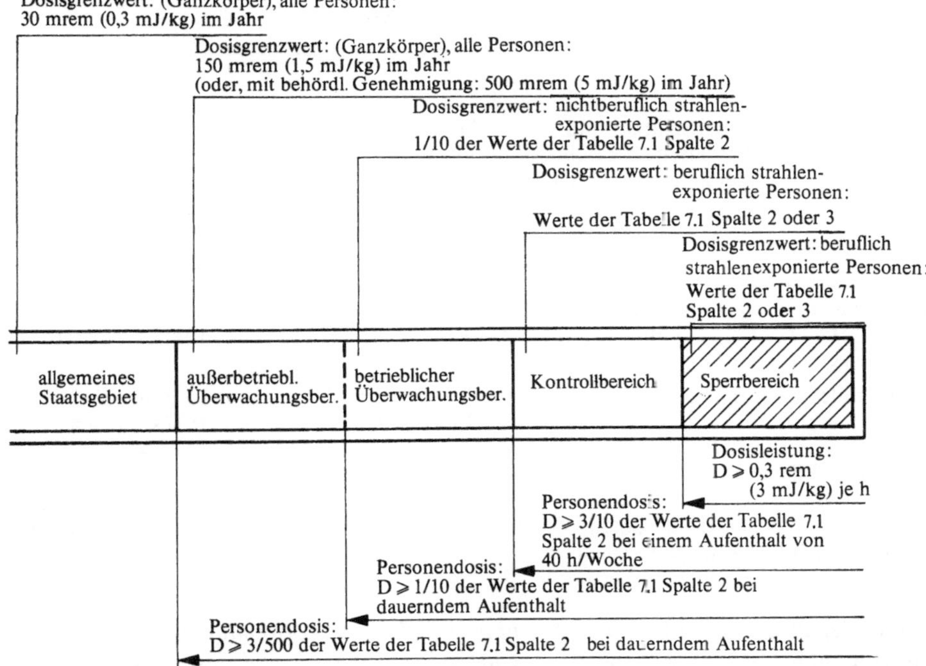

Abb. 7.1. Strahlenschutzbereiche, ihre Grenzen und die darin zulässigen Dosisgrenzwerte (Auszug aus der Strahlenschutzverordnung)

zeichnung muß das Strahlenwarnzeichen und die Worte „*Vorsicht — Strahlung*", „*radioaktiv*", oder „*Kontamination*" enthalten.

Die Anwendung von ionisierenden Strahlen zur Untersuchung oder Behandlung am Menschen ist grundsätzlich aufzeichnungspflichtig. Die Aufzeichnungen über die Untersuchungen sind 10 Jahre, über die Behandlung 30 Jahre nach der letzten Untersuchung oder Behandlung aufzubewahren.

Personen, denen der Zutritt zu Sperrbereichen oder Kontrollbereichen gestattet wird, sind vor dem erstmaligen Zutritt über die Arbeitsmethoden, die möglichen Gefahren, außergewöhnliche Strahlenexpositionen und die anzuwendenden Sicherheits- und Schutzmaßnahmen sowie den für ihre Tätigkeit wesentlichen Inhalt der Strahlenschutzverordnung und der Genehmigung zu belehren.

Der Strahlenschutzverantwortliche hat dafür Sorge zu tragen, daß die unter seiner Aufsicht stehenden Personen, soweit sie beruflich strahlenexponierte Personen sind, in Sperrbereichen und Kontrollbereichen nur tätig werden, wenn jede einzelne beruflich strahlenexponierte Person im Besitz eines vollständig geführten *Strahlenpasses* ist (Registrierung der medizinisch und beruflich bedingten Personendosis).

In Bereichen, in denen mit offenen Radionukliden umgegangen wird, müssen außer *Kontaminationsmessungen* auch *Wischproben* zur Feststellung der Abtragbarkeit von Oberflächenkontaminationen durchgeführt werden. Die abtragbare Kontamination darf dabei die Grenzwerte der Tabelle 7.3 nicht überschreiten. Kontaminationsstellen sind zu kennzeichnen und gegebenenfalls abzusperren.

Neben den obengenannten Verordnungen sind zusätzlich die *Unfallverhütungsvorschriften (UVV)* der Berufsgenossenschaften über die Anwendung von Röntgenstrahlen und Radionukliden in medizinischen Bereichen zu beachten. Bei Strahlenunfällen aller

Tabelle 7.3. Grenzwerte der Oberflächenkontamination von Arbeitsplätzen und Gegenständen (Auszug aus der Strahlenschutzverordnung)

Grenzwerte der Flächenkontamination[a]			
Radionuklidart	Arbeitsplätze[b] und Außenseite der Schutzkleidung im Kontrollbereich	Arbeitsgegenst., Kleidung und Wäsche in betr. Überwachungsbereichen	Arbeitsgegenst., Kleidung, Wäsche außerhalb von betriebl. Überwachungsbereichen
α-Strahler, für die eine Freigrenze von 10^{-7} Ci ($3{,}7 \cdot 10^3\ s^{-1}$) festgelegt ist	10^{-4} μCi/cm² ($3{,}7\ s^{-1}/cm^2$)	10^{-5} μCi/cm² ($0{,}37\ s^{-1}/cm^2$)	10^{-6} μCi/cm² ($0{,}037\ s^{-1}/cm^2$)
Sonstige Radionuklide	10^{-3} μCi/cm² ($37\ s^{-1}/cm^2$)	10^{-4} μCi/cm² ($3{,}7\ s^{-1}/cm^2$)	10^{-5} μCi/cm² ($0{,}37\ s^{-1}/cm^2$)

[a] Gemittelt über eine Fläche von 100 cm².
[b] Die angegebenen Werte der Flächenkontamination an Arbeitsplätzen schließen die festhaftende Aktivität nicht ein, sofern sichergestellt ist, daß durch diesen Aktivitätsanteil keine Gefährdung durch Weiterverbreitung oder Inkorporation möglich ist.

Art sind die Berufsgenossenschaften wegen eventuell auftretender Spätfolgen einzuschalten und über den Hergang des Unfalls zu informieren. Für den gesamten Bereich der Radiologie und Nuklearmedizin existieren außerdem *DIN-Normen.* DIN-Normen sind anerkannte Regeln der Technik, jedoch keine Rechtsvorschriften, es sei denn, sie sind Bestandteil einer gesetzlichen Verordnung.

7.3 Zivilisatorische Strahlenexposition des Menschen

7.3.1 Strahlenexposition des Patienten durch medizinische Anwendung ionisierender Strahlung

Die Strahlenexposition des Patienten bei der Anwendung nuklearmedizinischer und röntgendiagnostischer Untersuchungsmethoden ist abhängig von der Aufnahmetechnik und der Darstellungsmethode des zu untersuchenden Organs oder Körperteils. Sie sollte möglichst niedrig sein.

Untersuchungsmethoden mit höherer Strahlenexposition sind beim Einsatz immer hinsichtlich der Notwendigkeit der zu gewinnenden Diagnose und des einzugehenden Strahlenrisikos zu vergleichen. Durch optimale Dosierung und Aufnahmetechnik kann oft eine wesentliche Verringerung der Körperdosis erreicht werden. Bei Röntgengeräten sollte die Auflösung nicht besser als notwendig sein, da eine bessere Auflösung im allgemeinen auch eine höhere Dosisleistung bedeutet. Die Untersuchungszeit bei Röntgendurchleuchtungen ist wegen der relativ hohen Dosisleistung aus dem gleichen Grunde auf das notwendige Maß zu beschränken.

Die Strahlenexposition des Patienten durch nuklearmedizinische Untersuchungsmethoden ist abhängig vom Verteilungsschema, von den Strahlungseigenschaften und von der effektiven Halbwertszeit des applizierten Radionuklids. Bei der Bestimmung der absorbierten Dosis des kritischen Organs geht u.a. die im Organ absorbierte Energie der emittierten Strahlung des Radionuklids ein. Die verwendeten Radionuklide sollten eine möglichst kurze physikalische Halbwertszeit besitzen, damit die effektive Halbwertszeit und somit auch die Strahlenexposition gering wird. In der Tabelle 7.4 sind die wichtigsten Unter-

Tabelle 7.4. Strahlenexposition des erwachsenen Patienten bei nuklearmedizinischen Untersuchungsmethoden und bei therapeutischer Anwendung offener Radionuklide (Auswahl)

Organ, Untersuchungsmethode	Radionuklid	Verbindung	applizierte Aktivität	Ganzkörperexposition mrd/μCi	Ganzkörperexposition mrd
Schilddrüsendiagnostik					
Radiojodstoffwechselstudium	^{131}J	Jodid	5 – 50 μCi/oral	0,4 –3,6	2 – 180
Schilddrüsen-Szintigraphie	^{131}J	Jodid	10 – 50 μCi/i.v.	0,4 –3,6	4 – 180
	^{99m}Tc	Pertechnetat	500 μCi	0,01 –0,02	5 – 10
Nebenschilddrüsen-Szintigraphie	^{75}Se	Methionin	300 μCi	2,5 –9	750 –2700
Hämatologie					
Blutvolumen	^{51}Cr	^{51}Cr-markierte Erythrocyten	50 – 80 μCi	0,5	25 – 40
Erythrocyten-Lebensdauer	^{51}Cr	^{51}Cr-markierte Erythrozyten	50 – 80 μCi	0,5 0,5	25 – 40
Ferrokinetik	^{59}Fe	Eisen-III-Citrat	7 – 14 μCi	30	210 – 420
Milzszintigraphie	^{197}Hg	BMHP	300 μCi	0,25	75
Vitamin B_{12}-Test (Schillingtest)	^{57}Co	Vitamin B_{12}	0,5– 1 μCi	2 –5	1 – 5
Kardiologie					
Radiokardiographie und digitale Radionuklid-Angiokardiographie	^{113m}In	Protein	1 – 5 mCi	0,016	16 – 80
	^{99m}Tc	Albumin	1 – 5 mCi	0,01 –0,02	10 – 100
Herzmuskeldurchblutung	^{113m}In	Protein	2 – 3 mCi	0,016	32 – 48
	^{99m}Tc	Albumin	2 – 3 mCi	0,01 –0,02	20 – 60
	^{133}Xe	Gelöst in NaCl-Lösung	20 mCi	0,0003	6
Herzinnenraum-Szintigraphie	^{113m}In	Protein	1 – 2 mCi	0,016	16 – 32
	^{99m}Tc	Albumin	2 mCi	0,01 –0,02	20 – 40
Peripherer Kreislauf	^{133}Xe	gelöst in NaCl-Lösung	50 –100 μCi	0,0003	0,015– 0,03
Pulmonologie					
Lungenperfusionsszintigraphie	^{99m}Tc	Mikrospheres	2 – 3 mCi	0,005 –0,01	10 – 30
Radiospirometrie Ventilationsprüfung	^{133}Xe	^{133}Xe-Luftgemisch	0,5– 1 mCi/l Luft (Inhalation 3–4 min lang)	0,0003–0,0006	0,8 – 3
Perfusionsprüfung	^{133}Xe	Gelöst in NaCl-Lösung	5 – 10 mCi/i.v.	0,0003	1,5 – 3
Nephrologie					
Nierenblutung	^{133}Xe	Gelöst in NaCl-Lösung	0,5– 1 mCi	0,0003	0,15 – 0,3
	^{133}Xe	Protein	1 – 2 mCi	0,016	16 – 32
	^{99m}Tc	Albumin	2 – 4 mCi	0,01 –0,02	20 – 80
Radionephrographie	^{131}J	Hippuran	10 – 30 μCi	0,03 –0,2	0,3 – 6
	^{113m}In	EDTA, DTPA	0,5 mCi	0,01 –0,02	5 – 10
	^{99m}Tc	EDTA, DTPA	0,5 mCi	0,02	10

Tabelle 7.4 (Fortsetzung)

Organ, Untersuchungsmethode	Radionuklid	Verbindung	applizierte Aktivität	Ganzkörperexposition mrd/μCi	Ganzkörperexposition mrd
Nierenfunktionsszintigraphie	^{131}J	Hippuran	200 –300 μCi	0,03 –0,2	6 – 60
Refluxdiagnostik	^{131}J	Albumin	20 μCi	2	40
mit Szintillationskamera	^{131}J	Hippuran	50 μCi	0,03 0,2	1,5 – 10
Nierenclearance	^{51}Cr	EDTA	200 μCi	0,04 –0,1	8 – 20
	^{99m}Tc	EDTA	0,5– 1 mCi	0,02	10 – 20
	^{131}J	Hippuran	20 – 30 μCi	0,03 –0,2	0,6 – 6
Nierenszintigraphie	^{99m}Tc	DTPA	1 mCi	0,02	20
	^{197}Hg	Chlormerodrin	150 –250 μCi	0,1	15 – 25
Gastroenterologie					
Leberfunktion	^{131}J	Bromsulphthalein	20 – 30 μCi	0,4 –1	8 – 30
Leberszintigraphie	^{198}Au	Kolloid	100 –300 μCi	0,5 –2	50 – 600
	^{99m}Tc	Schwefelkolloid	2 – 4 mCi	0,01 –0,02	20 – 80
	^{113m}In	Eisenkolloid	2 mCi	0,01	20
Leberfunktionsszintigraphie	^{131}J	Bromsulphthalein	300 μCi	0,4 –1	120 – 300
Pankreasszintigraphie					
(Doppelradionuklidverfahren)	^{75}Se	Methionin	250 μCi	2,5 –9	625 –2250
	^{198}Au	Kolloid	250 –400 μCi	0,5 –2	125 – 800
	^{99m}Tc	Schwefelkolloid	2 – 4 mCi	0,01 –0,02	20 – 80
Knochen, Gelenke	^{18}F	$Na^{18}F$	2 – 5 mCi	0,05 –0,1	100 – 500
	^{85}Sr	Strontiumchlorid, -nitrat	100 –250 μCi	5 –20	500 –5000
	^{87m}Sr	Strontiumchlorid, -nitrat	2 – 3 mCi	0,01	20 – 30
	^{99m}Tc	Polyphosphat	10 mCi	0,01 –0,02	100 – 200
	^{99m}Tc	EHDP	10 mCi	0,01 –0,02	100 – 200
Gelenkszintigraphie	^{99m}Tc	Pertechnetat	10 mCi	0,01 –0,02	100 – 200
Neurologie					
Hirnszintigraphie	^{99m}Tc	Pertechnetat	10 – 12 mCi	0,01 –0,02	100 – 240
Sequenz- und Funktionsszintigraphie des Schädels	^{99m}Tc	Pertechnetat	10 – 15 mCi	0,01 –0,02	100 – 300
	^{113m}In	Protein	2 – 4 mCi	0,016	32 – 64
	^{99m}Tc	Humanalbumin	5 – 10 mCi	0,01 –0,02	50 – 200
	^{133}Xe	in NaCl gelöst	1 – 5 mCi	0,0003	0,3 – 1,5

Szintigraphie der Liquorräume	^{131}J	Humanalbumin	100 –200 μCi	2	200 – 400
	^{99m}Tc	Humanalbumin	1 – 2 mCi	0,1 –0,02	10 – 40
	^{169}Yb	DTPA	0,5– 1 mCi	0,02	10 – 20
Speicheldrüsenszintigraphie	^{99m}Tc	Pertechnetat	0,5– 1 mCi	0,01 –0,02	5 – 20
Lymphsystem	^{198}Au	Goldkolloid	100 –300 μCi	0,5 –2	50 – 600
Wasser-Elektrolythaushalt	^{42}K	Chlorid	100 –300 μCi	1 –2	100 – 600
	^{24}Na	Chlorid	100 μCi	2	200
Placenta-Szintigraphie	^{99m}Tc	Pertechnetat	100 –500 μCi	0,01 –0,02	1 – 10
	^{113m}In	Transferrin	1 – 3 mCi	0,016	16 – 48
Spezieller Tumornachweis	^{67}Ga	Citrat	2 – 3 mCi	0,25	500 – 750
Funktionsstörungen der Schilddrüse	^{131}J	Jodid	5 – 50 mCi	1 –0,5[a]	5 – 25 rd
Schilddrüsencarcinome	^{131}J	Jodid	100 mCi	–0,4[a]	40 rd

[a] Die spezifische Ganzkörperexposition nimmt bei hohen Radiojoddosen mit zunehmender Aktivität ab, da die Ausscheidung der applizierten Aktivität schneller erfolgt.

Tabelle 7.5. Strahlenexposition des Kindes bei nuklearmedizinischen Untersuchungsmethoden. Als Beispiel ist die Ganzkörperexposition eines 3jährigen angegeben

Organ, Untersuchungsmethode	Radionuklid	Verbindung	applizierte Aktivität	Ganzkörperexposition	
				mrd/μCi Neugeb.– 15 Jahre	mrd Mittlere Ganzkörperbelastung eines 3jährigen
Herz, Kreislauf	^{113m}In	Protein	1 mCi	0,25–0,02	65
Hirn	^{99m}Tc	Pertechnetat	3 mCi	0,17–0,015	135
Knochen	^{99m}Tc	Phosphatkomplex	1–6 mCi	0,16–0,016	150
Leberszintigraphie	^{99m}Tc	Schwefelkolloid	300 μCi	0,18–0,016	14
Nephrologie	^{131}J	Hippuran	5 μCi	0,33–0,04	0,5
Sequenzszintigraphie	^{131}J	Hippuran	50 μCi	0,33–0,04	5
Nierenszintigraphie	^{99m}Tc	DTPA	500 μCi	0,2 –0,02	23
Schilddrüsenszintigraphie	^{99m}Tc	Pertechnetat	50–100 μCi	0,17–0,015	4

suchungsmethoden der nuklearmedizinischen Diagnostik einschließlich der verwendeten Radionuklide und Strahlenexpositionen für Erwachsene angegeben. Einige therapeutische Anwendungen nuklearmedizinischer Methoden sind der Tabelle hinzugefügt. Für Untersuchungen bei Kindern enthält die Tabelle 7.5 eine kurze Übersicht häufig verwendeter Radionuklide und deren Strahlenexpositionen. Wegen der großen Unterschiede bei der Dosierung sind nur mittlere Werte angegeben. Die Tabellen sollen nur Beispiele bringen und erheben keinen Anspruch auf Vollständigkeit.

Strahlenexpositionen infolge therapeutischer Anwendung ionisierender Strahlen sind von der Indikation und den notwendigen Behandlungsmethoden abhängig. Das Ziel einer strahlentherapeutischen Behandlung ist die Zerstörung kranker Zellen. Dies geschieht entweder durch Bestrahlung von außen oder durch Applikation offener Radionuklide. Dabei kann es auch zu einer Schädigung gesunder Organe kommen. Strahlentherapeutische Maßnahmen sind daher im Hinblick auf diese Nebenwirkungen kritisch zu beurteilen.

7.3.2 Strahlenexposition des beruflich strahlenexponierten Personals

Die berufliche Strahlenexposition des Personals in der Röntgendiagnostik und in der Nuklearmedizin hängt von der Aufgabenstellung der einzelnen Personengruppen ab. Mitarbeiter, die an Röntgenanlagen arbeiten, können sich weitgehend durch *Bleischutzumhänge* schützen.

Eine Ausnahme bildet hier nur die Durchleuchtung von Patienten direkt oder indirekt mit dem Röntgenbildverstärker. Diese Untersuchungsmethode bedeutet nicht nur für den Patienten, sondern auch für das Personal eine wesentlich größere Strahlenexposition.

Anders sieht es in den nuklearmedizinischen Bereichen aus. Hier ist wegen der im Vordergrund stehenden manuellen Tätigkeit (Abfüllen und Dosieren der zu applizierenden Radionuklide, Aufziehen von Spritzen, Injektion der Radionuklide usw.) eine Dosisbeschränkung auf Minimalwerte nicht so leicht einzuhalten. Größere Abschirmungen bedeuten in diesem Fall oft erhöhten Arbeitsaufwand und im allgemeinen längere Arbeitszeiten. Der Dosisgewinn kann unter Umständen wieder aufgehoben werden. Höhere Dosisbelastungen sind vor allem im sogenannten *Heißen Labor* (Bereich des Aufbewahrens und Fertigstellens zu applizierender Radionuklide), aber auch in einigen Applikations- und Meßräumen und in Bereichen, in denen Therapie mit offenen Radionukliden betrieben wird, zu erwarten. Erhöhte Dosen treten auch in Räumen auf, in denen radioaktive Rückstände aufgearbeitet bzw. gelagert werden (Abklingräume). Diese sind insgesamt besonders intensiv im Hinblick auf die *Orts- und Personendosis* zu überwachen.

Strahlenexpositionen durch technische Anwendung ionisierender Strahlen im nichtmedizinischen Bereich treten heute bei Berufstätigen in vielen Fällen (vorwiegend im Industrie- und Forschungsbereich) auf. Als Beispiele seien hier genannt: Grobstruktur-Röntgenanlagen, Dickenmeßgeräte, kerntechnische Anlagen und Wiederaufarbeitungsanlagen für Kernbrennstoffe.

Zum Vergleich der beruflichen Strahlenexposition mit anderen Einflüssen ionisierender Strahlung sind in der Tabelle 7.6 die mittleren genetisch signifikanten Strahlendosen der Gesamtbevölkerung infolge verschiedenster Strahleneinwirkung zusammengestellt.

Tabelle 7.6. Mittlere genetisch signifikante Strahlendosen in mrem/Jahr in der BRD

Natürliche Untergrundstrahlung		110
Medizinische Diagnostik		50
Leuchtzifferblätter von Uhren, Fernseher	<	2–3
Berufliche Belastung	<	2–3
Fall out (durch Atombombenversuche)	<	1–2
Kernkraftwerke		
in unmittelbarer Nähe maximal		30
im Mittel	<	1

7.4 Grundlagen des praktischen Strahlenschutzes

7.4.1 Allgemeine Grundsätze zur Verminderung der Strahlenexposition

Für die Beurteilung eines Arbeitsplatzes bezüglich der Strahlensicherheit sind einige Faktoren von grundsätzlicher Bedeutung. Die Strahlenexposition wird geringer, wenn

1. der Abstand zwischen exponierter Person und Strahlenquelle vergrößert wird,
2. zwischen Strahlenquelle und exponierter Person eine Abschirmung vorhanden ist,
3. die Expositionszeit verringert wird,
4. Kontaminationen und Inkorporationen verhindert werden.

Die *Dosisleistung* eines punktförmigen Strahlers (im Abstand r von der Quelle) nimmt mit wachsendem Abstand von der Quelle mit $1/r^2$ ab. Eine zwischen Quelle und exponierter Person vorhandene *Abschirmung* reduziert im allgemeinen die Dosisleistung. Die Standard-Ionendosisleistung $\dot{I}_s$ eines annähernd punktförmigen Radionuklids der Aktivität A (mCi) im Abstand r (cm) von der Quelle ist durch

$$\dot{I}_s = \Gamma \cdot \frac{A}{r^2} \quad \text{R/Std}$$

gegeben. Γ ist die spezifische Gammastrahlenkonstante für γ-Strahlung des betreffenden Radionuklids.

Nach der Neubearbeitung von DIN 6814/4 kann die Standard-Energiedosisleistung $\dot{D}_s$ in Luft angegeben werden durch

$$\dot{D}_s = G/A \cdot r^2$$

G ist die spezifische Gammastrahlenkonstante in $\text{Gy m}^2 \cdot \text{h}^{-1}$ Bq und A die Aktivität in Bq.

Eine Abschirmung der Dicke d (cm) mit dem Schwächungskoeffizienten μ (cm^{-1}) zwischen Strahlenquelle und exponierter Person macht sich in erster Näherung durch Multiplikation der Dosisleistung mit dem Faktor $e^{-\mu d}$ bemerkbar.

Ist die Dosisleistung zeitlich annähernd konstant, so kann die absorbierte Dosis ermittelt werden, indem die Dosisleistung mit der Expositionszeit multipliziert wird. Abschirmungen aus Materialien höherer Ordnungszahlen, z. B. Blei, zwischen radioaktiver Quelle und exponierter Person machen sich bei niedrigen γ-Energien durch einen echten Abschirmeffekt bemerkbar. Bei höheren Energien muß die stärker auftretende Sekundärstrahlung mit berücksichtigt werden. Von den Wänden und Decken kommende Streustrahlung muß ebenfalls abgeschirmt werden, so daß in bezug auf Strahlensicherheit optimale Arbeitsbedingungen gegeben sind.

Während *γ- und Röntgenstrahlung* im allgemeinen nur zum Teil abgeschirmt werden kann, wird *α- und β-Strahlung* schon durch relativ dünne Materieschichten absorbiert. Man muß jedoch berücksichtigen, daß hinter einer Abschirmung für β-Strahlung *Bremsstrahlung* auftreten kann, die einer besonderen Beachtung bedarf. Die Intensität und die Energie der Bremsstrahlung sind abhängig von der Energie der sie auslösenden Elektronen und der Ordnungszahl des Absorbermaterials. Da in der Nuklearmedizin überwiegend gemischte Strahlungsfelder vorliegen, sollten Radionuklide mit höherenergetischen Elektronenanteilen generell hinter Bleiabschirmungen entsprechender Dicke aufbewahrt werden. Für die Verarbeitung von reinen β-Strahlern ist jedoch eine Kunststoffabschirmung sinnvoller, da der erzeugte Anteil an Bremsstrahlung kleiner ist und wegen der geringeren Dimensionierung die manuelle Verarbeitungszeit reduziert werden kann.

In der *Röntgendiagnostik* $E < 100$ keV kann die Strahlung durch Stoffe hoher Ordnungszahlen (z. B. durch Bleiwände und zu tragende Bleischürzen) wirksam absorbiert werden. In der *Strahlentherapie* dagegen, bei Photonenenergien oberhalb 100 keV, ist die höherenergetische Primärstrahlung mehr oder wenig stark durch Streustrahlung begleitet, so daß eine dünne Bleiabschirmung die Dosisleistung kaum reduziert. Hier hilft nur eine Methode: Abstand von der Strahlenquelle halten und sich während der Bestrahlung hinter Barytbetonwänden oder besonders starken Bleiabschirmungen aufhalten.

In Räumen, die stark schwankender Ortsdosisleistung ausgesetzt sind, ist es sinnvoll, zusätzlich zu den gesetzlich vorgeschriebenen Personendosimetern einen kleinen Taschendosisleistungsmesser mit einstellbarer, akustischer Warnschwelle zu tragen. Das Betreten eines Bereichs höherer Dosisleistung kann so unmittelbar akustisch registriert werden. Entsprechende Verhaltensweise — kurze Aufenthaltsdauer, größere Entfernung — ist dann sofort möglich.

Zur Verringerung der Strahlenexposition bei der Verarbeitung offener radioaktiver Stoffe ist zu beachten, daß nur die für die unmittelbare Herstellung zu applizierender Radiopharmaka benötigten Aktivitäten am Arbeitsplatz abgestellt sind. Nach Beendigung des Arbeitsgangs sind die Aktivitäten sofort wieder hinter einer Abschirmung aufzubewahren. Offene Radionuklide höherer Aktivität sollten ohnehin hinter einer Strahlenschutzwand verarbeitet werden. Radioaktive Stoffe, die nicht unmittelbar benötigt oder appliziert werden, sollten zusätzlich hinter der Strahlenschutzwand in Bleigefäßen aufbewahrt werden, damit bei der Entnahme von Radionukliden die Belastung der Hände reduziert wird. Bei der Lagerung von radioaktiven Gasen muß darauf geachtet werden, daß diese nicht frei werden und in die Atemluft gelangen können. Aus Sicherheitsgründen sollten sie deshalb in einem abgeschirmten Abzug aufbewahrt werden.

Alle *Behälter* mit radioaktiven Stoffen sollen deutlich und sichtbar gekennzeichnet sein. Neben dem radioaktiven Warnzeichen sollte die Beschriftung wenigstens die Radionuklidverbindung und die Aktivität einschließlich Dosierungsangabe enthalten.

Radioaktive Lösungen dürfen nur mit besonderen Ansaugvorrichtungen pipettiert werden. Zum Dosieren geringer aktiver Flüssigkeitsmengen haben sich in der Praxis Pipettiersysteme mit auswechselbaren Kunststoffspitzen bewährt. Die Arbeitsplätze sollten zusätzlich mit Kunststoff-Folien abgedeckt sein, die nach eventuellem Verschütten von radioaktiven Stoffen leicht entfernt und beseitigt werden können.

Beim *Verarbeiten von Radionukliden* ist peinlichst darauf zu achten, daß am Arbeitsplatz keine Gegenstände oder Arbeitstische kontaminiert werden. Jede radioaktive Verunreinigung bedeutet nicht nur eine Erhöhung der Strahlenexposition, sondern kann darüberhinaus das Ergebnis einer Messung verfälschen. So kann die Kontamination eines Meßgläschens zu einem völlig falschen Meßergebnis führen. Kontaminationen hochempfindlicher Meßgeräte durch langlebige Radionuklide können oft lange Unbrauchbarkeit der Geräte bewirken.

Nach dem Arbeiten mit offenen radioaktiven Stoffen sind die Hände sorgfältig zu reinigen. Die Schutzkleidung, Schuhe und Hände sind nach jedem größeren Arbeitsgang auf eventuelle Kontaminationen zu prüfen (Hand-Fuß-Monitor benutzen!). Kontaminierte Gegenstände dürfen aus dem Kontrollbereich nur entfernt werden, wenn die spezifische Oberflächenaktivität unterhalb des zulässigen Wertes liegt.

Ein weiteres Problem des praktischen Strahlenschutzes ist die Verhütung von *Inkorporationen* radioaktiver Substanzen. Handelt es sich um kurzlebige Radionuklide, ist eine unbeabsichtigte Aufnahme geringer Aktivitäten in den menschlichen Organismus nicht so kritisch. Werden dagegen längerlebige Radionuklide in den menschlichen Organismus eingebaut und nur sehr langsam wieder ausgeschieden, können sie nicht geringe Strahlenschäden hervorrufen. Aus diesem Grunde sollten zur Vermeidung von Inkorporationen in Räumen, in denen mit offenen Radionukliden umgegangen oder gearbeitet wird, keine Nahrungsmittel aufgenommen werden. Aus dem gleichen

Grunde darf in diesen Räumen auch nicht geraucht werden. Kontaminationen an Kleidung und Händen können beim Arbeiten verhindert werden, wenn entsprechende *Schutzkleidung* getragen wird und geeignete *Greifwerkzeuge* benutzt werden. Das Tragen von *Gummi-Handschuhen* ist in jedem Fall zu empfehlen, allerdings diffundieren einige Radionuklidverbindungen leicht durch diese hindurch, so daß das Tragen von Gummihandschuhen allein noch kein sicheres Mittel ist, Kontaminationen an den Händen zu verhindern.

7.4.2 Dekontamination von radioaktiven Verunreinigungen

7.4.2.1 Maßnahmen nach Inkorporation und Hautkontamination

Beim Umgang mit offenen radioaktiven Stoffen kann es durch Nichtbeachtung der Sicherheitsvorschriften und Arbeitsanweisungen zu *Hautkontaminationen* und *Inkorporationen* kommen. Vor allem beim Dosieren und Abfüllen der Radiopharmaka ist wegen des hohen manuellen Arbeitsanteils die Arbeit mit einem großen Kontaminationsrisiko verbunden. Die Gefahren einer Kontamination der Körperoberfläche bestehen in der Verschmierung der Aktivitäten in andere Körperregionen und der erhöhten Diffusion des Radionuklids in den Körper sowie in der Verseuchung der Umwelt und damit auch einer zusätzlichen Gefährdung anderer Personen. Bei Verletzungen besteht außerdem die Möglichkeit einer direkten Inkorporation des Radionuklids. Kontaminationsgefährdete Verletzungen (Hände, Unterarme) sind deshalb besonders sorgfältig zu untersuchen und zu behandeln.

Zur Feststellung der Hautkontamination eignen sich fast alle α- und β-empfindlichen *Monitore.* Da die meisten in der Nuklearmedizin verwendeten Radionuklide entweder γ- und β-Emitter oder reine β-Emitter höherer Energie sind, ist der Nachweis von Hautkontaminationen im allgemeinen unproblematisch. Ausnahme bildet nur das Tritium mit einer maximalen Elektronenenergie von 18 keV. Ein detailliertes Ausmessen der Körperoberfläche gibt Aufschluß über die Ausdehnung und den Grad der Kontamination. Kontaminationen, die den Bereich der Hände, Unterarme und der Füße überschreiten, müssen wegen akuten Inkorporationsverdachtes sofort dem zuständigen *Strahlenschutzarzt* gemeldet werden. Der Strahlenschutzverantwortliche muß umgehend verständigt werden, damit die Kontaminationsursache festgestellt werden kann und Gegenmaßnahmen eingeleitet werden können. Ist ein Transport des Kontaminierten zur nächsten Strahlenklinik notwendig, so sind die kontaminierten Körperstellen mit Plastikfolien abzudecken, damit eine Gefährdung der Umwelt vermieden wird. *Kontaminierte Kleidungsstücke* sind abzulegen und in Abklingräumen einzulagern.

Die danach sofort durchzuführenden *Dekontaminationsmaßnahmen* beruhen auf dem Vorgang der Desorption und Absorption. Das auf der Hautoberfläche sitzende Radionuklid soll von der Hautoberfläche losgelöst und an das Dekontaminationsmittel gebunden werden. Man benutzt zum Reinigen im Handel erhältliche Dekontaminationsmittel sowohl in Pasten als auch in flüssiger Form. Nach dem Reinigen sind die entsprechenden Körperteile mit dem Monitor auf eventuelle Restkontaminationen zu prüfen. Man wiederhole diesen Vorgang mehrere Male, achte aber darauf, daß die Haut durch die Dekontaminationsmaßnahmen nicht verletzt wird. Sind die Verunreinigungen bereits tiefer in die Haut diffundiert und lassen sich diese nicht mehr restlos beseitigen, so ist die verbliebene Aktivität des Radionuklids mit einem geeichten Gerät festzustellen und die Dosisbelastung abzuschätzen.

Werden Radionuklide unbeabsichtigt in den menschlichen Organismus aufgenommen, sei es oral, parenteral oder über die Atemwege, so besteht ebenfalls die Gefahr einer zu hohen Strahlenexposition. Je nach

Stoffwechselverhalten des inkorporierten Radionuklids wird ein bestimmter Prozentsatz sofort wieder über die Nieren und den Magen-Darm-Trakt ausgeschieden. Ein anderer Teil wird aber im Organismus eingebaut. Dabei kann es zu erheblichen Strahlendosen in den Speicherorganen kommen. Es muß festgestellt werden, in welchem Bereich des Körpers sich das inkorporierte Radionuklid angelagert hat, wie groß die biologische und physikalische Halbwertszeit und wie hoch die Aktivität des Radionuklids ist. Die im Rahmen des Strahlenschutzes durchzuführenden Maßnahmen haben dann zum Ziel, eine *beschleunigte Ausscheidung* des inkorporierten Radionuklids zu bewirken. Dies gilt im besonderen für langlebige Radionuklide von hoher Radiotoxicität. Als Ausscheidungsbeschleuniger kommen sogenannte Chelatbildner in Frage, wie z.B. DTPA (Diäthylentriaminpentaessigsäure), die sowohl als Injektionen als auch als Infusionen gegeben werden können. Oft helfen aber schon konventionelle Methoden (Erbrechen, Auspumpen des Magens). Aus dem Aktivitätsgehalt der Ausscheidungen und des Blutes in Abhängigkeit von der Zeit kann der Erfolg der Dekorporation geprüft werden. Die Gesamtaktivität der inkorporierten Radionuklide läßt sich außerdem bei den γ-Strahlern und bei einigen höherenergetischen β-Strahlern (Messung der Bremsstrahlung) mit Hilfe eines *Ganzkörperzählers* (Whole Body Counter) bestimmen. Steht dieser nicht zur Verfügung, muß die inkorporierte Aktivität und die daraus resultierende Körperdosis abgeschätzt werden.

Zum Schutze der Umwelt sind alle aktiven Ausscheidungen zu sammeln und entsprechend der Halbwertszeit der Radionuklide bis zum Abklingen unterhalb der Freigrenze einzulagern. Sind sehr hohe Aktivitäten inkorporiert worden, so ist der Patient sofort in die nächste für Strahlenunfälle zuständige Klinik zu fahren. Die Dosisleistung an der Körperoberfläche des Patienten ist zu messen und entsprechende Sicherheitsvorkehrungen sind zu treffen (Abstand halten). Die Aufsichtsbehörden sind unverzüglich vom Strahlenunfall zu informieren und alle verfügbaren Informationen über den Hergang des Unfalls sind zu notieren, damit dieser genauestens rekonstruiert werden kann.

Treten gleichzeitig Kontaminationen und Inkorporationen auf, so sind zuerst die Dekontaminationsmaßnahmen der Hautoberfläche durchzuführen.

7.4.2.2 Dekontamination von Geräten und Räumen

Nach der Ersten Strahlenschutzverordnung ist jedes unkontrollierte Verbreiten und Entweichen eines radioaktiven Stoffes oberhalb der gesetzlich festgelegten Konzentrationswerte (s. Tabelle 7.3) als Kontamination zu betrachten. Sofortige Sperrung und Kennzeichnung des kontaminierten Bereichs sowie anschließende Dekontamination unter Kontrolle des Strahlenschutzes sind deshalb notwendig. Fußböden sind zunächst mit einem *Fußbodenmonitor* abzufahren, um die Kontaminationsstelle zu lokalisieren. Anschließend sind *Wischproben* an den meistfrequentierten Stellen zu entnehmen, um festzustellen, inwieweit die Kontamination bereits verbreitet worden ist. Liegt Kontamination an Geräten, mit denen manuell umgegangen wird, vor, so sind diese Geräte mit dem Labormonitor auszumessen und die verunreinigten Stellen zu dekontaminieren. Ähnlich verfahre man mit häufig gebrauchten Gegenständen wie Bleistifte, Telefonhörer, Notizbücher usw. Auch Türgriffe, Türschwellen und Sitzflächen sollten kontrolliert werden. Läßt sich die Kontamination nicht durch einfaches Reinigen beseitigen, so sind diese Gegenstände als radioaktiv verseucht zu betrachten und in entsprechenden Abklingräumen bis zum Abklingen der Aktivität einzulagern. Kunststoff-Fußböden sind oft nicht dekontaminierbar. Deshalb markiere man die kontaminierten Stellen und grenze sie gegen unbeabsichtigtes Betreten ab. Orte radioaktiver Verschmutzung außerhalb des Kontrollbereiches (Unfall eines genehmigten Transportes von Radioaktivitäten) sind in gleicher Weise zu behandeln, jedoch muß besonders darauf geachtet werden, daß die Öffentlichkeit vom Kontaminationsort ferngehalten wird. Deutliche Kennzeichnung und Abgrenzung der Kontaminationsstelle bis zur Beseitigung der Aktivitäten ist erforderlich.

7.4.2.3 Beseitigung und Aufbewahrung von radioaktiven Abfällen

Verbleibende *Restaktivitäten* und *Abfallprodukte*, die mit radioaktiven Stoffen in Berührung gekommen und kontaminiert sind, sind nach der Strahlenschutzverordnung als *radioaktive Abfälle* zu behandeln. Radioaktive Abfälle sind an eine nach Landesrecht zu bestimmende Sammelstelle oder an eine zur Beseitigung radioaktiver Abfälle behördlich zugelassenen Einrichtung abzuliefern. Niemand darf sich der Ablieferungspflicht für radioaktive Stoffe dadurch entziehen, daß er sie unter Inanspruchnahme der Vorschriften über die Freigrenzen beseitigt oder beseitigen läßt.

Kurzlebige Radionuklide aus medizinischen Bereichen sollten in geeigneten Behältern gesammelt und in entsprechend strahlenschutzgesicherten Räumen bis zum Abklingen der Aktivität aufbewahrt werden. Ist die Aktivität abgeklungen und tragen die Abfälle keine aktivitätsersichtlichen Kennzeichen (Strahlenschutzkennzeichen) so kann der Abfall wie normaler, inaktiver Abfall abgegeben werden.

Radioaktive Abfälle höherer Aktivität sollten grundsätzlich nur in abgeschirmten Behältern gesammelt und in dazu vorgesehenen *Abklingräumen* gelagert werden. Geringere Abfallaktivitäten sind in Plastiksäcken (meistens gelb) zu sammeln und ebenfalls einzulagern. Es muß sorgfältig darauf geachtet werden, daß bei der Einlagerung nicht durch undichte Stellen Aktivitäten frei und verbreitet werden. Es hat sich als zweckmäßig erwiesen, einen Raum im Labor oder Institut ausschließlich für diese Zwecke vorzusehen. Größere Mengen radioaktiver Flüssigkeiten mit kurzer Halbwertszeit sind in Kanistern oder Behältern zu sammeln und bis zum Abklingen aufzubewahren. Verdünnung und Abgabe von flüssigen radioaktiven Abfällen bis zur maximal zulässigen Konzentration ist zwar rechtlich zulässig, die Gesamtmenge sollte jedoch aus Gründen des Umweltschutzes möglichst klein gehalten werden.

7.5 Überwachungsmaßnahmen

7.5.1 Allgemeine Bemerkungen

Nach der Strahlenschutz- und Röntgenverordnung ist jeder Strahlenschutzverantwortliche eines strahlenanwendenden Betriebes gesetzlich verpflichtet, das Personal und die Räume des Kontrollbereiches auf Strahlengefährdung überwachen zu lassen. Je nach dem, ob mit offenen oder umschlossenen radioaktiven Stoffen oder Röntgengeräten umgegangen wird, sind die durchzuführenden Strahlenschutzmaßnahmen verschieden. Wird mit offenen radioaktiven Stoffen gearbeitet, so steht der Schutz vor Kontamination und Inkorporation im Vordergrund. Bei der Verwendung umschlossener radioaktiver Stoffe besteht primär dagegen die Gefahr einer zu hohen Strahlenexposition von außen, da umschlossene Radionuklide überwiegend in der Strahlentherapie eingesetzt werden und diese meistens höhere Aktivität besitzen. Dies trifft auch auf andere Bestrahlungseinrichtungen der Strahlentherapie zu. Durch Messung der am Arbeitsplatz auftretenden Ortsdosisleistung ist eine Abschätzung der zu erwartenden Personendosis für die Dauer des Aufenthaltes möglich. Je nach Dosisleistung sind entsprechende Überwachungs- und Kontrollmaßnahmen notwendig (s. 7.4.1).

Die gesetzlich vorgeschriebenen *ärztlichen Überwachungsmaßnahmen* sind strikt anzuwenden. Ein Arbeitgeber darf einem Arbeitnehmer nur dann den Umgang mit offenen radioaktiven Stoffen bzw. die Benutzung von anderen Strahlenquellen gestatten, wenn der Arbeitnehmer innerhalb der letzten 2 Monate vor Antritt dieser Tätigkeit von einem dazu ermächtigten Arzt untersucht worden ist und keine gesundheitlichen Bedenken für eine Beschäftigung vorliegen. Arbeitnehmer, die mit offenen Radionukliden umgehen, sind nach der SSVO spätestens nach 1 Jahr erneut zu untersuchen, um festzustellen, ob keine gesundheitlichen Bedenken gegen eine Weiterbeschäftigung bestehen. Bei röntgenstrahlenanwendenden Betrieben muß nach der RöV ebenfalls die Wiederholungsuntersuchung spätestens nach 1 Jahr erfolgen.

7.5.2 Messung der Personendosen

Personen, die sich im Sperr- oder Kontrollbereich aufhalten, müssen zur Feststellung der Personendosis Dosimeter tragen (über Ausnahmen entscheiden die Landesbehörden). Die Behörde verlangt i.A. das Tragen eines zweiten, selbstablesbaren Dosimeters. Die Dosimeter sollen dabei an der strahlenexponiertesten Stelle des Rumpfes getragen werden. Eines der beiden Dosimeter soll dosisintegrierend und nicht löschbar sein. Dieses Dosimeter wird in monatlichen Abständen den zuständigen Landesbehörden zur Auswertung eingeschickt. Die Ergebnisse werden in *Überwachungsbögen* eingetragen und den Benutzern der Dosimeter zugänglich gemacht. Die Überwachungsbögen sind 30 Jahre lang aufzubewahren. Die selbstablesbaren Dosimeter sind arbeitstäglich von den Benutzern abzulesen. Die Auswertung und Registrierung der Dosen und das Wiederaufladen der Dosimeter erfolgt allgemein vom Strahlenschutz in wöchentlichen Abständen. Für die Personendosismessungen sind folgende Dosimetertypen gebräuchlich:

Filmdosimeter. Sie gehören zu den ältesten und gebräuchlichsten Dosimetern der Personendosimetrie und werden noch heute von den meisten Überwachungsstellen als amtliche Meßmethode vorgeschrieben. Bei der Filmdosimetrie wird die Filmschwärzung zum Nachweis von Röntgen- und γ-Strahlen ausgenutzt. Filmdosimeter sind innerhalb eines Energiebereichs von 30 keV–20 MeV empfindlich. Durch Kombination zweier Dosisfilme wird ein Dosisbereich von 40 mrem bis 150 rem erfaßt. Eine Dosisbestimmung von β-Strahlung ist wegen der Absorption der Strahlung in der Filmverpackung nur für höhere Energien möglich. Die Bestimmung der Dosis nach dem filteranalytischen Verfahren ist bei Strahlengemischen nicht eindeutig, da eine Unterscheidung der Strahlenart (z.B. von β-Strahlung und weicher Röntgenstrahlung) nur bedingt möglich ist. Ein weiterer Nachteil der Filmdosimeter ist die ausgesprochen große Abhängigkeit der Anzeige von der Einfallsrichtung der Strahlung.

Phosphatglasdosimeter. Glasdosimeter zeigen nach Bestrahlung bei UV-Anregung eine Fluorescenz, deren Intensität proportional zur Bestrahlungsdosis ist. Der Meßbereich erstreckt sich von 40 mrd bis 3000 rd. Die Richtungs- und Energieunabhängigkeit eines Glasdosimeters, eingesetzt in einer kugelsymmetrischen perforierten Metallfilterung, beträgt oberhalb 45 keV etwa 20%. Die Dosisanzeige wird durch den Auswertevorgang nicht gelöscht. Bestrahlungsdosen können somit aufaddiert und jederzeit mit Hilfe des Auswertesystems zwischenausgewertet werden. Die Selbstentladung ist bei normalem Dosimetergebrauch im Rahmen der Überwachungszeiträume von 1 Monat vernachlässigbar klein.

Taschenionisations- oder Kondensatorkammern. Taschenionisationskammern, auch Stabdosimeter oder Füllhalterdosimeter genannt, werden in Kontrollbereichen meistens als Zweitdosimeter eingesetzt. Sie sind bis auf wenige Ausnahmen selbstablesbar, so daß die akkumulierte Tagesdosis sofort von dem Dosimeterträger selbst festgestellt werden kann. Taschenionisationskammern haben als strahlenempfindlichen Teil eine kleine eingebaute, gasgefüllte Ionisationskammer. Sie müssen vor Inbetriebnahme mittels eines Ladegerätes auf ihre Betriebsspannung aufgeladen werden. Durch Einwirkung von Strahlung werden im Kammersystem Ionen erzeugt, die durch die aufgeladenen Elektroden abgesaugt werden. Die absorbierte Dosis ist der erzeugten Ladungsmenge proportional. Sie kann direkt an einem kleinen eingebauten Elektrometer abgelesen werden. Der Meßbereich erstreckt sich von 5 mrd bis 50 rd. Gebräuchlich sind Dosimeter mit einem Meßbereich von 5 bis 200 mrd. Die Richtungsunabhängigkeit ist ausreichend. Nachteilig ist jedoch die Selbstentladungsrate von etwa 2% pro Woche vom Vollausschlag.

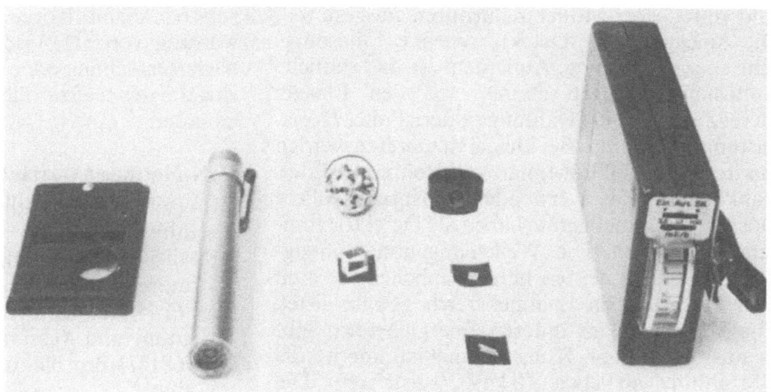

Abb. 7.2. Dosimeter zur Feststellung der Personendosis. Von links nach rechts: Filmdosimeter, Stabdosimeter, Phosphatglasdosimeter, Thermoluminescenzdosimeter, kleiner Dosisleistungsmesser mit akustischer Warnschwelle

Thermoluminescenzdosimeter. Kristalle, z.B. LiF bzw. CaF_2, haben die Eigenschaft, durch Strahlung freiwerdende Elektronen für eine gewisse Zeit im Kristall zu speichern. Werden die Kristalle dann nach der Bestrahlung erwärmt, so treten die Elektronen aus dem Kristall aus. Mit Hilfe eines Elektronenvervielfachers und Verstärkers kann diese Elektronenemission direkt gemessen werden, die im linearen Arbeitsbereich der Dosis direkt proportional ist. Der Meßbereich von Thermoluminescenzdosimetern erstreckt sich von einigen mrd bis zu 10^5 rd. Die Richtungsabhängigkeit ist klein. Die Energieabhängigkeit von LiF-Dosimetern ist gering, bei CaF_2-Dosimetern jedoch stark ausgeprägt. Bei letzteren ist für eine Verwendung in gemischten Strahlungsfeldern eine Metallfilterung erforderlich. Der Meßwert wird bei der Auswertung gelöscht. Thermoluminescenzdosimeter können nach dem Ausheizen erneut verwendet werden.

In Abb. 7.2 sind die beschriebenen Personendosimeter einschließlich des akustischen Warngebers abgebildet.

7.5.3 Messung der Ortsdosen

Für die Messung der *Ortsdosen* in Kontroll- und Überwachungsbereichen unterscheidet man je nach Verwendungszweck *Dosisleistungsmesser* und *Kontaminationsmonitore*. Diese sind sowohl als Hand- als auch als stationäre Geräte gebräuchlich. Handgeräte sollten möglichst batteriebetrieben, mechanisch und elektronisch robust sein. Die Skala sollte über mehrere Zehnerpotenzen umschaltbar und gut ablesbar sein. Die Empfindlichkeit muß groß genug sein, das Gerät sollte möglichst energieunabhängig messen. Bei den meisten Detektoren ist die Energieunabhängigkeit von etwa 40 keV bis etwa 1,2 MeV ausreichend gewährleistet. *Dosisleistungsmeßgeräte* besitzen meistens zur Unterscheidung von γ- und β-Strahlung entweder einen vor die Meßkammer vorschiebbaren Metallfilter oder eine über die Meßkammer aufschraubbare Filterhülse, damit durch Differenzmessung festgestellt werden kann, ob γ-Strahler, β-Strahler oder beide vorliegen.

Kontaminationsmeßgeräte haben wegen ihrer besonderen Aufgabenstellung im allgemeinen nur eine Anzeige in Imp/min bzw. Imp/sec. Bei einem Kontaminationsmonitor ist die Registrierung von γ-Strahlung unerwünscht. Er soll möglichst nur auf α- bzw. β-Strahlung empfindlich sein, damit der Einfluß der γ-Umgebungsstrahlung die Messung nicht verfälscht. Außerdem soll ein Kontaminationsmonitor α- von β-Strahlung unterscheiden können.

Im Strahlenschutz sind folgende Meßgeräte gebräuchlich:

Dosisleistungsmeßgeräte. Sie werden zur Feststellung der Ortsdosisleistung oder der Dosisleistungsmessung von Kontaminationen benutzt. Die einfachsten und billigsten Dosisleistungsmeßgeräte sind mit Geiger-Müller-Zählrohren ausgestattet. Die Anzeige dieser Detektortypen ist allerdings sehr energieabhängig. Außerdem ist das zeitliche Auflösungsvermögen gering, was den Einsatz dieser Zählrohre in Strahlungsfeldern hoher Dosisleistung beschränkt. Bei kleineren Geräten werden meistens gasgefüllte Miniaturzählrohre aus Edelstahl oder Glas verwendet. Anspruchsvollere Dosisleistungsmeßgeräte haben als Detektor Ionisationskammern. Die Wellenlängenunabhängigkeit ist bei den meisten handelsüblichen Geräten über einen großen Energiebereich gewährleistet. Für Messungen im unteren Energiebereich gibt es auswechselbare Kunststoffmeßkammern, die γ-Strahlung ab etwa 10 keV registrieren. Die Empfindlichkeit kann durch Erhöhung des Kammerdrucks wesentlich vergrößert werden. Je nach Verwendungszweck werden Meßkammern mit luft- oder gewebeäquivalentem Wandmaterial eingesetzt.

Hand- und Fußmonitore, Fußbodenmonitore, Kontaminationsmeßgeräte. Die genannten Monitore besitzen als Detektor meistens gasbetriebene Großflächenproportionalzählrohre, die im sogenannten Proportionalbereich arbeiten. Das Proportionalzählrohr wird mit Gas betrieben, das bei geschlossenen Zählrohren bei der Herstellung eingefüllt wurde und bei den offenen im kontinuierlichen Gasdurchfluß durch die Meßkammer geleitet wird. Besonders eignet sich das Proportionalzählrohr zur Messung von α- und β-Aktivitäten. Es ist in speziellen Ausführungen noch γ-strahlenkompensiert. Als Zählgas wird Argon-Methan, Butan oder Propan verwendet.

Monitore mit Szintillationskristallen als Detektor werden wegen ihrer mechanischen Empfindlichkeit der elektronischen Bauteile (Photomultiplier) seltener für Handgeräte verwendet. Szintillationszähler werden vor allem für die γ-Spektrometrie eingesetzt, um unbekannte Radionuklide identifizieren zu können.

Wischprobenauswertegerät. Für die Auswertung von Wischproben wird allgemein ein automatisch arbeitendes stationäres Gerät mit Endfensterzählrohr oder Szintillationszähler verwendet. Die Auswertung von ^{3}H-Wischproben erfolgt entweder nach Veraschung oder Auflösung der Probe unter Zugabe einer Szintillatorflüssigkeit im Liquid-Counter.

DIN-Normen (Auswahl)

DIN 6843 Offene radioaktive Stoffe. Strahlenschutzregeln

DIN 6850 Strahlenschutzbehälter, -tische und -tresore

DIN 6844 Nuklearmedizinische Betriebe. Errichtung und Ausstattung

DIN 6814/4 Begriffe und Benennungen. Radioaktivität

DIN 6814/5 Begriffe und Benennungen. Strahlenschutz.

Literatur

Gesetze und Richtlinien (Auswahl)

Gesetz über die friedliche Verwendung der Atomenergie und den Schutz gegen ihre Gefahren (Atomgesetz) vom 23.12.1959, BGBl I, S. 814.

Strahlenschutzverordnung (StrlSchV) vom 13.10.1976 BGBl I, S. 2905

Röntgenverordnung (RöV) vom 1.3.1973, BGBl I, S. 173.

Richtlinien für den Strahlenschutz bei Verwendung radioaktiver Stoffe im medizinischen Bereich. Schriftenreihe des BMI, Heft 4, 1974.

Fachliteratur (Auswahl)

Attix, F. H., Roesch, W. C., Tochilin, E.: Radiation Dosimetry. New York: Academic Press 1969.

Jacobi, W.: Strahlenschutzpraxis. Teil I: Grundlagen. München: Thiemig 1962.

Jaeger, G., Hübner, W.: Dosimetrie und Strahlenschutz, 2. Aufl. Stuttgart: Thieme 1974.

Nachtigall, D.: Physikalische Grundlagen für Dosimetrie und Strahlenschutz. München: Thiemig 1971.

Oberhofer, M.: Strahlenschutzpraxis. Teil II: Meßtechnik; Teil III: Umgang mit Strahlern. München: Thiemig 1962 und 1968.

Sachverzeichnis

Abbildungssysteme 76
Abdominaltumoren 118
Abklingräume 421
Abscendierung 106
Abscesse 370, 376, 394, 396, 401
—, paranephritische 190
—, paravertebrale 121
—, perinephritische 190
—, subphrenische 118, 391
Abschirmung 347, 348, 417
Abschnittsbestrahlung 317
Absorption 75
Absorptionskoeffizienten 9
Absorptionskonstante 12
Absorptionsunterschiede 84
Abstand-Quadrat-Gesetz 81
Abstandsverhältnisse 81
Abtastgeschwindigkeit 350
Accretio 134
Achalasie 144, 145, 150
Achondroplasie 207
Achselvenenthrombose 140
Acini 86
Acinöse Herde 94
Acusticusneurinome 275
Adamantinome 275
Adaptationsosteosynthese 226
Adaptionszeit 78
Adenocarcinom 366
Adenom 197
–, autonomes 366, 367, 368, 370, 372
Adenose, fibrosierend 292
Adeno-Virus 106
Adolescentenkyphose 257
Aerosole, radioaktiv 66
Äquivalent-Dosis (rem) 24, 293, 294, 406
Äquivalenz, Masse und Energie 12
Afterloading-Technik 306
Agenesie 188
akinetische Zonen 125
Akkumulationstyp 386
Akromegalie 207, 209, 252, 271
Akroosteolyse 212, 220
Aktinomykose des Oesophagus 146, 180
Aktivitätsverteilung 348
Albers-Schönbergsche-Erkrankung 240, 260
α-Strahler 340
α-Strahlung 23
Alterslunge, atrophische 100
Altersosteoporose 225, 271
Aluminiumlunge 115
Alveolare Lungen-erkrankungen 95
Alveolarraum 383
Alveolarzellcarcinom 95, 111
Alveolitis 95
—, fibrosierende 115, 116
Amipaque 260
Amniocentese 403
Amöbenabsceß 171
Amputationsphänomen 98
Anämie 373
—, hereditäre 222
—, perniciöse 377
Aneurysma 105, 282, 380
—, arterielles 190
Aneurysmen der A. abdominalis 139
Angiitis, hyperergische 103
Angioblastome 286
Angiocardiographie 121
Angiografin 261
Angiographie, cerebrale 279
Angiome, arteriovenöse 282
—, intradurale arteriovenöse 262
—, spinale 261
Angiosarkome 133
Angioszintigraphie 385
Angiotomographie 280
Ankylosezeichen 258
Anodenmaterial 72
Anodenneigungswinkel 72
Antikörper 366
Antikörpersynthese 42
Antiperniciosa-Faktor 376
Anulus fibrosus 256
Aorta, Erkrankungen der 134
—, Aneurysmen der A. abdominalis 139
—, Aneurysmen der Sinus Valsalvae aortae 135
—, Aorta-pulmonale Fenster 102
—, Aorta thoracia 138
—, Aortenaneurysma 121, 135, 137, 138
—, Aortenanomalien 135
—, Aortenbogendarstellung 119
—, Aortenbogensyndrom 136
—, Aortendilatation 145
—, Aortenfenster 122
—, Aorteninsuffizienz 127
—, Aortenisthmusstenose 119, 135
—, Aortenklappenfehler 127
—, Aortensklerose 135
—, Aortenstenose 127
—, Aortographie 200
—, Arcus aortae circumflexus dexter 135
—, diffuse Aortendilatation 134
—, dilatierte Intercostal-arterien 135
—, dissecierende Aneurysmen 135
—, Erweiterung der Aorta ascendens 135
—, Etagen-Aortogramm 137
—, Kalksichel 135
—, Marfansyndrom 135
—, posttraumatisches Aneurysma 135
—, Rechtslage 85
—, Tetralogie 135
—, thorakale Aortographie 135
—, Truncus arteriosus 135
—, valvuläre Aortenstenose 135
Aplasie, Niere 188
Apophysen, persistente 255
—, persistierende 205
Aquaeductstenose 290
Arachnitiden 261
Arachnodactylie 208
Arachnoidalsystem 286, 290
Arrosionen, Knochen 220
Arterien, Erkrankungen der 54, 136
—, Aneurysma dissecans 139
—, Aneurysmen der peripheren Gefäße 139
—, Angina abdominalis 137
—, A. axillaris 136
—, A. brachialis 136
—, A. femoralis 136
—, A. gastroduodenalis 179
—, A. hepatica 389
—, A. hepatica communis 170
—, A. linealis 179
—, A. lusoria 85, 144
—, A. mesenterica superior 137
—, A. subclavia 137
—, arterielle Embolie 138

Arterien, Arteriosclerosis obliterans 136
—, Arterio-venöse Fisteln 126, 140
—, chron. Arthritis 138
—, congenitale AV-Fistel 140
—, Halsrippe 137
—, Kalkschale, para-vertebrale 139
—, Knochenhypertrophie 140
—, Mikroembolien 137
—, Naevus flammeus 140
—, Nierenarterienstenosen 137
—, Oesophagus-Verlagerung 139
—, Periarteriitis nodosa 138
—, Raynaud-Syndrom 138
—, Sklerodermie 138
—, Thrombangiitis obliterans 138
—, Thrombose 138
—, viscerale Bauchaortenäste 137
—, Wirbelkörperarosionen 139
—, W. P. Weber-Syndrom 140
—, Zwerchfellparese 139
Arteriogramm 171
Arteriographie 171, 200, 201, 203
Arteriosklerose 190, 283
arteriovenöse Fisteln 126
Arthritis 96, 246
— psoriatica 247
arthritische Direktzeichen 246
Arthrographie 203, 244
Arthropathien, sec. 209, 248
—, neurogen 249
Arthrosis deformans 245, 308
Arzneimittellunge 108
Asbestose 116
Asbeststaubexposition 114
Ascariden 177
Ascites 118
Asthmaanfall, akut 100
Asthma bronchiale 96
Astrocytome 262, 278, 397, 398
Atelektasen 96, 111, 115, 119
Atemdynamik 98, 100
Atemnotsyndrom 113
Atlanto-occipitaler Übergang 269
Atomkernstrahlung 23
Atresie, angeborene 165
Atropin 399
Aufbaueffekt 14, 302
Aufhellung 77
Auflösung, räumliche 350
Aufnahmesystem 78
Aufweichung 14
^{198}Au-Kolloid 360, 390, 391, 392
Ausbrechercarcinom 121
Ausgleichsfilter 305
Ausscheidungs-Beschleuniger 420
Ausscheidungs-Urographie 187
Autofluoroskop 378
Autoimmun-Genese 366
AV-Fisteln 102

Balkenblase 199
Balkenmangel 290
Bandausriß 252
Bandscheibendegeneration 264
Bandscheibenvorfälle 261
Barium 76
Barytbeton 13
Basisimpulsrate 349
Bauartzulassung 294
Bauchaortenäste, viscerale 137
Bauchspeicheldrüse 392
Becken 264
—, Beckenrandfraktur 266
—, Beckenringfraktur 266
—, Colitis ulcerosa 266
—, Collodiaphysenwinkel 265
—, Coxarthritis 265
—, Coxarthrose 264, 265, 266
—, Coxa valga 245, 264
—, — vara 245, 264
—, Cranialisierung 264
—, Diaphysenstachel 264
—, Dysplasie, fibröse 265
—, Epiphysenfugenverbreiterung 265
—, Epiphyseolyse, bilateral 265
—, Foramina obturatoria 264
—, Gelenkspaltverschmälerung 266
—, Hüftgelenke 264
—, Hüftkopfepiphysenlösung, jugendliche 265
—, Hüftluxation, congenitale 264
—, Hüftpfannendysplasie 264
—, Hüftpfannenentwicklung, mangelhafte 264
—, Iliosacralgelenke 266
—, Morbus Perthes 265
—, Ombrédannesche Senkrechte 264
—, Osteomalacie 265
—, Ostitis condensens ilii 366
—, Pfannendachhypoplasie 264
—, Pfannendachwinkel 264
—, Protrusioacetabuli 266
—, Sacroiliacalarthrose 266
—, Sacroiliitis ankylopoetica 266
—, Shenton-Ménard-Linie 264
Beckenniere 388
Beckenphlebographie, transfemorale 201
Beckenvenen 140
Beckenvenenthrombose 141
Begleitcysten 246
Behandlungsplan 313
Belegzellen 377
Belichtungsautomatik 74
Bequerel 5
Beryllium-Fenster 2
Beryllium-Lunge 5
Bestrahlung 40
—, Antikörperbildung 42
—, Biosynthese 41
—, DNA 41
—, Protein 41
—, RNA 41
Bestrahlungsplanung 318
Bestrahlungsproben 360
β-Probenwechsler 348
Betatron 8
Betriebsschalter 74
Beutelmagen 155
Bewegungsbestrahlung 305
Bewegungsunschärfe 77, 81
Bewertungsfaktor 9, 24, 293, 406
Bicarbonat-Ausscheidung 392
Biegungsbrücke 213
Bilddetail 81
Bildelement 352
Bildgebung 78
Bildgüte 79
Bildqualität 75, 76
Bildschirm-Szintigramm 352
Bildübertragungsfunktion, Abbildungssysteme 80
Bildverstärker 75
Bildverstärkerausgang, Indirektaufnahme 83
Bildverstärker-Fernsehsystem 74, 79
Bildverstärker-Kamera 351, 378
Bindungsenergie 11

Bi-Oesophagus 144
Bioradikale 29
Blande Struma 366
Blattfilmwechselgeräte 83, 136
Bleiintoxikation 241
Bleischutz-Schürze 294, 417
Blockwirbel 253
Blow-out-Fraktur 277
Blutbildung, extramedulläre 376
Blutfüllung 102
Bluthirnschrankensystem 396
Blutpool 380
Blutung 154, 162
—, intracerebrale 285
—, intrakranielle 285
Blutvolumen 372, 373
Bochdaleksche Hernie 118, 165
Body counter 353
Bogenfrakturen 255
Bohrlochdetektor 347
Bohrlochprobenwechsler 348
Bohrloch-Szintillationszähler 367, 372, 388, 400
Bodie-Absceß 218, 243
^{82}Br 401
Brachydactylie 207
Brachymetacarpie 207
Brachy-Oesophagus 144
Bragg-Gray-Bedingung 18
Bragg Peaks 23
Bremsspektrum 16
Bremsstrahlung 15, 417
Bremsvermögen 23
Brennfleck 72
Bromidraum 401
Bromsilberemulsion 77
Bronchialadenom 96, 104, 111
Bronchialbaum, zentral
—, Darstellung 85
Bronchialcarcinom 96, 98, 102, 105, 111, 114, 117, 121, 324, 402
bronchiale Fremdkörperstenose 102
Bronchialstenose 97
Bronchiektasen 85, 101, 104
Bronchiolitis, akute 100, 102, 113
Bronchopathia osteoplastica 103
Bronchopneumonie 106, 115
Bronchusabriß 118
Bronchusfistel 108
Bronchusmalacie 103
Bronchusobstruktion 96
Bronchusruptur 116
Bronchustuberculose 104, 111
Brucellabakterien 255
Brücke, unkomplett 213
Bucky-Blende 14
Budd-Chiari-Syndrom 185
Bunsen-Roscoesches Gesetz 19
Bursen des Schultergelenks 252
BV-Fernsehdurchleuchtung 297

^{11}C 381
Caesiumjodid 76
Calcaneussporn 308
Calcinosen 252
Calcinosis interstitialis circumscripta 252
— — universalis 252
Calcium-Wolframat 78
Calices majores 188
— minores 188
Callusbildung 216, 395
Calottenfeinstruktur 269
Calvescher Plattenwirbel 229
Camurati-Engelmannsche Erkrankung 240
Capillaren 54
Capillarschleier, pulmonaler 85
Carcinome 275, 285, 371
Cavastenose 121
Cavographie 200
C-Cellen-Carcinome 371
cerebrovasculäre Erkrankungen 396
Cervicalbereich 263
Cervix-Carcinom 202
Chelatbildner 385
Chemotherapie 315
Chilaiditi-Syndrom 165
Cholangiographie, percutane 174
Cholangitis, sklerosierende 177
Cholecystitis, acute 175
— emphysematosa 176
Cholecystographie, orale 174
—, — Cholangiographie 174
Choledochoduodenostomie 177
Choledochuscyste 74
Cholelithiasis 176
Cholesterose 178
Chondrocalcinose 248, 251
Chondrodystrophia calcificans 207
Chondrodystrophie 207
Chondrom 112
Chondromyxoidfibrom 212
Chondrosarkom 212, 233, 235, 337
Chondrosis intervertebralis 256
Chordom 260, 275
Chorion-Carcinom 331
Chromatidenbrüche 47
Chromatographie 362
Chrom-Ery-Vita-Zeit 373
Chromosomenbrüche 47
Cisternen, basale 399
Cisternographie 398
—, ölige 288
Clearance 362, 387
—, glomeruläre
—, renal
—, total
—, tubulär
Clearance-Kurven 379
Clivus 260
^{57}Co 360
Co_2 381
Codman-Tumor 212, 233
Coecum mobile 165
Coeliakie 162
Coeliocographie 155, 170
Colitis ulcerosa 165, 266
Colitis-Carcinom 165
Collateralphänomene, arthritische 246
Collateralventilation 97
Collodiaphysenwinkel 265
Collum-Carcinom 330
Colon-Carcinom 165
Colondarstellung, retrograde 165
Colon-Doppelkontrastdarstellung 165
Colon irritabele 166
Colonuntersuchung 295
Compactadefekt 202
Compactainseln 239
Comptonabsorption 343
Comptonkontinuum 344
Comptonstreukoeffizient 10
Compton-Streuung 10, 343
Comptonstreuung-Photonenintensität 10
Computer 352
Computertomographie 83, 278
Congenitale Herzanomalien 131
Conradi-Hünermann 207
Conray 60 261
Contusion 106
Coolay-Lee-Anämie 241
Coronarangiographie 131

Coronararterie 379
Coronargefäße 131
Coronarographie 121, 380
Cor pulmonale 126
corticale Sklerose 223
Corticalis 204
Cortison 106
—, Therapie 113
^{51}Cr 372
Cranialisierung 264
Craniopharyngeom 274, 278, 290
Craniostenosen 269
^{51}Cr-markiertes EDTA/DTPA 385, 388
^{51}Cr-markiertes Inulin 385
^{51}Cr-Markierung 376
Crohnsche Krankheit 162
^{132}Cs 379
Cut-off 352
Cylindrom 112
Cystadenome 182
Cysten 121, 148, 291, 376, 401
Cystenbildung, subchondral 249
Cystenleber 170
Cystenniere 188, 389
Cysterna chyli 142
Cysticerken 291
Cysticusverschluß 176
Cystitis 199
Cystogramm 199
Cystokolpographie, retrograde 201
Cystoskopie 199
Cystourethrographie 187
Cytostatica 106

Darmmobilitätsstörung 53
Darmtod 53
Deckenstativ 74
Dehydrationsbedingungen 385
Dekontamination 418, 419, 420
Densitometer 18, 121
Dermoide 201, 273
Dermopathie 366
Destruktionen 246, 258
Detailerkennbarkeit 75
Detailgröße 81
Detailkontrast 81
Detailwahrnehmung 81
Deuteronen 8
Deviationen 246
Dextrocardie 122
Dextroposition 122
Dextroversion 122
D-Hypovitaminose 227
Diaphysenstachel 264
Dichtewerte, relative 76
Dickdarm 165
—, angeborene Atresie 165
—, Bochtalecksche Hernie 165
—, Carcinoid des Dickdarms 165
—, Chilaiditi-Syndrom 165
—, Coecum mobile 165
—, Colitis ulcerosa 165
—, Colitus-Carcinom 165
—, Colon-Carcinom 165
—, Colon-Doppelkontrastdarstellung 165
—, Colon irritabele 166
—, Dickdarmpolyp 166
—, Dickdarmspiegel 151
—, Diverticulitis 166
—, Diverticulose 166
—, Divertikel des Dickdarms 166
—, Endometriose 169
—, Megacolon 165
—, Menses-Synchrone Darmblutung 169
—, Mikrocolon 165
—, Morbus Crohn 165
—, Morgagnische Hernie 165
—, Peridiverticulitis 166
—, Peutz-Jeghers-Syndrom 167
—, retrograde Colondarstellung 165
—, Sarkome des Dickdarms 169
—, Stenose 165
—, Treitzsche Hernie 165
Differentialdiskriminator 344
Dijodthyroxin 365
Dimer X 260
Dimerisierung 37
DIN-Normen 293, 412
Diphosphate 395
Diploevenen 269
Direktpunktion 287
dirty chest 100
Discographie 263
Discus articularis ulnae 251
Discushernie 261, 399
Discusprolaps 256
Diskriminator 343
Dislocatio ad axim 213
— — latus 213
— — longitudinen cum contractione 213
— — peripheriam 213
DNA 31
—, Biosynthese 41
—, UV-Absorptionsspektrum 35
—, UV-Wirkungsspektrum 35
DNA-Absorptionsspektrum 35
DNA-Basen 38
—, Abbau 40
—, Doppelstrangbrüche 38
—, Einzelstrangbrüche 38
—, Vernetzungen 38
Dolicho-Oesophagus 144
Doppelaortenbogen 119
Doppelkopf-Ganzkörper-Scanner 393
Doppelkopfscanner 397
Doppelmarkierung 344
Doppel-Radionuklid-Szintigraphie 383
Doppel-Radio-Verfahren/Subtraction 392
Dornfortsatzfrakturen 255
Dosis 1
Dosisausbeute, maximale 74
Dosisleistungsmesser 423
Dosisverteilung, zeitliche 316
dotfactor 349
Downhild-Varicen 121
Drehanode 72
Drehaufnahme, Skelett 202
Druckbelastung, re. Ventrikel 125
Druckmarkenszintigramm 349
Drucksteigerung, akute venöse 128, 271
—, chronisch 270
—, intracraniell 270
Drücker 347
Ductus choledochus 180
— thyreoglossus 369
Dünndarm 161
—, Blutung 162
—, Carcinoide 164
—, Diverticulitis 164
—, Divertikelstiel 164
—, Dünndarmallergie 162
—, Dünndarmdiverticulose 163
—, Dünndarmsarkome 164
—, Dünndarmschleimhaut 53
—, Dünndarmspiegel 151
—, Enteritis 162
—, Enteritis necroticans 163
—, — regionalis 162
—, funktionelle Störungen 161
—, lymphoplastische Hyperplasie 163
—, Malabsorptionssyndrom 162

—, Meckelsches Divertikel 163
—, Nichtsklerosierende Ileitis 163
—, Pankreatitis 162
—, parasitäre Erkrankung 162
—, prim. Darmtuberkulose 163
—, Pseudopolyposis lymphatica 163
—, Röntgensymptome 163
—, —, hyperplastische Form 163
—, —, tumoröse Form 163
—, —, ulceröse Form 163
—, „Schneegestöber" 161
—, Sprue 162
—, Transportbewegung 161
—, Trauma 162
Dunkel-Repair 39
Duodenalsaft 393
Duodenalsonde 393
Duodenographie 179
Duodenum 158
—, Divertikel des Duodenums 160
—, Duodenal-Sarkome 160
—, Gallenblase 160
—, Gallenblasen-Carcinom 160
—, Gallensteinperforation 160
—, Hartsche Tasche 159
—, Hypotone Duodenographie 158
—, Impression d. Pars superior duodeni 160
—, Intraduodenales Divertikel 160
—, maligne Pankreaskopfprozesse 160
—, Malrotation 159
—, Mesenterium ileocolicum commune 158
—, Nonrotation 159
—, path. Veränderungen 159
—, transpylorischer Schleimhautprolaps 159
—, Ulcus duodeni 159
Durchlaß-Strahlung 73
Durchleuchtung 294, 297
Durchleuchtungsbild 76, 78
Durchleuchtungsfeld 295
Durchleuchtungsgeräte 74
Durchleuchtungsschirm 76
Durchleuchtungszeit (Strahlenexposition) 295
Duroliopaque 261
Dynoden 342
Dysostosen 270
Dysostosis multiplex Pfaundler-Hürler 207
— Typ Lévi 207
— Typ Morquio 207
Dysphagien 145
Dysplasie, fibröse 265
Dystelektase 96
Dystopien, Niere 188

Ebstein-Anomalie 102, 130, 132, 133
Echinococcus 97, 171
Echinococcus-Cyste 185, 232, 391
Ectopia vesicalis 198
Edelgas-Clearance, radioaktiv 380
Effektivspannung 74
Eicksches Prinzip 390
Eierschalenhili 105
Eigenfilter 73, 75
Einblendung 22
Eindringtiefe 8
Einkanaldiskriminator 349
Einpulsgenerator 73
Eisenmengersyndrom 132
Eisenresorption 376
Eisenretention 376
Eisenstoffwechsel 372
Eisenstoffwechselbestimmung 373
Eisenverlust 374
Eitersackniere 193
Elektivität 25
Elektrischer Brennfleck 72
Elektrizitätsfaktor 316
Elektrokymographie 121
Elektrolythaushalt (siehe Wasserhaushalt) 384, 400
—, Bohrlochszintillationszähler 400
—, ^{82}Br 401
—, Bromidraum 401
—, extracellulärer Raum 401
—, Ganzkörperzähler 400
—, Gesamtkörperkalium 400
—, Gesamtkörperwasser 401
—, Isotopenverdünnungsmethode 400, 401
—, ^{40}K 400
—, Kaliumraum 401
—, lean body mass 400
—, $Na_2{}^{35}SO_4$ 401
—, ^{86}Rb 400
—, Thiosulfatraum 401
Elektronengleichgewichtsbedingung 18
Elektronenstoß 15
Elektrophorese 362
Elkind-Erholung 26
Ellenbogengelenk 396
Embolie 85
— Lungensklerose 102
emphymatöse Randzonen 102
Emphysem 85, 100, 117
—, destructives
—, obstructives
—, panlobuläres
—, zentrilobuläres
Emphysemblase 97, 100
—, bullöse 100
Encephalographie 287
Enchondroma, verkalkt 242
Enchondromatose 211
Endobronchiale Einbrüche 105
Endocardfibrose 133
Endometriose 169
Endoplasmatisches Reticulum 45
Endothelzellen 54
Endotrophie 228
Endstrombahn 380
Energie 16
Energieabsorption 28
Energiedegradation 8
Energiedosis D 24, 293, 406
Energiefenster 344
Energieleitung 29
Energiereichweitebeziehung 16
Energiespektrum 343
Energietransfer 23
Energieverteilung, spektrale 35
Enostom 242
Enteritis 162
Enterokokkenpneumonie 106
Entkalkung 247
Entspannungsatelektasen 96
Entwicklungsprozeß 77
eosinophiles Knochengranulom 309
Ependymom 278, 290
Epicondylitis 308
Epidermoid 273, 275
Epiduralhämatom 285
Epidurographie 261
Epilation 56
Epilationsdosis 56
Epiphysenfugenfrakturen 214
Epiphysenfugenverbreiterung 265
Epiphysenkern 244
Epiphysenlösungen 214
Epiphysenquetschungen 214

Epiphysenverletzungen 214
Epiphysiolyse, bilateral 256
Epispadie 200
Epitheliolyse 56
Epithelkörperchenadenom 223
Ergastoplasma 45
Ergüsse, subpulmonal 117
Erholungsfaktor 26
Ermüdungsbrücke 215
Erythem 55
Erythrokinetik 375
Erythropoese 374
Erythrozytenlebensdauer 373
Erythrozyten-Überlebenszeit 372
Erythrozytenvolumen 372
Etagen-Aortogramm 137
Euler-Lilljestrand-Reflex 381, 382
Ewing-Sarkom 212, 235, 337
Exostom 242
Exostosenkrankheit 208, 209
Extraktionskoeffizient 390
Extremitäten-Venen 140

^{18}F 394
Fako-Syndrom 278
Fallot'sche Tetralogie 132, 133
Farbszintigramm 350
Farmerlunge 108
Faßkammer 21
^{59}Fe 372
^{59}Fe-III-Citrat 374
^{59}Fe-Utilisation 374
^{59}Fe-Utilisationswert 375
Fehlbildungen, cerebrogene 270
Feldgröße 14, 297
Fensterdiskriminator 344
Fernbedienungspult 74
Ferritin 374
Ferrokinetik 374
Fibrinogen, ^{125}J-markiert 360
Fibroadenom 292
Fibrolipomatose 191
Fibrom 112, 155
Fibrome, ossifizierende 242
Fibroostose 252
Fibrosarkom 212
Fibrose, periductale 292
—, retroperitoneale 200
Fibrosen, interstitielle, diffuse 96
Filarien 291
Filmdosimeter 298, 422
Film-Folien-Kombination 77, 297
Filmkontrast 77
Filmplakette 18
Filterung 73, 75, 297
Filtration, glomeruläre 384
Filtrationsfraktion 388
Fingergelenk 396
Fingerhutkammer 18
Fischwirbelbildung 226
Fissur 214
Fisteln 291
—, arteriovenös 126, 140, 293
Flächendosiskammer 22
Flächendosisprodukt 295
Flächenimpulsdichte 350
Flächenkymographie 83, 121, 133
Flexura duodeno-jejunalis 181
Flow counter 340
Flüssigkeitsraum 362
—, extracellulär
—, intracellulär
Flüssigkeitsszintillationszähler 342
Flüssigkeitsszintillator 342
Fluoronion 394
Fluorosis 241
Fluoroskopie, Nachteile 78
Fluoroszenzanregung 341
Focus 72
Focusbelastbarkeit 72
Focus-Film-Abstand 80
Focusgrößen 72
Focus-Haut-Abstand 297
Focus-Objekt-Abstand 80
Folienkristalle 78
Folienlose Filme 297
Fontanelle 287
Foramen-Monroi-Cysten 290
Foramina obturatoria 264
Fornices 188
Fornixvaricen 171
Fraktionierung 25, 316
Fraktur 213, 254, 276
Frakturheilung 394
Fremdkörper, aspierierte 96, 116
Frostbergsches Zeichen 180
Früherythem 55
Frühinfiltrat 111
Frührachitis 227
Füllungsvolumen, enddiastolisches 378
Funktionsdiagnostik 83, 348, 352, 363
Funktionskurven 347
Funktionsstudien, quantitative 253
Funktionsszintigraphie 353, 364, 398
—, Herz 378
—, Leber 392
Fußbodenmonitor 420, 424
Fußgelenk 396
Fußknochen, Mißbildung 207

^{67}Ga-Citrat 401
Galaktographie 291
Galle 390
Gallenblase 160, 392
Gallenblasen-Carcinom 160
Gallengangsatresie 403
Gallensteinperforation 160
Gallenwege 174
—, acute Cholecystitis 175
—, Ascariden 177
—, Cholecystitis, chron. 176
—, — emphysematosa 176
—, Choledocho-duodenostomie 177
—, Choledochuscyste 174
—, Cholelithiasis 176
—, Cholesterose 178
—, Cysticusverschluß 176
—, Differentialdiagnose 178
—, Funktionsstörungen der Gallenblase 174
—, Gallenblasen-Carcinom 178
—, Gallenblasendivertikel 174
—, Gallensteine 176
—, Gallensteinileus 177
—, Gallensteinperforation 177
—, Hepaticusstenose 177
—, Hydrops 176, 177
—, Infusions-Cholecysto-Cholangiographie 174
—, intravenöse Cholecysto-Cholangiographie 174
—, Kalkmilchgalle 176
—, Megacholedochus 74
—, Mirizzi-Syndrom 177
—, orale Cholecystographie 174
—, Pankreatitis 177
—, papilläre Stenose 177
—, Papillencarcinom 177
—, Papilleninsuffizienz 177
—, Papillenstenose 175
—, Papillitis stenosans 167
—, Papillome 177
—, path. Veränderungen d. Gallenblase u. -wege 174
—, percutane Cholangiographie 174

—, Pericholecystitis 177
—, Pericholecystitische Adhäsionen 176
–, prim. skleroriserende Cholangitis 177
—, Septenbildung 174
—, Sphincterhypertonie 177
—, Stippchengallenblase 178
—, suprapapilläre Stenose 177
Ganglioneurom 121
Ganzkörperäquivalent-Dosis 298
Ganzkörperbestrahlung 58, 317
Ganzkörperexposition 405, 409
Ganzkörperskelett-Szintigraphie 394
Ganzkörperzähler 353, 376, 388, 400
γ-Kamera 351
γ-Probenwechsler 348
γ-Quanten 348
γ-Strahlung 2
γ-Wert 77
Gargoylismus 207
Gasbrand 291
Gastrektasie 152
Gastrektomie, totale 158
Gastroenterologie (s. Leber) 389
Gastrografin 151
Gastrografindarstellung 148
Gasverstärkung 17
Gaußsche Normalverteilung 354
Gefäßerkrankungen, entzündliche 284
Gefäßkanäle 269
Gefäßmißbildungen 278, 280
—, spinale 261
Gefäßprozesse 396, 397
Gefäßstenosen 190
Gefäßsystem 136
Gefäßverschluß 398
Gefäßwandschäden 48
Gehirn (s. Schädel) 267
—, Beurteilungskriterien 268
—, Nativdiagnostik 267
Geiger-Müller-Zählrohr 341
Gelenke (s. Knochen) 393
—, (s. Skelet) 244
—, Akromegalie 252
—, Anordnung, axial 248
—, — transversal 248
—, Arthritis 246
—, — psoriatica 247
—, Arthritische Direktzeichen 246
—, Arthrogramm 244
—, Arthropathie 248
—, Arthropathien, neurogene 249
—, Arthrosis deformans 245
—, Bandausriß 252
—, Begleitcysten 246
—, Bursen des Schultergelenkes 252
—, Calcinosen 252
—, Calcinosis interstitialis circumscripta 252
—, —, interstitialis universalis 252
—, Chondrocalcinose 248, 251
—, Collateralphänomene, arthritische 246
—, Coxa valga 245
—, — vara 245
—, Cystenbildung, subchondral 249
—, Destruktionen 246
—, Deviationen 246
—, Discus articularis ulnae 251
—, Entkalkungen 247
—, Epiphysenkern 244
—, fibro-ossärer Übergangsbereich 252
—, Fibroostose 252
—, Gasbrand 252
–, Gefäßverkalkungen 252
—, Gelenkchondrome 250
—, Gelenkfibrome 250
—, Gelenkmaus 250
—, Gelenknekrosen 249
—, Gelenkverkalkungen 251
—, Geröllcysten 245
—, Gibbus 255
—, Gibbusbildungen 256
–, Gicht 396
—, Gichtarthropathie 248
—, Großzehengrundgelenk 248
—, Grundformen von Gelenkerkrankungen 245
—, Hämatome 252
—, Hämochromatose 248, 251
—, Hallus-rigidus-Arthrose 248
—, Hautemphysem 252
—, Hypophosphatasie 251
—, Iliosacralgelenke 247
—, Kapselausriß 252
—, Kapselverkalkungen 251
—, Kapselverknöcherung 251
—, Knochenatrophie, entzündl. 246
—, Knochennekrosen 245
—, Lipocalcinogranulomatose Teutschländer 253
–, Lipome 250
—, Luxationen 246
—, Morbus Still 247
—, — Wilson 248
—, Multilation 246
—, Myositis ossificans 253
—, Neuroarthropathie 251
—, Ochronose 248, 251, 252
—, Ödeme 252
—, Osteoarthropathie 248
—, Osteochondrosis dissecans 249
—, Osteophyten 245
—, Pannusbildung 246
—, Periarthritis humeroscapularis 252
—, Phlebolithen 252
—, Podagra 248
—, Poliomyelitis 252
—, Polyarthritis, chron. 247
—, Pseudogicht 251
—, Querschnittslähmungen 252
—, Rheumafaktoren 248
—, Röntgenanatomie 244
—, Röntgenzeichen 245
—, Schliffflächen, knöcherne 245
—, Schwund d. subchondralen Grenzlamelle 247
—, Sehnenausriß 252
—, Signalcysten 246
—, Subluxationen 246
—, Supraspinatussehne 252
—, Synovialom 250, 251
—, Syringomyelie 249
—, Tabes dorsalis 249
—, Tetanus 252
—, Thoraxverletzungen 252
—, Tophi 248
—, Tuberkulose 252
—, Tumor, parossaler 251
—, Überlastungsschäden 252
—, Usuren 246, 247
—, Verkalkung, intraarticuläre 251
—, —, periarticuläre 252
—, Verkalkungszone, präparatorische 244
—, Verlagerung der Druckübertragungszonen 245
—, Verschmälerung des Gelenkspaltes 245

Gelenke, Villonoduläre pigmentierte Synovitis 250
—, Weichteile 252
—, Weichteilschwellungen 247
Gelenkentzündung 296
Gelenkmaus 229
Gelenkspaltverschmälerung 266
Gelenkszintigraphie 395
Gerätezubehör 75
Geröllcyste 212
Gesamtkaliumgehalt 400
Gesamtkörpereisen 374
Gesamtkörperkalium 400
Gesamtkörperwasser 401
Gesamtunschärfe 81
Geschlechtsorgane, weiblich 201
—, Arteriographie der A. iliaca interna 201
—, Cervix-Carcinom 202
—, cysto-vaginale Fisteln 201
—, Dermoide 201
—, Fibrome 202
—, Hysterosalpingographie 201
—, intravenöse Urographie 201
—, Lymphographie 201
—, Myome 201, 202
—, Ovarialcysten 201
—, Pneumopelviperitoneum 202
—, Polypen 202
—, retrograde Cystokolpographie 201
–, Spasmus des Tubensphincters 202
—, Teratome 201
—, transfemorale Beckenphlebographie 201
—, transtrochantäre Phlebographie 201
—, Uterus-Carcinom 202
Gesichtsschädel 269
Gewaltbrüche 215
Gicht 396
Gichtniere 193, 388
Glandula parotis 399
— sublingualis 399
Gleichgewicht, radioaktives 5
Gleithernie, axiale 147
Glioblastome 285, 333, 397
Globin 373
Glockenkurve 354
Glockenzählerrohr 341
Glomerulonephritis, chron. 193, 388
Glomerulus 384
Gonaden 57
Gonadendosis 295
Gonadenschutz 294
Gonadenschutzschürze 294
Goodpasture-Syndrom 103
Gorham's disease 229
Gradation 19, 77
Gradationsgrad 77
Granulom, eosinophiles 115
Granulomatose 115
Grawitz-Tumor 197
Gray 21
Grenzkontrast 82
Grenzstrahlen 301
Grenzwerte für Körperdosen 407, 412
Grünholzfraktur 214

Hämachromatose 248, 251
Hämangiom 211, 233, 272, 291, 309
Hämangiom, cavernöses 173
Hämangiomatose 211
Hämangiomwirbel 260
Hämatogene Streuung 111
Hämatologie 372
—, Anämie 373
—, Blutbildung, extramedulläre 376
—, Blutvolumen 372, 373
—, Chrom-Ery-Vita-Zeit 373
—, ^{51}Cr-Ery-Vita 373
—, Eisenresorption 376
—, Eisenretension 376
—, Eisenstoffwechsel 372
—, Eisenstoffwechselbestimmung 374
—, Eisenverlust 374
—, Erythrocytenlebensdauer 373
—, Erythrocyten-Überlebenszeit 372
—, Erythrocytenvolumen 372
—, Erythrokinetik 375
—, Erythropoese 374
—, ^{59}Fe-III-Citrat 374
—, ^{59}Fe-Utilisation 374
—, ^{59}Fe-Utilisationswert 375
—, Ferritin 374
—, Ferrokinetik 374
—, Ganzkörperzähler 376
—, Gesamtkörpereisen 374
—, Globin 373
—, Häm 374
—, Hämoglobin 374
—, Hämolyse 373
—, Hämosiderin 374
—, Hämosiderose 376
—, Ionenaustauschersäule 373
—, Körperhämatokrit 373
—, $Na_2{}^{51}CrO_4$ 393
—, Plasma-Eisen-Clearance 374
—, Plasma-Eisen-Umsatz 374
—, Plasmatransferrin 374
—, Plasmavolumen 373
—, Polyglobulie 373
—, Splenektomie 374
—, Transferrin 374
—, Venöses Hämatokrit 373
—, Verdünnungsmethode 373
—, Whole body counter 376
—, Zellhämine 374
Hämatom 97, 252, 291
—, Lunge 116
— subperiostal 228
Hämatothorax 116
Hämorrhagie, Lunge 95, 103
Hämosiderose 103, 113, 115, 129
Halbleiterdetektoren 341
Halbleiterplatten, photoelektrisch 77
Halbwertschichtdicke (HWSD) 4
Halbwertzeit (HWZ) 2, 69, 70
—, biologisch
—, effective
—, physikalische
Halbwirbelbildung 254
Hallux-rigidus-Arthrose 248
Halsrippe 137
Halstumore 321
Halswirbelsäule 399
Haltung 253
Hamman-Rich-Syndrom 96
Hampton'sches Zeichen 153
Hand-Fuß-Monitor 418, 424
Handgelenke 396
Handknochen, Rißbildung 207
Hand-Schueller-Christiansche Erkrankung 222
Harnblase 198
—, Balkenblase 199
—, Cystitis 199
—, Cystogramm 199
—, Cystoskopie 199
—, Ectopia vesicae 198
—, Harnblasensteine 199
—, Kloakenbildung 198
—, Miktionscystourethrographie 199
—, persistierender Urachus 198

—, Prostata-Adenome 200
—, Prostataverkalkungen 199
—, Refluxcystourogramm 199
—, Vesica bipartita 198
—, vesico-ureteraler Reflux 198
Harnsystem 187
—, Adenome 197
—, Agenesie 188
—, akute Harnstauung 195
—, Aplasie 188
—, arterielle Aneurysmen 190
—, Arteriosklerose 190
—, arteriovenöse Kurzschlüsse 190
—, Ausscheidungs-Urographie 187
—, Calices majores 188
—, Calices minores 188
—, chron. Glomerulonephritis 193
—, — Pyelonephritis 191
—, Cystenniere 188
—, Cystourethrographie 187
—, dystrophische Verkalkungen 196
—, Dystopien 188
—, Eitersackniere 193
—, embryonale Mischtumoren 197
—, Fehlmündungen des Ureters 189
—, Fehlrotation 188
—, Fibrolipomatose 191
—, fibromusculäre Hyperplasie 190
—, Fornices 188
—, Gedoppeltes Nierenbeckenkelchsystem 189
—, Gefäßstenosen 190
—, Gichtniere 193
—, Grawitz-Tumor 197
—, Hamartoblastome 197
—, Hämatopyelon 196
—, Harnleiter 188
—, Hufeisenniere 188
—, Hydronephrose 193, 194, 195, 198
—, Hydroureter 194
—, Hypernephrom 197
—, Hypoplasie 188
—, inkomplette Occlusion 195
—, Kelchcysten 189
—, Kittniere 194
—, maligne epitheliale Tumore 197
—, Markschwammniere 188
—, Megaureteren 190
—, Mikrocalices 189
—, Nephrocalcinosen 196
—, Nephroptose 190
—, Nephrozonographie 187
—, Nierenarterienstenose 187
—, Nierenbecken 188
—, Nierenbeckencarcinome 198
—, Nieren-Carcinom 197
—, Nierencysten 189
—, Nierenvenenthrombose 190
—, Nierenverkalkungen 196
—, Papillennekrosen 191, 193
—, para-nephritische Abscesse 190
—, Parenchymsporn 189
—, pelvine Cysten 189
—, Periarteriitis nodosa 190
—, perinephritische Abscesse 190
—, Periureteritis 194
—, Pneumoretroperitoneum 187
—, Prostatahypertrophie 191
—, pyelonephritische Schrumpfniere 191
—, Pyeloureteritis cystica 194
—, Pylektasie 194
—, Pyonephrose 193
—, regionale Ureteritis 194
—, retrocavaler Ureter 189
—, retrograde Pyelographie 187
—, retroperitoneales Hämatom 196
—, Rücken-Markkavernen 194
—, Rupturen des Nierenparenchyms 196
—, selektive Renovasographie 187
—, solitäre Cysten 189
—, Thrombangiitis obliterans 190
—, traumatische Nierenveränderungen 196
—, tuberkulöse Schrumpfniere 194
—, Tuberkulose 194
—, Tumore des Nierenparenchyms 197
—, Ureterocele 189
—, Urolithiasis 194
—, Uterusprolaps 191
—, Verschmelzungsnieren 188
—, vesicoureteraler Reflux 191
Hartmetall-Lunge 115
Hartsche Tasche 159
Hartstrahlraster 75
Hartstrahltechnik 73, 76, 77
Heizstromkreis 78
Henlesche Schleife 384
Hepaticusstenose 177
Hepatitis 171
Hepatom 118
Herddosis 305
Herdpneumonien 106
Hernie, Zwerchfell 118
Herz 121
—, akinetische Zonen 125
—, akute venöse Drucksteigerung 128
—, Angiokardiographie 121
—, Aortenfenster 122
—, Aorteninsuffizienz 127
—, Aortenklappenfehler 127
—, Aortenstenose 127
—, arteriovenöse Fisteln 126
—, Coronarographie 121
—, Darstellung in typischer Aufnahmeprojektion 122
—, Densitometrie 121
—, Dextrocardie 122
—, Dextroposition 122
—, Dextroversion 122
—, Druckbelastung d. re. Ventrikels 125
—, Elektrokymographie 121
—, erworbene Herzklappenfehler 127
—, Flächenkymographie 121
—, Herzform 122
—, Herzgröße 124
—, Herzkatheteruntersuchung 122
—, Herzlage 122
—, Herz-Lungenquotient 124
—, Herzmaße 124
—, Herzrandbewegungen 124
—, Herzvolumen 124
—, Herzwandaneurysma 125
—, Insuffizienz des Cor pulmonale 126
—, Inversion 122
—, Klappenkalk 127
—, Kontraktionsinsuffizienz d. li. Ventrikels 126
—, — d. re. Ventrikels 124
—, Kymogramm 124
—, Linksbelastung 122
—, Mitralfehler 128

Herz, Mitralinsuffizienz 127, 128
—, Mitralstenose 128
—, musculäre Kontraktionsinsuffizienz 124
—, Myokardinfarkt 125
—, Perikardergüsse 125
—, Pulmonalsegment 122
—, Pulmonalinsuffizienz 126
—, Querlagerung des Herzens 122
—, Rechtsbelastung 122
—, rel. Tricuspidalklappeninsuffizienz 125
—, Restblut 124
—, Restvolumen 124
—, Retrokardialraum 122
—, Retrosternalraum 122
—, Schlagvolumen 124
—, Schleuderzacken 125, 128
—, Schrägaufnahme 121
—, Schrägstellung des Herzens 122
—, Shuntvitien 127
—, Sportherz 124
—, Standardprojektion des Herzens 123
—, Steilstellung des Herzens 122
—, sub- und supravalvuläre Stenosen 127
—, systolische Lateralbewegung 125
—, Thyreotoxikose 126
—, Transversaldurchmesser des Herzens 124
—, Ursachen der Rechtsbelastung 126
—, verkalkte Mitralklappen 128
—, Volumenbelastung des Herzens 124, 126
—, Volumenbelastung des li. Ventrikels 127
—, Volumenbelastung des re. Ventrikels 126
—, wahre Herzgröße 124
—, Zwerchfelltiefstand 125
Herzinnenraum 380
Herzinnenraum-Szintigraphie 380
Herzmuskelperfusions-Szintigramm 380
Herzmuskel, Stoffwechsel 379
Herzmuskelschädigung 130
Herzwandaneurysmen 131
Herzzeitvolumen 378, 389
^{197}Hg-BMHP 376
^{197}Hg Cl_2 401
^{197}Hg-Chlormerodrin 388
Hiatushernie 118, 147
Hidroadenitis 307
Hilusreaktionen 106
Hilusverziehungen 114
Hippuran-Exkretions-Test 387
Hirn 396
—, Abscesse 396
—, Astrocytome 397, 398
—, blastomatöse Hirngeschwülste 396
—, Bluthirnschrankensystem 396
—, cerebrovasculäre Erkrankungen 396
—, Doppelkopfscanner 397
—, Funktionsszintigraphie 398
—, Gefäßprozesse 396, 397
—, Gefäßverschlüsse 398
—, Glioblastome 397
—, Hämatome 396
—, —, subdurale 396
—, ^{197}Hg-Chlormerodrin 396
—, Hirnabsceß 397
—, Hirnarterie 398
—, Hirnbezirk, ischämischer 396
—, Hirngefäße 398
—, Hirngeschwülste 396
—, Hirnkreislauf 398
—, Hirnszintigraphie 396, 397
—, Hirntumore 398, 401
—, ^{113m} In-Protein 396, 398
—, ^{131} J-Albumin 396
—, Kernspeichertechnik 397
—, Kleinhirnbrückenwinkel 397
—, Lugolsche Lösung 396
—, Meningeom 397, 398
—, Metastasen 397
—, ^{113m}-Mikropartikel 398
—, Oligondendrogliome 397
—, Perfusionsszintigraphie 398
—, Permeabilität 396
—, Revascularisation 396
—, Sequenzszintigraphie 398
—, Szintillationskamera 397
—, ^{99m}Tc-Humanalbumin 398
—, $^{99m}TcO_4$ 398
—, ^{99m}Tc-Pertechnetat 396
Hirnabsceß 286
hirnatrophische Prozesse 289
Hirnsklerose, tuberöse 278
Histiocytose 113, 115, 211, 236, 272
Hochdruck, pulmonaler 105
Hochkanteffekt 80
Hochspannungserzeuger 73
Hochspannungsgleichrichter 73
Hodentumor 112, 328
Hohlraumbedingung 18
Hüftgelenk 264
Hüftkopfepiphysenlösung, jugendliche 265
Hüftluxation, congenitale 264
Hüftpfannendysplasie 264
Hüftpfannenentwicklung, mangelhafte 264
Hufeisenniere 388
Hydrocephalus internus 403
Hydrops 176, 177
Hydroureter 200
Hyperchrom-Effekt 39
Hyperdactylie 207
Hyperflexionsbrüche 256
Hypernephrom 121
Hypernephrommetastasen 173
Hyperostosis frontalis interna 271
Hyperostosen 209
Hyperoxie 26
Hyperparathyreoidismus 211, 251, 271, 291
Hyperplasie, Schilddrüse 370
Hypertension, portale 173
—, pulmonale 382
Hyperthyreose 365, 367, 368, 369
Hypertonie, pulmonale 100
Hypoparathyreoidismus 225, 241
Hypophosphatasie 251
Hypophysenadenome 273
Hypophysenvorderlappen 365, 366
Hypospadie 200
Hypothalamus 365
Hypothyreose 366, 367, 368, 369, 372
—, primäre
—, secundäre
Hypoxie 26, 386
Hysterosalpingographie 201

Idiopathische interstitielle Prozesse 113
Ileitis, nicht-sklerosierend 163
Ileusverdacht 151
Iliosacralgelenk 247, 266
Immunthyreoiditis 307
Impression, basiläre 270
— d. Pars superior duodeni 160

Impressionsfrakturen 255
Impulshöhenspektrum 343
Impulsrate 18, 345
Impulsratenmesser 345
Impulszahl 345
^{113m}In 361, 372, 373, 379, 381
Incretion 365
Indikator-Dilutionsmethode 377
Indikatoren, radioaktive 379
Indikator-Injektion, radioaktiv 398
—, intrathekal
—, lumbal
—, suboccipital
Indirektverfahren 74
Induratio penis platica 309
^{113m}In-Eisenkolloid 391
Infarkt 117, 370
Infiltrat 108
Infraktion 214
Infundibuläre Pulmonalstenose 132
Inhalations-Szintigramm 381
Inkorporation 60, 418, 419, 420
^{113m}In-markiertes EDTA/DTPA 385
^{113m}In-Makropartikel 383
^{113m}In-Mikropartikel 398
^{113m}In-Protein 378, 380, 385, 396
Inseladenome 182
^{113m}In-Se-Partikel 392
Insuffizienz, Cor pulmonale 126
Insulinom 173
Integraldiskriminator 344
Intercostalarterien, dilatiert 135
Interlobärergüsse 117
Interphasetod 48
Interstitielle Implantation 306
— Lungenschäden 87
— Pneumonie 95
— Prozesse 112
Interstitielles Lungenemphysem 102
— Ödem 95
Intervertebralräume 210
Intervertebralraumweite 210
Intima, Strahlenschaden 54
Intracavitäre Bestrahlung 306
— Herztumore 133
Intraduodenales Divertikel 160
Intramurale Tumoren 133
Intrathorakale Druckverhältnisse 102
Intrinsic-Faktor 377
Inversion, Herz 122
In vitro-Diagnostik 359
In vitro-Meßgeräte 347
In vitro-Stabilität 359
In vitro-Test 363
In vivo-Diagnostik 359
In vivo-Meßgeräte 348
Involutionsbrust 292
Ionenaustauschersäule 373
Ionenpaare 16
Ionisationen 29
Ionisationsdosis 20
Ionisationskammer 20, 340
Ionisierungsenergie 21
Irrtumswahrscheinlichkeit 354
Ischämische Herzerkrankungen 130
Ischialgien 264
Isoimpulslinien 352
Isosthenurietyp 386
Isotopenaustausch 360
Isotopenverdünnungsmethode 400

^{123}J 366, 369
^{128}J 366
^{131}J 360, 366, 367, 369, 372, 373
^{132}J 360, 366
^{131}J-Albumin 396, 401
^{131}J-Bengalrosa 363
^{131}J-Bromsulphthalein 360, 390, 392
^{131}J-Bromthalein 390
^{131}J-Chlorid 360
^{125}J-Fibrinogen 377
^{131}J-Fibrinogen 377, 401
^{131}J-Hippuran 360, 363, 385, 387
^{131}J-Lipiodol-Lösung 400
^{125}J-makiertes Fibrinogen 360, 366
^{131}J-markiertes Inulin 385
Jod 76
Jodbedarf 365
Jodfehlwertung 367
Jodisation 365
Jodumsatz, intrathyreoidaler 367
Joule 21
^{131}J-Ortho-Jod-Hippursäure 363, 385, 388
^{131}J-Sulfthaleintest, Leber 363
^{125}J T_4 368
^{127}J-Test 369
^{131}J-Therapie 370

40 K 400
Kalibersprung, Pulmonalarterien 105
Kaliumraum 401
Kalkmilchgalle 176
Kalksalzgehalt, Knochen 203, 253
Kalkschale, para-vertebrale 139
Kalksichel 135
Kamera-Funktions-Szintigraphie 400
Kammerseptumdefekt 102
Kapselriß 214, 252
Kapselverkalkung 251
Kapselverknöcherung 251
Kardiologie (Nuklearmedizin) 377
—, Aneurysma 380
—, Blutpool 386
—, Clearancekonstante 380
—, Clearancekurven 379
—, Coronararterie 379
—, Coronarographie 380
—, Digitale Radionuklid-Angiokardiographie 378
—, Endstrombahn 380
—, Füllungsvolumen, enddiastolisches 378
—, Funktionsszintigraphie des Herzens 378
—, Herzindex 378
—, Herzinnenraum 386
—, Herzinnenraum-Szintigraphie 380
—, Herzmuskeldurchblutung 379
—, Herzmuskelperfusions-Szintigraphie 380
—, Herzmuskel, Stoffwechsel 379
—, Herzzeitvolumen 378
—, Indikator-Dilutionsmethode 377
—, Indikatoren, radioaktive 379
—, ^{113m}In-Protein 378, 380
—, ^{42}K 379
—, ^{84m}Kr 375
—, Mikrospheres 386
—, mittlere Kreislaufzeit 378
—, Muskeldurchblutungs-Messung 380
—, peripherer Widerstand 378
—, Photoszintigraphie 380

Kardiologie, Placenta-Szintigraphie 380
—, radioaktive Edelgas-Clearance 380
—, Radiokardiographie 377
—, Schlagvolumen 378
—, Szintillationskamera 378
—, Transitzeiten, minimal 378
—, Ventrikel, rechts, links 378
—, Verschlußkrankheiten, arterio-venöse 381
—, Verteilungskoeffizienten 380
—, ^{133}Xenon 380
—, Zeitaktivitätskurven 377
Kardiomyopathie 130, 133
Kassettenwechselgerät 136
Kastenwirbel 259
Kastrationsbestrahlung 309
Kavernenbildung 108
Kehlkopf 86
Keilwirbel 256
Keimdrüsen 294
Kelchcysten, Nieren 189
Keloid 309
Kernmembran 45
Kernreaktor 359
Kernspeichertechnik 397
Kernspurplatten 23
Keuchhusten-Pneumonie 108
Kid 368
Kittniere 194
Klappenkalk 127
Klebsiellen-Pneumonie 95, 100
Kleinhirnbrückenwinkel 397
Kloakenbildung, Harnblase 198
Knochen (s. Gelenke) (Nuklearmedizin) 393
—, Abscesse 394
—, Callusbildung 395
—, Diphosphate 395
—, Doppelkopfganzkörperscanner 393
—, Ellenbogengelenke 396
— ^{18}F 394
—, Fingergelenke 396
—, Fluoranion 394
—, Frakturheilung 394
—, Fußgelenke 396
—, Ganzkörper-Skelett-Szintigraphie 394
—, Gelenkentzündungen 396
—, Gelenkszintigraphie 395
—, Gicht 396
—, Handgelenke 396
—, Kniegelenke 396
—, Knochenmetastasen 395, 401
—, Knochenneubildung 394
—, Knochenszintigraphie 393, 395
—, Knochentumore 394
—, Mamma-Carcinom 395
—, Metastasen 394
—, Na^{18}F 394
—, Osteoarthritis 396
—, osteoblastische Reaktion 394
—, osteoblastische Zonen 394
—, osteoblastischer Randmantel 395
—, Polyphosphate 395
—, Radiopharmaka, osteotrope 393
—, Reaktor 394
—, Schultergelenke 396
—, ^{85}Sr 394
—, ^{87m}Sr 394
—, Strontium-Radionuklide 394
—, Synovialmembran 395
—, Synoviitis 396
—, ^{99m}Tc-EHDP 394
—, ^{99m}Tc-Polyphosphat 394
—, Weichteilumgebung 204
Knochenalter 204
Knochenatrophie 219, 228
Knochencyste 260
Knochendefekte, congenitale 270
Knochendichte 210, 211
Knochendysplasie, fibröse 271
Knochenenchodromatose, multiple 208
Knochenentwicklung der Hand 206
Knochenerkrankungen 242
Knochenfibrom 212
Knochenfisteln 203
Knochenhämangiom 243
Knochenhypertrophie 140
Knocheninfarkt 228, 241
Knochenmark 49
—, histologische Schäden
—, prim. Zellschäden
—, Regenerationsphase
—, sek. Zellschäden
Knochenmarkexposition (Röntgendiagnostik) 298
Knochenmetastase 234
—, osteoplastische 243
Knochennekrose 209, 245
Knochenneubildung, paraspinal 259
Knochensklerose, generalisierte 241
Knochensyphilis 211, 218
Knochentuberkulose 218
Knochentumore 231, 242, 291
Knochenveränderung, Diabetes 243
Knoten 369, 370, 371
—, heiße
—, kalte
Körnigkeit 82
Körperdosis 293, 295, 406
Körperhämatokrit 373
Körperhöhlenrohre 300
Kohnsche Poren 97
Kollagenosen 113, 212
Kollimator 14, 348
—, focussierend 349
Kolloid, radioaktiv 390
Kolloidgröße 390
Koloniebildungstest 25
Kompartimente 362
Kompetition 363
Kompressionsatelektasen 96
Kompressionsfrakturen 254
Kondensatoren 74
Kondensatorkammer 422
Konkurrenzschutz 34
Kontaktaufnahme 297
Kontaktbestrahlung 306
Kontaminationsmessung 411
Kontaminationsmonitore 423, 424
Kontraktionsinsuffizienz, musculär 124
— d. li. Ventrikels 126
— d. re. Ventrikels 124
Kontrast 75, 81, 352
Kontrastfaktor 82
Kontrastgradienten 81
Kontrastkurven 77
Kontrastmitteldiagnostik 260, 279
Kontrastübergangszonen 81
Kontrollbereich 298, 410
Kontusionen 103
Kopfspeicheldrüse 399
Kopftumor 231
Korngrößenverteilung 19
Korpuskular-Strahlung 1
Kreuzfeuerbestrahlung 305
Krukenberg-Tumor 157
Kupfersche Sternzellen 389
Kymogramm 124
Kyphoskoliose 254

Lähmungen, spastische 209
Landkartenschädel 223
lean Dody mass 400
Leber 170

—, Amöbenabsceß 171
—, Arteria hepatica communis 170
—, Arteriogramm 171
—, Carcinoid 173
—, Cavernöses Hämangiom 173
—, Cöliacographie 170
—, Cystenleber 170
—, Darstellung im Gefäßbild 173
—, Echinococcus 171
—, Fornixvaricen 171
—, Hepatitis 171
—, Hypernephrommetastasen 173
—, Hypervascularisiertes Carcinom 173
—, indirekte Splenoportographie 170
—, Insulinom 173
—, Leberabsceß 170
—, Lebercirrhose 171
—, Lebercyste 170
—, Lebermetastasen 173
—, Lebertumore 173
—, Lebervenen 170
—, Leptospirosen 171
—, morphagnische Hernie 170
—, Nebennierentumore 173
—, Oesophagusvaricen 171
—, parasitäre Lebererkrankungen 171
—, Pneumoperitoneum 170
—, portable Hypertension 173
—, prim. Lebercarcinom 173
—, Schilddrüsentumore 173
—, Trematoden 171
Leberdiagnostik (Nuklearmedizin) 389
—, Absceß, subphrenisches 391
—, Arteria hepatica 389
—, ^{198}Au-Kolloid 390, 391
—, Echinococcuscyste 391
—, Eicksches Prinzip 390
—, Extraktionskoeffizient 390
—, Funktionsszintigraphie 392
—, Galle 390
—, Gallenblase 392
—, Herzzeitvolumen 389
—, ^{113m}In-Eisenkolloid 391
—, ^{131}J-Bromsulphthalein 390, 392
—, ^{131}J-Bromthalein 390
—, Kolloid, radioaktiv 390
—, Kolloidgröße 390
—, Kupfersche Sternzellen 389
—, Leberabsceß 391
—, Lebercirrhose 391, 392
—, —, grobknotige 391, 392
—, Leberdurchblutung 390
—, Leberfunktion, exkretorische 390
—, Lebermetastasen 390
—, Leberparenchym 389
—, Leberszintigraphie 390
—, Lebertumore, primär 391
—, Leberzellen, polygonale 389
—, Leukose, myeloische 392
—, Milz 392
—, Pfortader 389
—, raumfordernde Prozesse 391
—, reticuloendotheliales System (RES) 390
—, Riedelscher Lederlappen 391
—, Speicherdefekte, diffuse 392
—, Stauung, portale 392
—, Szintillationskamera 392
—, ^{99m}Tc-Makropartikel 392
—, ^{99m}Tc-Schwefelkolloid 391
—, Vena portae 389
Leerlaufphänomen 371
Leiomyome 148
Lendenrippen 255
Lepra 211
Letaldosis (LD) 24
Letterer-Siwesche-Erkrankung 222
Leuchtschirmbild 78
Leuchtschirmdurchleuchtung 297
Leukämie 241, 336
Leukämogenese 60
Lichtausbeute 342
Lichtvisier 75
Linearbeschleuniger 8
linearer Energietransfer (LET) 23
Lipocalcinogranulomatose Teutschländer 253
Lipome 148, 155, 250
Liquorraum-Szintigraphie 398
—, Cisternographie 398
—, Cysternen, basale 398
—, Discushernien 399
—, Halswirbelsäule 399
—, Hydrocephalus internus 399
—, Indikator-Injektion, radioaktiv 398
—, —, intrathecal
—, —, lumbal
—, —, suboccipital
—, Liquorfisteln 399
—, Myelographie 398
—, Spinalkanal 398
—, Tumore 399
—, —, extramedulläre
—, —, spinale
—, Ventriculographie 398
—, ^{168}Yb-DTPA 398
Lobus pyramidalis 369
Lokalisationsdiagnostik 348, 363
Long Acting Thyroid Stimulator (LATS) 360
Loosersche Umbauzonen 215, 221, 225, 227
Luftäquivalentes Material 18
Luftdichte-Korrektur 18
Lugolsche Lösung 396
Lumatum-Malacie 229
Lumbalbereich 263
Lunge 85, 381
—, Acini 86
—, bronchopulmonale Einheiten 86
—, interlobuläre Septen 87, 95
—, interstitielle Veränderungen 95
—, interstitielles Lungenödem 87
—, Lobuli 86
—, Lungengerüst 87
—, Lungenhilus 91
—, Lungeninterstitium 87
—, Lungenkern 86
—, Lungenmantel 86, 96
—, Lungenödem 86, 95
—, Segmente 86
—, Subsegmente 86
—, Trachea 86
—, Trachealbifurcation 86
—, Tracheobronchialbaum 86
Lungenbefunde 91
—, Aufhellung 91
—, flächenhafte Schatten 91
—, Gefäßbefunde 92
—, ILO-U/C-Klassification 91
—, rundliche Fleckschatten 91
—, Verschattung 91
Lungendurchblutung, Cranialisation 86

Lungenembolie 382
Lungengefäßbild 85
Lungengefäße 86
—, Blutfüllung
Lungenprozesse 93
—, acinöse Herde 94
—, alveoläre Erkrankungen 94
—, Alveolarzellcarcinom 95
—, Alveolitis 95
—. chronische Arthritis 96
—, diffuse interstitielle Fibrosen 96
—, disseminierte alveoläre Lungenerkrankungen 95
—, Erscheinungsformen 95
—, fibrosierende Alveolitis 96
—, Hämorrhagie 95
—, Hamman-Rich-Syndrom 96
—, Honey-comb-lung 95, 102
—, interstitielle Narbe 95
—, interstitielle Pneumonie 95
—, interstitielles Ödem 95
—, intraalveoläre Veränderungen 94
—, Klebsiellen-Pneumonie 95
—, Luftgehalt-Verminderung 94
—, Lungeninfarkte 95
—, Lymphangiosis maligna 95
—, pathologische 93
—, Pneumokokkenpneumonie 95
—, Pneumokoniose 96
—, Sarkoidose 96
—, Schocklunge 95
—, Sklerodermie 96
—, *Atelektase* 96, 98
—, —, akute Bronchiolitis 100
—, —, akuter Asthmaanfall 100
—, —, Amputationsphänomen 98
—, —, Aspergilom 98
—, —, aspirierte Fremdkörper 96, 97
—, —, Asthma bronchiale 96
—, —, Bronchialadenom 96
—, —, Bronchialcarcinom 96, 98
—, —, Bronchusobstruktion 96
—, —, Brustkorbtraumen 96
—, —, Collateralventilation 97
—, —, dynamische Atemvorgänge 98
—, —, Dystelektase 96
—, —, einseitig helle Lunge 98
—, —, elastische Bronchialstenose 97
—, —, Emphysemblase 97
—, —, Entspannungsatelektasen 96
—, —, gefüllte Lungencyste 98, 100
—, —, Hämatom 98
—, —, Kompressionsatelektase 96
—, —, Lungendurchblutung 98
—, —, Lymphknoteneinbruch 96
—, —, Mittellappensyndrom 98
—, —, Neurinome 98
—, —, Plattenatelektasen 98
—, —, Pleuraerguß 96
—, —, Pleuraverwachsungen 98
—, —, Pneumothorax 96
—, —, Riesenblasenemphysem 97, 100
—, —, Rundherde 98
—, —, Teratom 98
—, —, Tuberculome 98
—, —, tuberkulöser Prozeß 98
—, —, Ventilationsstörungen 96
—, —, Ventilstenose 97, 100
—, —, vermehrter Luftgehalt der Lunge 98
—, —, Volumen pulmonum auctum 99
—, —, Zwerchfellparese 96
—, *Emphysem* 100
—, —, destruktives
—, —, obstruktives
—, —, panlobuläres
—, —, zentrilobuläres
—, —, Atemdynamik 100
—, —, atrophische Alterslunge 100
—, —, chron. Bronchitis 100, 103
—, —, dirty chest 100
—, —, pulmonale Hypertonie 100
—, ventilatorische Verteilungsstörungen 100
—, *einseitig helle Lunge* 100
—, —, bronchiale Fremdkörperstenose 102
—, —, Bronchiektasen 101, 103
—, —, —, cystische
—, —, —, erworbene
—, —, Bronchiolitis 102
—, —, bullöse Emphysemblase 100
—, —, eingeschmolzene Tumore 100
—, —, emphysematöse Lungensklerose 102
—, —, — Randzonen 102
—, —, erhöhte Strahlentransparenz 100
—, —, Hohlräume 100
—, —, Hypo- und Aplasie einer Lungenarterie 100
—, —, interstitielles Lungenemphysem 102
—, —, kleincystischer Umbau 102
—, —, Lappenresektion 100
—, —, Lungenabscesse 100
—, —, Lungenembolie 100
—, —, Lungenthrombose 100
—, —, Mediastinalemphysem 102
—, —, multiple Lungencysten 101
—, —, Narbenemphysem 102
—, —, Pneumatocelen 100
—, —, Pneumothorax 102
—, —, tuberkulöse Kavernen 100
—, —, Tumor 100
—, —, Überdehnungsemphysem 100
—, —, Wabenlunge 95, 102
—, *Granulomatose* 115
—, —, disseminierte Grabulomatose 115
—, —, eosinophile Granulome 115
—, —, fibrosierende Alveolitis 115
—, —, Hämosiderose 115
—, —, Histiocytose X 115
—, —, Miliartuberkulose 115
—, —, Sarkoidose 115
—, *Interstitielle Prozesse* 112
—, —, allergische Alveolitis 113
—, —, Atemnotsyndrom 113
—, —, Bronchiolitis 113
—, —, chron. Polyarthritis 113
—, —, Cortisontherapie 113
—, —, disseminierte interstitielle Lungenerkrankungen 113

—, —, Hämosiderose 113
—, —, hiläre Lymphknotenvergrößerungen 112
—, —, Histiocytose 113
—, —, Idiopathische interstitielle Prozesse 113
—, —, Kollagenosen 113
—, —, Lupus erythematodes 113
—, —, Mucoviscidose 113
—, —, Rheumalunge 113
—, —, Sarkoidose 112
—, —, Sklerodermie 113
—, *Pneumonien* 105
—, —, Adeno-Virus 106
—, —, Aktinomykose 108
—, —, allergische Pneumonie 108
—, —, Arzneimittellunge 108
—, —, Ascendierung 106
—, —, bakt. Pneumonie 106
—, —, Bronchopneumonie 106
—, —, Contusion 106
—, —, Cortison 106
—, —, Cytostatica 106
—, —, Enterokokken 106
—, —, E. coli 106
—, —, exogene allergische Pneumonie 108
—, —, Farmerlunge 108
—, —, fibrosierende Alveolitis 108
—, —, Herdpneumonien 106
—, —, Hilusreaktionen 106
—, —, Influenza-Virus 106
—, —, interstitielle plasmacelluläre Pneumonie 108
—, —, Keuchhusten-Pneumonie 108
—, —, Klebsiellen-Pneumonie 106
—, —, lobäre Pneumokokkenpneumonie 106
—, —, Lungenfibrose 108
—, —, Masern-Pneumonie 108
—, —, Mycoplasmen 106
—, —, Ornithose 106
—, —, Parainfluenza-Virus 106
—, —, Pilzpneumonien 108
—, —, Pneumokokken 106
—, —, Pseudomonas 106
—, —, Pyocyaneus 106
—, —, Q-Fieber 108
—, —, Reizgase 106
—, —, Rhino-Viren 106
—, —, Rickettsien-Pneumonien 108
—, —, Segmentprozesse 106
—, —, sek. Pneumonien 106
—, —, Staphylokokken-Pneumonie 106
—, —, Streptokokkenpneumonien 106
—, —, Viruspneumonien 106
—, —, Vogelhalterlunge 108
—, *Pneumokoniosen* 114
—, —, Aluminiumlunge 115
—, —, Asbeststaubexposition 114
—, —, Ballungen 114
—, —, Berylliumlunge 115
—, —, Bronchialcarcinom 114
—, —, Hartmetall-Lunge 115
—, —, Hilusverziehungen 114
—, —, Mischstaub 114
—, —, Narbenemphysem 114
—, —, plaqueartige Pleuraverkalkungen 114
—, —, Pleuramesotheliome 114
—, —, Schrotkornlunge 114
—, —, Schwielenbildung 114
—, —, Silicose 114
—, —, Staublungenbefunde 114
—, —, Talcumlunge 115
—, —, zusätzliche Tuberkulose 114
—, *Strahlenreaktion der Lunge* 115
—, —, Strahlenfibrose, Beurteilung 115, 116
—, —, Strahlenpneumonie 115
—, *Traumatische Lungenveränderungen* 116
—, —, Bronchusruptur 116
—, —, Fremdkörperaspiration 116
—, —, Haematothorax 116
—, —, Hautemphysen 116
—, —, Lungenkontusionen 116
—, —, Pneumomediatinum 116
—, —, Pneumothorax 116
—, —, Rippenfrakturen 116
—, —, Schocklunge 116
—, —, Traumatische Haematome 116
—, —, —, Pneumotocele 116
—, *Tuberkulose* 108
—, —, —, postprimäre
—, —, —, primäre
—, —, bronchogene Streuung 108
—, —, Bronchusfistel 108
—, —, Bronchustuberkulose 111
—, —, exsudative Herde 108
—, —, Frühinfiltrat 111
—, —, hämatogene Streuung 111
—, —, indurativ-cirrhotische Tuberkulose 108
—, —, Infiltrat 108
—, —, käsige Pneumonie 108
—, —, Kavernenbildung 108
—, —, Kavernisierung des Primärherdes 108
—, —, Lungenphtise 111
—, —, Lungenstreuung, fein-/grobfleckig 111
—, —, Lymphknotentuberkulose 108
—, —, Miliartuberkulose 111
—, —, Primärkomplex 108
—, —, Ringschatten 108
—, —, Spitzenstreuung 111
—, —, Tuberculom 111
—, *Tumore* 111
—, —, Alveolarzellcarcinom 111
—, —, Atelektasen 111
—, —, Bronchialadenome 111
—, —, Bronchialcarcinome, zentral gelegene 111
—, —, Bronchographie 111
—, —, Chondrom 112
—, —, Cylindrom 112
—, —, Fibrom 112
—, —, gutartige Tumore 111
—, —, Hamartom 111
—, —, Lungenmetastasen 112
—, —, Lymphogranulom 112
—, —, Lymphosarkom 112
—, —, maligner Hodentumor 112
—, —, Mamma-Carcinom 112
—, —, Myom 112
—, —, Neurom 112
—, —, Nierencarcinom 112
—, —, Obturationspneumonie 111
—, —, Pancoast-Tumor 111
—, —, Paragonimiasis 112
—, —, perbronchiale Lymphknotenpunktion 111
—, —, peripheres Bronchialcarcinom 111

Lungenprozesse, Tumore
—, —, Pleuramesotheliom 112
—, —, Pleurametastasen 112
—, —, Retothelsarkome 112
—, —, Sarkome 112
—, —, Schilddrüsencarcinom 112
—, —, Wegener-Granulomatose 112
—, *Veränderungen der Bronchien* 103
—, —, bronchographische Veranderungen 103
—, —, Bronchopathia osteoplastica 103
—, —, Bronchusmalacie 103
—, —, Bronchustuberkulose 104
—, —, Lymphogranulom 104
—, —, peripheral pooling 104
—, —, Pneumobronchogramm 104
—, —, Schichtaufnahmen 103
—, —, Stenose 104
—, —, Verschluß eines größeren Bronchus 104
—, *Veränderungen der Lungengefäße* 102
—, —, akute Stauungszustände 103
—, —, aorto-pulmonale Fenster 102
—, —, AV-Fisteln im großen Kreislauf 102
—, —, Blutfüllung 102
—, —, chron. Stauungslunge 103
—, —, Drucksteigerung in den Pulmonalarterien 102
—, —, Ebstein-Anomalie 102
—, —, essentielle Lungenhämosiderose 103
—, —, Goodpasture-Syndrom 103
—, —, Hämorrhagie 103
—, —, Hämosiderose 103
—, —, hyperergische Angiitis 103
—, —, intrathroakale Druckverhältnisse 102
—, —, Kammerseptumdefekt 102
—, —, Kontusionen 103
—, —, Lungenvenentransposition 102
—, —, Ödem 103
—, —, —, allergisches
—, —, —, alveoläres
—, —, —, interstitielles
—, —, —, toxisches
—, —, offener Ductus Botalli 102
—, —, Panarteriitis 103
—, —, Permeabilitätsstörungen 103
—, —, Pneumopathia osteoplastica 103
—, —, Polycythaemia vera 102
—, —, Pulmonalstenose 102
—, —, Stauung in den Lungenvenen 102
—, —, Steigerung des Zirkulationsvolumens im kleinen Kreislauf 102
—, —, traumatisches Hämatom 103
—, —, Tricuspidalklappenanomalie 102
—, —, Valsalva-Versuch 102
—, —, Vorhofseptumdefekt 102
—, —, Vorhoftumoren 102
—, *Veränderungen des Lungenhilus* 105
—, —, altersbedingte Pulmonalsklerose 105
—, —, Aneurysmen 105
—, —, Bronchialcarcinom 105
—, —, Eierschalenhili 105
—, —, einseitig kleiner Hilus 105
—, —, Endobronchiale Einbrüche 105
—, —, Histoplasmose 105
—, —, Impression an der Speiseröhre 105
—, —, Kalibersprung 105 105
—, —, Lungenödem, zentral/interstitiell 105
—, —, Lymphknotenvergrößerung 105
—, —, Lymphogranulomatose 105
—, —, Lymphstauung im Interstitium 105
—, —, Metastasen 105
—, —, pulmonaler Hochdruck 105
—, —, Retothelsarkom 105
—, —, Sarkoidose 105
—, —, Toxoplasmose 105
—, —, Tuberkulose 105
—, —, valvuläre Pulmonalstenose 105
—, —, Venendilatation b. kardialer Stauung 105
—, —, vermehrtes pulmonales Zirkulationsvolumen 105
—, —, Verziehung d. Trachealbifurkation 105
Luxationen 246, 255
Lymphangiom 309
Lymphgefäße 87
Lymphknoten 50, 291
Lymphknotentumor 201
Lymphknotenvergrößerung 85
—, Hili
—, Mediastinum
Lymphocyten 50
Lymphogranulomatose 260, 333, 334
Lymphographie 200, 201
Lymphosarkom 150, 157, 201
Lymphprozeß 141
Lymphsystem (Nuklearmedizin) 399
—, Darstellung des Lymphsystems 400
—, —, axilläres
—, —, cervicales
—, —, parasternales
—, —, retroperitoneales
—, Hyaluronidase 399
—, ^{131}J-Lipiodol-Lösung 400
—, Kamera-Funktionsszintigraphie 400
—, Lymphadenitis 400
—, Lymphogranulomatose 400
—, Lymphszintigraphie 399
—, Metastasen 400
Lymphwege, Erkrankungen der 141
—, chron. lymphatische Leukämie 142
—, Cysterna chyli 142
—, degenerative Veränderungen 142
—, Einlaufbilder-Lymphangiogramm 142
—, entzündl. veränderte Lymphknoten 142
—, großfolliculäres Lymphoblastom 142
—, Lymphbahnen 142
—, Lymphblockade 143
—, Lymphcysten 142
—, Lymphknotenmetastasen 142
—, Lymphogranulom 142
—, Lymphographie, Beurteilung 142

— lymphoreticuläre Systemerkrankungen 142
—, Lymphosarkom 142
—, Retothelsarkom 142
—, Speicherbild-Lymphadenogramm 142
Lysezonen bei Osteosynthese 216

Mach-Effekt 82
Madelungsche Deformität 207
Magen 150
—, Beutelmagen 155
—, Blutung 154
—, Carcinoide 155
—, Coeliacographie 155
— Dickdarmspiegel 151
— Dünndarmspiegel 151
— eosinophiles Granulom 155
— Fibrome 155
— Gastrektasie 152
— Gastritis 152
— Gastrografin 151
— Hamptonsches Zeichen 153
— Ileusverdacht 151
— Krukenberg-Tumor 157
— Lage- und Formveränderungen 151
— Lipome 155
— Lymphosarkom 157
— Magenatonie 152
— Magen-Divertikel 155
— Magen-Doppelkontrastverfahren 151
— Magenerosionen 152
— Magenresektion 158
— Ménétrier-Syndrom 153
— Mycosis fungoides 155
—, Netzmetastasen 153
—, Neurinome 155
—, Nischensymptom 153
—, Normalbefunde 151
—, Pancreascysten 151
—, Pelotteneffekte 153
—, Perforation 151, 154
—, perigastrische Lymphknoten 153
—, Peristaltik 151
—, Pharmakoradiographie 151
—, Phrenicusparese 152
—, Polypen 155
—, Pylorushypertrophie 152
—, Reizmagen 152
—, Reticulosarkom 157
—, Sanduhrmagen 155
—, Sarkome des Magens 157
—, selektive Vagotomie 158
—, spastischer Magen 152
—, Stumpf-Carcinom 158
—, subtotale Magenresektion 158
—, totale Gastrektomie 158
—, Ulcusalter 153
—, Ulcus callosum 153
—, Tumoren des Pancreas 151
—, Ulcuscarcinom 155
—, Ulcusfinger 153
—, Ulcusfolgezustand 155
—, Ulcus ventriculi 153
—, Virchowsche Drüse 157
—, Volvolus des Magens 152
Magenabsorptionssyndrom 162
Magenschleimhaut 54
Magenszintigraphie 393
Magenuntersuchung 295
Malrotation 159
Mamma-Carcinom 112, 121, 243, 292, 395
Marfan-Syndrom 135, 208
Markkavernen 194
Markschwammniere 188
Marmorknochenkrankheit 238
Masern-Pneumonie 108
mAs-Produkt 3
Massenabsorptionskoeffizient 13
Massenbremsvermögen 16
Massenelektronenbremsvermögen 22
Massenenergieabsorptionskoeffizient 22
Mastitis 307
Mastopathie 292
Materialunschärfe 81
Meckelsches Divertikel 163
Mediastinalabsceß 119
Mediastinalemphysem 102
Mediastinalfibrose 119, 121
Mediastinalhernie 119
Mediastinalpendel 119
Mediastinaltumoren 85, 120, 145
Mediastinalveränderungen 119
—, aberrierende Struma 120
—, Aortenaneurysmen 121
—, Ausbrechercarcinom der Lunge 121
—, Blutung 119
—, Bronchialcarcinom 121
—, bronchoobstruktive Prozesse 120
—, Cavastenose 121
—, Cysten 121
—, Dermoide 120
—, Ganglioneurom 121
—, Großfolliculäres Lymphoblastom 121
—, Hypernephrom 121
—, idiopathische Thrombosen 121
—, Lymphogranulom 121
—, Lymphosarkom 121
—, maligne Lymphome 121
—, maligne Neuroblastome 121
—, malignes Teratom 121
—, Mammacarcinom 121
—, Mediastinalabsceß 119
—, Mediastinalfibrose 119, 121
—, Mediastinaltumoren 120
—, mediastinale Emphyseme 119
—, mediastinale Lymphknotenvergrößerungen 121
—, mediastinale Pleuraergüsse 121
—, Mediastinits 119
—, Neurinom 121
—, Neuroblastom 121
—, Obliteration d. V. cava superior 121
—, paravertebrale Abscesse 121
—, Pericardcysten 121
—, Retothelsarkom 121
—, Seminom 121
—, Struma maligne 121
—, substernale Struma 120
—, Sympathicogoniome 121
—, Teratome 120
—, Thymuscarcinom 121
—, Thymussarkome 121
—, Thymustumore 120
—, Varicen 121
—, Weichteilmetastasen 121
—, Wirbelmetastasen 121
Mediastinits 119
Mediastinum 97, 119, 370, 382
—, Aortenbogendarstellung 119
—, Aortenisthmusstenose 119
—, Atelektasen 119
—, Doppelaortenbogen 119
—, hohe Rechtslage der Aorta 119
—, Lobektomie 119
—, Lungenagenesie 119
—, mediastinale Lymphknotengruppe 119
—, mediastinale Phlebographie 119

Mediastinum
—, Mediastinalpendeln 119
—, Pneumonektomie 119
—, Pneumomediastinum 119
—, Spannungspneumothorax 119
—, Thoraxmißbildungen 119
—, V. cava superior 119
—, V. cava superior sinistra 119
—, Venenplatte 119
—, Verlagerung des Mediastinums 119
—, vordere Mediastinalhernie 119
Medizinphysiker 318
Medulloblastome 290, 333
Megacholedochus 174
Megacolon 165
Megaoesophagie 144, 145
Megaureteren 190
Mehrklappenvitium 133
Melanome, maligne 338
Melanommetastasen 401
Melorheostose 239, 243
Membranpermeabilität 43
Meningeome 242, 273, 274, 275, 278, 285, 290, 397, 398
Meningomyelocelen 261
Mesenterium ileocolicum commune 158
Meßgenauigkeit 353
Meßgeräte 347, 348
Meßkammerempfindlichkeit 74
Meßzeit 345
Metastasen 105, 117, 273, 285, 311, 370, 394, 397, 400
Methionin 392
Metrizamide 260
Mikrocalices 189
Mikrocolon 165
Mikrocysten 292
Mikroembolie 137, 381
Mikrospheres 380
Mikroverkalkungen 292
Miktionscystourethrographie 199
Miliartuberkulose 11, 115
Milz 183, 392
—, accessorische Milz 184
—, Aneurysma der Milzarterie 185
—, Budd-Chiari-Syndrom 185
—, Cysten der Milz 184
—, Echinococcus-Cyste 185
—, Gefäßweite 183
—, intrahepatischer Block 185
—, Metastasen 185
—, Milzgröße 183
—, Milzinfarkt 185
—, percutaneSplenoportographie 183
—, prähepatischer Block 185
Milzszintigraphie 376
—, Abscesse 376
—, Antiperniciosa-Faktor 376
—, Belegzellen 377
—, ^{57}Co-Vitamin B_{12} 377
—, ^{51}Cr-Markierung 376
—, Cysten 326
—, ^{197}Hg-BMHP 376
—, Infarkte 376
—, Intrinsic-Faktor 377
—^{125}J-markiertes Fibrinogen 377
—, ^{131}J-markiertes Fibrinogen 377
—, Morbus Hodgkin 376
—, perniciöse Anämie 377
—, Schilling-Test 377
—, Thrombocytenlebenszeit 377
—, Thrombusbildung 377
—, Urinexkretionstest 377
—, Vitamin B_{12}-Resorption 377
—, — B_{12}-Stoffwechsel 377
—, — B_{12}-Test 376
Milzvergrößerung 118, 403
Mirizzi-Syndrom 177
Mischstaub-Lunge 114
Mischtumor, embryonaler 197
Mißbildungen, Wirbelsäule 253
Mitochondrien 46
Mitralfehler 128
Mitralinsuffizienz 127, 128
Mitralklappe, verkalkt 128
Mitralstenose 128
Mitral-Tricuspidal-Aortenvitien 130
Mittellappensyndrom 98
Mittelwert 354
Mittelwertmesser 345
Modulations-Übertragungs-Funktion 79
Möller-Barlowsche-Erkrankung 227
Molybdän 291
Momentbrüche 215
Monitore 419
Monojodtyrosin 365
Monomerisierung 37
Morbus Addison 200
— Bang 218
— Bechterew 256, 258
— Boeck 218
— Crohn 165
— Cushing 226
— Hodgkin 201, 243
— Osgood-Schlatter 229
— Paget 260
— Perthes 228, 265
— Scheuermann 255
— Still 247
— Wilson 248
Morgagni-Hernie 118, 165, 170
30 mrem-Konzept 407
Mucoviscidose 113
Multilation, Gelenke 246
Mundschleimhaut 53
Muskeldurchblutungsmessung 380
Mutationen 29, 63
—, Chromosomen 65
—, Gen 64
—, genetische 64
—, Genom 64
—, somatische 64
—, spontane 64
—, strahleninduzierte 64
Mutter-Radionuklid 361
Muttersubstanz 361
Mycoplasmen 106
Myelographie 260
Myelopathie, cervicale 264
Myocarderkrankungen 130
—, Angiokardiographie 131
—, Angiosarkome 133
—, chron. ischämische Herzerkrankungen 131
—, Congenitale Herzanomalien 131
—, Coronarangiographie 131
—, Coronargefäße 131
—, Flächenkymogramm 131
—, Herzmuskelschädigungen 130
—, Herzwandaneurysmen 131
—, Intracavitäre Tumoren 133
—, Intramurale Tumoren 133
—, Ischämische Herzerkrankungen 131
—, Kardiomyopathien 130
—, —, primär
—, —, sekundär
—, Lungengeschwülste 133
—, Mediastinalgeschwülste 133
—, Myokardinfarkt 131

—, Myxome 133
—, Perikardergüsse 133
—, Rhabdomyome 133
—, Rhabdomyosarkome 133
—, Truncus arteriosus communis 132
—, Tumoren des Herzens 133
—, Ventriculographie 131
Myocardinfarkt 125
Myom 112, 148, 201, 202
Myositis, ossificans 253

^{13}N 381
Na ^{18}F 394
$Na_2\,^{35}SO_4$ 401
$Na_2\,^{51}CrO_4$ 373
Nachladetechnik 306
Nachweiswahrscheinlichkeit 340
Nadelbiopsie 118
Nähte, Schädel 269
Naevus flammeus 140
Na J (Te)-Kristall 341
Narbenemphysem 102, 114
Narbenstrikturen 148
Nasennebenhöhlen 269, 275
Nativdiagnostik, Skelett 202
Nebennieren 200
—, Arteriographie 200
—, Gefäße 200
—, Morbus Addison 200
—, Nebennieren-Tuberkulose 200
—, Phäochromocytome 200
—, Pneumoretroperitoneum 200
—, selektive Phlebographie 200
—, Sympathicoblastome 200
—, Tumoren der Rinde 200
Nebennierentumor 173
Nebenschilddrüsen-Szintigraphie 372
Nebenwurzeln 260
Nekrosenbildung 56
Nephrocalcinose 196
Nephrologie (Nuklearmedizin) 384
—, Akkumulationstyp 386
—, Angioszintigraphie 385
—, Beckenniere 388
—, Bohrlochszintillationszähler 388
—, Chelatbildner 385
—, Clearance 387
—, —, glomeruläre
—, —, renale
—, —, tubuläre
—, ^{51}Cr-markiertes EDTA/DTPA 385, 388
—, ^{51}Cr-markiertes Inulin 385
—, Dehydrationsbedingungen 385
—, Elektrolythaushalt 384
—, Filtration, glomeruläre 384
—, Filtrationsfraktion 388
—, Ganzkörperzähler 388
—, Gichtniere 388
—, Glomerulonephritis 388
—, Glomerulus 384
—, Henlesche Schleife 384
—^{197}Hg-Chlormerodrin 388
—, Hippuran-Exkretions-Test 387
—, Hufeisenniere 388
—, Hypoxie 386
—, ^{113m}In-markiertes EDTA/DTPA 385
—, ^{113m}In-Protein 385
—, Isosthenurietyp 386
—^{131}J-Hippuran 385, 387
—, ^{131}J-markiertes Inulin 385
—, ^{131}J-Orthojodhippuransäure 385, 388
—, Nephrektomie 386
—, Nephrektomietyp 386
—, Nephritis, interstitielle 388
—, Nephrogramm 387
—, Niere, stumme 386
—, Niere, transplantierte 385
—, Nierenaplasie 386
—, Nierenarterienstenose 385, 386, 388
—, Nierendurchblutung 384, 388
—, Nierenerkrankungen 384
—, Niereninfarkt 385, 389
—, Niereninsuffizienz, chron. 386, 388
—, Nierenparenchym 388
—, Nierenszintigraphie 388
—, Nierensteine 386
—, Nierenvenenkatheter 388
—, Nierenvenenthrombose 385
—, Pädiatrie 387
—, Phenacetin-Mißbrauch 388
—, Plasmafluß, renal (RBF) 384
—, Pyelonephritis, chron. 386, 388
—, Radionephrographie 385, 387
—, Radionuklid-Cystogramm 387
—, Reflux, vesico-ureteraler 387
—, Refluxdiagnostik 387
—, Resorption 384
—, Schockniere 385
—, Schrumpfniere 386, 388
—, Screening-Test 387
—, Seitengleichheit 386
—, Sekretion, tubuläre 384
—, Sekretionswert 386
—, Szintillationskamera/EDV 384
—, Stauungstyp 386
—, ^{99m}Tc-Albumin 285
—, ^{99m}Tc-markiertes EDTA/DTPA 385
—, ^{99m}Tc-Succinat 388
—, Teilfunktion, glomeruläre 385
—, Tubulus 384
—, Wasserhaushalt 384
—, ^{133}Xe-Clearancekurve 384
—, Zeitaktivitätskurven 385
Nephroptose 190
Nephrozonographie 187
Netzmetastasen 153
Netzschalter 74
Neurinome 97, 121, 148, 155, 263
Neurinom nervi trigenini 275
Neuroarthropathie 251
Neuroblastom 121, 338
Neutronen 8
—, thermische 23
Nierenarterienstenose 137, 187, 385, 388
Nierenbecken 188
Nierenbecken-Carcinome 197
Nierenbeckenkelchsystem 189
Nieren-Carcinom 112, 197
Nierencysten 189
Nierenfunktionsmeßplatz 353
Nierenparenchym 196, 197
Nierentumor 141, 327
Nierenvenenthrombose 190
Nierenveränderungen, traumatische 196
Nierenverkalkung 196
Nischensymptom 153
Non-Hodgkin-Lymphom 333, 335
Nonrotation 159
Normvarianten, Skelett 205
Nucleoli 45
Nuklearmedizin 359

Nulleffekt 347
Nutzstrahlenbündel 73,76
Nutzstrahlung 3
^{15}O 381

Oberflächenkontamination 412
Oberflächentherapie 300
Obertischröhren 298
Objektteile, dominant 74
Obturationspneumonie 111
Occlusion, inkomplette 195
Ochronose 248, 251, 252
Ödem der Lunge 103, 252
—, allergisches
—, aveoläres
—, interstitielles
—, toxisches
Oesophagus 143
—, Achalasie 144, 145, 150
—, Aktinomykose des Oesophagus 146
—, Aortendilatation 145
—, Arteria lusoria 144
—, axiale Gleithernie 147
—, Bi-Oesophagus 144
—, Brachy-Oesophagus 144
—, Cysten 148
—, Dolicho-Oesophagus 144
—, Dysphagien 145
—, entzündl. Schleimhaut-hyperplasien 149
—, epiphrenale Divertikel 146
—, Gastrografindarstellung 148
—, Hiatushernie 147
—, kurzer Oesophagus 147
—, Leyomyome 148
—, Lipome 148
—, Lymphogranulomatose 149
—, Lymphosarkom 150
—, Mediastinaltumor 145
—, Megaoesophagus 144, 145
—, Myome 148
—. Narbenstrikturen 148
—, Neurinome 148
—, Oesophagitis 145
—, Oesophagitis, spezifische 146
—, Oesophagitis, tuberkulöse 146
—, Oesophagusatresie 144
—, Oesophagus-Carcinom 149, 150
—, Oesophagusdarstellung 85
—, Oesophagusdivertikel 146
—, Oesophaguspendel 144
—, Oesophagustumor 144, 148
—, Oesophagusvaricen 146, 171
—, Oesophagusverlagerung 139, 144
—, paraoesophagiale Hernie 147
—, Passagezeit 144
—, Perikardergüsse 145
—, Pneumodiastinum 148
—, Pneumonektomie 145
—, Pneumothorax 148
—, Polypen 149
—, Refluxoesophagitis 145, 150
—, Sarkome des Oesophagus 150
—, Schlucklähmung 145
—, Sklerodermie 144
—, Soor der Speiseröhre 146
—, Striktur 144
—, Thorakoplastik 145
—, traumatische Ruptur 147
—, Ulcus pepticum Oesophagi 148
—, Zenkersches Divertikel 146
—, Zwerchfellhernie 145
Oesophagus-Carcinom 326
Offener Ductus arteriosus Botalli 131
Olecranonsporn 205
Oligodactylie 207
Oligodendrogliome 278, 397
Olliersche Wachstumsstörung 208
Ombrédannesche Senkrechte 264
Onkologie (s. Nuklearmedizin) 401
—, Abcesse 401
—, Bronchial-Carcinom 402
—, Cysten 401
—, ^{67}Ga-Citrat 401
—, $^{197}HgCl_2$ 401
—, Hirntumore 401
—, ^{131}J-Albumin 401
—, ^{131}J-Fibrinogen 401
—, Knochenmetastasen 401
—, Melanommetastasen 401
—, Schilddrüsen-Carcinom-Metastasen 401
—, ^{75}Se-Methionin 401
—, ^{75}-Se-Selenit 401
—, Tumorkontrast 401
Ophthalmopathie 366
Orbita 275
Orbitalbegrenzung 269
Orbitalphlebographie 287
Organ, kritisches 408
Ormond, Morbus 200
Ornithose 106
Ortsdosis 406
Ortsdosisleistung 406, 418
Ortsdosismessung 423
Ortsfrequenz 79
Os acetabuli 205
— subtibiale 205
— supratalare 205
— trigonum tarsi 205
— vesalianum 205
Ossifikationsstörung 207
Ossifikationszentren 204
osteoblastischer Randmantel 395
Osteoarthritis 396
Osteoarthropathie 248
Osteoarthropathie hypertrophiante pneumonique 243
Osteoblastenstörung 208
osteoblastische Reaktionen 394
— Zonen 394
Osteoblastom 260
Osteochondrose 210, 256, 308
Osteochondrosis dissecans 212, 229, 249
Osteochondrosis intervertebralis 256
Osteodysplasien 209, 211, 241
Osteodystrophia fibrosa generalisata 223
Osteofibrome 275
Osteogenesis imperfecta 208
— — congenita 208
— — levis 208
— — tanda 208
Osteoid-Osteom 218, 223
Osteolysen 219
Osteomalacie 211, 221, 265
Osteome 204, 242, 272, 275
Osteomyelitis 211, 217
Osteomyelitis Garré, prim. sklerosierend 242
Osteomyelosklerose 260
Osteonekrose 211, 228
Osteopathien 211
Osteopathie, hepatogene 228, 271
—, toxische 229, 241
Osteophyten 245
Osteoporose 209, 211, 219
Osteosarkom 336
Osteosklerose 208, 222
Ostitis 212
— condensans 266
— deformans 271
— deformans Paget 211

Oto-Rhino-Larynogologie 399
Ovarialcysten 201
Ovarialtumoren 60, 291

Paarbildung 12
Paarbildungskoeffizient 12
Pädiatrie 387
Pagetsche Knochenerkrankung 241, 242
Paget-von Schrötter-Syndrom 140
PAH-Belastungsradionephrographie 363
Palliative Strahlentherapie 317
Panaritium ossale 218
Panarteriitis 103
Pancoast-Tumor 111
Pankreas 179, 392
—, Abflußbehinderung der Vena mesenterica superior 181
—, akute Pankreatitis 179
—, Arteria gastroduodenalis 179
—, Arteria lienalis 179
—, ^{198}Au-Kolloid 392
—, Bauchspeicheldrüse 392
—, Bicarbonatausscheidung 392
—, Cavographie 179
—, Cholangiographie 179
—, chron. Pankreatitis 180
—, Cystadenome 182
—, DarstellungdesDuctus pancreaticus 179
—, Doppel-Radionuklid-Verfahren/Subtraktion 392
—, Ductus choledochus 180
—, Duodenalsaft 393
—, Duodenalsonde 393
—, exokrine Pankreasfunktion 392
—, Frostbergsches Zeichen 180
—, hypotone Duodenographie 179
—, Inseladenome 182
—, ^{131m}In-Se-Partikel 392
—, Magenszintigraphie 393
—, maligne Geschwülste d. Pankreas 182
—, Pancreas anulare 179
—, Pankreas-Carcinom 393
—, Pankreasenzyme 392
—, Pankreasinsuffizienz, exkretorische 393
—, Pankreas-Kopf-Tumor 393
—, Pankreasnekrose 179
—, Pankreasszintigraphie 392
—, Pankreozymin-Cholecystokinin 392
—, Pharmakoradiographie 179
—, Pseudocysten d. Pankreas 181
—, pseudocystischer Tumorzerfall 182
—, retrograde Darstellung d. Pankreasganges 180
—, Secretin 392
—, ^{75}Se-Methionin 392
—, Splenoportographie 179
—, Stenose d. Vena lienalis 181
—, Strahlenbelastung 393
—, ^{99m}Tc-Sulfid 392
—, Tyrosin 392
—, Vena portae 181
—, Verdrängung d. Flexura duodeno-jejunalis 181
—, Vergrößerung der C-Schleife 180
—, Verkalkung im Pankreasbereich 179
—, Wasserausscheidung 392
Pankreascysten 151
Pankreaskopfprozesse, maligne 160
Pankreaspseudocysten 118
Pankreas-Tumore 151
Pankreatitis 162, 177
Pannusbildung 246
Pantopaque 261
Papillen-Carcinom 177
Papillennekrose, Niere 191, 193
Papillenstenose 175
Papillitis stenosans 177
Papillome, Gallenblase 177
—, Mamma 291
Paragonimiasis 112
Para-influenza-Virus 106
Parasyndosmophyten 259
Parenchymsporn 189
Parotitis 307
Passagezeit 144, 161
Patella 207
Patientenbelastung 75
Patientendosis 74
PB^{131}J 367
Pelotteneffekt 153
Pendelbestrahlung 305
Penistumor 329
Perfusionsszintigraphie 398
Periarteriitis nodosa 190
Periarthritis humeroscapularis 252
Periarthrosis humeroscapularis 308
Pericardcysten 121
Pericardergüsse 125, 130, 145, 380
Pericarderkrankungen 133
—, Accretio 134
—, constrictive Perikarditis 133
—, Endokardfibrose 133
—, Kardiomyopathie 133
—, Mehrklappenvitium 133
—, Panzerherz 133
—, Periarteriitis nodosa 138
—, Perikardcysten 134
—, Perikarderguß 133
—, perikardiale Fettbürzel 133
—, Perikardschwielen 133
—, Pneumoperikard 133
Pericholecystische Adhäsion 176
Pericholecystitis 177
Peridiverticulitis 166
peripheral pooling bei Bronchographie 104
peripheres Skelet 203
Periost 211
periostale Veränderungen 243
Periostitis 217
Periostverkalkung, Weichteilentzündung 244
Peristaltik 151
Periureteritis 194
Permeabilität 396
Permeabilitätsänderung 44
Permeabilitätssteigerung 55
Permeabilitätsstörungen 103
Peroxidosen 365
Personendosis 406
Personendosis-Messung 422
Personendosisüberwachung 410
Peutz-Jeghers-Syndrom 167
Pfannendachhypoplasie 264
Pfannendachwinkel 264
Pfortader 389
Pfortaderkreislauf, extrahepatischer 183
Phäochromocytome 200
Phagocytose 50
Phagocytosefunktion 361
Pharmaka 26
Pharmakoradiographie 151
Pharmakotoxicität 363

Pharmakotoxische Reaktion 360
Phenacetin-Mißbrauch 388
Phlebographie 200, 201
—, spinale 262
Phlebolithen 252, 291
Phosphatglasdosimeter 422
Phosphorintoxikation, chron. 241
Photoelektron 342
Photokathode 20, 341, 342
Photonen 1
Photoprodukte 35
Photoreaktivierung 39
Photoszintigramm 350
Photoszintigraphie 380
Photovervielfacher 341
Phrenicusparese 118, 152
Pigmentierung 56
Pilzförmige Verteilung 15
Pilzpneumonien 108, 115
Pinealome 290, 333
Placenta 402
—, Amniocentese 403
—, Gallengangsatresie 403
—, Hufeisenniere 403
—, Hydrocephalus internus 403
—, Milzvergrößerung 403
—, Placenta praevia 403
—, Placenta-Szintigraphie 380, 402
—, Radiokardiographie 403
—, Transferrin 402
—, Zungengrundstruma 403
Plasma-Eisen-Clearance 374
Plasma-Eisen-Umsatz 374
Plasmatransferrin 374
Plasmavolumen 373
Plasmazell-Mastitis 293
Plasmocytom 211, 273, 337
Plattenetelektase 98
Plattenosteosynthese 216
Plattwirbel 223
Platybasie 270
Pleura 117
—, Bronchial-Carcinom 117
—, Darstellung d. Pleuraveränderungen 117
—, Emphysem 117
—, geschrumpfte Lappenatelektase 117
—, — Segmentatelektase 117
—, Infarkte 117
—, Interlobärergüsse 117
—, Lymphknotenvergrößerung 117
—, Metastasen 117
—, Nadelbiopsie 118
—, parapneumonischer Erguß 117
—, Pleuraemphysem 118
—, Pleuraerguß 117
—, Pleurametastase 118
—, Pleuraschwarten 117
—, Pleuratumore (Pleuramesotheliom) 118
—, Pleuraverkalkungen 118
—, Pneumothorax 117, 118
—, Seropneumothorax 118
—, Spannungspneumothorax 118
—, Spontanpneumothorax 118
—, Struma 117
—, subpulmonale Ergüsse 117
—, Thorakoskopie 118
—, Thymusvergrößerung 117
—, Traumen 117
—, Überdruckbeatmung 118
Pleurabefunde 92
Pleuraemphysem 118
Pleuraerguß 93, 96, 117
Pleuramesotheliom 112, 114, 118
Pleurametastasen 112, 118
Pleuraschwarten 117
Pleuratumor 118
Pleuraverdickung 93
Pleuraverkalkung 93, 118
—, plaquetartige 114
Pleuraverwachsungen 98
Pneumobronchogramm 95, 104
Pneumocystographie 291
Pneumokokken 105
Pneumokokkenpneumonie 95
Pneumokoniose 96, 114
Pneumomediastinum 116, 119, 148
Pneumomyelographie 260
Pneumonektomie 119, 145
Pneumonien 105, 107, 115
Pneumopathia osteoplastica 103
Pneumopelviperitoneum 202
Pneumoperitoneum 170
Pneumoretroperitoneum 187, 200
Pneumothorax 96, 102, 116, 117, 118, 148
Pneumotocelen 100, 277
Podagra 248
Poliomyelitis 209, 252
Polyarthritis, chron. 113, 247
Polycythemia vera 102
Polydactylie 207
Polyglobulie 373
Polypen, Dickdarm 167
—, Magen 155
Polyphosphate 395
Pool 362
Porencephalien 290
Positronenstrahler 340
Postoperative Bestrahlung 314
Präalbumine 365
Präcapillaren 361
präoperative Bestrahlung 314
Primärkomplex 108
Primärphotonen 10
Probenwechsler 347
Projektionsgesetze 80
Proportionalzählrohr 340
Proriasis 256
Prostata-Adenome 200
Prostata-Carcinom 243, 329
Prostatahypertrophie 191
Prostataverkalkung 199
Prostatitis 200
Protein 40
—, Abbau 40
—, Synthese 41
Protektoren, Strahlenschäden 31
Protonen 8
Protonenstrahlung 23
Protrahierung 26, 316
Protrusio acetabuli 266
Protrusionen 264
Prozesse, raumfordernde 391
Pseudoarthrose 217, 229
Pseudofrakturen 82
Pseudogicht 251
Pseudomonas 106
Pulmonalarterie 91
Pulmonalinsuffizienz 128, 130
Pulmonalisangiographie 85
Pulmonalsegment 122
Pulmonalsklerose, altersbedingt 105
Pulmonalstenose 102
— valvuläre 130, 132, 133
Pulmonologie (Nuklearmedizin) 381
—, Alveolarräume 383
—, ^{11}C 381
—, CO_2 381
—, Doppelradionuklid-Szintigraphie 383
—, Euler-Lilljestrand-Reflex 381, 382
—, Hypertension, pulmonal 382

—, Inhalations-Szintigraphie 381
—, Lungenembolie 382
—, Lungentuberkulose 382
—, ^{113m}-Makropartikel 383
—, Mediastinum 382
—, Mikroembolie 381
—, ^{13}N 381
—, ^{15}O 381
—, Perfusions-Szintigraphie 381
—, Plasmafluß, renal (RBF) 384
—, Pneumonie 382
—, Präcapillaren 381
—, Radiospirometrie 381, 383
—, Silicose 382
—, Spirometer 383
—, ^{99m}Tc-Mikropartikel 383
—, ^{99m}Tc-Partikel 382
—, Ventilationseinschränkung 381
—, Ventilations-/Perfusionsindex 383
—, Ventilationsraum 383
Purine 36
PVC-Vergiftung 212, 220
Pyelographie, retrograde 187
Pyelonephritis, chron. 191, 386, 388
Pyknosen 45
Pylektasie 194, 200
Pylorushypertrophie 152
Pyocyaneus 106
Pyonephrose 193
Pyrimidine 36
Pyrogenfreiheit 362

Q-Fieber 108
Quantenenergiespektrum 9
Quantenrauschen 82
Quantenstrahlung 1
Querfortsatzfrakturen 255
Querschnittslähmungen 252

Rachitis 209
rad (rd) 21
Radikale 29
radioaktive Abfälle 421
radioaktive Gase 421
radioaktive Stoffe 408
—, Konzentration in Nahrungsmitteln, Luft, Wasser 408
radioaktive Verbindungen 359
Radioaktivität, spezifische 359
Radiochromatogramm 347
Radiojodstoffwechselstudium 367
Radiojodtest 367
Radiojodtherapie 367
Radiokardiographie 363, 377, 403
Radiolyse 360
Radiolyseprodukte 29
Radionuklid-Angiokardiographie 378
Radionuklid-Cystogramm 387
Radionuklide 66, 359
—, Adsorption 67
—, Ausscheidung 66, 69
—, gasförmige 66
—, Inkorporation 66
—, Resorption 66
—, Toxicität 66, 359
—, Verarbeitung 418
—, Verteilung 66, 67
Radionuklid-Generatoren 361
Radionuklidkinetik 362
Radiopharmaka, osteotrope 373
Radiopharmazeutica 359
Radiospirometrie 381, 383
Randsklerose 234
Ratemeter 345
—, digitale 346
Raynaud-Syndrom 138
^{86}Rb 400
Reaktionen, strahlenchemische 28
Reaktor 394
Rebound-Phänomene 367
Reflux, vesico-ureteraler 191, 387
Refluxcystourogramm 199
Refluxdiagnostik 387
Refluxoesophagitis 145, 150
Regeltrioden 74
region of interest (ROI) 353, 364
Reihenuntersuchungen, Thorax 82
Reinheit, chemische Substanzen 362
—, chemisch
—, radiochemisch
Reizgase 106
Reizmagen 152
Rektum-Carcinom 327
Relative biolog. Wirksamkeit (RBW) 24
Relaxatio 118
Releasing Hormon 365
Rem 23, 24, 293
Renovasographie 187
Reproduktivingretität 25
Resorption 384
Restblut 124
Restitutionsschutz 34
Restvolumen 124
Restwelligkeit 74
reticuloendotheliales System (RES) 390
Reticulosarkom 212
Reticulumzellen 50
Retinoblastom 323
Retothelsarkom 105, 112, 121, 142
Retrocardialraum 122
Retroperitoneale Fibrose (Ormond) 200
—, Aortographie 200
—, Cavographie 200
—, Hydroureter 200
—, Lymphographie 200
—, Pyelektasie 200
Retroperitoneale Tumore 221
—, Brill-Symmers 201
—, chron. lymphatische Leukämie 201
—, Lymphographie 201
—, Lymphosarkom 201
—, Morbus Hodgkin 201
—, Reticulosarkom 201
—, sek. Lymphknoten-Tumore 201
Retroperitonealraum 187
Retrosternalraum 122
Revascularisation 396
Rezidivbildung, Tumore 311
Rhabdomyome 133
Rhabdomyosarkom 133, 337
Rheumafaktoren 248
Rheumalunge 113
Rhino-Virus 106
Rickettsien-Pneumonie 108
Riedelscher Leberlappen 391
Riesenblasenemphysem 97, 100
Riesenzellgeschwülste 224
Rinden-Markkavernen 194
Ringschale 348
Ringschatten 108
Rippenfrakturen 116
Risikoabschätzung, Strahlenexposition 293, 408
RNA-Abbau 40
RNA-Biosynthese 41
Röhrenknochen, Bauelemente
Röhrenspannung 73, 296
Röhrenstrom 73
Röhrenstromkreis 73

Röntgenaufnahme 77
Röntgenbild 80
Röntgenbildverstärker 20
Röntgenbildverstärker-Fernsehdurchleuchtung 78
Röntgenbremsstrahlen 9
Röntgendermatitis, chronische 56
Röntgenfilm 77
Röntgengenerator 72, 73
Röntgenkinematographie 83
Röntgenmammographie 291
Röntgenröhre 72
Röntgen-Ulcus 56
Röntgen-Untersuchungsgeräte 74
—, fahrbare 75
Röntgenverordnung (RöV) 293, 405, 410
Rollfilmgerät 136
Rückenmarkschäden 291

Sacralisation 253
Sacroiliacalarthrose 266
Sacroiliitis 260
— ankylopoetica 266
Sacrum 260
Sättigungsbereich 17
Säulenstativ 74
Sanduhrmagen 155
Sarkoidose 96, 105, 112, 115
Sarkome 112
— des Dickdarms 169
Sauerstoffeffekt 33
Sauerstoffspannung 31
Scanner 348
Schachtverhältnis bei Raster 75
Schädel (s. Gehirn) 267
—, Acusticusneurinome 275
—, Adamantinome 275
—, Akromegalie 271
—, akute Drucksteigerung 271
—, Altersosteoporose 271
—, Aneurysmen 282
—, Angioblastome 286
—, Angiome, arteriovenöse 282
—, Angiotomographie 280
—, Aquaeductstenose 290
—, Arachnoidalcysten 286, 290
—, Arteriosklerose 283
—, Astrocytome 278
—, Atlanto-occipitaler Übergang 269
—, Balkenmangel 290
—, basiläre Impression 270
—, Beurteilungskriterien 268
—, Blow-out-Fraktur 227
—, Calottenfeinstruktur 269
—, Carcinome 276, 285
—, cerebale Angiographie 279
—, cerebrogene Fehlbildungen 270
—, Chordome 275
—, chron. Drucksteigerung 270
—, Computer-Tomographie 278
—, congenitale Knochendefekte 270
—, Craniopharyngeom 274
—, Craniostenose 269
—, Dermoide 373
—, Diploevenen 269
—, Direktpunktion 287
—, Dysostosen 270
—, Encephalographie 287
—, entzündliche Gefäßerkrankungen 284
—, entzündliche Prozesse 271
—, Ependymome 278, 290
—, Epidermoid 273, 275
—, Epiduralhämatom 285
—, Fahr-Syndrome 278
—, Fehlbildungen am Schädelskelett 269
—, fibröse Knochendysplasie 271
—, Fisteln, arteriovenöse 283
—, Foramen-Monroi-Cysten 290
—, Frakturen 276
—, Gefäßkanäle 269
—, Gefäßmißbildungen 278, 280
—, Gesichtsschädel 269
—, Glioblastome 285
—, große Fontanelle 287
—, Hämangiom 272
—, Hirnabsceß 286
—, hirnatrophische Prozesse 289
—, Histiocytosis X 272
—, Hyperostosis frontalis int. 271
—, Hyperparathyreoidismus 271
—, Hypophysenadenome 273
—, intracerebrale Blutungen 285
—, intracranielle Blutungen 285
—, — Drucksteigerung 270
—, Jugularographie 286
—, Komplikationsmöglichkeiten 281
—, Kontrastmitteldiagnostik 279
—, Medulloblastome 290
—, Meningeome 273, 274, 275, 278, 285, 290
—, Metastasen 273, 285
—, Nähte 269
—, Nasennebenhöhlen 269, 275
—, Nativdiagnostik 267
—, Neurinom nervi trigemini 275
—, Neurofibromatosen 275
—, ölige Cisternographie 288
—, Oligodendrogliome 278
—, Orbita 275
—, Orbitalbegrenzung 269
—, Orbitaphlebographie 287
—, Osteofibrome 275
—, Osteome 272, 275
—, Ostitis deformans 271
—, physiolog. Verkalkung 269
—, Pinealome 290
—, Plasmocytom 273
—, Platybasie 270
—, Pneumatocelen 277
—, Porencephalien 290
—, Sarkome 275
—, Schädelbasis 273
—, Schädelform 269
—, Schädelgröße 269
—, Schläfenbein 276
—, Sellaregion 269
—, Sinusitiden 275
—, Sturge-Weber 278
—, Subclavian-Steal-Syndrom 284
—, Subduralfüllung 285
—, Subduralhämatom 285
—, Toxoplasmose 278
—, tuberöse Hirnsklerose 278
—, Tumore 289
—, Ventriculographie 287
—, Verkalkung, endocraniell 277
Schärfentiefe bei Tomographie 82
Schaltdosis 74
Schalteinrichtung 74
Scheitelspannungswert 74
Scheuermannsche Erkrankung 257
Schichtaufnahme 103
Schichtdicke 82
Schichtebene 82
Schichttiefe 82
Schichtuntersuchung 82
Schichtverfahren, transversal 83, 85

Schichtwinkel 82
Schilddrüse 365
—, Abscesse 370
—, Adenocarcinom 366
—, Adenom 372
—, Antikörper 366
—, antithyreoidale Substanzen 367
—, Autoimmungenese 366
—, autonomes Adenom 366, 367, 368, 370, 372
—, Blande Struma 366
—, Blutungen 370
—, Bohrloch-Szintillationszähler 367
—, Carcinome 371
—, —, follikulär
—, —, indifferent
—, —, papillär
—, C-Zellen-Carcinom 371
—, Dermopathie 366
—, Dijodtyrosin 365
—, Ductus thyreoglossus 369
—, endokrine Dermopathie 366
—, — Ophthalmopathie 366
—, heiße Knoten 270, 271, 369
—, Hyperplasien 370
—, Hyperthyreose 365
—, Hypophysenvorderlappen 365
—, Hypothalmus 365
—, Hypothyreose 366, 367, 368, 369, 372
—, —, primär
—, —, sekundär
—, Incretion 365
—, Jodbedarf 365
—, Jodfehlverwertung 367
—, Jodumsatz, intrathyreoidaler 367
—, ^{125}J-T_4 368
—, ^{127}J-Test 369
—, ^{131}J-Therapie 370
—, ^{131}J-Umsatz 367
—, Kid 368
—, kalte Knoten 369, 370, 371
—, Leerlauf-Phänomen 371
—, Lobus pyramidalis 369
—, Long Acting Thyreoid Stimulator (LATS) 366
—, L-Thyroxin 367
—, Mediastinum 370
—, Metastasen 370
—, Monojodtyrosin 365
—, Nebenschilddrüsen-Szintigraphie 372
—, Paroxidosen 365
—, PB^{131}J 367
—, Präalbumin 365
—, Radiojodstoffwechselstudium 367
—, Radiojodtest 367
—, Radiojodtherapie 367
—, Rebound-Phänomen 367
—, Releasing-Hormon 365
—, Rezidivstruma 372
—, Sarkome 371
—, Scanner 367
—, Schilddrüsenaplasie 366
—, Schilddrüsendysplasie 366
—, Schilddrüsendystopien 369
—, Schilddrüsenhormone 365
—, Schilddrüsenjodraum 367
—, Schilddrüsenmalignome 371
—, ^{75}Se-Methionin 372
—, Speicherungsmuster 369
—, Szintigraphiegerät 367
—, Struma 366
—, — diffusa 366
—, — — hyperplastica 369
—, — euthyreote 372
—, — iodavide 370
—, — juvenile 370
—, — nodosa 366
—, — ovarii 369
—, — retrosternale 370
—, TBG 368
—, ^{99m}Tc-Pertechnetat 369
—, Thyreoglobulin 365
—, Thyreoidea-stimulierendes Hormon (TSH) 365
—, Thyreoiditis 370
—, Thyreotropin-Releasing-Hormon (TRH) 368
—, Thyroxin 365
—, Trijodthyronin 365
—, TSH-Incretion 366
—, TSH-Stimulation 372
—, T_3-Test 368
—, T_4-Test 368
—, Tyrosin 365
—, Zyklotron 369
Schilddrüsenaufnahme-Meßplatz 352
Schilddrüsen-Carcinom 112
Schilddrüsentumor 173
Schliffflächen, knöcherne 245
Schillingtest 377
Schirmbildphotographie 82
Schlagvolumen 124, 378
Schleimhautprolaps, transpylorisch 159
Schleuderzacken, Kymogramm 125, 128
Schlucklähmung 145
Schmorlsche Knorpelknötchen 257
„Schneegestöber" 161
Schnupfversuch 97
Schocklunge 95, 116
Schockniere 385
Schrägaufnahme, Herz 121
Schrotkornlunge 114
Schrumpfniere 191, 386, 388
Schulter-Arm-Syndrom 264
Schultergelenk 396
Schulterkurve, Überlebenskurve 25
Schutz vor Strahlenschäden 294
Schutzstoffe 33
Schwächungsfaktor 75
Schwächungskoeffizient 9
Schwärzung S 77
Schwärzungskontrast 76
Schwärzungskorrektur 74
Schwärzungskurve 19, 77
Schwärzungsrelief 77
Schwangerschaft 294
Schwarzschildeffekt 19
Schwellendiskriminator 344
Schwellendosis 410
Schwielenbildung bei Silikose 114
Scirrhus 293
Screening-Test 363, 387
^{75}Se 360
Secretin 392
Segmentatelektase, geschrumpfte 117
Segmentprozesse, Lunge 106
Sehnenausriß 252
Sekretion, tubuläre 384
Sekretionswert 386
Sekundärelektron 342
Sekundärelektronenvervielfachung 342
Sekundäremissionsfaktor 342
Selen 73
seltene Erden-Folien 78
^{75}Se-Methionin 392, 401
Seminom 121, 328
Senkungsabsceß 256
Sensibilisatoren 31
—, chemische 34
Sensibilisierungseffekt 32
Septenbildung 174
Sequenzszintigraphie 353, 364, 398
Sequestierung 363
Seropneumothorax 118
^{75}Se-Selenit 401
Shenton-Ménard-Linie 264
Shuntvitien 127

Sicherheitsfaktor 354
Siebbestrahlung 305
Siebglieder 3
Sigmoidaler Verlauf 25
Signalcysten 246
Silicium 73
Silicose 114, 382
Simultankontrast 82
Skelet 202
—, accessorische Knöchelchen 205
—, Achondroplasie 207
—, Acroosteolyse 212, 220
—, Adaptationsosteosynthese 46
—, Akromegalie 207
—, Albers-Schönbergsche Erkrankung 240
—, Altersbestimmung des Skeletts 204
—, Altersosteoporose 225
—, Arachnodactylie 208
—, Arrosionen 220
—, Arthrographie 203
—, asept. Knochennekrose 228, 234
—, asept. Osteonekrose 228
—, Aufbau des Röhrenknochens 206
—, Bauelemente eines Röhrenknochens 204
—, *Becken* 264
—, Bestimmung des Kalksalzgehaltes 203
—, Biegungsbrüche 213
—, Bleiintoxikation 241
—, Brachydactylie 207
—, Brachymetacarpie 207
—, brauneTumoren 224
—, Brodi-Absceß 218,243
—, Callusbildung 216
—, Calvescher Plattwirbel 229
—, Camurati-Engelmann'sche Erkrankung 240
—, Chondrodystrophia calcificans 207
—, Chondrodystrophie 207
—, Chondrom 212,233
—, Chondromyxoidfibrom 212
—, Chondrosarkom 212, 233, 235
—, chron. Osteomyelitis 217
—, Codman-Tumor 212, 233
—, Compacta 204
—, Compactadefekt 202
—, Compactainsel 239
—, Conradi-Hünermann 207
—, Cooley-Lee-Anämie 241
—, corticaleSklerose 223
—, Corticalis 204
—, Demineralisation des Knochens 223
—, D-Hypovitaminose 227
—, direkte geometrische Röntgenvergrößerung 202
—, Dislocatio ad axim 213
—, — ad latus 213
—, — ad longitudinem cum contractione 213
—, — ad peripheriam 213
—, Drehaufnahmen 202
—, Dysostosis cleido-cranialis 207
—, — multiplex Pfaundler-Hurler 207
—, — Typ Léri 207
—, — Typ Morquio 207
—, Echinococcuscyste 232
—, enchondrale Ossifikationsstörung 207
—, Enchondromatose 211
—, Enchondrome, verkalkte 242
—, Endatrophie 228
—, Enostom 242
—, Epiphysenfugenfrakturen 214
—, Epiphysenlösungen 214
—, Epiphysenquetschungen 214
—, Epiphysenverletzungen 214
—, Epithelkörperchenadenome 223
—, Ermüdungsbrüche 215
—, erworbene Formveränderungen 207
—, Ewing-Sarkom 212,235
—, Exostom 242
—, Exostosen 209
—, FestlegungdesKnochenalters 205
—, Fibrome, ossifizierende 242
—, Fibrosarkom 212
—, Fischwirbelbildung 226
—, Fissur 214
—, fleckigeEntkalkung 228
—, Fluorosis 241
—, Formveränderung des Knochens 205
—, Frakturen 213
—, Frührachitis 227
—, Fußknochen, Mißbildungen 207
—, Gargoylismus 207
—, *Gelenke* 244
—, Gelenkmaus 229
—, Geröllcyste 212
—, Gewaltbrüche 215
—, Gorham's disease 229
—, Grünholzfraktur 214
—, Hämangiom 211,233
—, Hämangiomatose 211
—, Handknochen, Mißbildungen 207
—, Hand-Schueller-Christianische Erkrankung 222
—, hepatogene Osteopathie 228
—, hereditäre Anämie 222
—, Histiocytose 211,236
—, Hyperdactylie 207
—, Hyperostosen 209
—, Hyperparathyreoidismus 211
—, — sekundäre 241
—, Hypoparathyreoidismus 225
—, Infraktion 214
—, inkomplette Brüche 213
—, Intervertebralräume 210
—, Kapselausriß 214
—, Knochenatrophie 219
—, Knochendichte 210, 211
—, Knochenentwicklung a. d. Hand 206
—, Knochenerkrankung 242
—, —, endzündliche
—, —, parasitäre
—, Knochenfibrom 212
—, Knochenfisteln 203
—, Knochenhämangiom 243
—, Knocheninfarkt 228, 241
—, Knochenmetastasen 234
—, —, osteoblastische 243
—, Knochennekrose 209
—, Knochensklerose, generalisierte 241
—, Knochensyphilis 211
—, Knochentuberkulose 218
—, Knochentumor 231, 242
—, Knochenveränderung, Diabetes 243
—, Kollagenosen 212
—, Landkartenschädel 223
—, Lepra 211
—, Letterer-Siwesche-Erkrankung 222
—, Leukämie 241
—, LooserscheUmbauzonen 215, 221, 225, 227
—, Lunatum-Malacie 229
—, Lysezonen 216

—, Madelungsche Deformimität 207
—, Mamma-Carcinom 243
—, Marfan-Syndrom 208
—, Marmorknochenkrankheit 238
—, Mausbett 229
—, Melorheostose 239, 243
—, Meningeom 242
—, Möller-Barlowsche Erkrankung 227
—, Momentbrüche 215
—, Morbus Bang 218
—, — Boeck 218
—, — Cushing 226
—, — Hodgkin 243
—, — Osgood-Schlatter 229
—, — Perthes 228
—, multiple cartilaginäre Exostosenkrankheit 208
—, — Knochenchondromatose 208
—, Nativdiagnostik 202
—, Normvarianten, Skelet 205
—, Olecranonsporn 205
—, Oligodactylie 207
—, Olliersche Wachstumsstörung 208
—, Os acetabuli 205
—, Ossifikationszentren 204
—, Os subtibiale 205
—, — supratalare 205
—, — trigonum tarsi 205
—, — Vesalianum 205
—, Osteoarthropathie hypertrophiante pneumonique 243
—, Osteoblastenstörung 208
—, Osteochondrom 210
—, Osteochondrosis dissecans 212, 229
—, Osteodysplasien 209, 211, 241
—, Osteodystrophia fibrosa generalisata 223
—, Osteogenesis imperfecta 208
—, — — congenita 208
—, — — levis 208
—, — — tarda 208
—, Osteoid-Osteom 218, 223
—, Osteolysen 219
—, Osteom 242
—, Osteomalacie 211, 221
—, Osteomyelitis 211
—, —, chron. 242
—, — Garré, primär sklerosierende 242
—, —, sklerosierende 243
—, Osteon 204
—, Osteonekrose 211
—, Osteopathien 211
—, — b. Erkrankungen d. Blutes 241
—, —, hormonale 241
—, —, toxische 241
—, —, Vitaminhaushalt 241
—, Osteoporose mit Spontanfraktur 209, 211
—, Osteosklerose 222
—, osteosklerotische Veränderungen 224
—, Ostitis 212
—, — deformans Paget 211
—, Otosklerose 208
—, Paget 242
—, Pagetsche Knochenerkrankung 241
—, Panaritium ossale 218
—, Patella 207
—, pepper-pot-skull 225
—, Periost 211
—, periostale Veränderungen 243
—, Periostitis 217
—, Periostverkalkung, Weichteilentzündung 244
—, peripheres Skelet 203
—, persistierende Apophysen 205
—, Phosphorintoxikation, chron. 241
—, Plasmocytom 211
—, Plattenosteosynthese 216
—, Plattwirbel 223
—, Poliomyelitis 209
—, Polydactylie 207
—, Polytope enchondrale Dysostosen 207
—, Prostata-Carcinom 243
—, Pseudarthrose 217, 229
—, PVC-Vergiftung 212, 220
—, Rachitis 209
—, Randsklerose 234
—, renale Osteopathie 241
—, Reticulosarkom 212
—, Riesenzellgeschwulst 224
—, Rundherde, eburisierende 242
—, Sarkom, osteoplastisch osteogenes 243
—, Schilddrüsen-Carcinom 243
—, Schraubenosteosynthese 216
—, Schwermetalle 241
—, Scorbut 212, 228
—, sek. Athropathien 209
—, Sichelzellanämie 241
—, Signalcyste 212
—, Sklerosierung 217
—, solitäre juvenile Knochencyste 231
—, spastische Lähmungen 209
—, Spiculabildung 231
—, Spiculae 243
—, Spondylophyten 210
—, Spongiosa 204
—, Spongiosasklerose 225, 241
—, Spontanfrakturen 215
—, stereoskopische Methoden 203
—, „stippelt epiphyses" 207
—, Strontiumintoxikation 241
—, subperiostale Hämatome 228
—, Sudeck'sche Knochenatrophie 228
—, Syndactylie 207
—, Tomographie 202
—, Trümmerzonen 228
—, Ulcus cruris 244
—, Usuren 220
—, Vitamin-D-Mangel-Rachitis 227
—, Vitamin-D-resistente Rachitis 227
—, Wachstumslinien 205
—, Wasserspeiergesicht 207
—, Weichteilumgebung des Knochens 204
—, *Wirbelsäule* 253
—, Zielaufnahmen 202
Sklerodermie 96, 113, 115, 138, 144, 291
Sklerosezeichen 258
Skoliosen 254
Soor der Speiseröhre 146
Spannungspneumothorax 118
Spasmus des Tubensphincters 202
Speicheldrüse 399
—, Atropin 399
—, Glandula parotis 399
— sublingualis 399
—, Kopfspeicheldrüsen 399
—, Oto-Rhino-Laryngologie 399
—, Speicheldrüsen-Szintigraphie 399
—, $^{99m}Tc\,O_4$ 399
—, Tränenkanäle 399
Speicherdefekte, diffuse 392
Sperrbereich 410
Sphincterhypertonie 177

Spina bifida 254
Spinalkanal 398
Spirometer 383
Spitzenstreuung 111
Splenektomie 373, 376
Splenoportographie, indirekte 170, 179, 183
Split-Dosis-Bestrahlung 26
Split-Zeit 26
Spondylarthritis, ankylosierende 258
Spondylitis 255
— anterior 259
— — superficialis 256
Spondylarthrose 257
Spondylodiscitis, unspezifische 256, 259
Spondylolisthesis 254
Spondylolyse 254
Spondylophtenbildung 256
Spondylosis hyperostotica 256
Spontanpneumothorax 118
Sportherz 124
Sprue 102
^{85}Sr 394
^{87m}Sr 361, 394
Stabdosimeter 298
Standard-Ionendosisleistung 417
Standardionisationskammer 21
Staphylokokken 106, 255
Staphylokokkenpneumonie 106
statistischer Vertrauensbereich 355
Staublungenbefund 114
Stauung, portale 392
Stauungslunge, chron. 103
Stauungstyp 386
Stenose, Colon 165
Stenosen d. Vena lienalis 181
Stereoaufnahme 82
Sterilität 57
—, definitive
—, Hoden
—, Ovar
—, temporäre
Stichprobenmittel 355
Stichprobenumfang 355
Stippchengallenblase 178
Störstrahlung 3
Strahlenaustrittsfenster 73
strahlenbedingte Leukämie 409
Strahlenbelastung 75, 77, 299, 359, 393
—, chron. 49
Strahlenbild 75, 76, 81
Strahlendermatitis 56
Strahlendosen, höchstzulässige 406
—, mittl, genet. signifikante 416
Strahlenempfindlichkeit 31, 46, 47
Strahlenexposition 405
—, allgemeine Grundsätze zur Verminderung 296, 417
—, berufliche 406, 416
—, Bevölkerung 407
—, natürliche 408
—, nuklearmedizinische 412, 413, 414, 415
—, Personen, Grenzwerte der Körperdosen 407
—, Risikoabschätzung 293, 408
—, zivilisatorische 293, 407
Strahlenexposition d. Patienten 78
—, zivilisatorisch 293, 412
Strahlenexposition d. Personals 297, 406
Strahlenfibrose 115, 116
Strahlenhärte 4
Strahlenkontrast 76, 81
Strahlenkrankheit 58
Strahlenkrebs 56, 409
Strahlenpaß 411
Strahlenpneumonie 115
Strahlenqualität 76
Strahlenreaktionen 49
—, akute 49
—, Arterien 55
—, Capillaren 54
—, Gonaden 56
—, Granulocyten 45
—, Haut 55
—, Knochenmark 49
—, Thrombocyten 52
—, vasculäres System 54
—, Verdauungstrakt 53
Strahlenrelief 76, 77
Strahlenrisiko 63, 296
—, genetisch
Strahlenschäden 63, 64, 409
—, Embryo
—, Fetus
—, genetische
—, somatische
Strahlenschutz, Grundlagen 405
Strahlenschutzaufzeichnung 294, 411
Strahlenschutzbegriffe 405
Strahlenschutzbehälter 418
Strahlenschutzbelehrung 411
Strahlenschutzbereich 410, 411
Strahlenschutzkennzeichnung 411
Strahlenschutz i. d. Röntgendiagnostik 293
Strahlenschutzverordnung 405
Strahlenschutzvorschrift 406, 407, 408, 410, 411
Strahlenschwächung 76
Strahlenspätschäden 66, 409
Strahlentherapie, alleinige 315
—, funktionelle 309
—, palliative 317
Strahlentod 59
—, akuter 59
—, hämatologischer 60
—, intestinaler 59
—, neuraler 59
Strahlentransparenz, erhöhte 100
Strahlenwirkung 28, 50
—, Auge 63
—, biologische 28
—, blastomogene 62
—, Darmschleimhaut 54
—, direkte 29
—, Erythrocyten 52
—, Gefäßwand 54
—, indirekte 23, 29
—, individuelle 32
—, Lymphknoten 50, 51
—, Lymphocyten 50
—, Milz 50
—, Modifikatoren 32
—, Mundschleimhaut 53
—, Oesophagusschleimhaut 53
—, Organe, Gewebe 47
—, pränatale 62
—, Speicheldrüsen 53
—, Zellcyclusphase 46, 62
Strahler, radioaktiv (umschlossen) 4
—, — (offen) 6
Streptokokken 106
Streukoeffizienten 9
Streuphotonen 10
Streuphotonen-Intensität, Winkelverteilung 10
Streustrahlenraster 14, 74, 75
Streustrahlenverteilung 299
Streustrahlung 3, 75, 76, 344
Streuung 75, 354
—, absolute
—, relative
Strichfocus 72
Strom-Zeit-Produkte (mAs-Produkt) 3, 78, 297
Strontium-Radionuklide 394

Struma 117, 120
Subluxation 246, 255
subpulmonale Ergüsse 117
Subtraktion 352
Superposition 80
Supraspinatussehne 252
Sympathicoblastome 200, 263
Sympathicogoniome 121
Syndesmophyten 259
Synovialom 250, 251
Synovialmembran 395
Synovitis 396
—, villonoduläre pigmentierte 250
Syringomyelie 249
systol. Lateralbewegung 125
Szintigramm 348
—, distigalisiert 352
—, gerastert 352
Szintigraphie 348
Szintillationsdetektor 341
Szintillationskamera 364, 378, 384, 397
Szintillationsmeßsonde 341
Szintillatoren 20

Tabes dorsalis 249
Talcumlunge 115
TBG 368
^{99m}Tc 361, 366, 369
^{99m}Tc-EHDP 394
^{99m}Tc-Erys 378
^{99m}Tc-Humanalbumin 398
^{99m}Tc-markiertes EDTA/DTPA 365
^{99m}Tc-Makropartikel 392
^{99m}Tc-Mikropartikel 383
^{99m}Tc O_4 398, 399
^{99m}Tc-Partikel 382
^{99m}Tc-Pertechnetat 369, 379, 396
^{99m}Tc-Phosphat 394
^{99m}Tc-Schwefelkolloid 391
^{99m}Tc-Succinat 388
^{99m}Tc-Sulfid 392
Technetium-Zinn-Phosphatkomplex 395
Teilchenbeschleuniger 359
Teilfunktion, glomeruläre 385
Teilkörperbestrahlung 409
Teilkörperdosis 298
Teilkörperexposition 405
Telebrix 300 261
Telecaesiumgerät 301
Telecurietherapie 301
Telekobaltgerät 301
Temperatur 31
Temperatureffekt 33
Teratom 98, 120, 201
Tetanus 252
Tetralogie, Jallot- 135
Thermoluminescenzdosimeter 423
Thiosulfatraum 401
Thorakoplastik 145
Thorakoskopie 118
Thoraxaufnahme 84
—, In- oder Exspiration
—, Strahlenbelastung
—, Zielaufnahme
Thoraxdurchleuchtung 84, 295
Thoraxmißbildungen 119
Thoraxorgane 84
Thorax-Reihenuntersuchung 82
Thoraxverletzungen 252
Thrombangitis obliterans 138, 190
Thrombocytenlebenszeit 377
Thrombose, idiopathische 121
Thrombusbildung 377
Thymus-Carcinom 121
Thymussarkom 121
Thymustumore 120
Thymusvergrößerung 117
Thyphusbakterien 255
Thyreoglobulin 365
Thyreoidea-stimulierendes Hormon (TSH) 365
Thyreoiditis 370
Thyreotoxikosen 126
Thyroxin 365, 367
Tiefenblende 75
Tiefentherapie 301
^{201}Tl 379
TNM-Klassifikation 312
Tochter-Radionuklid 301
Tomographie 82, 85, 202, 260
Tophi 248
Totalabsorption 343
Totalprolaps 261
Totzeit 341, 357
Tracer 359
Trachea 86
Trachealbifurkation 86, 105
Tracheobronchialbaum 86
Tränenkanal 399
Transferrin 374, 402
Transformator 73
Transitzeiten, minimale 378
Transportgeschwindigkeit 400
Transversaldurchmesser d. Herzens 124
Trauma 162
traumatische Haematome, Lunge 116
— Pneumotozellen 116
— Veränderungen, Lunge 116
Treffbereichstheorie 23
Treffertheorie 23
Treitzsche Hernie 165
Trematoden 171
Tricuspidalatresie 133
Tricuspidalfehler 130
Tricuspidalinsuffizienz 125
Tricuspidalklappenanomalie 102
Trijodthyronin 365
Tritium 8
Trümmerzonen bei Scorbut 228
Truncus arteriosus communis 132, 135
TSH-Stimulation 372
TSM-Incretion 366
T_3-Test 368
T_4-Test 368
Tuberculome 98, 111
tuberkulöse Kaverne 100
Tuberkulose 95, 105, 107, 252
Tubulus 384
Tumor 399
—, extramedullär
—, spinal
Tumor, maligne epitheliale 197
—, paraossaler 251
—, retroperitonealer 201
Tumordosis 316
Tumoren des Zentralnervensystems 332
Tumorkontrast 401
Tumorzerfall 182
Tyrosin 365, 392

Überbelichtung 297
Überblähungen, Lunge 116
Überdehnungsemphysem 100
Übergangswirbel 253
Überlagerungen 80
Überlastungsschäden 252
Überlebensfraktion 24
Überwachungsbereich 298
—, betriebl.u.außerbetriebl. 410
Überwachungsbögen 422
Überwachungsmaßnahmen 421, 422
—, ärztliche
Ulcusalter 153
Ulcus callosum 153
— -Carcinom 155
— cruris 244
— duodeni 159

Ulcusfinger 153
Ulcusfolgezustand 155
Ulcus pepticum oesophagi 148
Umgebungsstrahlung 347
Uncovertebralspondylosis 257
Unfallverhütungsvorschriften (UVV) 293, 411
Universalfolie 78
Unschärfe 81
—, Detail
—, geometrische
Untersetzungsfaktor 349
Urachus, persistierende 198
Ureter, retrocavaler 189
Ureteritis, regionale 194
Ureterocele 189
Urethra 200
—, Epispadie 200
—, Hypospadie 200
—, Mißbildungen 200
—, Prostatitis 200
—, Urethritis 200
Urinexkretionstest 377
Urographie 187
—, intravenöse 201
Urologie 384

Vaginal-Carcinom 332
Vagotomie, selektive 158
Valsalva-Versuch 102
Varicen, Oesophagus 121
Varicosis, juvenile 140
vasculäres System 54
Vena cava superior 119
— — — sinistra 119
— mesenterica superior 181
— portae 181, 389
Venendilatation 105
Venen, Erkrankung der 140
—, Achselvenenthrombose 140
—, ascendierende Venographie 140
—, axilläre Lymphknotenprozesse 140
—, Beckenvenenthrombosen 141
—, Darstellung der Beckenvenen 140
—, Extremitätenvenen 140
—, frische Thrombosen 141
—, Insuffizienzen d. Venae perforantes 141
—, intraspongiöse Technik 140
—, Nierentumore 141
—, Paget- von Schrötter-Syndrom 140
—, primäre und sekundäre Varicen 141
—, retrograde descendierende Venographie 140
—, retroperitoneale Lymphknotenprozesse 141
—, Vena cava inferior 140
—, Vena cava superior 140
—, Verschlüsse d. Vena cava superior 140
Ventilationseinschränkung 381
Ventilations-/Perfusionsindex 383
Ventilationsraum 383
Ventilationsstörungen 96
Ventilstenose, Bronchus 97
Ventriculographie 131, 287, 389
Ventrikelseptumdefekt 131
Verdauungsorgane 143
Verdoppelungsdosis 66
—, intermolekulare
Verdünnungsmethode 373
Vergrößerungsangiographie 280
Vergrößerungsaufnahme 82
Vergrößerungsmaßstab 80
Vergrößerungstechnik 82
Verkalkung, physiologische 269
—, endocraniell 277
—, intraarticulär 251
—, periarticulär 252
Verkalkungen, dystrophische 196
Verkalkungszone, präparatorische 244
Verlagerung der Druckübertragungszonen 245
Vernetzungen 39
Verschattungen 77
Verschlußkrankheiten, arterio-venöse 381
Verstärker 343
Verstärkerfolie 77, 78
Verteilungskoeffizient 380
Verteilungsraum 362
Verteilungsstörungen, ventilatorische 100
Vertrauensbereich, statistischer 355
Vervielfacherbetriebsspannung 342
Verzeichnung, Objekte 80
Vesica 198
Vesica bipartita, ureteraler Reflex 198
Vielkanalanalysatoren 344
Vielkanalzählung 352
Virchowsche Drüse 157
Virusinfektion 115
Viruspneumonie 95
Vitamin-B_{12} 376
Vitamin-B_{12}-Resorption 377
Vitamin-B_{12}-Stoffwechsel 377
Vitamin-B_{12}-Test 376
Vitamin-D-Mangel-Rachitis 227
Vitamin-D-resistenteRachitis 227
Vogelhalterlunge 108
Volumenbelastung des Herzens 126
— — li. Ventrikels 127
— — re. Ventrikels 126
Volumen pulmonum auctum 99
Volvolus des Magens 152
Vorhofseptumdefekt 102, 131, 133
Vorhofstumoren 103
Vulva-Carcinom 332

Wabenlunge 102
Wachstumszonen 205
Wahrscheinlichkeit P 354
Wandstativ 74
Wasserausscheidung 392
Wasserhaushalt 384, 400
Wasserionenpaare 30
Wasserspeiergesicht 207
Wasserstoffbindungen 39
Weber-Syndrom 142
Wegener-Granulomatose 112
Wehneltzylinder 72
Weichstrahltechnik 76
Weichteile 252, 291
—, Cysticerken 291
—, Filarien 291
—, Fisteln 291
—, Gasbrand 291
—, Hämangiome 291
—, Hämatome 291
—, Hautemphysem 291
—, Hyperparathyreoidismus 291
—, Knochentumor 291
—, Lymphknoten 291
—, Phlebolithen 291
—, Rückenmarkschäden 291
—, Sklerodermie 291
—, Schleimbeutel, verkalkte 291
Weichteile, weibliche Brust 291
—, Adenose, fibrosierende 291
—, Carcinom, intraductales 293

—, Cysten 291
—, Fibroadenome 292
—, Fibrose, periductable 292
—, Galaktographie 291
—, Involutionsbrust 292
—, Mamma-Carcinom 292
—, Mastopathie 292
—, Mikrocyste 292
—, Mikroverkalkungen 293
—, Molybdän 291
—, Ovarialtumor 291
—, Papillome 291
—, Plasmazell-Mastitis 293
—, Pneumocystographie 291
—, Röntgenmammographie 291
—, Scirrhus 293
—, Xeroradiographie 291
Weichteilmetastasen 121
Weichteilschwellung 247
Welligkeit, Strahlung 2
Widerstand, peripherer 378
Wilms-Tumor 338
Wirbelkörperarosionen 139
Wirbelmetastasen 121
Wirbelsäule (s. Skelet) 253
—, Adolescentenkyphose 257
—, Albers-Schönbergsche Erkrankung 260
—, Amipaque 260
—, Angiographie 261
—, Angiome, intradurale arteriovenöse 262
—, —, spinale 261
—, Ankylosezeichen 258
—, Anulus fibrosus 256
—, Apophysen, persistente 255
—, Arachnitiden 261
—, Astrocytom 263
—, Bandscheibendegeneration 264
—, Bandscheibenvorfälle 261
—, Beurteilungskriterien 253
—, Blockwirbel 253
—, Bogenfrakturen 255
—, Brucellaspondylitis 255
—, Cauda equina 260
—, Cervicalbereich 263
—, Chondrosis intervertebralis 256
—, Chordom 260
—, Clivus 260
—, Conray 60 261
—, Distruktionszeichen 258
—, Dimer X 260
—, Discographie 263
—, Discushernie 261
—, Discusprolaps 256
—, Dornfortsatzfrakturen 255
—, Durolipaque 261
—, Epidurographie 261
—, Form 253
—, Frakturen 254
—, Gefäßmißbildungen, spinale 261
—, Gibbus 255
—, Gibbusbildungen 256
—, Hämangiomwirbel 260
—, Halbwirbelbildungen 254
—, Haltung 253
—, Hyperflexionsbrüche 256
—, Impressionsfrakturen 254
—, Intervertebralraumweite 253
—, Ischialgien 264
—, Kalksalzgehalt 253
—, Kastenwirbel 259
—, Keilwirbel 256
—, Knochencyste 260
—, Knochenneubildungen, paraspinale 259
—, Kontrastmitteldiagnostik 260
—, —, Rückenmark
—, —, Spinalkanal
—, —, Wirbelsäule
—, Kompressionsfrakturen 254
—, Kyphoskoliose 254
—, Lendenrippen 255
—, Lumbalbereich 263
—, Luxationen 255
—, Lymphogranulomatose 260
—, Meningomyelocelen 261
—, Metrizanide 260
—, Morbus Bechterew 256, 258
—, — Paget 260
—, — Scheuermann 255
—, Myelographie 260
—, Myelopathien, cervicale 264
—, Nebenwurzeln 260
—, Neurinom 263
—, Osteoblastom 260
—, Osteochondrose 256
—, Osteochondrosis intervertebralis 255
—, Osteomyelosklerose 260
—, Pantopaque 261
—, Parasyndesmophyten 259
—, paravertebrale Weichteile 253
—, Phlebographie, spinale 262
—, Pneumomyelographie 260
—, Protrusionen 264
—, Psoriasis 256
—, Querfortsatzfraktur 255
—, Sacralisation 253
—, Sacroiliitis 258
—, Sacrum 260
—, Scheuermannsche Erkrankung 257
—, Schmorlsches Knorpelknötchen 257
—, Schulter-Arm-Syndrome 264
—, Senkungsabsceß 256
—, Sklerosezeichen 258
—, Skoliosen 254
—, Spina bifida 254
—, Spondylarthritis ankylopoetica 258
—, Spondylarthrose 257
—, Spondylitis 255
—, —, ankylosierende 258
—, — anterior 259
—, — — superficialis 256
—, —, tuberculosa 255
—, Spondylodiscitis 259
—, —, unspezifisch 256
—, Spondylolisthesis 254
—, Spondylolyse 254
—, Spondylophytenbildung 256
—, Staphylokokkenspondylitis 255
—, Subluxation 255
—, Sympathicoblastom 263
—, Syndesmophyten 259
—, Telebrix 300 261
—, Tomographie 260
—, Totalprolaps 261
—, Typhusbakterien 255
—, Übergangswirbel 253
—, Uncovertebralspondylosis 257
—, Wirbelbogengelenk 253
—, Wirbelhämangiome 262
—, Wirbelsäulenerkrankungen, degenerative 256
—, Wirbelsäulentumore 259
—, Wurzeltaschen 261
—, Zubringerarterien 261
Wirkung 28
Wischproben 411, 420
Wischprobenauswertegerät 424
Whole body counter 376

^{133}Xe 360, 379, 380, 381
^{133}Xe-Clearancekurve 384
Xeroradiographie 77, 291

^{168}Yb-DTPA 398

Zähler 345
Zählrohre 340
Zählstatistik 353
Zählverluste 353, 357
Zeitaktivitätskurve 345, 377, 385
Zeitfaktor 33, 316
Zeitkonstante 345
Zellhämine 374
Zellkernveränderung 44
Zellkompartment 25
Zellpopulationskinetik 26
Zelltod, akuter 48
Zellverlust 48
Zentralprojektion 1
—, schief 80
—, senkrecht 80
Zentralstrahl 72, 74, 75
Zerstrahlung 12
Zielaufnahmen 74
—, Skelet 202
Zielgerät 74
Zink-Cadmiumsulfid 76
Zollinger-Ellison-Syndrom 182
Zonographie 83
Zubringerarterien 261
Zungengrundstruma 369, 403
Zwerchfell 118
—, Abdominaltumoren 118
—, Ascites 118
—, Bochdaleksche Hernie, lumbocostal 118
—, Cysten 119
—, einseitiger Zwerchfellhochstand 118
—, Hepatom 118
—, Hernien 118
—, Hiatushernie 118
—, Insertionen des Zwerchfells 118
—, Lappenatelektasen 118
—, Lebervergrößerung 118
—, Milzvergrößerung 118
—, Morgagni-Hernie, parasternal 118
—, Pankreaspseudocysten 118
—, Phrenicusparese 118
—, primäre Tumore 119
—, Relaxatio 118
—, subphrenische Abscesse 118
—, traumatische Zwerchfellbrüche 118
—, Zwerchfellhochstand 118, 152
—, Zwerchfelltiefstand 125
Zwerchfellhernie 145
Zwerchfellparese 96, 139
Zyklotron 8, 369, 381, 394